上海市"十二五"重点图书

Modern Family Planning

现代计划生育学

主　编　程利南　车　焱
副主编　谷翊群　武俊青　吴尚纯
编　者（按姓氏笔画排序）

王玉霞　暨南大学附属第一医院妇产科
车　焱　上海市计划生育科学研究所
方爱华　上海交通大学医学院附属国际和平妇幼保健院
卢文红　国家卫生和计划生育委员会男性生殖健康重点实验室
　　　　国家人口计划生育委员会科学技术研究所
朱伟杰　暨南大学生命科学技术学院生殖免疫研究所
刘建华　上海交通大学医学院附属第九人民医院
刘晓瑷　上海交通大学医学院附属国际和平妇幼保健院
杨秉炎　上海交通大学医学院附属国际和平妇幼保健院
李　瑛　江苏省计划生育科学技术研究所
李丽蟾　上海交通大学医学院附属国际和平妇幼保健院
肖凤仪　复旦大学附属妇产科医院
吴尚纯　国家人口计划生育委员会科学技术研究所
谷翊群　国家卫生和计划生育委员会男性生殖健康重点实验室
　　　　国家人口计划生育委员会科学技术研究所
宋黎明　首都医科大学附属北京朝阳医院泌尿外科
武俊青　上海市计划生育科学研究所
张　炜　复旦大学附属妇产科医院
张　茨　武汉大学人民医院泌尿外科
陈军玲　复旦大学附属妇产科医院
周善杰　国家卫生和计划生育委员会男性生殖健康重点实验室
　　　　国家人口计划生育委员会科学技术研究所
夏　伟　华中科技大学同济医学院计划生育研究所
钱朝霞　上海交通大学医学院附属国际和平妇幼保健院
徐晋勋　上海市卫生和计划生育委员会
黄丽丽　浙江大学医学院附属妇产科医院
黄勋彬　华中科技大学同济医学院计划生育研究所
康建中　上海交通大学医学院附属国际和平妇幼保健院
隋　龙　复旦大学附属妇产科医院
程利南　上海市计划生育科学研究所
梁小薇　国家卫生和计划生育委员会男性生殖健康重点实验室
　　　　国家人口计划生育委员会科学技术研究所

复旦大学出版社

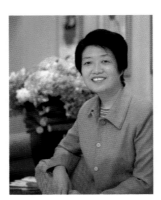

程利南，1948年出生。1982年毕业于上海医科大学研究生院，1991～1993年赴英国爱丁堡大学进修。现任世界卫生组织(WHO)人类生殖研究合作中心、上海市计划生育科学研究所临床研究妇产科教授、博士生导师，享受国务院特殊津贴，英国皇家妇产科学院荣誉院士。为WHO排卵后方法指导委员会委员、WHO《生殖健康图书馆》编委、联合国人口基金会国际避孕发展理事会（ICCR）理事、亚太地区避孕节育理事会（APCOC）理事、中华医学会计划生育分会前任主任委员、妇幼保健学会常委、中国优生优育协会副会长、上海市优生优育协会副会长。从事妇产科、计划生育临床工作近40年，在生殖医学、妇女保健等方面有较深的研究。先后承担WHO、联合国人口基金会，英国避孕发展网络（CDN），国家科技部、人口计划生育委员会及上海市科委的多项重大科研项目。曾获国家计划生育委员会"六五"科技攻关项目表彰、国家科技进步二等奖、国家人口和计划生育科技成果一等奖、国家人口和计划生育科技贡献奖、吴阶平-杨森医学研究计划生育专业一等奖、上海市科技进步二等和三等奖、上海市临床科技成果一等奖等。在国内外杂志发表论文200余篇（其中SCI收录第一作者6篇、通讯作者9篇、合作31篇），是中国第一位在 *Cochrane Library* 杂志发表系统综述的妇产科专家。现任《中华医学杂志》、《中华妇产科杂志》、《中华全科学杂志》、《中国实用妇科与产科杂志》、《中国计划生育学杂志》、《生殖与避孕英文版》等10多种学术期刊的编委。曾参加多部妇产科、计划生育专著和科普图书的编写。

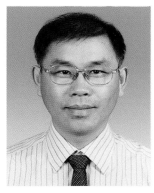

车焱，1968年出生。1992年毕业于上海医科大学，1995年获医学硕士学位，2011年获伦敦大学伦敦卫生与热带病医药学院（LSHTM）流行病学与公共卫生博士。1995年任职于上海市计划生育科学研究所至今；2000~2002年为 Wellcome Trust 博士后研究员，在LSHTM从事计划生育和生殖健康研究工作；2007~2008年获 Asian Scholarship 基金会亚洲学者奖，在印度开展中印生殖健康比较研究。迄今已经负责或参与科研课题近40项，包括国家"八五"至"十二五"科技攻关/支撑计划，世界卫生组织、欧盟、英国国际发展署、Wellcome 基金会、美国比尔·盖茨梅琳达基金会和 March of Dimes 等多个国际机构/组织，原国家人口计划生育委员会、上海市科委、上海市和区县人口计划生育委员会资助的科研项目，涉及避孕节育和人工流产、优生优育、不孕不育、计划生育政策、生育水平和出生性别比等研究领域。在国内外杂志发表论文80余篇，并担任 *Emerging Themes in Epidemiology*、《教育生物学杂志》、《上海家庭发展》编委或常委，*the Lancet*、*BMJ Open*、*Studies in Family Planning* 等杂志同行评阅人。部分研究成果被国家和地方政府采纳，成为政府决策的依据。

内 容 提 要

Modern
Family Planning

本书是一部论述计划生育技术理论和实践的专著。

《现代计划生育学》共分为8篇33章。内容与其他同类专著不尽相同的是，全书章节编排紧紧围绕着"现代"这一理念，即不仅反映当今国际、国内最新计划生育技术的基础知识和临床诊疗技术，还囊括了有关计划生育与生殖健康、避孕方法知情选择与计划生育优质服务、避孕药具不良反应监测与计划生育技术规范化管理，以及计划生育临床科研与统计分析等方面的最新信息和实际应用方法。

本书的撰写以简明扼要、条理清晰、适当配图、便于使用为原则，集计划生育的基础理论、成熟技术、咨询技巧和规范管理于一体；对计划生育技术工作中经常遇到的问题及处理方法，尽可能地做出可操作性和指导性的阐述。

本书可作为计划生育和妇幼保健工作者规范化实践教程、生育调节领域研究生的高级参考书。另外，还可供从事妇产科、男性科和其他学科的临床、科研工作者及管理人员参考。

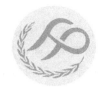

序

　　我国的计划生育事业取得了举世瞩目的成就,但计划生育的工作仍然任重而道远。统计数据显示:一方面,我国的避孕节育率高于国际平均水平,也高于发达国家;另一方面,我国的非意愿妊娠现象却又相当普遍,这是一个值得重视的问题。前世界卫生组织生殖健康研究部主任 Van Look 博士认为:"……目前全世界对健康的挑战很多,且很严峻,对控制自己生育能力的需求比其他任何健康问题所涉及的生命时期更多。它对人们的健康至关重要,尤其对妇女的健康——是她们自主权的基础。"

　　有很多原因可能导致上述避孕节育率高、非意愿妊娠现象又很普遍这一不尽合理且似乎矛盾的现象:既有刚刚进入育龄期的年轻一代避孕意识的淡漠,又有很多已生育者采取了避孕措施却因各种因素发生了避孕失败;既有一些育龄夫妇担心不良反应和对健康的顾虑而对及时落实避孕措施或对采用某些现代避孕方法时的犹豫不决,又有一些迫切需要避孕者不能获得相应的避孕节育知识的咨询指导和适合于他们的避孕药具的途径。因此,如何进一步提高计划生育工作的水平,就需要帮助年轻一代提高避孕意识,帮助那些缺乏生殖保健知识和避孕药具供应的育龄期男女获得正确而又全面的避孕知识的指导和得到基本而适宜的避孕药具,以及为全体育龄夫妇提供优质的生殖保健服务(包括避孕方法的知情选择,提高现有避孕方法的有效率,避孕药具不良反应的预防、诊治和监测,计划生育手术并发症的诊治和处理等),还需要不断发展新型的、更加安全可靠的计划生育药具和技术,以满足人们不断上升的生育控制的需求。这是一项长期而又艰巨的工作,需要持之以恒和不断努力。

　　《现代计划生育学》的编写和出版,无疑是为提高计划生育工作水平起到了添砖加瓦的作用。近十多年来,计划生育科技有了很大的发展,也出版了一些计划生育的科技专著,但以往出版的这方面的专著大多是以基础理论和临床技术为主。本书编撰的一个特点是以"现代"为理念,除了基础理论和临床技术的最新进展外,还总结我国多年计划生育技术服务和质量管理的经验,介绍国际上循证计划生育的资料与信息,并努力将主要的与避孕节育相关的资料与证据转换为临床实践和咨询指导的应用。本书的另一特点是,编著者均为计划生育科学研究所的临床和科研人员(如上海市计划生育科学研究所和国家计划生育科学研究所),他(她)们大多有几十年的临床经验、从事生育调节科研经历和在第一线咨询、指导和培训的实践;有些还现任(或曾任)一些国际组织学科发展的指导委员会委员,也是现任中华医学会计划生育分会中的一些中坚力量。所以,本书能成为计划生育技术工作者(包括妇幼保健工作者、妇产科医师和泌尿科、男性科医师)有益的工具书籍,更适合于在专业计划生育科学研究所工作的人员和生育调节领域的研究生参考之用。

作为现代系列的计划生育专著,有些章节难免有不够成熟或表达欠妥之处。希望本学科的专家、同道予以指正,以便在不断修订中加以完善,更好地为促进人类生殖健康事业服务。

中华医学会生殖医学分会荣誉主任委员

上海生殖健康与计划生育学会理事长

《国际生殖健康与计划生育杂志》主编

王一飞教授

2014 年 1 月

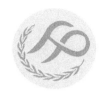

前　言

　　多年来,人口与计划生育(population and family planning)之所以一直被世界各国和国际社会所关注,是因为这是一个涉及人类本身及其所处社会能否可持续发展的关键性问题。

　　实行计划生育是我国的一项基本国策。我国的计划生育是指:在社会范围内实行人类自身生产的计划化,即人口的发展要与资源利用、环境保护相协调,以促进经济发展、社会进步。计划生育技术工作是应用现代科学知识和医疗诊治技术对育龄人群在生育、节育、不育及其相关的领域内进行指导(包括宣传、教育、咨询等)和服务。

　　科学技术是推动社会生产力发展的首要力量,也是人类实行计划生育的基本条件。现代避孕节育技术和避孕药具的问世,使人类控制生育的愿望有了实现的可能。然而,这种可能在很大程度上是通过计划生育的技术指导和技术服务来实现的。计划生育技术指导和技术服务的水平高低,在某种意义上,会直接影响到计划生育工作水平的高低。

　　本书是一部论述计划生育技术的理论和实践的专著,与其他同类专著不完全相同的是,本书不仅力求反映当今国内、外最新的计划生育技术基础知识和计划生育临床诊疗技术,而且尽可能囊括有关计划生育与生殖健康、避孕方法知情选择与计划生育优质服务,以及如何进行计划生育科学研究等方面的最新理念、信息和实际应用方法。

　　本书的撰写以简明扼要、条理清晰、适当配图、便于使用为原则,集计划生育的基础理论、成熟技术、咨询技巧和规范管理于一体;对计划生育技术工作中经常遇到的问题及处理方法,均尽可能地做出可操作性和指导性的阐述。

　　本书旨在为计划生育和妇幼保健工作者提供一部有益的工具书和教材,既可作为计划生育技术规范化实践的参考资料,也可作为从事妇产科、男性科等临床和科研工作者的参考书。由于计划生育学这门新兴学科本身日新月异的发展,涉及面也较广,编著者总有一定的局限,难免有重要内容遗漏之处,望同道们和阅读者不吝指正,以便再版时修正。

程利南　车　焱
2014 年 1 月

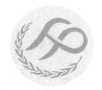

目　录

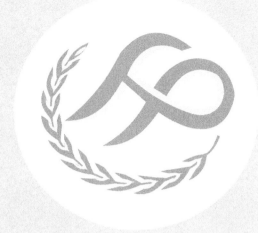

第一篇
计划生育与生殖健康

1 计划生育与计划生育技术工作

1.1 我国的人口和计划生育事业

对于"计划生育"（family planning, planned parenthood）做出全面、完整的定义，确实有一定的难度。因为计划生育的含义随着时代的发展而显得越来越深刻，计划生育的内涵也在不断扩大。

计划生育最初起始于"家庭计划"（family planning），即以家庭为单位，根据经济条件和健康状况有意识地安排生育子女的数量和生育间隔的时间，又称"家庭生育计划"。在我国计划生育是一项基本国策，应将其理解为"在社会范围内实行人类自身生产的计划化"。也就是说在中国内地范围，要通过生育过程的计划调控，使人口的增长与经济发展、社会进步、资源利用、环境保护相协调。目前，计划生育的内容主要是"控制人口增长，提高出生人口素质"；具体包括避孕节育、不孕不育的诊治和减少出生缺陷。2001

年，我国颁布的《中华人民共和国人口与计划生育法》和《计划生育技术服务管理条例》明确规定："提倡一对夫妻生育一个子女"；"实行计划生育，以避孕为主"；"预防和减少非意愿妊娠"；"实行计划生育的育龄夫妻免费享受国家规定的基本项目的计划生育技术服务"。

为什么要实行计划生育？在我国当然是"人口多、耕地少、底子薄"的国情以及国家发展的现实需要。1953年，我国内地人口已经超过6亿，有识之士曾提出"节制生育"的观点；也曾有过"一个不少，两个正好，三个多了"在群众中的宣传口号。20世纪70年代，内地人口已有8亿；认识到人口数量的巨大压力，我国开始倡导计划生育。70年代末，十一届三中全会指出：到20世纪末，经济目标实现人均国民生产总值翻两番，人口数量目标要控制在12亿以内。1980年全国人大五届三次会议《政府工作报告》提出："要普遍提倡一对夫妇只生一个孩子，以便把人口增长率尽快控制住。"然而,我国的计划生育在短短的 30～40 年期间就很快被国际社会认可并加以倡导,原因是我们赖以生存的地球同样也不堪重负。有专家认为,当今世界人类社会面临四大挑战("4P"挑战):人口(population)、能源(power)、污染(pollution)和贫困(poverty)。"人口",则毫无悬念地被公认为"4P"之首。2011 年 10 月 31 日,世界人口达到 70 亿。从 1987 年 7 月 11 日世界人口 50 亿增至 70 亿,不足 25 年。在这个过程中,我国的计划生育使内地目前人口规模比预期缩减了 4 亿,也使"世界 70 亿人口日"延迟了 5 年。在世界 70 亿人口日到来之际,联合国秘书长潘基文声称:这不是个令人高兴的日子。因为他明白,80 亿人口日将会出现在 2025 年的 6 月;100 亿人口日也将在 2100 年前到来。可见,人口问题不再是某个国家、某个地区的事情,而是全球共同面临的难题之一。

进入 21 世纪,我国人口出现了老龄化加速、出生性别比偏差、原来存在的人口密度地区分布差异尚未得到根本改变等现象,人口宏观调控与经济、社会之间的协调发展不再仅仅局限于"数量"和"出生素质",而要进一步向"改善人口结构、合理人口分布"等诸多方面扩展。因此,从 20 世纪 50～60 年代习惯称谓的"计划生育"工作,到 20 世纪末已逐步改称为"人口和计划生育"事业。

1.2 计划生育技术工作的基本概念和主要内容

计划生育这项基本国策的贯彻和施行,政策的制定和行政管理十分重要,并已被大众认识和接受。然而,计划生育技术层面上的工作同样十分重要,因为计划生育最终是要落实到每对夫妇自觉进行避孕节育上。

1.2.1 计划生育技术工作的基本概念

计划生育技术工作是应用现代科学知识和医疗诊治技术,对育龄人群在生育调节(生育、节育、不育)及其相关的领域内所进行的临床诊疗性服务和指导(包括咨询、教育和宣传等),也涉及为进一步提高这类服务水平所开展的临床研究。

1.2.2 计划生育技术工作的主要内容

(1)计划生育手术及其相关的临床技术服务:放、取宫内节育器,男、女绝育术,皮下埋植剂的放置和取出,紧急避孕终止妊娠(药物流产和手术流产)等。临床技术服务的质量,除须保证手术安全、有效外,还须做好跟踪随访及不良反应与并发症的防治等工作。

(2)避孕药具的发放:按有关规定进行免费供应、社会营销或零售。在避孕药具发放的同时,要开展避孕方法的知情选择(informed choice),即要介绍避孕原理、适应证、禁忌证、正确使用方法、常见不良反应及其防治办法和需要就医的一些情况。

(3)健康教育:通过生殖健康教育,使育龄夫妇了解必要的生殖生理和有关生殖健康的知识,掌握一些生育、节育的措施和方法,提高自我保护意识,并能适当引导育龄群众更新婚育观念。

(4)咨询指导:与育龄群众进行面对面的双向交流,可以针对性地解决一些个性化的问题,也可以解决一些不适宜在大众中宣教及一些群众难于启齿的问题。咨询范围包括避孕节育、生育指导、遗传优生及性健康等。

(5)计划生育临床科研

1)计划生育临床科研范围:①新型避孕节育药具和技术的可接受性试验、有效性试验等;②国外避孕药具的引入性试验;③避孕节育药具上市后推广应用及安全性、有效性监测;④避孕节育技术的应用范围、有效期限及长期安全性研究;⑤计划生育保健服务性研究,如人工流产原因分析、降低人工流产及其并发症的对策探讨等。

2)避孕药具与其他医疗产品:不同之处,一是在正常健康人群中应用;二是使用持续时间较长。因此,各国对计划生育临床科研要求非常严格,避孕药具的临床试验必须分为三期(或四期)进行。

(6)业务培训:上一级计划生育指导和服务机构除应承担下一级计划生育业务机构转来的疑难诊疗任务外,还要对下属各级计划生育技术人员进行业务培训及科研指导。

(7)其他:参与与生殖健康相关的其他工作,如青春期教育、婚前保健系列服务、不孕不育诊治、病残儿医学鉴定、更年期保健等,以及协助性传播疾病、遗传病和某些妇科疾病的防治等。

1.3　计划生育技术工作中常用的质量评价指标

计划生育技术工作常用的评价指标,通常涉及 3 个方面,即生育和节育、节育效果、节育手术质量。

1.3.1　生育和节育

生育和节育的常用评价指标主要有:出生率、死亡率、自然增长率、普通生育率、总和生育率、计划生育率、节育率、三术率(即男性输精管结扎、女性输卵管结扎和宫内节育器放置)、人工流产率等。这些指标常用于整个计划生育工作水平的评价,计划生育临床诊疗服务和指导部门需了解这些指标的意义和变动情况,以便使自己从事的技术工作能更好地为整个计划生育事业服务。

1.3.2　节育效果

节育效果的常用评价指标主要是指妊娠率(失败率)、有效率、因症停用率(如出血、疼痛、胃肠道反应等医学上的不良反应而停用)、非因症停用率(如需要生育、离异、丧偶或变换措施等个人和社会因素而不需使用)、总停用率(包括因症停用和非因症停用)和续用率。计算这些指标常用的统计方法有:一般百分率计算法、妇女年(Pearl 指数)计算法、周期计算法和生命表统计法。这些指标及其统计方法常用于计划生育药具临床试验,

属于计划生育临床科研范畴,请见有关章节。

1.3.3　节育手术质量

节育手术质量评价指标主要是指节育手术并发症发生率、节育手术失败率、节育手术致残率和死亡率,以及其他一些百分率或构成比。通过这些指标,可评价节育手术的质量和计划生育技术工作的管理水平,还可进一步分析发生各种情况的原因,以便采取适当的措施,防患于未然。

1.4　计划生育事业与计划生育技术工作的关系

1.4.1　计划生育技术工作对计划生育事业的促进作用

科学技术是推动社会生产力发展的首要力量,也是人类实行计划生育的基本条件。现代避孕节育技术和避孕药具的问世,使人类控制生育的愿望有了实现的可能。然而,这种可能在很大程度上是通过计划生育技术工作,即计划生育临床诊疗服务和指导来实现的。计划生育临床诊疗服务和指导水平的高低,在某种意义上会直接影响计划生育工作水平的高低。计划生育技术工作的作用主要体现在以下 3 个方面。

(1)有效控制人口增长:通常节育率与生育率密切相关,人群中采用避孕节育措施的百分率越高,人口出生率就越低。联合国有关组织曾报道 32 个国家统计资料分析的结果:节育率提高 2.4%,人口出生率可下降 1‰;节育率在 70% 以上,人口出生率可以下降至 16‰ 以下;反之,节育率在 20% 以下,人口出生率则在 34‰ 以上。计划生育技术工作是提高人群中节育率的一个重要环节。因此,提高计划生育临床诊疗服务和指导水平,也就成为有效控制人口增长的一项关键措施。

(2)提高出生人口质量和妇女、儿童的健康水平:计划生育临床诊疗服务和指导是

直接围绕育龄人群生育、节育、不育及其相关领域进行,使人们能够通过计划生育措施来避免在不适当的情况或条件下妊娠,减少意外妊娠及由此采用的补救措施(如药物流产、人工流产等),减少不良婴儿出生,降低妇女在生殖过程中某些疾病和并发症的发生率,有利于提高出生人口素质,也有利于提高妇女、儿童的健康水平。

(3)有利于基本国策的落实和施行:优质的计划生育临床诊疗服务和指导能促进广大育龄群众对计划生育这项基本国策和现行计划生育技术政策的理解,转变传统的生育观念,从而自觉采用避孕节育方法,避免意外妊娠。

1.4.2 计划生育事业引领计划生育技术工作的发展方向

计划生育技术工作是为计划生育服务的。因此,从某种意义上,计划生育事业的要求是引领计划生育技术工作发展方向的主要动力。在我国 20 世纪 50～60 年代,有识之士倡导计划生育,有关领导对避孕节育的关心和支持,对计划生育技术工作的要求是"三字诀"——"验、便、廉",即计划生育的方法要灵验(有效)、方便、价格低廉。70～80年代,计划生育已成为全国性的号召和要求,对计划生育技术工作的要求从"三字诀"提高到"安全、有效、简便、经济"的"八字方针"。90 年代以后,对计划生育的认识已明确为"不是权宜之计",而是"必须长期坚持的基本国策",对计划生育技术工作也就提出了"生殖健康"和"男性参与"的新要求(详见下章)。进入 21 世纪,各国政府响应联合国提出的"千年发展目标",将进一步促进计划生育技术工作向前发展(详见有关章节)。

(程利南)

2 生殖健康与生殖保健

2.1 生殖健康

1994 年 9 月，在埃及开罗召开的国际人口与发展大会（ICPD）上，178 个国家通过了大会的"行动纲领"，明确了"生殖健康"（reproductive health，RH）完整的定义及其"六大内容"。所谓生殖健康，是指"生殖系统及其功能和过程涉及的一切事宜上，身体、精神和社会等方面的健康状态，而不仅仅指没有疾病或不虚弱"。

生殖健康的具体内容为：①人们能够有满意而且安全的性生活；②有生育能力；③可以自由而负责地决定生育时间和生育数目；④夫妇有权知道和获得他们所选定的安全、有效、负担得起和可接受的避孕节育方法；⑤有权获得生殖保健服务；⑥妇女能够安全地妊娠并生育健康的婴儿。

1995 年在北京召开的第四次世界妇女大会上，上述观点再次得到国际社会的广泛认同。

生殖健康的问题起源于 20 世纪初。当时，一些妇女运动组织把女性生育控制与妇女解放运动联系起来，主要强调个人的权利和夫妇的利益。20 世纪 80 年代后期，生殖健康引起了国际社会的重视和普遍关注。在世界卫生组织（WHO）的积极参与下，生殖健康完整的定义才逐渐形成。

国际社会之所以倡导生殖健康，是因为生殖健康的状况并不尽如人意：全球每年在妊娠和分娩期死亡的妇女约有 52.9 万人，5 岁以下的儿童死亡 1 080 万，避孕需求未获得满足的夫妇 1.2 亿，非意愿妊娠 8 000 万，不安全流产 1 900 万，不孕不育夫妇 6 000 万～8 000 万，性传播感染（STI）病例 3.4 亿……这些情况大多发生在欠发达国家，如果通过加强生殖保健服务大多可以避免。因此，国际人口与发展大会上提出的第一个生殖健康行动："所有国家应尽早，不迟于 2015 年，通过初级保健系统使所有的人都能获得生殖保健服务"。我国政府代表团在大会上作出了郑重的承诺。

2.2 生殖保健

所谓"生殖保健"（reproductive health care，RHC），是指"通过预防和解决生殖健康中的问题来促进或提高生殖健康水平的各种方法、技术和服务"。生殖保健的具体内容为：①与生育、节育、不育相关的临床技术服务；②生殖系统感染及妇科肿瘤的防治；③STI［包括人类免疫缺陷病毒（HIV）/艾滋病（AIDS）］预防、检测和治疗；④性健康咨询和教育等。

"生殖健康"与"生殖保健"虽仅一字之差，含义却不相同。生殖健康是一种状态（condition），生殖保健则是一种服务（service）。两者的关系是：我们要通过"生殖保健"这一途径（approach），来达到促进和提高"生殖健康水平"这一目的。

2.3　以生殖健康的要求开展优质的计划生育技术服务

作为我国国策的"计划生育"与国际社会倡导的"生殖健康"并不完全是一回事。根本的区别在于：计划生育明确要求少生优生，生育和人口发展要纳入社会的统筹和国家的计划；人口的增长要同经济、社会、资源、环境等诸多方面协调发展；计划生育工作需要实行国家指导与群众自愿相结合的原则。生殖健康则更多地关注性健康、性权利和生殖权利，如夫妇可以自由而负责地决定生育时间和生育数目。然而，计划生育和生殖健康毕竟都是研究生育问题，都要求做好生育调节，强调以女性为中心、以女性为主要参与者和服务对象（同时也要求男性积极参与），又都含有提高人口质量和生活质量的目的。因此，国际人口与发展大会通过的"行动纲领"为我国计划生育技术工作开阔了思路，提供了有益的经验，即要以促进和提高"生殖健康水平"的要求来开展优质的计划生育技术服务；要把计划生育技术服务与传统的妇幼卫生、妇幼保健有机地结合和融合。

所谓"优质的计划生育技术服务"，不仅仅是要做到"计划生育临床服务的优质化"，还需要努力做到尊重和满足服务对象的10项基本权利、开展避孕方法的知情选择、符合国际上认可的"优质服务六要素"的标准和男

性积极参与。

2.3.1　计划生育服务对象的10项权利

国际上普遍认为，每一个计划生育服务对象都应拥有10项权利：①知情权；②获得权；③选择权；④安全权；⑤隐私权；⑥保密权；⑦尊严权；⑧舒适权；⑨续用权；⑩表达权。同时，为了保证服务对象这10项权利，也应满足计划生育服务人员的10项需求：①培训需求；②获得信息需求；③基本设施需求；④业务物质供应需求；⑤指导需求；⑥支持需求；⑦信任需求；⑧鼓励需求；⑨反馈需求；⑩自我表现需求。

2.3.2　避孕方法的知情选择

避孕方法知情选择（简称"知情选择"）通常是指通过宣传、教育、培训、咨询、指导等途径，使育龄群众了解常用避孕方法的避孕原理、适应证、禁忌证、正确使用方法、常见不良反应及其防治办法，并在医务人员和计划生育工作者的精心指导下，选择满意的、适合自己的避孕方法。

国内外研究显示，保证避孕对象的选择，实行避孕综合方案，考虑多种因素如个人意愿和客观情况、国家政策、药具来源、价格因素、文化影响以及及时提供信息等，可广泛利用现有的各种节育措施，大大提高避孕方法的可接受性和续用率，减少不良反应和意外妊娠的发生。

2.3.3　计划生育优质服务的6个要素

美国人口理事会布鲁塞博士（J. Bruce）研究了100多个发展中国家提供避孕方法的情况后，于1990年提出了计划生育优质服务的6个要素。借鉴国际经验，根据我国国情，计划生育技术工作优质服务可体现在以下6个要素上。

（1）提供多种避孕方法：根据服务对象的具体情况，包括职业、文化、性生活频率、爱好、病史及避孕史等，至少应介绍3种以上适宜的避孕方法，供对象选择时参考。

（2）提供足量、可靠的信息：为服务对象正确解释选择的方法，包括避孕原理、有效率、优缺点、适应证、禁忌证、使用方法、保存方法、可能出现的不良反应对健康的影响等。

（3）具有较高的技术服务的能力：①提供计划生育服务的指南，能处理不良反应及发生的问题；②手术操作符合规范，如能正确选择宫内节育器（IUD）适应证、适宜型号、放置到位、术后注意事项及随访原则等。

（4）服务的可能性和适用性：咨询门诊的环境条件、时间安排适宜服务对象的要求；避孕药具的供应渠道畅通、充足，价格可以承受。

（5）服务的连续性：建立随访制度并认真执行，以降低避孕失败率。

（6）具有较好的人际交流技巧：服务者必须以关怀并尊重的态度对待服务对象，以严肃、亲切、畅言、守密为原则，取得服务对象的信任，使之感受到服务者的良好态度，与之建立良好关系；使服务对象能畅所欲言，积极配合，从而提高避孕措施的正确使用率、续用率及避孕效果。

开展计划生育技术优质服务工作，除要注重公民权益和有效实施知情选择外，还需注意：①管理方法向更高层次发展，即寓管理于服务之中；②规范化的技术服务；③解决当前社会上与生殖健康相关的几个关键问题，如生殖道感染/艾滋病防治、青少年性教育、男性参与、消除社会性别歧视等；④建立和应用育龄妇女信息管理系统，使之发挥信息引导作用；⑤建立必要的考核评估体系，即要有群众参与的、对优质服务直接进行评价的评估内容。

2.3.4　男性参与

男性参与计划生育工作，并不削弱以女性为生殖保健主要服务对象的地位。提倡男性参与，首先，需要转变男性认为计划生育与己无关或与己关系不大的观点和态度。因此，男性也要接受避孕节育的宣传教育，掌握基本的生殖生理知识。其次，是要平等地与女性商量，选用适合两人的避孕方法；如果可能，要主动承担落实避孕节育的责任，如选用避孕套或采用男性绝育术等。多数情况下，男性参与是体现在对妻子采用避孕方法的理解、支持和在女性特殊生理阶段或因某种原因出现不适、不良反应等时的关心、爱护和照料等方面。

（程利南）

千年发展目标与我国计划生育技术服务方向

3.1 联合国千年发展目标

2000 年 9 月,在联合国千年首脑会议上,世界各国领导人就消除贫穷、饥饿、疾病、文盲、环境恶化和对妇女的歧视,商定了一套有时限的目标和指标,共有 8 个方面:①消灭极端贫穷和饥饿;②普及小学教育;③促进男女平等并赋予妇女权利;④降低儿童死亡率;⑤改善产妇保健;⑥与 HIV/AIDS、疟疾和其他疾病作斗争;⑦确保环境的可持续能力;⑧全球合作促进发展。这些目标和指标被置于全球议程的核心,统称为千年发展目标(millennium development goals)。这是一幅由全世界所有国家和主要发展机构共同展现的蓝图,所有目标完成时间是 2015 年。

2004 年 9 月,我国政府和"南南合作"(south south cooperation, SSC)伙伴组织的发展中国家一起,在武汉发表了《长江宣言》,再次承诺履行 1994 年国际人口与发展大会行动纲领,为联合国千年发展目标的实现发挥积极作用。

2006 年,联合国明确将满足计划生育需求、普遍获得生殖保健服务列入上述千年发展目标的第五项之中,成为监测、改善孕产妇健康的一项重要指标。

3.2 计划生育和千年发展目标

联合国之所以将满足计划生育需求、普遍获得生殖保健服务列入上述千年发展目标的第五项之中,是因为实行计划生育对千年目标的完成是为数不多、成本效益较高、切实可行的干预措施之一。

计划生育以避孕为主,可以减少妊娠数量、人工流产例次、高危妊娠比例,从而降低孕产妇的死亡率。有研究估算认为,满足妇女对现代避孕方法的需求,可以预防 1/4~1/3 的孕产妇死亡,一年可以挽救 14 万~15 万妇女的生命。同时,可以预防大量因妊娠、分娩和流产所致的损伤、感染和残疾,每年惠及约 1 500 万妇女。此外,计划生育还会产生许多额外的卫生、社会和经济效益,如降低婴儿死亡率、减缓 HIV/AIDS 传播、促进性别平等、减少贫穷、加速经济发展、保护环境等。

优先投资于计划生育的经济效益是显而易见的,如联合国于 2000 年后在撒哈拉以南非洲进行的一项分析发现,投资于计划生育服务比投资于通过向感染 HIV 的妊娠妇女提供抗反转录病毒药物预防母婴传播规划能够多预防 29％ 的出生婴儿感染 HIV。优先投资于计划生育的社会效益更具有紧迫性和必要性，因为它可以消除地区之间卫生资源差异所造成的健康方面不平等。减少这些不平等是千年发展目标的最基本的任务之一，应该成为各国努力提高卫生部门、人口计划生育系统工作能力、工作效率和保健质量的重点目标。

3.3 新世纪我国计划生育技术服务的方向

目前我国计划生育技术水平和服务质量与千年发展目标的要求仍有不小的差距，其中非意愿妊娠率和人工流产率较高，尤其是大城市的重复流产率（＞50％）。导致这一差距的原因很多，其中之一与我国目前计划生育技术工作仍以临床诊疗和避孕药具发放不无相关。如何扭转这一局面，涉及面较广，也不是一朝一夕能够办到。如果 21 世纪的医学是"4P"医学，即预测医学（predictive medicine）、预防医学（preventive medicine）、个体化医学（personalized medicine）和参与式医学（participatory medicine），那么根据联合国千年发展目标的精神和要求，结合中国政府的郑重承诺和具体国情，21 世纪我国计划生育技术工作发展的方向将发生 3 个战略转移：①目标上移，从单纯计划生育工作上移到提高生殖健康水平这一更高的目标；②重心下移，从医院、服务站为基地的服务模式下移到社区、家庭和人群的服务与管理模式；③关口前移，从计划生育四术、避孕药具发放前移到避孕方法知情选择、生殖健康教育和生殖健康促进。

（程利南）

参考文献

[1] 曹泽毅主编. 中华妇产科学（下册）. 第二版. 北京：人民卫生出版社，2004. 2651～2654，2864～2872

[2] 程利南. 计划生育技术服务及其意义. 中华医学杂志，2011，91（45）：3169～3171

[3] 第九届全国人民代表大会常务委员会. 中华人民共和国人口与计划生育法. 北京：中国人口出版社，2002. 4～8

[4] 国家人口计生委科技司编. 计划生育技术服务质量管理规范. 北京：中国人口出版社，2006

[5] 人口与发展南南合作伙伴组织. 长江宣言（中国武汉，2004 年 9 月 7～9 日）. 中国人口与计划生育，2004，（10）：7～8

[6] 王一飞. 21 世纪 4P 医学与生殖健康. 国际生殖健康/计划生育杂志，2010，29（1）：2～4

[7] 吴明辉主编. 临床技术操作规范. 计划生育学分册. 北京：人民军医出版社，2004

[8] 中华人民共和国国务院. 计划生育技术服务管理条例. 北京：中国人口出版社，2005. 7～14

[9] Bernstein S, Edouard L. Targeting access to reproductive health: giving contraception more prominence and using indicators to monitor progress. Reprod Health Matters, 2007, 15(29): 186～191

[10] http//www. un. org/chinese/millenniumgoals/(2012, 2)

[11] http//www. who. int/mediacentre/factsheets/fs351/zh/index. html(2012, 3)

[12] John Hopkins Population Information Program. Informed choice helping people decide. Family Planning Programs: Population Reports Series J, 2001, No. 50

[13] United Nation. Program of Action Adopted at the International Conference on Population and Development. Chapter Ⅶ "Reproductive Right and Reproductive Health". Cairo, 1994, (13): 235

[14] World Health Organization Department of Reproductive Health and Research (WHO/RHR) and John Hopkins Bloomberg School of Public Health/Center for Communication Programs (CCP), INFO Project. Family Planning: A Global Handbook for Providers. Baltimore and Geneva: CCP and WHO, 2007

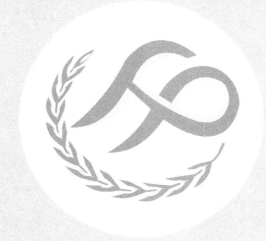

第二篇

生殖系统解剖与生殖生理

女性生殖系统解剖与生殖生理

4.1 女性生殖系统解剖

从解剖学角度来分,女性生殖系统包括内、外生殖器官及其相关组织。外生殖器是女性会阴的一部分;内生殖器官居于骨盆中,骨盆起到保护内脏器官和承受重力的作用,骨盆还构成了产道的一部分,因此会阴和骨盆与生殖系统关系密切。

4.1.1 骨盆

女性骨盆是支持躯干和保护盆腔脏器的重要器官,又是胎儿娩出时必经的骨性产道,其大小、形状直接影响分娩过程。女性骨盆较男性骨盆宽而浅,有利于胎儿娩出。

(1)骨盆的组成:由骶骨、尾骨及左右两块髋骨组成,骶骨由5~6块骶椎融合而成,尾骨由4~5块尾椎合成,髋骨由髂骨、坐骨和耻骨融合而成。骨骼间有关节、韧带和软骨连接,关节包括耻骨联合、骶髂关节和骶尾关节。在骨盆的前方两耻骨之间由纤维软骨连接,称为耻骨联合;在骨盆后方,两髂骨与骶骨相接,形成骶髂关节;骶骨与尾骨相连形成骶尾关节,骶尾关节有一定活动度。连接骨盆各部之间的韧带中,有两对重要的韧带,一对是骶、尾骨与坐骨结节之间的骶结节韧带,另一对是骶、尾骨与坐骨棘之间的骶棘韧带。骶棘韧带宽度即坐骨切迹宽度,是判断中骨盆是否狭窄的重要指标。妊娠期受性激素影响,韧带松弛,有利于分娩。

(2)骨盆的分界:以耻骨联合上缘、髂耻线及髂耻上缘的连线为界,将骨盆分为大骨盆和小骨盆。大骨盆位于骨盆分界线之上,为腹腔的一部分,与产道无直接关系,某些径线长短可作为了解小骨盆大小的参考。小骨盆是胎儿娩出的骨产道。小骨盆有上、下两口,上口为骨盆入口,下口为骨盆出口,两口之间为骨盆腔。骨盆腔后壁是骶骨和尾骨,两侧为坐骨、坐骨棘和骶棘韧带,前壁为耻骨联合和耻骨支。坐骨棘位于真骨盆中部,肛诊或阴道诊可触及。坐骨棘间径是衡量中骨盆大小的径线,又是分娩过程中衡量胎先露部下降程度的重要标志。耻骨两降支的前部相连构成耻骨弓。骨盆腔前浅后深,其中轴为骨盆轴,分娩时胎儿沿此轴娩出(图 2-4-1)。

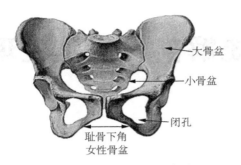

图 2-4-1 女性骨盆示意图

(3) 盆底:骨盆底由 3 层肌肉和筋膜组成,它封闭骨盆出口,并承载和支持盆腔内的器官。外层为会阴浅筋膜与肌肉组成,包括会阴浅横肌、球海绵体肌、坐骨海绵体肌和肛门外括约肌。均会合于阴道处口与肛门之间,形成会阴中心腱。中层为尿生殖膈,覆盖在耻骨弓及两坐骨结节间,所形成的骨盆出口前部的三角平面上,包括会阴深横肌及尿道括约肌。内层称为盆膈,由提肛肌、盆筋膜组成,为尿道、阴道、直肠所贯穿。生育及长期重体力劳动会损伤盆底,导致盆底松弛,出现张力性尿失禁、器官脱垂等疾病(图 2-4-2)。

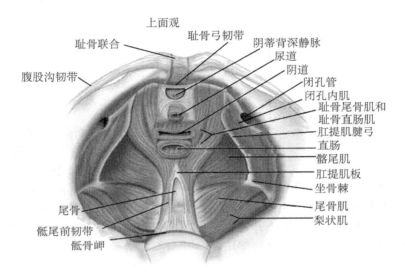

图 2-4-2 女性盆底肌肉示意图

4.1.2 会阴

会阴有狭义和广义之分,狭义的会阴是指阴道前庭后端至肛门间的区域;广义的会阴是指盆膈以下封闭骨盆出口的全部软组织结构。位于两侧股部上端之间,呈菱形区。前端为耻骨联合,后端是尾骨尖;两侧为坐骨结节;外侧为耻骨下支和坐骨下支;后外侧是骶结节韧带。以两个坐骨结节横线为分界,前方为尿生殖三角区,后方为肛门三角区。尿生殖三角内有阴道和尿道末端穿行其中,肛门三角区有直肠末端穿行其中。

4.1.3 外生殖器

外生殖器是指生殖器官外露的部分,又称外阴,位于两股内侧,包括阴阜、大阴唇、小阴唇、阴蒂和阴道前庭(图 2-4-3)。

(1) 阴阜(mons pubis):是耻骨联合前面隆起的脂肪垫,脂肪垫通过缓冲外来压力对外阴起保护作用。青春期发育后,阴阜部位开始生长卷曲的阴毛,呈倒三角形分布。阴毛为女性的第二性征,其疏密、粗细、色泽因人而异,并与种族相关。

(2) 大阴唇(labium major):是一对起于阴阜、止于会阴的隆起的皮肤皱襞,前端为圆

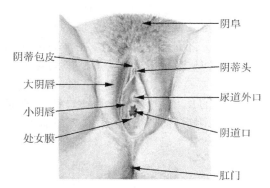

图 2-4-3　女性外生殖器

韧带的终点,后端在会阴体前融合,分别形成大阴唇前后联合。大阴唇外侧与皮肤相同,内有皮脂腺和丰富的汗腺,其中血管和神经丰富。内侧面皮肤似黏膜。大阴唇内富含皮脂腺,分泌功能旺盛。未婚女性大阴唇自然合拢,遮盖阴道及尿道口;经产妇受分娩影响向两侧分开。绝经后大阴唇发生萎缩,阴毛会逐渐稀少。

（3）小阴唇（labium minor）:位于大阴唇内侧的一对薄的皱襞,表面褐色、无毛,含丰富的腺体,汗腺较少,表面为复层鳞状上皮,神经末梢丰富。两侧小阴唇在前端汇合包绕阴蒂,并分为两叶,前叶为阴蒂包皮,后叶为阴蒂系带。小阴唇后端与大阴唇汇合形成一条横行皱襞,叫阴唇系带,经产妇不明显。

（4）阴蒂（clitoris）:位于两侧小阴唇顶端,由两个阴蒂海绵体组成,分为阴蒂头、阴蒂体和阴蒂尾三部分,后者附于两侧耻骨支上,仅阴蒂头显露。阴蒂是与男性阴茎海绵体相似的组织,由于神经末梢丰富,因此极为敏感。在性活动中刺激阴蒂可激发性兴奋而勃起。

（5）阴道前庭（vaginal vestibule）:为两侧小阴唇之间的菱形区域,其前为阴蒂、后为阴唇系带。该区域内有尿道口和阴道口,阴道口周围有处女膜或处女膜痕。大阴唇后部有前庭大腺和前庭球,前庭大腺开口于处女膜与小阴唇之间,在性刺激下可以分泌黏液

样物质,润滑阴道。阴道口与阴唇系带之间有一浅窝称舟状窝,又称阴道前庭窝,经产妇此窝消失。

（6）前庭大腺（major vestibular glands）:是位于阴道口两侧的、黄豆大小的腺体,左右各一,在两侧大阴唇后 1/3 深部,腺管开口于处女膜和小阴唇之间。由于该腺体所处位置的特点,很容易感染。如因感染,腺体开口闭塞可形成脓肿或囊肿。

（7）处女膜（hymen）:位于阴道口与阴道前庭分界处,膜两面被覆鳞状上皮,其间含有结缔组织、血管及神经末梢。处女膜中间有孔,孔的形状和大小因人而异。处女膜可在初次性交或外伤、剧烈运动后破裂,产后受分娩影响形成几个隆起状的处女膜痕。

4.1.4　内生殖器

女性内生殖器是指生殖器的内藏部分,包括阴道、子宫、输卵管及卵巢,输卵管和卵巢常被称为子宫附件（图 2-4-4）。

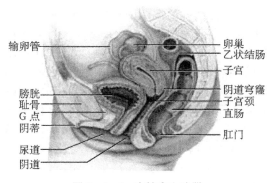

图 2-4-4　女性内生殖器

（1）阴道（vagina）:是月经排出和胎儿娩出的通道,也是性交器官。男性通过性交将精液排入阴道,之后精子通过游动进入子宫。阴道上宽下窄,上端包绕宫颈,下端开口于阴道前庭后部。阴道环绕宫颈周围的腔隙称阴道穹窿,分前、后、左、右四部分,后穹窿较深,其顶端与子宫直肠陷凹紧密比邻。阴道表面有纵行的皱襞柱及垂直的横脊,阴道壁由弹力纤维、肌层和黏膜组成。阴道口周缘覆有

一层较薄的黏膜称为处女膜。阴道黏膜为复层鳞状上皮,无腺体,受性激素影响有周期性变化。生理情况下,受卵巢激素的影响,阴道上皮细胞增生变厚并富含糖原,糖原可以在阴道乳酸杆菌的作用下分解为乳酸,维持阴道的正常酸碱平衡,增加阴道对病原生物的抵抗力,这就是阴道的自净作用。幼女和绝经期妇女体内雌激素水平较低,阴道上皮细胞糖原减少,局部的抵抗力较低。

阴道位于骨盆中央,子宫下方,大部分在生殖膈以上,小部分在会阴部。前邻膀胱,与膀胱之间有膀胱阴道膈,内有静脉丛和结缔组织;阴道与尿道之间由结缔组织形成尿道阴道膈。阴道后邻直肠,上1/4与直肠子宫凹陷相隔;中2/4段与直肠壶腹部毗邻,下1/4段肠管之间隔有会阴中心腱。

(2)子宫(uterus):是孕育胎儿的场所。为壁厚腔小的中空器官,形似倒置的梨形,大小随年龄而变化,育龄期妇女的重量为50 g左右,长7~8 cm,宽4~5 cm,后2~3 cm,容量约为5 ml。其可分为宫体和宫颈两个部分,宫体与宫颈的比例因年龄而异,婴儿期为1:2,青春期为1:1,生育期为2:1,老年期又为1:1。子宫上端位于输卵管子宫口之间的钝圆、隆突部分为子宫底部,宫底两侧为子宫角,与输卵管相通;子宫底与峡部之间的部分为子宫体,下部呈圆筒状的部分称为子宫颈,宫颈下1/3插入阴道部分称宫颈阴道部。宫体与宫颈的比例因年龄变化,在婴儿期为1:2,青春期为1:1,生育期为2:1,老年期又为1:1。宫体与宫颈相连处较狭窄,称为子宫峡部。非孕期约1 cm,妊娠中期后逐渐加长,临产时为7~10 cm,形成子宫下段。子宫腔为一上阔下窄的三角形裂隙,宫腔底部两侧与输卵管相连;宫腔下端移形于子宫峡管,为漏斗状短管,峡管上端解剖学上较狭窄,称解剖学内口,峡管外口因黏膜组织在此处转化为宫颈内膜,故称组织学内口。宫颈上端与子宫峡部相连。宫颈腔为一梭形管道,称为宫颈管,宫颈管内的黏膜呈纵行皱襞,宫颈管下端为宫颈外口,深入阴道内。宫

颈管黏膜为单层高柱状上皮细胞,黏膜层腺体可以分泌碱性黏液,形成宫颈黏液。宫颈黏液的成分随月经周期变化,在排卵前期形成稀薄、透明、拉丝状,有利于精子的穿透和受孕,排卵后受孕激素影响变黏稠,有预防微生物入侵的作用。宫颈管的外口称为宫颈口,开口于阴道,前臂短而厚,称宫颈前唇;后壁长而圆称宫颈后唇(图2-4-5)。

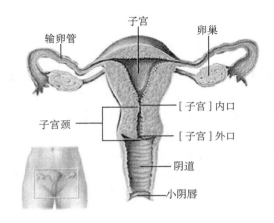
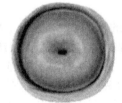

图2-4-5 子宫解剖示意图

子宫体由浆膜层、肌层和黏膜层构成。浆膜层是覆盖宫体的盆腔黏膜,在子宫峡部向前反折覆盖膀胱底部,形成膀胱子宫陷凹;在子宫后面,浆膜向下延伸覆盖宫颈后方及阴道后穹隆再折向直肠,形成直肠子宫陷凹。肌层由大量的平滑肌组织、少量弹力纤维和胶原纤维组成。内膜层与肌层直接相贴,分为致密层、海绵层和基底层。致密层、海绵层合称功能层,对卵巢激素敏感,可在雌激素(estrogen,E)、孕激素(progesterone,P)的影响下发生周期性的变化,在没有受孕的情况下每个月发生脱落坏死形成月经;基底层对卵巢激素不敏感,无周期性变化。

(3)输卵管(fallopian tube or oviduct):

是输送卵子或受精卵的管道,同时也是精卵结合的场所。与双侧宫角相连,自两侧子宫角向外伸展,长 8～14 cm,行走于输卵管系膜内,外侧游离。共分为间质部、峡部、壶腹部和伞部 4 个部分。间质部潜行于子宫壁内,短而且管腔狭窄,长约 1 cm;峡部紧接间质外部,长 2～3 cm,管腔直径狭窄,约 2 mm;壶腹部位于峡部外侧,长 5～8 cm,管腔直径 6～8 mm,是精卵结合部位;伞部位于输卵管的最外侧,游离开口于腹腔,形似伞状,具有拾卵作用(图 2-4-6)。输卵管由浆膜层、肌层和黏膜层构成。黏膜层由单层高柱状上皮组成,黏膜上皮分为纤毛细胞、无纤毛细胞(又称内分泌细胞)、栓细胞(peg cell)和基细胞。纤毛细胞的纤毛摆动有助于卵子的输送;无纤毛细胞具有分泌功能,可分泌对碘酸-雪夫反应阳性的物质;栓细胞可能是无纤毛细胞的前身;基细胞是上皮细胞的储备细胞。

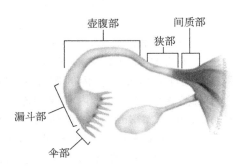

图 2-4-6 输卵管各部示意图

(4)卵巢(ovary):是产生和排出卵子并分泌类固醇激素的场所。呈扁椭圆形,位于输卵管的后下方。卵巢主要由外层的皮质、内部的髓质和卵巢门 3 个部分组成。卵巢门是卵巢与卵巢系膜的连接部分,内含神经和血管。皮质的外面包被有白膜,其表面被覆一层单层立方上皮,称为生殖上皮;卵泡位于皮质的深层,包埋在基质中;基质由结缔组织和间质细胞组成。髓质是卵巢的中心部分,无卵泡,含有丰富的结缔组织和血管、神经,并有少量的平滑肌纤维与卵巢韧带连接(图 2-4-7)。

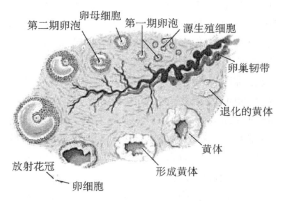

图 2-4-7 卵巢解剖示意图

4.2 女性生殖生理

4.2.1 卵巢周期

卵巢为女性的性腺,其主要功能是产生卵子并排卵、分泌女性激素,前者为卵巢的生殖功能,后者为卵巢的内分泌功能。从青春期开始到绝经前,卵巢在形态和功能上发生周期性变化,称为卵巢周期。卵巢周期受下丘脑和垂体精密调控,当受到环境、精神或药物等因素影响,下丘脑、垂体功能失调或受到抑制时,卵巢功能紊乱或降低,失去周期性变化规律,如不排卵、激素水平异常等,可导致月经失调及不孕。人为调控卵巢周期可以抑制排卵,达到控制生育的目的。

(1)卵巢的周期性变化

1)卵泡的发育及成熟:卵巢的基本生殖单位是始基卵泡。人类卵巢中卵泡的发育起始于胚胎时期。胚胎 20 周时,始基卵泡达 700 万个;以后发生退化闭锁,始基卵泡逐渐减少,新生儿出生时卵泡总数降至 200 万个;至青春期,卵泡只剩 30 万～50 万个。可见,卵泡自胚胎形成后即进入自主发育和闭锁的轨道,该过程并不依赖促性腺激素,其机制目前尚不清楚。进入青春期后,卵泡发育成熟的过程需依赖促性腺激素的刺激。在性成熟期,卵巢每月发育一批卵泡,但只有一个优势卵泡完全成熟并排出卵子,其余卵泡自行退化,称为卵泡闭锁。妇女一生中一般只有400～500个卵泡发育成熟并排卵。根据卵泡的形态、大小、生长速度和组织学特征,可将卵泡生长过程分为始基卵泡、窦前卵泡、窦状卵泡和排卵前卵泡4个阶段。始基卵泡发展成窦前卵泡约需要90天;窦前卵泡发育成成熟卵泡约需要85天;窦状卵泡发育为成熟卵泡约需要15天。排卵前卵泡即成熟卵泡,为卵泡发育的最后阶段,卵泡液急骤增加,卵泡腔增大,卵泡体积显著增大,直径达15～20 mm,卵泡向卵巢表面突出。自月经第1天至卵泡发育成熟称卵泡期,通常需10～14天。

2)排卵:卵细胞被排出的过程称为排卵。排卵前卵泡黄素化,产生少量孕酮。黄体生成素(LH)和促卵泡素(FSH)排卵峰与孕酮协同作用,激活卵泡液内蛋白溶酶活性,溶解卵泡壁隆起的尖端部分,形成排卵孔。排卵时随卵细胞同时排出的有放射冠、透明带及少量卵丘内的颗粒细胞。排卵大多发生在下次月经来潮前14天左右。

3)黄体形成及退化:排卵后卵泡液流出,卵泡壁塌陷,卵泡颗粒细胞和卵泡内膜细胞向内侵入,周围有卵泡外膜包围,共同形成黄体。在LH排卵峰的作用下进一步黄素化,形成颗粒黄体细胞及卵泡膜黄体细胞。排卵后7～8天(相当于月经周期第22天左右),黄体体积和功能达高峰,直径为1～2 cm,外观色黄。若卵子未受精,黄体在排卵后9～10天开始退化。黄体退化时黄体细胞逐渐萎缩变小,周围的结缔组织及成纤维细胞侵入黄体,逐渐被结缔组织取代,组织纤维化,外观色白称为白体。排卵日至月经来潮阶段称为黄体期,一般为14天。黄体功能衰退后月经来潮,此时卵巢中又有新的卵泡发育,开始新的周期(图2-4-8)。

(2)卵巢激素的周期性变化及功能:卵巢主要合成雌激素、孕激素及少量雄激素(androgen)。

1)雌激素:卵泡开始发育时,雌激素分泌量很少;至月经第7天卵泡分泌雌激素量迅速增加,于排卵前达到一个高峰;排卵后雌激素

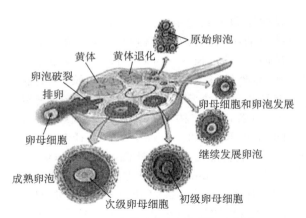

图2-4-8 卵巢的卵泡发育周期示意图

略有下降,排卵后1～2天黄体开始分泌雌激素使雌激素又逐渐上升,在排卵后7～8天黄体成熟时形成第2个高峰;此后黄体萎缩,雌激素水平急剧下降,至月经期达到最低水平。

雌激素是最重要的女性激素,具有促进女性的第二性征的发育、性器官的成熟、维持妊娠等重要作用。其生理作用环节包括:①子宫:雌激素促进子宫肌细胞增生和肥大,使子宫肌层增厚;增进血运,促使和维持子宫发育;增加子宫平滑肌对缩宫素的敏感性。②子宫内膜:雌激素使子宫内膜腺体和间质增殖,在雌激素作用下子宫内膜在卵泡期发生增殖期变化。③宫颈:雌激素使宫颈口松弛、扩张;使宫颈黏液分泌增加,稀薄,易拉成丝状;排卵前高水平的雌激素的影响使宫颈黏液易于被精子穿透。④输卵管:促进输卵管肌层发育,加强输卵管平滑肌节律性收缩。⑤阴道:使阴道上皮细胞增殖和角化,黏膜变厚;增加细胞内糖原含量,使阴道维持酸性环境,对维持阴道的菌群平衡起重要作用。⑥外阴:使阴唇发育丰满,色素加深,脂肪增多。⑦卵泡:在卵泡期雌激素协同FSH促进卵泡发育。⑧下丘脑和垂体:通过对下丘脑和垂体的正负反馈调节,调控促性腺激素的分泌。⑨乳房:促使乳腺管增殖,乳头、乳晕着色。⑩其他:促进水、钠潴留等。除此以外,雌激素还影响女性的皮肤、骨代谢、脂代谢等。

2)孕激素:卵泡期卵泡不分泌孕激素;排卵前成熟卵泡的颗粒细胞在LH排卵峰的

作用下黄素化,开始分泌少量的孕激素;排卵后黄体分泌孕激素,且水平逐渐增加,至排卵后7~8天黄体成熟时形成高峰;此后逐渐下降,月经期降至最低水平。

孕激素的生理作用主要包括:①子宫:降低子宫平滑肌兴奋性及其对缩宫素的敏感性,抑制子宫收缩,有利于胚胎及胎儿在宫内生长发育。②子宫内膜:使子宫内膜从增生期转化为分泌期,为受精卵着床做准备。③宫颈:使宫颈口闭合,黏液分泌减少,性状变黏稠。④输卵管:抑制输卵管平滑肌节律性收缩的频率和振幅。⑤阴道:加快阴道上皮细胞脱落。⑥乳房:促进乳腺小叶及腺泡发育。⑦下丘脑和垂体:孕激素在月经中期具有增强雌激素对垂体LH排卵峰释放的正反馈作用;在黄体期对下丘脑、垂体有负反馈作用,抑制促性腺激素分泌。⑧体温:对下丘脑体温调节中枢有兴奋作用,可使基础体温在排卵后升高0.2~0.5℃;因此临床上测量基础体温可作为判定排卵与否的重要参考指标。⑨其他:促进水、钠排泄。

3)雄激素:女性体内的雄激素主要来自肾上腺,少量来自卵巢,周期变化不明显;其主要功能是促进非优势卵泡闭锁,提高女性性欲。

4.2.2 子宫周期

自青春期起,在卵巢分泌的雌激素和孕激素周期性作用下,子宫底部和体部的功能层内膜出现周期性变化,通常平均每28天左右发生一次内膜脱落、出血、修复和增生,称为月经周期(menstrual cycle)。每个月经周期是从月经第1天起至下次月经来潮前一天止。内膜周期性变化一般分为3期,即月经期、增生期和分泌期。

(1)月经期(menstrual phase):通常为周期的第1~4天。由于卵巢内的黄体退化,雌激素和孕激素分泌量骤然下降,致使子宫内膜功能层的螺旋动脉发生持续性收缩,内膜缺血,组织坏死;螺旋动脉在收缩后,又突然短暂扩张,血液溢入结缔组织,最终突破退变坏死的内膜表层,流入子宫腔,从阴道排出,即为经血。月经期的持续时间一般为3~5天,但存在个体差异并受环境变化的影响。在月经终止前,内膜基底层腺体残端的细胞迅速分裂增生,并铺展在脱落的内膜表面,内膜修复而进入增生期。

(2)增生期(proliferation phase):又称卵泡期(follicular phase),通常为周期的第5~14天。增生期又可分为早期(5~7天)、中期(8~10天)和晚期(11~14天)。此阶段在卵泡分泌的雌激素的作用下,子宫内膜发生增生性变化。在月经终止前,子宫内膜已修复,增生早期的子宫腺细胞短直且细,数量较少。在整个增生期内的上皮细胞与基质细胞不断分裂增殖,子宫腺细胞对激素的反应也较强,雌激素使腺上皮逐渐生长与分化。至增生晚期,内膜增厚,子宫腺体增多,并不断增长和弯曲;上皮细胞分化成熟,胞质中糖原积聚,腺腔扩大。螺旋动脉也增长并弯曲。至增生晚期末,卵巢内的成熟卵泡排卵,子宫内膜由增生期转入分泌期。

(3)分泌期(secretory phase):又称黄体期(luteal phase)。此时卵巢已排卵,黄体形成。子宫内膜继续增厚,并在孕激素作用下由增生期转为分泌期。分泌期又可分为早期(15~19天)、中期(20~23)和晚期(24~28天)。分泌早期内膜腺体变得更加弯曲,腺腔也变大,腺细胞核下区出现大量糖原聚积,细胞核则移至细胞顶部;随后,腺细胞核下区糖原渐转移至细胞顶部(核上区),并以顶浆分泌方式排入腺腔。腺细胞分泌活动于周期第21天达高峰。腺细胞顶浆分泌后,细胞低矮,腺腔扩大呈锯齿状;此时期的固有层内组织液增多,内膜水肿,螺旋动脉增长并更弯曲,伸至内膜表层。于分泌晚期,基质细胞增生并分化形成两种细胞:一种为前蜕膜细胞(predecidual cell),细胞体积大而圆,胞质中含有糖原及脂滴;另一种为内膜颗粒细胞,细胞体积较小,圆形,胞质内含有颗粒。这两种细胞是为妊娠作准备的。如果卵子受精,内膜继续增厚;前蜕膜细胞在妊娠黄体分泌的孕激素影响下,继续发育增大,成为蜕膜细胞;内膜颗粒细胞则能分泌松弛素。卵子若未受精,卵巢内的黄体退变,孕激素和雌激素水平下降,内膜脱落而转入月经期(图2-4-9)。

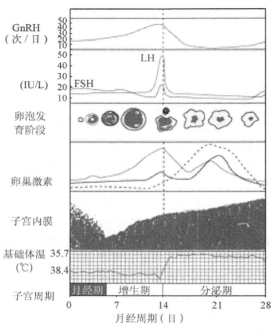

图2-4-9 女性的生殖周期

4.2.3 下丘脑-垂体对女性生殖周期的调节

女性生殖周期的调节是一个复杂的过程,主要有下丘脑、垂体、卵巢参与,人们将其称为下丘脑-垂体-卵巢轴(hypothalamic - pituitary - ovarian axis,H-P-O轴)。下丘脑分泌促性腺激素释放激素(GnRH),其作用于垂体,调节垂体促性腺激素的分泌,促性腺激素进而调节卵巢功能。下丘脑、垂体、卵巢三者通过各自分泌的激素相互调节、相互影响,组成一个完整而协调的神经内分泌系统,调控着女性的生殖周期。在任何一个环节功能失调和交流异常,将会导致生殖功能紊乱、月经失调、不孕等疾病的发生。生育调节及生育控制技术常常是利用下丘脑-垂体-卵巢轴的调控原理,通过阻断或抑制该环路的某一环节而达成的。

(1)下丘脑:下丘脑是下丘脑-垂体-卵巢轴的启动中心,分泌的GnRH为十肽激素,呈脉冲式释放,脉冲间隔时间为60分钟。GnRH呈生理性脉冲释放时可以刺激垂体促性腺激素的生理性分泌,并有效促进卵泡的发育及雌激素的分泌。不正常的脉冲频率和幅度会导致下丘脑-垂体-卵巢轴功能紊乱。

GnRH的分泌受垂体促性腺激素和卵巢雌、孕激素的反馈调节。此外,下丘脑还受大脑皮质调控,神经中枢产生的神经递质,如儿茶酚胺、去甲肾上腺素等可上调GnRH的分泌,5-羟色胺、β内啡肽则可下调GnRH的分泌。因此,女性在环境变化、精神刺激、过度节食、过度运动等外界因素影响下,中枢神经通过神经递质的改变导致下丘脑分泌功能失调,从而引起月经周期紊乱或闭经。GnRH脉冲治疗可使因GnRH缺乏而导致闭经的患者恢复月经。

(2)垂体:垂体前叶促性腺激素细胞可分泌促性腺激素和催乳素(PRL)。

1)促性腺激素:包括FSH和LH,FSH和LH皆由α和β两个亚单位组成。β亚单位是决定激素生物活性及抗原活性的部分,但必须与α亚单位结合才具备生物学活性。

FSH及LH受GnRH的刺激也呈脉冲式释放。育龄期妇女FSH和LH的分泌呈周期性,每个月经周期出现一个LH、FSH高峰,峰值出现的时间为排卵前。FSH和LH的主要功能是促进卵巢内的卵泡发育、排卵及黄体生成。FSH是刺激卵泡发育的首要激素,早卵泡期可以刺激窦前卵泡的生长、窦状卵泡群的募集及雌激素的合成;中卵泡期调节优势卵泡的选择;晚卵泡期与雌激素协同诱导颗粒细胞产生LH受体,为排卵及黄素化做准备。LH在卵泡期激活P450 17α酶活性,为雌激素合成提供底物;排卵前LH排卵峰促使卵母细胞最终成熟及排卵。

垂体Gn的分泌主要受下丘脑GnRH及卵巢雌激素、孕激素、抑制素等综合调节,另外,垂体内的激活素系统也有局部调节作用,适当频率的GnRH脉冲式刺激促进促性腺激素分泌及垂体 GnRH 受体产生。

2）PRL：由垂体催乳素细胞分泌，主要功能是促进乳腺增殖和乳汁生成。高水平的 PRL 可抑制下丘脑 GnRH 和垂体促性腺激素的分泌。

（3）卵巢激素的反馈调节：卵巢分泌的性激素对下丘脑 GnRH 和垂体促性腺激素的合成和分泌有反馈作用。小剂量雌激素对下丘脑产生负反馈影响，抑制 GnRH 分泌，减少促性腺激素分泌。大剂量雌激素可产生正反馈作用，因此在排卵前雌激素的大量分泌刺激 FSH 和 LH 大量释放形成峰值。排卵后雌、孕激素同时大剂量分泌，对下丘脑和垂体又起负反馈作用，使其水平下降。

（4）月经周期的激素调节：在月经期和增生早期，血液中雌二醇水平很低，解除了上次月经周期黄体期对下丘脑和垂体的负反馈抑制，导致 GnRH 和 FSH 水平有所上升，继而促使卵巢中一批卵泡发育。随着卵泡的生长，雌激素水平增加，刺激子宫内膜增生并对下丘脑和垂体产生了负反馈作用，使 GnRH 和 FSH 水平有所下降，导致处于发育中的卵泡不断闭锁。然而，发育较好的一个卵泡因对 FSH 的敏感性较强，得以继续发育，成为优势卵泡，继续分泌雌激素。优势卵泡发育至成熟时，分泌大量雌激素，继而正反馈促进垂体分泌 FSH 和 LH，形成排卵前的峰值，促发排卵。排卵后，破裂的卵泡形成黄体，黄体能分泌大量的雌激素与孕激素，刺激子宫内膜处于分泌期状态，有利于受精卵植入。如果排出的卵子有机会与精子相遇，可发生受精、着床，接着启动受孕过程。如果卵子未受精，黄体分泌大量的雌、孕激素对下丘脑和垂体产生负反馈抑制，使排卵后的 FSH、LH 水平下降；下降的 LH 使黄体退化，进一步导致雌、孕激素水平降低。子宫内膜失去雌、孕激素的支持而剥落、出血，即发生月经。此时，雌、孕激素水平的下降会刺激下一轮下丘脑-垂体-卵巢轴激素的周期分泌，由此进入下一个月经周期。这样月复一月，周而复始，直至卵巢功能衰退，进入绝经（图 2-4-10）。

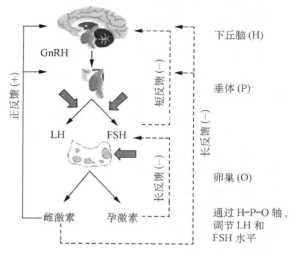

图 2-4-10　女性生殖内分泌轴的周期调节

4.2.4　受精与着床

（1）受精（fertilization）：是指精子穿入卵子形成受精卵的过程。自然受精的发生必须具备一定的先决条件，即精子具有运动能力和获能，同时有正常的卵子发生和排卵。受精是一个严格有序的生理过程，包括精卵识别、精子发生顶体反应并穿透透明带、精卵质膜融合、卵子皮质反应阻止多精子入卵、雌雄原核形成与融合等。受精一般发生在输卵管壶腹部，排卵后 12 小时内，整个受精过程大约持续 24 小时。

1）精卵识别：精子膜表面和卵子膜表面都有特殊的相互识别装置，精卵识别包括两步：①精子附着在卵子表面，称为附着；②精子与卵子的透明带（ZP）结合，称为结合。精卵结合是由精子表面的配体和卵子透明带上精子受体结合形成受体-配体复合物而实现的。

2）顶体反应：顶体是指精子头前部有膜包围的帽状结构。顶体的前部为顶体帽，内含各种水解酶类，其中主要是顶体蛋白酶（acrosin）和透明质酸酶。当精子接受了适当的刺激并充分获能后，可迅速完成顶体反应。因此，顶体反应是指精子获能后，穿透放射冠和透明带之前，在很短一段时间内顶体所发生的一系列变化。从形态上可见顶体前膜与精子的质膜融合,继而破裂形成小孔,顶体内所含的各种酶释放出来。

3) 精子穿过卵丘和透明带:获能的精子能穿过卵丘,然后到达透明带,精子与卵子的透明带相互作用后,穿过透明带,进入卵周隙,并与卵质膜结合,进而穿入卵质膜。

4) 精卵质膜融合:精子穿透透明带达到卵周隙后,头部很快附着在卵质膜的微绒毛上,然后平卧,以其赤道段和顶体后区接触卵微绒毛,精子尾部做强烈的摆动,卵的质膜、胞质和核物质整体在卵周隙中转动。此后,次级卵母细胞借助微绒毛内肌动蛋白、收缩蛋白核肌球蛋白的作用,将精子全部拖入胞质(图 2-4-11)。

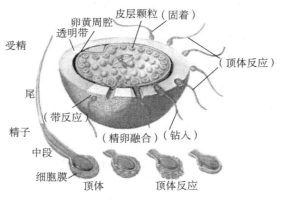

图 2-4-11 受精过程示意图

(2) 着床(implantation):是指胚胎经过与子宫内膜相互作用,最终在子宫内膜植入的过程。这个过程十分复杂,包括受精卵的生长发育、卵裂,胚泡的形成和脱透明带,子宫内膜容受性(endometrial receptivity)的建立,胚泡在子宫内膜的定位、黏附、入侵等环节。着床的必要条件是胚泡脱去透明带,子宫内膜从非容受态转换至容受态,而且胚胎和子宫内膜的发展要同步化。着床过程中发生一系列分子事件,通过胚胎和子宫内膜间的分子对话,信号转导,最终启动着床。胚泡着床是妊娠的第一步,也是妊娠成功的关键。任何受精卵必须在子宫内膜植入,才能从母体获取营养物质,逐渐发育、分化、生长,并通过胎盘排泄代谢产物,最终成为一个机体。人类胚胎在历经发育、卵裂、脱透明带等一系列变化后,约一半以上胚胎不能在子宫内膜着床,其结果是惨遭淘汰。因此,着床是生殖过程的重要环节。

卵子受精后,在输卵管蠕动、输卵管液流动、纤毛摆动等因素作用下,由输卵管壶腹部向子宫腔内运行,历时 3~4 天后到达子宫腔,在宫腔内游离 2~3 天,并形成胚泡、脱透明带,受精后第 6~8 天胚泡开始定位、黏附、入侵,到第 10~12 天完成植入(图 2-4-12)。

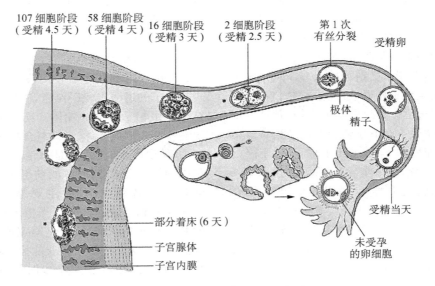

图 2-4-12 胚胎着床过程示意图

1) 卵裂和透明带脱落:受精卵在由输卵管壶腹部向子宫腔内运行的过程中,要历经生长、发育、卵裂等一系列变化,最终脱掉透明带,才能在子宫内膜上种植。

● 卵裂:受精卵形成后,逐渐分裂,这个过程称为卵裂(cleavage)。卵裂后的细胞形成卵裂球(blastomere)。人类受精卵第 1 次卵裂形成两个大小不等的细胞,大细胞将分裂形成内细胞团,小细胞将形成绒毛膜和胎盘。之后卵裂球继续分裂成 4 个、8 个、16 个……细胞的卵裂球。在卵裂过程中细胞数量增加,但细胞体积不变。受精卵通过卵裂形成多细胞的实心细胞团,此细胞团形似桑葚,故称此期为桑葚胚(morula)。桑葚胚外面由透明带包裹。在受精卵的卵裂过程中,输卵管提供营养物质,桑葚胚一般在受精后 3～4 天运行到子宫腔,在宫腔游离约 3 天,从子宫内膜腺体获取营养并继续分裂。早期卵裂球仍然具有全能发育的潜能,如果将两细胞卵裂球或桑葚胚分为两半,每一半都可以发育成为一个全胚。

● 胚泡形成:桑葚胚在宫腔内汲取营养,继续生长、分裂,细胞逐渐增多并呈有序排列。当卵裂球的细胞达到一定数量的时候,细胞间逐渐形成一些小的腔隙,之后这些间隙发生融合,形成一个大的腔隙,腔中充满液体,胚胎呈囊泡状,此时的胚胎称为囊胚或胚泡(blastocyst)。胚泡内的腔隙称为胚泡腔(blastocoele),空腔的周围是一层扁平细胞,称为滋养层(trophoblast),其将来发育成胎盘和绒毛。一群细胞聚集在胚泡的一端,形成内细胞团(inner cell mass),内细胞团将来发育成胚胎。

● 透明带脱落:早期胚泡外周仍有透明带,其是一层由糖蛋白组成的起保护作用的薄膜,它与胚泡间存在一个潜在的间隙。随着胚泡的增长、变大,透明带也逐渐长大、变薄,最终破裂,胚泡的滋养层细胞裸露,直接与子宫内膜接触。胚泡在植入前须从透明带中脱出,这个过程称为胚泡孵出(blastocyst hatching)。胚泡只有在脱透明带后才能在子宫内膜黏附,因此脱透明带是着床的必要条件。胚泡孵出有两种形式:一种是胚泡连续膨胀,透明带逐渐变薄,最终破裂,胚泡孵出;另一种是胚泡膨胀后迅速收缩,反复膨胀收缩最终使胚泡孵出。

2) 子宫内膜容受性建立:生育期妇女的月经周期一般为 28～30 天,子宫内膜只有在特定的时期对胚胎才具备接受能力。子宫内膜对胚胎的接受能力称为子宫内膜容受性。人子宫内膜在月经周期的第 20～24 天具备对胚胎的容受性,这个时期称为子宫内膜"着床窗"(window of implantation)。一旦超过了该时期,子宫内膜的"着床窗"闭合,将拒绝胚胎的植入。现有的研究表明,在子宫内膜容受性建立过程中,子宫内膜的组织形态发生了特异性变化,许多分子参与子宫内膜容受性形成的调节,如白血病抑制因子(LIF),整合素 αvβ3、α4β1 等,这些分子的表达异常可导致不孕。目前,人们也在利用基因敲除(knockout)或基因局部敲低(knockdown)等研究手段在动物模型中进行,试图寻找新的生育调节方法。

3) 胚泡的植入过程:当胚胎发育到胚泡期并脱去透明带后,在同步发育的、对胚胎已具备容受性的子宫内膜上开始着床,这个过程分为定位、黏附、植入 3 个顺序发展阶段。黏附到植入的过程从受精后 5～6 天开始,在第 11～12 天完成。

● 定位:受精卵到达宫腔后有 1～2 天的游离,在黏附之前首先在某个位置靠近内膜,这个过程叫定位(apposition)。定位之后开始进一步黏附直至植入。

● 黏附(adhesion):在胚泡定位后,开始黏附于子宫内膜,子宫内膜和胚泡之间立即出现微绒毛交错现象,滋养层细胞和子宫内膜上皮细胞间形成桥粒和连接复合体等专门附着的结构。早期胚泡黏附的第 1 个形态学标志是顶端连接复合体的形成,它位于上皮细胞的顶端侧面交界处,这使胚泡可以足够稳定地穿过相邻的上皮细胞。

● 植入:胚泡附着于子宫内膜表面后,滋养层穿入子宫内膜的过程称为植入

(implantation)。胚泡的植入阶段包括滋养细胞与细胞外基质（extra-cellular matrix, ECM）的黏附、基质降解、内膜蜕膜化、细胞滋养细胞移行等变化。

4.3 妊娠的维持

正常妊娠的维持有赖于垂体、卵巢和胎盘分泌的各种激素相互配合。在受精与着床前，在垂体促性腺激素的控制下，卵巢黄体分泌大量的孕激素与雌激素，导致子宫内膜发生分泌期的变化，以适应妊娠的需要。约在受精后第6天，胚泡滋养层细胞便开始分泌绒毛膜促性腺激素（HCG）维持胚胎生长，并刺激卵巢黄体变为妊娠黄体，继续分泌孕激素和雌激素。胎盘形成后，胎盘成为妊娠期一个重要的内分泌器官，分泌大量蛋白质激素、肽类激素和类固醇激素。

4.3.1 人绒毛膜促性腺激素

是由胎盘绒毛组织的合体滋养层细胞分泌的一种糖蛋白激素，分子量为45 000～50 000。HCG分子由α亚单位与β亚单位组成：α亚单位氨基酸的数量和序列与LH几乎相同；β亚单位的氨基酸也有很大部分与LH一样，但在β亚单位的羧基端约有30个氨基酸是独特的。因此，HCG与LH的生物学作用和免疫特性基本相似。卵子受精后第6天左右，胚泡形成滋养层细胞，开始分泌HCG，但分泌量较低。妊娠早期形成绒毛组织后，由合体滋养层细胞分泌大量的HCG，而且分泌量增长迅速，至妊娠8～10周，HCG的分泌达到高峰，随后下降，在妊娠20周左右降至较低水平，并一直维持至妊娠末。如无胎盘残留，于产后4天血液中HCG消失。在妊娠过程中，尿中HCG含量的动态变化与血液相似。因为HCG在妊娠早期即出现，所以检测母体血中或尿中的HCG，可作为诊断早孕的准确指标。

在早孕期，HCG刺激卵巢黄体转变成妊娠黄体，使妊娠黄体分泌大量的雌、孕激素，来维持妊娠的需要。妊娠黄体的寿命约为10周，以后便发生退缩。与此同时，胎盘开始分泌孕激素和雌激素，逐渐接替了妊娠黄体的作用。

4.3.2 雌激素和孕激素

妊娠早期，由妊娠黄体合成并分泌雌、孕激素，维持妊娠。孕10周左右胎盘开始合成孕激素和雌激素。

（1）孕激素：在妊娠期间，母体血液中孕酮浓度随着孕期的增长而稳步上升。在妊娠10周以后，由胎盘代替卵巢黄体持续分泌孕酮，血液中孕酮逐渐增加，至妊娠足月时达高峰。孕激素在维持妊娠中发挥重要作用，如调节内膜容受性，促进受精卵着床；放松子宫平滑肌，降低子宫的敏感性，有利于妊娠的维持；调节母体的免疫功能，保护胚胎不被排斥等。

（2）雌激素：由母体和胎儿肾上腺产生的脱氢异雄酮硫酸盐，进入胎盘最后转变为雌酮和雌二醇，但生成量极少。胎盘分泌的雌激素主要为雌三醇，其合成的途径是，胎儿肾上腺的脱氢异雄酮硫酸盐先在胎儿肝中羟化，形成16α-羟脱氢异雄酮硫酸盐，然后随血液进入胎盘，在胎盘内脱去硫酸基，成为16α-羟脱氢异雄酮，再经芳香化酶的作用转化为雌三醇。所以，雌三醇的生成是胎儿、胎盘共同参与制造的，故将两者称为胎儿-胎盘单位。检测母体血液中雌三醇的含量可用来判断胎儿是否存活。

（张　炜）

参考文献

［1］曹泽毅. 中华妇产科学. 第二版. 北京：人民卫生出版社，2004. 115～165

［2］Berek S. Berek & Novak's Gynecology. 14th Edition. Lippincott Williams & Wilkins, 2007. 119～283

［3］Schorge O. Williams Gynecology. The McGraw-Hill Companies, 2008. 110～250

［4］Lemons AR, Naz RK. Contraceptive vaccines targeting factors involved in establishment of pregnancy. Am J Reprod Immunol. 2011, 66(1)：13～25

［5］Paulson RJ. Hormonal induction of endometrial receptivity. Fertil Steril, 2011, 96(3)：530～535

5 男性生殖系统解剖与生殖生理

男性生殖系统由内、外生殖器两大部分组成。内生殖器包括生殖腺(睾丸)、输精管道(附睾、输精管、射精管和男性尿道)和附属腺体(精囊腺、前列腺和尿道球腺);外生殖器包括阴阜、阴囊和阴茎(图2-5-1)。睾丸产生精子和分泌雄性激素,精子先贮存于附睾,当射精时经输精管、射精管和尿道排出体外;精囊腺、前列腺和尿道球腺的分泌物参与精液的组成,具有营养精子、利于精子活动及润滑尿道等作用。

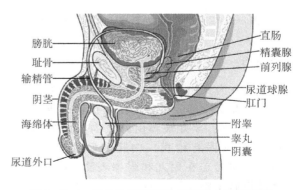

图2-5-1 男性生殖系统模式图(正中矢状断面)

27

5.1 睾丸

睾丸位于阴囊内，左、右各一。睾丸外形略呈扁卵圆形，表面光滑，分为上下两端、内外两侧和前后两缘。睾丸上端被附睾头遮盖，下端游离；内侧面较平坦，与阴囊中隔相贴，外侧面较隆凸，与阴囊外侧壁相依；前缘游离，后缘有睾丸的血管、神经和淋巴管出入，并与附睾和输精管睾丸部相接触。成人睾丸长 3～4 cm，左右宽 2.5～3.5 cm，前后径 2～3 cm，重 10～15 g，左、右两侧睾丸体积和重量稍有不同。睾丸体积在新生儿时期相对较大，青春期前发育迟缓，随着性成熟迅速发育生长，老龄后则逐渐变小。临床体检常以睾丸体积的测量作为衡量男性生殖功能的一项参考指标，一般认为成年男性睾丸体积＜12 ml 提示可能睾丸功能不良（图 2-5-2）。

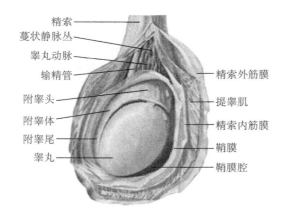

图 2-5-2　右侧睾丸及附睾模式图（外侧面）

5.1.1　睾丸的一般结构

睾丸为实质性器官，表面覆有坚实的被膜。睾丸实质部分主要由精曲小管组成的睾丸小叶构成，睾丸被膜由外及内依次为鞘膜脏层（睾丸固有鞘膜）、白膜和血管膜 3 层。鞘膜脏层覆盖在睾丸和附睾表面，在睾丸后缘反折后紧贴于阴囊内面为鞘膜脏层，鞘膜脏、壁两层间隙成为鞘膜腔；鞘膜属于组织学

中的浆膜。睾丸鞘膜的深面是白膜，厚而坚韧，对睾丸实质有保护作用，由富含致密胶原纤维结缔组织和弹性纤维构成；白膜在睾丸后缘上部增厚伸入睾丸实质，形成睾丸纵隔，内含睾网和进出睾丸的血管、神经及淋巴管；自睾丸纵隔发出许多放射状的睾丸小隔，伸入睾丸实质并与白膜相连，将睾丸实质分为许多楔形睾丸小叶，每个小叶内含有 1～4 条细长迂曲的精曲小管。精曲小管自睾丸小叶底部起迂曲盘绕，行至小叶顶端相互汇合成精直小管；精直小管进入睾丸纵隔，相互交织吻合，形成睾丸网；睾丸网汇集成 8～15 条睾丸输出小管，由睾丸后缘上部出行，辗转蟠曲形成附睾头（图 2-5-3）；精曲小管之间为疏松结缔组织，称为睾丸间质，内有血管、神经、淋巴管及成纤维细胞、巨噬细胞、肥大细胞等，更有间质细胞（又称 Leydig 细胞），可以合成和分泌雄激素。白膜内面是血管膜，系一层疏松结缔组织薄膜，其中富含来自睾丸动脉的分支及与其伴行的静脉，是睾丸实质血供的主要来源，另外也有调节睾丸内温度的作用；血管膜向睾丸内部延伸并移行为睾丸间质（图 2-5-3）。

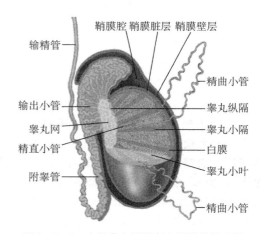

图 2-5-3　右侧睾丸及附睾内部结构模式图

精曲小管是男性生殖细胞分类增生和分化发育的部位，管壁由 4～8 层生精上皮细胞构成，中心为不规则管腔；生精小管高度迂曲，故又称精曲小管。生精上皮由两类形态

结构和功能都不相同的细胞组成,它们是生精细胞和支持细胞(又称 Sertoli 细胞)。生精上皮由外依次为基膜和固有膜,基膜富含糖蛋白和黏多糖,对精曲小管有支持保护和定位作用,固有膜内有环绕管壁走行的 2～3 层类肌细胞,通过节律收缩可推动精曲小管液和精子流向睾丸网(图 2-5-4)。

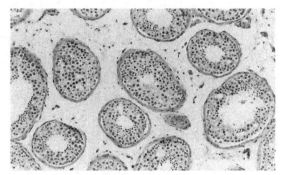

图 2-5-4 正常成年睾丸精曲小管组织形态
(HE,×100)

精曲小管内从基膜至管腔可见排列有序的生精细胞

精直小管和睾丸网均为睾丸内输精管道,缺乏生精功能。精曲小管近睾丸纵隔处变成精直小管,其上皮为单层立方或短柱状,无生精细胞。精直小管进入睾丸纵隔内分支吻合形成的网状管道为睾丸网,其管壁为单层立方上皮。

5.1.2 生精细胞与精子发生

生精细胞是生精上皮的主要构成,它从幼稚细胞演变为精子共经历 5 代,即精原细胞、初级精母细胞、次级精母细胞、精子细胞和精子(图 2-5-5)。随着分化发育,生精细胞从紧贴基膜的相邻支持细胞凹陷内逐渐向管腔迁移;生精细胞从精原细胞增殖更新、精母细胞成熟分裂至精子形成经历 3 个连续阶段,约需 72 天(64～74 天),直至排放到管腔,这一系列过程称为精子发生。

(1)精原细胞:是生精细胞中最幼稚的生精干细胞,在形成精子过程中,具有长期保留并能代代产生精母细胞的功能。精原细胞在分裂增殖阶段,紧贴于精曲小管基底膜,细

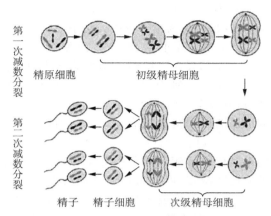

第一次减数分裂   精原细胞   初级精母细胞

第二次减数分裂   精子   精子细胞   次级精母细胞

图 2-5-5 生精细胞的减数分裂模式图

胞呈圆形,胞质少、核圆、染色质细密。在青春期前,精曲小管中的生精细胞仅有精原细胞;青春期开始,在脑垂体产生的促性腺激素[卵泡刺激素(FSH)]以及睾丸产生的睾酮(T)共同作用下,精原细胞不断增殖发育,一部分始终保留原始的干细胞状态,称 A 型精原细胞;另一部分则分化为 B 型精原细胞,再经过数次有丝分裂后,分化发育为初级精母细胞。

(2)初级精母细胞:位于精原细胞的管腔侧,其大小和细胞学特征与精原细胞相似,随着发育逐渐向管腔移动,其胞质逐渐增多,体积增大,核大而圆,染色质核型为 46,XY,经 DNA 复制后进行第一次减数分裂,姊妹染色单体分离,形成两个次级精母细胞。由于此阶段历时较长,故在精曲小管的切面中常见到数层处于不同增殖阶段的初级精母细胞。

(3)次级精母细胞:位于初级精母细胞的近管腔侧,体积较初级精母细胞小,核圆形,染色质呈网状,染色较深,核型为 23,X 或 23,Y。次级精母细胞形成后不进行 DNA 复制,迅速完成第二次减数分裂,形成两个精子细胞,所以睾丸切片上不易见到。

(4)精子细胞:更近管腔面,体积小呈圆形,核小而着色深。其核型为 23,X 或 23,Y。精子细胞不再分裂,经过复杂的形态结构改变,包括顶体发生、胞核伸长浓缩、尾部

形成和多余胞质脱落,由圆形变为蝌蚪形精子,这一过程称为精子形成或精子细胞变态。

(5) 精子:正常精子形似蝌蚪,长约 $60\,\mu m$,头部嵌入支持细胞顶部胞质中,尾部游离于精曲小管内,随着支持细胞的释精活动,被排放至管腔。精子头部呈扁梨形,由高度浓缩的核和覆盖于头前 2/3 的顶体组成。顶体为特殊的溶酶体,内含顶体素、透明质酸酶等多种水解酶。精子尾部又称鞭毛,是精子的运动器官,可分为颈段、中段、主段及末段 4 个部分。构成尾部全长的轴心是轴丝,由 9+2 排列的微管组成。颈段短,起连接作用。中段的中轴是轴丝,其外有 9 根纵行外周致密纤维包绕,外侧再包有一层线粒体鞘。主段最长,由轴丝、纤维鞘构成。末段仅有轴丝。尽管此时精子的外形和内部结构均已完善,但在功能上尚欠成熟,没有前向运动的能力。

5.1.3 睾丸支持细胞

睾丸支持细胞外形呈不规则高柱状,胞质丰富,基底较宽紧贴基膜,顶端较窄直达管腔,侧面和顶部有胞质翼状突起和凹陷,其中嵌有发育中的各级生精细胞。睾丸支持细胞核多位于细胞基底部,但可随生精上皮周期的不同而移位。相邻支持细胞靠近基底部的细胞膜紧密连接构成细胞连接复合体。成人睾丸支持细胞不再分裂,数量恒定。

5.1.4 睾丸间质细胞

精曲小管之间的疏松结缔组织中,走行有毛细血管、毛细淋巴管、神经,以及散在的成纤维细胞、巨噬细胞、肥大细胞、淋巴细胞、嗜酸粒细胞等,还含有一种特殊的内分泌细胞,即睾丸间质细胞。

睾丸间质细胞单个或成群分布,多沿小血管周围排列。细胞体积较大,呈圆形或多边形,核圆居中,核仁清楚,胞质嗜酸性。胞质内富含滑面内质网、管状嵴线粒体和脂滴,前两者具有合成雄激素所需要的酶,后者则含合成雄激素所需要的胆固醇。

睾丸间质细胞的基本功能是合成和分泌雄激素,其功能活动受垂体黄体生成素(LH)的调控,在 LH 作用下始动雄激素的合成,进而激发和调控男性生殖生理一系列功能。

5.1.5 睾丸的血管、淋巴管和神经

睾丸的血液供应、淋巴回流和神经支配,皆通过精索提供。

营养睾丸(和附睾)的血管主要来自睾丸动脉、提睾肌动脉及输精管动脉。睾丸动脉自睾丸后缘进入睾丸纵隔,分布于睾丸网及纵隔结缔组织内,再呈放射性分支进入睾丸小隔及小叶的间质,形成迂曲环绕管周的毛细血管网。精索外动脉在外环水平与输精管动脉吻合,共同供应睾丸下部及附睾尾部的血供;输精管动脉是膀胱下动脉的分支,供应输精管、附睾及睾丸下部的血供;睾丸鞘膜是睾丸重要的侧支循环。静脉主要与动脉伴行,缠绕动脉形成蔓状静脉丛,有利于进行热交换,可使动脉血温度下降约 3℃。睾丸间质中有薄壁淋巴管网,沿白膜汇集后形成较大淋巴管,经精索淋巴引流出睾丸。睾丸内含有来自精索神经丛的血管运动神经和感觉神经,分布于血管壁及生精小管外。

5.1.6 睾丸的功能变化

睾丸随年龄的变化主要是精曲小管的变化。胚胎及幼儿时睾丸尚未发育完全,精曲小管较细、无管腔,间质组织不发达。10 岁后渐出现管腔,管壁仅有精原细胞和尚未分化的睾丸支持细胞组成,无精子发生过程。青春期开始垂体分泌促性腺激素,受 FSH 和 LH 的调控,睾丸发育,精曲小管变粗,上皮增厚,基膜明显,精原细胞分裂增殖,精子发生开始。中年后睾丸内开始逐渐出现萎缩精曲小管,间质细胞递减,随着年龄增长,萎缩蜕变的精曲小管不断增多,睾丸逐渐变软、变小,但老龄后仍可见部分精曲小管存在缓慢的精子发生。

5.1.7 影响睾丸功能的因素

人的精曲小管上皮对环境因素的刺激非

常敏感,包括温度、超声波、微波、电离辐射、乙醇、感染性疾病、药物、类激素环境污染物等,都可以不同程度影响睾丸功能,其中生精细胞最易受累,睾丸支持细胞和间质细胞相对耐受力较高;可利用生精细胞对某些物理、化学、药物、免疫等因素的敏感性,探索男性节育的新途径。

5.2 输精管道

5.2.1 附睾

(1)附睾解剖学:附睾为一对外形细长的扁平器官,紧贴睾丸的后外侧。上端膨大为附睾头,中部扁长为附睾体,下端变细为附睾尾。附睾尾末端急转向后内上方移行为输精管。附睾被膜由外及内依次为鞘膜、白膜和血管膜,实质由睾丸输出小管和附睾管组成,全长可达4~6 m。

(2)附睾组织学

1)睾丸输出小管:是组成附睾头的主要部分,近端连接附睾网,远端汇入附睾管,管壁上皮由高柱状纤毛细胞群与矮柱状细胞群相间排列而成,因而管腔面不规则呈波浪形;上皮基膜外有散在平滑肌。低柱状细胞有吸收和消化管腔内物质的作用;高柱状细胞游离面有大量纤毛,纤毛的摆动及平滑肌的节律性收缩使精子向附睾管方向移动。

2)附睾管:极度蟠曲,其近端与输出小管相连,远端与输精管相续,构成附睾的体部和尾部。管壁为假复层柱状上皮,由主细胞和基细胞构成;管腔规则、平坦,管壁厚度从头段向尾段逐渐变薄,管腔增大,内充满精子和分泌物。主细胞数量多,在附睾头段为高柱状,后渐变矮,至附睾尾段时为立方状;细胞游离面有成簇排列、粗而长的纤毛,因不运动故称静纤毛。主细胞具有吸收睾丸液、分泌甘油磷酸胆碱、糖蛋白等物质的功能。基细胞矮小,呈锥形,位于上皮深层。上皮基膜外有薄层平滑肌,其节律性收缩产生附睾管的慢蠕动,推动精子缓慢移向附睾尾并贮存于此。

5.2.2 输精管

(1)输精管解剖学:输精管为附睾管的直接延续,终止于射精管,全长40~50 cm,直径2~3 mm,内径0.2~0.5 mm。管壁厚,肌层较发达而管腔细小,质韧而硬,活体触摸时呈坚实的条索状。根据输精管行程的解剖位置,可分为4段。①睾丸部:最短,起自附睾尾部,沿睾丸后缘及附睾内侧上行至睾丸上端,平附睾头的高度进入精索。②精索部:走行于精索内各结构的后内侧,向上出阴囊行至腹股沟管皮下环(浅环)。该段输精管位置表浅,活动度大,在活体易于触摸,故输精管结扎术常在此部进行。③腹股沟部:位于腹股沟管内,经腹环(深环)进入腹腔,移行为盆部。在腹股沟疝修补术时,应注意勿伤及输精管。④盆部:为输精管最长一段,自腹股沟管腹环起始,沿骨盆侧壁行向后下,再转向内,跨过输尿管末端达膀胱底后面,两侧输精管逐渐靠近,末端并列到达前列腺底。输精管末段呈梭形膨大,形成输精管壶腹。

(2)输精管组织学:输精管是附睾管的延续,其壁厚腔小,管壁由黏膜、肌层和外膜组成。黏膜表面形成8~12条纵行褶皱,为较薄的假复层柱状上皮,无黏膜下层。肌层较厚,由内纵、中环、外纵的3层平滑肌组成。射精时平滑肌产生强烈而协调的激射性收缩波。外膜为疏松结缔组织膜,含血管和神经等。做输精管手术时,应避免过多伤及血管。

5.2.3 射精管

(1)射精管解剖学:输精管壶腹的下端逐渐变细,在前列腺底的后上方与精囊腺的排泄管汇合成射精管。射精管为输精管道最短的一段,长约2 cm,斜穿前列腺实质,开口于尿道的前列腺部(图2-5-6)。

(2)射精管组织学:黏膜多皱襞,为单层或假复层柱状上皮,固有膜富含弹性纤维,深部有静脉丛,肌层和外膜与前列腺间质组织相连接,性高潮时激发肌纤维做同步的节律性收缩,促使精液射出。

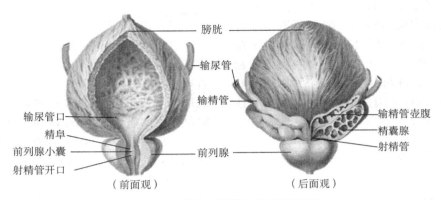

图 2-5-6　膀胱、精囊腺和前列腺模式图

5.2.4　尿道

（1）尿道解剖学：男性尿道具有排尿和排精双重功能,起自膀胱尿道口,终于阴茎头的尿道外口。尿道全长 18～20 cm,根据解剖部位的不同可分为 3 段。①前列腺部：被前列腺包绕,管腔最宽,长约 3 cm,后壁中线上有梭形隆起称为精阜,其周围有许多前列腺排泄管开口；精阜中央有一凹陷称为前列腺小囊,其两侧为射精管开口。②膜部：穿过尿生殖膈部分的尿道,被尿道外括约肌（骨骼肌）环绕,最短,管腔狭窄,位置较固定,尿道外伤性断裂易发生在此部。③海绵体部：纵贯尿道海绵体,最长,末端开口于阴茎头,尾段管腔扩大,称为尿道舟状窝。临床上将前列腺部和膜部称为后尿道,海绵体部称为前尿道。男性的尿道有 3 个狭窄、3 个扩大及 2 个弯曲（图 2-5-7）。

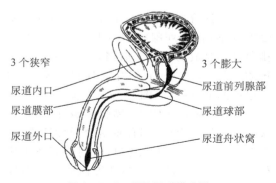

图 2-5-7　男性尿道模式图

3 个狭窄：分别位于尿道内口、膜部和尿道外口。以尿道外口最狭窄。尿道结石易嵌顿在这些狭窄部位。

3 个扩大：分别在前列腺部、尿道球都和尿道舟状窝。

2 个弯曲：一个是耻骨下弯,位于耻骨联合下方,凹向前上方,此弯曲固定；另一个是耻骨前弯,位于耻骨联合的前下方,凹向后下方,若将阴茎上提时,可使此弯曲变直而消失。

（2）尿道组织学：尿道管壁由内向外是黏膜层、黏膜下层和肌层。尿道最表面为黏膜,前列腺部尿道为移行上皮细胞,与膀胱黏膜相同；膜部、球部和阴茎部尿道黏膜为复层或假复层柱状上皮细胞；阴茎部尿道的远端和阴茎头部尿道黏膜则为鳞状上皮细胞。尿道黏膜上还有许多小的陷窝,甚至深陷入海绵体内,称为 Morgagni 陷窝。此外,前尿道还有小型分支的尿道腺（Littre 腺）,开口于尿道黏膜,能分泌无色透明的黏液。黏膜下层富含血管和平滑肌。男性后尿道肌层由平滑肌组成,包括尿道内纵行肌、尿道外环行肌和尿道旁横纹肌。三者均具有括约肌的功能。

5.3　精索

5.3.1　精索的组成

精索为左右各一的柔软条索状结构,自

腹股沟管腹环,向内下穿经腹股沟管,出皮下环后延至睾丸上端。精索的组成主要有以下几个部分。①输精管:走行于精索内各结构的后内侧;②睾丸动脉:位于精索中央;③蔓状静脉丛:由睾丸和附睾的静脉丛汇合而成,位于精索最前部,向上合成睾丸静脉(精索内静脉);④输精管动脉、静脉、神经、淋巴管、鞘韧带等。精索的被膜有3层,由内向外依次为精索内筋膜、提睾肌和提睾肌筋膜、精索外筋膜以及皮肤。

5.3.2　精索的作用

精索提供睾丸、附睾、输精管的血液供应、神经支配和淋巴回流。通过睾丸静脉的散热作用及提睾肌的舒缩功能,调节睾丸温度,有利于精子的发生。在输精管结扎时,如过多损伤精索引起血肿,或因感染引起精索炎,则睾丸、附睾的血液供应和静脉回流将受到影响,从而影响睾丸、附睾的功能,易发生术后附睾淤积症。

5.4　附属性腺

5.4.1　精囊腺

(1)精囊腺解剖学:精囊腺为一对长椭圆形前后略扁的囊状器官,主要由迂曲的小管构成,因而表面凸凹不平,呈结节状。精囊腺上端游离,较膨大;下端细直为排泄管,与输精管末端合成射精管。精囊腺位于膀胱底后方,输精管壶腹的外下侧(参见图2-5-6)。

(2)精囊腺组织学:精囊腺的壁由内向外分黏膜层、肌层和外膜。黏膜突向腔内形成皱襞,皱襞分支并交织成网,使管腔呈蜂窝状,由此增大腺体的分泌面积。上皮为假复层柱状,由主细胞和基底细胞组成,细胞的高度和分泌活性直接受睾酮和泌乳素的调控。肌层由两层平滑肌组成,射精时平滑肌收缩,将精囊腺分泌物排入射精管内,参与精液的组成。外膜为富含血管的疏松结缔组织。

精囊腺内可积存少量经输精管壶腹流入的精子。射精时精囊腺液主要构成精液的最后一部分,内含少量低质量精子,有冲洗尿道精子的作用。

5.4.2　前列腺

(1)前列腺解剖学:前列腺是不成对的实质性器官,呈前后略扁的栗子形,质硬,色稍灰红。上端宽大称为前列腺底,与膀胱颈相邻接,并有尿道穿入,近底的后缘处有一对射精管穿入;下端尖细,称为前列腺尖,向前下方与尿生殖膈相接;底与尖之间为前列腺体,体的后面平坦,在正中线上有一纵行浅沟称为前列腺沟,前列腺增生时此沟消失。前列腺前面为耻骨联合,后面与直肠相邻,活体直肠指诊可触及前列腺的后面;前列腺的排泄管开口于尿道前列腺部,其分泌物是精液的主要成分。成年人的前列腺分泌稀薄的乳白色液体,其中含有锌、钙、柠檬酸、酸性磷酸酶等成分。这些成分与精子的运动、顶体反应等功能活动有关。

依据包绕尿道的结构关系,前列腺可分为5叶,即前叶(位于尿道前方)、中叶(位于尿道与射精管之间)、后叶(位于射精管后下方)及两侧叶(紧贴尿道两侧),临床上中叶及两侧叶意义较大。

前列腺的表面有结缔组织和平滑肌形成的前列腺囊包被,囊外面还有盆内筋膜形成的前列腺鞘包围,两者之间有前列腺静脉丛。在进行前列腺摘除术时,应避免损伤其被膜及静脉丛。

(2)前列腺组织学:前列腺表面由一层结缔组织与平滑肌组成的被膜所包被。被膜伸入前列腺实质成为基质,构成前列腺的支架,约占前列腺重量的1/3。

前列腺的实质由30~50个复管泡状腺构成,汇成的15~30条腺管开口于尿道前列腺部的精阜两侧。腺组织以尿道为中心排列成3个环行区带。①内带:位于尿道周围,称为黏膜腺;②中间带:位于尿道周围的外围部,称为黏膜下腺;③外带:居最外侧,是前列腺的主要部分,称为主腺。主腺最大,分泌量占首位,受雄激素的影响;黏膜腺和黏膜下腺较小,受雌激素的影响。腺泡由高低不等的单层柱状或假复层柱状上皮构成,以主细胞和基细胞为主。腺泡腔不规则,腔内可见嗜酸性前列腺凝固体,可随精液排出,小体钙化则成为前列腺结石。

前列腺的结构与年龄密切相关,老年时随着雄激素水平的降低,主腺组织萎缩,黏膜腺及黏膜下腺增生肥大,压迫尿道引起排尿困难;前列腺癌多发生于主腺区。

5.4.3 尿道球腺

尿道球腺是埋于尿生殖膈肌肉(会阴深横肌)内的一对豌豆样的球形小腺体。尿道球腺的排泄管细长,开口于尿道球部。尿道球腺为复管泡状腺,腺体被结缔组织分隔成多个小叶。小叶间结缔组织含横纹肌和平滑肌。腺泡上皮为单层立方或柱状上皮,分泌清亮而黏稠的液体,内含半乳糖、唾液酸等。分泌液是射出精液最初始的部分。

5.5 外生殖器

5.5.1 阴囊

(1) 阴囊解剖学:阴囊为一皮肤囊袋,位于阴茎根与会阴之间。在阴囊正中线上有一条纵行缝线,称为阴囊缝。阴囊壁由皮肤和肉膜组成。阴囊皮肤薄而柔软,富含毛囊和皮脂腺,色素沉着明显呈深褐色。阴囊的浅筋膜缺乏脂肪组织而较致密,含有弹性纤维和平滑肌纤维,称为肉膜。肉膜的舒缩可使阴囊松弛或收缩,以调节阴囊内的温度,有利于精子的发生。肉膜在阴囊缝处向深部发出阴囊中膈,将阴囊分为左、右两部,分别容纳两侧的睾丸、附睾及输精管睾丸部。

(2) 阴囊的结构:阴囊是腹壁的延续,由外向内依次为:①皮肤:是腹前壁皮肤延续;②肉膜:含有平滑肌,与腹壁浅筋膜和会阴浅

筋膜延续;③精索外筋膜:为腹外斜肌腱膜的延续;④提睾肌:为一层薄肌束,来自腹内斜肌和腹横肌,有上提睾丸的作用;⑤精索内筋膜:为腹横筋膜的延续;⑥鞘膜:为腹膜的延续,分为壁层和脏层。壁层贴于精索内筋膜内面,脏层贴于睾丸和附睾的表面。脏、壁两层于睾丸后缘相互反折移行,两层之间形成鞘膜腔,内含少量浆液,有利于睾丸在阴囊内活动(参见图 2-5-2)。

(3) 睾丸的下降:胚胎初期,睾丸位于腹后壁肾的下方,随着胚胎的发育逐渐下降,到出生前不久才经腹股沟管降入阴囊。睾丸下降时,腹膜向阴囊方向突出形成一个囊袋,称为腹膜鞘突。随着睾丸下降,鞘突顶着腹前外侧壁各层下降至阴囊,逐渐形成睾丸和精索的被膜及腹股沟管。同时,在睾丸下端与阴囊之间连有一条结缔组织形成的睾丸引带。随着胚胎发育,引带相对缩短,睾丸逐渐下降,出生前后降至阴囊。此后,腹膜鞘突上部闭锁,形成鞘韧带,下部不闭锁,围绕睾丸和附睾形成睾丸鞘膜。若腹膜鞘突上部不闭锁,可形成先天性腹股沟斜疝和交通性鞘膜积液。睾丸在新生儿出生后未降入阴囊而停滞于下降中途,称为隐睾,因腹腔等处温度较高,不适合精子的发生而影响生殖能力,并可能发生恶变。随睾丸下降的输精管、血管和神经,被精索被膜包裹形成精索。

5.5.2 阴茎

(1) 阴茎的形态:阴茎可分为头、体、根 3 个部分。后部为阴茎根,附着于尿生殖膈,固定于耻骨弓,为固定部;中部为阴茎体,呈圆柱状,借阴茎悬韧带悬垂于耻骨联合的前下方,为可动部;前端膨大部为阴茎头,头的尖端有呈矢状位的尿道外口。头与体的交界处缩窄为阴茎颈,又称为冠状沟。

(2) 阴茎的结构:阴茎实质由两条阴茎海绵体和一条尿道海绵体构成,外面包以筋膜和皮肤。两条阴茎海绵体并列位于阴茎的背侧,近端分为两个阴茎脚附着于两侧耻骨

支上,被坐骨海绵体肌覆盖,远端变细嵌入阴茎头后面的陷凹内;尿道海绵体位于阴茎的腹面,尿道贯穿其全长,近端膨大称为尿道

球,固定于尿生殖膈的下面,表面由球海绵体肌包被,肌肉收缩压迫尿道球部,参与排尿和射精,远端膨大为阴茎头(图2-5-8)。

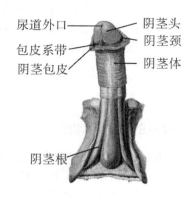
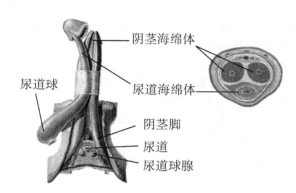

图2-5-8　阴茎结构

阴茎的皮肤薄而柔软,富有伸展性。皮肤至阴茎颈部游离向前延伸,形成包绕阴茎头的双层环形皮肤皱襞,称为阴茎包皮。幼儿的包皮较长,包着整个阴茎头,包皮口也较小,随着年龄增长包皮逐渐向后退缩,包皮口逐渐扩大,阴茎头显露于外。包皮的前端围成环形的小口称为包皮口,包皮与阴茎头之间的狭窄腔隙称为包皮腔。在阴茎头腹侧中线上,尿道外口与包皮相连的一条矢状位的皮肤皱襞称为包皮系带。阴茎海绵体和尿道海绵体的外面,各自包有一层厚而致密的纤维膜,分别称为阴茎海绵体白膜和尿道海绵体白膜,3条海绵体外面共同由阴茎深、浅筋膜和皮肤包被。海绵体为勃起组织,由许多海绵体小梁和腔隙组成,腔隙与血管相通。当海绵体腔隙充血时,阴茎变粗、变硬而勃起。

5.6　血管、淋巴和神经

5.6.1　动脉

(1)睾丸动脉:起自腹主动脉,沿腰大肌前面斜向外下方走行,进入腹股沟管,参与精索组成,分布于睾丸、附睾。

(2)精索外动脉:即提睾肌动脉,是髂外

动脉的分支,主要营养提睾肌及其筋膜,在外环水平与输精管动脉吻合,共同供应睾丸下部及附睾尾的血液循环。

(3)输精管动脉:起自髂内动脉前干,与输精管伴行至睾丸,与睾丸动脉吻合,主要提供输精管、附睾体尾部以及睾丸下部的血液循环。在行输精管节育术时如损伤此动脉又未妥善处理,可引起阴囊血肿。

(4)膀胱下动脉:起自髂内动脉,发出小支营养前列腺、精囊腺。

(5)阴茎背动脉:为阴部内动脉的分支,是阴茎的浅组动脉,走行于阴茎筋膜深面,阴茎背静脉两侧,其分支穿白膜进入海绵体,与阴茎深动脉吻合。

(6)阴茎深动脉:为阴部内动脉的分支,是阴茎的深组动脉,经阴茎脚进入阴茎海绵体,沿途发出螺旋状分支,称螺旋动脉,直接开口于海绵体腔。螺旋动脉于勃起时伸长。

(7)阴囊前、后动脉:为阴部内动脉的分支,营养阴囊。

5.6.2　静脉

(1)睾丸及附睾:睾丸和附睾的小静脉吻合成蔓状静脉丛,参与精索的组成,经腹股沟管腹环进入腹腔,汇合成睾丸静脉。右

侧以锐角注入下腔静脉，左侧以直角注入左肾静脉，是发生左侧睾丸静脉曲张的原因之一。

（2）输精管、精囊腺及前列腺：输精管静脉多沿输精管走行，与精囊腺、前列腺的静脉汇入膀胱静脉丛和前列腺静脉丛，再经膀胱静脉注入髂内静脉。

（3）阴茎背浅静脉：位于阴茎筋膜浅层，经阴部外浅静脉注入大隐静脉；在阴茎筋膜深层有阴茎背深静脉，引流勃起组织静脉血注入阴部内静脉。

（4）阴茎静脉：与同名动脉伴行，注入阴部内静脉。

5.6.3 淋巴

睾丸和附睾的淋巴管在精索内伴睾丸血管上行，注入腰淋巴结；输精管的淋巴管很丰富，且与精囊腺的淋巴管相吻合，远侧引流至腰淋巴结，近侧引流至髂内淋巴结；阴囊的淋巴管注入腹股沟浅淋巴结；阴茎的浅淋巴管注入腹股沟浅淋巴结，深淋巴管注入腹股沟深淋巴结。

5.6.4 神经

睾丸和附睾的神经来自肾丛和主动脉丛，伴随睾丸动脉分布至睾丸和附睾。输精管的神经支配主要来自腹下神经丛的输精管交感丛，并与膀胱神经丛和直肠神经丛相联络，输精管3层平滑肌均可接受神经支配，神经兴奋可引起肌细胞的纵向收缩，出现射精活动。分布于后尿道的交感神经及副交感神经与膀胱相同，对排尿起着重要作用。分布于尿道外括约肌、尿道旁横纹肌的躯体神经为阴部神经的分支会阴神经，对意志控制排尿起主导作用。分布于球海绵体肌、坐骨海绵体肌及会阴浅、深横肌者，与射精有密切关系。阴囊的皮神经（感觉神经）主要来自髂腹股沟神经和生殖股神经生殖支。阴茎受躯体神经和植物性神经共同支配：①阴茎背神经：是阴茎的感觉神经，来自阴部神经，走行于阴茎背动脉两侧，分布于阴茎头和阴茎皮肤；做包皮环切术时，多在阴茎根部进行阻滞麻醉。②自主神经：分布于勃起组织，来自盆丛，与动脉伴行到达阴茎海绵体和尿道海绵体，副交感神经兴奋引起血管扩张使阴茎勃起，是勃起的主要神经，故又称为勃起神经；交感神经是使血管收缩的神经。

5.7 男性生殖生理

5.7.1 睾丸的功能及调控

（1）睾丸的生精作用：精曲小管是生成精子的部位，由生精细胞和支持细胞组成。

1）生精细胞：从青春期开始，原始生精细胞即精原细胞分阶段发育成精子，一部分作为干细胞保留下来，一部分分化发展为初级精母细胞。一个初级精母细胞经过第一次成熟分裂成为两个次级精母细胞，再经过第二次成熟分裂成为四个精子细胞，精子细胞通过变形以后成为有鞭毛的精子。

2）支持细胞：支持细胞具有多种生理功能。①营养、支持和保护生精细胞：各级生精细胞都镶嵌在支持细胞周围，支持细胞伸出一些细长的突起包围着各级生精细胞，因此对生精细胞起着一种机械支持作用；通过支持细胞的转运，营养管腔小室的生精上皮。②合成和分泌雄激素结合蛋白（ABP）：其与雄激素形成复合体，使精曲小管维持恒定高浓度雄激素水平，并为生精上皮细胞摄入和利用；ABP - 雄激素复合体随睾网液流向附睾，也提高了附睾中雄激素的浓度；精曲小管内和附睾中高浓度的雄激素对睾丸精子发生和附睾中精子的成熟具有重要作用。③分泌抑制素：抑制素 B（INHB）一方面能选择性地负反馈调节垂体合成和分泌 FSH；另一方面同时作用在精曲小管局部减少精原细胞的有丝分裂，对维持生精细胞恒定数量，防止精曲小管过度生长有重要意义。④参与构成血-睾屏障：血-睾屏障是精曲小管管腔内外进行物质交换的一道可透性屏障，由支持细胞间的紧密连接和精曲小管的基膜、睾丸间质中的结缔组织、毛细血管的基膜及内皮组成,作用是形成和维持生精上皮分裂和分化的特定内环境,阻止血浆中的药物、毒素、免疫因子等物质进入精曲小管,阻止精子相关抗原逸出精曲小管而引发自身免疫反应;正常情况下,支持细胞对热、电离辐射和各种毒素等刺激有一定的耐受性,因此血-睾屏障相对稳定,但是,高温、腮腺炎病毒、输精管结扎及雌激素水平升高等可增加血-睾屏障的通透性或破坏其屏障结构,引起自身免疫性睾丸炎或导致不育。⑤参与成熟精子的释放。⑥分泌精曲小管管腔液,利于精子运输。⑦吞噬、消化退化的生精细胞和精子形成过程中产生的残余胞质。

(2)睾丸的内分泌功能:睾丸的内分泌功能是由间质细胞和精曲小管的支持细胞完成的。青春期后,在垂体的促性腺激素作用下,间质细胞合成和分泌雄激素,主要成分为睾酮,支持细胞分泌抑制素。

1)雄激素的合成、分泌与代谢:雄激素是以胆固醇和乙酰辅酶A为原料合成的一类含19个碳原子的类固醇激素,95%雄激素由间质细胞分泌;体内具有生物活性的雄激素主要有睾酮、双氢睾酮(DHT)、脱氢异雄酮和雄烯二酮;各种雄激素的活性,以DHT为最强,其次为睾酮,其余雄激素活性较弱。

睾酮几乎全部来源于睾丸的间质细胞,在外周组织内由5α-还原酶转化为DHT。睾酮的分泌有昼夜节律,清晨最高,午夜最低,但波动范围较小。

人睾丸中雄激素浓度比血浓度高50~100倍,循环中的睾酮60%与性激素结合球蛋白结合,这种结合牢固不能被组织利用;约38%与白蛋白结合,容易解离释放出游离睾酮;2%为游离睾酮;只有游离状态的睾酮才有生物活性,成为生物可利用睾酮。睾酮主要在肝脏灭活,其代谢产物大部分由尿排出,少量经粪便排出。

2)睾酮的生理作用:直接与骨骼、肌肉和睾丸等组织及靶器官中的雄激素受体结合

而发挥作用,在外生殖器、附属性腺和皮肤等外周组织,睾酮转变为DHT而发挥作用:①刺激胎儿生殖器官的性分化;②促使男性生殖系统的发育和成熟;③促进并维持精子发生、成熟与活动;④参与生殖内分泌轴系的调控;⑤参与机体代谢:总的趋势是促进合成代谢。促进蛋白质的合成,特别是肌肉和生殖器官的蛋白质合成;参与水、电解质代谢的调节,有利于水和钠等电解质在体内的适度潴留;促进骨骼生长和钙磷沉积。直接刺激骨髓,促进红细胞的生成,使体内红细胞增多。在青春期,由于睾酮和腺垂体分泌的生长素协同作用,会使身体出现一次显著的生长过程。

3)睾丸功能的调控:①下丘脑-垂体对睾丸活动的调节:下丘脑通过合成和释放促性腺激素释放激素(GnRH),经垂体门静脉系统到达腺垂体,促进腺垂体促性腺激素细胞合成和分泌卵泡刺激素(FSH)和黄体生成素(LH),FSH和LH直接控制睾丸间质细胞的雄激素合成及调控睾丸精子发生。FSH与支持细胞膜上特异性受体结合,合成ABP和INHB,维持精曲小管内睾酮浓度,并促进生精细胞的分化发育。LH与间质细胞膜上受体结合,促进睾酮合成,对精子发生有间接调控作用。FSH起始动生精的作用,睾酮则有维持生精的作用,两者协同调节精子发生过程。②睾丸激素对下丘脑和腺垂体功能的反馈调节:睾丸间质细胞分泌睾酮水平过高时,其可负反馈作用于下丘脑和腺垂体,抑制GnRH的合成与释放;同时负反馈作用于垂体,减低其对GnRH的敏感性,相应降低促性腺激素的合成与分泌。FSH在促进生精作用的同时,可促进支持细胞分泌抑制素,而抑制素对垂体FSH的分泌有负反馈调节活动,使FSH分泌稳定在一定水平。下丘脑-垂体-睾丸的活动形成一个功能轴,这三级激素之间存在复杂而微妙的关系,即相互促进又相互制约,使循环中生殖激素浓度处于相对恒定状态,以维持男性正常生殖功能(图2-5-9)。

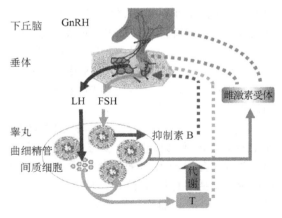

图 2-5-9 下丘脑-垂体-睾丸轴系

5.7.2 附睾功能

（1）精子的成熟、储运与衰变处理：人精子在附睾内运行时间约为 2 周，逐渐获得运动和受精能力，这一过程称为精子成熟。人生殖道中 50%～80% 的精子储存于附睾尾部；精子在附睾内存活时间为 1～2 个月，衰老死亡精子由附睾上皮及吞噬细胞识别和吞噬处理。

（2）附睾液的吸收、分泌与加工：流入附睾的睾丸液，约 99% 被主细胞重吸收，从附睾体开始主细胞出现合成和分泌功能并逐渐加强；分泌液中以甘油磷酸胆碱和肉碱含量最高，前者是在雄激素作用下由附睾上皮主细胞合成和分泌，有助于调节附睾内环境的渗透压；后者则从外周血液中摄取，是精子功能性成熟的重要营养物。测定肉碱是衡量附睾功能的一项重要指标。

5.7.3 附属性腺的功能

男性附属腺体包括精囊腺、前列腺和尿道球腺。

（1）精囊腺：其分泌液呈弱碱性，稍黏稠，含有丰富的果糖、前列腺素和凝固酶等。果糖可为精子提供养料和能源，是维持射出后精子生命活力的主要能源，其合成和分泌受睾酮的调控；检测果糖含量有助于了解精囊腺功能，也可鉴定雄激素水平。前列腺素

促使平滑肌收缩，利于射精，使子宫颈松弛利于精子穿过。凝固酶使精液凝固防止外流。果糖和前列腺素可作为评价精囊腺功能的特异性指标。

（2）前列腺：其分泌液呈弱酸性，含有丰富的蛋白水解酶和纤维蛋白酶，以及大量锌、柠檬酸、酸性磷酸酶和前列腺特异抗原（PSA）等，蛋白含量低。蛋白水解酶和纤维蛋白酶可促进精液液化，酸性磷酸酶可水解精液中的磷酸胆碱、磷酸甘油和核苷酸等物质，与精子的活动和代谢密切相关。酸性磷酸酶、柠檬酸和精浆锌是检测前列腺的功能性指标。

（3）尿道球腺：分泌液有黏性，富含半乳糖、唾液酸等，其主要作用是润滑尿道。

5.7.4 男性的青春期发育

男性青春期是由垂体促性腺激素分泌增加启动的，是下丘脑 GnRH 分泌增加的结果，WHO 定义的青春期年龄范围为 10～19 岁。

（1）性腺的变化：男性青春期开始的标志是睾丸增大，主要是精曲小管的生长。在 FSH 和 LH 的刺激下，精曲小管的长度和直径开始增长，精原细胞分裂增殖，并逐渐发育演变为成熟精子。这一发育过程按年龄可分为 3 个时期：第一期为 9～12 岁，精曲小管少而细，除含少数支持细胞外，仅有精原细胞和精母细胞；第二期为 12～15 岁，精曲小管管径显著增大，出现精子细胞和少数精子，间质细胞也开始增殖，睾酮分泌增加；第三期为 15 岁以后，小管壁分化更完全，支持细胞增大，间质细胞大量增加，生精细胞排列整齐，精子生成数量、质量及睾丸体积达到成年男性水平。

（2）第二性征的变化：男性第二性征发育的标志为生殖器的发育和阴毛的出现。随着睾丸发育与睾酮分泌的增加，阴囊、阴茎、前列腺等也开始发育，到青春期后期，外生殖器及附属腺体也基本发育成熟。随着性器官发育，第二性征出现，主要表现为胡须生长、嗓

音低沉、喉结突出、汗腺和皮脂腺分泌增多,毛发呈男性型分布,骨骼和肌肉生长迅速等。

5.7.5 勃起与射精

勃起与射精是一系列复杂的神经反射过程。

(1)阴茎勃起:勃起反射的基本中枢在脊髓骶段,此反射可由许多刺激引起,在人类还明显受意识控制。阴茎的勃起是在神经、内分泌及心理效应等综合调控下产生的,主要是由于阴茎小动脉扩张,血窦充血膨胀所致,静脉血液受阻也有助于勃起。阴茎勃起是男性对有效性刺激的第一个生理反应。

(2)射精:是通过生殖道各部分一系列协调动作完成的。首先由附睾、输精管平滑肌按一定顺序收缩,将精子驱入后尿道,随着交感神经紧张性进一步增高,尿道外括约肌舒张,内括约肌收缩,前列腺节律性收缩,由坐骨海绵体肌和球海绵体肌强力收缩,将精液由尿道射出体外。射精是在自主神经调节下的一种生理反射,其中交感神经的兴奋起主导作用。

5.7.6 精液

精液由精子和精浆组成,正常精液为灰白色,呈弱碱性,pH 值为 7.2～7.8,精液的酸碱度是影响精子存活、代谢和活力的重要因素。

(1)精浆的构成:由附睾及附属性腺的分泌液构成,其中 60%～70% 来源于精囊腺,30%来源于前列腺,5%～10%来源于附睾、输精管和尿道球腺。

(2)精浆的成分:精浆中 90%以上是水,内含复杂生化成分和无机元素。精浆中无机离子主要是钠和氯,其余还有钾、钙、锌、镁、铜、铁等,蛋白质有血清蛋白与非血清蛋白,后者主要是指酶,也包括去能因子;其他有机物有果糖、柠檬酸、肌醇、胆碱、脂类物质、精胺与亚精胺、前列腺素、抗坏血酸、尿酸等。

(3)精液的凝固与液化:射出的精液,接触空气后迅速凝固,一般在 5～30 分钟后液化,在凝固的精液中精子难以活动,可防止从阴道中流失,液化后精子又可自由活动。精液的凝固与精囊腺分泌的凝固因子有关,精液液化则与前列腺分泌的蛋白水解酶有关。

精液射出时,最初排出的精液清亮而黏稠,精子数量少,主要为尿道腺和尿道球腺的分泌物,主要作用是润滑尿道利于射精;其次排出的为精液主要部分,以前列腺和附睾尾液为主,精子数量多、质量高;随后排出的是精囊腺和壶腹分泌液,主要含果糖和少量精子。精液射出的大致顺序为:始于尿道球腺,然后是前列腺、附睾、输精管壶腹,最后是对尿道有冲洗作用的精囊腺分泌液。

(4)精浆的生理功能:①作为把精子由男性生殖道送到女性生殖道的载体,具有运送精子的功能;②中和阴道的酸性,有利于精子的活动;③提供能被精子直接利用的能源物质;④参与精液的凝固和液化。

(梁小薇)

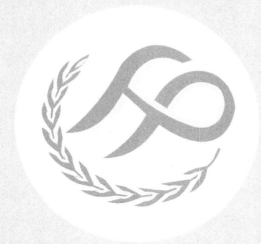

第三篇
女性避孕节育技术

女性避孕节育技术概述

避孕节育包括避孕和人工终止妊娠，人工终止妊娠是避孕失败的补救措施。迄今，人类的避孕节育措施仍然以女性使用为主，妇女承担了计划生育的主要责任和义务。

避孕节育技术在近几十年得到了极大的发展，为促进群众根据自己的需求知情选择适合他们的避孕方法，自1996年起，世界卫生组织（WHO）开始制定计划生育技术服务的系列指南，迄今共出版了4册一套的系列指南，并定期更新。因其重要性而被命名为"基石性指南"（简称"四大基石性指南"），包括《避孕方法选用的医学标准》（简称《医学标准》）、《避孕方法使用的选择性实用建议》（简称《实用建议》）、《避孕节育知情选择咨询指南》（简称《咨询指南》）和《计划生育服务提供者的手册》（简称《手册》）。

在这4部指南中，第一部《医学标准》，着重于谁可以安全使用避孕方法。《实用建议》为安全、有效地使用各种避孕方法提供指南，这两部指南的使用对象为决策者、项目管理者和专家，作为各国制定国家指南的基础。《咨询指南》和《手册》的使用对象为服务人员和服务对象，用于避孕技术的咨询和服务提供。

《医学标准》在4部指南中具有主导作用，且实用性最强，主要回答避孕技术的安全性问题，指出谁可以安全使用某种避孕方法。医学标准中包括了现行使用的9类避孕方法中几乎所有的种类，涉及60种临床常见的生理和病理情况。对每种避孕方法，将不同的适用情况的使用分为四级：①使用此种避孕方法没有任何限制；②此种避孕方法的益处常常超过理论上或被证实的风险；③理论上或已证实的风险大于避孕方法的益处；④使用此种避孕方法存在不可接受的健康风险。与我国的常规中的适应证和禁忌证相对应，其中的1级相当于适应证，2级相当于慎用，3、4级分别相当于相对禁忌证和绝对禁忌证。

在2004年第三版指南中增加了一些新的内容，包括HIV感染妇女中的大多数一般可以使用宫内节育器；尽管激素避孕药物与某些抗反转录病毒（ARV）存在相互作用，HIV感染妇女在接受ARV治疗期间，一般可以采用激素类避孕方法；具有临床抑郁的妇女通常可采用激素类避孕方法；HIV高危感染者及AIDS患者均不宜使用杀精剂；使用广谱抗生素时不禁忌使用激素类避孕方法；哺乳妇女产后6周内不宜使用单纯孕激素类避孕方法。专家工作组共为第四版《医学标准》增加了251条新建议，使建议的总体数目达1 870条。在第四版指南中将系统性红斑狼疮（SLE）纳入医学情况，并将在第三版中已经存在的医学情况中加入12条子情况，如肥胖且年龄＜18岁；深部静脉血栓/肺栓塞正在进行抗血栓治疗；病毒性肝炎急性期或发作期；肝脏局灶性结节状增生；3种抗反转录病毒治疗以及四类抗微生物药物（广谱抗生素、抗真菌药、抗寄生虫药和利福布汀配伍利福平）等。医学标准是计划生育技术服务提供机构必备的参考书，是专业医务人员必读的技术指南，在保证避孕安全的前提下，可以使更多的服务对象，特别是患有疾病的群众，不丧失选择和使用高效避孕方法的机会。

联合国 2009 年公布的数据，全世界（2007 年）使用前 5 位的避孕节育方法分别为绝育术 37%、宫内节育器 23%、口服避孕药 14%、避孕套 10%、体外排精 4%。我国 2010 年的数据，已婚育龄妇女的避孕方法使用率为 86%，在已采取避孕措施的妇女中，宫内节育器占 53%、女性绝育术占 31%、男性绝育术占 5.7%、类固醇避孕药占 1.1%、避孕套占 7.9%、外用避孕药占 0.2%。本篇将对所有的女性避孕节育技术作一比较详尽的介绍。

（吴尚纯　程利南）

7 宫内节育器

7.1 发展概况

7.1.1 发展简史

现代宫内节育器（intrauterine device, IUD）是由古代的避孕器发展而来，古代阿拉伯和土耳其人在骆驼的子宫内放入小石子来防止骆驼在沙漠途中受胎。

1909年波兰的Richard Richter第一个报道了IUD用于人类避孕。他设计的IUD用蚕肠丝绕成环形，用带缺口的探条置入宫腔内（图3-7-1）。在产后12周放置，有感染或妊娠可疑者禁用。多数妇女放置后无不良感觉，具有放取容易、取出后即恢复生育力、妊娠后的母婴均正常的优点。他的经验受到当时习惯势力的压制未能发展。

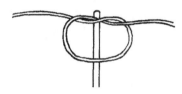

图3-7-1　Richard Richter节育器

19世纪20年代末德国医师Ernst Gräfenberg（格氏）应用环形节育器的工作，在第七次国际生育控制等会议上作了报告，并于1930年发表。格氏最初应用的蚕肠丝环与Richter的相似，以后绕有银丝，最后单用金属丝绕成螺旋形的弹簧圆环（为铜、镍及锌等合金），经600名妇女应用，仅1.6%妊娠（图3-7-2）。

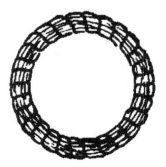

图3-7-2　Gräfenberg环

1934年日本Ota在《日本妇产科杂志》报道应用塑料环（太田环）（图3-7-3）的初步结果，日本医师开始接受这种节育方法。由于当时抗生素尚未发现，IUD的放置增加了感染的危险，很快受到欧洲医师的反对。1936年日本政府也曾禁止使用IUD，其发展再次受阻。

1959年Oppenheimer在以色列、Ishihama在日本同时报道了IUD临床应用的良好效果而无严重的并发症，IUD又重新引起重视。

1962年人口理事会在纽约组织了第一次IUD的国际性会议，以色列、德国、日本、美国、智利、中国和其他国家出席，报道了应用IUD的经验。其中，美国的Margulis首次设计了应用生物惰性塑料做成含钡的盘香圈（margulis coil）（图3-7-3），可以拉成直条，用较小直径的套管式放置器，便于放入宫腔，依靠塑料的成塑性自动恢复原形；Jack Lippes第一个设计带有双股尾丝的蛇形曲（Lippes Loop）（图3-7-3），含有钡剂，便于检查和取出而并不增加上行性感染。

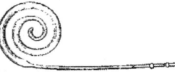

　（1）太田环　　　　　（2）盘香圈（Margulis coil）

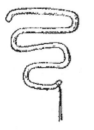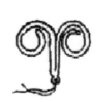

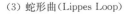

　（3）蛇形曲（Lippes Loop）　　（4）双圈T

图3-7-3　早期的几种宫内节育器

1962年国际会议后，人口理事会建立了"合作统计项目"（Cooperative Statistics Program，CSP），开始对各种IUD进行全面评价。至 1964 年举行第二次国际性会议，IUD 的研制和应用已很广泛。

1968 年在 Christopher Tietze 指导下，CSP 研究了不同类型的 IUD，包括蛇形曲 A、B、C、D 型，盘香圈，大、小弓形（birnberg bow），不锈钢环，双圈 T 图 3-7-3 以及其他类型的 IUD，并首次采用生命表法统计分析，证明 IUD 是一种安全有效的节育方法。

1968 年 Howard Tatum 研究了子宫动力学，子宫腔的形态受子宫收缩而改变，使倒三角形变为近似"T"形的空隙（图 3-7-4），从而设计出"T"形 IUD，减少了脱落。Davis 根据子宫腔不同平面所测得的径线，设计出盾形 IUD（图 3-7-4）。同期智利 Zipper 在小动物实验中发现铜、锌等金属盐有明显的抗生育作用。

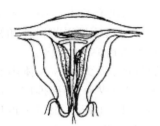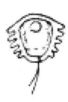

(1)"T"形 IUD 能适应 (2) 盾形 IUD
宫腔收缩 (Dalkon Shield)

图 3-7-4　"T"形及盾形 IUD

1969 年 Tatum 和 Zipper 合作，比较"T"形 IUD 与带铜丝"T"形 IUD 的临床效果，证明铜能增加避孕作用。继之以节育器为载体，应用硅橡胶为释放系统加入孕激素药物，增加了避孕效果，并减少了月经出血量，于 20 世纪 70 年代初其临床效果相继报道。带铜或激素等活性物质的节育器称为活性节育器，也被称为第二代节育器。

1974 年联合国人口委员会在开罗召开第三次 IUD 国际会议，会上统一了名称，将惰性 IUD 称为"无药节育器"，活性 IUD 称为"带药节育器"。20 世纪 80 年代的产品，多数在"T"形支架上增加铜的表面积，如 TCu 220C、TCu 380A、Multiload 250、375、NovaT 等，以延长使用寿命，增加避孕效果。

20 世纪 90 年代比利时 Wildermeersch 研究认为节育器的出血、疼痛与支架的存在有关，从而研制出没有支架的固定于宫底肌层的悬挂式节育器 Flexigard IUD（或 CuFix），已在临床推广。

7.1.2　宫内节育器在中国的应用与发展

早在 20 世纪 30 年代末，格氏环已传入我国，但未得到推广。1957 年日本医学代表团带入太田塑料环、不锈钢圆环（简称金属单环）和橡胶叉，先后在北京和上海试用。1958 年《中华妇产科杂志》介绍了"避孕环"，同期我国江俊孙报道 500 例应用格氏环 1～15 年的临床结果，介绍了放置器械、手术步骤、注意事项和不良反应，并探讨了避孕机制。报道中的带器妊娠率为 4.5%，脱落率为 14.1%。

1959 年通过上述 3 种 IUD 的临床试用，以金属单环出血反应最小，效果较好，正式由上海市生产金属单环，1960 年在全国推广，并对金属环进行大量的临床系统观察，探讨放置时间、放置期限、不良反应防治、避孕机制及长期安全性等的系列研究。

1960～1966 年除金属单环外，全国各地试制了不同材料、不同形态的多种节育器，并进行了临床观察，如上海不锈钢单粗环、单细环、双环及镍铬合金单粗环和双环、仿盘香圈等，天津麻花环，北京混合环和广东节育花等。1972 年起北京、上海试用智利带铜"T"形 IUD。

1973 年起浙江省首次仿制带铜"T"形 IUD，继上海研制成带铜"V"形、"T"形 IUD、带铜金属单环并得到推广，其他有不锈钢宫腔形（四川）及钢塑混合环（北京）等。20 世纪 80 年代研制的带铜 IUD 有带铜宫腔形 IUD、金塑铜环、硅铜等，其他有硅橡胶盾形（四川）、记忆合金丝绕成的双蛇形 IUD（上海）（图 3-7-5）等。

与此同时，带有止血药物的 IUD 也已问世，我国首创了药铜合用的 IUD 如药铜环 165、活性"γ"形 IUD（均带铜和吲哚美辛药物）

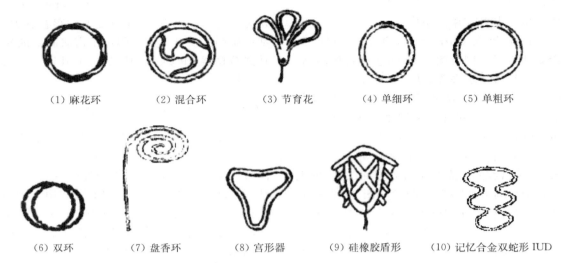

(1) 麻花环　　　(2) 混合环　　　(3) 节育花　　　(4) 单细环　　　(5) 单粗环

(6) 双环　　　(7) 盘香环　　　(8) 宫形器　　　(9) 硅橡胶盾形　　　(10) 记忆合金双蛇形 IUD

图 3-7-5　国内曾用的惰性 IUD

和吲哚美辛 VCu 200 等;研究孕激素(孕酮、左炔诺孕酮)或孕激素和铜的 IUD 等。1980～1990 年先后引进 TCu 220C、TCu 380A、Multiload 250 和 Multiload 375 及无支架的吉妮 IUD(GyneFix - IUD)和左炔诺孕酮控释系统的 IUD(曼月乐)等。2000 年我国又有多种含有吲哚美辛的 IUD 及记忆合金 IUD(爱母)产品,并引进含银的新体 380Ag。

近 60 年来 IUD 得到发展和改进,尽管仍有很少的因失败而妊娠、脱落、出血、疼痛和长期安全性等问题,但其安全、有效、简便、经济、不影响性生活,以及可逆已得到公认,并在世界范围内占有重要地位。目前,在我国有 1.14 亿妇女正在使用 22 个品种 IUD,占各类避孕方法的 49.7%。日本为 7%、其他亚洲地区为 3%～24%、非洲 3%～10%、拉丁美洲及加勒比海为 0%～20%、中东及北非为 1%～22%、北美 7%～8%、东欧 0%～21%、西欧为 9%～39%。

(康建中)

7.1.3　宫内节育器迅速发展的时代背景

1909 年 Richard Richter 用蚕肠线制成的环形 IUD,是人类历史上第一个真正意义上的 IUD。在其后的 100 多年间,IUD 得到迅速发展,成为人类现代避孕方法中不可或缺的一个大类。IUD 的迅速发展与科技和社会进步的时代背景密切相关。

(1) 抗生素的发明:作为置入人体内且需长期使用的装置,感染成为 IUD 推广应用的最大障碍。1923 年 Karl Pust 报道了他用三股蚕肠丝绕成的环状 IUD,末端连接了一个玻璃圆盘,类似于后来用于临床的子宫托,453 例使用避孕无失败,但因感染问题未能得到广泛应用。20 世纪 20～30 年代是 IUD 临床应用上升阶段。首先,由德国医师 Grafenberg(格氏)报道了蚕肠丝环和其后用金属丝制成的圆形 IUD,均取得了良好的临床效果;继而,日本 Ota(太田)报道了塑料(太田)环的临床效果;就在 IUD 逐步为人们所接受的形势下,感染继续成为阻碍 IUD 发展的重要因素。20 世纪 20 年代末,人们发现了抗生素,但直到 40 年代中期才具有批量生产的能力。抗生素的问世,解决了 IUD 临床使用的瓶颈问题,促进了 IUD 的发展。

(2) 材料科学的发展:最早用于人体的 IUD,以天然的生物材料为主,用蚕肠丝绕成环状,并为增加固定作用,加缠了银丝或金丝。其后,金属和化学合成这两大类材料的发展,积极促进了新型 IUD 的研制。

1) 金属材料:金属类的铬镍合金不锈钢丝,是使用时间最久、范围最广的材料,具有理化性能稳定,与人体组织相容性较好,可长期滞留体内的特点,而且易于加工,便于消毒和存放,至今仍是我国多数 IUD 的支架材料。

镍钛合金除具有铬镍合金生物相容性良好的优点外,还具有记忆效应,即其形态可随温度发生变化,其超弹性、耐性和抗疲劳性,使以记忆合金为支架的 IUD 更易于放置和能够保持 IUD 在宫腔内的形状和位置,降低 IUD 的脱落率。我国研制的记忆合金 IUD 在国际上具有独创和领先性,通过在国内的广泛应用,取得良好的效果。

在 IUD 发展的早期,金属材料金和银主要起成形的固定作用。在 Zipper 发现铜、锌等金属盐具有抗生育作用后,带铜 IUD 得到迅速的发展和应用,并于 20 世纪 80 年代后逐步取代了惰性 IUD。近 10 余年来也有含金 IUD 注册上市,但因为使用有限,其临床效果尚未得到证实。金属材料的另一方面进展,是对材料进行微米化或纳米化处理。以纳米铜为例,就是利用材料的体积效应,大幅度提高铜的利用率。我国已开展对纳米铜 IUD 的基础与临床研究。

2) 化学合成材料:高分子合成材料的特点是种类多、进展快,引领了 IUD 的发展。在惰性 IUD 中,有聚乙烯(塑料)制成的蛇形太田环,有乙烯醋酸乙烯共聚物(EVA)制成的达尔康盾形环;在含铜"T"形 IUD 中,多以聚乙烯材料为支架。这些材料也具有理化性能稳定,与人体组织相容性较好,可较长时间滞留体内的特点。

高分子缓释系统的发展和应用,对 IUD 的发展具有里程碑作用。以硅橡胶为载体的缓释系统实现了含吲哚美辛 IUD 的临床应用,减少了 IUD 常见并危害妇女健康的出血不良反应,降低了因出血取器率,提高了妇女的可接受性和满意程度。以硅胶为载体的左炔诺孕酮缓释系统,开辟了激素宫内避孕的新途径,以最低的激素释放率,达到最有效的子宫内膜局部作用,不仅高效避孕,还可提供治疗作用。

3) 复合材料:在金属材料和高分子材料并行发展的同时,整合两类材料优势的复合材料技术路线给 IUD 的发展带来新的机遇,已开展的研究包括 Cu/LDPE 纳米复合材料 IUD 研制和铬合铜高分子复合材料的研制。Cu/LDPE 纳米复合材料可调控铜的释放速率、消除"暴释"现象。同时,聚合物材料具有较好的生物相容性,可减少 IUD 对子宫内膜的损伤。铬合铜高分子复合材料,直接使用络合铜离子而不是依靠金属铜腐蚀释放铜离子达到节育目的。络合铜高分子复合材料质地柔软、形状可塑、避免了其对子宫内膜的机械损伤。

(3) 社会进步:随着社会的发展,人们对生育间隔和数量进行有效控制的需求不断增加。在类固醇口服避孕药于 20 世纪 60 年代上市前的 50 年中,妇女和家庭对高效、长效和可逆避孕方法的迫切需求促进了 IUD 的发展。当时,有 IUD 使用经验国家的分布相当广泛,东欧的波兰,西欧的英国、德国,北欧的丹麦,亚洲的日本、以色列和中国,以及北美的美国和南美的智利等,已开发了相对丰富的 IUD 产品。

我国从 20 世纪 60 年代开始使用 IUD,到 70 年代末,计划生育作为一项基本国策后,实施一环二扎的技术政策,即生育一个孩子后提倡放置 IUD,生育两个孩子后提倡实行男性或女性绝育术,更使 IUD 在已婚育龄妇女中的使用比例保持在 40% 以上。2000 年后开展的计划生育优质服务,倡导和促进避孕方法的知情选择,近年来 IUD 的使用比例已超过 50%。我国控制人口数量过快增长的社会需求,促进了 IUD 研发、生产、供应和服务提供的全面发展,作用巨大。

(4) 学术交流和协作组织:活跃的学术交流和协作组织的建立,对 IUD 的发展也有促进作用。1962 年美国人口理事会在纽约召开了首届 IUD 国际会议,报道了各国应用

IUD的经验；紧接其后于1964年举行了第二次IUD国际会议。1974年联合国人口委员会在埃及开罗召开了第三次IUD国际会议，对IUD进行统一命名。这几次会议对IUD的发展都具有里程碑的作用。

20世纪60年代初，美国人口理事会建立了"合作统计项目"，成为IUD国际协作研究的启动者。其后，WHO承担了IUD国际协作研究的组织职责，完成了大量高质量的临床研究。WHO的IUD指导委员会为IUD的临床性能评估、远期安全性和IUD临床应用指南的制定提供科学的指导。在参与WHO的IUD国际多中心研究中，我国的IUD临床研究得以加强，并形成了专家队伍。

（吴尚纯）

7.2 各种宫内节育器的性能

IUD的类型众多，其避孕效果一般采用生命表统计法。该方法使各种资料可以相互比较。用生命表统计临床效果，常以其妊娠、脱落、因症取出、非因症取出等事件的发生率及继续存放率来表示，并用年（月）累计净率（net rate）观察一种节育器的事件率，用年（月）累计粗率（gross rate）来比较两种或两种以上节育器或一种节育器在两个不同阶段或不同地区的事件率。

7.2.1 宫内节育器的分类

IUD种类很多，可按照材料、形态或构型等分类。

（1）材料：按照材料的性能分为惰性和活性IUD。

惰性IUD是指用惰性材料制成的，如不锈钢、金、银、塑料、尼龙、橡胶、硅橡胶等材料，其物理化学性能稳定，不释放活性物质，与人体组织相容性较好，可长期置留体内。目前认为，惰性IUD的作用机制主要是由于其异物作用于局部的子宫内膜，机械性损伤使内膜的中性白细胞浸润及生化改变而达到

避孕作用。惰性IUD的避孕失败率较高，我国于1993年已停止生产。但惰性IUD可作为载体，加入活性物质成为活性IUD供临床应用。

活性IUD是在惰性IUD上带有活性物质如金属（铜、锌等）、药物（类固醇激素、吲哚美辛等）或两者俱有。通过释放这些活性物质，以提高避孕效果或减少出血等不良反应。目前推广的均为活性IUD，主要为带铜、带铜和含有吲哚美辛，含孕激素的IUD共三大类。

1）带铜IUD：以惰性IUD为载体（支架），加铜丝或铜套，置入宫腔后能释放铜离子，通过加重子宫内膜的炎症反应，干扰子宫内膜的酶系统，增加子宫肌的收缩，改变宫颈黏液的生化组成等途径，提高避孕效果，但是与此同时放置后月经量增加、不规则出血的不良反应比较明显。带铜IUD是活性IUD中最常用的一类，具有不同铜表面积、不同形态和材料。

2）含铜和吲哚美辛IUD：IUD引起的出血与前列腺素有关，IUD中所含的吲哚美辛为前列腺素合成酶抑制剂。研究发现吲哚美辛IUD可以改善放置IUD后所致月经量增加的不良反应。放置带吲哚美辛IUD 1年内，可使经血量明显减少20%左右，减少经期延长和不规则出血的发生率。

3）含类固醇激素的IUD：含类固醇激素IUD以含孕激素为主，国内引入的是左炔诺孕酮IUD。它能强烈抑制子宫内膜的生长，达到避孕目的。目前推广的LNG-IUD为日释放LNG 20 μg。含孕激素IUD使子宫内膜局部改变、宫颈黏液变稠不利于精子穿透，少数抑制排卵等综合环节而达到避孕。

（2）按形态或构型分类：可分为封闭式和开放式两类。

1）封闭式：主要有圆形、圆宫形、宫形、"V"形等四周封闭而中间留有空隙。

2）开放式：有"T"形、"γ"形、弓形等。

7.2.2 临床常用宫内节育器

按 IUD 形状分述。

(1) 环形 IUD 类：1960 年全国推广金属单环，由 0.3 mm 直径的不锈钢丝绕成螺旋簧，两端对接成环形而成。曾经亿万妇女使用，并经长期系列研究，证明其安全、长效、不良反应小。系统研究子宫内膜的病理变化，不仅提供很多关于避孕机制的研究基础，还说明不锈钢材料长期应用未发现有致癌的作用，并经定期检验可长期放置达 15～20 年以上，质量无明显变化。但金属环的带器妊娠率和脱落率较高。曾经不断改进，目前常用的有以下两种。

1) 带铜高支撑力环：增加不锈钢丝的直径为 0.35 mm，能增加环的支撑力到 165 mg 左右，减少近一半的脱落率。在螺旋腔内置入铜丝，表面积 200 mm²，明显降低妊娠率，可长期放置。但仍有部分月经过多的不良反应。

2) 药铜环 165：1980 年我国首创铜–吲哚美辛–不锈钢相结合的 IUD，由高支撑力金单环发展而来，在螺旋腔内交替置入铜丝簧（直径 0.2 mm，表面积 200 mm²）和吲哚美辛硅橡胶条各两根，每只环含吲哚美辛 10 mg。按环外径分为 20 mm、21 mm、22 mm 3 种。特点为效果好，出血反应小，呈环形，不存在方向性和尖锐性，放置和取出方便，可长期放置 20 年左右。但是脱落率偏高，放置 1 年脱落率为 4% 左右。必须定期随访，及时发现脱落便于采取补救措施。因此，仍是一种受欢迎的 IUD。

(2) 宫腔形 IUD 类：1980 年由我国重庆研制。由于广泛应用的金属环脱落率较高，将金属单环经热处理设计成宫腔形态（简称宫形器），明显降低脱落率。在此基础上改制成目前常用的以下几种活性 IUD。

1) 宫铜 IUD：包括宫铜 200 和宫铜 300，1982 年经重庆研制并多次改进。其外形与宫腔形 IUD 相似，在不锈钢丝螺旋腔内平均置入铜丝簧管 6 或 8 段，表面积分别为 200 mm²

或 300 mm²。分为大、中、小 3 种型号，无尾丝。特点为适合宫腔形态，阻抗子宫收缩，脱落率、妊娠率低，但出血不良反应较多。因由不锈钢丝制成，可长期放置。

2) 宫药铜 IUD：包括宫药铜 200 与宫药铜 300。外形与宫铜 IUD 相同，在螺旋腔内除有铜丝段外，在 3 个角内置入吲哚美辛硅橡胶条。每只 IUD 含吲哚美辛 20 mg。特点为除上述优点外可减少出血不良反应。

宫药铜 200 与 TCu 220C 比较有效性及 1 年、2 年累积续用率相似；宫铜 300 的有效性与 TCu 220C 相似；宫药铜 300 与 TCu 380A 比较，1、3、5 年累积续用率相似。1 年内宫药铜 IUD 出血不良反应较不含药者低。

(3) "T"形 IUD 类：TCu 200 最初由智利研制并赠予我国北京、上海试用。聚乙烯"T"形支架，含钡 30% 左右，纵臂上绕有 0.2 cm 直径铜丝，铜表面积为 200 mm²，双股尾丝。"T"形支架适合宫腔收缩时形态，横臂两端可能埋入内膜而起到固定作用，不易脱落，效果好。但是，放置 5 年后铜丝易发生断裂和脱落。美国人口理事会和 WHO 几经改进，并推荐以下两种。

1) TCu 220C：美国研制，20 世纪 80 年代引入我国生产。横臂上各有一固定的铜套，纵臂上固定有 5 个铜套。铜表面积为 220 mm²，现有大、小两种型号，蓝色双股尾丝，临床效果好，但出血和疼痛不良反应较多。放置 1 年带器妊娠率为 0.9/100 妇女年，脱落率为 1.1/100 妇女年，因症取出率为 1.9/100 妇女年。可放置 10 年以上。

2) TCu 380A：由美国研制，20 世纪 90 年代引入我国生产。聚乙烯支架与 TCu 220C 相同，但纵臂末端呈小球形，横臂上有 2 个铜套，纵臂上绕有铜丝，铜表面积为 380 mm²。国内现有大、中、小 3 种型号，浅蓝色双尾丝。TCu 380A 年妊娠率 <1/100 妇女年，带器异位妊娠发生率低。TCu 380A 与 TCu 220C 比较 1 年妊娠率低（各为 0.3/100 妇女年、0.8/100 妇女年），1、8、10 年累积妊娠率持续低于 TCu 220C，脱落率和因症取出率无统

计学差异。可放置 10 年以上。TCu 380A 于 1984 年通过了美国 FDA 的批准,并且迅速替代惰性 Lippes Loop IUD,成为国际上 IUD 的标准(图 3-7-6)。

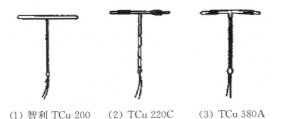

(1) 智利 TCu 200　　(2) TCu 220C　　(3) TCu 380A

图 3-7-6　"T"形 IUD

(4) "γ"形 IUD 类:1991 年由我国研制。

1) 活性"γ"形 IUD:结构分为 3 层,最内层由 0.30 mm 不锈钢丝做成"γ"形支架,中层绕有铜丝,表面积为 300 mm²,外层套有不锈钢丝螺旋簧,中间和两横臂外端均有吲哚美辛硅橡胶咬合,吲哚美辛含量 20～25 mg。分为大、中、小 3 种规格。"γ"形支架适合宫腔,故脱落率低,避孕效果好。放置后月经量少,但是放置时需扩张宫口,可放置 8 年以上。

活性"γ"形 IUD 曾与 TCu 220C 比较,5 年妊娠率低、继续存放率高;与 MLCu 375 比较,3 年妊娠率低、继续存放率高;与 TCu 380A 比较,1 年脱落率低、带器妊娠率低。

2) γ-IUD 记忆合金型:内层为记忆合金"γ"形支架,支架外绕有铜丝,外层为不锈钢丝螺旋簧,吲哚美辛硅橡胶包咬于两侧臂及横臂顶端,带铜表面积为 380 mm²,吲哚美辛含量为 25 mg。由于记忆合金支架遇冷能变柔软,可随意变形,所以放置时不需扩张宫口,遇体温即能恢复原有形态,并保持不变,因而不易脱落。效果与活性"γ"形 IUD 相似。曾与 TCu 380A 比较,1 年续用率高,下移和出血不良反应少(图 3-7-7)。

(5) 元宫形 IUD 类:1994 年由我国研制,此类 IUD 以金属环经热处理,形成上缘为反弧线形,下缘为半圆形,是宫形 IUD

的改良产品。将传统宫形 IUD 的下部夹

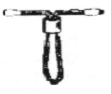

(1) 活性"γ"形 IUD　　(2) γ-IUD 记忆合金型

图 3-7-7　"γ"形 IUD

角改为圆弧形,可长期放置。以后又在螺旋腔内置入铜丝簧和吲哚美辛硅橡胶条,以提高效果,减少了出血反应。目前的产品如下。

1) 元宫药铜 220 和元宫药铜 300:铜表面积各为 220 mm² 和 300 mm²,含吲哚美辛 20 mg,能减少放置后近期的子宫出血不良反应。分为大、中、小 3 种规格。元宫药铜 220 与宫药铜 200、TCu 220C、活性"γ"形、MLCu 375 比较,2 年内妊娠率与活性 γ-IUD 相近,低于宫药铜 200、TCu 220C、MLCu 375。元宫药铜 300 临床效果放置 1 年时与元宫药铜 220 相似。

2) 新型元宫铜 365:元宫 365 型 IUD 含铜表面积为 365 mm²,含吲哚美辛 30 mg,单一型,于 2004 年推广。与元宫药铜 220 比较,1 年时因症取出率低(图 3-7-8)。

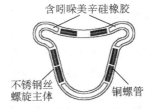
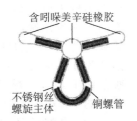

(1) 元宫药铜 220 和元宫药铜 300　　(2) 新型元宫铜 365

图 3-7-8　元宫形 IUD

(6) Nova "T"形类:Nova T-IUD 原由芬兰研制,曾试用于我国,但未引入。聚乙烯含钡支架,近似"T"形,但两横臂末端略下弯、圆钝,可减少对子宫内膜的压迫作用,减少疼痛不良反应,纵臂上绕有铜丝,表面积为 200 mm²,下端呈襻状,双股尾丝。

1) 新体™380（Nova™380）：为德国先灵公司产品，形态为 Nova T，纵臂绕有含银心的铜丝，因银的化学特性比较稳定，可避免铜丝溶蚀后的断裂，铜表面积为 380 mm²，有双股尾丝。该种 IUD 避孕效果好，国外报道带器妊娠率为 0.5/100 妇女。易于放置。但是不规则出血较多，价格较高。可放置 5 年（图 3－7－9）。

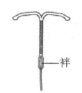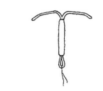

（1）新体™380IU　　　（2）左炔诺孕酮 IUD（曼月乐）

图 3－7－9　Nova "T"形 IUD

2) 左炔诺孕酮 IUD：德国先灵公司产品，商品名为曼月乐。呈 Nova "T"形，有浅蓝色尾丝。纵臂上包裹硅橡胶囊，囊中含左炔诺孕酮（LNG）52 mg，置入宫腔后每天恒定释放 20 μg。左炔诺孕酮能抑制子宫内膜增殖，使宫颈黏液变稠、阻止精子在宫腔和输卵管内的活动，避孕效果好。放置 1、5 年妊娠率低，分别为 0.2/100 妇女和 1.1/100 妇女。明显减少月经量，可治疗月经过多、痛经、内膜异位症等妇科疾病，但常导致不规则点滴出血和后期的闭经，因症取出率较高，1 年、5 年分别为 10.9/100 妇女、35.1/100 妇女。该节育器价格昂贵，有效期为 5 年（图 3－7－9）。

（7）伞状形类 IUD

1) 母体乐铜 250 或 375（Multiload－Cu250 及 Multiload－Cu375）：由荷兰研制，1995 年引入我国生产。聚乙烯支架呈伞平面状，两弧形臂外侧各有 5 个小齿，具有可塑性。纵臂上绕有铜丝，铜表面积为 250 或 375 mm²，分为标准型、大、小和短型 4 种，为黑或蓝色双股尾丝。引入我国的为一种短臂型，目前常用 Multiload－Cu375（MLCu 375）。效果好，放取方便，由于支架两臂柔软往下垂，对宫腔的支持力较小，疼痛不良反应

比"T"形环少，脱落率略高。可放置 5～8 年（图 3－7－10）。

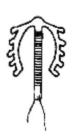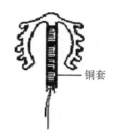

铜套

（1）母体乐铜 375　　　（2）芙蓉铜 200C

图 3－7－10　伞状形 IUD

2) 芙蓉铜 200C（FR Cu200C）：1988 年由我国湖南省研制。其结构与母体乐相近，不同的是纵臂直径 2.2 mm，上嵌有 4 个铜套，铜表面积为 200 mm²，有尾丝。临床效果与母体乐相近（图 3－7－10）。

（8）爱母功能型 IUD（MYCu IUD）

1) MYCu IUD：由我国沈阳研制，为首个以镍钛记忆合金制成的弓形结构，铜粒固定在处于两子宫角的弓臂顶端，铜表面积 120 mm²，镍钛记忆合金丝 0.48 mm，分为大、中、小 3 种型号，无尾丝。记忆合金的特性是在人体温度下不变形，有助于 IUD 在宫腔内保持相对稳定的位置和形状，降低脱落率。此种 IUD 的铜表面积虽低于平均标准，但由于铜粒处于输卵管口，理论上预期通过铜在局部形成的高浓度区，达到有效的抗生育作用。MYCu IUD 与 TCu 220C、TCu 380A 比较，1 年妊娠率、因症取出率无显著性差异，但脱落率低于 TCu 380A。预期可长期放置。

2) 第二代 MYCu IUD：铜表面积增至 225 mm²，支架臂端固压铜粒，将铜放置在子宫的最高位置，在此处形成铜离子的高浓度区，同时侧臂增加毛细铜管，将有效避孕物质送到宫腔高、中、低部位，更好地发挥铜的抗生育作用，提高了避孕效果。

3) 第三代 MYCu IUD：如上述结构外，侧臂硅橡胶管内，含吲哚美辛 25 mg，能有效降低放置 IUD 初期不规则出血、经期延长、

经量增多、疼痛的发生率及累积因医疗原因（出血或疼痛）取出率，增加继续使用率（图3-7-11）。

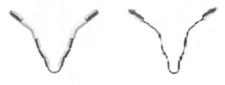

图 3-7-11　爱母功能型 IUD

（9）无支架 IUD（Gyne Fix Cu IUD）：1984 年由比利时研制，1990 年已引入我国，现由天津生产。本 IUD 由一根非降解聚丙烯手术线串联 6 颗长细小铜套组成，铜表面积为 330 mm²，具有无支架、结构可屈曲及固定性的 3 个特点。

1）吉妮柔适 IUD：无支架，尼龙线顶端距第一铜套上缘 1 cm 处有一线结，下端即形成尾丝，用一特制带叉式的放置针将线结带入并固定于宫底肌层内，对放置技术要求较高。由于无支架，形态可塑，因此对子宫内膜的压迫损伤少，与 MYCu IUD 比较，其 1 年妊娠率、腰腹痛低和白带增多无显著性差异。可放置 5～8 年。

2）吉妮致美 IUD：外形与前者相似，但串联在一起的 6 个铜管中的 4 个铜管内各放有 1 根长 22 mm、直径 1.2 mm 含 20 mg 吲哚美辛的硅橡胶棒，硅橡胶棒性质柔软，可随铜管自由弯曲。吉妮致美 IUD 能够改善放置吉妮 IUD 导致的早期月经量增多症状。放置该种 IUD 后，月经量没有明显增加。

3）吉娜 IUD：研究用于产后或剖宫产时即时放置，其特点为在顶端的线结下附有一个锥形体（降解锥），由聚 DL -丙交酯乙交酯制成，在体外质硬，放入子宫肌层内，以期减少置器后的脱落。锥形体在子宫内 2～3 个月会缓慢降解成乳酸和水，排出体外，因此能适应子宫的复旧（图 3-7-12）。

（10）花式铜 IUD（HCu 280）：1991 年由我国沈阳生产，其结构特点是外形呈"Y"形，

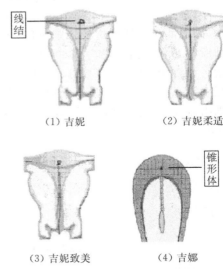

（1）吉妮　　　　　（2）吉妮柔适

（3）吉妮致美　　　（4）吉娜

图 3-7-12　无支架 IUD

由横臂、体部和尾部组成，两横臂开放，呈花瓣状，横臂末端为圆环形，以不锈钢丝为支架，外套硅胶管，有 4 段铜螺旋管，铜表面积为 280 mm²。与 TCu 220C 比较，1 年内妊娠率、续用率相近，脱落率和因症取出率低于 TCu 220C（图 3-7-13）。

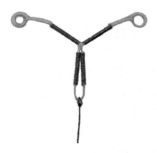

图 3-7-13　花式铜 IUD

（11）"V"形 IUD

1）VCu 200：1976 年由我国研制较早的带铜 IUD，即 VCu 200，并经多次改进，曾推广作为常用的 IUD 之一。以 0.3 mm 不锈铜丝做成"V"形支架，两横臂于中间相套为中心扣，外套 1.2 mm 直径硅橡胶管，在横臂及斜边上各绕一段铜丝，铜表面积为 200 mm²，黑色尼龙尾丝。形态具有可塑性，能适应子宫收缩，脱落率低。

2) 吲哚美辛-VCu 200：外形和结构与VCu 200相似，但硅橡胶外套含有25％吲哚美辛，每支总量为25 mg。与VCu 200比较，月经过多的发生率较低，脱落率及因症取出率较低。可放置5～8年，现因非医疗原因停产。

3) VCu 220、VCu 320（宫乐™）：是2000年代产品，外形和结构与VCu 200相似。于两横臂、斜边和平行的纵臂上各绕有一段铜丝，表面积为220 mm²，黑色双股尾线，分为大、中、小3种型号。VCu 320（宫乐™）为新型记忆合金VCu IUD，其中心丝为钛合金丝材料，外套有特殊工艺处理的高纯度铜丝和医用硅橡胶管，铜表面积为320 mm²（图3-7-14）。

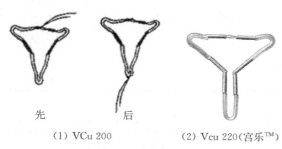

先　　　　　后

(1) VCu 200　　　　(2) Vcu 220（宫乐™）

图3-7-14　"V"形IUD

（12）其他：金塑铜环250（图3-7-15），1984年由我国研制，为钢塑环发展而来。其结构特点是聚乙烯塑料胎芯圈内连着一个

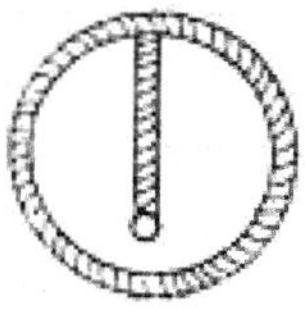

图3-7-15　金塑铜环250

立柱，一端相连，另一端游离，周围外绕不锈钢丝，在立柱上绕有铜丝，表面积为250 mm²。支撑力为160 mg左右。分为20、21、22、23 4种型号。避孕效果、脱落率明显低于金属单环，但放取时需扩张宫颈口，有效期5年。

7.2.3　宫内节育器的临床效果

国际上将IUD根据置后1年的妊娠率分为3类：第一类为2％～3％；第二类为1％～2％，第三类≤1％。我国人口和计划生育委员会宫内节育器指导委员会（1995年）讨论优选IUD的标准定为：放置1年时妊娠率≤2％，脱落率≤4％，因症取出率≤4％；放置2年时妊娠率≤3％，脱落率和因症取出率≤6％。近10年来我国学者根据循证医学原则，采用系统评估的方法对各种IUD的安全性、有效性和可接受性等进行评估。表3-7-1～表3-7-4是各种常用IUD大样本量进行系统观察，并用生命表法统计评价的资料。

表3-7-1　常用带铜IUD的临床效果（生命表法，净累计率）

IUD种类	作者	放置例数	观察时间（年）	带器妊娠率（%）	脱落率（%）	因症取出率（%）	非因症取出率（%）	继续存放率（%）
宫铜300 IUD	陈和平等	207	1	0.93	2.38	2.84	—	93.92
	吴尚纯等		2	0.93	2.87	3.33	—	92.98
		1 599	3	1.50	5.61	4.30	1.94	85.18
TCu 380A	WHO	1 396	1	1.60	5.10	12.00	0	87.60
			5	4.10	6.80	26.20	1.20	72.10
			10	4.80	9.60	37.70	6.60	56.70
	吴尚纯等	4 562	3	1.90	4.36	7.46		84.29
	刘晓瑗等	994	1	0.12	6.11	5.04	0.24	88.67
MLCu-375	Terry.McCarthy, et al	2 422	1	0～2.10	1.20～2.40	0.40～11.70	—	80.70～92.60
			2	2.60	3.60	17.70		27.50
	吴尚纯等	13 278	3	2.13	8.21	6.14		82.01

续　表

IUD 种类	作者	放置例数	观察时间（年）	带器妊娠率（%）	脱落率（%）	因症取出率（%）	非因症取出率（%）	继续存放率（%）
TCu 220C	WHO	1 396	1	2.70	2.60	11.70	0.50	87.80
			5	10.80	4.60	32.50	3.12	65.00
			10	13.15	5.48	40.10	8.25	53.30
	庄留琪等	800	1	0.90	1.10	1.90	0.60	95.20
			5	3.60	2.40	6.80	1.90	84.00
			8	4.50	4.20	9.30	5.30	76.30
	吴尚纯等	27 908	3	2.03	4.31	6.35	—	86.29
元宫铜 IUD	吴尚纯等	1 577	3	1.12	7.46	4.91	—	85.25
无支架 IUD	Wildemer-sch	543	1	0.50	2.40	6.90	—	87.50
			2	1.40	3.10	10.50		76.70
			4	1.70	3.80	14.50		66.50
	吴尚纯等	2 505	3	1.93	3.94	9.92		84.08
花式 IUD	邹孟红等	1 040	1	0.95	1.45	1.73		94.72
	倪凤贤等	983	1	0.31	0.21	1.45		94.61
芙蓉 IUD 200C	廖善祥等	1 085	1	0.46	1.47	1.57		96.13
	左诗慧等	497	1	1.28	2.71	3.88		91.77
	唐力衡等	600	1	0.51	3.08	3.20		90.51
高支撑铜环	吴尚纯等	15 818	3	2.20	10.55	6.30	—	78.04
爱母功能性 IUD	鞍山市妇儿医院	207	1	0	0.48	0.48	0	99.03
	倪凤贤等	1 050		0.10	0.10	1.15		97.80
	张淑斌等	300	2	1.00	2.00	3.00		95.50
	吴尚纯等	1 236	3	2.02	2.34	8.62		87.08
吉尼柔适 IUD	潘伟	1 110	1	0.72	1.62	2.97		92.16

表 3-7-2　常用含吲哚美辛-铜 IUD 的临床效果

IUD 种类	作者	放置数（例）	观察时间（年）	带器妊娠率（%）	脱落率（%）	因症取出率（%）	非因症取出率（%）	续用率（%）
药铜环 165	庄留琪等（1997）	1 000	1	0.50	4.81	0.90	0.10	92.49
			3	1.81	6.82	3.32	1.51	85.13
			5	3.24	7.74	4.95	2.64	79.79
		800	8	4.30	9.40	6.30	5.30	73.10
	吴尚纯等（2005）	43 56	3	2.66	11.74	5.65	—	84.94
活性 γ-IUD	庄留琪等（1997）	1 000	1	0.40	0.70	0.50	0.20	98.09
			3	0.91	1.62	2.13	1.32	93.72
			5	2.66	2.34	3.78	2.04	88.65
		801	8	5.00	3.10	6.70	4.80	79.50
	吴尚纯等（2005）	4 080	3	1.26	6.72	4.79	—	85.76
药铜 γ380IUD	杨秀兰等	300	1	0.33	0.66	1.33	0	97.67
			2	0.33	1.00	1.66	0.33	96.67
记忆合金型 γ-IUD	刘晓瑗等（2009）	993	1	0.68	3.45	2.39	0.12	93.40
元宫形 Cu 365-IUD	唐红艳等（2007）	717	1	0.14	1.68	0.42		
元宫形 Cu 220-IUD	刘燕等（1999）	1 008	2	0.59	0.59	0.49		97.80
	张伟等（2005）	30	2	0.38	1.32	0.87		96.60
	赖春华等（2006）	351	2	0.57	0.87	0.57		95.90
	唐红艳等（2007）	505	1	0.20	2.58	1.39		
吲哚美辛 VCu 220	金毓翠等（1994）	1 000	1	1.00	6.60	1.30	0	90.36
			2	2.20	8.81	2.81	0	83.20

续　表

IUD 种类	作者	放置数（例）	观察时间（年）	带器妊娠率（%）	脱落率（%）	因症取出率（%）	非因症取出率（%）	续用率（%）
药铜宫形 IUD	陈和平等（1997）	1 000	1	0.91	1.92	0.71	0	96.40
	吴尚纯等（2005）	1 642	3	2.84	5.26	4.67	—	85.92
鲁 T 药铜 IUD	苏应宽等（1996）	600	1	0.83	0.16	0.16	—	98.81
			2	1.33	0.66	0.33	—	97.69

表 3-7-3　各种 IUD 使用 5 年的累计停用率比较

IUD 种类	总例数	带器妊娠率（%）	意外妊娠率（%）	脱落率（%）	下移取出率（%）	因症取出率（%）	总停止率（%）
总量	100 761	2.94	2.27	5.54	3.12	9.37	23.31
TCu 220	27 908	2.85	1.43	3.33	2.69	9.69	20.08
高支撑铜	15 818	2.88	3.43	10.67	1.88	8.24	27.17
含铜宫型	13 278	2.98	2.83	5.35	2.40	8.37	21.98
母体乐	12 278	3.34	1.83	5.26	6.74	9.82	27.04
TCu 380	4 562	3.45	2.73	3.97	2.58	10.70	23.50
活性 165	4 356	3.11	5.87	10.83	3.33	8.44	31.86
活性 γ IUD	4 080	2.77	1.92	4.58	4.93	7.75	22.06
元宫药铜 220	2 848	3.74	0.46	3.23	1.58	7.65	16.65
含药含铜宫型	1 642	4.02	2.08	3.58	3.81	7.17	20.66
元宫铜	1 577	1.12	1.25	5.77	4.54	8.01	20.69
金塑铜	945	2.40	1.84	6.08	0.83	9.12	20.26

引自：吴尚纯等.2007 年回顾性调查 11 省市 122 542 例报告。

表 3-7-4　月经间期放置 7 种 IUD 的 1 年终止率比较

评价指标	TCu 200 220C	TCu 380A	母体乐 375	宫铜 300	宫铜 200	元宫铜 220	活性 γ-IUD
放置例数	888	888	840	859	874	857	887
带器妊娠（%）	0.74	0.51	1.07	0.25	0.12	0.25	0.12
脱落相关（%）	2.39	7.02	14.53	2.81	2.10	2.54	1.56
出血疼痛（%）	1.09	1.94	2.28	3.89	3.72	1.83	1.67
IUD 相关（%）	4.16	9.40	17.48	6.82	5.96	4.69	3.44

注：①脱落相关：包括 IUD 下移、脱落；②IUD 相关：除阴道出血、腹痛以外的因素取出。
引自：吴尚纯等.2007 年多中心随机对比研究。

（康建中）

7.3　宫内节育器的作用机制

　　IUD 的作用机制，至今尚未完全阐明，不同类型的 IUD,其作用机制不尽相同，但共同之处都是以局部的组织反应和（或）对精子和受精卵的直接作用为主，通过抗受精和抗着床达到避孕的目的。

7.3.1　无菌性炎性反应

　　节育器放入宫腔后，在宫腔内占据一定的位置和面积，可机械性地妨碍孕卵着床和妊娠的建立，同时还会产生机械性压迫作用，并在子宫收缩时子宫内膜压迫 IUD 并与之相互摩擦。被 IUD 压迫区的浅层子宫内膜受到损伤，组织崩解，其产物刺激子宫内膜，产生炎症反应。惰性 IUD 的避孕作用以这种无菌性炎性反应为基础，导致下述 4 个方面的反应。

（1）物理的阻隔作用：炎性反应可以导致子宫内膜及宫液中有大量中性粒细胞浸润和渗出，增加的炎性细胞可布满子宫内膜表面，形成屏障将胚囊与子宫内膜隔开，从而干扰着床。因此，妊娠率与子宫内膜炎性细胞的数量有明显的相关性，宫腔内炎性细胞数目越多，妊娠率越低。有研究发现，放置 IUD 妇女的宫腔内白细胞数目比未置 IUD 者增加 3 倍以上。

（2）细胞的吞噬作用：除上述机械性的屏障作用外，各类炎细胞还有其独特的作用。巨噬细胞可以吞噬进入宫腔内的精子和着床前时胚泡，还能产生具有强大溶解作用的蛋白酶，过早地溶解受精卵周围的透明带，使滋养层细胞过早地暴露而退化。白细胞的炎症反应可激发白细胞产生一种细胞溶解素，影响生殖细胞的生长发育。此外胚囊在着床前和着床阶段，直接暴露在有显著变化的细胞和生化成分的子宫液内，当子宫液中的白细胞分解产物达到适当浓度时，则产生对胚胎毒害的作用，导致胚胎死亡。其次，这些有毒的细胞变性产物，通过改变胚胎的滋养层细胞和子宫内膜表面的物理和生化特征，从而更改着床的过程，抑制着床。

（3）前列腺素的作用：子宫内膜的轻度损伤及慢性炎症反应，导致内膜产生前列腺素，其增加可使子宫收缩和输卵管蠕动异常增强，造成受精卵发育与子宫内膜发育不同步，从而影响着床。受精卵一般需经 3～7 天方可到达宫腔，此时已分裂成具有植入子宫内膜能力的 350 个胚细胞，由于输卵管蠕动亢进，受精卵仅需 1.5～2 天即达到宫腔，此时受精卵才分裂至 15～200 个胚细胞，滋养细胞尚无植入子宫内膜的能力，不能着床。前列腺素还具有增加雌激素作用，抑制子宫内膜的蜕膜反应，使子宫内膜很难达到接受孕卵植入的条件，最终使孕卵的发育、胚胎向宫腔内迁移速度与子宫内膜的成熟失去同步，对着床不利。

（4）免疫作用：妊娠可被看做是一种同种异体移植，但妊娠母体并不排斥胎儿组织的移植抗原，这一现象的产生是母体对胎儿组织有免疫耐受的结果。子宫内膜免疫细胞的主体是单核细胞/巨噬细胞和淋巴细胞，B 细胞和 NK 细胞较少。然而，附着于 IUD 上的细胞主要是巨噬细胞、B 细胞和 NK 细胞，B 细胞含有大量的 IgA 和 IgG，IUD 附着细胞中皆有用抗 CD56 抗体检测到的 NK 细胞出现，子宫内膜 NK 细胞分泌的各种细胞因子对胚胎发育具有不利的影响。此外，放置 IUD 妇女血液中的免疫球蛋白随置器时间的延长而增高，说明 IUD 可能对抗机体对囊胚着床的免疫耐受性，致囊胚不能着床而崩解。

7.3.2　铜离子的作用

带铜 IUD 除具有惰性 IUD 的作用外，还增加了铜离子的作用。铜离子对精子有直接杀伤作用，宫颈黏液中铜含量增加，可影响精子的活动力，并可使精子头尾分离，阻止受精。铜离子对子宫内膜的毒性作用，可增加子宫内膜的组织损伤，加剧内膜炎性反应和前列腺素产生。

铜离子干扰子宫内膜酶系统而达到抗着床作用，铜离子使溶酶体酶如 β-葡萄糖醛酸酶活性、N-乙酰葡萄糖醛酸酶等的活性显著增加，使细胞结构发生破坏。当宫内膜铜离子含量显著增高时，锌含量随之减少，含锌酶（碳酸酐酶及碱性磷酸酶）的活性也受到抑制，细胞代谢受到严重影响，使子宫内膜的损伤较惰性 IUD 严重。碳酸酐酶是一种含锌的酶，是胚泡在子宫内膜表面附着必不可少的物质，含锌酶碳酸酐酶活性受到抑制，锌含量降低，还能使胚泡表面黏多糖改变，影响子宫内膜黏液对滋养细胞的保护作用。

7.3.3　其他活性物质的作用

有些 IUD 含有一些其他活性物质，在子宫腔里都会产生一些不利于受精卵生长和着床的效应。以释放孕激素的 IUD 为例，孕激素可明显增加 IUD 的避孕效果，孕激素在子宫局部的释放，主要通过使子宫内膜腺体萎缩、间质蜕膜化及改变子宫颈黏液性状达到阻止着床和干扰受精的作用。

研究发现，放置含左炔诺孕酮曼月乐节育器，可使子宫内膜碱性磷酸酶和 β-葡萄糖醛酸酶含量降低、酸性磷酸酶增加、子宫内膜腺体萎缩、间质水肿和蜕膜样变、黏膜变薄、上皮失去活性、无分裂象、血管受抑、炎细胞浸润等，这些变化均不利于孕卵着床。左炔诺孕酮还可抑制精子对氧的摄取和对葡萄糖的利用，影响精子代谢，影响精子在子宫和输卵管内的活动和功能，阻止受精。曼月乐中左炔诺孕酮的释放率为每 24 小时 20 μg，其血药浓度不能达到完全抑制排卵的血药浓度，在长期使用曼月乐的妇女中，有 2/3 仍维持排卵周期，提示其对卵巢功能的影响很少。

（吴尚纯）

7.4　宫内节育器对子宫内膜影响的研究

对 IUD 的避孕机制，比较一致的认为是主要作用于子宫局部，即子宫内膜及宫腔液的改变。IUD 引起的不良反应亦主要发生在子宫内膜，所以了解置入 IUD 后子宫内膜的病理变化十分重要。

目前常用的 IUD 由两个部分组成：①惰性支架。一般为惰性材料，如不锈钢、塑料、橡胶等；②附加物。一般为活性材料，如铜或类固醇性激素，还有近年来应用的吲哚美辛类药物。现将这两类物质对子宫局部的影响分述如下。

7.4.1　惰性支架引起的子宫内膜病理变化

现代 IUD 都以惰性支架为载体，了解其引起的病理变化，是研究各种 IUD 引起病理变化的基础。惰性支架引起子宫内膜病理变化的严重程度和范围与支架的大小、面积、形状、弹性，以及子宫腔的大小、形状、子宫收缩的强度和频率等有关。惰性支架引起的子宫内膜病理变化表现为被压迫现象与炎症反应

为主。这些病理变化主要发生在与惰性支架接触处的子宫内膜浅层。接触处边缘的子宫内膜病理变化明显减轻。远离接触区内膜的变化更不明显。

现人为地将置入惰性支架后的子宫内膜划分为 3 个区域：①压迫区，是指直接与惰性支架接触的部位；②移行区，是指压迫区旁两边各约 2 mm 宽的地带；③远离区，上述两区以外的部位。

其病变过程可分为两个阶段。①近期急性阶段：主要为急性渗出性炎症，自置入开始至转经后，为期约 1 个月；②远期慢性阶段：主要为慢性增殖性炎症，自第一次转经后开始，直至取出惰性支架并转经后。

置入惰性支架后的急性阶段，子宫内膜表面有一薄层淡粉红色、透明的血性黏液样物质；慢性阶段，子宫内膜表面常有一层较稠厚的蛋白。它们中均杂有少量白细胞、红细胞及细胞碎屑，呈薄膜状覆盖子宫内膜表面并流入腺腔。它使纤毛及微绒毛相互粘着。由于这层膜状物的阻隔，覆盖上皮表面的亚显微结构比较模糊。

这种覆盖子宫内膜表面的薄膜状渗出物对精子和孕卵有无毒性及机械性阻挡作用，应予以进一步研究。各区的镜下变化分述如下。

（1）压迫区：惰性支架引起的子宫内膜被压迫现象与炎症反应，都主要发生于此区。

1）被压迫现象：惰性支架的机械性压迫，致子宫内膜组织被压缩，突然下陷，形成与支架的大小、形状、纹理一致的压迹。压迹的深浅与惰性支架的弹性及子宫腔的形状、大小，子宫收缩强度，子宫内膜的厚度及压迫时间的长短有关。

急性阶段的压迫区子宫内膜常有出血斑点，压迫严重处有时可见灰黄色不透明的坏死小区。子宫内膜的覆盖上皮有不同程度的压扁、变性、坏死和脱落，形成糜烂或表浅的溃疡。

置入惰性支架的第 2 个月经周期，即慢性阶段。压迫区子宫内膜表面的糜烂大都已

修复,留下少数镜下糜烂小灶。

新生的覆盖上皮被压。轻者仅上皮细胞的局部表面微绒毛或纤毛倒伏,重者细胞被压扁至消失;消失处可有基底膜增厚代偿。当基底膜亦消失时,可有薄层纤维蛋白膜遮盖,以代偿上皮的防御功能。覆盖上皮可发生鳞状化生。

2)炎症反应:置入惰性支架后,急性阶段压迫区子宫内膜很快发生炎症反应。以中性多形核白细胞游出为主的轻度急性渗出性炎症。置入 3～4 天后,间质中开始出现浆细胞,以后浆细胞逐渐增多,至 35 天达高峰,以后又逐渐减少,一般存在 50 天左右。

惰性支架引起的子宫内膜炎症基本上是一种无菌性炎症。主要由其支架对子宫内膜的机械压迫所致;另一方面是子宫收缩时子宫内膜对支架压迫的反作用,双方相互摩擦作用的结果。这些引起压迫区子宫内膜浅层组织损伤(近期更因置入手术操作引起损伤)所产生的组织崩解产物刺激子宫内膜,产生炎症。因此,惰性支架留在子宫内多久,炎症也就存在多久。因为机械因素作用在接触部位,所以惰性支架引起的炎症主要限于子宫内膜的压迫区。

然而在置入惰性支架的同时,几乎不可避免地从宫颈管带入寄生于该处的微生物。一般为半厌氧、低毒性的细菌,亦参与引发炎症。所以急性阶段的子宫内膜急性炎症是机械性损伤和微生物共同作用引起的。

带入的细菌在 24 小时内大都已被机体消灭,至 30 天时,90% 置入惰性支架妇女的宫腔细菌培养为阴性,所以微生物在炎症发生的过程中只起短暂的附加作用。但如操作时带入了较多或毒性较强的微生物,则会使子宫内膜的炎症加剧。

炎性浸润量一般以中度压迫者为最多。压迫轻微者浸润量少。压迫过于严重,压迹深达内膜基底层或肌层时,炎性浸润反轻,甚至没有炎细胞出现。糜烂小灶的间质中炎性细胞多而密集,并有一定量的中性多形核白细胞浸润。小灶表面常有异物巨细胞出现,

吞噬钙盐、细胞碎屑及精子残骸。压迫区的无菌性炎症一直维持至支架取出并转经后。

3)循环障碍:组织的机械性损伤和感染,引起了急性阶段压迫区的子宫内膜水肿、充血和轻度出血。

轻度压迫的慢性阶段压迫区子宫内膜水肿消退、充血减轻并很少有出血。严重压迫的慢性阶段压迫区子宫内膜微循环的立体结构受压塌陷,血管腔压扁,并逐渐萎缩,血管数目减少,血管内可有透明血栓形成,使受压组织发生缺血,苍白。极少出血。

4)间质变化:急性阶段子宫内膜炎症处的间质细胞有变性和坏死。在置入支架的第 2 个周期,间质细胞就很少有变性坏死。在慢性阶段子宫内膜近基底膜处的间质细胞,因轻度压迫形成的机械性刺激,超前出现蜕膜前转化,甚者可达到早期蜕膜细胞的程度。其性质似动物的蜕膜瘤,易误认为过度的孕激素所致。长期较重的压迫可使间质萎缩,细胞稀疏,间质细胞较小或梭形化,胶原增多。压迫甚者,压迹深入肌层,该处间质萎缩而消失。

5)子宫内膜腺体变化:急性阶段子宫内膜腺上皮细胞有变性。严重者有坏死。慢性阶段子宫内膜压迫轻微时,腺体无明显变化。较重时,影响了受压部位组织新陈代谢的正常通道,子宫内膜腺体的生长发育与转化受到抑制,腺上皮细胞发生变性,生长、发育及转化滞后,表现出腺体发育较差与分泌减弱。生长、发育及转化滞后可导致该区脱卸不齐。压迫严重时,腺体发生萎缩,数目减少,甚至完全消失。腺轴的方向因压迫而发生紊乱,甚至与子宫内膜表面平行。腺腔被压扁。腔内有分泌物潴留。

(2)移行区:此区子宫内膜中的炎症与压迫区相比轻得多,但循环障碍较严重,后者是此区突出的病理变化。

由于附近压迫区的炎症及支架下压时产生的牵张力,使该区子宫内膜中的微循环血管被牵拉,内皮细胞间隙增宽,血管扩张、充血,渗透性显著增加,少数内皮细胞有变性或

坏死,加以管壁其他成分的变性,血管发生破裂口。红细胞自扩大的内皮细胞间隙渗出或破裂口流出,形成间质中弥散性出血。因此,此区循环障碍最严重。

急性阶段移行区子宫内膜因水肿、充血而稍隆起,淡粉红色、晶莹状,有散在的出血斑点。

慢性阶段移行区子宫内膜因水肿、充血和出血减轻,但仍较明显。

(3)远离区:远离区子宫内膜病理变化很轻。

1)急性阶段:子宫内膜有轻度水肿、充血和少量散在的出血斑点,偶见散在中性粒细胞浸润。腺上皮细胞的变性坏死数较正常稍多。这些病理变化很快消失或减弱。

2)慢性阶段:子宫内膜此区水肿和充血消退、出血斑点消失,仅有少量散在的淋巴细胞与大单核细胞浸润。间质细胞轻度梭形化,胶原纤维稍增多。即使在电镜下,腺上皮细胞的亚显微结构仅有轻度损伤,出现少量扩张的囊泡状结构。绝大多数仍能显示正常的周期性变化,并出现表示子宫内膜生长、发育、成熟正常,适宜于孕卵着床的精细三联指标——巨大线粒体、核内管道系统和大块糖原斑。腺腔内分泌物较稠厚,易见脱屑的腺上皮细胞。少数病例腺上皮有黏液细胞化生。

上述广泛的远离区子宫内膜病理变化很轻,功能性结构也近似正常,这可能与惰性IUD的避孕失败率较高有关。

(4)长期留置:根据留置不锈钢惰性支架(1铬18镍9钛)20年以上的374例子宫内膜的研究(杨秉炎等,1988年),其子宫内膜的病变未见加重。其中未绝经的254例妇女的移行区和远离区子宫内膜未见萎缩或纤维化。光学与亚显微结构基本上符合正常生理年龄子宫内膜,甚至腺上皮细胞中仍有排卵期三联结构的出现。374例宫腔内刮出物均未见癌变。在惰性支架长期直接刺激的压迫区及附近的移行区,子宫内膜无明显不典型增生,亚显微结构的研究结果也未显示有

癌变的倾向;被认为与子宫内膜癌的发生有密切关系的子宫内膜增生过长的发生率没有随着支架留置时间的延长而增加,相反有减少,所以长期留置惰性支架并不会刺激子宫内膜增生过长。进一步的分析表明,这些长期留置支架妇女的子宫内膜增生过长的发生率随着更年期的到来而增加,随着绝经后时间的延长而减少。说明这些妇女的子宫内膜增生过长是由于更年期性激素的平衡失调所致。国内大量有关文献亦无惰性支架有致癌的报道。

综合上述情况,在宫腔内留置不锈钢(1铬18镍9钛)惰性支架20年是安全的,甚至可以更长久些。这种不锈钢材料适合做新型IUD支架。

7.4.2　载铜宫内节育器引起的子宫内膜病理变化

载铜宫内节育器(Cu-IUD)一般仅部分区域载铜,余下为不载铜的惰性部分。因此,它引起子宫内膜的病理变化可分为无铜的惰性部分引起的机械性损伤和载铜部分引起的化学性损伤。本节仅介绍Cu-IUD载铜部分引起的慢性阶段子宫内膜病理变化。

Cu-IUD上金属铜的表面,经氧化成亚铜与亚铜化合物,进而游离成铜离子。铜离子进入细胞后,主要进入细胞核和腺粒体这两个要害部位,并与锌离子竞争而抑制十分重要的含锌类酶的活性,实际上铜离子干扰了整个细胞的正常代谢。

Cu-IUD除了其惰性支架对组织引起的机械性损伤外,还有铜离子引起的化学性损伤,因此它引起的子宫内膜病理变化比较严重。

Cu-IUD所释放的铜离子大部分随同宫腔分泌物一起不断地排出子宫外,使宫腔内的铜离子不断向周围扩散,造成浓度梯度。因此,子宫内膜与含铜管接触的区域铜离子浓度最高,病变最严重。离含铜管渐远,铜离子浓度逐渐降低,移行区与远离区的子宫内

膜病变也逐渐减轻。

（1）压迫区：子宫内膜均有压迹出现，一般较浅，深浅均匀。子宫内膜压迹表面粗糙的占标本数的 37％，易碎的占 21％，水肿占 38％，充血占 50％，不规则的片状或点状出血占 25％，因水肿或贫血引起面色苍白占 12％，因纤维化而质地坚硬占 24％（王蕙如，1996 年）。有时可见铜管上脱落的小块沉积物或铜屑，形状不规则，有较锐利的边和角。

压迹处的覆盖上皮细胞大小不一、形状不规则，表面不同程度被压扁。表面的微绒毛稀少或消失，剩下的较粗短而不规则。纤毛细胞较少，纤毛倒伏、黏结。覆盖上皮细胞大多有变性或坏死。个别细胞核肿大，核仁明显、染色质丰富，但染色质分布均匀，无明显畸形，无核分裂增多。少数标本覆盖上皮有较明显的鳞状化生。

有 37％妇女的子宫内膜在铜管压迫区有多发性糜烂。糜烂范围较小，一般不超过铜管接触区的范围，有的仅几个细胞大小。糜烂较浅，深度一般≤0.5 mm，浅者仍保有基底膜。基底膜消失的糜烂区粗糙，有蛋白样凝结物，杂有红细胞、白细胞。

铜管压迫区的子宫内膜炎症远较惰性支架的压迫区严重。炎症仍以淋巴细胞浸润为主，但常伴有中性多形核白细胞。少数标本的糜烂区有大量中性多形核白细胞浸润。较多标本中可见少量嗜酸粒细胞或浆细胞浸润。

铜管压迫区的子宫内膜浅层腺体较小、较直，有的腺体部分腺上皮细胞缺失，形成缺口或仅存单排、条状腺上皮。无增生过长或不典型增生。

当子宫内膜中铜离子增高时，因离子的竞争作用，锌含量降低，使许多含锌酶如碳酸酐酶、碱性磷酸酶等酶的活性受到抑制，这些酶是子宫内膜赖以进行最基本的代谢，它们的活性受到抑制时，子宫内膜腺上皮细胞代谢受到严重的影响。

（2）移行区：子宫内膜炎症与组织的变性程度远比压迫区轻。铜管旁移行区子宫内膜的循环障碍、水肿、充血和出血较惰性支架引起的明显。一般认为，Cu‑IUD 引起的长期赤带或点滴出血主要起源于此。覆盖上皮增生显著，呈复层或隆起似山峦重叠，或呈多发小乳头状。部分增生的覆盖上皮细胞核亦增大如前述。间质细胞的梭形化较明显，无致密结缔组织化。

（3）远离区：此区的病理变化很轻。有少量淋巴细胞散在浸润，较惰性支架稍多，并伴有少量中性多形核白细胞。间质细胞梭形化亦稍较惰性支架引起的明显。

Cu‑IUD 释放铜离子，所以引起的子宫内膜病理变化较惰性支架严重，但仍主要局限于铜管接触处的浅层。

铜离子对子宫内膜成熟转化的抑止作用和直接对精子的影响，使 Cu‑IUD 的避孕效果甚佳，但亦引起较多、较重的组织反应。

（4）长期留置 Cu‑IUD 的子宫内膜变化

1）致癌作用：至今未见长期（＞10 年）留置 Cu‑IUD 引起子宫内膜癌变的具体例证，亦未见明确的癌前期病变，相反一定浓度的铜离子似有抑制组织生长的作用。

长期置入 Cu‑IUD，铜管压迫区子宫内膜有些病变程度加重，并稍有扩大，如压迫区萎缩的发生率由留置 Cu‑IUD 5～10 年的 25％增加至 10～12 年的 71％，范围由（0.81±0.18）mm² 扩大至（1.50±0.38）mm²；压迫区纤维化的发生率，自留置 5～10 年的 19％增加至放置＞10 年的 37％以上，范围由（1.80±0.42）mm² 扩大至（2.40±0.44）mm²；压迫区出血坏死的例数由留置 5～7 年的 4/20 例增加至 9 年的 14/30 例，范围自 5～10 年的（1.50±0.50）mm²扩大至 10～12 年的（2.55±1.55）mm²。但仍局限于铜臂压迫区，没有扩大至移行区或远离区子宫内膜。

2）可复性：妇女长期（10 年）留置 Cu‑IUD，在取出 Cu‑IUD 3 个月后，其子宫内膜均已基本恢复正常。炎症基本消退，组织坏死消失，异型覆盖上皮细胞消失，水肿、充血消退，出血停止，腺体转化滞后与间质细胞转

化超前的现象消失。因此可以认为,留置 Cu -
IUD 10 年引起的子宫内膜病变是可以恢复的。

但是在取出 Cu - IUD 3 个月后,大部分妇女的子宫内膜间质中还有稍偏多的淋巴细胞、个别浆细胞或中性粒细胞浸润。有少量的成熟胶原纤维存在,个别刮宫标本中见致密纤维结缔组织。腺上皮细胞内溶酶体稍多,近表面处的内质网扩张,其中见有密度很大的细颗粒,较多的线粒体仍有变性。有些妇女内膜出现转化超前的现象。

上述研究结果表明,宫腔内留置 Cu - IUD 10 年,子宫内膜没有出现癌变,局部的病理变化虽较惰性支架引起的严重,而且有些病变的发生率随着留置年限的延长而上升,病变范围稍有扩大,但还是局限于压迫区,局限于子宫内膜的浅层。从病理变化来看,Cu - IUD 在妇女宫腔内留置 10 年是可以的。如需进一步延长留置时间,有待进一步观察。若准备受孕,最好是在 Cu - IUD 取出后 3 个月以上,候其完全恢复。对于取器后宫颈黏液铜离子浓度的变化、有无铜离子的滞留或铜碎片的残存有待进一步研究。

7.4.3　释放左炔诺孕酮宫内节育器引起的子宫内膜病理变化

目前较广泛研制和使用的含孕激素 IUD,主要装载的是左炔诺孕酮。它能强烈抑制子宫内膜的生长,达到避孕目的。此种 IUD 简称为 LNG - IUD。

LNG - IUD 引起的子宫内膜变化,除有惰性支架引起的病变外,还具有孕激素避孕药的特点,即子宫内膜的生长受到抑制及超前转化。

目前研制的 LNG - IUD 每天的释放量甚微,但宫腔内浓度相对甚高。它主要是直接对局部的作用,引起子宫内膜变化。但有少量左炔诺孕酮从子宫内膜渗入血液循环,影响妇女下丘脑-垂体-卵巢轴的功能,进而改变子宫内膜对 LNG - IUD 的反应。

LNG - IUD 引起子宫内膜的变化过程可分为 3 个阶段阐述。

第一阶段:是子宫内膜开始变化的阶段。即置入 LNG - IUD 的周期。

在早卵泡期置入 LNG - IUD 后,其惰性支架即开始引发子宫内膜的病理变化。在接触左炔诺孕酮 18 小时后,子宫内膜即出现抑制现象。表现为腺体生长缓慢,基本上一直停滞在置入时的增殖早、中期状态,间质细胞增生也缓慢,比较稀疏;另一方面出现超前转化现象,表现为增生早、中期的腺体出现分泌现象,部分间质细胞向蜕膜前细胞转化,形成一种生长发育与转化不协调的早熟现象。血管的生长发育亦缓慢。

第二阶段:从转经后的第一个周期开始,一直至开始恢复正常前的这一阶段。子宫内膜显示左炔诺孕酮所致的典型病理变化。

置入 LNG - IUD 后,在内源性性激素的周期性变化的影响下,大多数妇女的子宫内膜按期行经脱落。新周期的子宫内膜在新生时或新生前即已受到局部持续高浓度外源性孕激素左炔诺孕酮的作用,出现子宫内膜的强烈抑制与超前转化相矛盾的现象,形成 LNG - IUD 引起的典型病变。子宫内膜明显变薄,有的仅厚 1 mm,有丝核分裂显著减少。腺体数目少、小,并有明显的大小不一。小的腺体横断面直径仅 15 μm,腺上皮细胞呈立方形,甚至扁平,腺体转化方面在经后很早就出现顶浆分泌、核下空泡,但都很微弱。间质细胞转化方面较多的细胞胞浆增多、细胞增大,形成典型的蜕膜前反应。

左炔诺孕酮加强了溶酶体膜的稳定性,减少了 p -葡萄糖醛酸酶、N -乙酰葡萄糖醛酸酶及 ACP 等自溶酶体逸出,从而使子宫内膜组织损伤的反应较轻。

间质中有分布不均匀的明显水肿,使组织被不规则分隔。子宫内膜包括间质中微血管的生长与发育明显受到抑制,表现为血管数显著减少,小而壁薄。未见粗壮、成熟的螺旋动脉。纤溶酶活性降低而含有一定量的纤溶抑制物质,因此经量明显减少。灶周围的组织大多基本健康。随着时间的推移,部分妇女子宫内膜的结构维持在上述状态。部分妇女的个体因素,尤其是 LNG - IUD 释放量较大,如每天释放 50 μg 的 LNG - IUD,4 个月后 49% 的妇女发生萎缩,闭经。

闭经的子宫内膜出现严重萎缩,极薄,甚者仅厚 1 mm,类似绝经多年妇女的子宫内膜。腺体极少、极小。腺上皮薄,胞质透明,分泌现象极微弱。大多数间质细胞萎缩变小或梭形,只有少数间质细胞仍稍大,似刚开始转化的蜕膜前细胞。微血管的生长与发育进一步受到抑制而减少,小而壁薄。宫腔中浓度较高的左炔诺孕酮不断向子宫内膜深部渗透及较长时间的闭经,使子宫体萎缩变小。

置入释放孕激素的 IUD 后,不少妇女的经期延长、淋漓不尽或不规则出血。从其子宫内膜的变化来看,内膜络绎不绝发生大小不等的坏死出血病灶,大多认为血管发育不良可能是其原因。但是凡使用外源性孕激素避孕的子宫内膜血管的生长发育都受到抑制,血管的发育不良,尤其是当子宫内膜生长的抑制发展至萎缩闭经时,血管发育不良的程度也更严重,却反而不出血了。所以它不应是出血的原因,有可能是出血后不易止血的因素。以下的几个因素应予以考虑:①外源性孕激素对子宫内膜的持续作用和内源性性激素周期性波动对子宫内膜的影响;②外源性孕激素进入血液循环的量的稳定性;③子宫内膜的反应性与下丘脑-垂体-卵巢轴的稳定性;④不同区域子宫内膜组织反应的差异性。进一步深入阐明其出血异常的确切机制是目前研究 LNG - IUD 不良反应的焦点。

第三阶段:子宫内膜逐恢复正常的阶段。随着时间推移,LNG - IUD 内药物的存量逐渐减少至一定水平而停止释放,或缓释装置释放发生障碍。大多数妇女的子宫内膜能逐渐恢复正常,少数处于萎缩状态而不易恢复。

抑制的解除,一般腺体早于间质,血管的恢复最慢。

7.4.4 释放吲哚美辛的宫内节育器引起的子宫内膜病理变化

刘昌官、李恕香等的研究发现,吲哚美辛 IUD 引起的动物子宫内膜病变较 Cu - IUD 引起的轻,表现为子宫内膜的组织损伤,包括线粒体的变性较轻;炎性反应较轻;微血管的异常扩张较轻;微血管内皮细胞中内皮素的生成减少较轻;琥珀酸脱氢酶、非特异性脂酶及钙离子激活 ATP 酶降低较少;未发现凝血酶原及纤维蛋白原的量有所改变。

(康建中　杨秉炎)

7.5　宫内节育器的应用现状

7.5.1　全球宫内节育器的使用率

目前全球 IUD 使用的人数约为 1.6 亿。来自 WHO 网站的数据显示,在亚太地区,除中国外,使用 IUD 比例较高的国家为越南(43.3%),其次为韩国(14.8%),其余各国均≤10%。全球而言,IUD 使用较多的为北欧诸国,丹麦为 18%、瑞典为 21%、挪威为 27%,英国的使用率为 11%,法国为 17%。美国 IUD 的使用率为 5.5%,低于口服避孕药(28%)和女性绝育术(27%)。我国是国际上 IUD 使用数量最多的国家,约占全球使用妇女的 70%。2010 年的数据显示,在已婚并采用避孕措施的 2.4 亿妇女中,IUD 的使用率为 53.5%,是使用率最高的避孕方法,明显高于女性绝育术(30.8%)。作为一种长效的避孕方法,我国使用最普遍的为金属单环,放置后可持续至妇女绝经,Cu - IUD 的使用期限均>10 年。因此,在计划生育成为国策后,很多只生育一个孩子的妇女在完成生育后至绝经的 20～30 年均选择 IUD 避孕。即使在农村地区,打算生育 2 个或更多孩子的妇女,多以 IUD 控制生育的间隔。1982 年,我国已婚已采取避孕措施妇女中,IUD 的使用率已达 50.1%,1999 年为 45.5%;此期女性绝育为 38.2%,男性绝育为 9.2%。2000

年后,我国全面开展计划生育优质服务,随群众对避孕方法知情选择的推广,男女性绝育术的比例有所下降,更多的家庭选择可逆的避孕方法,使得近 10 年来 IUD 的使用率一直保持在较高的水平。

7.5.2 我国宫内节育器使用的种类

"十五"期间,为了解我国 IUD 使用的现状及其有效性,国家人口和计划生育委员会组织了两项较大规模的研究:一项是对 12 万例 IUD 避孕效果的流行病学调查(简称"12万例流调"),另一项为"十五"国家科技攻关课题"IUD 失败原因及预防技术对策研究"(简称"十五 IUD 课题")。这两项研究为我国 IUD 使用的种类及其效果提供了较全面的能够反映实际应用状况的数据。

"12 万例流调"为我国首次进行的最大样本的对 IUD 使用的流行病学调查,在北京、吉林、江苏、四川、云南、甘肃等 11 个省、市进行,对 2000 年 1 月 1 日至 2005 年 6 月30 日在县、乡两级计划生育服务机构放置IUD 的 122 542 例妇女进行调查。该调查涉及全国 1/3 的省、市,调查机构以在农村提供IUD 放置服务为主要力量的乡级计划生育服务机构为主,样本量充分,最长的使用期限达5 年半,能够较全面客观地反映我国 IUD 使用的现状。去除使用比例很低的产品,使用较普遍的各种 IUD 的构成情况及 5 年的失败率参见表 3-7-3。

从调查的结果看,我国使用的 IUD 种类仍较多,其中以 TCu-220C 使用最为普遍,占 27.7%;其次为单圈式含铜(高支撑铜)和含铜含药(活性 165)IUD,共占 21%;宫型系列 IUD,共占 19.2%,母体乐铜 375 占12.2%。TCu 380A 和活性 γ-IUD 的使用均欠普遍,各占约 4%。IUD 的总失败率,最低的是元宫药铜 220,为 16.6%,最高是活性165,为 31.9%。各种 IUD 的年平均妊娠率均<1%,失败的主要原因除单圈式含铜和含铜含药 IUD 为脱落以外,其他各种 IUD 的失败原因均与因症取出为主。

"十五 IUD 课题"在代表我国东、中、西部的江苏、河南、四川等 9 个省的农村地区进行流行病学调查,以 2004 年 7 月 1 日至 2005年 6 月 30 日放置 IUD 的 18 992 名妇女为观察对象;在横断面调查的基础上,采用历史前瞻性观察,继续进行为期 1 年的随访。与"12万例流调"不同的是,该观察以人群为基础,不仅对由计划生育服务机构放置的 IUD 进行调查,还包括了由卫生系统和私营机构所放置的 IUD。调查结果显示,单圈式含铜和含铜含药 IUD 的使用比例为 21.5%,与"12万例流调"的数据相似;宫型系列 IUD 使用的比例最高,占 36.3%。可确认的 TCu220C IUD 占 8.6%,只能确认为"T"形但无法分辨具体类型的比例为 8.8%;两项相加,其使用比例也远低于"12 万例流调"中 TCu220C 所占的比例(27.7%)。以生命表法进行分析,使用 1 年时,活性 165 的失败率最高,为 16.0/100 妇女年,其次是母体乐铜375,为 12.7/100 妇女年,最低的是元宫铜,仅为 5.3/100 妇女年。

"十五"IUD 课题中的前瞻性临床观察,对政府采购的 TCu-220C、TCu-380A、宫铜 300、宫铜 200、元宫药铜 220、活性 γ-IUD和非政府采购的母体乐铜 375 共计 7 种 IUD,在 4 种不同时期放置的效果进行观察,使用 1年的带器妊娠率均较低;母体乐铜 375 最高,也仅为 1.07/100 妇女年。IUD 的总失败率,包括完全脱落、部分脱落、下移取器及意外妊娠在内的脱落相关终止,以母体乐铜 375 最高,为 14.5/100 妇女年;TCu 380A 次之,为7.0/100 妇女年;活性 γ-IUD 最低,为1.6/100 妇女年;7 种 IUD 的差异有统计学意义(P<0.01)。在 4 种脱落相关的原因中,以下移取器的构成比最高,占 60.1%~95.0%。7 种 IUD 中因出血和(或)疼痛的取出率,以宫铜 300 最高,宫铜 200 次之,TCu220C 最低,分别为 3.9、3.7 和 1.1/100 妇女年,但差异无统计学意义(P>0.05)。在月经间期、人工流产后即时、哺乳早期和哺乳晚期放置 TCu 380A,IUD 相关的终止率分别为 9.4、8.0、10.2 和 10.3/100 妇女年,差异无统计学意义($P>0.05$)。

上述结果较全面地反映了我国近年来 IUD 使用的现状。由政府采购和我国自主研发的 IUD,如宫型系列 IUD 和活性 γ-IUD 均具有良好的性能。已从政府目录撤出的单圈式含铜和含药含铜 IUD 及母体乐铜 375,确实存在失败率较高的问题。对单圈式含铜和含药含铜 IUD 仍使用较广泛的问题,应引起各方面的重视,并需采取更得力的措施,加强对新型 IUD 的引入和推广。这些结果,还为我国 IUD 放置常规中的不同时期放置 IUD 的效果和安全性,提供科学依据。

7.5.3 与宫内节育器使用相关的终止

反映 IUD 性能的常用客观指标是与 IUD 使用相关的终止率,也称为失败率。失败率包括带器妊娠、脱落和因症取出,是比较不同种类 IUD 性能时采用的核心指标。其他指标,如不良反应的发生率、安全性和可接受性,也可以从不同角度对 IUD 的性能进行评价。

(1) 指标:与 IUD 使用相关的终止包括带器妊娠、脱落和因症取出。

1) 带器妊娠:是指使用 IUD 的妇女,在发生怀孕时 IUD 仍在宫腔内。带器妊娠率是反映 IUD 避孕有效性的重要指标,也是与其他避孕方法的性能进行比较时的共用指标。

2) 脱落相关终止:脱落包括 4 种情况,即完全脱落、部分脱落、下移取器和意外妊娠。完全脱落是指 IUD 排出宫颈外口;部分脱落是指 IUD 的一部分排出宫颈外口;下移取器是指在超声检查下 IUD 的位置下移,并因此而取出。另外,还有使用 IUD 的妇女,在发生怀孕时 IUD 已不在宫腔内,提示妊娠可能发生在未被察觉的 IUD 脱落后,这种情况在 IUD 的终止原因中称为意外妊娠。

3) 因症取出:主要包括因疼痛、出血、盆腔感染或 IUD 异位等取器,但临床上主要以疼痛和(或)出血取出为主。

(2) 统计方法:目前,国内外计算 IUD 使用相关终止的通用统计方法为生命表法(life table technique)。生命表法也是测量长效避孕方法避孕效果公认的方法,该方法将通用的寿命表原理和方法应用于避孕效果的评价。为了便于理解,将"开始使用避孕方法"视为"出生";将"终止使用"视为"死亡"。进行生命表分析所必需的数据包括每名妇女 IUD 的放置日期("出生")、终止日期("死亡")和各种停用的原因,除上述提到的与 IUD 使用相关的 3 类主要终止原因外,还包括一些其他因素,如离婚、丧偶、申请二胎等所有不需要再避孕的个人原因,以及失访等所致的终止。这些情况与 IUD 本身的性能关系不大,但同样对续用率有所影响,这也是不宜用续用率反映 IUD 性能的原因。生命表法计算的方法较为复杂,一般需要使用专用的统计软件。

(3) 主要结果:通过规范设计的多中心随机对照研究获得的对 IUD 使用相关终止的国内外报道很多。近 20 余年,随着循证医学在各医学专科领域的广泛应用,国内 IUD 使用相关终止的荟萃分析已有 10 余篇发表,可为临床和科研提供更全面的参考依据,汇总情况见表 3-7-5。

带铜 IUD 上市后的早期,由于 TCu 220C 使用广泛并具有较好的性能,很快被作为不同 IUD 比较性研究的公认对照,后来被 TCu 380A 取代。上述文献中有 8 篇包括 TCu 220C,7 篇包括 TCu 380A,表明上述文献在国内外均具有较好的代表性。

1) 带器妊娠率:根据 WHO 对避孕方法有效率的评价标准,将使用第 1 年妊娠率 < 1/100 妇女年(以下的数据将 100 妇女年略去)的避孕方法称为非常有效的避孕方法。WHO 综合大量文献的结果发现,TCu 380A 的带器妊娠率为 0.8,属于非常有效的避孕方法。除 TCu 380 和曼月乐以外,其他 IUD 属于有效的避孕方法。国际上普遍认为,TCu 380A 是一种可以取代女性绝育术的高效可逆的避孕方法。WHO 多中心临床研究结果显示,TCu 380A 使用 1、5 和 10 年带器

表 3-7-5　国内 IUD 使用相关终止的荟萃分析列表

序号	作者	年份	IUD 的种类									
			TCu 220C	TCu 380A	γ活性	MLCu 375	宫铜 300	吉妮 330	MCu 375	HCu 280	曼月乐	活性 165
1	肖劲松	2006	2 296	2 296	800	1 868	1 199					
2	李 敏	2006	2 004	901	1 999	917	680					
3	康玉坤	2006	2 004	800	1 999	406	680					1 398
4	邹 燕	2008	2 588	800	2 580	687						
5	丁永刚	2007	1 040							1 040		
6	张 磊	2009	1 678	750					2 221			
7	张 磊	2011	1 762	1 065				1 779				
8	张 磊	2011	2 112	428		95		330	226		4 434	

序号	作者	年份	放置时期					
			月经间期	人工流产后即时	产后3个月内	剖宫产术后6个月	哺乳期	产后即时
1	肖劲松	2006	√		√	√	√	√
2	李 敏	2006	未提及					
3	康玉坤	2006	√	√	√			√
4	邹 燕	2008	未提及					
5	丁永刚	2007	未提及					
6	张 磊	2009	√	√	√	√	√	
7	张 磊	2011	√	√	√	√	√	
8	张 磊	2011	√				√	

妊娠率分别为 1.6、4.1 和 4.8;同一研究中,TCu 220 的相应结果分别为 2.7、10.8 和 13.2。我国对月经间期放置 TCu 380A 和 TCu 220C 的多中心对照研究结果,使用第 1 年带器妊娠率分别为 0.51 和 0.74。

然而,据有关文献所进行的荟萃分析结果显示,TCu 220C 的带器妊娠率除在使用 10 年时高于 TCu 380A,OR 值为 1.22(95% CI:104~1.43),差异有统计学意义外,在使用 5 年内,两者间差异均无统计学意义。

在我国,宫型/元宫形 IUD 使用最为普遍。有关文献研究结果显示,宫铜 300 妊娠率在随访的第 2、5 年时低于 TCu 380A,OR 值分别为:0.71(95% CI:0.14~3.64)和 0.76(95% CI:0.50~1.16),但两组间差异无统计学意义。我国自行研制的活性 γ-IUD 带器妊娠率也低于 TCu 380A,使用第 1 和 2 年的 OR 值分别为 0.50(0.09~2.72)和 0.20(0.02~1.69),差异也无统计学意义。爱母功能性 IUD(MYCu110)使用 12 和 24 个月的

带器妊娠率 RR 值分别为 0.20(95% CI:0.03~1.14)和 0.41(95% CI:0.02~1.42);吉妮 IUD 使用 12、24 和 36 个月的带器妊娠率的 RR 分别为 0.39(95% CI:0.14~1.08)、0.47(95% CI:0.10~2.07)和 0.66(95% CI:0.17~2.51),这两种 IUD 的带器妊娠率也均低于 TCu 380A。

我国较早期的临床研究多以 TCu 220C 为对照,所获得的数据较丰富。MLCu 375 带器妊娠率较高,随访 1 年和 2 年时的 OR 值分别为 1.66(95% CI:1.13~2.43)和 1.26(95% CI:1.00~1.58),差异有统计学意义。活性 γ-IUD 使用 5 年内的带器妊娠率均低于 TCu 220C,其中使用第 2 和 3 年的 RR 值分别为 0.41(95% CI:0.20~0.87)和 0.46(95% CI:0.23~0.91),差异有统计学意义。花式 IUD(HCu-IUD)的带器妊娠率略低于 TCu 220C,使用 12 个月的 RR 为 0.71(95% CI:0.35~1.46)。爱母功能性 IUD 的带器妊娠率略低于 TCu 220C,使用 12、24 个月带

器妊娠 RR 值分别为 0.33(95% CI:0.14~0.78)、0.24(95% CI:0.09~0.63)。吉妮和曼月乐两种 IUD 使用 12 个月的带器妊娠率也低于 TCu 220C，RR 值分别为 0.23(95% CI:0.11~0.49)和 0.31(95% CI:0.08~1.20)。

2)脱落相关终止：WHO 的多中心临床研究结果显示，TCu 380A 使用 1、5 和 10 年的脱落相关终止率分别为 5.1、6.8 和 9.6；同一研究中，TCu 220 的相应结果分别为 2.6、4.6 和 5.5。我国对月经间期放置 TCu 380A 和 TCu 220C 的多中心对照研究结果，使用第 1 年的脱落相关终止率分别为 7.02 和 2.39。

据有关文献所进行的荟萃分析结果显示，TCu 220C 的脱落率在随访 6 个月、5 年时低于 TCu 380A，OR 值分别为 0.36(95% CI:0.18~070)和 0.44(95% CI:031~0.62)。但在使用 3 年内，两者差异无统计学意义。

另据有关文献的研究结果显示，宫铜 300 的脱落率使用 2 年时与 TCu 380A 相似，两组间差异无统计学意义；使用 5 年时，低于 TCu 380A，OR 值为 0.40(95% CI:0.15~1.03)。MLCu 375 使用 1 年时累积脱落率较高，OR 值为 2.17(95% CI:1.29~3.67)，差异有统计学意义。我国自行研制的活性 γ-IUD 使用 1 和 2 年时脱落率低于 TCu 380A，OR 值分别为 0.55(95% CI:0.12~2.61)和 0.25(95% CI:0.03~2.21)，但差异无统计学意义($P>0.05$)。爱母功能性 IUD 和吉妮 IUD 使用 12 和 24 月，RR 值分别为 0.09(95% CI:0.02~0.33)、0.13(95% CI:0.04~0.43)和 0.56(95% CI:0.35~0.87)、0.56(95% CI:0.34~0.93)，脱落率均低于 TCu 380A。

与 TCu 220C 相比较，我国自行研发的活性 γ-IUD 使用 1 年时脱落率较低，RR 为 0.58(95% CI:0.34~0.98)，但随访 2、3、4 和 5 年时，差异无统计学意义。HCu 280 IUD 使用 12 个月的脱落率也较低，RR 值为

0.52(95% CI:0.29~0.94)。爱母功能性使用 12 和 24 个月脱落的 RR 值分别为 0.13(95% CI:0.06~0.29)和 0.20(95% CI:0.10~0.42)，也低于 TCu 220C。吉妮和曼月乐使用 12 个月的脱落率也低于 TCu 220C，RR 值分别为 0.29(95% CI:0.20~0.43)和 0.73(95% CI:0.34~1.57)。

3)因症取出：WHO 的多中心临床研究结果，TCu 380A 使用 1、5 和 10 年因症取出率分别为 12.0、26.2 和 37.7；同一研究中，TCu 220 的相应结果分别为 11.7、32.5 和 40.1。我国对月经间期放置 TCu 380A 和 TCu 220C 的多中心对照研究结果，使用第 1 年的因症取出率分别为 2.05 和 1.09。

据有关文献系统评估结果显示，使用 10 年内，TCu 220C 因症取出率除在使用 6 个月时低于 TCu 380A 外，OR 值为 0.59(95% CI:0.36~0.97)；更长时间随访两组差异均无统计学意义。宫铜 300 因症取出率在使用 2 年内略低于 TCu 380A，在使用 5 年时略高于 TCu 380A，OR 值分别为 0.88(95% CI:0.34~2.34)和 1.33(95% CI:0.87~2.03)，差异均无统计学意义。活性 γ-IUD 在使用 1、2 年内因症取出率均低于 TCu 380A，OR 值分别为 0.18(95% CI:0.05~0.71)和 0.10(95% CI:0.01~0.76)。吉妮 IUD 使用 12、24 个月因症取出率均较低，RR 值分别为 0.35(95% CI:0.16~0.75)和 0.69(95% CI:0.33~1.47)。

活性 γ-IUD 使用 1、2 和 3 年时因症取出率显著低于 TCu 220C，RR 值分别为 0.31(95% CI:0.18~0.54)、0.34(95% CI:0.22~0.54)和 0.46(95% CI:0.31~0.69)，差异有统计学意义；在使用第 4、5 年时，活性 γ-IUD 累积因症取出率也略低于 TCu 220C，但差异无统计学意义；提示两种 IUD 的累积因症取出率相似。爱母功能性 IUD 使用 12、24 个月时的因症取出率低于 TCu 380A，RR 值分别为 0.55(95% CI:0.31~0.96)和 0.32(95% CI:0.16~0.62)。HCu-

IUD 使用 12 个月累积因症取出率低于 TCu 220C，*RR* 值为 0.68（95% CI：0.43～1.07）。爱母功能性 IUD 在使用 12、24 个月时的因症取出率也较低，*RR* 值分别为 0.34（95% CI：0.19～0.60）和 0.41（95% CI：0.24～0.70）。吉妮 IUD 和曼月乐使用 12 个月因症取出率略低，*RR* 值分别为 0.50（95% CI：0.33～0.74）和 0.48（95% CI：0.24～0.97）。

（吴尚纯）

7.6　宫内节育器的放置

7.6.1　适应证与禁忌证

（1）适应证：凡已婚（或有性生活的）妇女自愿采用节育器避孕而无禁忌证者，均可给予放置。

（2）禁忌证

1）绝对禁忌证：①妊娠或妊娠可疑者。②生殖器官炎症，如阴道炎、急性和慢性盆腔炎、急性或亚急性宫颈炎、性传播性疾病等，未经治疗及未治愈者。因手术操作常易使炎症扩散。有人曾在放置节育器后 24 小时内做宫腔细菌培养，均为阳性，且多为寄生于宫颈管中之葡萄球菌、类白喉杆菌等，提示放置 IUD 通过宫颈管时几乎都带入细菌，然因细菌毒性较低，机体都有自然的抗菌能力，因此临床不表现感染症状。若由阴道或宫颈带入毒性较强的细菌时，就可能致病。③3 个月以内有月经频发，月经过多（左炔诺孕酮 IUD 除外）或不规则阴道出血者。④子宫颈内口过松、重度撕裂（铜固定式 IUD 除外）及重度狭窄者。⑤子宫脱垂Ⅱ°以上者。⑥生殖器官畸形，如子宫纵隔、双角子宫、双子宫。因畸形子宫易造成手术时损伤，节育器也不易放置到正确的位置，故容易失败，因此不宜放置。⑦子宫腔＜5.5 cm、＞9 cm 者（人工流产时、剖宫产后、正常产后和有剖宫产史者放置及铜固定式 IUD 例外）。⑧人工流产在术前有不规则阴道出血史者、术时宫缩不良、出血过多（早孕＞200 ml、中孕＞300 ml），有组织物残留可疑者；中期妊娠引产在引产过程中曾经 2 次以上手术引产者、有感染或潜在感染可能者、引产分娩后在 24 小时以后施行清宫术者、水囊引产或经阴道操作引产者。⑨产时或剖宫产时胎盘娩出后放置，有潜在感染或出血可能者，如胎膜早破＞12 小时，经人工剥膜或破膜引产＞12 小时未临产者、滞产或产程中有两次以上阴道检查史者，羊水过多，多胎，孕期中有阴道滴虫或真菌感染史，产前出血如前置胎盘、胎盘早剥等，合并子宫肌瘤，胎盘粘连或有植入可疑者，经人工剥离胎盘或经宫腔探查等，由于阴道横膈、宫颈狭窄等而行剖宫产，估计无法经阴道取出节育器者，产后子宫收缩不良或有出血可能者，古典型剖宫产，剖宫产术时子宫切口有不规则撕裂、宫颈撕裂、阴道撕裂或会阴严重撕裂者。⑩有各种较严重的全身急、慢性疾患。⑪有铜过敏史者，不能放置载铜节育器。

2）相对禁忌证：①产后 42 天后，如恶露未净或会阴伤口未愈者，应暂缓放置。②葡萄胎史未满 2 年慎用。③有严重痛经者慎用（左炔诺孕酮 IUD 及吲哚美辛 IUD 除外）。④生殖器肿瘤，如子宫肌瘤、卵巢肿瘤等慎用。子宫肌瘤、常引起宫腔变形或有月经过多的症状，IUD 不易放到正确位置，并有加重月经过多或引起出血的可能，因此列为禁忌；但对一些小型浆膜下肌瘤、子宫腔无明显异常，临床没有症状，并具有生育能力的妇女，在有经验医师的观察下可以考虑放置，但必须加强随访。⑤中度贫血，血红蛋白＜9 g/L 者，慎用（左炔诺孕酮 IUD 及含吲哚美辛 IUD 除外）。⑥有异位妊娠史者慎用。

7.6.2　放置时期

1）月经期第 3 天起至月经干净后 7 天内均可放置，以月经干净后 3～7 天为最佳。此时子宫内膜较薄，放置 IUD 后引起出血及感染等不良反应较少；月经干净后其他时间也可酌情放置，但需排除妊娠可能。

2）月经延期或哺乳期闭经者，应在排除妊娠后放置。产后满 3 个月后或产后如哺乳，子宫常有萎缩，放置时需特别慎重防止穿孔。

3）人工流产负压吸宫术和钳刮术后、中期妊娠引产后 24 小时内清宫术后，可即时放置。人工流产后即时放置，经临床观察效果好，不增加并发症，一次手术可以同时落实避孕措施，又可减少患者痛苦。

4）自然流产正常转经后、药物流产两次正常月经后。

5）产后 42 天恶露已净，会阴伤口已愈合，子宫恢复正常者。

6）剖宫产 6 个月后放置。

7）剖宫产或阴道正常分娩，胎盘娩出后（10 分钟内）即时放置。

8）用于紧急避孕，不论月经周期时间，在无保护性交后 5 天内放置。

IUD 大小选择见表 3-7-6。

表 3-7-6　各种 IUD 型号选择（参考值）和建议使用年限

IUD 种类	宫腔深度（cm）				建议使用年限（年）
	5.5～	6.0～	7.0～	7.5～9.0	
宫铜型	20	22	22 或 24	24	15
TCu 220C、TCu 380A		28 或 32	32	32	＞10
母体乐 Cu 375	短杆型	短杆型	短杆或标准型	标准型	5～8
活性环形	20	20 或 21	21	21 或 22	＞15
活性 γ-IUD	24	24 或 26	26	28	＞8 年
VCu 200	24	24 或 26	26	28	5～8
元宫铜					
花式					
爱母功能型	S（小号）	S、M（中号）	M	L（大号）	

7.6.3　几种特殊时期宫内节育器的放置

（1）早期妊娠人工流产时放置 IUD：因早期妊娠人工流产行子宫负压吸引术或钳刮术后，即时放置 IUD 者，均在人工流产术前已行外阴阴道消毒，于宫腔内容物清理后，拭净宫颈口及阴道内血液，即可放置，步骤同前。

（2）中期妊娠引产时放置 IUD：中期妊娠引产清宫术后，即时放置 IUD 者步骤同上，但宫颈钳可改用直无齿卵圆钳，放置前不用探针探测宫腔深度，放置器采用直无齿卵圆钳轻轻夹住节育器的下部，沿子宫腔方向送入子宫底正中，然后退出卵圆钳。或用特制长度的放置器放置。

（3）产时放置 IUD：①应用放置器放置，方法同中期妊娠引产后放置；②徒手放置的方法：于胎盘娩出后检查胎盘完整、宫缩良好、无出血者，于缝合会阴伤口前，外阴重复消毒，接生者更换手套，示、中两指夹持节育器，屈指于手心内，近似握拳状，缓慢伸入阴道达宫颈口，伸直示、中两指夹持 IUD 送入宫腔，同时另一手在腹部扶持子宫底，将 IUD 放至子宫底部正中。

（4）剖宫产时放置 IUD：剖宫产时于胎盘排出后，拭净宫腔积血，用直无齿卵圆钳夹持 IUD 送达子宫底正中即可。如带有尾丝，将尾丝顶端向阴道方向送入宫颈（尾丝于产后检查时剪去多余部分）。然后缝合子宫及腹壁切口。

7.6.4　手术注意事项

注意事项如下：①IUD 应正确放置到子宫底部正中。②"移动限位器到宫腔深度"是指从放置器的顶端到限位器的位置，不包括 IUD 的上缘（图 3-7-16）。③TCu 220C 或 TCu 380A 和 MLCu-IUD 放置达宫底部后宜稍等片刻再退出套管，使横臂能充分展开。

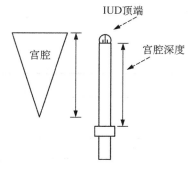

图 3-7-16　移动限位器到宫腔深度

④"T"形 IUD 横臂不宜折叠过久,也不能多次折叠,以免影响展开。⑤用叉形放置器放置 IUD 时,不应叉在环的结头处,结应放在结头的下侧方。要求一次送达子宫底部,不能中途停顿。若中途遇有阻力而停顿,则需将环取出重放。因中途停顿,可使 IUD 脱落而不能送达底部。手术时也不能任意扭转放置器以防止 IUD 在宫腔内变形而影响效果和并发症。⑥"V"形 IUD 在折叠入套管时,中心扣应保持灵活。⑦手术过程中,如遇到多量出血、器械落空感、宫腔深度异常、受试者突感下腹疼痛等,应立即停止操作,进一步检查原因,采取相应措施。⑧认真做好手术记录(表 3-7-7)。

表 3-7-7　IUD 放置手术记录表(样表供参考)

IUD 放置手术记录表

姓名_____年龄____岁　联系电话_____
门诊号_____
放置日期_____年____月____日　放置时期:月经后、人工流产吸宫术后、其他_____
术时情况:子宫____位,宫腔深度____cm,颈管扩张:未、从__号扩张至__号
手术:顺利、困难_____
IUD 种类:_____　型号(大小):_____尾丝:无、有(留丝____cm)
IUD 生产工厂:_____　批号:_____　预计放置年限_____年
特殊情况记录:_____
IUD 到期更换者,取出 IUD 种类:_____　已经放置年限_____年
预约随访日期:____年____月____日
手术者:_____　　记录者:_____

7.6.5　宫内节育器的随访

常规随访时间为放置后 3、6 和 12 个月及以后每年 1 次,直到停用。

随访内容为了解主诉和月经情况,做妇科检查及 IUD 位置的判断(包括观察尾丝的长度及其变化,B 超、X 线检查等);测定血红蛋白,如有异常,给予相应处理。告知下次随访的时间,并强调如果出现出血多、不规则出血或停经、腹痛、发热、白带异常等情况,应随时就诊,以排除妊娠(包括异位妊娠)、盆腔感染等情况,争取及时诊断,及时治疗。

(1) 服务流程:询问→检查→记录→预约。①询问:了解月经情况,并询问置器后有无不适。②检查:首先确认 IUD 的位置和形态正常,可以通过观察尾丝和盆腔 B 超。如 B 超提示宫腔内无 IUD,应做盆腔 X 线摄片,明确 IUD 是否存在。在盆腔为 IUD 异位,不在盆腔为脱落。如果对象有不适主诉,应按照临床诊疗常规做相应的检查,明确诊断并适当处理。③记录:记录本次随访结果,做好 IUD 随访登记。④预约:与对象商定下次随访日期,并填写在 IUD 小卡上。

(2) IUD 随访卡:①表 3-7-8 是最简单的样卡;②表 3-7-9 是基本的 IUD 随访卡;③表 3-7-10 是较理想的随访卡。

表 3-7-8 宫内节育器随访卡

正面

宫内节育器随访卡

姓名_____放置医院_____

IUD 型号_____放置时间_____预计可放_____年

随访日期	随访结果

背面

随访日期	随访结果

表 3-7-9 宫内节育器随访记录

姓名_____ 放置医院_____

IUD 型号_____ 放置时间_____预计可放_____年

随访日期	随访结果	随访者

表 3-7-10 宫内节育器随访记录

姓名_____年龄____放置医院_____

IUD 型号_____放置时间_____预计可放_____年

随访 年月日	末次 月经	主诉	宫内节育 器情况	处理	随访者

7.7 宫内节育器的取出

7.7.1 几种特殊情况下宫内节育器的取出

（1）带器妊娠：因带器早期妊娠需做负压吸宫术时，应取出 IUD，并根据 IUD 所在部位，先取器后吸宫或先吸宫后取器。带器中、晚期妊娠应在胎儿、胎盘娩出时检查 IUD 是否排出，如未排出者，可在产后 3 个月或转经后再进一步检查 IUD，决定取出方式。

（2）带器异位妊娠：取出 IUD 时间应视患者病情缓急等具体情况，于异位妊娠手术前取出 IUD，一般宜在出院前取出，并发失血性休克者可在转经后择期取出 IUD。

（3）月经失调取出：一般可选择经前取器，同时做诊断性刮宫，内膜送病理检查，以便月经失调的病因诊断。如果阴道出血多需做急诊诊刮术时，应同时取出 IUD，术后给予抗生素治疗。

（4）盆腔炎症取出：放置 IUD 并发生殖道炎症时，一般需在抗感染治疗后再取 IUD，情况严重者可在积极抗感染同时取出 IUD。已经患过盆腔炎、异位妊娠者，原则上不提倡放置 IUD 避孕。但是，放置 IUD 多年后患盆腔炎者，炎症与其无关，IUD 仍可继续使用，不必急于取出。

（5）绝经期取出：绝经期应该取出 IUD。围绝经期妇女因月经紊乱需取出 IUD，按月经失调取出情况处理。对已绝经妇女，应注意生殖道萎缩情况，如妇科检查和 B 超诊断子宫萎缩，估计宫颈扩张困难，可应用雌激素做宫颈准备后再行手术，如维尼安 4～5 mg，口服后 7～10 天手术。手术时应轻柔扩张宫口，切勿强拉，以免损伤宫壁或 IUD 断裂。对绝经 5 年以上，生殖道萎缩明显，估计取出困难者，如为金属 IUD 且无不适症状者，可以不取，保持随访。

（6）取出 IUD 失败后再次取出：如果初次手术未能进入宫腔而导致取器失败，对象无明显不适情况，可以在短期内在 B 超引导和监护下再次行取器术；如果初次手术探查宫腔无 IUD 感觉而导致取器失败，应该即行 B 超、X 线检查，了解 IUD 位置和宫腔、盆腔情况，在无明显不适症状和体征的情况下，应观察 3 个月后再次手术。对手术失败者手术医师必须实事求是地详细记录手术经过和困难所在，不得伪造病史或不记录。并且必须向对象说明手术经过和困难情况，取得对象理解。

再次手术必须在二级及以上计划生育技术服务机构进行。手术前必须仔细询问病史（包括手术日期、手术机构、手术持续时间、对象不适症状、手术停止原因、手术后对象情况），认真复习病历记录，重新做妇科检查了解子宫情况；B 超检查了解子宫有无畸形、IUD 在宫腔的位置，是否存在 IUD 变形、嵌顿、断裂、移位等，必要时 X 线摄片了解 IUD 的形态，对 IUD 重新定位。另外，术前需与夫妇双方谈话，交代手术可能出现的困难与风险，可以在 B 超引导和监护下手术，必要时运用宫腔镜技术取出（详见本章第六节）。

（7）IUD 移位、变形、嵌顿、断裂、残留等情况取出：术前诊断有 IUD 移位、嵌顿、断裂、残留等情况，应当向对象夫妇双方交代手术可能出现的困难和并发症。

IUD 位置出现异常应给予取出。如 IUD 位置下移，可按照常规取出；如 IUD 移位在子宫肌层，应行 B 超定位，确定其与子宫的关系，如距子宫黏膜层 2～3 mm 内，可考虑先用刮勺搔刮子宫内膜，再用取环钳或钩探查 IUD，并钳出。手术前应进行病历讨论，预留充足手术时间，可在 B 超监护下由副主任及以上医师操作；必要时在宫腔镜下手术。如 B 超提示 IUD 移位在子宫肌层较深或靠近子宫浆膜层、子宫外及邻近脏器等情况，必须 X 线摄片进一步诊断，行剖腹探查取出 IUD。如 IUD 移位在子宫直肠陷窝，并在妇科检查时可触及 IUD 者，切开后穹窿取出。

手术操作需轻柔，在牵拉困难时，金属 IUD 可以将已经拉出宫口的 IUD 钢丝剪断，然后牵拉比较松动的一头，缓慢牵拉取出。手术后必须进行 X 线摄片，明确是否仍有 IUD 残留。如果牵拉困难，可以将拉出的部分 IUD 剪断，转上级医院处理，切忌强行硬拉。

如 IUD 残留于子宫肌层内，长度<5 mm，在 B 超监护下或宫腔镜下手术均无法取出，患者且无明显不适症状和体征，经由至少两位副主任及以上的妇科医师检查会诊讨论，确认手术困难，向对象交代病情，告知可以不取，知情同意后保持随访。

7.7.2　手术记录

术后需认真做好手术记录（表 3-7-11）。

表 3-7-11　宫内节育器取出术记录表
宫内节育器取出术记录

```
姓名_____年龄____岁　职业_____门诊号
_____日期____年___月___日
单位_____家庭地址_____
邮编_____电话_____
孕/产次____/____末次妊娠终止日期：___年___月___日
末次妊娠结局：_____哺乳：否　是(___个月)
月经史：经期/周期____/____经量：多　中　少
痛经：无　轻　重
末次月经___年___月___日
避孕史：_____
既往史_____
药敏史_____
体格检查：血压____脉搏____体温____心___肺___
妇科检查：外阴___　阴道___　宫颈___子宫大小___周　附件___
辅助检查：血常规(HB)___滴虫___念珠菌___
清洁度____
诊断：_____
                                          检查者：_____

取器记录：_____年___月___日　取器原因：_____
子宫位置：___位，宫腔深度_____cm，扩宫口：未、从__号扩至__号
手术：顺利、困难(详述)：_____
取出宫内节育器种类_____，正常、异常(嵌顿、散开、断裂、下移、残留、其他_____)
特殊情况记录：_____
_____
                                          签名：_____
```

7.7.3　术后注意事项

注意事项如下：①育龄妇女不欲再生育者，宜及时落实其他避孕措施；②禁房事和盆浴 2 周；③取器当日休息 1 日。

（康建中）

7.8　宫内节育器不良反应及手术并发症

7.8.1　宫内节育器不良反应

IUD 虽具有安全、长效、可逆、简便、经济和不影响性生活等优点，但仍存在一定的不

良反应和并发症。不良反应中常见的有：月经异常、疼痛、腰酸、白带增多等。并发症较常见的有：术时出血、子宫穿孔、心脑综合反应和术后感染、IUD异位、断裂、变形等。

（1）月经异常：是IUD主要的不良反应，其发生率为5%～10%。WHO的资料显示，未用任何避孕措施妇女的月经出血量，正常范围为31～39 ml；我国妇女为47～59 ml。目前常将经血量＞80 ml作为月经过多；经期＞7天作为经期延长；月经期外的出血，量少者为点滴出血，量偏多者为不规则出血。

1）出血的机制：IUD引起月经异常的机制至今尚未完全阐明，可能与下列因素有关：①子宫内膜因机械性摩擦或压迫性坏死，使表面上皮发生溃疡而引起出血。②非溃疡区血管渗透性增加。③内膜海绵层的螺旋小动脉扩张，血管壁变性、缺陷，血管内皮损伤，红细胞从血管缺陷处外溢。④纤溶酶原激活剂水平增高和纤维蛋白溶解活性增强，致内膜止血作用不正常。⑤IUD引起子宫内膜无菌性炎症或异物反应，可能使前列腺素产生增多，而使血管扩张并抑制血小板聚集。⑥IUD使子宫内膜溶酶体总活性明显升高；内膜中，肥大细胞数量增加，巨噬细胞、诸多细胞因子、生长因子的变化，产生组胺和5-羟色胺释放量增加，从而导致血管扩张和渗透性增加。肥大细胞产生肝素，进而损害血管的止血作用。⑦Ⅷ因子于放置IUD后普遍都降低。⑧其他，如内皮素的作用、干扰DNA合成和增殖活性、干扰了内膜代谢功能、影响血小板使内膜的止血栓减少，以及与IUD无关的出血性疾病等。

2）临床表现：月经异常表现为月经量增多或过多、流血时间延长、点滴或不规则出血，而月经周期较少改变。放置惰性IUD和带Cu-IUD后可增加经血量，放置载Cu-IUD后6～12个月内，一般经血量比放置前增加40%～50%。经血量的增加，一般在2年内好转，有时至4～5年才接近正常。放置释放孕激素药物的IUD，使经血量减少40%～50%，早期致月经过少、点滴出血，晚期可有闭经等。放置带吲哚美辛药物的IUD，能使经血量明显减少，减少经期延长和不规则出血的发生率，极少数可能有周期改变。很多研究已证明放置IUD后经血量增加，可导致血浆铁储备的降低，重者表现为血红蛋白下降。临床出现贫血，常在铁储备下降以后。

3）治疗方法选择：月经过多的治疗，常于流血期给予药物治疗或经前期预防用药，一般3～5天；经期延长常于经前期预防用药。可选用以下药物：

● 抗纤溶药物：①氨甲环酸（止血环酸，AMCA），每次1 g，4次/天，口服；或每次0.2 g，2次/天，肌肉注射；②氨甲苯酸（止血芳酸，PAMBA），每次0.25～0.5 g，2～3次/天，口服；或每次0.1～0.2 g，2～3次/天，静脉注射；③氨基己酸（EACA），首次3 g，以后每次1 g，4次/天，口服；或每次4～6 g，1次/天，静脉滴注。

● 酚磺乙胺（止血敏）：每次1 g，3次/天，连服10天，或每次0.5 mg，2～3次/天，肌内注射或静脉注射。

● 前列腺素合成酶抑制剂（有消化道溃疡者慎用）：①吲哚美辛（消炎痛）：每次25～50 mg，3～4次/天，口服；②氟芬那酸：每次200 mg，4次/天，口服；③甲芬那酸：每次250～500 mg，4次/天，口服；④萘普生：每次200 mg，2～3次/天，口服。

● 其他止血药物：如云南白药、宫血宁等均有一定疗效。

● 抗生素的应用：由于放置术为上行性操作，同时可能存在轻度损伤及放置后的组织反应，或因长期出血使宫口开放，破坏了正常宫颈的保护屏障，易于诱发感染。因此，在止血的同时宜与抗生素联合应用。

● 类固醇激素的应用：复方雌、孕激素避孕药周期治疗，如在放置IUD的早期服用能使经血减少。经前一周口服复方雌、孕激素避孕药2片/晚，连服4～5天，可能减少经期延长或经前出血。

● 对长期放置后出现异常出血者，应考虑IUD的位置下移、部分嵌顿、感染或因

IUD质量变化等因素,若经保守治疗无效则应取出,同时进行诊断性刮宫,刮出物送病理检查。

● 如出血多难以控制或出现明显贫血,给予相应治疗的同时应取出IUD。

4)预防:①正确选择IUD。根据宫腔大小及形态,选择合适形态和大小的IUD;月经量偏多者,可选择吲哚美辛或孕激素IUD;严格掌握适应证及禁忌证,根据节育手术操作常规选择对象。②把握放置技巧,稳、准、轻巧地把IUD放至正确位置。③术前咨询,说明IUD可能发生的不良反应,增加耐受性。

(2)疼痛:与IUD有关的疼痛包括下腹与腰骶部疼痛、性交痛,其发生率在10%左右;因此,疼痛的取出率仅次于子宫异常出血。

IUD引起的疼痛可能是生理性的或病理性的。IUD引起生理性疼痛指并非IUD并发症引起的下腹痛和腰骶部坠痛及性交痛,一般取器后疼痛即消失。病理性IUD疼痛则是由于损伤、继发感染等原因引起的。根据疼痛出现时间不同,又可分为早期疼痛、延迟性疼痛和晚期疼痛。

1)临床表现

● 早期疼痛:发生在置器过程中和置器后10天以内,多为生理性的。由于IUD进入宫腔使宫颈内口的疼痛感受器受到机械性刺激、宫体受到机械和化学性(内膜释放前列腺素)作用,而产生宫缩致痉挛样疼痛和宫底部的弥散性疼痛。也可因受术者精神紧张,痛阈低下而倍感疼痛。

● 延迟性疼痛:是指疼痛持续10天以上者,如IUD与子宫大小、形态不相适合,可对子宫产生明显的机械性刺激,使前列腺素的合成和释放持续增加,致子宫收缩延续引起钝痛。延迟性疼痛,一般提示IUD与宫腔不匹配。疼痛时间持续越长,可能说明IUD与宫腔的一致性越差。

● 晚期疼痛:是指放置IUD后或早期和延迟性疼痛缓解后4周以上出现的疼痛。多数为病理性,应进一步查明原因,尤其应重点排除感染或异位妊娠;尚需考虑IUD变形、

嵌顿、下移、粘连等。

● 性交痛:常因IUD过大、子宫形态和IUD不相容或IUD下移引起,也可因带尾丝IUD的尾丝过硬、过短或过长、末端露于宫口,性交时可刺激男方龟头引起疼痛。

2)治疗原则

● 保守治疗:可给予小剂量抗前列腺素药,如甲芬那酸、吲哚美辛等治疗。

● 取出IUD:如放置IUD后持续疼痛,药物治疗无效时可取出IUD,或视具体情况更换IUD种类(如换用较小IUD)。

● 可改换含孕酮类IUD:其疼痛的发生率低。也可改换固定式铜串节育器(GyneFix-IUD),因无支架,可减少机械性压迫,从而疼痛也较轻。

● 对有性交痛者,需检查尾丝位置和长度,短而硬的尾丝或无法改变尾丝方向者,宜取出IUD或剪去外露的尾丝。

3)预防:①放置前对IUD使用者进行咨询和指导,讲解放置的过程,以减轻放置早期的疼痛。②手术操作轻柔,防止损伤。③选择大小、形态合适的IUD,减少对宫壁的刺激。④放置前预防性用药,如用2%利多卡因做宫颈局部注射,能使绝大多数对象的疼痛缓解。

(3)白带增多:IUD在宫腔内对子宫内膜的刺激,引起无菌性炎症,可使子宫液分泌增加。有尾丝者,尾丝刺激宫颈管上皮也可能引起宫颈分泌细胞分泌增加。多数无须治疗,一般经数月组织适应后白带能逐渐减少。

(4)过敏:目前常用的活性IUD均带有铜丝或铜套,放置后在宫腔、宫颈、输卵管液中有较高铜离子浓度。近年来常有个案报道,放置带Cu-IUD后出现与其他过敏原致敏相似的临床症状。多数出现皮疹、全身瘙痒,个别出现心慌、腹痛等。如临床上怀疑铜过敏者应及时取出IUD,并给予抗过敏治疗,同时告知今后不能再用带Cu-IUD。也曾有放置载Cu-IUD后引起速发性过敏反应报道,病情类似青霉素过敏性休克,一旦发生

应及时抢救,并及时取出 IUD。

7.8.2　放置、取出宫内节育器手术并发症

(1) 子宫穿孔:任何进宫腔操作的器械均能发生,发生率约 1∶350～2 500。国内外均有放、取 IUD 时子宫穿孔合并肠损伤、感染的报道,虽极少见,但性质严重,如不及时诊断和处理,可危及生命。

1) 子宫穿孔分类:①根据子宫损伤的程度分为:完全性子宫穿孔,是指子宫肌层及浆膜层全部损伤;不完全性子宫穿孔,是指损伤全部或部分子宫肌层,但浆膜层完整。②根据子宫损伤与邻近脏器的关系分为:单纯性子宫穿孔,是指仅损伤子宫本身;复杂性子宫穿孔,是指损伤子宫同时累及邻近脏器,如肠管、大网膜损伤等。

2) 病因:①子宫本身存在高危因素,如哺乳期、绝经后子宫、子宫过度倾屈、伴有子宫肌瘤、子宫手术史、未诊断的子宫畸形、多次人工流产史或近期人工流产史等。②手术者技术不熟练,术前未查清子宫位置和大小或未按常规操作及操作粗暴。

3) 临床表现

● 疼痛:多数在手术过程中受术者突然感到剧痛、撕裂样痛,但也有少数疼痛不甚剧烈,偶见无痛感者;有的在术时疼痛不明显,但在术后因出血或感染而出现持续性隐痛、钝痛或胀痛。腹部检查可有肌紧张、压痛、反跳痛。

● 出血:出血量根据子宫穿孔的部位、有无损伤血管而不同,表现为内出血或外出血。一般内出血量＞500 ml 时,腹部可出现移动性浊音。如损伤大血管,可出现休克,如未及时处理,后果严重。

● 手术者的感觉:多数穿孔时手术者会有器械落空感,用探针探查宫腔深度时,常超过子宫应有深度或超过原探查的深度。用取器钩损伤时,有时钩子难以退出。

● 术中异常情况:取器钩穿孔合并其他脏器损伤时,可钩出肠管、大网膜组织等,受术者可伴剧痛和腹膜刺激症状;有异常情况

出现,诊断应无困难。

4) 诊断:详见 15.4 终止早孕并发症章节。

5) 治疗原则与方案

● 停止手术操作:发现或疑有子宫穿孔,须立即停止手术操作。

● 保守治疗:若手术中发生单纯性子宫穿孔,如探针或小号宫颈扩张器等,穿孔小、未放入 IUD、无出血症状及腹膜刺激症状,受术者一般情况良好,应住院严密观察血压、脉搏、体温、腹部压痛及腹膜刺激征、阴道流血等,一般观察 5～7 天;同时应用抗生素及宫缩剂预防感染和出血。

● 腹腔镜治疗:在放、取 IUD 时并发单纯子宫穿孔,穿孔面积比较小,而 IUD 已放到子宫外(进盆腹腔),可在腹腔镜下明确诊断并取出 IUD,同时穿孔处可在腹腔镜下电凝止血。

● 剖腹探查:如无腹腔镜条件或穿孔较大,特别是取器钩穿孔,症状严重者,或因穿孔进行保守治疗过程中发现腹痛加重、体温升高、腹膜刺激症状加重,或出现休克等,应及时开腹探查。

● 剖腹手术:子宫穿孔如合并脏器损伤应立即开腹手术,视损伤程度进行子宫修补或切除子宫,修补损伤的脏器等手术。

(2) 术时出血

1) 病因:①组织损伤:多见于 24 小时内出血,如宫颈管损伤、子宫穿孔、宫体损伤等。②感染:多见于放置后数天再出血,多数因局部内膜受压迫坏死,感染所致。以哺乳期放置为多见,也见于人工流产同时放置 IUD 者,可因妊娠组织物残留和(或)感染。

2) 诊断标准:放、取 IUD 术时、术后 24 小时内出血量＞100 ml 或有内出血＞100 ml 者,或术后少量流血于数天后出血量增加＞100 ml。

3) 治疗原则与方案

● 手术当时出血者,首先用止血药及缩宫药物。出血多者,需补足血容量。疑有子宫损伤时,不可做诊断性刮宫,必要时施行腹

腔镜检查协助诊断。病情严重者,必要时行剖腹探查。损伤严重、出血不止者,需行手术修补或子宫切除术。

● 放置数天后出血者,首先给予止血、抗感染等治疗;无效者应及时取出 IUD,或同时行诊断性刮宫,并用宫缩剂止血,刮出物送病理检查;人工流产同时放置 IUD 后出血者,应考虑到妊娠组织物残留的可能,进行诊断性刮宫,清除宫腔残留组织物,同时取出 IUD,术后应用抗生素。

(3)心脑综合征:发生率极低。偶见于放、取 IUD 时或放置术后数小时内,出现心动过缓、心律失常、血压下降、面色苍白、头晕、胸闷,甚至呕吐、大汗淋漓,严重者可发生昏厥、抽搐等心脑综合征症状。其原因可能由于受术者过度紧张、宫口过紧、手术者操作粗暴或 IUD 的压迫等因素刺激迷走神经引起。其处理如同人工流产心脑综合征(详见有关章节)。症状明显者,立即吸氧、静脉缓注阿托品或皮下注射 0.5 mg,如经上述处理后症状持续,需取出 IUD。术前、术时肌注阿托品 0.5 mg 可能有预防效果。

(4)术后感染

1)病因:①原有生殖道炎症,未经治愈而放置 IUD;②消毒、灭菌不严格;③手术时合并子宫穿孔、其他脏器损伤,如肠管损伤等;④人工流产同时放环,因人流不全持续出血而引起继发感染;⑤术后过早有性生活,或未能保持阴部清洁卫生。

2)临床表现:①术后出现腰酸、下腹疼痛、出血,阴道分泌物混浊有臭味,体温升高等征象。②严重感染时,子宫增大、附件增厚压痛,盆腔炎时可伴炎性包块;败血症或脓毒血症时,可出现全身中毒症状。③血白细胞增高,分类中性粒细胞比例增高。

3)诊断标准:术前无生殖器官炎症,于放器后 1 周内发生子宫内膜炎、子宫肌炎、附件炎、盆腔炎、腹膜炎或败血症者(详见人工流产章)。

4)治疗原则与方案:①放置 IUD 后一旦有感染,可选用抗生素治疗;感染控制后取出 IUD 为宜。②严重感染时,行宫颈分泌物培养及药物敏感试验,选用敏感抗生素;控制感染同时应取出 IUD,继续用抗生素及全身支持治疗。③发生盆腔脓肿时,先用药物治疗,如无效者应手术切开引流。④慢性炎症时,应在抗生素控制感染后取出 IUD,同时可配合应用理疗或中药治疗。

(5)IUD 异位:凡 IUD 部分或完全嵌入肌层,或异位于子宫外腹腔、阔韧带者,称为 IUD 异位。

1)分类:①部分异位,IUD 部分嵌顿入子宫肌层;②完全异位,IUD 全部嵌顿入肌层;③子宫外异位,IUD 已在子宫外,到达盆、腹腔中、腹膜外、膀胱、肠管内膜等处。

2)病因:①术时子宫穿孔,将 IUD 放置到子宫外。哺乳期、子宫有瘢痕史者放置 IUD,容易术时穿孔,造成 IUD 异位。②节育器过大,压迫子宫,使之收缩加强,逐渐嵌入肌层,甚至部分可移出子宫外。③"T"形 IUD 下移、变形、宽大的横臂嵌入狭窄的子宫下段,或纵臂下端穿透宫颈管。④环形 IUD 接头处脱结或质量不佳而断裂,断端锐利部分容易嵌入肌层。⑤固定式 IUD 放置不当,也容易造成 IUD 异位。⑥子宫畸形、宫颈过紧和绝经后子宫萎缩可致 IUD 变形,容易损伤或嵌入宫壁。

3)临床表现:一般无症状,多数在随访或取器时或带器妊娠时才发现。部分受术者有腰骶部酸痛、下腹胀坠不适或有不规则阴道流血。如果异位于腹腔,可伤及肠管、膀胱等组织并造成粘连,可引起相应的症状和体征。

4)诊断要点

● 病史:重点详细询问放器时间、IUD 类型和大小、放置顺利程度、放置时有无腹痛、置器后有无取器困难等病史,有助于诊断。

● 妇科检查:①窥视,如有尾丝的 IUD,发现宫颈口未见尾丝需考虑 IUD 异位可能。②妇科双合诊,检查盆腔有无包块,子宫直肠陷凹、前后穹隆处有无压痛及异物感,子宫大小、形态、有无压痛等,必要时行三合诊检查。

● 辅助检查：①B 型超声检查，是较好的 IUD 定位方法，应作为首选。②放射线检查：X 线直接透视或摄片，远离下腹中心的 IUD 可诊断为子宫外异位。X 线透视下双合诊检查，如移动子宫而 IUD 影未随之移动说明其异位子宫外。X 线透视下用子宫探针、定位器置入子宫腔，如不能与 IUD 重叠，能说明其异位。子宫输卵管造影或盆腔气腹双重造影，后者可正确定位 IUD 所在部位。CT 检查可对 IUD 作三维定位诊断。③宫腔镜检查，能直接观察、检查宫腔内 IUD 情况。④腹腔镜检查，能直接观察部分或完全异位于子宫外的 IUD。

5) 治疗原则与方案：凡 IUD 异位，无论有否症状，均应及早取出。根据异位的部位不同，可以采取以下取器方法。

● 经宫颈取出：嵌入肌层较浅的 IUD，用刮匙轻轻刮去内膜，然后用取环钩或取器钳将 IUD 通过宫颈从阴道内取出。嵌入肌层稍深的金属环，可钩住 IUD 下缘轻拉至宫口，拉直环丝，见到连接处后，可剪断后抽出。对于取出困难者，切勿盲目用力牵拉，可在 X 线透视或 B 超监护下进行。目前，较多的是在宫腔镜直视下取器。大部嵌入肌层的 IUD 不能松动者，不宜经宫颈取器。

● 经阴道后穹窿切开取出：IUD 异位于子宫直肠陷凹时，可切开后穹窿取出。

● 腹腔镜下取出：IUD 异位于腹腔内，并估计无粘连或轻度粘连，可在腹腔镜直视下取出。此方法既简单，又安全，术后恢复快，并发症少。

● 剖腹探查：经 IUD 定位后，大部分或全部嵌入肌层，按上述方法取出困难者，应剖腹取器。如穿孔部位有严重感染，或年龄较大伴有其他妇科疾患（如子宫肌瘤等），可考虑子宫切除术。如 IUD 已穿入肠管内或膀胱内，应请普外科或泌尿外科医师协助处理。

(6) IUD 变形、断裂、脱结及部分残留

1) IUD 变形：发生率较低，多数在随访时通过 X 线多方位透视发现。临床可见，"O"形 IUD 变成"8"、"△"形或其他不规则形态；"V"形 IUD 可以发生横臂折叠，中心扣断裂散架；以及"T"形 IUD 横臂歪斜等。IUD 的变形可能与其质量、放置操作技术、不适于宫腔形态等有关。发现以上情况，宜及时取出。

2) IUD 断裂、脱结及部分残留：IUD 断裂或接头处脱结者因无症状，常在随访时发现。如有临床症状，一般表现为下腹坠痛、腰酸、阴道内有赤带。IUD 断裂或合并嵌顿，处理同 IUD 异位，常可在宫腔镜下取出，或同时在 B 超监护下取器。在放置环形 IUD 时，环叉要避免叉在结头处，以防 IUD 脱结。困难取器时如发现节育器部分残留宫腔，宜在宫腔镜下或 B 超监导下取出。部分 IUD 残留于肌壁内而无临床症状，如无医疗条件，可不强求必须取出，但应定期随访。

（7) IUD 下移：IUD 在子宫内位置下移，在临床上常无症状，有时可出现下腹胀痛、腰酸、白带增多、赤带等。B 型超声能较好地诊断 IUD 下移，如 B 超显示 IUD 上缘距宫底浆膜＞2 cm，一般可诊断为 IUD 下移。临床诊断的标准，以 IUD 下端下移到子宫颈内口以下，进入颈管者才能诊断。如有尾丝的 IUD，当尾丝明显增长时，应考虑到 IUD 下移。IUD 下移易发生带器妊娠，一旦发现 IUD 下移，应及时取出。

（8) IUD 尾丝消失：当子宫增大（合并肌瘤、妊娠等），使尾丝相对过短而缩至宫腔内或因尾丝断裂、IUD 脱落、IUD 异位造成尾丝消失。一旦发现尾丝消失，可行 B 超或 X 线检查，以确诊 IUD 是否还在宫腔内，或用探针探测宫腔内是否有异物感。如确诊 IUD 仍在宫腔内正常位置，可以继续存放。如 IUD 位置不正，则需及时取出，换置新的 IUD。

7.8.3　宫内节育器放置、取出手术并发症的鉴别诊断

对放置、取出 IUD 术后出现的常见症状进行鉴别，将有利于手术并发症的早期诊断

及处理,尤其是放置 IUD 后的腹痛、出血,须认真加以鉴别。

(1) 术中、术后腹痛:放置 IUD 术中、术后腹痛为常见症状之一。临床医师应了解腹痛发生时间、持续时间、疼痛部位、疼痛性质、伴随症状、疼痛能否自然缓解等。腹部触诊检查应注意疼痛部位压痛、反跳痛及肌紧张,腹部叩诊检查,注意移动性肠音出现及肝浊音界消失。妇科检查需注意有无宫颈举痛、子宫压痛,附件包块及压痛等。

1) 精神因素:受术者精神紧张、疼痛耐受性差,可在放、取 IUD 术中及术后出现腹痛。这样的疼痛,手术操作停止,疼痛往往缓解。部分受术者可在放置 IUD 后 10 天内出现下腹痛,如无其他阳性症状与体征,则大多为非病理性的。

2) IUD 与子宫相容性:放置宫内 IUD 后,如相容性差,下腹疼痛可持续 10 天以上,常因 IUD 与子宫大小、形态不相容,对子宫产生明显的机械性刺激,以致前列腺素合成释放持续增加所致。取出 IUD 后,症状即会消失。

3) 子宫损伤:放置 IUD 引起的子宫损伤多见于在哺乳期、产后、人工流产后、中期妊娠引产后的放置。疼痛发生在术中并持续到术后,疼痛部位在下腹部,疼痛程度依损伤程度及内出血量而异。妇科检查子宫有局限性压痛,附件可扪及包块。

4) IUD 异位:放置 IUD 子宫损伤常合并 IUD 异位(完全嵌顿或异位于子宫外),并常有置器后近期内宫内妊娠史、反复取器失败史。取器术中在宫腔内未能探及节育器,B超及 X 线定位检查可协助诊断。闭合型 IUD(主要为圆形)异位腹腔内,可继发引起肠管不全套叠或绞窄性肠梗阻,可出现持续性腹痛、阵发性加剧,伴腹胀、恶心、呕吐以及排气、排便困难等症状;腹部检查有局限性压痛、有时可摸到包块、腹部听诊可闻及肠鸣音亢进及气过水声。X 线检查可协助诊断。

5) 感染:放置 IUD 后 1 周内出现下腹部持续性钝痛,伴畏寒、发热;阴道分泌物血性、混浊或呈脓性、有异味等盆腔感染症状与体征;既往常有生殖道感染史及术后性生活史,感染也可继发于放置 IUD 数月或数年后,常有不规则阴道出血史或不洁性生活史。

6) 带器异位妊娠:疼痛可发生在置器后任何时间,常有停经、不规则阴道出血史;表现为反复下腹隐痛后突发一侧下腹撕裂状锐痛,腹部拒按等异位妊娠典型症状及体征;尿妊娠试验呈阳性,B 超检查提示宫内无妊娠胎囊而附件包块内有不均质强回声,而 IUD 在宫腔内。

7) IUD 合并子宫内膜异位症:为渐进性加重的痛经和持续性下腹隐痛,常伴性交痛。妇科检查子宫呈均匀性增大,直肠子宫陷凹、宫骶韧带、子宫后壁下段有触痛性结节;有时一侧或双侧可扪及与子宫相连的囊性偏实性包块。B 超及腹腔镜检查可协助诊断。

8) 宫颈、宫腔粘连:放置 IUD 可预防宫腔粘连,但是临床也可见到长期放置 IUD(主要为圆形)后继发宫颈、宫腔粘连。其特点为放置 IUD 后继发、渐进性经期缩短、经量减少、痛经加剧;严重时继发闭经伴周期性下腹痛;并常有取器失败史。B 超检查,提示 IUD 位置正常。

9) IUD 合并盆腔肿物:放置 IUD 后可合并盆腔肿物,如一侧下腹痛持续性、阵发性加重、伴恶心、呕吐应考虑卵巢囊肿蒂扭转可能;顽固性难以忍受的下腹痛,应考虑盆腔晚期癌肿;一侧下腹突发撕裂性锐痛,应考虑输卵管或卵巢肿瘤破裂。妇科检查可扪及盆腔肿物。B 超检查可协助诊断。

10) IUD 合并其他内、外科急腹症:腹痛可发生在放置 IUD 后任何时间,应注意相关病史、相关临床症状与体征,必要时请内、外科医师会诊,贻误诊治将引起不良后果。

(2) 术后出血:放置 IUD 后出血为另一常见症状。置 IUD 后出血除应考虑手术并发症引起出血外,还有可能合并其他妇科疾病。临床医师应注意服务对象的年龄、放置 IUD 年限、出血发生时间、出血天数、出血量、以及有无停经史、妊娠反应及伴随症状等,必要时了解手术情况、既往月经史、出血性疾病史、药物应用史。妇科检查是鉴别诊断的重要手段，为防止感染，可消毒外阴后检查，必要时进行血常规、X线检查等实验室检查。

1）IUD引起出血：常发生在放置IUD 6～12个月内，随放置年限延长，出血症状减轻。其特点为月经周期基本正常、经期延长、经量增多、点滴出血及不规则出血，可继发贫血、血铁蛋白下降，无其他阳性症状与体征。IUD下移常可引起点滴出血、性交出血，并常伴有下腹隐痛。

2）子宫损伤、宫颈裂伤出血：常发生在困难放置或困难取器后。临床表现为持续性出血、色鲜红、出血量依损伤程度而异，常伴持续性下腹痛。

3）带器异位妊娠：出血可在放置IUD后任何时间发生，常表现为阴道不规则出血，有时可有停经史，B超检查显示IUD在宫腔内。诊断性刮宫等有助于确诊。

4）IUD合并围绝经期出血：放置IUD后多年，月经基本正常，年龄接近围绝经期时出现月经异常。多为月经周期不规则，持续时间长、月经量增加，常有潮热、出汗、激动易怒、情绪低落、尿频、尿急、心血管疾病症状及骨质疏松等症状与体征。诊断性刮宫、子宫内膜病理诊断多为无排卵型，可伴有子宫内膜增生过长、单纯型增生过长、复杂型增生过长和非典型性增生过长。

5）IUD合并子宫肌瘤：放置IUD妇女合并子宫肌瘤并不少见，其特点为月经周期不变或缩短、经量增多、经期延长、有时为不规则出血。长期月经过多可继发贫血。黏膜下肌瘤可发生多量出血，感染时还有脓血性分泌物排出。妇科检查子宫增大、质硬、表面不规则、呈单个或多个结节状凸起。B超检查可协助诊断。

6）IUD合并宫颈糜烂、宫颈息肉：表现为白带增多、可伴有接触性出血。妇科检查可见不同程度宫颈糜烂或宫颈息肉，宫颈刮片细胞学检查可协助与早期宫颈癌作鉴别诊断。治疗宫颈糜烂，取宫颈息肉后可止血。

7）IUD合并宫颈癌：宫颈癌发病年龄呈双峰状，35～39岁和60～64岁，平均为52岁。早期宫颈癌常无症状与体征，宫颈刮片细胞学检查可用于筛查。放置IUD妇女应定期检查宫颈刮片。宫颈癌常见症状为接触性出血、阴道异常排液，也有月经周期缩短、经期延长、月经增多等表现。妇科检查早期宫颈癌宫颈局部常无明显病灶，宫颈光滑或轻度糜烂；晚期宫颈癌无论外生型或内生型宫颈局部体征明显，易于识别。阴道镜检查、宫颈活体组织检查、宫颈锥切检查可协助诊断。

8）IUD合并子宫内膜癌：高发年龄为58～61岁。置入IUD妇女绝经后延或绝经后阴道出血伴阴道排液应考虑本病。早期时妇科检查无明显异常。随病情发展，子宫增大而软。分段诊断性刮宫病理诊断可确诊。

（方爱华）

7.9 放置宫内节育器的远期安全性

7.9.1 带器异位妊娠

（1）发生率

1）异位妊娠发生率：近年来，据国内外文献报道，异位妊娠的发生率不断升高，占所有已知妊娠总数的1%。造成发生率上升的主要原因是盆腔炎发病率的上升以及异位妊娠诊断手段的进步。Westrom于1975年报道妇女患盆腔炎后异位妊娠的危险性比未患过盆腔炎者大7～10倍。过去许多症状轻又往往能自动吸收而不易被发现的一部分异位妊娠也被先进的手段早期诊断出来，由此增加了异位妊娠发生率。如美国1982年异位妊娠发生率为1.2/1 000妇女年，是1965年的2倍。国内张倬敏等于1993年报道北京地区育龄妇女的异位妊娠率为0.52/1000妇女年。

2）IUD使用率：部分国家IUD使用率逐年增加。据WHO于1991年统计报道，越南约67%妇女使用IUD，中国约40%。1996

年上海约 72％妇女使用 IUD。目前妇女正处在 IUD 高使用率的时代，不难理解异位妊娠病例中带器者高达 30％～90％之多。进入 21 世纪后上海使用 IUD 妇女数稳中有降，但异位妊娠的发生率并没有随之下降，仍然呈现上升趋势，提示 IUD 与异位妊娠并非正性相关。

3）带器异位妊娠发生率：据庄留琪等于 1993 年报道，放置 IUD 后进行定期随访达 5 年以上的各种 IUD 其带器异位妊娠率为 0.34～1.02/1000 妇女年，与 WHO 和 Franks 等报道相似，低于未避孕妇女的 2.6/1000 妇女年。张倬敏等（1994 年）进行的北京地区异位妊娠发病率调查中，带器异位妊娠发生率为 0.65/1000 妇女年，同期未采用避孕措施的妇女异位妊娠发生率为 1.80/1000 妇女年。综合 WHO 于 1987 年报道及我国多中心前瞻性研究报道的不同种类 IUD 异位妊娠发生率见表 3-7-12。尽管不同种类 IUD 异位妊娠发生率有所不同，但总体来说，释放低剂量孕激素的 IUD 的异位妊娠发生率最高，这可能与孕激素影响输卵管蠕动有关。TCu 380A 与 MLCu 375-IUD，由于铜表面积较大，异位妊娠发生率最低。该结果提示，宫腔内、输卵管内铜离子浓度增高，它不仅有效阻止了宫内妊娠，同时对异位妊娠也起了很大预防作用。

表 3-7-12 不同种类 IUD 异位妊娠发生率比较

种类	妇女年数	发生率/1 000 妇女年
惰性 IUD		
金单环	19 619.6	0.75
含铜 IUD		
TCu 200	4 836	1.4
TCu 220c	11 931	0.8
TCu 380A	1 929	0.0
VCu 200	8 373	0.36
MLCu 250	8 201	0.2
MLCu 375	637	0.0
含孕酮 IUD	10 128	5.2

不同时期放置 IUD 的异位妊娠发生率也有所不同。据国内报道，5 种不同时期放置 IUD 多中心研究提示：剖宫产时胎盘娩出后立即放置 IUD 者异位妊娠发生率偏高，约为 2.69/1000 妇女年，其原因可能是受盆腔手术因素的影响，尚待进一步研究。

（2）IUD 对异位妊娠的危险性：多年研究认为，IUD 抗生育机制在于通过放置 IUD 产生异物反应，改变宫腔内环境，不仅仅局限于宫腔，不利于受精卵着床，并可能通过改变子宫及输卵管液损害配子存活，降低精卵结合（受精）的机会。1994 年 Wollen 报道 IUD 激活输卵管的免疫系统，可能干扰输卵管的免疫功能并影响其在受精过程中的作用。换言之，IUD 也干扰了着床前的生殖过程。含铜 IUD 释放铜离子本身除了具有杀精子作用外，还加强了以上各环节的抗生育作用。所以含铜 IUD 的避孕效果比惰性 IUD 佳，并且异位妊娠发生率也低。Wollen 又报道了使用含铜 IUD 妇女的子宫与输卵管分泌物中铜的浓度均增加，并有形态学变化。铜还使白细胞显示趋向性作用，在使用 IUD 妇女的输卵管中常可见炎症反应，而使用含铜 IUD 更多见。总之，这种多环节的抗生育机制从理论上支持了 IUD 不仅阻止了宫内妊娠，还对异位妊娠有一定预防作用。

7.9.2 宫内节育器与盆腔炎的关系

（1）带器与感染的关系：放置 IUD 是一种宫腔手术，手术可能引发感染。国际上对与 IUD 有关的感染有时间上的限制和明确的诊断标准；认为 IUD 放置后的感染一般在 20 天内发生，诊断依据为必须具有下列 4 项中的 3 项，前 2 项为必备条件，加后 2 项中的 1 项：①阴道检查前，口腔温度≥38℃；②下腹部压痛及肌紧张；③阴道检查时宫颈举痛；④单侧或双侧附件压痛或伴有病块。

IUD 的放置是否会增加盆腔感染的发生率尚有争议。Tietze 等于 1970 年报道放置 IUD 妇女中 2％～3％在 1 年内有盆腔炎症状。国内报道发生率均为 0.5％～4％。

在正常情况下,放置 IUD 时有可能将细菌带入宫腔。Mishell 等于 1985 年经宫腔细菌培养证实,置入 IUD 12 小时后就可以从子宫腔中分离出微生物;以后几周,微生物减少;1 个月后宫腔已无菌。1992 年在 WHO 的支持下,一项多中心的 IUD 与盆腔感染关系的前瞻性研究结果显示,IUD 本身所增加的盆腔感染发生在置器后 4 个月内,特别是 20 天内危险最高,以后减少,再以后迅速降低至不用 IUD 妇女的水平。长期放置 IUD 不增加盆腔感染的发生率;放置 IUD 的妇女在多个性伴和性传播疾病等特定条件下,盆腔感染危险性有增加趋向。感染仅是 IUD 的近期并发症。

(2) IUD 并发感染的原因:①原有生殖道炎症如有盆腔炎史者,置器后炎症容易复发。②无菌技术不严格导致细菌上行性感染,如 IUD 本身灭菌不合要求、手术操作不遵守常规。③带器后出现不良反应如经常有点滴阴道出血或经期延长,均有利于细菌、支原体、衣原体、病毒的生长繁殖,可导致生殖道炎症。

(3) IUD 尾丝与盆腔炎的关系:对 IUD 尾丝与盆腔炎的关系一直存在争议。上海交通大学医学院附属新华医院于 1996 年对放置 IUD 5 年以上的对象共 110 例(无尾丝 71 例、有尾丝 40 例)分别进行宫颈外口、内口、宫腔内需氧和厌氧菌培养,结果表明,阴道宫颈口培养有多种细菌生长系正常现象,而临床症状与 IUD 有无尾丝关系不大。年龄偏大、阴道抵抗力稍差的妇女容易有细菌生长。长期放置 IUD 有尾丝组细菌上行至宫腔的机会比无尾丝组增多。一般因机体有防御功能,不致产生严重的盆腔感染临床症状。据 WHO 组织多中心比较研究,1 265 例妇女随机采用有尾丝及无尾丝 TCu 200 - IUD,随访 12 个月,证明两组盆腔感染的发生率无区别。因此认为尾丝在盆腔感染发生中不起重要作用。Struthers 等 1985 年的流行病学调查材料分析指出,IUD 本身并不增加盆腔感染发生率,多性伴和性传播疾病是致病重要

原因。无性传播疾病危险因素者,盆腔感染危险性几乎不增加。Pap-Akesom. M 将 445 名年龄 20～47 岁妇女放置 MLCu 250 - IUD,分为两组:一组 IUD 连同尾丝一起塞入宫腔(尾丝向上组);另一组按传统方法尾丝留在阴道中。放置 2 年后随访,在尾丝向上组,妇科感染病史、感染体征及病理性湿涂片均明显低于尾丝向下组。结果表明,使用 IUD 的妇女,如尾丝自宫腔伸于阴道中,则感染并发症较为常见;如将尾丝连同 IUD 一起塞入宫腔,则可减少感染的发生。所以尾丝是否会增加盆腔感染,有待进一步研究。

2010 年杜丽辉等报道观察 270 名放置 IUD 的妇女,其中有尾丝 142 例、无尾丝 128 例,1 年无差异,在 3、5 和 8 年有尾丝组阴道分泌物增加,宫颈糜烂增加,但阴道分泌物的颜色和宫颈糜烂的程度两者比较无差异。

就感染而言,IUD 与屏障避孕法比较,不能阻止性传播疾病;与口服避孕药比较,不能保护妇女免患盆腔感染;尤其在年轻、多重性关系的高危人群,尾丝可以是不利因素。

7.9.3 继发不孕与生育力恢复

放置 IUD 后并发感染,可能造成输卵管炎症,可导致输卵管性不育。WHO 在 1975 年关于输卵管性不育与 IUD 使用的研究中提出:仅有一个性伴侣,使用 IUD 的妇女其输卵管性不育的危险性不增加;有多重性关系的妇女,不论是否用 IUD,其输卵管不育的危险性都增加。

IUD 是一种长效可逆性的避孕方法。各种 IUD 取出后 1 年内有 51.2% 妇女再次妊娠,2 年妊娠率为 89.4%±1.6%,3 年妊娠率为 93.3%±1.4%,与未置器妇女妊娠率相似。Randic 1985 年报道,年龄＞30 岁妇女停用 IUD 后 6～12 个月的受孕率略低。在我国的农村地区也证实 IUD 对生育的影响是可逆的。

(1) 铜的生物安全性:IUD 是置入人体内长期使用的避孕器具,且有较多育龄妇女用于控制生育间隔,取出后短期内即有生育

计划,故人们对 IUD,特别是带铜 IUD 的安全性多有关注。

1) 实验室观察:"十一五"期间,在国家科技支撑计划的支持下,我国对 TCu 220C 与 TCu 380A – IUD 体外细胞毒性进行观察。这两种 IUD 形状和规格相似,主要的区别是铜表面积不同,而且相差较多,是观察不同铜表面积的生物安全性的适用样品。将 TCu 220C 和 TCu 380A – IUD 置入 10% FBS – DMEM 浸提后,与 L929 细胞接触培养,通过倒置相差显微镜观察其形态,采取 MTT(四唑盐)比色法量化细胞毒性,计算相对增殖率(RGR),并进行毒性评价。结果显示,TCu 220C – IUD 有轻度的细胞毒性,在浸提 24 和 72 小时细胞毒性分别为 1 级和 2 级。TCu 380A – IUD 则表现出明显的细胞毒性,在浸提 24 和 72 小时细胞毒性均为 4 级。提示含铜面积越大,细胞毒性也越大。这两种 IUD 的载铜方式属于外置型,铜丝或铜套暴露于宫腔,而我国使用量最大的宫型系列 IUD 的载铜方式属于内置型,螺旋状的铜丝被置于不锈钢的螺旋内,不直接与宫腔接触。为了解这类 IUD 的生物安全性及其所含吲哚美辛的影响,该课题组还进行了"元宫铜 IUD 铜离子释放和细胞毒性及药铜 220 吲哚美辛释放"的研究。通过测量铜离子的浓度及观察表面形貌的方法研究 3 种元宫铜 IUD 的铜的腐蚀和吲哚美辛的体外释放行为,并用 MTT 法对这 3 种 IUD 对 L929 小鼠成纤维细胞的细胞毒性进行了研究。分别将元宫铜 365(铜表面积为 365 mm²)、元宫铜 300(铜表面积为 300 mm²)及元宫药铜 220(铜表面积为 220 mm²)IUD 浸泡在 37℃ 的 50 ml 模拟宫腔液中,定期换液。用原子吸收火焰法及紫外可见分光光度计分别测试模拟宫腔液中的铜离子浓度及吲哚美辛浓度,并用扫描电镜观测 3 种元宫 IUD 在模拟宫腔液中浸泡 1 天及 30 天后的铜丝表面形貌。从铜离子释放速率曲线、吲哚美辛释放速率曲线及浸泡 1 天及 30 天后的铜丝表面形貌得知,铜离子及吲哚美辛的释放都呈现前期

快、后期慢的特点。MTT 法对这 3 种元宫铜 IUD 的细胞毒性进行评价发现,细胞毒性均为 4 级。元宫药铜 220 的铜表面积虽小于元宫 300,但由于吲哚美辛降低了溶液的 pH 值,使铜的腐蚀速度加快,增加了生物毒性。观察还发现,内置于不锈钢螺旋的铜丝,表面呈现明显的不均匀腐蚀现象,铜丝与不锈钢丝接触的部分由于与模拟宫腔液很少接触,故腐蚀程度低,这一观察可推测相同表面积的铜丝,其载负形式不同时,可能由于释放速率的不同而影响其生物毒性。

2) 临床观察:将铜、锌等金属材料用于避孕,理论基础就是利用其生物毒性,杀伤精子和受精卵,同时通过其对子宫内环境的影响干扰着床,问题的关键是这种生物毒性的程度是否在临床可接受的范围内。因此,还需要根据临床研究的结果作出评价。主要的指标包括避孕的有效率和不良反应。

带器妊娠率:国外已有的文献证实,IUD 的铜表面积不同,其带器妊娠率也有明显的差别。Sivin 对不同表面积 IUD 的妊娠率进行归纳分析,发现随着铜表面积的增加,带器妊娠率和宫外孕率均依次下降(表 3 – 7 – 13)。结合实验室的观察结果可见,铜的生物毒性大,其抗生育的作用强,带器妊娠率低,避孕效果好。

表 3 – 7 – 13　IUD 铜表面积与妊娠率

铜表面积(mm²)	妊娠率(%)	宫外孕率(%)
350～380	4.1	0.2
TCu 380A	3.4	0.2
MLCu 375	5.9	0.0
220～300	9.1	0.4
MLCu 250	9.4	0.4
TCu 220C	9.0	0.3
200	21.2	0.8
NovaT 200	13.4	0.9
TCu 200	24.9	0.6

注:每 1 000 名妇女使用 2 年的带器妊娠率和宫外孕率。

我国的多数临床研究结果未显示铜表面积与带器妊娠率的关系。"十五"国家科技攻关课题"月经间期放置 7 种 IUD 的临床效果比

宫内节育器

较"研究,采用多中心随机比较方法,在全国11个省、市的42家计划生育服务和医疗机构,共接收观察对象6 155例,随机放置 TCu 220C、TCu 380A、MLCu 375、宫铜300、宫铜200、元宫药铜220及活性型 IUD 中的一种,比较各种 IUD 的使用效果和不良反应的发生情况。7种 IUD 的带器妊娠率均较低,为0～1.07/100妇女年,与国内外同类报道的0.9～1.5/100妇女年相近或略低,但未能证实 IUD 的铜表面积越大带器妊娠率越低的规律。7种 IUD 中铜表面积较大的 IUD 如 TCu 380A、MLCu 375 和宫铜300,在带器妊娠率上并未表现出明显的优势。这种发现与实验室观察结果一致,即除铜表面积外,铜的负载方式和是否含吲哚美辛会通过影响铜的释放速率影响铜的生物安全性,同时也影响铜的抗生育作用。

● 不良反应:IUD 的常见不良反应包括出血、疼痛和白带增多,已有的研究对不同铜表面积 IUD 对月经血量的影响进行了定量观察,使用 IUD 后常见不良反应的主诉率和因症取出率,也可反映不良反应的程度和使用者的耐受情况。

铜表面积对月经血量的影响:吴尚纯等的"IUD 不同铜表面积对月经血量的影响"研究,采用定量方法对放置 TCu 380A 和 TCu 220C 两种 IUD 后1、3、6、12周观察对象的月经血量变化情况进行观察。结果显示,放置两种 IUD 后各周期平均月经血量和出血天数均无显著差异($P>0.05$),提示铜表面积的增加并不增加月经血量。

● 铜表面积对不良反应主诉率的影响:为保证数据的可比性,有说服力的资料应对与 IUD 使用相关其他因素有较严格的控制,如 IUD 的类型、规格、放置时期等,说明所存在的差别主要与铜的表面积有关,能达到这种要求的数据非常有限。

一项对"宫铜300、TCu 220C 及 TCu 380A-IUD 放置10年的临床比较性研究"对全国7个协作中心2 699例观察对象10年的随访结果发现,TCu 220C 和 TCu 380A 不良反应主诉率分别为11.8%和13.1%,差异无统计学意义。月经量增多的发生率,TCu 380A 和 TCu 220C 分别为6.3%和5.4%,差异无统计学意义。月经紊乱的发生率,TCu 380A 和 TCu 220C 分别为4.4%和2.1%,差异无统计学意义。

● 铜表面积对因症取出率的影响:上述研究中 TCu 220C 和 TCu 380A 放置10年时因症取出率分别为5.58/100妇女年和6.80/100妇女年,差异无统计学意义。"月经间期放置7种 IUD 的临床效果比较"的研究,使用1年的因症取出率,TCu 220C 和 TCu 380A-IUD 分别为1.09/100妇女年和1.94/100妇女年,宫铜300和宫铜200-IUD 分别为3.89/100妇女年和3.72/100妇女年,形状相似的两种 IUD 间,差异无统计学意义。一项对 TCu 380A 的系统评价,共纳入15篇对照研究,20 417例妇女,TCu 220C-IUD 因症取出率除在随访6个月时低于 TCu 380A-IUD,差异有统计学意义外,更长时间(1～10年)的随访,两组差异均无统计学意义。国外的一项非随机、非同期比较性观察研究通过对 MLCu250-IUD 和 MLCu 375-IUD 进行4年的因症取出率观察发现,MLCu 250 和 MLCu 375-IUD 使用4年的因症取出率分别为11.6/100妇女年和15.9/100妇女年,差异无统计学意义。

对铜表面积不同但形状相似的 IUD 不良反应主诉率和因症取出率的比较结果发现,其差异多无统计学意义,提示铜表面积对临床不良反应的影响不大。综上所述,目前尚无证据表明铜的生物毒性对妇女产生有临床意义的伤害,有必要进行进一步的研究。

(2)生育安全性:与 IUD 使用相关的生育安全性涉及带器宫内继续妊娠的母婴安全和取出 IUD 后短期内的妊娠,多属于方法本身的安全性,往往是不同产品所共有的问题。对于 IUD 取出后生育能力的恢复和致畸性,WHO 于20世纪80年代末已组织相关专家对有关问题进行讨论并达成共识,认为取出 IUD 后即可怀孕,对婴儿没有致畸作用。对于带器妊娠后的继续妊娠,国外报道有增加自然流产、感染性流产、死胎、早产及低体重儿的风险。一项多中心大规模研究对妇女带器妊娠,并在妊娠 3 个月内保留在子宫内的妇女进行观察,发现在孕中期流产的危险性与非带器妊娠的妇女相比增加 10 倍;感染性中期流产的危险性(26 倍)比非感染性流产(3 倍)大得多,如果在孕早期取出 IUD,则不增加中期自发流产的危险性。国内在 20 世纪 60～70 年代,单圈式 IUD 的使用非常普遍,加之此类 IUD 的避孕效果较差,带器妊娠并持续至分娩的人数很多,但限于当时的条件,未能得到上述各种病理情况的发生率,但有单圈式 IUD 套在婴儿颈部、躯干及肢体等,导致胎儿发育障碍的个案报道。

(3)非手术并发症

1)盆腔感染:2008 年 WHO 的 IUD 案例报告中所提到的长期安全性仅为盆腔感染,结果表明在 22 908 例、共计 616 790 个妇女月的使用中,盆腔感染的发生率为 1.6/1000 妇女年,与未使用 IUD 者相似。放置后 20 天内的发生率为年 9.7/1000 妇女,此为与放置手术相关的不良事件。结论认为,长期使用 IUD 是安全的。对于有特定情况妇女的相关安全性还将在后面进行讨论。

2)IUD 异位:目前在理论上仍将放、取 IUD 时的子宫穿孔与 IUD 嵌顿、异位作为不同的并发症。在临床实践中,对许多 IUD 异位的病例难以鉴别是放置术时的穿孔还是其后由于子宫收缩致使 IUD 嵌顿、外游于盆腔甚至其他脏器,放置 IUD 手术过程中的子宫穿孔可能导致 IUD 部分或完全穿出子宫的浆膜。

IUD 异位是指 IUD 部分或完全嵌入肌层(部分异位或完全异位),或异位于子宫外盆腔、阔韧带、肠管、膀胱等脏器内;后者亦称为 IUD 子宫外异位。文献中不乏对 IUD 子宫外异位的报道,均缺乏是或者不是在放置术中穿孔的依据。国内基层计划生育服务机构超声检查的条件和水平不断提高,也有不少服务提供者采用在超声监测下放置 IUD。

在有条件的情况下,于放器后即时通过超声检查确定 IUD 在宫内放置到位,有助于今后对 IUD 子宫外异位原因的判断。IUD 异位于盆腔脏器给妇女造成的损伤往往较严重,异位于膀胱内的 IUD 还会形成结石,使妇女有不同程度的泌尿系统刺激症状、血尿或感染,诊断或处理都有一定的难度。

IUD 异位的潜在风险还在于会增加取器的并发症,特别是在未明确诊断的情况下极易导致穿孔、术中大出血及感染,给妇女带来很大的痛苦和较重的经济负担。

3)IUD 变形、断裂和脱结:有些 IUD 在放置过程中和使用期间,由于子宫的收缩或长时间的应用等,可发生变形。通过超声或 X 线检查多可被发现,常见的情况为单圈式 IUD 形成"8"字形、"V"形 IUD 中心扣断裂、支架变形、"T"形 IUD 的一侧或双侧横臂未能展开等。IUD 变形后可造成子宫内膜的损伤,导致出血或疼痛,应尽快取出。

IUD 断裂多见于高分子材料的支架,如"T"形 IUD 的横臂于横臂与纵臂相接处断开。近年来有"T"形 IUD 在放置后短期内发生多起横臂断裂的事件,经分析为产品质量所致,采取了召回措施。

以不锈钢螺旋为支架的 IUD,如单圈式和宫型 IUD,在产品质量不良的情况下可能发生自行脱结,或在放置和取出时,由于放置器或取环钩的外力作用致使脱结。IUD 断裂或脱结后,也多可经超声或 X 线检查确诊,为防止其对子宫内膜的损伤,也应及时取出。

4)异位妊娠:是妇产科常见的急腹症,发病率为 1/100 例妊娠,近 10、20 年,由于婚前婚外性生活的增加和性传播感染风险的增加,临床上异位妊娠明显增多。遗憾的是,我国对异位妊娠在近年的发生率缺乏权威性的报道。

20 世纪 90 年代张倬敏等利用流行病学监测方法,对避孕方法使用对异位妊娠的影响进行观察。监测对象为 15～49 岁的育龄妇女,共计 207 万,使用避孕方法者 18.7 万,异位妊娠的发生率为 0.54/1000 已婚育龄妇女,未采取避孕方法者 20.5 万,异位妊娠的发生率为 1.8/1000 已婚育龄妇女,明显高于采用避孕方法者。统计学处理显示,如果采用避孕的妇女不再避孕,其异位妊娠的发生率将增加 2.3 倍。

就避孕方法而言,女性绝育术、IUD、避孕药及避孕套、杀精剂等现代避孕方法对异位妊娠的发生均具有防护作用,但由于 IUD 防止宫内妊娠比预防输卵管妊娠更有效,故在带器妊娠的妇女中,异位妊娠与宫内妊娠之比约为 1∶30,或为 3%～4%,高于一般人群的 1∶125 或 1%。因此,IUD 使用者可疑妊娠时应高度警惕异位妊娠的发生。提高 IUD 的避孕效果,在减少带器宫内妊娠的同时,也可有效预防异位妊娠的发生。高铜表面积 IUD 的异位妊娠率明显低于铜表面积在 200 mm² 左右的 IUD。对于有宫外孕史的妇女,一般不将 IUD 作为首选的避孕方法,因其他情况不能或不愿意选择其他避孕方法时,需选择高铜表面积 IUD 或曼月乐。

(4)过敏:极少数妇女放置带铜 IUD 后出现与其他过敏原致敏相似的临床症状,表现为局部或全身的瘙痒、皮疹,个别人出现心慌、腹痛,甚至过敏性休克。一般的过敏反应在取出 IUD 后并经抗过敏治疗,症状可迅速得以控制,但对于罕见的严重过敏反应,若不能及时发现和有效控制,可对生命造成威胁。

(康建中)

7.10 宫内节育器的咨询和供应

7.10.1 宫内节育器的知情选择

2001 年 6 月国务院颁发的《计划生育技术服务的管理条例》明确规定"公民享有避孕方法的知情选择权。国家保障公民获得适宜的计划生育技术服务的权利",2001 年 12 月颁布的《中华人民共和国人口与计划生育法》规定了公民实行计划生育的八个方面的合法权益,对避孕方法的知情选择权是其中的一个方面,由此可见,认真实施对避孕方法的知情选择,即是对公民合法权益的维护,也促进了计划生育工作的法制建设,是各级政府、计划生育部门和工作人员的重要职责。

我国从 1995 年开始在部分试点区县探索计划生育优质服务的途径,对避孕方法的知情选择是计划生育优质服务的重要内容,在积累一定经验的基础上,自 2000 年起优质服务工作在全国范围全面展开,经过 10 余年的实践,取得可喜进展。实践证明通过推进知情选择,群众掌握了科学知识,对自己所选择的避孕方法可能出现的不良反应以及可能遇到的问题有较充分的思想准备,通过及时和妥善的处理,不仅提高了避孕方法的有效率和续用率,而且增加了群众的满意度。知情选择的开展还促进了计划生育服务机构和服务人员服务能力的提高,环境和流程的改善,保证了服务质量,受到群众和主管部门的好评。

IUD 知情选择是指要求避孕节育的服务对象在服务提供者的帮助和指导下全面了解相关避孕方法的避孕原理、使用方法、避孕效果、可能出现的不良反应和并发症等,结合获得相关避孕方法的途径和个人及性伴侣的需求,做出合适选择的过程。对 IUD 知情选择的步骤包括以下几个方面。

(1)使用对象:了解服务对象的孕产情况和近期内的生育计划,对有下述情况的妇女,可优先考虑 IUD 的使用。

1)已育妇女:IUD 一次放置可有效避孕 5～10 年,且价格便宜,停用后生育能力可立即恢复,特别适用于需长期避孕或控制生育间隔的经产妇女。

2)未育妇女:IUD 以局部作用为主,对全身无不利影响,而且避孕效果可靠,可有效防止非意愿妊娠。对于未育妇女,特别是已有过人工流产经历,并在短期内不打算生育的未育妇女,也可以选用 IUD 避孕。计划妊娠时取出 IUD 即可怀孕,对其后的妊娠、怀孕和分娩过程均无不利影响。

3)紧急避孕:IUD 被置入宫腔内,即可通过较高浓度铜离子的释放,杀伤精子或受精卵,在未保护的同房后 5 天内放置 Cu-IUD,是非常有效的紧急避孕方法,还可同时落实长效避孕措施。我国对 1 963 例要求紧急避孕的妇女放置 TCu380A-IUD,无一例妊娠,观察一年的续用率为 94/100 妇女年,证实 IUD 作为紧急避孕方法具有明显优势。对于尚未落实常规避孕措施的经产妇女,或有重复流产经历的未育妇女,都可以在她们寻求紧急避孕的时候推荐使用 Cu-IUD 作为紧急避孕。

(2)适应证:通过问诊了解妇女的健康状况,是否存在某些健康风险,如妇女已打算使用 IUD,通过体检和辅助检查,排除不适合使用 IUD 或不宜马上放置 IUD 的情况。

(3)选择适合的 IUD 种类:我国可供选择 IUD 种类很多,可结合不同种类 IUD 的特点,对有下述情况妇女的 IUD 选择提出建议:①年轻经产妇女的生育能力强,容易怀孕,经产妇女在短期内没有生育的计划,应选用高铜表面积 IUD,如宫铜 300、TCu380A、MLCu375-IUD 等,以保证避孕效果;②IUD 多次脱落的妇女:可选择能够固定在子宫底部的吉妮 IUD 或以记忆合金为支架的 MCu 功能性 IUD;③带器妊娠的妇女和宫外孕史的妇女:应选择高铜表面积 IUD;④平时月经较多或放置 IUD 后月经增多较明显:宜选用或改用含有吲哚美辛 IUD,如活性 165、含药含铜宫型和元宫型及 γ-IUD;⑤月经过多的妇女:可选用释放左炔诺孕酮的 IUD(曼月乐);⑥足月分娩后即时:可选用专门用于产后的固定式 IUD(吉娜)。

7.10.2 宫内节育器的供应和管理

(1)IUD 的生产和供应:为了满足人们避孕节育的需求,我国从 20 世纪 50 年代初开始自行生产避孕套,目前已有近 100 家企业生产各种避孕药具和人工流产的药物和器械。在产品的种类、数量和质量上,不仅保证了对国内服务对象的需要,而且有不少产品已出口到国外。

从 2002 年开始,全国避孕药具的订货开始实行政府采购,专家和专业管理人员随即到全国所有的避孕药具生产厂家进行现场考察,对药具品种及生产、产品质量进行评估。以此为开端,经过不断补充和完善,目前已建立起较为完整的避孕药具政府招标采购制度和程序,保证了免费避孕药具产品种类齐全、数量充足和质量可靠。

(2)IUD 的管理:我国对已婚育龄人群的避孕节育服务长期采取免费的形式,包括避孕药具的免费发放和人们常说的"免费四术"。我国免费发放的避孕药具包括 IUD、皮下埋植剂、口服避孕药、避孕针、避孕套和外用避孕药,类别齐全,每类药具中都有不同的产品可供选择。以产品种类较少的皮下埋植为例,有六根型和二根型两种,这不仅考虑了服务对象的意愿,也顾及了服务提供者的偏好。

传统的"四术"是指 IUD 的放置手术、IUD 的取出手术、人工流产术和男、女性绝育术,目前还包括皮下埋植剂的放置和取出术。这些需由专业技术人员通过临床医疗手段提供的避孕节育方法,国家对这些手术的常规和基本操作过程提供经费保证,如负压吸宫术,多数地区的免费项目只包括手术费用,而对于静脉麻醉或在超声引导下,或采用"可视"辅助手段的费用,则需由服务对象自己支付。

我国避孕药具的收购、储存和调拨由计划生育药具管理机构负责。目前,全国从中央到省、地、县、乡、村,形成了六级计划生育药具管理网络,乡、镇、村及各级机关、企事业单位、厂、矿、部队都配制了药具管理员,为计划生育药具的管理和发放提供人员和机构保障。

《人口与计划生育法》承诺,"国家创造条件,保障公民知情选择安全、有效、适宜的避孕节育措施。"政府主管部门一贯重视推广应用避孕效果好、不良反应小的新型 IUD,在经临床广泛、长期应用并通过研究获得确切证据后,我国从 1993 年 1 月起淘汰了金属单环,提出以带铜 IUD 取代惰性 IUD 的换代目标。在联合国人口基金、世界卫生组织（WHO）等国际组织的支持下，我国引进了 4 条新型 IUD 的生产线，并开展了大量对新型 IUD 的大样本、多中心随机对照研究。1994 年起国家计生委组织专家对各种带铜 IUD 的性能进行科学论证，经过数年努力，提出对带铜宫型系列、TCu220C、TCu380A 和 MLCu375 - IUD 的优选建议。国家每年花大量经费提供相当数量的上述新型 IUD，免费供育龄妇女使用。国家在"九五"、"十五"期间均组织了对新型 IUD 引入的国家级研究项目。在国家计生委组织的三大工程中，分批将元宫型、吉妮、花式和 MCu 功能性 IUD 列入推广应用项目，强调规范引入，稳步推广，加强不良事件监测。

尽管惰性 IUD 的生产、收购已基本停止，新型 IUD 的品种、数量也能够满足需求，但从近年国家收购的 IUD 构成情况看，新型 IUD 的推广仍不够满意，2001 年的资料显示，脱落率较高、铜表面积较小的带药/带铜圆形 IUD 仍占 18.8%，而国际上公认的避孕效果最好的 TCu380A - IUD，尽管价格合理，仍只占 3.83%，与此相似的还有含药含铜的 γ 形 IUD。在 2002 年收购的 IUD 中，不带放置器的 IUD 占 36.7%，甚至还有占近 10% 的 IUD 是未经消毒的。在四川省所做的一项调查发现，在 1994～1998 年放置 IUD 的 12 000 余名妇女中，惰性 IUD 仍占 40% 以上，提示新型 IUD 推广的阻力不容忽视。

（3）宫内节育器的不良事件监测：参见有关章节。

7.11 宫内节育器的研究工作

作为一种高效、安全、使用简便、经济、可逆的避孕方法，IUD 已成为我国使用最广泛和政府着力推荐的长效避孕措施。从 20 世纪初波兰的 Richard Richter 研制出第一个用于人类避孕的 IUD 来，人类探索新型 IUD 的工作从未间断，自"六五"国家科技攻关项目以来，我国不断在国家攻关或支撑计划课题中组织对新型 IUD 的研制和 IUD 在人群使用的效果和影响因素研究。IUD 的研究工作从 IUD 的形状、大小、材质、物理特性的改变到作为药物载体，从提高避孕效果，减少失败率到拓展其避孕以外的治疗功能等多个方面。随着现代科技的发展，IUD 的研发不断获得成果，改良或创新产品接连问世，至今全世界有数十种不同特点的 IUD 应用于临床。在育龄妇女中的广泛使用的数据表明，IUD 仍然存在带器妊娠、脱落和因症取出（主要是因出血和疼痛）3 种与 IUD 相关的失败情况。数十年来，对 IUD 的研究进展也主要围绕克服这 3 个方面问题而展开。

7.11.1 基础研究

关于避孕节育基础研究的作用，可概括为 3 个方面：①为新技术产品的研发提供临床前安全性、有效性的证据；②为解决现有避孕节育方法的不良反应提供参考依据，如 IUD 出血机制的研究；③作为基础理论，为开发新的避孕节育途径提供线索。

1962 年召开 IUD 第一次国际会议后，全球广泛研制各种惰性 IUD。围绕带器妊娠、脱落、出血等临床主要问题，开展各方面的研究。

20 世纪 60 年代后期，在 Zipper 和 Tietze 等研究带铜 IUD 的同时，Scommegna 等开始研究含药的 IUD，在子宫内置入含孕酮的硅橡胶囊后，发现子宫内膜有分泌变化，并持续发展，如出现腺体萎缩、间质蜕膜化。1970 年 Scommegna 等，首次报道在利贝氏曲（Lippe s loop）的横臂上置以缓慢释放孕酮装置的临床观察，孕酮虽仅有 3 个月的作用，但提示孕酮和其他类固醇药物能干扰生殖过程。1974 年 Pharriss 等首次报道孕酮 IUD（Progestasert IUD），呈"T"形，在纵臂上带有孕酮药囊调节其释放率，寿命为 1 年。经 Newton 等以良好的设计进行双盲研究，以孕酮 IUD 和外形相似不含孕酮的 IUD 进行比较，经 600 余例观察 1 年的结果，说明孕酮能明显降低妊娠率，不影响脱落率，但其出血时间较长。1978 年 Pizarro 和 Gomez-Roger 研究孕酮 IUD 并与铜 7 进行比较,发现前者能明显减少出血量,但增加出血天数,而后者增加出血量。因其有效期短,孕酮 IUD 并未在发展中国家推广。

1975 年 Luukkainen 和 Mahgoub 分别提出应用左炔诺孕酮(LNG)放在聚合物中释放而发挥避孕作用。1977 年 Nils-son 和 Luukkainen 发现聚二甲基硅氧烷(polydimethylsiloxane)是一种合适的载体,能缓慢、长期地释放类固醇激素。20 世纪 80 年代中 Nilsson,Heikkila,Luukkainen 等研究了释放 10～30 μg/24 h 剂量的左炔诺孕酮- IUD 的避孕作用,其中释放左炔诺孕酮 20 μg/24 h 的 IUD 经过了大样本、多中心、多作者的比较性研究观察显示,其比较成熟。左炔诺孕酮 20 - IUD 现由芬兰生产,于 1990 年被批准作为避孕器上市。

为了减少放置 IUD 后的出血,国内先后研究了带孕激素的 IUD、带抗纤溶药物和抗前列腺素药物的 IUD。1980 年前后上海、武汉、浙江、天津等城市先后研制了甲地孕酮 IUD、左炔诺孕酮- IUD,并有临床试用报道,但未形成产品。1983 年上海第二医科大学附属瑞金医院试用带吲哚美辛的金属单环,发现能减少出血,但异位妊娠发生率偏高。1985 年上海国际和平妇幼保健院研制成带吲哚美辛和铜的金属环和 γ- IUD。通过预试验,含不同剂量吲哚美辛的 γ- IUD 能减少月经出血量。上述研究经多中心试验说明,其临床效果好而置器后出血明显减少,不增加异位妊娠的发生率。经全国多中心大样本比较性试验验证,1993 年获国家医药管理局批准上市。其他多种含吲哚美辛和铜的 IUD 仍在继续研制中。

7.11.2　临床研究

1996 年彭珮云同志在"全国计划生育科学技术大会"上指出:"回顾我国计划生育工作的历史,每前进一步,都与科学技术的进步密切相关,都凝聚着广大计划生育科技工作者的勤劳和智慧。"近 30 年来,我国 IUD 的临床研究工作,虽然处于世界前列,但是在具体的执行过程中与发达国家尚存在较大的距离。

IUD 临床研究范围:①新型 IUD 的可接受性试验、有效性试验等;②国外 IUD 的引入性试验;③IUD 上市后推广应用及安全性、有效性的监测;④IUD 应用范围、有效期限及长期安全性研究。IUD 的特点是在正常健康人群中应用,一旦使用持续时间很长。

我国自 20 世纪 50 年代末开始使用金属单环,成为我国使用最广泛和使用时间最长的一种 IUD,其主要的优点是容易放置和取出,出血不良反应轻微,使用年限长。但主要的缺点是放置后短期内带器妊娠率和脱落率较高,使用 1 年的带器妊娠率和脱落率均可高于 10/100 妇女年。因此,国家人口计生委于 1992 年明确提出淘汰惰性单圈式金属 IUD,提出以带铜 IUD 取代惰性 IUD 的换代目标。

我国从 20 世纪 70 年代初,开始试用国外"T"形带铜 IUD,并研发"V"形含铜(VCu200)IUD,80～90 年代,联合国人口基金会在我国引入了 TCu 220C 和 TCu 380A - IUD 生产线,同时我国还与国外企业合作,共同生产 Cu250 和 MLCu 375 - IUD。同期,我国研发的含铜宫形 IUD 也得到较广泛的应用。这些 IUD 的生产和上市,为淘汰惰性 IUD 后全面更换带铜 IUD 奠定了基础。

与带铜 IUD 共同发展的是我国自主研发的含药含铜 IUD,在含铜 IUD 内加载前列腺素合成酶抑制剂吲哚美辛,可有效控制放置 IUD 后短期内月经血量的增加,明显降低疼痛和出血的不良反应,降低 IUD 因疼痛和出血的终止率,提高使用者的满意度,对我国 IUD 的广泛使用起到了重要的作用。有代表性的含药含铜 IUD 为活性 165、活性 γ- IUD 和含药含铜宫型/元宫型 IUD,还有吉妮致美 IUD 等。

由国外引入的吉妮系列 IUD 和我国研发的由记忆合金制成的爱母 IUD,从放置技术或记忆合金的独特性能等方面,降低了 IUD 脱落率,为有 IUD 频脱史或存在宫腔较大等情况的妇女,提供了更多选用 IUD 的机会。

曼月乐是目前国内外使用的唯一一种含孕激素的 IUD,20 世纪 80 年代,在我国进行临床研究,2000 年在我国注册上市,由于这种 IUD 不仅具有高效的避孕作用,还可有效治疗特发性月经过多,并可缓解痛经,提供诸多的健康益处,越来越多地获得使用者的关注和服务对象的欢迎。

7.11.3　流行病学研究

流行病学是从群体的角度,研究疾病和健康状况,从疾病和健康状况的频率和分布出发,研究影响分布的因素,从而提出如何预防和控制疾病和促进健康的具体策略和措施。对于 IUD 上市后使用研究,为了解其使用、影响因素、效果及安全性,采用流行病学研究是一个很重要的方法。

为了解我国 IUD 使用的现状及其有效性,"十五"期间,国家人口计生委组织了两项较大规模的研究,一项是对 12 万例 IUD 使用效果的流行病学调查(简称"12 万例流调");另一项为"十五"国家科技攻关课题,"IUD 失败原因及预防技术对策研究"(简称"十五""IUD 课题")。

(1)"12 万例流调":为我国首次进行的最大样本的 IUD 使用效果的流行病学调查,在北京、吉林、江苏、四川、云南、甘肃等 11 个省、市进行,对 2000 年 1 月 1 日至 2005 年 6 月 30 日在县、乡两级计划生育服务机构放置 IUD 的 122 542 例妇女进行调查。此次调查涉及全国 1/3 的省市,调查机构以在农村提供 IUD 放置服务的主要力量——乡级计划生育服务机构为主,样本量充分,最长的使用期限达 5 年半,能够较全面客观地反映我国 IUD 使用现状。从调查结果看,我国使用的 IUD 种类仍较多,其中以 TCu 220C - IUD 使用最为普遍,占 27.7%,其次为单圈式含铜(高支撑铜)和含铜和含药(活性 165)IUD

共占 21%、宫型系列 IUD 共占 19.2%、MLCu 375 - IUD 占 12.2%。TCu380A 和活性 γ - IUD 的使用均欠普遍,各占约 4%。IUD 的总失败率,最低的是元宫型药铜 220,为 16.6%,最高的是含铜含药活性 165 IUD,为 31.9%。各种 IUD 的年平均妊娠率均低于 1%,失败的主要原因除单圈式含铜和含铜含药 IUD 为脱落以外,其他各种 IUD 的失败原因均以因症取出为主。

(2)"十五"IUD 课题:在代表我国东、中、西部的江苏、河南、四川等 9 个省的农村地区进行流行病学调查,共接收于 2004 年 7 月 1 日至 2005 年 6 月 30 日放置 IUD 的 18 992 例妇女为观察对象,在横断面调查的基础上,采用历史前瞻性观察,对观察对象持续进行为期 1 年的随访。与"12 万例流调"不同的是,本观察以人群为基础,不仅对由计划生育服务机构放置的 IUD 进行调查,而且还包括了由卫生系统和私营机构放置的 IUD。调查结果显示,单圈式含铜和含铜、含药 IUD 的使用比例为 21.5%,与"12 万例流调"的数据相似。但宫型系列 IUD 使用的比例最高,共占 36.3%。可确认 TCu220C - IUD 占 8.6%,只能确认为"T"形但无法分辨具体类型的比例为 8.8%。两项相加,其使用比例也远低于"12 万例流调"中 TCu220C - IUD 所占的比例(27.7%)。以生命表法进行分析,使用 1 年时,活性 165 IUD 的失败率最高,为 16.0/100 妇女年,其次是 MLCu 375 - IUD,为 12.7/100 妇女年,最低的是元宫铜,仅为 5.3/100 妇女年。

除此以外,在我国"十五"期间,我国张开宁、吴尚纯等计划生育学专家针对 IUD 下移取器与手术人员服务质量间的关联进行了巢式病例对照研究。运用分层整群抽样从云南省抽取 3 个县(元谋、弥勒、晋宁),对 3 个县农村地区 2004 年 7 月 1 日至 2006 年 9 月 30 日期间放置 IUD 1 904 例妇女进行随访,将随访中出现 IUD 下移取器的调查对象列为研究病例组。最终从队列中获得 246 例 IUD 下移取器病例,按 1:1 的比例分别匹配以未次妊娠结局、所置 IUD 种类相同、地区、年龄相当的对照,调查分析为此组患者施术人员的相关服务质量。研究发现,影响 IUD 下移取器有关服务质量的因素包括施术人员的服务水平和培训情况。

这些结果较全面地反映了我国近年来 IUD 使用的现状,对我国 IUD 的服务状况、脱落等不良反应和并发症的因素分析、探索不同时期放置的效果、IUD 在体内的时间性和安全性,以及绝经后何时取出等问题进行了逐一的研究,这些结果不仅为计划生育服务工作者提供了科学依据,提高了服务质量,同时也将促进计划生育技术的知情选择和优质服务。

7.11.4　引入性研究

从 20 世纪 90 年代中期开始,我国的计划生育工作逐渐转向在稳定低生育水平的基础上为育龄群众提供优质服务,其主要内容是以服务对象的需求为中心,以技术服务为重点,通过知情选择,为对象提供满意的综合服务。在引入新避孕节育技术时,WHO 倡导应综合考虑影响技术引入的各方面因素,如使用者的期望、避孕方法的安全性、有效性、可接受性,以及服务提供系统中技术人员的服务能力、管理措施是否适应等因素,从而全面改善服务质量,提高避孕措施的续用率,满足使用者需求。为提高我国农村的计划生育服务水平,满足新时期群众对服务的需求,由我国上海市计划生育科学研究所周维谨等相关专家,借鉴 WHO 避孕技术引入战略方案第一阶段战略评估和第二阶段行动研究的理论框架,在重庆市及四川省眉山市各选择一个社会经济文化居当地中等水平的县作为研究现场开展了为期近 4 年的综合推广。

经过综合推广,TCu380A、MLCu375 等安全高效的 IUD 已成为项目试点地区主要使用的 IUD 类型;活性 165－IUD 以及长效口服避孕药等有效性、安全性欠佳的避孕药具使用人数逐年减少。计划生育手术前的血常规、白带常规等基本检查比例由基线评估

时的基本空白提高到近 100%。技术人员咨询知识与技巧大幅增加,手术质量明显改善,术后随访及使用者的健康监测工作逐步受到重视,定期的环情孕情检查中增加了健康检查的内容,各种技术服务记录趋于完善,服务质量获得服务对象的认可,避孕失败意外妊娠率较往年低。研究发现,成熟避孕方法综合推广干预措施可以有效提高高效避孕方法的使用比例,并提高计划生育技术服务整体质量。

7.11.5　循证医学研究

开展和从事计划生育技术服务须遵循相关的法律、法规,从事计划生育技术服务的机构和人员要执行统一的标准和规范。制定和及时修订更新避孕方法的技术规范是保证避孕方法能够被安全、有效使用的前提。新中国成立以来,国家卫生部、人口和计划生育委员会制定了一系列《节育手术常规》、《常用计划生育技术常规》等计划生育技术规范。随着对避孕方法知情选择、优质服务工作的全面推进和深入发展。2000 年后,卫生部、国家人口计生委又相继出台并出版了新的行业规范及教材指南,如 2004 年出版的《临床技术操作规范·计划生育分册》和 2005 年出版的《临床诊疗指南·计划生育分册》。这两套由中华医学会编著的临床指南借鉴了循证医学的原则和国内外计划生育科研成果和新技术,总结了计划生育临床实践经验,在一定程度上规范了计划生育手术操作和其他避孕节育技术的应用。经过多年的贯彻实施为提高计划生育技术服务人员的素质,提高手术质量、降低手术并发症、保障受术者的安全起到了积极作用。

2003 年国家人口与计划生育委员会科技司和国家药品不良反应监测中心联合组织专家编写、出版了《计划生育药具不良反应监测与防治指南》。在全国范围逐步建立计划生育药具不良反应监测网络,进行计划生育药具上市后的监测。以便进一步完善计划生育药具的有效性评价和不良反应的发生率,

补充计划生育药具上市前研究资料的不足；进行计划生育不良反应的因果关系分析；比较不同的计划生育药具的有效率和不良反应的发生情况；探讨影响计划生育药具临床效果的各种因素；评估计划生育药具的长期安全性等。

与此同时，我国计划生育学界的不少专家也对我国 IUD 放置技术，使用效果，并发症和不良反应等方面进行了较多的循证医学研究和报道，为指导我国计划生育服务技术的发展，树立"以人为本"的服务理念，按照循证医学的基本原则寻求最佳的科学依据，从而更好地为促进计划生育研究对象的健康水平奠定了证据支持。

1994 年，由 WHO 主持，组织相关国际机构和专家按照循证医学的原则陆续编写了 4 部《计划生育技术指南》丛书，称为"四大基石"，并通过与联合国人口基金共同实施的战略合作伙伴项目（SPP）在全球进行推广。第一版于 1996 年出版，以后每 4 年左右更新修订一次，到 2010 年，经第三次修订的第 4 版正式出版，并于 2011 年由国家人口计生委科学技术研究所吴尚纯等专家译成中文版。

7.11.6 综合评价研究

在我国这样一种以长效避孕措施为主的避孕模式下，面对适用人群特别庞大且种类繁多的 IUD 的使用，如何对其进行综合评估将是生殖健康领域研究者们面临的一个重要议题。传统的 IUD 进行评估的方法，多是从服务提供者的角度出发，侧重于 IUD 的临床效果的评估，即基于生物医学模式，仅仅强调生物学效应，关注有效性与安全性两个维度，而且多是有效性和安全性的独立评价。由于各种 IUD 各具特点，而且使用者、服务提供者和管理者的观点、态度也各异，使人们对某种产品的评价出现分歧，甚至产生矛盾。IUD 的推广应用还受到服务对象的可接受性、服务提供等很多因素的影响。因此，在"十五"攻关课题"宫内节育器失败原因及预防技术对策研究"后，以国家人口计生委科学技术研究所作为课题组长单位的"避孕节育技术综合评价研究"作为国家科技部组织实施的"十一五"国家科技支撑计划课题"避孕节育和生殖健康适宜技术应用示范与监测评价研究"项目之一，于 2007 年年初立项并开始启动。

在医疗卫生实际工作中，医疗卫生事件可从不同侧面利用不同指标进行描述，但不容易全面和综合分析该事件的本质。由于单一指标的评价很难获得令人满意的评价结果，因此要全面评价这些事件，就必须综合考察事件所表现的多个方面，依据多个指标进行综合评价。然而，综合评价并不等于多个指标分析和评价结果的简单相加或平均，而应在客观科学地测量各指标对总目标效果影响程度的基础上，采用科学合理的方法完成综合的评价。

该项综合评价研究，综合计划生育服务领域中服务管理者、服务提供者及服务利用者 3 个方面的观点，从多个方面，采用科学的方法对包括 IUD 在内的避孕节育技术产品进行综合评价。课题采用多维多目标评价，不仅考虑有效性、安全性生物学效应指标，还引入心理学、经济学、满意度与可接受性等指标，对相关综合评价方法进行探索和应用。综合评价方法克服了传统采用单一指标对评估对象进行评价的片面性，综合多个指标组成的指标体系，把多个指标的相对水平综合成总的相对水平的指标，然后依各指标的权系数进行加权综合，最后进行综合对比，来进行全面、客观的评价。

对避孕节育技术产品的综合评价，开展基于现代"生物-心理-社会医学模式"与计划生育优质服务（知情选择）的理念，采用多维多目标评价，不仅考虑有效性、安全性生物学效应指标，还引入心理学、经济学、满意度与可接受性等指标，对相关评价方法进行探索和应用很有必要，为计划生育服务工作者提供参考，提高服务质量，促进计划生育技术的知情选择和优质服务。

（吴尚纯）

参考文献

[1] 曹变梅,奚廷斐,郑玉东,等.元宫铜宫内节育器铜离子释放和细胞毒性及药铜 220 吲哚美辛释放的研究.科学通报,2009,54:1350~1355

[2] 曹泽毅.中华妇产科学.第 2 版.北京:人民卫生出版社,2004.2655~2693

[3] 陈和平,刘锋,吴尚纯,等.宫内节育器宫腔形 Cu300、TCu220C、TCu380A 放置 10 年的临床比较性研究.中华妇产科杂志,2003,38(5):298~301

[4] 程蔚蔚.上海市计划生育技术发展报告.上海:上海交通大学出版社,2012.3~19

[5] 丁永刚,李敏,车焱,等.花式(HCu280)和 TCu220C 宫内节育器比较的系统评估.中国计划生育学杂志,2007,15(1):18~21

[6] 方爱华,王益鑫.计划生育技术.第 3 版.上海:上海科学技术出版社,2012.117~173

[7] 丰有吉,沈铿.妇产科学.第 2 版.北京:人民卫生出版社,2010.407~420

[8] 国家人口计划生育委员会科技司.12 万例宫内节育器避孕效果调查报告.中国计划生育学杂志,2007,15(3):132~136

[9] 康玉坤,王莉,王璇,等.活性 γ 形宫内节育器用于避孕有效性的同类比较的系统评价.中国循证医学杂志,2006,6(1):30~46

[10] 李敏,丁永刚,车焱,等.γ 形药铜 200(25)宫内节育器系统评估.中国计划生育学杂志,2006,14(12):719~724

[11] 吴尚纯,李丽,邹燕,等.月经间期放置 7 种宫内节育器的临床效果比较.中国计划生育学杂志,2008,16(9):552~556

[12] 吴尚纯,邹燕.宫内节育器应用现状与研究进展.中国实用妇科与产科杂志,2009,25(10):795~797

[13] 肖劲松,吴尚纯,彭林,等.TCu380A 与其他常用宫内节育器效果比较的系统评价.中国循证医学杂志,2006,6(12):870~884

[14] 张川川,蒋学华,奚廷斐.TCu220C 与 TCu380A IUD 体外细胞毒性研究.中国计划生育学杂志,2008,16(7):410~412

[15] 张开宁,吴尚纯,彭林,等.中国 9 省农村育龄妇女 IUD 使用及失败现状的流行病学研究.中国计划生育学杂志,2007,15(11):674~677

[16] 张磊,何杨,毛燕燕,等.MCu110 和 TCu220C、TCu380A 宫内节育器比较的系统评估.中国计划生育学杂志,2009,17(5):262~266

[17] 张磊,张妍,车焱,等.曼月乐与不同铜表面积宫内节育器比较的系统评估.中国计划生育学杂志,2011,19(12):719~724

[18] 张磊,张妍,李敏,等.GyneFix330 和 TCu 220C、TCu380A 宫内节育器比较的系统评估.中国计划生育学杂志,2011,19(1):10~17

[19] 邹燕,梁艳,吴尚纯,等.活性 γ 形与常见开放式宫内节育器比较的 Meta 分析.中国计划生育学杂志,2008,16(9):526~529

[20] Grimes DA, Lopez LM, Schulz KF, et al. Immediate postabortal insertion of intrauterine devices. Cochrane Database Syst Rev, 2010,(6): CD001777

[21] Rowlands S. New technologies in contraception. BJOG, 2009,116(2):230~239

[22] Wan YL, Holland C. The efficacy of levonorgestrel intrauterine systems for endometrial protection: a systematic review. Climacteric, 2011,14(6):622~632

女用类固醇避孕药

女用类固醇避孕药的出现为 20 世纪的人们所带来的影响是极大的，甚至有专家认为远远超过了爱因斯坦的相对论、核弹，甚至连计算机和网络都无法与之相比较。4 000 年前，古埃及人已经发明了第一种避孕药物，他们将石榴籽磨成粉，用蜡包起来，做成一个小丸。由于石榴含有天然的雌激素，所以这种小丸就可能像现代的避孕药一样阻止排卵。在公元前 421 年，亚里士多德提到用薄荷类植物可以避孕，而几乎与此同时，希波克拉底认识到野生胡萝卜的种子能防止怀孕。然而，这些方法由于使用的原料本身雌激素含量不高且难以控制，效果也不稳定。

20 世纪 50 年代末口服避孕药的问世被誉为节育技术的一次革命，它改变了已往只能靠手术绝育或放置宫内节育器（IUD），或性生活时采用避孕工具、杀精药，或是更原始的传统方法如禁欲、体外排精、安全期避孕等情况。口服避孕药的突破，改变了整个节育技术、计划生育的状况。合成孕激素的研制首创者是美国科学家 Pincus、张明觉、Djerassi 等。第一个合成的孕激素是异炔诺酮。首次临床研究在波多黎各进行。继之，陆续合成了多种类型的避孕药。20 世纪 60 年代以来，欧美不少制药企业大力投资避孕药的生产，品种多达数百种，盛行于美国、英国、北欧、澳洲及一些国际组织援助的发展中国家。

外源性激素的摄入，对机体有一定的影响，而近 30 多年来的研究，不断地减少激素的剂量，改进配方与服用方法，使口服避孕药对机体的影响减至最小，提高服用者的依从性。

（1）降低雌激素的剂量：首先上市的 Enovid 所含的雌激素为美雌醇（炔雌醇甲醚）150 μg，相当于含有炔雌醇 105 μg。而高剂量的雌激素可能导致栓塞性疾病的发病危险，如静脉血栓、脑卒中；并且恶心、乳房触痛、体重增加不良反应的发生率较高。因此，降低雌激素的剂量以降低栓塞性疾病和不良反应的发生。至 1969 年英国药品安全委员会建议不宜常规使用炔雌醇剂量＞50 μg 的复方短效口服避孕药。国际上将炔雌醇含量＜50 μg 的复方口服避孕药称为低剂量口服避孕药。有证据表明，含量＜50 μg 的复方口服避孕药服用者发生静脉血栓的概率约每年 8～10/万；相比较而言，非妊娠不服用复方口服避孕药的妇女每年 4.7/万发生静脉血栓，在妊娠和产后每年约 20/万发生静脉血栓，由此可见降低雌激素的剂量显著降低静脉血栓的发生风险。

1973 年第一种含 30 μg 炔雌醇的复方短效口服避孕药上市，目前广泛使用的复方短效口服避孕药产品如复方左炔诺孕酮、复方去氧孕烯等均为此类产品。我国研发的复方短效口服避孕药的炔雌醇剂量均在 30 μg 或 35 μg，炔雌醇剂量在≤20 μg 的超低剂量复方短效口服避孕药如美欣乐也已经用于临床。最近有研究甚至将雌激素含量降低至 20 μg，有的甚至 15 μg。雌激素的含量＜20 μg 与≥20 μg 的避孕效果无明显差异，但是如此低含量的雌激素易导致出血，尤其是 15 μg 比 20 μg 的雌激素含量更易导致突破性出血和点滴出血。而雌激素含量为 10 μg 时，会对止血方面有负面影响。同时雌激素的剂量过低，若妇女漏服药物时可能更容易受孕。因此，过低含量的雌激素不被人们所接受。

（2）发展多相型片及改变剂型：多相型口服避孕药是模拟正常月经周期雌、孕激素的变化趋势，将同一个周期内所服用的药片分为两种剂量（双相片）或 3 种剂量（三相片）。这样的配伍使得一个服药周期的总剂量有所降低，如首个上市的复方左炔诺孕酮三相片（特居乐）中孕激素的总剂量较单相片下降 40%。从理论上讲，在确保避孕效果的基础上，可以减少药物产生的不良反应，更好的控制周期。

同时，在口服避孕药的基础上，改变剂型，发展了针剂、贴剂或缓释系统，以期达到微量和长效的目的。

8

（3）开发和合成新的化合物：口服避孕药不仅在剂型和剂量上不断变化，更具特点的是开发和合成新的化合物。20世纪80年代法国Russel药厂在Baulieu抗受体的学说引导下，合成了多种与孕激素受体结合，或对抗孕酮的化合物。其中米非司酮（mifepristone）的问世改变了人工流产的前景。同时随着研究的发展，米非司酮也从"流产药"的框框中解脱出来，成为避孕药的一种。近年来的新型避孕药UPA，则是第二代抗孕激素药物，其良好的避孕效果使得发展前景可观。

近年来研究出来的第三代孕激素——去氧孕烯、孕二烯酮和炔诺酮肟，它们与孕激素受体的亲和力更高，而对雄激素受体的亲和力微弱，可避免由雄激素活性引起的对脂质代谢和皮肤的不利影响。新型的天然雌激素戊酸雌二醇（E_2V）的研究，则是雌激素的又一革命。

我国口服避孕药的研究开始于20世纪60年代初，由国家科委会同卫生部、化工部，组织了化学、药理、毒理、临床科学家和临床医师通力协作，在短短的4年时间内研究成功第一批口服避孕药，命名为一号避孕药（复方炔诺酮）和二号避孕药（复方甲地孕酮），并于1967年通过鉴定，在全国临床使用。近年来，WHO遵循循证医学原则，不断对类固醇避孕药使用的适应情况、慎用或禁用的条件进行了修订和补充，以使口服药能为更广大妇女的生殖健康服务。

8.1 短效口服避孕药

短效口服避孕药主要包括复方短效口服避孕药和单纯孕激素口服避孕药。

8.1.1 发展史

复方口服避孕药，包含抑制排卵所必需的孕激素和保证月经周期控制的雌激素，于1960年首先使用。复方口服避孕药的发展离不开两位女性，Margaret Sanger和Katherine McCormick。前者是一位护士，后者为百万富翁，致力于妇女运动。她们共同支持Gregory Pincus博士研发口服避孕药。

第一个口服避孕药异炔诺酮-美雌醇片™（含有异炔诺酮9.85 mg和美雌醇0.15 mg）是由美国食品药品管理局（FDA）于1959年批准的。1年以后又开发出了更低剂量的女用避孕药，异炔诺酮-美雌醇5 mg™（含有异炔诺酮5 mg和美雌醇75 μg），于1960年8月18日上市。

1961年1月1日，拜耳医疗保健公司（当时为先灵公司）在澳大利亚推出了第一个口服避孕药，商品名为Anovlar，数月后继而在西德上市。比利时妇产科医师Ferdinand Peeters做了很多种醋酸异炔诺酮与不同剂量的雌激素配伍的临床试验，表明口服避孕药的有效性和较小的不良反应。最初Anovlar只是被用于治疗已婚妇女的痛经，包装说明在治疗过程中排卵可能会受到抑制，避孕是它的一个不良反应。但是避孕对于欧洲妇女来说带来了新的市场，一段时间以后Anovlar才被用于避孕。

根据联合国统计，至2011年全球生育年龄妇女避孕的普及率达9%。无论是发达国家还是发展中国家，口服避孕药是避孕方法中最普遍的避孕方法。其使用程度根据年龄、受教育程度、婚育状态在各个地区不同。在西欧的一些国家，>30%的生育年龄妇女使用口服避孕药避孕。在德国53%的生育年龄妇女需要避孕，其中37%使用激素类避孕药，31.3%使用口服激素类避孕药；日本只有1%的妇女使用口服避孕药。根据我国2007年的数据，已婚育龄避孕妇女中复方口服避孕药的使用率仅为1.7%。这可能与中国妇女对复方口服避孕药缺乏了解及我国仍鼓励已婚妇女采取长效避孕措施有关。

全球超过1亿的妇女使用口服激素避孕药。在2005年Cogliano等的研究表明，从1960～2005年，超过3亿的妇女使用口服避孕药。

在过去口服避孕药的发展中,人们不断开发新的产品,不仅仅用于避孕,还有非避孕的获益,如调节月经周期、改善痤疮、减少经前期症状。同时也开发新的化合物和新的配方来替代原来的产品。

口服避孕药在欧洲上市不久后,严重的心血管不良反应受到了人们的关注,因此人们开发出更低剂量的雌激素和孕激素配伍的口服避孕药。此外,高选择性的口服避孕药有更好的耐受性和较小的不良反应。现在,人们非常关注口服避孕药在心血管疾病、癌症尤其是乳腺癌方面的安全性。同时口服避孕药对血栓性疾病的影响也受到了人们的关注和讨论。随着人们对遗传学和基因调控的逐渐了解,血栓形成的遗传危险倾向和使用口服避孕药妇女的筛选正引起重视。

复方短效口服避孕药主要是由人工合成的类固醇避孕药,由雌、孕激素配伍合成的。从20世纪60年代起,复方口服避孕药经历了3次重大改进。第一代口服避孕药以高剂量炔雌醇(105 μg)配伍炔诺酮或甲地孕酮、甲羟孕酮、氯地孕酮制成的复方短效口服避孕药,避孕效果近100%,但高剂量雌激素可能导致心肌梗死、脑卒中、静脉栓塞的发病危险,并且恶心、乳房触痛、体重增加等不良反应发生率高。第一代孕激素属于雌烷孕激素,其孕激素活性弱,并有一定的雄、雌激素效应。目前使用的第二代复方短效口服避孕药显著降低了炔雌醇的剂量(≤50 μg)。炔雌醇的剂量降低至35 μg或30 μg,甚至20 μg,如美欣乐。并且改进了孕激素的结构,采用左炔诺孕酮(levonorgestrel, LNG)。LNG属于甾烷孕激素,是一种高效的孕激素,具有较强的抑制排卵作用,并有微弱的雄激素和抗雌激素活性。为了减少雄激素效应、减少对于血脂代谢的不利影响和提高孕激素活性。在18-甲基炔诺酮的基础上,进一步研究出新的衍生甾烷,即第三代复方短效口服避孕药,如复方去氧孕烯片(商品名:妈富隆),内含新型孕激素去氧孕烯

(desogestrel),其更接近天然黄体酮,具有更高孕激素活性,保证了避孕效果,同时雄激素活性较低,减少了相关的不良反应。屈螺酮是17α-螺甾内酯类衍生物,是我国新上市的复方口服避孕药优思明中所含的孕激素成分,具有抗盐皮质激素的活性。近来,天然雌激素戊酸雌二醇(E_2V)也进入临床研究,与双烯孕酮(DNG)配伍后的新型复方短效口服避孕药效果可靠,其使用后的撤退性出血时间较短,有利于月经状况的改善,相信不久的将来会应用于临床。

8.1.2 化学结构

类固醇类激素的共有基本骨架为一甾环,又称为环戊烷多氢菲(cyclopentanoperhydrophenanthrene),为一个由17个碳原子组成的环形结构,由3个六碳环及1个五碳环相互连接构成(图3-8-1)。类固醇激素来源于胆固醇裂解。胆固醇为产生所有性类固醇激素的母体物质,它有27个碳原子。在C10与C13位各携带一个甲基,C17位的侧链由8个碳原子构成。A环的C3位为羟基,B环的C5-6位间为双键。

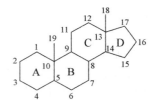

图3-8-1 甾体结构

孕酮为21碳化合物,与胆固醇的差别仅在于C17位上的侧链结构与长度。胆固醇经20~22裂解酶作用即形成孕酮。其C17侧链上仅由2个碳原子组成,C20为一酮基,A环C3位为酮基,而B环上的双键移至A环。

雄激素属19碳化合物,在C17位为酮基或羟基。睾酮与雄烯二酮的A环C3位为酮基,C4~5位为双键。

雌激素的结构为18碳甾体。与雄激素的不同处在于C10位去甲基即成为18碳化

合物,并且所有天然雌激素 A 环芳香化伴 C3 位的羟基。雌酮（E₁）与雌二醇（E₂）在 C17 位为酮基或羟基。雌三醇（E3）则在 C16 位加一羟基（图 3-8-2）。

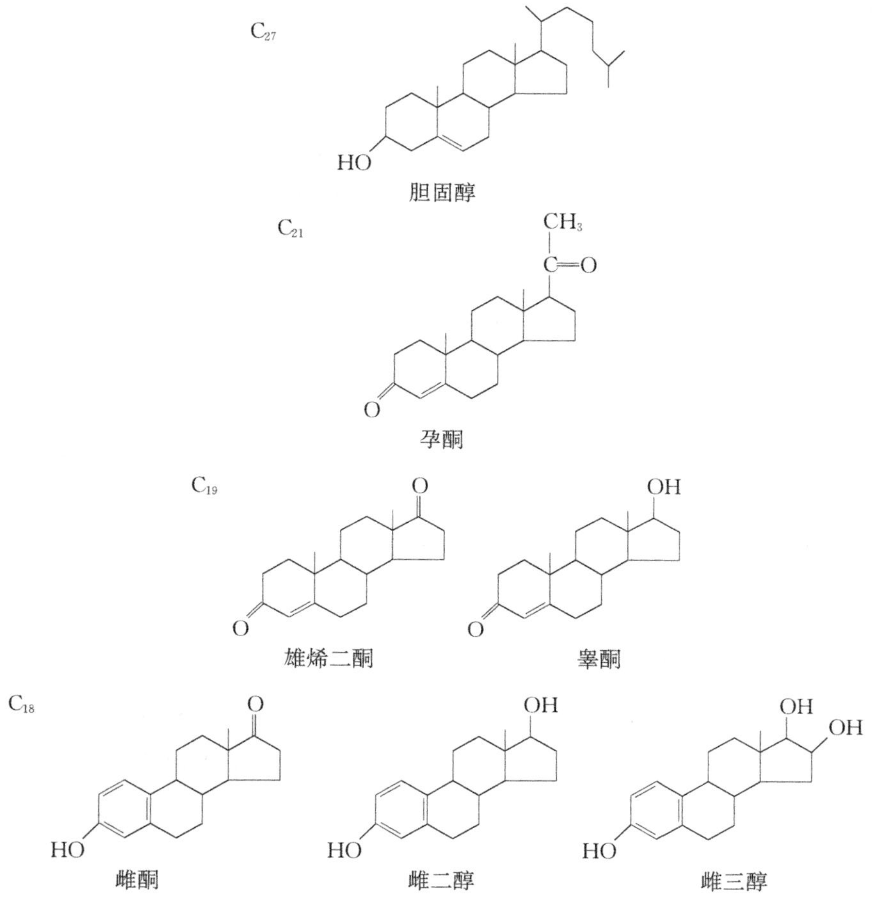

图 3-8-2 胆固醇与内源性性甾体激素的结构

长期以来化学家们一直进行合成类固醇激素的研究。在甾环不同位置上含碳基团的变化即可产生不同的化合物,某些可增强口服活性,某些可改变其激素属性,从而产生了多种合成的性类固醇激素。后者比内源性性激素有较强或较长的作用,因此可以极小剂量发挥效应。激素避孕药是有效而可逆的避孕方法之一。目前在避孕药中所应用的合成性激素可以分为下列几种。

（1）合成雌激素（图 3-8-3、图 3-8-4）

1）炔雌醇（enthinylestradiol，EE）：是目前复方口服避孕药中最常用的雌激素成分。它在 C17 位上引入乙炔基,在体内有较长的半衰期,因而可以有口服活性。放射性氚标记的炔雌醇口服后很快吸收,60～100 分钟达高峰浓度。药物能很快进入血液循环而分布于全身组织。血浆中 99% 的炔雌醇呈结合型,为其硫酸盐与人血清白蛋白的结合物。炔雌醇本身与性激素结合球蛋白（SHBG）很少结合,但可明显增高 SHBG 的结合容量。口服避孕药后 5 天血中炔雌醇达到相对平稳浓度。炔雌醇的雌激素效应为口服雌激素中最强者,比己烯雌酚约强 10 倍,故用药剂量小。其不良反应与剂量成正比。在复方口服避孕药中的剂量从最初的 50～100 μg/d 现已普遍降为 30～35 μg/d,近年已有 20 μg/d 的避孕药问世。

C₂₇

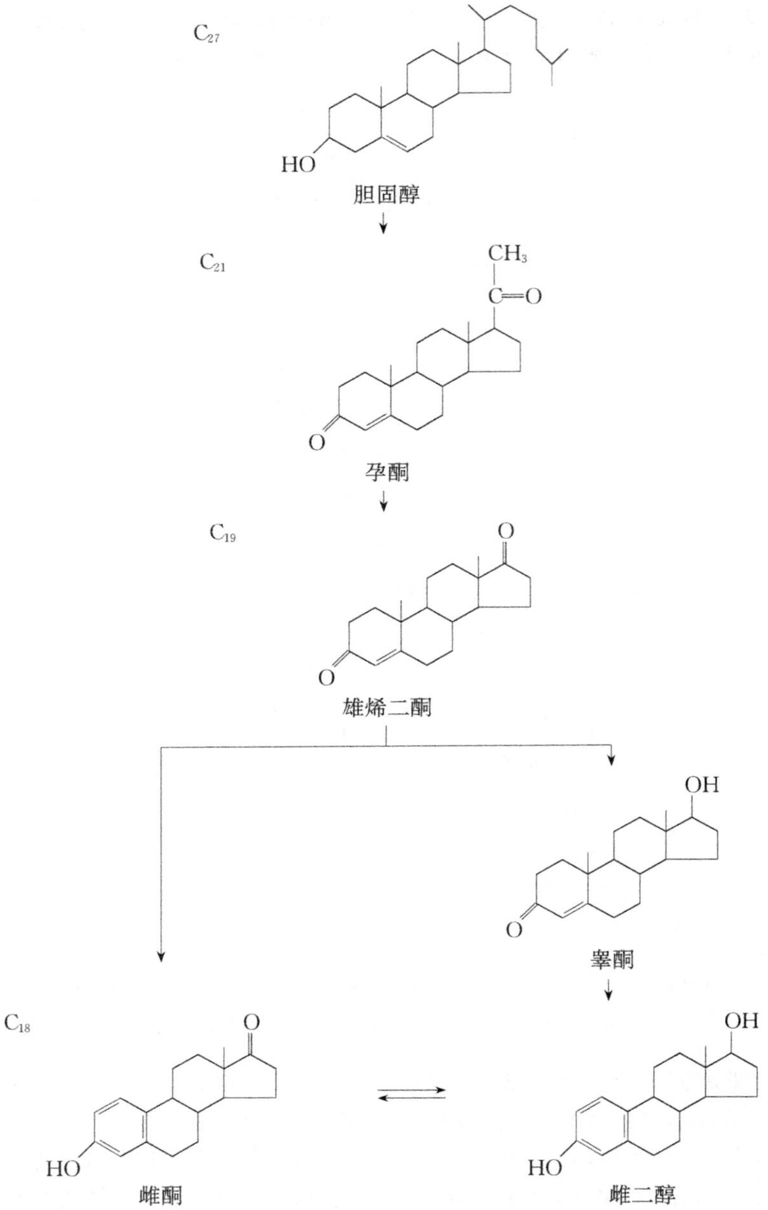

HO

胆固醇

C₂₁

CH₃
C=O

O

孕酮

C₁₉

O

O

雄烯二酮

OH

O

睾酮

C₁₈

O

HO

雌酮

OH

HO

雌二醇

图 3-8-3 内源性性甾体激素的生物合成

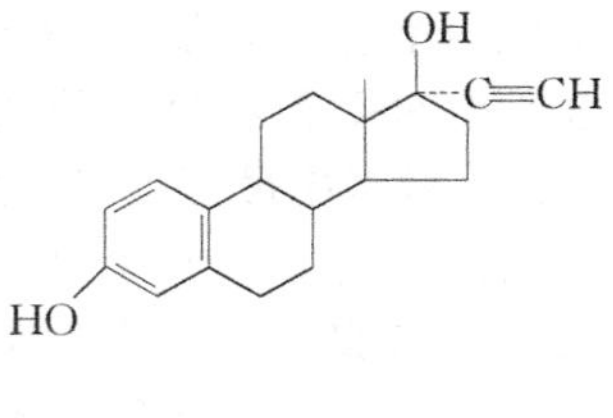

OH
C≡CH

HO

炔雌醇

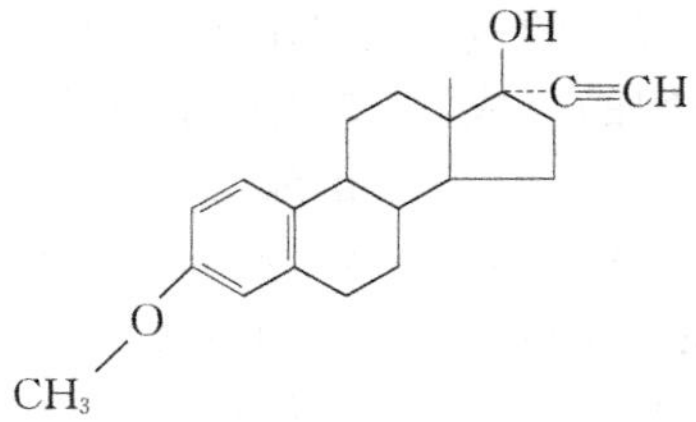

OH
C≡CH

CH₃—O

炔雌醇甲醚

OH
C≡CH

O

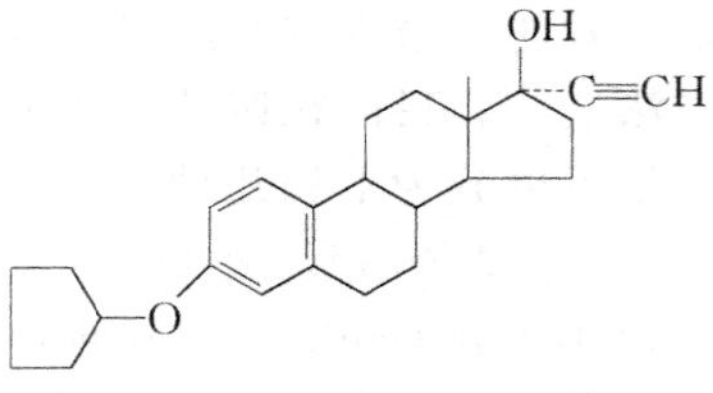

炔雌醚

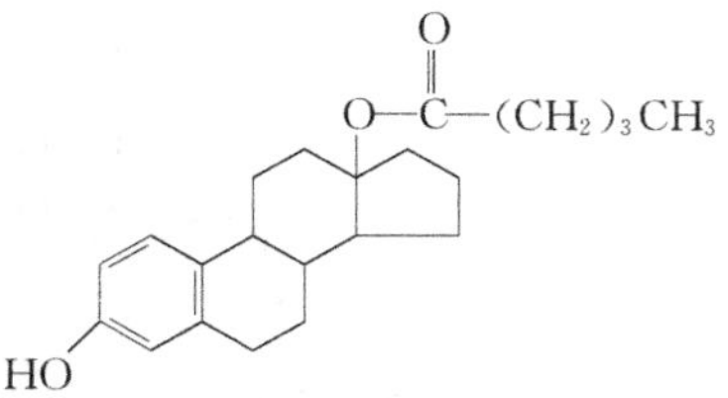

戊酸雌二醇 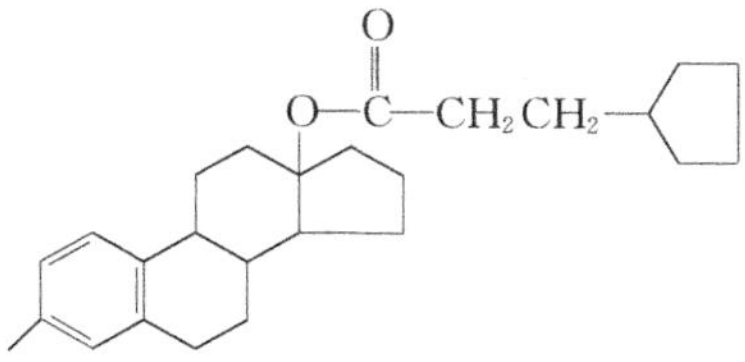　　　　　　　　　　　　环戊丙酸雌二醇

图 3 - 8 - 4　合成雌激素类化合物的化学结构

2）炔雌醇 3 -甲醚（mestranol）：为炔雌醇的衍生物，其结构是在炔雌醇的 C3 位有一甲醚基（—O—CH₃）替代—OH 基。该成分现使用较少，口服后在体内部分发生醚键断裂，释出炔雌醇起作用。由于去甲基不完全（约 50%），故需应用较大剂量才能达到炔雌醇同样效应。

3）炔雌醚（quinestrol，CEE）：为长效雌激素。口服后主要储存在脂肪组织，再缓慢释放入血液，并代谢为活性代谢产物炔雌醇而发挥其生物活性。为复方长效口服避孕药的雌激素成分。单次口服 3 mg，血浆中炔雌醇平均达峰时间为 2～3 小时，血药峰值 1 ng/ml。直至服药后 50 天血液中炔雌醇水平仍可维持在 150～200 pg/ml。

4）戊酸雌二醇（estradiol valerate）：为经过酯化的雌激素，注射给药因吸收缓慢而长效。与注射孕激素配伍，组成每月 1 次的注射避孕针。口服后在肠道内易被水解形成雌二醇，无长效作用，现口服制剂多用于激素替代治疗。

5）环戊丙酸雌二醇（estradiol cypionate）：亦为酯化的雌激素，具长效雌激素作用。微结晶水混悬液皮下或肌内注射吸收缓慢，作用时间比戊酸雌二醇延长，故亦用于与注射孕激素配伍构成每月 1 次的注射避孕针，如与醋酸甲羟孕酮配伍的复方醋酸甲羟孕酮避孕针。

所有合成的雌激素均与内源性雌激素有相似的作用，可以影响下丘脑-垂体轴，亦对生殖器官有直接作用。

天然雌激素在血液内主要与 SHBG 特异性结合，也可与白蛋白非特异性结合。炔雌醇与 SHBG 的结合能力远比雌二醇低，主要是与血浆白蛋白结合。

（2）合成孕激素：黄体分泌的天然孕激素为孕酮，它是 21 碳类类固醇，C3 为酮基，A 环 C4 - 5 为双键，这种结构是发挥其生物活性所必需。临床应用的人工合成孕激素按其化学结构可分为两大类。

1）17α -羟孕酮类：由孕酮衍生物而来。其代表有甲羟孕酮、甲地孕酮、氯地孕酮等。此类孕激素的结构特征为 A 环与 B 环之间存在一个甲基，由此可明显降低雄激素效应，它与睾酮竞争 SHBG 的能力较弱（图 3 - 8 - 5）。

甲地孕酮（megestrol acetate）：为合成的高效孕激素，其活性比天然孕酮强 25 倍。不具有雌激素活性和雄激素样作用，但有明显抗雌激素作用。口服制剂又称为妇宁片，它是我国口服避孕药 2 号中的孕激素成分。本品在国外的复方制剂中应用较少。

氯地孕酮（chlormadinine acetate）：结构与甲地孕酮相似，具有抗雌激素作用而无雄性化作用。

甲羟孕酮（medroxyprogesterone acetate；provera）：为高效孕激素，其活性比天然孕酮强 20 倍，无雌激素及雄激素活性。口服制剂又称为安宫黄体酮，其微结晶混悬液（DMPA，商品名狄波普维拉）肌内注射，由于吸收缓慢而用作长效避孕针剂，常用 150 mg 一次肌内注射，可避孕 3 个月。

环丙孕酮（cyproterone acetate）：亦为强效孕激素，其孕激素活性比氯地孕酮强 3 倍，显著高于左炔诺孕酮（LNG）等 19 -去甲基睾酮类。并具有抗雌激素活性，能抑制下丘脑与垂体，使 FSH、LH 降低。它的抗雄激素作用较突出，能与睾酮竞争雄激素受体，所形

黄体酮（孕酮）　　　　　　甲孕酮　　　　　　　　甲地孕酮

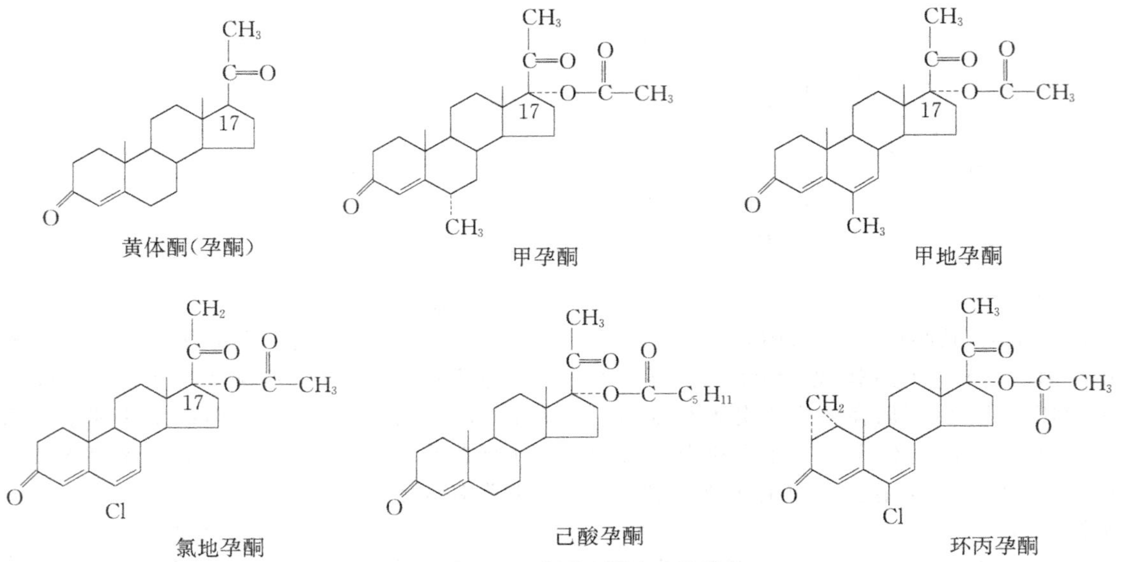

氯地孕酮　　　　　　　　己酸孕酮　　　　　　　环丙孕酮

图 3-8-5　17-羟孕酮类合成孕激素

成的环丙孕酮-雄激素受体复合物能进入细胞核中，但不产生雄激素效应，从而阻断雄激素作用。还可抑制合成雄激素所需要的酶，故血液中睾酮水平降低。与雌激素配伍的复方口服避孕药商品名达英-35（Diane-35），除避孕作用外，还可同时有效治疗雄激素过多的皮肤科病如痤疮、皮脂溢等，治疗多囊卵巢综合征等。

己酸孕酮（progesterone caproate）：制成油剂由于吸收缓慢而作用时间延长，肌内注射后作用比孕酮强 2 倍，并可维持 8 天以上。为我国避孕针 1 号中的孕激素成分。

2）19-去甲基睾酮类（19-nortestosterone）：将睾酮 C10 位上的甲基移去，此化合物的雄激素活性即清除，而保留原有的孕激素活性，故称 19-去甲化合物。在 C3、C17 或 C18 位上增加甲基、乙炔基或醋酸酯后，可进一步增强其孕激素活性。

炔诺酮（norethisterone，norethindrone）：最早于 1952 年由改良睾酮结构制成并获专利，为此类化合物最主要的代表，它是一系列其他合成孕激素的亲代物质。炔诺酮为 19-去甲睾酮类。在 C17 位引入乙炔基，可延缓

肝脏的灭活作用。C17 的羟基被醋酸酯化即为醋酸炔诺酮；如 C17 羟基被庚酸酯化，即为炔诺酮庚酸酯；炔诺酮结构移去 A 环上的酮基，即为去氧炔诺酮。在炔诺酮的 C 环与 D 环之间（即 C13 位）引入乙（烷）基（—CH_2—CH_3）替代甲基，其孕激素活性增强，即成为第二、三代孕激素，包括炔诺孕酮（18-甲基炔诺酮，norgestrel）、孕二烯酮（gestodene）、炔诺肟酯（norgestimate）、去氧孕烯（地索高诺酯，desogestrel）等，唯孕二烯酮的五碳酸中有一双键。去氧孕烯 A 环中失去酮基，但 C 环中加入一个亚甲基。炔诺肟酯在 A 环 C3 位以肟基（＝N—OH）代替酮基（图 3-8-6）。

某些化合物必须转换为生物活性形式才能发挥作用。左炔诺孕酮与孕二烯酮本身即具生物活性，而去氧孕烯与炔诺肟酯必须转变为生物活性形式即 3-酮去氧孕烯与炔诺酮才有生物活性，故可视作为前体药物（prodrug）。

合成孕激素与天然孕酮有两个重要的共同特性，即抑制下丘脑-垂体系统以及直接作用于生殖器官。根据其来源，还表现有不同程度的雌激素、雄激素或抗雄激素效应。

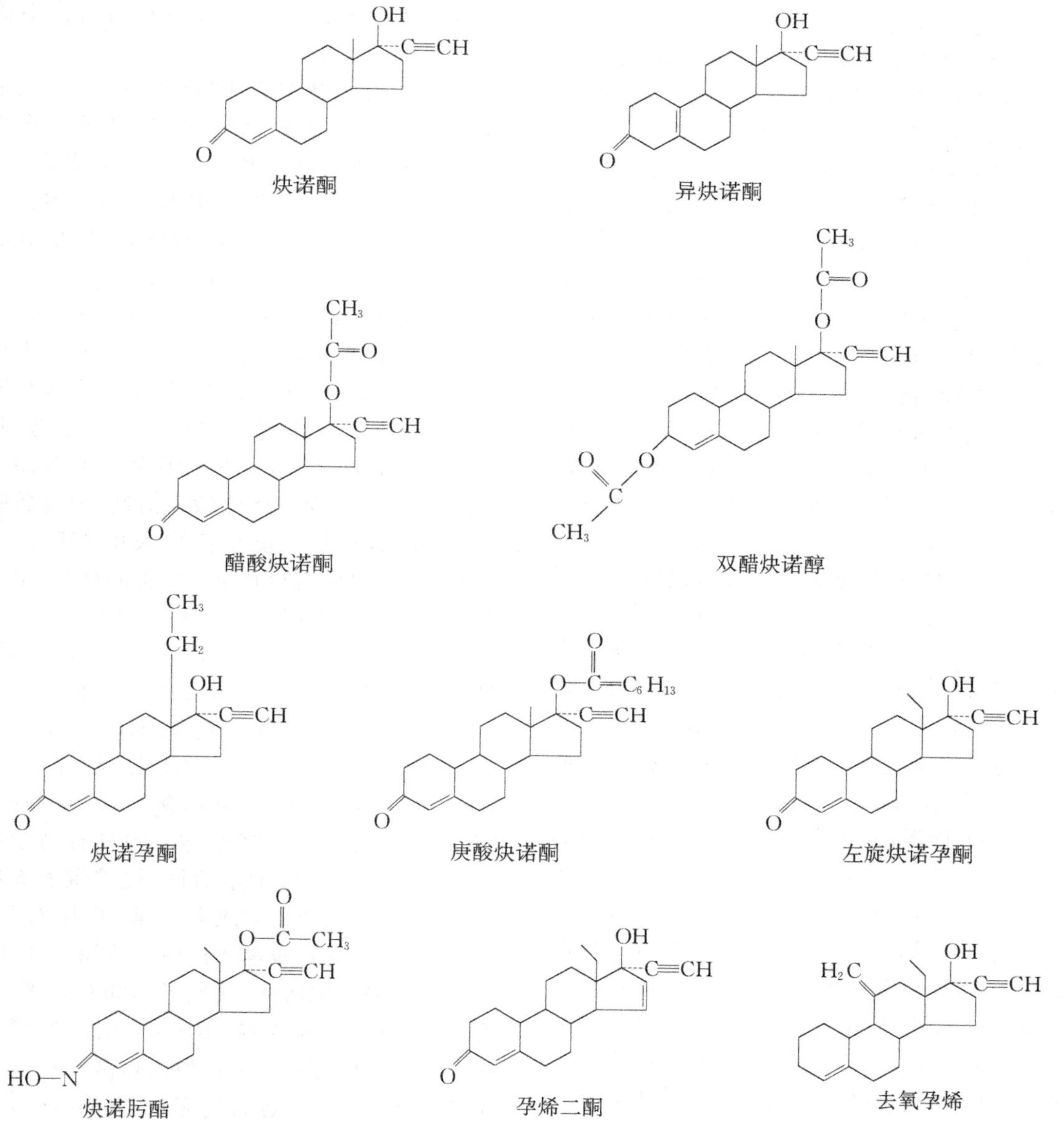

図 3-8-6　19-去甲基睾酮类合成孕激素

目前常用的有以下几种类型。

炔诺酮（norethisterone，NET）：是最早应用的 19-去甲睾酮类孕激素，为高效口服孕激素，口服后吸收良好，肝内代谢缓慢，具有潜在雄性化作用，约相当于睾酮的 1/16，并有抗雌激素作用，商品名又称为妇康片。国内外广泛应用于复方口服避孕药中作为孕激素成分配伍，亦曾用于皮下埋植剂。

异炔诺酮（norethynodrel）：是炔诺酮的

△5 异构物。孕激素活性低于炔诺酮，对子宫内膜的转化作用也较弱。具有弱雌激素活性，但不显示抗雌激素作用、雄激素活性和蛋白同化作用。在体内很快转化为炔诺酮。

双醋炔诺醇（ethynodiol diacetate）：为炔诺酮还原后的 3，17-双醋酸酯。其孕激素活性强于炔诺酮而较左炔诺孕酮弱。本品同时具有弱雌激素活性与抗雌激素作用，亦有微弱的雄激素活性及蛋白同化作用。在体内完全转化为炔诺酮。

庚酸炔诺酮（NET－EN）：系炔诺酮的17α-庚酸酯，为高效长效孕激素，几乎无雌激素活性，有明显的抗雌激素作用，雄激素与蛋白同化作用轻微。油溶液制备长效注射避孕针。

炔诺孕酮（norgestrel）与左炔诺孕酮：原名为18-甲基炔诺酮与左旋18-甲基炔诺酮。为1964年第一个化学合成的制剂，是在C18位以乙基置换。以后发现炔诺孕酮为一消旋体，具有对映异构体结构，右旋构体无生物活性，仅左旋构体具生物活性，因此在配方中仅用其左旋构体，效应不变而剂量可以减半。其孕激素效应强，且几乎不具有雌激素活性。此后逐渐成为应用最广泛的孕激素，亦称为第二代孕激素。本品不仅用于复方避孕药中，而且还作为单一孕激素制剂用于缓释系统，如皮下埋植剂Norplant、释药IUD、释药阴道环等。左炔诺孕酮的作用比炔诺酮强10倍，与孕激素受体有较强的亲和力。它可与睾酮竞争SHBG的结合部位，因而使血液中游离睾酮增加，增加睾酮的生物活性，从而出现某些雄激素症状如痤疮、多毛及使血液高密度脂蛋白-胆固醇（HDL－C）降低。此外，还具有抗雌激素作用。我国现有复方18甲短效口服避孕药、复方18甲长效口服避孕药均以炔诺孕酮作为孕激素配方。目前已将左炔诺孕酮置换配方中原有炔诺孕酮，短效口服药中炔诺孕酮剂量可从300 μg减至左炔诺孕酮150 μg，长效药中可将炔诺孕酮12 mg减至左炔诺孕酮6 mg，避孕效果不变，而不良反应有所降低。

第三代孕激素包括去氧孕烯（desogestrel，DG）、孕二烯酮（gestodene，GSD）及炔诺肟酯（norgestimate，NMG）。这3种孕激素的体外研究表明有很强的孕激素受体亲和力，而雄激素受体亲和力微弱，其孕激素选择性从高到低依炔诺肟酯＞天然孕酮＞3-酮去氧孕烯＞孕二烯酮＞左炔诺孕酮。目前研究表明，含此类孕激素的避孕药，与炔诺酮相比，有更强的避孕效能，也无明显的雄激素作用。与炔雌醇配伍的制剂，对糖代谢影响极小，对脂代谢作用表现为中性或有升高血液中HDL－C作用。

孕二烯酮：孕酮活性明显增加，无雌激素活性，但有抗雌激素活性作用，雄激素作用弱。与孕激素受体亲和力比左炔诺孕酮大3倍，是迄今孕激素活性最强的一种甾体。口服后吸收完全，复方制剂为目前含量最低的孕激素剂量的口服避孕药。

去氧孕烯：进入体内经肝脏迅速转化为具有生物活性的3-酮-去氧孕烯（又称为伊托孕烯，etonogestrel）。与孕激素受体有明显的亲和力，与雄激素受体的亲和力很低，只有轻微的雄激素与蛋白同化作用。与雌激素受体无亲和力，所以无雌激素活性，但有较强的抗雌激素作用。能增高血液中HDL－C水平，不影响低密度脂蛋白-胆固醇（LDL－C）水平。使SHBG上升，睾酮下降。

炔诺肟酯：孕激素活性比左炔诺孕酮稍弱，但无雄激素与雌激素活性。口服后可迅速代谢为左炔诺孕酮，不降低SHBG水平。

最近又合成了第三类孕激素，为17-α螺旋内酯类，其代表为屈螺酮（drospirenone，DRSP），结构类似天然孕酮。除具有高孕激素活性及抗促性腺激素活性、抗雄激素效应外，还有轻度抗盐皮质激素（抗醛固酮）作用，无雌激素、糖皮质激素及抗糖皮质激素作用。由于其抗醛固酮活性，降低了已知对肾素-血管紧张素-醛固酮系统（RAAS）的雌激素依赖性影响。屈螺酮3 mg和炔雌醇30 μg组成的避孕药，商品名为优思明（Yasmin），可改善雄激素症状如痤疮、皮脂溢，还可以降低醛固酮依赖性液体潴留，因此服药后体重没有改变或有轻度下降（图3-8-7）。

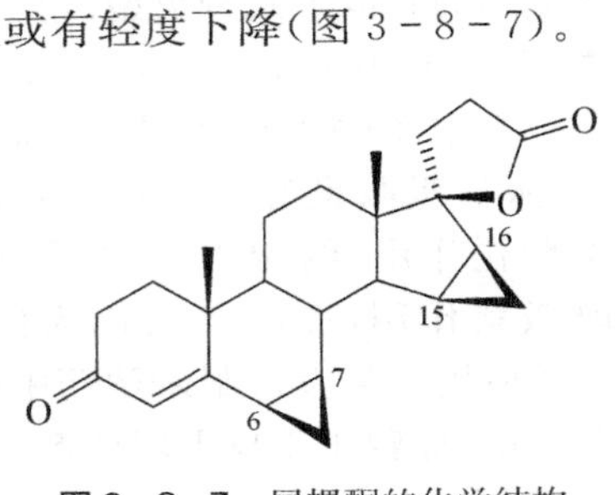

图3-8-7 屈螺酮的化学结构

口服避孕药主要组分的生物学活性见表 3-8-1。

表3-8-1 口服避孕药主要组分的生物学活性

化合物	孕激素活性	雌激素活性	雄激素活性	内膜作用*
孕激素				
19-去甲睾酮类				
雌烷				
炔诺酮	1.0	1.0	1.0	1.0
醋炔诺酮	1.16	1.52	1.60	0.45
双醋炔诺醇	1.40	3.44	0.63	0.45
去氧炔诺酮	0.86	10.4	3.0	—
5-10雌烷				
异炔诺酮	0.2	8.32	0	
甾烷				
左炔诺孕酮	5.26	0	9.4	5.1
炔诺孕酮	2.63	0	4.7	2.6
炔诺肟酯	—	0	0.9	
去氧孕烯	4.0	0	2.7	4.0
孕烷				
氯地孕酮	1.05	0	0	—
甲地孕酮	0.39	0	0	
甲孕酮	0.29	0	0	
雌激素				
炔雌醇	0	100.0	0	0
炔雌醇-3甲醚	0	67.0	0	0

*：由抑制50%妇女月经出血达20天所需剂量计算（引自：临床药理学）。

8.1.3 作用机制

生育年龄妇女的性周期变化,是在中枢神经支配下由下丘脑的促性腺激素释放激素(GnRH)促使垂体分泌促性腺激素 FSH 与 LH。FSH、LH 作用于卵巢,促使卵泡发育、生长、成熟、排卵并形成黄体。卵泡与黄体可分泌雌激素与孕激素,既作用于靶器官,又在周期的不同阶段反馈调节下丘脑。

目前的复方短效口服避孕药是由雌、孕激素组成的复方制剂。雌激素为炔雌醇,孕激素成分各不相同。复方口服避孕药中的雌激素作用于下丘脑和垂体,阻止垂体 GnRH、FSH 及 LH 分泌而抑制排卵;亦可影响子宫内膜的正常发育而阻止胚泡着床;或加速卵子运行及卵巢黄体退化。孕激素可改变子宫颈黏液的化学及物理性质,抑制精子穿透,或

影响胚泡着床;亦可改变排卵前垂体的 FSH 和 LH 的正常分泌高峰,从而抑制排卵,扰乱下丘脑-垂体-卵巢轴的正常调节功能。避孕药的作用是多环节的,根据药物种类、剂量、制剂、给药途径、用药方法的不同,作用环节亦有不同。主要有两个方面:①中枢性抑制作用,通过干扰下丘脑-垂体-卵巢轴的反馈机制恒定抑制,无正常月经周期中期的 LH 和 FSH 波峰分泌。改变卵巢对 GnRH 的正常反应,以达到抑制排卵的目的。②通过对于生殖器官(特别是卵巢、子宫或内膜、宫颈)的直接作用,影响正常的生殖生理过程,干扰精子与卵子运行及胚泡着床,以达到阻止妊娠的发生。

正常自然排卵周期中,卵巢在 FSH 影响下,卵巢内的卵泡细胞芳香化酶活化,使卵泡膜细胞产生的雄激素转化为雌二醇(E_2)和雌酮(E_1)。卵泡内 E_2 刺激卵泡继续增生,维持卵子的正常发育,及保证黄体有足够的颗粒细胞分泌足量的孕酮(P)以维持妊娠。在卵泡成熟过程中,血清雌二醇升高,促进 LH 高峰分泌及排卵;在黄体期,黄体分泌的雌二醇与孕酮抑制 GnRH 分泌。若无妊娠发生,则黄体溶解,雌二醇与孕酮分泌下降,垂体抑制被解除,又开始分泌 GnRH,新的卵巢周期开始。

已知临床长期应用的避孕药,不但使月经周期中期的 LH 和 FSH 波峰分泌受抑制,而且排卵前对 GnRH 起正反馈作用的雌二醇峰不出现,亦抑制 LH 与 FSH 的基础水平。

(1) 对下丘脑的作用:口服短效避孕药为人工合成的雌激素和孕激素复合物,动物实验及临床证明,避孕药对下丘脑多种激素有抑制作用。现已知 GnRH 的神经分泌,是由儿茶酚胺类雌激素与脑啡肽等复杂相互作用所调节。儿茶酚胺类雌激素是雌二醇的天然代谢产物,与儿茶酚胺类多巴胺及去甲肾上腺素有着共同的分子结构,故可在中枢神经与儿茶酚胺受体及胞质的雌激素受体结合,不同的雌二醇代谢产物有不同的作用,可

抑制或刺激催乳素（PRL）分泌，亦可降低GnRH分泌。儿茶酚胺类雌激素对下丘脑及垂体的作用，可能是与儿茶酚胺受体结合，改变中枢神经系统儿茶酚胺的浓度，抑制多巴胺和去甲肾上腺素合成和降解，使神经递质受抑制，从而抑制GnRH的分泌。

（2）对垂体的作用：避孕药作用于垂体，抑制垂体对GnRH的反应，影响分泌LH与FSH的功能已有不少报道。Dericks-Dan等指出，避孕药中的雌激素，可以严重抑制垂体对GnRH的反应作用。Spellacy等比较垂体对GnRH刺激的反应，发现高剂量与低剂量复方避孕药之间有显著差异。较高剂量如炔雌醇≥50 μg/d时，垂体分泌FSH与LH功能明显降低，而低剂量时则分泌未受明显影响。Mishell等亦认为，含雌激素≥50 μg/d时，则GnRH分泌水平降低，对GnRH的反应亦低。复方避孕药短期服用，LH基值明显降低，对二次GnRH刺激试验反应亦显著降减，长期服药者的LH基值低，对GnRH刺激无反应或分泌水平稍高。短期服药者的FSH基值及对二次GnRH刺激试验反应亦明显降低。单方孕激素制剂与复方避孕药一样可抑制雌二醇和LH波峰分泌及抑制排卵。然而，垂体对GnRH反应分泌LH与FSH的功能无损害，仅轻度抑制或正常反应。对FSH基值分泌无影响，GnRH试验有反应，其抑制作用可能由于孕激素阻断内源性雌二醇对LH分泌的正反馈作用，故避孕药中的雌激素可能是垂体GnRH分泌反应的主要成分，其抑制程度与雌激素剂量相关而与服药者年龄、服药时间长短及药物配伍无直接关系。服药的妇女中，约85%的GnRH反应受抑制，而15%反应正常。然而，此种反应抑制均为短暂性的，一般停药5天，GnRH分泌的抑制作用仍维持不变，10～15天对GnRH分泌反应（LH、FSH）恢复至正常水平。

有研究发现，类固醇避孕药对GnRH分泌细胞的直接作用与药物制剂及剂量相关。低剂量复方制剂似作用于下丘脑，影响其调节机制，但不损害GnRH分泌细胞对GnRH分泌LH、FSH的作用。大剂量可使LH、FSH的分泌或合成处于静止状态。含炔雌醇50 μg或更大剂量孕激素的复方制剂，具有重大抑制作用。雌激素对GnRH分泌抑制较强，而孕激素则可加强雌激素的抑制作用。在服药周期中FSH、LH基线水平持续受到抑制，无明显的周期性峰值分泌。LH均值水平比早卵泡期水平低40%～50%，FSH只受复方制剂中雌激素含量≥50 μg而明显抑制。低剂量或单方孕激素抑制LH分泌，但出现连续的分泌小峰，峰值较对照组周期低2.5倍。FSH亦无周期峰值分泌。

我国长效口服避孕药协作组对服用复方18甲等几种长效制剂的66例妇女观察发现，服药周期LH、FSH、雌二醇及孕酮均受抑制，无一例有排卵现象。其中50例服药者上述激素均低于正常月经周期的早卵泡期水平，呈完全抑制状态；16例呈不完全抑制，即在下次给药前雌二醇水平波动，LH可出现多个小峰，但较稳定。抑制程度与药物配伍及服药周期长短无明显相关。

（3）对卵巢的作用：一定剂量的类固醇避孕药具有抑制垂体GnRH分泌与合成的作用，使卵巢的卵泡发育受抑制或障碍，雌二醇与孕酮分泌降低，有阻断雌二醇刺激FSH、LH峰值分泌的反馈作用，使卵泡不能发育、生长、成熟和排卵，即使有少数卵泡早期发育，但随即可以闭锁。卵巢功能可因药物的配伍、剂量及服药前妇女本身情况不同而产生不同反应。大多数停药后可恢复正常功能，但如果妇女服药前原有卵巢功能不足，即使短期服药亦可产生严重抑制症状，引起继发性闭经。产后、流产后或哺乳期卵巢功能尚未自然恢复，或年龄近绝经期卵巢功能趋向衰退，或体内性激素不平衡等情况，则复方避孕药对下丘脑-垂体-卵巢轴功能的影响可能更显著。

避孕药虽然抑制垂体GnRH的基值分泌水平，但仍足以使卵巢的卵泡早期发育及闭锁，然而极少发育完全。服药者其雌二醇分泌明显抑制,孕酮水平亦很低,提示卵泡活动不能促使卵泡窦房形成。单一孕激素可以抑制垂体 FSH、LH 的周期峰值分泌,在一定的 GnRH 持续分泌影响下,卵巢内可有多个卵泡发育,甚至成熟,但不破裂排卵。服用低剂量单一孕激素或皮下埋植的妇女由于不一定抑制排卵,有时可见卵巢有黄体形成。

长期服用避孕药者,大多数卵巢萎缩,表面光滑,呈静止状态。始基卵泡存在,其数目与服药时间长短无关,而与年龄有关。Maqueo 等对长期应用不同配伍避孕药的 125 例年轻妇女卵巢标本进行研究,除大多数的卵巢萎缩外,亦见中等增大及微小囊肿形成者。在服用低剂量孕激素的妇女中,可见有新鲜发育良好的黄体。在所有不同配伍及用药时间长短的标本中,均可见正常的初级卵泡,其数目与正常妇女无异,并常可见发育受阻的次级卵泡,偶有三级卵泡,但成熟卵泡极少见。卵巢间质结缔组织增多及纤维化。

(4) 对输卵管的作用:输卵管具有极其复杂而精细的生理功能,通过输卵管上皮细胞的纤毛及分泌细胞的周期性变化和肌肉收缩活动,将精子与卵巢分别从相反方向输送至壶腹部,使在适合的环境下两者结合成受精卵。受精卵继续停留在输卵管内发育并分裂,直至子宫内膜发育成熟。适合受精卵着床时,一般在受精后第 4 天受精卵发育成桑葚胚,并由输卵管输送至子宫腔。

子宫颈是精子进入输卵管的第一道屏障,子宫-输卵管连接部为第二道屏障,精子到达此处后数目明显减少,故其具有调节精子进入输卵管的功能。卵巢分泌的孕酮,可影响精子的运动。精子和卵子运行至输卵管壶腹部受精,取决于性激素对输卵管的生理作用。输卵管峡部有分泌黏液和调节精子运动的功能,在雌激素低水平影响下,纤毛细胞及宫腔黏液分泌极少。于正常月经周期卵泡期中期,雌激素水平增高,黏液增多,至雌激素水平达高峰时,输卵管黏膜覆盖着大量黏液。黄体中期,在孕激素水平升高作用下,黏液不明显。服用避孕药的妇女,其输卵管上皮持续在雌、孕激素作用下,可改变其黏液的正常分泌活动和影响精子的运行。

雌激素可促进输卵管的收缩活动,而孕激素则抑制输卵管的收缩活动。在正常月经周期中,雌、孕激素有节律地分泌,使输卵管收缩、舒缓也呈规律性的活动,因此精子和卵子可自由进入输卵管形成受精卵,并按时输送至宫腔。受精卵需在合适的时间内到达子宫腔开始着床,受精卵在输卵管内运行的同时进行卵裂,子宫内膜为接受受精卵而发生相应的变化。分裂早期的胚胎,缺乏分解糖的酶,因此不能利用来源于葡萄糖和糖原的主要能量以维持胚胎着床。这些酶需在胚胎分裂达桑葚期才能出现。故服用避孕药后抑制正常雌、孕激素的分泌,干扰精子、卵子输送至输卵管的速度,同时也改变受精卵在输卵管内的正常运行,干扰两者的同步性变化,从而不利于受精卵着床,可降低胚胎着床的成功率。

(5) 对子宫内膜的作用:避孕药影响子宫内膜的变化,干扰受精卵的着床为其避孕作用的主要环节之一。胚胎着床的关键在于胚胎发育与子宫内膜生理变化过程,两者必须精确同步。受精卵着床时,孕激素使内膜间质高度水肿,间质细胞转变为前蜕膜细胞,腺体高度分泌,螺旋动脉增生肥大,表层毛细血管增生扩张,为滋养细胞的黏着与穿透创造必要条件,任何干扰或破坏内膜的这些变化,均不利于受精卵的着床与发育。

复方避孕药中合成的雌、孕激素和内源性雌、孕激素对子宫内膜的作用相似,但根据各种配方中雌、孕激素种类、比例及个体敏感性不同,表现的对内膜影响也有差别。一般来说,复方制剂从月经周期第 1～5 天开始服用,此时卵巢中卵泡刚开始发育,分泌少量雌激素,子宫内膜开始增殖。服避孕药后药物中的孕激素对抗雌激素作用,抑制子宫内膜增殖,使子宫内膜腺体停留在发育不完全阶段,腺体较小而直、萎缩变窄,分布稀疏。但是,在孕激素作用下腺体过早进入分泌状态,腺上皮早期出现核下糖原空泡,根据孕激素种类及剂量空泡大小不一。继续服药过程使内膜腺体退变萎缩,分泌衰竭,呈无功能状态。服药期间质在药物作用下可以有散在性水肿,并出现蜕膜样变和颗粒细胞。内膜血管发育差,一般无螺旋动脉,只有小而直的毛细血管。这样使得受精卵无法在子宫内膜中着床。

(6)对子宫颈黏液的作用:宫颈具有独特的解剖学、组织学结构和分泌功能,是精子从阴道到输卵管受精部位的必经之路。宫颈管内膜细胞包括分泌细胞与纤毛细胞,前者分泌黏液,后者的纤毛运动则使黏液流向阴道。正常育龄妇女每天分泌黏液 20～60 mg,近排卵期分泌量增加 10 倍,每天可达 700 mg。宫颈黏液是多相的分泌物,主要由蛋白质和水分组成,水分占 92%～95%。排卵期黏液量最多,水分含量可高达 98%。蛋白质主要为蛋白多糖(proteoglycan),其他还有白蛋白、球蛋白及多种酶、无机盐等。蛋白多糖旧称黏蛋白(mucin),主要由糖蛋白大分子胶粒聚合组成;另一种是黄体期的宫颈黏液,以可溶性蛋白(白蛋白、球蛋白)占优势,存在于胶体间隙中。精子穿透宫颈黏液,主要取决于黏性糖蛋白。糖蛋白分子形成单肽链,聚集形成纵行疏松排列的微纤维系统,与宫颈轴平行,纤维间隙犹如隧道,精子由此通过。

宫颈黏液受到卵巢激素的调节。在周期中期雌激素作用下,黏液稀薄如蛋清液、碱性,所含氯化钠浓度增加,蛋白质与细胞少,拉丝度可达 10～15 cm,易于精子上行,黏液干燥后呈羊齿植物状结晶。排卵后在孕激素作用下则抑制宫颈细胞的分泌,黏液中水分减少,蛋白及细胞增多,黏液变为量少、黏稠,拉丝度短,干燥后无羊齿状结晶。排卵后宫颈黏液的微纤维超微结构改变,排列紊乱呈致密网状,阻滞精子不能进入宫腔。复方口服避孕药中的孕激素,可明显对抗雌激素对宫颈黏液的作用。在服药周期中宫颈黏液量少,高度黏稠,为精子穿透的生物屏障。使用单纯孕激素的避孕药,同样可改变宫颈黏液的性状,减少黏液,如见于 Norplant 皮下埋植或单纯孕激素微丸时,此时对宫颈黏液的作用可能为主要的避孕机制。服用以雌激素为主的复方长效口服避孕药,则宫颈黏液量多,呈典型雌激素影响,提示在长效口服药中,对宫颈黏液的作用并不参与避孕机制。

8.1.4　避孕效果

(1)避孕药的有效性:可以用两个指标来评价。①生命表分析(time table analysis):对一个单独的避孕药的有效性进行每个月的评价,也可以是一个标准时间内的评价(通常为 12 个月)。通过该种方法可以消除时间偏倚,主要方法优于 Pearl 指数(Pearl index)。同时不良反应和因不良反应放弃使用的信息可以按时间进行记录。②Pearl 指数:是由 Raymond Pearl 发明的,通常用于比较各种避孕方法的有效性。它是指 1 年内 100 个生育期女性中意外怀孕的数量。

Pearl 指数可以通过两种方法计算:①妊娠的数量除以使用口服避孕药的总月数再乘以 1 200;②妊娠的数量除以使用口服避孕药的总月经周期数再乘以 1 300。其中 1 300 代替了第一种计算方法中的 1 200,是减少了月经周期 28 天的偏倚。

每种避孕的方法有两个 Pearl 指数:①理论上的 Pearl 指数:这是在理想条件下的 Pearl 指数,复方口服避孕药理想的妊娠率为每年 0.3%;②实际的 Pearl 指数:实际的有效性是通过人群研究获得的,复方口服避孕药的 Pearl 指数为 2%～8.6%。实际的 Pearl 指数可能还受肥胖、不充分吸收和服药方法不正确的影响。

(2)影响避孕药的有效性因素

1)使用者漏服药:不规则使用或者漏服超过 1 片避孕药通常是避孕失败最主要的原因。尤其是在前 3 个周期内漏服药的失败率达 33% 左右。

2）使用者延长了 2 个周期服药间隔的时间：使用者推迟了下一次开始服药的时间＞7 天。

3）因呕吐和腹泻导致对避孕药的吸收障碍。

4）药物之间的相互作用。

（3）评价避孕药有效性的方法

1）抑制排卵可以作为评价的一个参数：口服避孕药的有效性也可以通过血指标和超声影像学来检测卵泡生长、排卵、黄体生成来评估。有些试验用这个参数来评估抑制排卵的孕激素剂量。排卵的抑制剂量是指可以抑制排卵的每天给予最低孕激素剂量，如孕二烯酮每天最低需要剂量为 0.03 mg，炔诺酮每天最低需要剂量为 4 mg。

Milsom 和 Korver 一项抑制排卵率的报道表明，含有 $30\sim35$ μg 炔雌醇的复方短效口服避孕药的排卵率为 2.0%（95% CI：$1.1\sim3.3$）；含有 $15\sim20$ μg 炔雌醇的复方短效口服避孕药的排卵率为 1.1%（95% CI：$0.6\sim2.0$）；只含有去氧孕烯的单纯孕激素口服避孕药的排卵率为 1.25%（95% CI：$0.03\sim6.8$）；传统的单纯孕激素口服避孕药的排卵率为 42.6%（95% CI：$33.4\sim52.2$）。以上结果显示，复方口服避孕药与只含去氧孕烯的单纯孕激素口服避孕药抑制排卵的效果相似，而传统的单纯孕激素口服避孕药抑制排卵相对较弱。

2）意外妊娠率：一种新的避孕药的有效性也可以通过计算一段时间内服用该避孕药生育期女性（18~40 岁）的意外妊娠人数来评估。这是评价避孕药有效性的金标准，也可用来证明一种新的口服避孕药的有效性。

（4）口服避孕药的失败率：根据古特马赫研究所的汇总表（2010 年），复方口服避孕药最低的意外妊娠率为每年 0.3%，而通常的意外妊娠率为 2%~8.6%。欧洲的研究中复方口服避孕药的 Pearl 指数比美国的要低。复方口服避孕药的失败率很低，但是患者的疏忽会使该方法的失败率大大增加，如

不规则的使用、漏服药片、不遵从医嘱、呕吐或者腹泻等因素都会影响口服避孕药的失败率。50 年来随着使用范围的越来越广，失败率也逐渐增高。

（5）影响复方口服避孕药有效率的因素

1）社会经济地位：社会经济地位高者使用复方口服避孕药的有效率要高于社会经济地位低者，这与受教育水平和社会经济水平有关。通常社会经济地位低的妇女更易对药物的使用说明理解不够透彻，不恰当使用、漏服等。

2）使用者的年龄：年龄≥30 岁的妇女使用口服避孕药的失败率较年龄＜30 岁的妇女低。

3）使用的持续时间：使用持续时间比较久者避孕的失败率较低。

4）生育史：相对于未产妇，经产妇使用口服避孕药更容易失败。

5）炔雌醇的剂量：在一个大样本的前瞻性研究中，炔雌醇含量≥30 μg 与炔雌醇＜30 μg 复方口服避孕药的临床失败率没有显著差异，两者都有高效的避孕效果。说明复方口服避孕药低剂量配方（炔雌醇含量＜30 μg）的避孕效果也很显著。Gallo 等综述分析，极低剂量配方（炔雌醇＜20 μg）与炔雌醇≥20 μg 的口服避孕药的妊娠率相似，但是该研究的样本量不够大，可能缺乏足够的统计学意义。

6）孕激素的种类：有研究表明，同样与 30 μg 雌激素配伍，第三代孕激素中孕二烯酮比去氧孕烯的周期控制性好。屈螺酮的避孕效果与去氧孕烯相似，且周期控制和不良反应类似。含有左炔诺孕酮、屈螺酮、去氧孕烯、地诺孕酮的复方口服避孕药受体重和体质指数（BMI）的影响甚微；而含有醋酸氯地孕酮（CMA）的复方口服避孕药受体重和 BMI 值影响。有研究表明，当 BMI 值较大（≥30 kg/m²）、体重较重（≥75 kg）时，使用含醋酸氯地孕酮的复方口服避孕药的失败率增加。这是因为醋酸氯地孕酮亲脂性较高，在脂肪中的含量增加，从而降低了避孕的效

果。含有醋酸环丙孕酮（CPA）的口服避孕药的失败率与含有 CMA 的避孕药相类似，这也是因为 CPA 亲脂性。

实际避孕效果取决于使用者，如果妇女开始服用的时间延迟≥3 天，或在一个包装开始使用或使用末期时漏服≥3 片，妊娠的风险最大。在常规使用的情况下，使用第 1 年每 100 个服用复方口服避孕药的妇女中约有 8 例发生妊娠。如能做到正确服用，使用第 1 年每 100 个服用复方口服避孕药的妇女中，妊娠者不到 1 例（每 1 000 个妇女中有 3 例）。实际应用中会受到个人对药物敏感性和个人依从性的影响，第 1 年的失败率为 6%～8%。一项关于影响妇女持续使用避孕药的研究发现，在使用口服避孕药的妇女中，有 72% 在 12 个月内停止使用，只有 8.9% 选择继续使用。

含标准剂量雌激素（炔雌醇 30～35 μg）的复方口服避孕药避孕效果相当可靠，含极低剂量雌激素（炔雌醇 20～25 μg）的复方口服避孕药与标准剂量的复方口服避孕药相比，两者在抑制排卵方面的作用是等效的。WHO 进行的一项对 6 种复方口服避孕药的研究发现，雌激素剂量从 20～35 μg 不等，其避孕效果无显著差异。但含极低剂量雌激素的复方口服避孕药漏服药片时更容易影响避孕效果。

不同的复方口服避孕药有各自的避孕效果及特点，按每 100 妇女年的意外妊娠数（Pearl 指数）计算，国产复方口服避孕药的 Pearl 指数为 0.03～0.5。进口的复方口服避孕药资料比较详细，不同产品的 Pearl 指数不同。特居乐在 4 342 例（含 70 282 个周期）自愿者参与的大型临床研究中，其 Pearl 指数为 0.06。复方去氧孕烯片一项 952 例共计 14 086 个服用周期的研究结果分析，其 Pearl 指数为 0.087。敏定偶在欧洲国家由 10 万名妇女参加的为期 6～12 个月的大样本非对照多中心试验显示，避孕失败率为 0%～0.11%，Pearl 指数为 0.06。优思明在对 2 263 例妇女累计 29 735 周期进行分析后

得出，其 Pearl 指数为 0.41。美欣乐在 10 372 例妇女参加，服用≥73 477 周期的临床研究中共发生 10 次妊娠，Pearl 指数为 0.13。总结以上临床研究数据，目前常用的复方口服避孕药避孕效果是相当可靠的。

8.1.5 复方短效口服避孕药的种类与用法

（1）类型：国产复方短效口服避孕药有复方炔诺酮片（口服避孕片 1 号），含炔诺酮 0.625 mg 和炔雌醇 0.035 mg；复方甲地孕酮片（口服避孕片 2 号），含醋酸甲地孕酮 1 mg 和炔雌醇 0.035 mg；复方炔诺酮/甲地孕酮片（口服避孕片 0 号），含炔诺酮 0.3 mg、甲地孕酮 0.5 mg 和炔雌醇 0.035 mg；复方左旋 18-甲基炔诺酮片，含左旋 18-甲基炔诺酮 0.15 mg 和炔雌醇 0.03 mg。目前由政府计划生育部门免费发放。市场上其他复方口服避孕药有复方左炔诺孕酮三相片（特居乐），含左炔诺孕酮和炔雌醇，每一板有 3 种颜色的药片，即黄色 6 片（第 1～6 天），每片含左炔诺孕酮 0.05 mg 和炔雌醇 0.03 mg；白色 5 片（第 7～11 天），每片含左炔诺孕酮 0.075 mg 和炔雌醇 0.04 mg；棕色 10 片（第 12～21 天），每片含左炔诺孕酮 0.125 mg 和炔雌醇 0.03 mg。复方去氧孕烯片，含去氧孕烯 0.15 mg 和炔雌醇 0.03 mg；复方去氧孕烯片（美欣乐），含去氧孕烯 0.15 mg 和炔雌醇 0.02 mg；敏定偶，含孕二烯酮 0.075 mg 和炔雌醇 0.03 mg；复方醋酸环丙孕酮片（达英-35），含醋酸环丙孕酮 2 mg 和炔雌醇 0.035 mg；屈螺酮炔雌醇片（优思明），含屈螺酮 3 mg 和炔雌醇 0.03 mg（表 3-8-2）。美欣乐的雌激素含量最低（炔雌醇 20 μg/片）；达英-35 是抗雄激素活性最强的复方口服避孕药，现临床上广泛用于高雄激素的治疗；优思明是首个含有屈螺酮的复方口服避孕药，有抗盐皮质激素活性和抗雄激素活性，可抵消水潴留引起的不适症状，控制体重、缓解经前期症状（表 3-8-2）。

表3-8-2 复方短效口服避孕药

复方短效口服避孕药种类	雌激素	剂量(mg)	孕激素	剂量(mg)
政府计划生育部门免费发放的药物类型				
复方炔诺酮片（口服避孕片1号）	炔雌醇	0.035	炔诺酮	0.625
复方甲地孕酮片（口服避孕片2号）	炔雌醇	0.035	醋酸甲地孕酮	1
复方炔诺酮/甲地孕酮片（口服避孕片0号）	炔雌醇	0.035	炔诺酮甲地孕酮	0.3 0.5
复方左旋18-甲基炔诺酮片	炔雌醇	0.03	左旋18-甲基炔诺酮	0.15
其他市场供应的药物				
特居乐 第1~6天	炔雌醇	0.03	左炔诺孕酮	0.05
第7~11天		0.04		0.075
第12~21天		0.03		0.125
妈富隆	炔雌醇	0.03	去氧孕烯	0.15
美欣乐	炔雌醇	0.02	去氧孕烯	0.15
敏定偶	炔雌醇	0.03	孕二烯酮	0.075
达英-35	炔雌醇	0.035	醋酸环丙孕酮	2
优思明	炔雌醇	0.03	屈螺酮	3

（2）用法

1）口服避孕片0号、1号、2号和复方左旋18-甲基炔诺酮：从月经周期的第5天开始，每晚服用1片，连续22天，不能间断。一般停药1~3天月经来潮，如停药7天月经未来，应接着开始服用下一个周期的避孕药。

2）复方左炔诺孕酮三相片（特居乐）：为首个获准非处方药（OTC）的进口三相复方口服避孕药。特居乐模拟女性生理周期激素变化，将一个周期的雌、孕激素按周期变化分为3个阶段，3种剂量配方依次服用。所以服用时，按照每板上面箭头所指示的方向，从月经周期的第3天开始服用黄色片，每晚1片，连续6天；接着服用白色片，每晚1片，连续5天；再接着服用棕色片，每晚1片，连续10天。停药7天后，开始按上述顺序服用下一个周期。

3）复方去氧孕烯（妈富隆和美欣乐）：每板21片，从月经周期的第1天（星期×）开始，按箭头所指方向每晚服用1片，连续21天，不能间断。停药7天后接着服用下一个周期。

4）敏定偶：每板28片，其中21片为白色复方孕二烯酮片，剩下的7片为红色安慰剂片（不含活性药物）。从月经周期的第1天（星期×）开始，按箭头所指方向每晚服用白色药片1片，连续服21天后接着再服7天红色安慰剂片，服用安慰剂片时月经来潮。服完安慰剂片后随即按上述顺序开始服用下一个周期，中间不停药。

5）达英-35：需按照包装所标明的顺序，在月经周期第1~5天开始服用，每晚1片，连续21天，不能间断。停药7天后接着服用下一个周期。

6）优思明：需按照包装所标明的顺序，在月经周期第1~5天开始服用，每晚1片，连续21天，不能间断。停药7天后接着服用下一个周期。

开始服用复方口服避孕药时间：月经规律妇女，可以有两种选择，可在月经来潮5天内开始服用，无需采用其他避孕措施；如能确认未妊娠，也可随时开始服用，但服药后的7天内应禁欲或采用其他避孕措施。产后（哺乳）：如果产后已＞6个月仍哺乳而且闭经，如能确认未妊娠，也可以随时开始服用，但在服药后的7天内禁欲或采用其他避孕措施；如果产后已＞6个月仍哺乳但月经已恢复，可参考"月经规律的妇女用法"；产后6周内哺乳的妇女不应服用复方口服避孕药。对产后6周以上但不满6个月的哺乳妇女，一般不推荐复方口服避孕药，除非无法获得或不能接受其他更适宜的避孕方法。如果产后＞21天且不哺乳，月经未恢复且确认未怀孕，可以马上开始服用复方口服避孕药，服用后7天内应禁欲或采用其他避孕措施。如果月经已经恢复，可参见"月经规律的妇女用法"。

对打算从另一种激素避孕方法更换复方

口服避孕药的妇女,如果长期坚持并正确使用激素避孕方法或确认未怀孕,可马上开始服用复方口服避孕药,无需等到下次月经。如果以前使用过激素类避孕针,应在预期下次注射的时间开始服用复方口服避孕药,无需采用其他避孕措施。由非激素类避孕方法(不包括 IUD)更换为复方口服避孕药的妇女,可在月经来潮的 5 天内开始服用复方口服避孕药,无需采用其他避孕措施。如能确认未怀孕,也可随时开始服用,如果是在月经来潮的 5 天以后开始服药,服药后的 7 天内应禁欲或采用其他避孕措施。由 IUD(包括释放左炔诺孕酮 IUD)更换为复方口服避孕药:可在月经来潮 5 天内开始服用,无需采用其他避孕措施,可同时取出 IUD。如能确认未妊娠,也可随时开始服用,如本周期内性生活频繁,并且是在月经来潮的 5 天后开始服药,建议在下个月经周期取出 IUD;如果本周期内性生活不频繁,但是在月经来潮的 5 天后开始服药,服药后的 7 天内应禁欲或采用其他避孕措施。如果希望现用 IUD 继续提供保护作用,则建议在下个月经周期取出 IUD。

如果是在早期或中期自然流产或人工流产后的 7 天内,可立即开始服用避孕药,无需同时采用其他备用的避孕方法。如果是在以上情况的 7 天后,在确定没有妊娠的任何时候开始服用复方口服避孕药,开始服药的最初 7 天,需要同时采用其他备用的避孕方法。如果不能确定是否妊娠,可告知在下次月经来潮期间再开始服用。服用紧急避孕药后的妇女,可在服完紧急避孕药的第 2 天开始服用复方口服避孕药,无需等到下次月经来潮。新的复方口服避孕药使用者应从一个新的包装开始服药。若由于错误使用复方口服避孕药而需要紧急避孕药的,可以继续服用目前包装中剩余的药片。

最近,美国新研发的新型复方口服短效避孕药戊酸雌二醇(E$_2$V)与双烯孕酮(DNG),其中戊酸雌二醇在体内转化,与雌激素受体结合的形式为天然 17β-雌二醇,其周期控制很弱。但是与双烯孕酮配伍后就解决了这个问题。不同于以往的单相片、双相片和三相片,这种新型的避孕药为四相片,在 2010 年 5 月获得 FDA 批准。在 E$_2$V 与 DNG 配伍过程中,雌激素含量逐步降低,孕激素含量逐步增高。该避孕药有 28 片,其中起始 2 片含有 E$_2$V 3 mg,接下去 5 片含有 E$_2$V 2 mg 和 DNG 2 mg,之后 17 片含有 E$_2$V 2 mg 和 DNG 3 mg,2 片含有 E$_2$V 1 mg,最后 2 片为不含 E$_2$V 和 DNG 的安慰剂片。从月经的第 1 天开始服用,服完 28 片,不用间断开始下一个周期。

E$_2$V/DNG 的效果可靠,一项长期跨欧洲 50 个中心的非盲Ⅲ期试验(20 个周期)对 18～50 岁健康女性使用该避孕药的避孕效果作出评估。其调整后的 Pearl 指数为 0.34～0.72,在 2 266 名妇女接受的 13 个周期的调查中,其使用后撤退性出血时间为 4.0～4.6 天,平均为 4.3 天。主要的不良反应有腹痛、粉刺、乳房胀痛、痛经、情绪不稳定、头痛、恶心和体重增加。研究表明,其长期使用不会对子宫内膜产生不利影响;心血管的安全性尚无明确的研究,但是有个别病例报道其可能存在增加静脉血栓形成和心肌梗死;出血模式优于含左炔诺孕酮复方短效口服避孕药。这种新型的复方口服避孕药可能对年龄偏大的生育期妇女的月经改善有效。然而,临床上 E$_2$V/DNG 与其他复方口服避孕药之间是否存在显著差异仍需要继续研究。

8.1.6　不良反应及安全性

复方口服避孕药是全世界最受欢迎的一种生育控制方法,这种可靠的避孕方式,理论失败率为 0.1%,但实际失败率为 2%～3%。事实上,复方口服避孕药可能会引起不良反应,其中大部分较轻微,但有些可能有生命危险,服用避孕药伴随的严重风险包括血凝增加和静脉血栓栓塞、脑卒中、心脏病。这些风险在吸烟者中增加,尤其是年龄 >35 岁者。在 20 世纪 80 年代,第三代复方口服避孕药问世,试图降低心血管疾病的风险和雄激素的不良反应,如体重增加、痤疮及脂类代谢的不良变化。尽管第三代19-去甲睾酮衍生物(孕二烯酮、去氧烯酮)可以减少使用剂量,但多数学者发现,这些复方口服避孕药的主要缺点是增加血管影响的风险。在过去的10年,为了减少复方口服避孕药相关的不良反应和增强使用者的依从性,除了减少剂量,还采用了其他方法,如新型类固醇激素的发展,炔雌醇与孕激素协调作用抑制排卵。另外,炔雌醇主要是剂量依赖性对雌激素靶器官和组织发挥作用,如子宫内膜、乳腺上皮、肝脏、凝血因子和脂类代谢,孕激素的雄激素作用表现在减少高密度脂蛋白胆固醇-C(HDL-C),它是动脉事件发生的一个重要因素。体外实验研究表明,雌激素对低密度脂蛋白(LDL)的抗氧化诱导作用,被认为对动脉壁的健康有益。孕激素在一些器官的作用与雌激素相反,包括 LDL 氧化,因此引起动脉壁损伤。复方口服避孕药的依从性虽然很弱,但对月经周期和体重的影响常常是停药的原因。因此,青少年非意愿妊娠在所有发达国家仍然是一个广泛的社会问题。事实上,全世界每年有 500 万例流产发生在 15~19 岁的女孩中,所以有必要为这个年龄段的人群提供一个安全的生育控制方法,并且避免该方法的中断。然而,对于这些年轻妇女的避孕管理可能会遇到一些严重的问题,其中有未察觉的"凝血因子 V 莱顿突变"或其他疾病的携带者,尤其是凝血系统的影响。另外,现有新的证据表明,对年龄≥40 岁的妇女仍有避孕需求,其想继续保持性生活的时间远长于其有生育要求的时间。因此,在有生育能力的最后几年里避孕成了一个重要问题。最近研究者指出,复方口服避孕药的使用在健康妇女中延续至 40 岁后,甚至绝经期都是安全的。因为不规律的排卵而可能发生非意愿妊娠,为此提倡妇女应该避孕至绝经后 1年。研究证明,血栓栓塞的风险会随着年龄和雌激素剂量的增加而增加,在复方口服避孕药中使用最低有效的炔雌醇剂量是明智的。另一方面,持续使用复方口服避孕药直

至绝经年龄及以上,对抵抗卵巢、子宫内膜和结直肠癌的发生有保护作用。很多恶性肿瘤在年龄≥50 岁的妇女中很常见,如果她们坚持应用避孕药至这个年龄阶段,则长期的对抗癌症方面的获益将会抵消短期的药物的不良反应。考虑到中年妇女的不良反应的高风险性,对这个年龄段的妇女正确选筛是必要的。口服避孕药的不良反应,普遍较轻的,很少为严重反应,只有零星的、致命的病例报道。事实上,严重不良反应的确存在,也许非常罕见,但也可能在其他情况下被低估或忽视。重要的是,口服避孕药与其他所有药物一样,有其禁忌证。在某种情况下,轻或中度的不良反应可能损害妇女的生活质量。众所周知,因为口服避孕药的广泛使用,目前已扩大至存在潜在风险的人群,在使用者中即使不良反应发生率轻微增加,也会造成严重的影响。器官移植、抑郁或患有心血管疾病、糖尿病、肿瘤、血栓形成综合征、罕见疾病(和)或吸烟的妇女,也有避孕需求。有病史和终身风险因素的妇女要求避孕时,在选择前要仔细评估。另外,对这些病例的管理和个体风险评估,必须对其特定的病理本质和可能的避孕作用有具体了解。实际上,不准确的评价可能导致拒绝使用安全合适的避孕方法,或激素类避孕药有危险时使用了该类方法,这种情况有可能导致严重的不良反应而提起法律诉讼。对使用者的健康监测和随访是必要的。因此,进行准确的避孕咨询,便于了解每种避孕方法及其潜在的不良反应,对现代的避孕策略是必须具备的。总之,选择应该个体化,并且在妇女的特别需要和总体相关健康风险的基础上进行权衡。

8.1.6.1 轻度不良反应

大多数妇女使用口服避孕药后无不良反应,虽然有些服用者可有轻度的不良反应,如点滴出血、突破性出血、恶心、头痛、乳房疼痛、体重增加、情绪改变、性欲降低和皮肤病等。轻微和短暂的不良反应常发生在激素类避孕药的第 1 个周期,并且在第 1 个周期后

消失。众所周知,雌、孕激素的比例可能影响出血。

(1)月经紊乱:是因为雌激素更多或更少的抑制子宫内膜。月经间期出血和闭经引起使用者对怀孕的担忧和对避孕方法的怀疑,尤其是青少年,担心月经不规律,更有可能因此中断激素类避孕药。使用不规范、衣原体感染和吸烟等对点滴出血和突破性出血的发生概率有重要影响。在使用复方口服避孕药的前3个月,月经间期出血的频率似乎很大程度上受到是否规律用药的影响。在规律使用单相复方口服避孕药(含炔雌醇35 μg/诺孕酯250 μg)的人群中显示,月经间期出血的频率为<2.6%。临床医师必须告知药物使用者,服用本品有月经间期出血的可能性,只有持续使用才能减少月经间期出血的发生。一些研究已经证实,药物使用者中衣原体感染可增加月经间期出血。研究还发现,将65名已使用口服避孕药>个月者、有点滴出血、但无明显原因的妇女,与65名正在使用口服避孕药、无点滴出血、但存在一个或多个风险因素行衣原体检测的妇女进行比较,将65名正在寻求避孕的妇女进行匹配对照研究。结果显示,65名使用口服避孕药>3个月且正经历出血的妇女中,有19例(29.2%)为阳性结果,相比之下,65名正在使用口服避孕药,但因为阴道炎或新的或多性伴侣行衣原体检测的匹配对照病例中,只有7例(10.7%)为阳性,65名在开始使用避孕药前检测衣原体的妇女中,有4例(6.1%)为阳性。因此,当规律使用口服避孕药者发生点滴出血或突破性出血时,提供者应该考虑除了口服避孕药的其他原因外,很可能是衣原体感染。吸烟可能会通过干扰雌激素代谢增加不定期出血。因此,使用口服避孕药的吸烟妇女比不吸烟的妇女更有可能发生突破性出血。新型无雄激素作用的孕激素与低剂量雌激素组成的口服避孕药,往往对出血模式的影响类似于原先的含低剂量炔雌醇的口服避孕药。

(2)体重增加:妇女经常因为可察觉的体重增加而中断使用激素类避孕药。人们都知道,任何激素类避孕方法的不良反应是决定其可接受性和依从性的重要因素。为了阐明激素类避孕药是否确实会引起体重增加,或仅仅是一个普遍的误解,人们进行了一些研究。炔雌醇20 μg/左炔诺孕酮100 μg似乎对体重和身体成分(脂肪组织、非脂肪组织、身体总水分、细胞内水分、细胞外水分)无重大影响。一个关于诺孕酯0.18/0.215/0.25 mg/炔雌醇25 μg与醋酸炔诺酮1 mg/炔雌醇20 μg的多中心对照研究表明,两组使用者只有0.3%体重增加10%。另有随机、前瞻性研究评估了正在使用炔雌醇15 μg/左炔诺孕酮100 μg或炔雌醇20 μg/孕二烯酮或阴道环(炔雌醇15 μg/依托孕烯120 μg)的妇女不良反应,在这3组人群中没有明显的体重增加。另一项比较炔雌醇30 μg/醋酸氯地孕酮2 mg与炔雌醇30 μg/屈螺酮3 mg两种口服避孕药的研究表明,两组青少年人群没有引起明显体重增加。使用口服避孕药的妇女有体重增加的倾向是因为水潴留,使用炔雌醇20~30 μg/屈螺酮3 mg似乎是避免这个问题的理想方法。另外,一项关于巴西中下层妇女中含铜IUD使用者长达10年的队列研究表明,这些妇女在生育年龄体重增加的倾向是因为存在其他的原因。已经发现所报道的症状并没有随着雌激素剂量的减少或第三代孕激素的使用而减少。单相片与三相片有小的差异。然而,对口服避孕药引起体重增加的担心可以导致该方法的停用。

(3)情绪波动和抑郁:一些妇女可能会经历情绪波动或抑郁,这可能会对她们决定是否继续使用生育控制药物产生影响,尤其是有抑郁史时。目前认为,使用复方口服避孕药的妇女可以预期的情绪变化很小,有抑郁症妇女的百分比似乎随着使用复方口服避孕药的年数增加而下降。事实上,很少研究关注激素类避孕药引起的抑郁性质。社会功能的损害是抑郁症的一个重要方面,它不同于抑郁症的症状。在以前曾患过抑郁症且为复方口服避孕药使用者的妇女中,已有惊恐症发作的散发病例报道;然而,这些报道认为其使用的避孕药含高剂量的炔雌醇（50 μg）且出现在她们停止服用这些药物时。几种情况可能导致妇女发生抑郁的倾向,包括由基因决定的脆弱性,激素波动,大脑系统对激素波动特别敏感。尤其是一些生殖事件可能与抑郁症有关,如经前期综合征、怀孕、产后、绝经期、流产,以及不孕不育激素替代疗法（HRT）和激素类避孕药的使用。孕酮和孕激素可能诱导消极情绪,最有可能是通过GABA（A）受体活性代谢产物。目前已知神经活性类固醇,如 γ-氨基丁酸受体激动剂,在对压力的影响和适应的调节中起重要作用。澳大利亚的一项研究得到类似的结果,该研究在 9 688 名正在服用口服避孕药的年轻女性中进行,其年龄为 22～27 岁。事实上,复方口服避孕药使用者与未使用者抑郁症的发生率并没有显著不同（$OR=0.90～1.21$）。因此,对于没有潜在的心境或焦虑障碍的健康妇女,给予低剂量口服避孕药,尽管神经活性类固醇显著减少,也未表现出不良的心理症状。另一项研究报道,复方口服避孕药使用者比阴道环使用者有更大的负面情绪影响;含有低剂量炔雌醇的复方口服药比含有极低剂量炔雌醇的发生更为频繁。一些研究者发现,使用口服避孕药的青少年女性积极情绪的发生率比使用甲羟孕酮者更高。已有报道表示,经前期综合征（PMS）和月经前焦虑障碍（PMDD）发生在以往有过抑郁发作的抑郁患者中的病例数显著多于非抑郁患者。一份来自 658 名复方口服避孕药使用者的研究分析数据显示,在所有样本中,107 名妇女（16.3％）表示口服避孕药引起情绪的恶化,81 名（12.3％）经历情绪改善,470 名（71.4％）没有情绪改变。研究表明,口服避孕药对情绪和行为的影响可能归结于孕激素成分与雌激素比例的不同。有抑郁史的妇女开始使用口服避孕药后要注意潜在的情绪改变,但是口服避孕药是所有妇女的一个重要选择,包括有抑郁史的妇女。

（4）对性生活的影响:在口服避孕药使用期间,对欲望和性生活满意度的变化可能是影响其接受性、依从性和方法持续性的重要因素。目前关于口服避孕药对性功能影响的了解很少,在使用口服避孕药的妇女中,已经有性方面不良反应的报道。总而言之,数据表明使用激素类避孕药的妇女,对性欲可以是正面影响、负面影响、也可以无影响。不管怎样,当前的药物使用者因为低性欲而停止使用的频率似乎比高剂量药物使用者低。随着极低剂量炔雌醇口服避孕药的推广,由阴道干涩引起的性交困扰和性欲低下问题常常随之出现。一项关于评价激素类避孕药对阴道干涩、性欲和性满意度影响的研究显示,低剂量炔雌醇（20 μg 炔雌醇/100 μg 左炔诺孕酮）与极低剂量（15 μg 炔雌醇/60 μg 孕二烯酮或阴道环含 15 μg 炔雌醇/120 μg 依托孕烯）进行比较。3 个周期后,报道显示使用含极低剂量炔雌醇口服避孕药者中,有30.4％出现阴道干涩,同样的问题在低剂量炔雌醇复方口服避孕药使用者中为 12.7％,在阴道避孕环使用者中为 2.1％。同时,含15 μg 炔雌醇的复方口服避孕药被报道对性生活的负面影响频率最高,并且该数据可能与游离睾酮水平有关。另外,该研究报道中断率在低剂量炔雌醇复方口服避孕药为22.3％,极低剂量炔雌醇复方口服避孕药为30.4％,阴道环为 11.7％。口服避孕药使性激素结合球蛋白增加,从而导致较低的游离睾酮水平。它可以解释药物使用者性欲的降低,而阴道干涩是因为低雌激素剂量,同时导致性兴奋障碍。口服避孕药也可能导致情绪情感、副交感神经和心理障碍。从生物学的观点来看,雄激素水平的改变和雌激素波动的消失可能与此有关。两者可能主要在性的不同方面如性欲、阴道润滑中分别起作用。很多报道已经确定,妇女的性欲可能与雄激素水平相关;然而也有报道表明,复方口服避孕药中孕激素的抗雄激素作用不影响性欲。在人类群体,性行为不是简单地通过性激素的水平而决定的。虽然性的不良反应已引起注意,但是没有一致的影响模式表明激素或生物决定因素。更有可能,性欲是受生物、心理和社会复杂和特殊的组合影响,需要进一步的研究来确定哪种因素可能性最大。

(5)健康皮肤和黏膜的平衡:可能受药物影响,与激素类避孕药一样可导致不同的现象。虽然复方口服避孕药可能对某些雄激素依赖性皮肤病有益,但在某些人群,它们也可以对皮肤产生不利影响,如黑斑病、光敏性皮肤病、大疱疹和假丝酵母在使用激素类避孕药的妇女中经常被报道。黑斑病或褐黄斑、深褐色的色素沉着,在激素类避孕药引起的所有皮肤不良反应中占 60%。它可能发生在这些妇女受阳光照射时,且消退比怀孕后更慢。孕酮活性改变了皮肤和皮脂腺的生化和 pH 值,从而引起痤疮暴发。然而已经知道,含有抗雄激素的孕激素类口服避孕药治疗痤疮更为有效。对 170 名青少年女性进行的研究发现,含有炔雌醇 30 μg 和醋酸氯地孕酮 2 mg 的单相配方对寻常型痤疮者有效。曾有人认为复方口服避孕药可能导致头发脱落,但是现在很少有证据支持。秃发非常罕见,可能仅仅是一个巧合。对复方口服避孕药的过敏性反应可能包括荨麻疹和湿疹。症状可以表现为全身皮疹瘙痒、胃肠道和(或)支气管问题至全身过敏反应和心血管疾病突发事件。口服避孕药引起的皮肤、血管表现与雌激素有关,它包括毛细血管扩张、血管瘤、网状青斑。复方口服避孕药可能会加重一些皮肤病和全身性疾病,如遗传性血管性水肿、妊娠疱疹、系统性红斑狼疮(LES)。

8.1.6.2 中度不良反应

(1)肝胆并发症:复方口服避孕药引起的肝胆并发症是所有中度不良反应中迄今为止最频繁和多样化的。然而,低剂量口服避孕药的问世使其发生率明显下降。肝内胆汁淤积症可以在妊娠或口服避孕药时发生。可逆的肝内胆汁淤积,在具有遗传倾向的女性可能会引起皮肤瘙痒、厌食、乏力、恶心和呕吐,无发热、体重减轻、皮疹或腹部疼痛表现。

这些症状在复方口服避孕药停止使用后 1～3 个月内消失且无后遗症。腹部疼痛和发烧是这些症状中最常见的,这种状况与使用期限不相关,并且在复方口服避孕药使用终止后 5～15 天消失。尽管口服避孕药对胆汁排泄减少的影响可能会引起黄疸,但很罕见。通常黄疸出现在使用药物的前 6 个月内,并且在停止使用后 2 个月内消失,不留后遗症。服用口服避孕药发生黄疸的妇女中,有一半在怀孕时会经历肝内胆汁淤积。此类妇女服用避孕药时应密切监测。同时,有胆汁排泄家族性缺陷的妇女包括 Dubin-Johnson 综合征、Rotor's 综合征、良性肝内复发性胆汁淤积,不应服用口服避孕药。资料显示服用口服避孕药的妇女,胆汁中的胆固醇水平几乎总是升高的,这或许解释了长期接受雌激素治疗的妇女因并发症导致胆囊切除的频率增加。胆汁成分的异常在口服避孕药的使用停止后一般会消失。年轻的无症状结石者不需要停用口服避孕药。有肝脏疾病史的患者,肝功能检查为正常时,可耐受口服雌激素,但仍需要密切监测不良反应。从对慢性肝炎或其后遗症的研究中获得的数据表明,口服避孕药的使用不影响肝硬化肝纤维化进展的速度或程度,慢性肝炎妇女发生肝细胞癌的风险,或乙型肝炎病毒携带者肝功能障碍的风险。雌激素在肝腺瘤发生中的作用已经确认,但其在局灶性结节性增生中的作用还存在更多的争议。

(2)偏头痛:国际头痛学会对头痛疾病的分类清楚地标识了"外源激素诱发的头痛",它可以通过口服避孕药而触发。这种症状在生育年龄妇女中的发生频率和激素类避孕药的广泛使用,引起了人们的关注。一个大规模的以人口为基础的横断面研究纳入 46 506 名使用复方口服避孕药妇女,证明头痛的患病率随年龄增加而增加。据报道,受影响的 22% 是 20～24 岁妇女,28% 是 25～29 岁,33% 是 30～34 岁,且 35～39 岁的女性高达 37%。同样的研究表明,头痛与雌激素之间有显著剂量关系,而与孕激素避孕药之间没有显著关联,外源性孕激素对头痛和偏头痛的影响尚不清楚。第三代孕激素每个周期伴随的头痛可能比第二代孕激素少,最新配方比以往的激素类避孕药对头痛的影响程度更小。连续服用激素类避孕药可能是一个方便的策略,可作为降低发作频率、持续时间和强度的预防性治疗。与口服避孕药相关的头痛,通常会随着持续使用而改善。对于有以下症状的妇女,应该考虑重新评估或停用激素类避孕药,如程度和频率进行性加重的头痛,新出现伴有先兆的偏头痛或非偏头痛持续>3个月。有先兆的偏头痛女性普遍显示比无先兆的偏头痛妇女发生血栓的风险大。给偏头痛患者开口服避孕药时,必须仔细考虑其他危险因素,如患者年龄,是否有吸烟、高血压、高脂血症、糖尿病病史及肥胖。偏头痛被认为是一种良性的,不会危及生命的疾病。尽管如此,一些研究表明,它是缺血性脑卒中罕见的危险因素。此外,流行病学研究发现,年轻时有偏头痛发作的妇女发生脑卒中的风险增加。考虑到10年缺血性卒中发生率的基线水平为2.7每1万名年轻妇女(25～29岁),复方口服避孕药的使用可使风险高达4.0%。该风险在有先兆的偏头痛妇女高达11.0%,在有先兆偏头痛且正在使用口服避孕药的妇女为23.0%。目前没有直接比较正在使用含雌激素避孕药的偏头痛患者,伴或不伴先兆症状,发生脑卒中的风险的研究。关于使用避孕药的偏头痛妇女发生脑卒中的风险研究,大多数是病例对照研究。因此,这些数据必须谨慎解释。美国妇产科医师学会(ACOG)和WHO指出:偏头痛妇女如果没有先兆症状,不吸烟,身体健康,年龄<35岁,口服避孕药可以考虑使用。

8.1.6.3　严重不良反应

(1)心血管影响:大量关于口服避孕药不良影响的前瞻性研究显示,循环系统疾病的风险增加,主要是血栓栓塞事件,这似乎与激素剂量明显相关。据估计,目前口服避孕药的使用使静脉血栓栓塞的风险增加3～4倍,对口服避孕药使用者脑卒中发病概率的

研究结果不一致。研究发现,心脏病发作的风险增加主要局限于吸烟者和老年妇女,大量吸烟且年龄>40岁的妇女风险高达34倍。通常在年轻健康的女性,心脏病发作的风险低于足月妊娠。目前的《指南》建议:如同所有的药物,激素类避孕药的选择应对每个妇女的风险与收益进行权衡。年龄>35岁的妇女在使用前,应评估心血管疾病的危险因素,包括高血压、吸烟、糖尿病、肾病和其他血管疾病,如偏头痛。

1)高血压:研究表明,联合激素类避孕药可能导致血压轻微上升。5%的高剂量使用者发生高血压。轻微的血压升高甚至在低剂量配方使用者中已被报道。低剂量避孕药可引起1.5%的使用者血压轻度升高,约4 mmHg收缩压和1 mmHg舒张压。这种轻微的血压增加有统计学意义,但临床上不重要,可能会导致停用。避孕药使用者与非使用者之间血压的差异会随着年龄的增长而增加。此外,肥胖、高血压家族史和妊娠期高血压疾病史,似乎都与激素类避孕药使用时的血压升高相关。然而,缺乏关于长期使用避孕药后的结果数据。最近的一项前瞻性队列研究,对现在或过去使用过避孕药、年龄在28～75岁的人群进行观察,结果表明激素类避孕药似乎增加血压和尿白蛋白排泄率,对6.3%使用者的泌尿功能可能有害,停止服用可能恢复正常。使用避孕药的妇女发生新的高血压风险增加,在停用避孕药后1～3个月内可恢复至基线水平。曾有报道,有高血压且使用避孕药的妇女与有高血压但不使用避孕药的妇女相比,其发生脑卒中和心肌梗死的风险增加。吸烟妇女使用避孕药时,其发生高血压的风险增加(2～3倍)。吸烟通过增加交感神经活性、血小板黏附和反应、自由基产生、内皮细胞损伤和动脉压力波动而增加血管损伤的风险。实际上,尼古丁滥用、高血压和高胆固醇血症的女性其内皮细胞已经受损。在这些妇女中,复方避孕药对血管内皮细胞的影响可能包括释放强大血管扩张剂一氧化氮的能力降低,因此血管舒张功能受

损。令人惊讶的是,这种增加的风险在戒烟后2～3个月内下降。关于一些避孕药使用者发生高血压的机制知之甚少,可能与肾素-血管紧张素-醛固酮系统的变化有关,说明孕激素对高血压没有影响也是可能的,包括具有抗雄激素特性的避孕药,特别是屈螺酮。使用复方口服避孕药的妇女与非使用者相比,其高密度脂蛋白水平下降且低密度脂蛋白水平上升。该效应由雌激素引起,但已证实孕激素也起作用。没有测量血压前就开始使用避孕药的使用者,缺血性卒中和心肌梗死的风险更高,但是出血性中风或栓塞的风险并不高于使用前测量过血压的人群。在年轻、健康、不吸烟和正常血压的妇女中,口服避孕药并不引起心肌梗死或中风的风险增加。

2)心肌梗死:有报道,每年100万30～34岁的正常女性中有1.7例心肌梗死。据估计,避孕药使用者心肌梗死的发生率是非使用者的2～5倍。风险与剂量相关,且使用低剂量避孕药的妇女也增加。凝血因子,特别是因子Ⅶ和纤维蛋白原,已被确定为重要的心血管危险因素。在服用激素类避孕药的妇女中观察到促凝的改变。吸烟是纤维蛋白原水平的一个重要影响因素,它或许解释了避孕药使用者心肌梗死风险增加的部分原因。然而,大多数研究表明高血压是心肌梗死的主要危险因素。据估计这一事件的发生率是每100万年龄在30～34岁的高血压妇女中有10.2例,同时吸烟伴高血压使避孕药使用者的风险大幅度增加。一些数据表明,在有糖尿病、高胆固醇血症或先兆子痫、妊娠高血压相关病史的人群中风险进一步增加。对避孕药中孕激素不同类型的作用仍然有争议。对心肌梗死的临床试验已经发现了不一致的结果,可能与患者本身存在的发生心肌梗死的危险因素如吸烟、血压升高等不同有关。在缺乏吸烟及其他传统的危险因素时,目前口服避孕药使用者心肌梗死的风险并不会增加;以前的使用者也不会。关于不同配方之间心肌梗死的风险有重要差异的证据是

矛盾的。心肌梗死的风险在使用第1年最高,在有静脉血栓史的妇女中增加,且随着年龄的增加而增加。既往的研究证明,219例死于心肌梗死者,在死亡前1个月使用口服避孕药的频率,梗死组显著大于对照组,且所使用的平均持续时间更长。有研究表明,心肌梗死的风险似乎并不与凝血异常相关。然而,一项对217例首次心肌梗死发生在50岁以前的妇女和763例健康对照妇女的研究发现,在有各种遗传性凝血因子缺陷的妇女中风险大大提高。大量的研究发现,目前低雌激素剂量的避孕药使用者(包括去氧孕烯或孕二烯酮)与含左炔诺孕酮类似产品使用者相比,有相对较高的风险。已经提出多种关于这些临床小差异的解释,但证据不足。一项跨国研究(在年龄18～44岁妇女中进行),比较了182例合并心肌梗死的妇女与635例无心肌梗死的妇女,报道心肌梗死总的比值比(OR),第二代避孕药使用者与当前没有使用者比为2.35,第三代避孕药使用者与当前没有使用者比为0.82。第三代与第二代使用者比较OR值为0.28。第三代口服避孕药使用者之间,目前吸烟者的OR值为3.75。总之,使用复方激素类避孕药的女性发生心肌梗死仍然是罕见的;事实上,据估计<3/100万妇女年。女性可以通过停止吸烟和在使用避孕药前测量血压,减少甚至完全消除她们的动脉事件风险。使用者可以通过对避孕药品种的选择降低静脉血栓栓塞的风险。因此,为了进一步降低心血管并发症的频率,需要降低口服避孕药的激素剂量和对患者进行更好的筛选。

3)脑卒中(中风):事实上,如果没有其他危险因素,尤其是高血压、年龄、吸烟和偏头痛的病史,目前的低雌激素剂量避孕药使用者的缺血性脑卒中的风险增加很小。估计高血压使用者缺血性脑卒中的OR值为10.7。同样,激素类避孕药的使用似乎>35岁的妇女出血性脑卒中的风险增加(OR>2);而且,当她们有高血压病史时,这种风险是不用避孕药也无高血压病史妇女的10～

15 倍。携带 ACE I / D 多态性等位基因的激素类避孕药使用者，更容易发生高血压，可能有脑卒中的潜在风险等位基因，特别是出血性脑卒中。当前使用避孕药且吸烟的妇女与没有这些特征的妇女相比，其 OR＞3。据报道，低剂量口服避孕药问世后，年轻女性脑血栓的风险下降。然而，当存在游离 S 蛋白或 C 蛋白缺乏，凝血因子 XIII 基因变异或遗传性易栓症时，激素类避孕药的使用可引起年轻女性脑血管阻塞。虽然凝血因子 V 莱顿突变携带者可能比没有危险因素的女性发生缺血性脑卒中的风险高 11.2 倍，遗传性血栓形成的条件，和凝血因子 V 莱顿及凝血酶原基因突变在缺血性脑卒中的发病机制的作用一样尚未明确。一项前瞻性队列研究，在 3 年内对 44 408 名低剂量口服避孕药与 75 230 名 IUD 妇女进行比较，显示避孕药使用者出血性脑卒中比缺血性脑卒中的发生率更高（34.74/10 万妇女年 vs 11.25/10 万妇女年）。出血性脑卒中的相对风险（RR）与 IUD 使用者相比为 2.72 倍。此外，当前避孕药使用者的 RR 为 4.20，且以往使用过避孕药者在停止服用＞10 年后 RR 仍达 2.17。但是也有研究发现，无其他危险因素时，在过去服用过避孕药的人群中脑卒中风险无显著增加。据估计，过去的使用者与从未使用过的 OR 为 0.59。目前的低剂量口服避孕药使用者发生脑卒中的风险似乎与从未使用者类似，且出血性与缺血性脑卒中没有显著差异。虽然其他研究报道，18～44 岁总的脑卒中发生率为 11.3/10 万妇女年，出血性脑卒中高于缺血性脑卒中，发生率为 6.4/10 万妇女年：4.3/10 万妇女年。与从未使用者相比，当前的低剂量口服避孕药使用者出血性脑卒中 OR 为 0.93，缺血性脑卒中 OR 为 0.89，尚无足够的证据确定是否缺血性脑卒中的风险在不同的避孕药配方之间存在重大差异。调查当前的避孕药使用者的出血性脑卒中与其他危险因素的数据非常稀少。

脑卒中可能起源于静脉或动脉，也可能由出血、缺血或其他原因如动脉夹层引起。

动脉瘤出血被定义为一种出血性脑卒中。激素类避孕药作为脑血管病变的危险因素其机制仍然在讨论中，但是为了明确避孕药的使用与脑卒中之间的因果关系，进一步的前瞻性和回顾性研究仍然是有必要的。最近的一项研究发现，使用避孕药的女性脑血管事件的 RR 为 1.5；在较高剂量和一些特定的孕激素中风险增加；没有证据支持动脉粥样硬化疾病与使用口服避孕药的关系；以前使用过避孕药者缺血性脑卒中的风险没有增加。当前的使用者发生出血性脑卒中的风险表现为一定的升高，主要在年龄＞35 岁女性；以前的使用者未发现升高。迄今，不同给药途径（透皮贴剂、阴道环、皮下植入）释放复方激素类避孕药缺乏相关资料。总之，目前的研究表明，在使用小剂量雌激素口服避孕药前合理筛查，且没有预先存在的心血管疾病危险因素的妇女，其相关的缺血性脑卒中或急性心肌梗死的风险没有显著增加。

4）动脉意外：采取联合激素类避孕药的妇女，动脉意外事件很少发生，但也有在仅服用孕激素制剂妇女中发生的个例报道。与此同时，降低口服避孕药中炔雌醇的剂量，虽有静脉事件持续下降，但没有减少动脉意外事件的风险。此外，动脉血栓形成似乎与使用时间或过去使用口服避孕药无关。一些研究表明，吸烟、年龄、高血压、糖尿病、高胆固醇血症以及血栓形成倾向是最重要的危险因素。据估计，避孕药使用者中，年龄＜30 岁者动脉疾病死亡率大约是静脉疾病死亡率的 3.5 倍，30～44 岁者为 8.5 倍。此外，含有第二代孕激素的口服避孕药与含有第三代孕激素的口服避孕药相比，其似乎对静脉疾病的风险较小，而对动脉事件的风险增加。此外，流行病学研究表明，年轻妇女动脉疾病的风险在戒烟后 5～10 年内降低。认为避孕药本身不引起动脉疾病，它可与亚临床的血管内皮损伤协同促进动脉阻塞。激素类避孕药中雌激素的促血栓作用干扰内皮损伤和修复的周期，结果或保持临床无症状，或因吸烟、高血压或其他因素的影响最终进展为动脉粥样硬化。因此,在年龄＜35岁健康非吸烟者的妇女中,动脉疾病的风险似乎并没有增加。然而,对152例有外周动脉疾病(PAD)的女性与925名对照女性(18～49岁)进行的一项研究发现,所有类型的口服避孕药都伴有外周动脉疾病风险增加。对1980～2002年的文献严格分析获得了相同的结果。口服避孕药通过对凝血和炎症因子的影响,从而增加血栓形成的风险。其雌激素受体基因的多态性可以部分解释为这种个体间反应的差异。最近的研究表明,单倍型雌激素受体-1,在雌激素引起的凝血变化以及对反映动、静脉血栓形成的炎症危险标记无重要作用。关于孕激素参与凝血病理机制的资料稀少,孕激素的血管效应可能是通过孕激素受体及雌激素受体下调介导的。雌激素和孕激素受体定位于血管壁的内皮细胞和平滑肌细胞,但是静脉与动脉对性激素的反应有差异。在动脉,孕激素可抑制雌激素内皮依赖性的血管舒张作用,而在静脉,孕激素可能会增加容量导致血流量减少。凝血参数的改变似乎取决于孕激素的类型和剂量,以及雌激素存在和使用期限。事实上,有些孕激素可上调凝血酶受体的表达,而其他孕激素无此作用。没有发现第二代与第三代口服避孕药之间对动脉疾病风险的差异。在大多数心肌梗死或脑卒中的案例中,最相关的危险因素是吸烟、血压控制不良。总之,吸烟和使用口服避孕药的妇女,其死亡率比其他组高2～3倍。

(2)癌症风险:对癌症风险增加的恐惧是激素类避孕方法低接受性和低依从性的重要原因之一。有证据表明,目前的口服避孕药使用者与非使用者相比,其乳腺癌、宫颈癌、肝癌的风险增加。然而,公认的是目前口服避孕药使用者中,子宫内膜、卵巢癌的风险降低,结直肠癌风险也可能降低。乳腺癌和子宫颈癌的风险似乎在停止服用避孕药后下降,约10年内降至非使用者水平。如果她们能坚持至年龄≥50岁,当大多数恶性肿瘤成为常见时,那么在癌症方面长期的益处可能会显现出来。

1)乳腺癌:在世界范围内,乳腺癌是女性主要癌症。因此,考虑到避孕药的广泛使用,激素类避孕药的使用与乳腺癌风险之间的关系引人注目。在美国,每年100万名妇女中有超过1/4被诊断为乳腺癌。妇女乳腺癌RR增加超过4倍的主要危险因素是家族史、乳腺密度增加、以前诊断为不典型增生和胸部放疗。其他相对低危因素包括内源性和外源性激素。实验数据表明,雌激素在乳腺癌的生长发育中起一定作用。雌激素能促进啮齿类动物乳腺癌的发展,对体外培养的乳腺癌细胞发挥直接和间接的增殖作用。对孕激素的作用有争议。据报道,其发挥抗增殖或增殖的影响,很可能取决于细胞表型、微环境及物种。在过去的几十年,西方国家的妇女第一次足月妊娠(FFTP)年龄已经极大改变,在FFTP前口服避孕药的使用期比过去更长。避孕药可能在一定程度上为乳腺癌承担责任。FFTP促进乳腺组织的分化,这可以防止潜在的致癌物质,尤其在生命的早期。根据年龄和乳腺组织的状态,避孕药可能会产生不同的影响。年轻时(年龄＜20岁)即开始使用相对风险可能会增加。目前使用复方口服避孕药或在过去10年使用过的妇女,在未来10年患乳腺癌的风险略有增加。但这些妇女被诊断为癌症时病灶往往局限于乳腺,且癌症分化比从未使用过避孕药的癌症妇女好。只有少数的研究涉及避孕药对乳腺癌不同组织学类型的潜在影响。口服避孕药的使用与乳腺原位癌的风险没有相关性。研究发现,在以前的使用者中风险可能增加,而不是当前的使用者。Hannaford在1968～1969年随访了46 000名妇女,没有发现使用者的乳腺癌风险增加,其中75%的使用者服用含炔雌醇50 μg的避孕药,63.6%的女性是在30岁以前开始使用避孕药。同样,牛津计划生育协会(FPA)在1968～1974年对17 032名25～39岁妇女进行研究,结果未发现曾经使用口服避孕药的妇女发生妇科肿瘤的相对风险比从未使用过的妇女有任何增加。有趣的是,超过2 500名妇女是在20岁以前开始使用避孕药的,且没有观察到相对风险的增加。一些研究人员认为,现在或以前的避孕药使用者,其人工流产史可能与乳腺癌的风险增加相关。有一次或以上人工流产的妇女乳腺癌的相对危险度是无流产史妇女的 1.2 倍,流产发生在前 8 周妊娠的初产妇最大(RR 62.0)。当流产发生在 20 岁之前或 29 岁之后,这种风险稍高,其 RR 为 1.5。没有发现自然流产与乳腺癌风险之间的相关性。在 FFTP 前使用避孕药的经产妇 OR=1.44(95% CI:1.28~1.62)比在 FFTP 后开始使用的(OR=1.15,95% CI:1.06~1.26)高。在 FFTP 之前已使用 >4 年其相关 OR=1.52(95% CI:1.26~1.82)。在大多数研究中,避孕药使用者被诊断为乳腺癌,其死亡率低于或相当于非使用者。乳腺癌与长期使用避孕药的年轻女性(特别是接近月经初潮开始使用者)之间的关联表明,在青春期时,乳腺上皮细胞处于相当大的增殖活性中,比成年人更容易发生遗传损伤。能指定有关孕激素避孕药乳腺癌风险的资料甚少。似乎 MPA 长期使用可能会增加妇女的乳腺癌风险。注射避孕药和皮下埋植避孕药的数据有限。然而,皮下埋植避孕药对乳腺癌的风险比注射避孕药可能更高(OR 为 8.59)。许多女性为减少出血以及减少月经相关症状,而服用避孕药延长周期。体外研究结果表明,连续服用炔雌醇与间歇性应用比较,不会增加乳腺癌风险。

2) 卵巢癌:全世界卵巢癌的发病率为 6.6%,欧洲是世界卵巢癌发病率最高的地区之一。卵巢癌的发病率可以因怀孕、哺乳、输卵管结扎和口服避孕药而减少,性激素具有重要的卵巢致癌作用。动物模型的流行病学观察和实验数据表明,雌激素可能有不利影响,而孕酮/孕激素直接降低对卵巢上皮的影响。有证据表明,使用口服避孕药对预防卵巢癌提供了重要的保护作用,而且避孕药的长期使用大大减少了卵巢癌风险(P<0.001)。使用口服避孕药达 ≥5 年的女性,卵巢癌的风险大约是从未使用过妇女的一

半。近年来,卵巢癌流行病学研究协作组(牛津)对 45 项流行病学研究再分析,其中包括 23 257 例卵巢癌和 87 303 例对照组妇女的数据,发现这种风险降低在口服避孕药停止使用后持续 30 余年。然而,这种作用随着时间的推移而渐渐减弱;停止使用 <10 年的风险减少 29%,停止使用 10~19 年为 19%,停止使用 20~29 年为 15%,这种效果不是剂量依赖性的。口服避孕药对黏液性肿瘤发病率(12%)的影响较小,但在不同组织学类型之间风险降低差别并不大。这些结果表明,口服避孕药已经阻止了 20 万例卵巢癌及 10 万人死于这种疾病,而且在接下来的几十年里,防止癌症人数会增加至至少每年 3 万例。风险的减少与激素类避孕药的雄激素作用不相关。低剂量雌激素口服避孕药对卵巢癌风险带来的益处,类似于早期高雌激素剂量制剂。同时现有的数据表明,长期使用雌激素可能略增加危险性,尤其是子宫内膜样卵巢癌。复方口服避孕药的保护作用已在多项研究中被证实;然而,目前尚不清楚该保护是否还包括对卵巢癌有遗传易感性或围绝经期的妇女。约 5% 的卵巢癌病例由遗传因素引起,特别是常染色体显性遗传性乳腺癌、卵巢癌综合征。有癌症易感基因(BRCA-1 或 BRCA-2 基因)突变的妇女,患乳腺癌的终身风险高达 85%,患卵巢癌的风险高达 46%。卵巢癌和子宫内膜癌也发生在有 Lynch/遗传性非息肉性大肠癌综合征(HNPCC)的家庭。该综合征是由 DNA 错配修复基因突变引起的。有新的证据表明,家族性乳腺癌,包括 BRCA-1 和 BRCA-2 基因的突变,可能是雌激素敏感所致。因此,内源性和外源性雌激素如激素类避孕药,可能会增加 BRCA-1 基因突变携带者的乳腺癌风险。所以,BRCA-1 或 BRCA-2 基因突变携带者应谨慎使用避孕药,尤其是老年妇女。

3) 子宫内膜癌:复方口服避孕药的使用与子宫内膜癌的风险降低相关,且与使用时间有关(使用 5 年后 RR=0.28)。总的来说,

孕激素的影响结果不具有剂量依赖性。事实上,高孕激素效力的口服避孕药并没有比低孕激素效力的避孕药有更多的保护作用($OR=0.52$)。然而,在 BMI$\geqslant$22 kg/m² 的妇女中,用高孕激素口服避孕药比低孕激素口服避孕药有更低的子宫内膜癌风险($OR=0.31$)。口服避孕药的使用减少子宫内膜癌的风险只存在于$>$5 年的使用者中,其表现出对子宫内膜癌和卵巢癌药物预防的可能。使用这些制剂的妇女风险显著低于那些没有使用的妇女。因此,最低雌激素和最高孕激素含量的制剂产生最大的保护作用。在大多数情况下,子宫内膜样腺癌由增生发展而来,它具有不同的进展为癌的风险。研究报道,复杂性增生病例中 2% 进展为癌,10.5% 进展为不典型增生,52% 不典型增生进展为癌。子宫内膜癌和卵巢癌为女性中第 4、5 位最常见的恶性肿瘤,在美国预计每年约 4 万例新发子宫内膜癌和 2.5 万例新发卵巢癌被确诊,口服避孕药降低约 50% 的子宫内膜癌的风险。随着口服避孕药的使用时间延长,癌的风险降低,并在停药后持续 10～15 年。高孕激素和低雌激素剂量的避孕药可以使子宫内膜癌发展的风险显著降低。由于这种保护作用,口服避孕药的使用对子宫内膜癌高风险妇女是一个有用的药物预防方法。宫内孕激素疗法已被提议作为治疗子宫内膜不典型增生和腺癌的一个候选的保留子宫的方法。然而有罕见病例报道,用释放左炔诺孕酮的宫内系统治疗不典型子宫内膜增生的妇女,其使用 IUS 后 6 个月,经超声检查显示其内膜厚度增加,且原先的病变进展为腺癌。释放左炔诺孕酮的宫内系统(LNG-IUS)对子宫内膜有显著的形态学影响,包括腺体萎缩和广泛的间质蜕膜转变。

4) 宫颈癌:在一些研究中,避孕药与宫颈异常和宫颈癌的风险增加有关,但是对于这些流行病学的相关性可能有另一种解释:避孕药使用者可能在较早的年龄开始性交,她们拥有更多的性伴侣,很少使用屏障避孕方法。然而,口服避孕药被国际癌症研究机构指定为宫颈癌的病因。目前口服避孕药使用者宫颈癌的风险随使用时间的增加而增加(使用$\geqslant$5 年的与不使用者相比,RR 为 1.90)。该风险在停止使用后下降,经$\geqslant$10 年恢复到从未使用的水平。在浸润性和原位癌妇女,以及检测出高危型人乳头瘤病毒(HPV)阳性妇女中发现类似模式的风险。相对风险在不同特点的妇女之间没有显著不同。从 20～30 岁妇女使用口服避孕药 10 年者,预计至 50 岁时,将增加累积浸润性宫颈癌的发病率,在发展中国家为 7.3‰～8.3‰,在发达国家为 3.8‰～4.5‰。最近的研究表明,口服避孕药使用时间长会增加 HPV 阳性妇女的宫颈癌风险。宫颈癌是由特定类型 HPV 引起的,但是并不是所有受感染的妇女都患癌症。据推测,避孕药可能作为 HPV 致癌的启动子。现有数据表明,雌激素 16α-羟基增加高危型 HPV 的转录,这一发现解释了 HPV 感染妇女长期使用避孕药宫颈癌的风险增加。有 28 项研究共分析了 12 531 例宫颈癌妇女,与从不使用口服避孕药的妇女相比,宫颈癌的相对风险随使用时间的增加而增加:对于持续时间分别$<$5 年、5～9 年、$\geqslant$10 年,所有妇女总的 RR 分别为 1.1、1.6、2.2。对浸润性和原位宫颈癌及鳞状细胞和腺癌,结果类似。最近认为,与未使用者相比,曾经使用或正在使用避孕药的妇女宫颈癌的风险增加(OR 为 1.45)。

从使用的时间看,使用避孕药$<$3 年的妇女宫颈癌的风险没有增加(OR 为 0.78)。然而,使用口服避孕药$\geqslant$3 年的 OR 为 2.57,差异有统计学意义。因此,长期口服避孕药可能是宫颈 HPV 阳性妇女宫颈癌的风险增加高达 4 倍的一个辅助因素。因此,许多美国妇产科医师拒绝给没有做宫颈癌筛查的妇女开激素类避孕药处方。宫颈细胞学研究发现,在置入 Norplant 避孕的早期阶段发生鳞状上皮内病变(SILS)的频率明显高,但是 1 年后逐渐下降,3 年后消失。研究显示,激素类避孕药的使用,宫颈黏膜高浓度的白细胞介素-12、HPV 检测阳性,以及持续的低度

鳞状上皮内病变(LSIL)都与 HSIL 的发展显著相关。

5) 结直肠癌：口服避孕药的使用与结直肠癌的关系有相互矛盾的结果。在 1992～1996 年进行的一项多中心病例-对照研究分析了来自意大利 6 个地区 1985～1991 年的数据，共 803 例结肠癌妇女(平均年龄为 61 岁)，429 例直肠癌患者(平均年龄为 62 岁)，对照组 2 793 名(平均年龄为 57 岁)。分析表明，口服避孕药对起源于升、横或降结肠的肿瘤所产生的保护作用是类似的。也发现避孕药的使用与直肠癌呈负相关($OR=0.66$)，但与避孕药的使用时间无关联。关于结肠和直肠癌，目前的复方口服避孕药使用者其癌症的风险降低 36%($OR=0.64$)。其他研究报道，口服避孕药的使用无显著的影响，而激素替代疗法的患者直肠癌的风险降低($OR=0.56$)。一个对 118 404 名妇女进行的研究支持当前或过去使用口服避孕药的妇女患结直肠癌的风险没有明显改变。年龄≥40 岁使用避孕激素，与结肠癌的风险降低相关($OR=0.60$)，特别是在使用>5 年的女性($OR=0.47$)。来自流行病学研究的证据表明，外源性和内源性激素在妇女大肠癌的发生中可能发挥作用。然而，关于外源性激素，几乎没有队列研究探索口服避孕药的使用与结直肠癌风险的关系。对 88 835 名妇女进行的一项最近研究表明，口服避孕药的使用与一定程度的结直肠癌风险降低相关($OR=0.83$)。结果提示，口服避孕药与大肠癌的发生、发展负相关。使用口服避孕药 6 个月至 3 年的妇女与从未使用者相比，其 RR 为 0.61，更长使用时间没有发现额外的风险降低。这些发现为避孕药对降低结直肠癌的风险具有潜在作用提供支持。

6) 皮肤癌：皮肤表达雌激素、孕激素和雄激素受体，类固醇激素会影响皮肤细胞的周期调控，因此可以诱导表皮生长因子信号增加、原癌基因表达、细胞凋亡抑制、DNA 复制，可能潜在促进肿瘤的发展。现有的证据表明，皮肤对雌激素、孕激素和雄激素具有敏感性。口服避孕药是否增加皮肤癌发展的风险，特别是黑素瘤仍然是一个值得关注的问题。多项研究证实，曾经怀孕、第一次怀孕年龄、目前激素类避孕药的使用、使用时间、第一次使用口服避孕药的年龄与黑素瘤尚无一致的关联。相反，生育过≥3 个孩子的妇女似乎比未产妇有显著的保护作用。事实上，生育第一胎的年龄较早(年龄<20 岁)和产次更多(≥5 活产)的妇女与生育第一胎的年龄较晚(年龄≥25 岁)和产次更少的妇女相比，其风险降低。有证据表明，口服避孕药的使用与黑素瘤或良性黑素细胞痣之间没有必然的联系。生殖内分泌因素可能对皮肤黑素瘤有潜在作用。口服避孕药不会增加患黑素瘤和一般皮肤癌的风险。

7) 肝癌：肝细胞腺瘤是罕见的良性肿瘤，其发病率自 1970 年以来一直在增加。通常发生在年龄>30 岁且使用激素类避孕药≥5 年的健康妇女。良性肝脏肿瘤在超声检查中偶然发现并不罕见。肝细胞腺瘤不是癌前病变，且在致病因子如口服避孕药撤退后发生可逆的变化。然而，这些肿瘤在停止使用避孕药后退化，当重新使用或怀孕时可以再次出现。肝腺瘤最常见的并发症是肿瘤内或腹腔内出血，发生在 50%～60% 的患者。腺瘤发展的风险随口服避孕药的使用时间增加而增加，较大的肿瘤其出血的风险也增加。现已知，性激素和合成的雄性激素与肝腺瘤的发生、发展有联系。人类肝脏表达雌激素和雄激素受体，且实验条件下雄激素和雌激素与刺激肝细胞增殖有关联，可作为肝肿瘤诱导剂或促进剂起作用。

8.1.6.4　避孕药对妇女生育能力及出生婴儿的影响

停用口服避孕药后生育力恢复迅速，停药后的第一个周期即有 70% 的妇女出现排卵，3 个月内仍未排卵者<10%。很少停药后发生闭经或持续出现不排卵月经。有的妇女停药后生殖激素水平反而高于服药前水平，出现反跳现象。停用短效避孕药而怀孕出生的婴儿，并无畸形发生率增加报道。中

国学者史惠蓉等(2009年)的研究发现,曾服用复方口服避孕药及停用1个月内妊娠与使用其他避孕方法或未避孕妊娠相比,婴儿畸形发生率差异无统计学意义。且有研究认为,妊娠前和妊娠期间服用了口服避孕药均不会增加胎儿死亡。Bracken等研究发现,妇女在妊娠早期误服复方口服避孕药后所生子女先天性心脏缺陷和肢体短小缺陷的OR分别为1.06和1.04,因此认为妊娠早期服用口服避孕药与新生儿上述的生理缺陷之间无相关性。基于目前国内外的研究结果,专家认为短效复方口服避孕药对子代无致畸作用,停药后即可妊娠;并且发现停用复方口服避孕药后第1年和第2年的妊娠率与未服药者相似,认为停止服用复方口服避孕药后妇女的生育力无明显影响。

8.1.7 复方口服避孕药的其他临床应用

复方口服避孕药相对于避孕套、安全期避孕法、体外排精法或禁欲法相比,其与性生活无关联,而由于避孕药是女用的,妇女可以主动控制生育,从而体现了自主意愿,保护女性生殖健康。同时复方口服避孕药还有其他的临床作用。

(1)缓解痛经:痛经是月经期间的痉挛性疼痛,是常见的月经失调,占年轻女性的50%~90%,其中约10%的患者疼痛剧烈,可影响女性的生活质量、学习和工作,从而需要治疗。痛经可以是原发性的,如与排卵周期相关且没有病理改变;也可以是继发性的,如由子宫内膜异位症或卵巢囊肿引起。痛经主要是由于前列腺素的释放从而导致子宫收缩增加所致。主要的治疗方法有非激素治疗和口服避孕药治疗。

非激素治疗主要为非类固醇抗炎药,它可以有效缓解原发性痛经。但是使用非类固醇抗炎药可引起恶心、消化不良、消化性溃疡、腹泻等不良反应。其他的方法还有针灸、按摩等。

复方口服避孕药从1960年问世以来就应用于痛经的治疗。很多研究表明,复方口服避孕药通过减少前列腺素的释放,从而减少子宫异常收缩来缓解痛经。一项有10万妇女参加的开放性试验研究中,65%妇女首次服用低剂量复方口服避孕药后痛经就可缓解。

1)复方口服避孕药雌激素的剂量对治疗痛经的影响:大剂量或中等剂量雌激素(30~50 μg)口服避孕药对原发性痛经的有效率达70%~80%。在2011年Cochrane的一篇综述中,通过对各种复方口服避孕药(雌激素>35 μg配伍第一代和第二代孕激素)、安慰剂、非激素类药物及未治疗的原发性痛经的缓解进行比较,从而得出以下结论:复方口服避孕药比安慰剂对痛经缓解有效果(OR 2.01,95% CI:1.22~3.33);但也有在随机试验中两者效果相差不大(OR 1.68,95% CI:0.29~9.81)的报道。有一项研究报道了在不工作及学习的妇女中复方口服避孕药治疗有显著疗效。

极低剂量雌激素(≤20 μg):目前极低剂量复方口服避孕药没有明确的证据表明对缓解痛经有效。在2004年的Cochrane综述中,通过对随机对照研究、交叉对照研究和非对照研究的数据进行分析,尚不能说明极低剂量复方口服避孕药对缓解痛经有效。但是最近也有研究表明极低剂量复方口服避孕药(20 μg)对缓解痛经也有效。

2)复方口服避孕药孕激素对治疗痛经的影响:很多研究表明,复方口服避孕药中的孕激素对缓解痛经有效。CARED和TeeNis研究表明,使用含有氯地孕酮的复方口服避孕药(氯地孕酮2 mg、炔雌醇20 μg)对工作女性的痛经缓解有明显作用,同时使用含有氯地孕酮的复方口服避孕药(氯地孕酮2 mg、炔雌醇30 μg)对空闲在家、从事体育事业女性的痛经也有很强的缓解作用。

3)复方口服避孕药的使用方法对治疗痛经的影响:Cochrane分析表明,没有证据说明复方口服避孕药的使用方法对治疗痛经有影响,但是长周期使用复方口服避孕药对痛经的缓解是有益处的。

（2）治疗功能失调性子宫出血（简称功血）和控制月经周期

1）用于止血：青春期功血的近期治疗目标是止血，可用口服避孕药。欧美国家多采用此法，适用于长期而严重的无排卵出血。用法为 0.02～0.035 mg 炔雌醇单相复方口服避孕药，每天 2 次，每次 1 片，连用 5～7 天，然后每天 1 片维持至 21 天周期结束。如果减量至每天 1 次后又开始出血，则用每天 2 次的剂量维持至 21 天。重度出血和贫血患者需用每天 4 次，使其在 24～36 小时内止血，连用 3～4 天后改为每天 3 次，3 天后改为每天 2 次，直至 2 周。

对于育龄期无排卵功血的止血治疗，可用短效口服避孕药。当血红蛋白低时，可每天用 0.02～0.035 mg 炔雌醇单相复方口服避孕药 2～3 片，血止后减量，维持至 21 天后停药撤退。

对于育龄期有排卵型功血月经过多且同时要求避孕者，可用左炔诺孕酮 0.75～1.5 mg/d，在月经周期第 5～26 天使用，可减少 30% 的失血量。

2）控制周期：在青春期功血达到止血目的后，可用口服避孕药来调节周期。一般在止血用药撤退性出血后，周期性使用口服避孕药 3 个周期，病情反复者酌情延长至 6 个周期。而长期反复发作功血的患者，因子宫内膜病变、不孕症及代谢问题等风险增加，为预防远期不良后果，可根据病史长期、短期或间断使用口服避孕药。

对于育龄期无排卵功血的患者，若要求避孕的，可服用各种短效避孕药来控制出血，达到控制月经周期的目的。对于绝经过渡期功血的患者，可用口服避孕药很好地控制周期。但应该同时注意潜在风险，有血栓性疾病、心脑血管疾病高危因素及＞35 岁的吸烟女性不宜使用。

（3）治疗月经过多：月经过多通常是指月经期月经量＞80 ml，约 10% 的妇女有月经过多，随着年龄的增加月经量增加。月经过多会对妇女的健康和生活质量产生不利的影响，如贫血、头晕等。复方短效口服避孕药可以减少 40%～50% 的月经量，并且延长月经周期比减少经期的天数更有效。尽管月经是正常的生理现象，但并不是对所有妇女都是必需的，必要时可以通过使用口服避孕药来减少月经量。

（4）复方口服避孕药与子宫内膜异位症：子宫内膜异位症为子宫内膜种植在子宫体以外的部位，从而引起痛经、性交痛、盆腔痛的综合征。美国有 10%～20% 的生育期妇女患有子宫内膜异位症，而英国有 200 万妇女患有子宫内膜异位症。

子宫内膜异位症的治疗目的是抑制子宫内膜的种植，缓解疼痛，恢复生育。治疗主要为激素类药物，包括口服避孕药、GnRH 类似物（GnRH－a）。复方口服避孕药是治疗子宫内膜异位症的一种方法，但是缺乏足够的证据表明对缓解痛经、性交痛及盆腔痛有效。有荟萃分析将过去 40 年中（1970～2010 年）服用口服避孕药和子宫内膜异位症发生的风险相关的研究数据进行统计，发现妇女患子宫内膜异位症的 RR 为 0.63（95% CI：0.47～0.85），从而表明使用口服避孕药时患子宫内膜异位症的风险降低。同时使用口服避孕药可暂时缓解疼痛症状，这也可能是口服避孕药能使子宫内膜异位症手术时间推迟的一个原因。到目前为止，推荐使用口服避孕药作为子宫内膜异位症的一级预防还没有充分的数据支持。由于缺乏数据，需要进行更多的试验来证明。低剂量口服避孕药可以用来治疗保守手术后痛经的复发。

单纯的孕激素也可以治疗子宫内膜异位症，2010 年始应用地诺孕酮 2 mg/d 口服治疗子宫内膜异位症；去氧孕酮（75 μg/d）可长期使用；而氯地孕酮（2 mg/d）已经不用于治疗子宫内膜异位症。

（5）复方口服避孕药与卵巢良性肿瘤：卵巢良性肿瘤包括非恶性病变的生理性或病理性卵巢囊肿、浆液性或黏液性腺瘤、畸胎瘤、子宫内膜异位囊肿；大多数卵巢囊肿是良性的。患有卵巢囊肿的妇女中，30% 月经规则,50％月经不规则,6％为绝经后妇女。工业化国家妇女中约 10％患有多囊卵巢综合征。

复方口服避孕药不仅可以降低卵巢癌的发生风险,还可以降低卵巢良性肿瘤的风险。

功能性卵巢囊肿是育龄期妇女一个常见的妇科问题。持续存在大的卵巢囊肿,或是导致剧烈疼痛,最常见的方法是手术剔除囊肿,甚至有时切除患侧卵巢。大量资料表明,正在使用口服避孕药的妇女可以降低功能性卵巢囊肿的发生风险,这可能与其抑制排卵有关。但是,尚无前瞻性研究表明使用复方口服避孕药可以防止卵巢囊肿的发展或对已经存在的卵巢囊肿有治疗作用。因此,存在卵巢囊肿时,使用口服避孕药 2～3 个周期是可行的,如果囊肿持续存在,则需要进一步手术治疗。

一项美国大样本对照研究表明,任何时间(既往或现在)使用复方口服避孕药均可降低卵巢非滤泡性良性肿瘤发生的风险,包括浆液性或黏液性腺瘤、畸胎瘤、子宫内膜异位囊肿($OR = 0.79, 95\%$ CI:$0.6～1.05$)。降低风险的概率与使用口服避孕药的持续时间相关。

(6) 减少盆腔炎发生率:有研究报道,复方口服避孕药服用者与不用避孕药者比较,急性盆腔炎发生率减少。复方口服避孕药对盆腔炎的保护作用可能与缩短经期和减少月经量从而减少经血逆流等有关。有研究表明,服用复方口服避孕药＞1 年的女性发生盆腔炎的危险只有未服用女性的 1/3,但是复方口服避孕药对盆腔炎的保护作用只有在服药＞1 年时才显现;研究还发现高剂量与低剂量的复方口服避孕药对盆腔炎的保护作用无显著差异。但也有研究认为,口服避孕药与衣原体感染和淋球菌感染风险增高有关。一项对 563 例盆腔炎性疾病妇女的回顾性分析发现,不论是复方口服避孕药还是屏障避孕,均未得出有相关性的结论。复方口服避孕药对性传播性疾病无直接的保护作用。

(7) 治疗痤疮:痤疮是女性常见的一种皮肤病,40％～90％的青少年、10％的成年女性患有痤疮,同时约 53％的女性从青少年至成年一直患有痤疮。有很多因素可影响痤疮的产生,其中雄激素能促发痤疮,目前尚无特效的治疗方法。但是因复方口服避孕药含有雌、孕激素,且由于其抑制促性腺激素和卵巢中雄激素产生,促进肝脏性激素结合蛋白合成,从而减少游离睾酮而被用于治疗高雄激素症状,抑制皮脂腺活性,减少痤疮的发生率。复方口服避孕药治疗痤疮的效果取决于复方口服避孕药中的孕激素活性。如妈富隆、英达-35 等治疗痤疮均为有效。但是,根据德国皮肤病学协会指南,治疗痤疮的首选方案并不包括复方口服避孕药,无论是单独治疗还是联合治疗。

(8) 减少宫外孕的发生:与没有采取生育控制措施的妇女相比,避孕药的使用显著降低了宫外孕的发生率。复方口服避孕药通过有效防止排卵和受精,从而显著减少宫外孕的发生,同时还可以通过减少盆腔炎的发生而减少宫外孕的危险因素。服用复方口服避孕药与其他可逆的有效避孕法或输卵管绝育术相比,避孕药使用者的宫外孕发生率较低。

(9) 复方口服避孕药与经前期综合征和经前期焦虑障碍

1) 经前期综合征:是在月经周期的黄体期反复出现的一系列精神、行为及体质等方面的症状,通常在月经来潮后迅速消失。生育期妇女 80％～90％会在月经来潮前有预示症状,如乳房胀痛、痤疮和便秘。现有数据表明,这些妇女中有 30％～40％受到这些症状的困扰,从而需要寻求缓解。

至今为止没有哪种口服避孕药被证实对治疗经前期综合征有广泛作用。在 20 世纪60～70 年代的观察性研究中,服用口服避孕药的妇女经前期综合征的数量减少,但是也有一些使用者的经前期综合征症状反而加重。因此,复方口服避孕药与经前期综合征有待进一步的研究。

2）经前期焦虑障碍：是一种严重的经前期综合征，包括情绪变化和一些躯体症状。通常的治疗方法有改变生活方式，使用抗抑郁药物、抗焦虑药物和避孕药。含有屈螺酮和雌二醇的复方短效口服避孕药，可以缓解经前期焦虑障碍的心理和躯体症状，从而改善生活质量。

（10）复方口服避孕药与乳腺良性疾病：乳腺良性疾病是一个统称，包括乳腺组织的一系列非恶性疾病。流行病学研究估计有乳腺良性疾病的妇女占 10%～20%。尽管复方口服避孕药可增加乳腺癌的风险，但是也可能降低乳腺良性疾病发生的风险。目前，尚无证据说明服用复方口服避孕药能增加乳腺良性疾病的风险；同时有证据表明大剂量口服避孕药可以降低乳腺良性疾病的风险，但是这些研究存在偏倚、设计等问题。

8.1.8 复方口服避孕药选用的医学标准

根据中华医学会计划生育学分会组织全国知名专家 2004 年编写的《临床技术操作规范·计划生育学分册》，对女用类固醇避孕药的适应证和禁忌证作出以下规定。这些适应证、禁忌证适用于包括短效口服避孕药、长效口服避孕药、速效避孕药、紧急避孕药、长效避孕针、缓释系统避孕药基本 6 种类型的避孕药。

（1）适应证：要求避孕的健康育龄妇女，无使用类固醇避孕药的禁忌证者，均可使用。

（2）禁忌证：见表 3-8-3。

表 3-8-3　避孕药的绝对禁忌证及相对禁忌证

绝对禁忌证	相对禁忌证
血栓性静脉炎或血栓栓塞性疾病，深部静脉炎史或静脉血栓栓塞史	高脂血症
脑血管或心血管疾病	抑郁症
高血压，血压 140/100 mmHg	高血压，血压 130～140/90～100 mmHg
确诊或可疑乳腺癌	良性乳腺疾病
确诊或可疑雌激素依赖性肿瘤	胆汁郁积症史及妊娠期胆汁郁积症史
良、恶性肝脏肿瘤	胆道疾病

续　表

绝对禁忌证	相对禁忌证
糖尿病伴肾或视网膜病变及其他心血管疾病	糖尿病但无并发血管性疾病
肝硬化、肝功能损害、病毒性肝炎活动期	服用利福平、巴比妥类抗癫痫药，长期服用抗生素或影响肝酶代谢的药物
妊娠	哮喘
产后 6 周以内哺乳喂养	各种疾病急性阶段
原因不明的阴道异常流血	宫颈上皮内瘤变
吸烟每天≥20 支，特别是年龄≥35 岁的妇女	吸烟但年龄＜35 岁
严重偏头痛，有局灶性神经症状	严重偏头痛，但无局灶性神经症状
肾脏疾病，肾功能损伤	年龄≥40 岁

（3）选用的医学标准分级：由 WHO 编写出版的《避孕法选用的医学标准》第 4 版中，对每种避孕方法适用性的情况分为 4 种级别（表 3-8-4）。

表 3-8-4　避孕法的医学标准

级别	标　　准
1 级	此种情况对这种避孕方法的使用无限制
2 级	使用避孕方法的益处一般大于理论上或已证实的风险
3 级	理论上或已证实的风险通常大于使用方法的益处
4 级	使用避孕方法对健康有不可接受的风险

1 级标准容易理解，当某种方法或情况被定为 1 级时，就相当于适应证。当某种方法或情况被定为 2 级时，就认为这种方法通常可以使用，但需要慎用，认真随访，相当于相对适应证。而定为 3 级时，需要仔细临床评估，考虑病情的严重程度和其他方法的可获得性、实用性和可接受性，除非其他方法不能提供或不被接受，一般不推荐使用，属于相对禁忌证。4 级表示不能使用此种方法，相当于绝对禁忌证，不使用。《避孕法选用的医学标准》对每种避孕药均详细制定了 1～4 级的使用标准；同时对某些情况开始使用和继续使用某种避孕方法进行了分级，分别用 I 和 C 表示，情况罗列更加具体、更加详细，为临床使用提供了依据。

选用复方口服避孕药的医学标准分级参

见附录二。

另外,在分级中高脂血症为 2～3 级,则应该根据其类型、严重程度、是否存在其他心血管疾病的危险因素对分级进行评估。对有其他静脉血栓栓塞风险的产后妇女,<21 天为 3～4 级,≥21 天至<42 天为 2～3 级,这需根据目前静脉血栓栓塞危险因素的数目、严重程度和是否同时存在多种危险因素,对适用级别进行评估确定。存在多种动脉、心血管疾病的危险因素的心血管疾病为 3～4 级。合并血管病变或患>20 年的糖尿病为 3～4 级,需根据病情的严重程度确定分级。急性期或发作期病毒性肝炎为 3～4 级,需根据病情的严重程度确定分级。

(4)停药指征:以下情况应停止使用复方口服避孕药,怀疑妊娠;血栓栓塞性疾病(如血栓性静脉炎、肺栓塞、脑血管疾病、心肌缺血、肠系膜血栓形成、视网膜血栓形成等);视觉障碍、眼球突出、复视、乳头水肿、眼部血管病变;不明原因的剧烈头痛或偏头痛;癫痫加重;需要血管收缩剂治疗的偏头痛;手术准备;黄疸;出现高血压;出现与激素有关的抑郁;年龄达到 40 岁。

(5)考虑更换避孕方法的情况

1)不明原因的阴道出血(提示与口服避孕药方法无关的医学情况)或大量的、长时间的出血,应根据病史和盆腔检查对妇女进行评估,给予恰当的诊断和治疗;在对情况进行评估的同时可以继续使用复方口服避孕药;如果出血是由性传播感染或盆腔感染性疾病引起,在治疗期间可以继续使用复方口服避孕药。

2)开始服用抗惊厥药或利福平:巴比妥酸盐、卡马西平、奥卡西平、苯妥英钠、扑痫酮、托吡酯或利福平可能降低复方口服避孕药的效果。如果长期使用这些药物,妇女可考虑更换为其他避孕方法;如果短期使用这些药物,可在服用复方口服避孕药的同时使用其他备用的避孕方法。

3)偏头痛:与年龄无关,妇女在使用复方口服避孕药期间发生偏头痛,无论是否伴有先兆或偏头痛加重,均应停止使用复方口服避孕药,帮助妇女选择一种不含雌激素的避孕方法。

4)存在会使复方口服避孕药的使用者 1 周或更长时间无法走动的情况,如妇女要进行外科大手术,或下肢被制动,或由于其他原因几周都不能走动,应该告知医师正在使用复方口服避孕药。停止使用,并在此期间使用其他备用的避孕方法,在妇女可以走动的 2 周后重新开始服用复方口服避孕药。

5)某些严重的健康状况(如心脏或肝脏疾病、高血压、下肢深部静脉或肺栓塞、脑卒中、乳腺癌,由糖尿病引起的动脉、视觉、肾或神经系统的损害或胆囊疾病),应告知妇女停止使用复方口服避孕药。在疾病尚未诊断前,向妇女提供其他备用的避孕方法,如果诊断和处理有困难,给予转诊做进一步诊疗。

6)可疑妊娠:如果确诊妊娠,应停止使用复方口服避孕药;妇女在服用复方口服避孕药期间怀孕或妊娠后偶然服用复方口服避孕药,对胎儿没有已知的风险。

(6)注意事项:使用复方口服避孕药时需注意以下几点。

1)服用复方口服避孕药一段时间后,不需要"间歇",并没有证据表明"间歇"的好处。事实上使用复方口服避孕药期间的"间歇"可能导致非意愿妊娠。复方口服避孕药可以安全使用很多年,不必定期停药,只有规律的服药才能防止妊娠。

2)复方口服避孕药不会引起流产。研究发现,其不能中断已存在的妊娠,不应该将其当做流产药物,也不能用于检测妊娠。

3)服用复方口服避孕药妇女用药期间若需服用其他药物需注意,某些药物可以与口服避孕药发生药理学相互作用。某些药物(如利福平)可能降低口服避孕药的避孕效果,导致突破性出血和意外妊娠;口服避孕药也可能影响其他药物的代谢(包括加快该药的代谢和延缓该药的代谢作用),如利福平、青霉素、磺胺类药、头孢氨苄、抗癫痫药、抗真菌药物、抗抑郁药、抗凝血药和止血药、维生素等。

4) 应按时服药,避免漏服;定期体检,复查宫颈、血压、血生化、乳房等各项相关指标。

5) 漏服复方口服避孕药的处理:漏服 1～2 片含 30～35 μg 炔雌醇活性片(含激素),或开始服含 30～35 μg 炔雌醇复方制剂的时间延迟 1～2 天,或漏服 1 片含 20 μg 或更少炔雌醇活性片,或开始服含 20 μg 或更少炔雌醇复方制剂的时间延迟 1 天:应尽快服用 1 片活性片(如果漏服＞1 片活性,含激素)片,补服第一次漏服的药片后可继续补服其他漏服的药片或放弃其余的,按原来的时间表服药。

(7) 复方口服避孕药与其他药物的相互作用

1) 复方口服避孕药与其他药物相互作用的机制:复方口服避孕药与其他药物相互作用的机制涉及以下几方面:①促进或抑制药物在肝脏的代谢;②干扰激素的肝肠循环,干扰药物从胃肠道的吸收;③两种药物竞争相同的代谢酶或诱导相反的生物学作用。药物干扰复方口服避孕药的避孕效果主要是影响炔雌醇的代谢和吸收。研究发现,炔雌醇在肝脏代谢,有肝肠循环,生物利用度为 40%～50%。炔雌醇在肠壁硫酸化产生无活性的代谢产物;游离的炔雌醇经过门静脉转运入肝脏后,通过细胞色素 P450 (cytochrome P450, CYP)3A4 酶羟基化使其活性降低,代谢加快,或通过与葡萄糖醛酸结合随胆汁进入十二指肠,部分通过肠道杆菌水解作用代谢,部分发生肝肠循环。口服避孕药中的孕激素(包括炔诺酮、左炔诺孕酮、去氧孕烯、孕二烯酮)在与其他药物相互作用中的重要性不及炔雌醇。孕激素的生物利用度高(如左炔诺孕酮为 100%,炔诺酮为 80%),孕激素吸收完全,不存在肠内代谢,肝内首过效应低,且不存在肝肠循环。

2) 利福平:为抗结核药物,是人们发现的第一个可以降低口服避孕药避孕效果的抗生素。早在 1971 年 Reimers 和 Jezek 发现,同时服用利福平和口服避孕药的妇女中,有

75%(38/51)发生突破性出血和排卵。2 年后,Noche-Fink I 等研究发现,用口服避孕药作为避孕措施的 88 名妇女同时使用利福平时,66 例发生突破性出血,5 例妊娠。因此,1973 年后人们就认为同时服用利福平会降低口服避孕药避孕效果。临床研究发现,当口服避孕药的妇女同时服用利福平时,通过增加肝酶活性,使口服避孕药的炔雌醇和炔诺酮浓度均显著降低。短期使用利福平或类似药物如利福布汀,能加快炔雌醇和炔诺酮的清除,但是对避孕效果影响不大,但是长期使用这类抗结核药物时,不仅降低避孕药的血浆激素水平,还降低避孕效果。利福平是强效的肝酶诱导剂,可促进肝微粒体药物代谢酶的活性,使口服避孕药的主要成分炔雌醇和炔诺酮的代谢加快,降低血液中的药物浓度,从而导致避孕失败。另外,还能使子宫内膜部分脱落而出现点滴出血,或淋漓不尽。使用利福平期间若需口服避孕药,应将剂量加倍,或改用其他避孕措施。

3) 抗生素:使用口服避孕药的妇女,可能经常存在同时使用抗生素的情况,所以即使只有很小比例妇女的避孕效果受到影响,但绝对数也会较大。有关抗生素是否降低口服避孕药的避孕效果,研究结果不一致。Dosseter 等曾报道 3 例用口服避孕药的妇女在服用了氨苄西林后发生意外妊娠。Bacon 等曾发现 1 例规律使用口服避孕药的 20 岁妇女,因服用 5 天四环素导致避孕失败,发生意外妊娠。另外有学者报道,在服用口服避孕药的同时服用青霉素、磺胺二甲异噁唑、磺胺类药、头孢氨苄后发生意外妊娠。临床上发现导致使用口服避孕药妇女发生意外妊娠的抗生素主要是青霉素和四环素类。但也有研究发现,当口服避孕药和抗生素同时使用时,避孕的失败率为每年 1.6%,而对照组的避孕失败率为每年 0.96%,两组间差异无统计学。目前为止,人们还没有发现确切的药物代谢动力学依据表明抗生素的使用可降低口服避孕药的避孕效果。有人认为氨苄西林、阿莫西林、新霉素、四环素、红霉素、氯霉

素,可能通过抑制肠道正常菌群,使其产生的葡萄糖醛酸酶显著减少,而口服避孕药需要经这种酶水解后才能吸收,从而影响了避孕药在肠道内吸收,使避孕药的血药浓度下降而影响避孕效果。磺胺类药物如复方新诺明,可促进口服避孕药代谢,从而降低避孕效果。研究发现,口服避孕药与氨苄西林、四环素、多西环素、甲硝唑、红霉素、克拉霉素、替马沙星等抗生素同时服用时,口服避孕药的血药浓度没有明显低于对照组;且不增加意外妊娠风险。Scholten 等发现,环丙沙星制剂对妈富隆的抑制排卵作用没有影响。

4)抗癫痫药(antiepileptic drug,AED):抗癫痫药作为治疗癫痫、双相性精神障碍、偏头痛、慢性头痛等病的药物而广泛应用。传统的抗癫痫药物包括卡马西平、苯妥英钠、丙戊酸钠等。新型抗癫痫药包括非尔氨酯、加巴喷丁、拉莫三嗪、奥卡西平、噻加宾、托吡酯、氨己烯酸和唑尼沙胺,主要用于治疗对传统抗癫痫药产生耐药性的癫痫发作。抗癫痫药代谢相关的酶包括肝微粒体酶 CYP 酶系统(CYP1A2、CYP2C9 和 CYP3A4)、葡萄糖醛酰基转移酶(glucuronyl transferase,GT)、环氧化物酶。这些酶涉及大多数药物的生物转化,当酶的活性增加时,药物的代谢增加,生物利用度下降。

在患有癫痫症的育龄妇女中有 17% 使用复方口服避孕药作为避孕措施。约在口服避孕药问世后 10 年,有学者发现了抗癫痫药与口服避孕药之间的相互作用。两药同时服用的主要危险是发生意外妊娠或癫痫发作。抗癫痫药与口服避孕药相互作用包括许多机制,如诱导或抑制 CYP 同工酶或尿嘧啶-5-氯喹-葡萄糖苷酸转移酶系统。口服避孕药中的雌激素通过肝微粒体酶 CYP 3A4 酶系统作用而清除。抗癫痫药,如卡马西平、苯妥英、苯巴比妥、扑痫酮(强 CYP3A 诱导剂)和奥卡西平、非尔氨酯、托吡酯(弱 CYP3A 诱导剂)是该酶的诱导剂,其通过增加口服避孕药肝脏清除率而降低其避孕效果。当托吡酯每天用量≤200 mg 时,对口服避孕药的作用

很微弱,甚至可以忽略。此外,抗癫痫药能促进孕酮与蛋白结合,降低血浆孕激素浓度。抗癫痫药,如丙戊酸、加巴喷丁、左乙拉西坦、噻加宾、唑尼沙胺、氨己烯酸不影响口服避孕药的代谢。每天 300 mg 拉莫三嗪,能使左炔诺孕酮血药浓度降低 19%,而每天 600 mg 卡马西平能使口服避孕药中雌、孕激素的水平降低 50%。相反,口服避孕药可以通过诱导葡萄糖苷酸转移酶促进拉莫三嗪的代谢,使其血浆浓度降低 50%,可能使癫痫不易控制。口服避孕药对拉莫三嗪的作用具有周期性,在服用口服避孕药的 21 天中明显降低拉莫三嗪血浆浓度,而在停药的 1 周期间拉莫三嗪浓度可增加 2 倍。有个案报道,口服避孕药对抗癫痫药的这种周期性作用也出现在丙戊酸盐中。随后的研究发现,在服用口服避孕药期间总体丙戊酸盐的血浆清除率增加 21.5%,非结合丙戊酸盐的血浆清除率增加 45.2%。

5)抗真菌药物:灰黄霉素是从灰黄青霉素培养养液中提取出来的抗浅表真菌感染的抗生素。在与避孕药并用时,可通过改变肝粒体酶的活性或干扰肠肝循环,使炔雌醇的血浆浓度下降而导致避孕失败。伊曲康唑是三唑类广谱抗真菌药,对浅部和深部真菌感染均有抗菌作用,与复方口服避孕药同时服用时可出现月经间期出血和意外妊娠。氟康唑能增加口服避孕药中炔雌醇浓度。

6)抗抑郁药:严重的抑郁性障碍在妇女中的发病率是男性的 2 倍,且在育龄期发病风险最大。因许多妇女在服用抗抑郁药的同时服用口服避孕药,故抗抑郁药与口服避孕药的相互作用受到关注。如三环类丙咪嗪与口服避孕药同时服用,因这两类药物在肝中竞争相同的代谢酶,使三环类抗抑郁药在体内代谢的速度减慢,增加丙咪嗪的毒性作用,故在使用口服避孕药期间应减少三环类抗抑郁药的剂量。口服避孕药中的雌激素成分可能有抗抑郁效能或能增强抗抑郁药的活性。研究发现,雌激素可能通过 5-羟色胺受体缓解经前期综合征的症状。氟西汀与三环类抑

郁药和选择性 5-羟色胺再吸收抑制药类似，通过 CYP 酶系统代谢。但其主要通过 CYP2D6 酶系统代谢，而口服避孕药主要通过 CYP3A4 酶系统代谢，故两药物间不存在竞争相同的酶代谢系统。因此，抗抑郁药氟西汀与口服避孕药一起服用时，两种药物的效能不会相互影响，也不会增加不良反应。

7）抗凝血药和止血药：抗凝血药可抑制体内凝血酶原和凝血因子Ⅶ的合成，而含雌激素的避孕药能使多种非活性凝血因子增加，使华法林、双香豆素的抗凝血作用大为降低。因此在服用抗凝血药时，无论是刚开始或停用避孕药，均需每周 1 次或每周 2 次测定凝血酶原时间。吴玉璘等研究发现，长期应用低剂量复方口服避孕药能增加妇女凝血因子Ⅱ、Ⅷ、Ⅹ，降低Ⅴ。当口服避孕药与抗纤溶药（如 6-氨基己酸、对氨甲基苯酸）合用时，增强凝血作用，故两者应避免合用。如必须并用时，应适当减少抗纤溶药的剂量。有个案报道，口服复方炔诺酮片避孕导致血液呈高凝状态，引起门静脉海绵样变性伴多发性血栓。

8）维生素：复方口服避孕药与维生素 A 合用，使血浆中维生素 A 浓度升高，长期合用应注意避免维生素 A 中毒。与维生素 B_6 合用时，雌激素可促进维生素 B_6 的消耗和排泄，引起抑郁症，但补充维生素 B_6 可治愈。避孕药可使机体对维生素 B_2（即核黄素）的需要量增加，还可使维生素 B_{12}、叶酸、维生素 C 吸收减少并加速灭活和代谢。因此在服用避孕药时，需要适当地补充这些维生素。反之，由于维生素 C 的存在，雌激素被硫化，代谢减少，可使雌激素在血浆中的浓度增加。

9）其他药物：具有酶促作用的药物，如甲丙氨酯（眠尔通）和保太松，可促进肝微粒体酶活性，加速口服避孕药的代谢，降低避孕效果。因此两药不可合用，可改用其他避孕措施，或增加口服避孕药的用量。某些解热镇痛药如对乙酰氨基酚（扑热息痛），可加速避孕药从体内排泄，降低药效。另外，口服避孕药可以提高对乙酰氨基酚与葡萄糖醛酸的

结合能力，从而加速扑热息痛的排泄，降低药效，所以口服避孕药与对乙酰氨基酚并用时，两药的剂量均应增加。口服避孕药可减缓哌替啶的代谢，延长其半衰期，增强镇痛效果，但毒性也相应增加。避孕药中的雌激素成分可以增加血清中糖皮质激素结合球蛋白，使糖皮质激素代谢变慢，延长糖皮质激素的作用时间，增加糖皮质激素（如泼尼松、地塞米松）的功能，但其不良反应大为增加。糖皮质激素可拮抗避孕药中的雌激素与孕激素作用，使避孕效果大大降低。因此，服用口服避孕药的妇女如需要合用糖皮质激素时需注意相互作用。临床工作中发现，口服避孕药可影响降压药利舍平（利血平）、胍乙啶、肼苯达嗪、帕吉林（优降宁）、氯压啶的疗效，甚至加重病情。因为口服避孕药中雌激素可致血浆中肾上腺素浓度增高，活性增强，导致血压增高。

总之，当育龄妇女选择口服避孕药作为避孕措施时，需要了解复方口服避孕药与其他药物的相互作用，以免发生意外妊娠，并影响身体同时存在的其他疾病的治疗。

8.1.9　单纯孕激素口服避孕药

单纯孕激素口服避孕药（POP）又称为"微丸"或单纯孕激素口服避孕丸。孕激素剂量非常低。POP 中不含雌激素，可以在哺乳期使用，并且对不能使用含雌激素避孕方法的妇女也适用。

目前国内尚无相应产品。在美国使用率也较低，常用于产后。在静脉血栓栓塞高风险人群中，使用 POP 有特殊的优势。

（1）POP 选用的医学标准：其适应证在《临床技术操作规范·计划生育学分册》中未作特别阐述，而包括在女性类固醇避孕药适应证中。《避孕方法选用的医学标准》中对各种情况则作出了详细的分级参见附录二。

（2）POP 的避孕效果：避孕效果取决于使用，对于产后月经已经恢复的妇女，如果服药时间延迟或完全漏服，妊娠风险最大。

哺乳的妇女，在常规使用情况下，使用第

1年每100个使用POP的妇女中约有1例发生妊娠。如果做到每天服药,使用第1年每100个使用POP的妇女中的妊娠者<1例。

对于不哺乳的妇女,避孕效果降低,在常规使用的情况下,使用第1年每100个使用POP的妇女中有3~10例妊娠发生。如果能做到每天服药,使用第1年每100个使用POP的妇女中妊娠者<1例。

停用POP后生育能力的恢复没有延迟。

(3) 开始使用POP的时机:月经规律的妇女,可在月经来潮5天内开始服用POP,无需采用其他避孕措施。如能确定未妊娠,也可随时开始服用POP;但如果是在月经来潮的5天以后开始服药,服药后的2天内应禁欲或采取其他避孕措施。闭经者,如能确定未妊娠,可以随时开始服用POP,但在服药后的2天内应禁欲或采取其他避孕措施。

产后哺乳的妇女,如果在产后6周至6个月之间,而且闭经,可随时开始服用POP,如完全哺乳或接近完全哺乳,则无需采用其他避孕措施。如果产后已>6周,而且月经已经恢复,请参考月经规律妇女的使用方法。

产后不哺乳妇女,如果产后21天内,可随时开始服用POP,无需采用其他避孕措施。如果产后>21天,月经未恢复而且能确认未妊娠,可以随时开始服用POP,但服药后2天内应禁欲或采用其他避孕措施。如果月经已经恢复,请参照月经规律妇女的使用方法。

流产后可以立即开始服用POP,无需采用其他避孕措施。

由另一种激素方法更换为POP:如果长期坚持并正确使用激素避孕方法或能确认未妊娠,即可开始服用POP,无需等到下次月经。如果以前使用激素避孕针,应在预定的下次注射时间开始服用POP,无需采用其他避孕措施。

由非激素避孕方法(不包括IUD)更换为POP:可在月经来潮的5天内开始服用POP,无需采用其他避孕措施。如能确认未妊娠,可随时或即可开始服用POP。如果是在月经来潮的5天以后开始服药,服药后2天内应禁欲或采用其他避孕措施。

由IUD(包括释放左炔诺孕酮IUD)更换为POP:可在月经来潮的5天内开始服用POP,无需采用其他避孕措施,可同时取出IUD。如能确认未妊娠,可随时开始服用POP(如本周期内性生活频繁,并且是在月经来潮的5天后开始服药,建议下个月经周期取出IUD;如果本周期内性生活不频繁,但是在月经来潮的5天后开始服药,服药后的2天内应禁欲或采用其他避孕措施;如果希望先用IUD继续提供保护作用,建议在下个月经周期取出IUD)。如果闭经或有不规则阴道出血,可参照"闭经"处理。

由另一种激素避孕方法更换为POP,是否需要加用其他避孕措施,取决于此前使用的方法。当考虑到在已有性生活的周期中取出IUD后的妊娠风险,专家建议暂保留现用的IUD,可在下个月经周期取出。

(4) 漏服药的处理:POP必须每天服用,且需每天在相同的时间服用,这很重要。POP中的激素含量非常低,对未哺乳的妇女,服药延迟>3小时,避孕效果会降低(哺乳妇女因为哺乳的额外保护,延迟服药的风险相对减少,其妊娠风险取决于月经是否恢复)。另外,每天在相同的时间服药有助于妇女记住服药。如果服药延迟≥3小时,或完全漏服1片,应该遵循下述指导进行补救。

1) 发现漏服1片,将漏服的药片尽快补服,并按原计划服用其后的药片,这样可能在同一天,甚至同一时间服用2片药。

2) 如果月经规律,在随后的2天内,应该同时采用其他备用的避孕方法。

3) 如果在过去的5天内有性生活,可以考虑服用紧急避孕药,尤其是之前漏服≥3片的药物。

4) 对待严重呕吐或腹泻的服用者,如果在服药后2个小时内出现呕吐,应该尽快服用包装中的另一片药,之后常规继续服药;如果呕吐或腹泻>2天,那么服用者需按照漏服药的指导处理。

（5）POP 的不良反应及处理：不良反应的问题影响使用者的满意度和 POP 的使用，所以受到广大医师和育龄妇女的关注。最常见的不良反应有以下方面：①哺乳期妇女一般有闭经，POP 可延长闭经时间；②未哺乳妇女可能会在最初几个月内出现频繁的或不规则的出血，或持续不规则出血；③头晕、眩晕、乳房触痛和其他表现。这些不良反应不是疾病的征象，通常在使用 POP 的最初几个月内减轻或消失，但出血改变往往会持续。以下简述 POP 的不良反应及相关注意事项。

1）闭经：如果是哺乳期妇女，闭经为正常现象；而对未哺乳妇女，也无伤害。通常在使用 POP 几个月后会消失。

2）不规则出血：这种出血的原因除了药物本身外，还有可能是呕吐、腹泻或是服用抗惊厥药或利福平。不规则出血往往不能预计时间，使服用者感到烦恼，必须鼓励妇女坚持继续每天服药，避免漏服药物的妊娠风险。为了减少不规则出血可以采取以下措施：指导妇女正确补服漏服的药片，包括呕吐或腹泻后的补服；为了在短期内适度缓解不规则出血，在不规则出血开始时，可以服用布洛芬，每次 800 mg，每天 3 次，餐后服用，连用 5 天，或服用其他非类固醇类抗炎药（NSAID）。NSAID 对皮下埋植、单纯孕激素避孕针和 IUD 的不规则出血有一定的缓解作用，对 POP 使用者可能也有帮助。如果服用避孕药已经在数月以上，且 NSAID 不起作用，可以考虑为其更换不同配方的 POP。要求其对新药至少试用 3 个月。除此之外，如果不规则出血持续或在正常数月后又发生，或闭经，或怀疑由其他原因导致某些问题，考虑与使用 POP 无关的潜在的情况，并进行评估，给予恰当的诊断和治疗。在评估的同时，可以继续使用 POP，如果出血是由性传播感染或盆腔感染性疾病引起的，在治疗期间可继续使用 POP。通常停止服药后，出血模式一般恢复到使用 POP 前，有一些妇女可能需要数月才能恢复。

3）普通头痛（非偏头痛）：建议使用阿司匹林（325～650 mg）、布洛芬（200～400 mg）、对乙酰氨基酚（325～1 000 mg），或其他止痛药。如果使用 POP 期间头痛变得严重或更加频繁，则需进行评估。

4）情绪或性欲改变：通常 POP 不会改变妇女的情绪或性欲，尚无证据表明 POP 会影响妇女的性行为。而一些使用 POP 的妇女有这方面的主诉，首先可以考虑适当的支持，也可考虑使用恰当的药物给予治疗。

5）乳房触痛：哺乳期的妇女发生乳房胀满、紧绷并且疼痛，可能为乳房充血。如果一侧乳房出现触痛性肿块，可能为乳腺导管堵塞。以上均会发展为乳房感染，根据相关临床指南进行处理。

6）严重的下腹痛：许多情况能引起严重的腹痛，尤其要警觉异位妊娠，若有怀疑则立即就诊。如果腹痛是由于其他原因，如卵泡或卵巢囊肿增大，在诊断和治疗期间可以继续使用 POP。

7）恶心或眩晕：对于恶心，建议在就寝时或与食物一起服用 POP。如果症状持续，可考虑使用药物治疗。

8.2　长效口服避孕药

8.2.1　发展史

短效口服避孕药需要每天服用一次，容易发生遗忘或漏服，为方便使用，特别是为广大农村妇女提供方便，研制长效口服避孕药每月或每周一次满足需要。国外 20 世纪 60 年代末进行炔雌醚（quinestrol，CEE）配伍氯地孕酮作为长效口服避孕药的临床试验，但尚无一种含炔雌醚的长效口服避孕药注册使用。我国在 20 世纪 70 年代初期研制成功每月一次的复方长效口服避孕药，使用至今已有 40 余年。由于避孕效果好、服用方便、利于管理，当时深受广大基层民众欢迎。目前仍是我国，特别是农村地区广泛使用的避孕方法之一。因长效口服避孕药所含的雌激素剂量较大，专家呼吁临床不提倡使用本类避孕药。事实上,2005 年的资料显示,该类产品我国使用率正在逐年下降。

长效口服避孕药由长效雌激素配伍速效强力的孕激素而制成。每月服用 1 片,可避孕 1 个月。长效雌激素主要为炔雌醇环戊醚,简称炔雌醚。口服后被胃肠道吸收并很快吸收入血,储存在体内脂肪组织中,逐渐缓慢释放以维持血中的高浓度而发挥长效作用。从脂肪中释放出来的炔雌醚主要以炔雌醇形式发挥雌激素作用,与它配伍的孕激素主要起着防止子宫内膜增生,使之转化为分泌改变然后脱落,引起撤退性出血,模拟正常月经,并防止不规则出血。目前,我国常用的长效口服避孕药仅有一种,即复方左炔诺孕酮避孕片,内含炔雌醚 3.0 mg 和左炔诺孕酮 6 mg。

1967 年 Greenblatt 等首先报道,以炔雌醚配伍孕激素类中之一,如氯地孕酮、6 -去氢反式黄体酮(dudrogeoterone)、6,17 - 2 -二甲基 6 -脱氢孕酮或炔雌酮的 18 位增碳同系物;后期 Guiloff 等临床试验使用了奎孕酮(醋炔醚)。我国自 1969 年开始探索药物的配伍,临床试用先后 3 种主要复方制剂,雌激素使用炔雌醚,用其与不同的孕激素配伍。如 18 -甲基炔诺酮、氯地孕酮、16 -次甲基氯地孕酮,或同时配伍 18 -甲基炔诺酮与氯地孕酮的制剂。据 1974 年全国长效口服避孕药总结会上报道,26 个省、市 43 373 名妇女临床试用 347 178 个服药周期,按国际妇女年计算,避孕效果达 98.296/100 妇女年,3 种制剂的效果相近。由于服药早期出现类早孕等不良反应及部分妊娠率增高,直接影响服药者对药物的接受性,因而在配伍剂量及服药方面进行改进。减量研究是这方面的重要步骤,减量药是将每片中的炔雌醚从 3 mg 减至为 2 mg,孕激素仍保持在 12 mg,或采用每片含氯地孕酮 6 mg 与 18 -甲基炔诺酮 6 mg,以发挥两种孕激素协同作用的优点。临床试用前通过 14 例 48 个周期实验室尿雌、孕激素测定,以观察对卵巢功能影响。服药前各例均显示排卵、服药后激素水平在卵

泡期水平之下。若将炔雌醚减至 1.8 mg,18 -甲基炔雌醚 10 mg,观察 9 例共 56 个周期,有 3 例在 4 个不同服药周期中雌、孕激素水平上升,显示卵泡发育与排卵,其余各例在下次服药前均显示卵泡发育。表明炔雌醚 2 mg 与孕激素 12 mg 配伍是一种临界有效剂量,投药方法得当,可保持一个相当稳定的剂量,以维持抑制排卵的作用而达到避孕目的。减量药减少了雌激素的剂量,达到了减少服药早期不良反应和提高长期服药安全性的目的。据 1979 年全国长效口服避孕药资料报道,服药者 10 783 名,130 020 个服药周期,有效率为 95.67/100 妇女年,较减量前的全量片略有下降,但不良反应明显减少,可接受性显著提高。

8.2.2　作用机制

长效口服避孕药的作用机制主要是通过外源性类固醇激素直接作用于下丘脑-垂体-卵巢性腺轴,抑制卵泡发育及排卵过程。在服药周期中 FSH 与 LH 高峰消失,雌二醇与孕酮处于卵泡早期水平。然而在该月中随着服药后相隔时间的延长,部分服药妇女可见不规则的 LH 峰及雌二醇的低水平波动,虽有 LH 峰,但孕酮在整个服药周期中处于低水平或稍微上升,显示无黄体形成。这种不完全的抑制,提示长效口服避孕药目前的配伍剂量在体内作用持续时间是有限的,停药后其所产生的抑制作用是可恢复的。

Guiloff 报道,对服每月 1 片避孕药＞1 年的妇女卵巢活检显示,对初级卵泡没有影响,而可见到少数发育卵泡,偶可见有囊性卵泡,但无新鲜黄体,有时尚可见围绕闭锁卵泡和囊状卵泡的内卵泡膜细胞上有黄体化形成,但发育中的卵泡内颗粒细胞层未见黄体化。卵巢的组织化学检查,除白体外,亦可见参与糖代谢的乳酸脱氢酶、葡萄糖 6 -磷酸脱氢酶、琥珀酸脱氢酶、3β -醇-甾体脱氢酶和 20α -羟基甾体脱氢酶存在于卵巢结构各组成部分中。仅在某些囊状卵泡和闭锁卵泡的内卵泡膜细胞中有甾体转换酶。这些发

现证明,卵巢主要是在卵泡成熟的后期受到抑制。

长效口服避孕药制剂是以外源性类固醇激素直接作用,抑制下丘脑-垂体-卵巢轴,使内源性性激素合成与分泌减少。长效雌激素抑制卵泡发育与排卵,孕激素则对抗雌激素对内膜的增生作用,并可引起撤退性出血。给药后炔雌醚很快吸收储存在脂肪组织中,并缓慢释放,故靶组织首先显示出强力孕激素的作用。随着给药相隔时间延长,外源性孕激素水平低落,相对反映了外源性雌激素作用。双相型的基础体温于给药后第2天开始上升,可持续5～10天,直至撤退性出血前才下降。宫颈黏液在给药后使原来出现的典型羊齿状结晶突然减弱,代以椭圆体占优势。阴道脱落细胞于给药后第2天成熟指数以中层细胞为主,背景中白细胞及黏液较多。撤退性出血后,伊红指数及致密核逐渐增加。外源性孕激素基本作用是增强子宫内膜的转化,抑制内膜增生。长效口服避孕药对内膜的作用与短效避孕药有所不同。短效药从月经开始阶段应用,子宫内膜从一开始即受到外源性雌、孕激素的同时作用,使内膜生长停滞或延迟,或使生长中的内膜转化分泌,呈早熟、早衰。停止服药后即发生撤退性出血。长效避孕药则有所不同,配方中的孕激素无长效作用,用药后内膜首先表现为孕激素作用,待孕激素撤退引起出血后,则受到长效雌激素影响,内膜表现以雌激素效应为主的增殖期改变。故临床上常于服药后7～10天有一次撤退性出血,而此后仍有外源性雌激素的避孕作用。长效口服避孕药对下丘脑-垂体-卵巢轴抑制,同时亦对子宫等靶器官产生作用,这可能是构成避孕作用的另一个方面。

8.2.3 药物种类与配伍

在研究开发过程,曾有多种配方。

● 复方18-甲基炔诺酮月服片

全量:炔雌醚3 mg及d1-18-甲基炔诺酮12 mg。

减量:炔雌醚2 mg及d1-18-甲基炔诺酮12 mg。

● 复方炔雌醚月服片

全量:炔雌醚3 mg及氯地孕酮12 mg。

减量:炔雌醚2 mg及氯地孕酮6 mg。

● 复方16-次甲基氯地孕酮月服片

全量:炔雌醚3 mg及16-次甲基氯地孕酮12 mg。

减量:炔雌醚2.5 mg及16-次甲基氯地孕酮12 mg。

目前国家人口计划生育委员会供应的是复方左炔诺孕酮(炔雌醚3 mg＋左炔诺孕酮6 mg)长效口服避孕药。

8.2.4 服药方法

避孕效果不仅与药物配伍剂量有关,还与给药方法相关。我国临床试用曾采用过3种给药方法:①首次服药在月经周期第5天,第2次在第25天,以后每30天1片。②首次在月经周期第5天服,隔20天后再加服1片;第二周期起,按第一周期第2次服药日期服药每月服1片。③首次服药在月经周期第5天,以后每30片服1天。

在减量制剂研究中,3种服药方法的失败率分别为6.27％、3.90％、6.42％。第一组服药方法在第1、第3服药周期出现失败率高达38.89％,然后急剧下降,第4～6周期后趋于较低水平。第二组服药法比第一、三组服药法失败率低。目前多采用第二组服药法,第三组服药法已不采用。

停用长效避孕药后,从月经周期的第5天先改服2～3个周期的短效避孕药作为过渡,然后再完全停药。这样有利于防止不规则阴道出血。

8.2.5 避孕效果

翁梨驹等的随机对照临床试验对使用复方左炔诺孕酮避孕片的妇女进行有效性评估,其1年的累积妊娠率为2.2/100妇女年,2年为3.3/100妇女年,矫正Pearl指数为1.1/100妇女年。采用寿命表法重新计算,结果显示复方炔诺孕酮的 12 个月累积妊娠率为 0~4.2/100 妇女年;平均妊娠率为 2.0/100 妇女年。

复方左炔诺孕酮和复方炔诺孕酮 1 年续用率分别为 82.05/100 妇女年和 73.62/100 妇女年。不良反应和月经紊乱是两种长效药停用的主要原因。

8.2.6　阴道出血模式

大多数服药者于服药后 6~14 天发生撤退性出血。服减量药后基本上月经周期与服药前周期天数相似,有 98.26% 的周期为 26~33 天。服用 3 种制剂后月经持续时间基本保持不变者占 96.14%,在月经持续时间有变化的周期中,服用复方 18-甲基炔诺酮月服片者缩短较多,延长者少,而其余 2 种制剂则相反。

长期口服避孕药自从减量以后,月经量基本正常占 81.46%,经量减少占 13.98%、经量增多占 3.82%、闭经占 0.74%。经量减少一般无须处理,短期闭经仍可按期服药,但如果连续 2 个周期无撤退出血,则需行妇科检查以除外失败妊娠。如能排除妊娠,可于再次服药的同时加用孕激素类药物,如甲羟孕酮 25 mg、炔诺酮 10 mg,或 18-甲基炔诺酮 3 mg,或注射黄体酮 10 mg/d,连续 3 天。连续闭经 3 个周期以上则需停药,等待月经自然来潮;也可选用短效避孕药进行周期治疗,待月经恢复正常后重新开始服药。停药期间注意采用其他避孕措施。

8.2.7　不良反应及安全性

长效避孕药的不良反应与短效药相似,以恶心、呕吐、头晕等类早孕反应为主,症状最早可在服药后 6~12 小时出现,但多数出现于服药后 20 小时左右。绝大多数反应较轻微,约持续半天,较重者可持续 2 天才消失。此类反应以服药的最初 3 个周期最为明显,第 1 周期可达 34%~44%,第 3 周期降至 18%~30%,以后则逐渐减轻,第 6 周期时仅为 8%~9%,可能与机体逐渐适应有关。为

了避免或减轻不良反应,可调整服药时间。如正常工作者可在午饭后服药,夜班工作者则在下班用餐后服药,以利用睡眠来抑制胃肠道反应。此外,也可在首次服药时加服抗不良反应片(每片含奋乃静 0.5~2 mg、溴化钾 50 mg、咖啡因 30 mg、维生素 B_6 30 mg、颠茄 8 mg),每次 1 片,每天 3 次,共 1~2 天。

白带增多是较常见的不良反应,占服药周期的 10%~20%。因为长效避孕药以雌激素为主,在雌激素的影响下,宫颈管的内膜腺体分泌旺盛,产生较多稀薄透明如蛋清样或水样白带,在月经来潮后更为明显。这种现象与常见的宫颈炎或阴道炎引起的白带增多性质不同,经妇科检查可以鉴别。白带增多不随服药周期递增而继续增多,可给予中药治疗如浣带汤(白术、苍术、淮山、陈皮、车前子、荆芥炭、白芍、党参、柴胡、甘草)或八珍汤加减。

其他不良反应如乳胀、皮肤痒、面部色素沉着、毛发脱落等,也偶有出现。症状轻者无需处理,较重者则应停药及对症治疗。

部分研究的临床和实验室检测结果显示,复方左炔诺孕酮和复方炔诺孕酮对血压、血脂和肝功能等指标有影响。

长效口服避孕药与癌症和心血管疾病等远期安全性问题缺少相关文献资料。20 世纪 70 年代后期,全国女用长效口服避孕药协作组开展"全国女用长效口服避孕药临床观察"的研究调查了 861 例母亲服药期间及停药后妊娠并出生的胎儿,结果显示服药期间妊娠并出生的婴儿畸形率为 5.9%,停药 1 年以内为 1.7%。提示长效避孕药存在致畸效应,是长效药安全性评估值得关注的问题。

有专家认为,已有的数据表明长效口服避孕药的有效性低于其他长效激素类避孕方法和短效口服避孕药。长效口服避孕药中雌激素含量是目前使用的短效口服药中 1 个月炔雌醇合计量的 4.8 倍,其短期和长期安全性值得关注,但目前有关短期安全性资料极少,缺乏长期观察。基于现有的资料,并考虑已被证实长期使用高剂量雌激素的危险性,

临床不提倡使用长效口服避孕药。

8.2.8 停药后月经恢复与生育情况

服药时间长短与月经恢复无明显关系，通常停药后 3 个月月经自然恢复占 94%，停药 6 个月内恢复月经达 99%。停药后如未采用避孕措施，80% 可在 6 个月内妊娠，1 年内达 92%。由此可见大部分服药妇女生育功能可在短期内恢复。但由于长效口服避孕药剂量较大，有积累作用，停药后激素作用不能很快消除，故停药 6 个月后妊娠对胎儿更为安全。

8.2.9 选用的医学标准

(1) 适用：与短效口服避孕药相同，特别适合于不能放置 IUD 而服短效药容易遗忘又不愿意注射避孕的妇女。鉴于长效口服避孕药一次摄入激素量较大，故宜严格选择服药对象，并加强随访。

(2) 慎用：高血压应在医务人员监护下慎用，一旦发现血压升高，应立即停药。

(3) 禁用：急、慢性肝和肾疾病，糖尿病，患生殖器肿瘤和全身各个部位的恶性肿瘤，严重的静脉曲张和血栓栓塞性疾病，产后或流产后月经尚未恢复正常的妇女，哺乳期妇女。

8.3 探亲避孕药

探亲避孕药，是我国在 20 世纪 70 年代为适合当时国情而研究开发，适用于夫妇分居两地工作，每年 2~3 周的探亲假。虽然探亲避孕药在我国整体育龄人群中使用的比例不高，但在一些特殊人群中仍有相当高的使用比例。2005 年资料显示，探亲避孕药的使用量大幅度减少。多数探亲避孕药是在短效口服避孕药的基础上通过改变剂量及成分而来的，大多为单方孕激素制剂。利用较大剂量的孕激素对子宫内膜及下丘脑-垂体-卵巢轴的抑制作用，避免妊娠发生。其特点是使用时间不受月经周期的限制，服药可以在月经周期的任何一天开始，并且效果比较可靠。

8.3.1 作用机制

探亲药的作用环节是多方面的，药物种类、用药时间、在周期中不同天数服药等，都会在不同机制调节水平上影响正常功能。

(1) 对卵巢功能的影响：有些探亲药是通过抑制排卵环节，有些则是通过其他环节而达到避孕的。由于服药时间或剂量不同，同一种探亲药的作用机制亦有所不同。例如，在月经周期第 7 天服药或第 9 天服药，前者从尿中孕激素水平得知为排卵受到抑制，而后者则为排卵未受抑制。有的探亲药不仅能抑制排卵，同时还能影响黄体的正常功能，其机制可能是通过 FSH 和 LH 水平的降低而缩短黄体期和减少孕酮释放。

(2) 对子宫的影响：探亲药均能影响子宫内膜的正常发育，其变化的多样性与上述的因素一样，子宫内膜的改变与服药时间有密切关系，即服药时间越早，子宫内膜发育受影响的程度就越明显。在卵泡期服药，子宫内膜的增殖和蜕膜的形成都受抑制，腺体发育不良，分泌物减少，有的探亲药如双炔失碳酯，还能使子宫内膜腺体-间质分离。

(3) 对宫颈黏液的影响：除双炔失碳酯，探亲避孕药都能使子宫颈黏液的黏稠度变稠。服用口服避孕药片 1 号 8 小时后，可使月经中期的子宫颈黏液变稠，拉丝度变短，羊齿叶状结晶消失而形成卵圆形；服用 $d1-18$-甲基炔诺酮探亲片也有类似现象。曾对服用口服避孕片 1 号的妇女做精子穿透试验，发现服药后 10~18 小时，多数妇女的子宫冲洗液中找不到精子。表明服用该药后子宫颈黏液变稠阻碍精子穿透。

(4) 对其他方面的影响：除双炔失碳酯外，其他几种探亲药都能加速动物的卵子运输，而双炔失碳酯减慢动物卵子的运输。卵子运输的加速与延迟，可造成配子发育与内膜发育不同步，这可能是探亲药在动物中的主要避孕作用。配子的退化与溶解进一步加强了抗生育作用。此作用在人类中尚待证实。亦有资料证明，有的探亲药能影响精子在雌性生殖道中的获能，以及影响受精卵的正常卵裂。这些现象在临床上是否有类似结果，尚有待进一步证实。

8.3.2 种类及服法

探亲避孕药所使用的药物大多为效果较好的常见短效避孕药，在服用方法配伍及剂量上加以改进。目前常见的有以下几种。

（1）醋酸甲地孕酮探亲片（探亲1号）：每片含醋酸甲地孕酮2 mg，为黄色药片。探亲当天中午（即房事前6～8小时）服1片，当晚加服1片，以后每晚服1片，探亲结束次日再服1片。探亲14天，须服16片。

（2）炔诺酮探亲片：含炔诺酮5 mg，为糖衣片或滴丸。同居当天晚上开始服用，每晚1片。若同居1～10天，须服10片；同居11～14天，须服14片；探亲1个月者，服完14片后，接着服用短效避孕药，直至探亲结束。一般于停药1周来月经。

（3）左炔诺孕酮探亲片（18甲速效避孕）：含左炔诺孕酮1.5 mg，为糖衣片或滴丸。服法同炔诺酮探亲片，但应于探亲同居前1～2天开始服用，每晚1片，连服14～15天不间断。同居超过半个月者，应改服短效口服避孕药。

（4）双炔失碳酯（抗孕53号）：每片含双炔失碳酯7.5 mg，为肠溶片。探亲当天中午服用1片，晚上加服1片，以后每晚服1片，直至探亲结束后次日再服用1片。连服14天，同居超过半个月者应改服短效口服避孕药。

（5）抗孕53号探亲避孕片：是目前唯一的无孕激素活性而有轻度雌激素活性的探亲避孕药。

8.3.3 避孕效果

早期资料认为，本品避孕效果可达97%～98%。但最近有学者检索相关文献，并对纳入评估系统的探亲避孕药进行数据分析，从中提供数据重新计算其避孕效果（表3-8-5）。探亲避孕片1号及53号探亲抗孕片早期服用方案的避孕失败率为3.5～16.4/100妇女年。

表3-8-5　53号探亲抗孕片及探亲避孕片1号的临床有效性资料

研究资料（年份）	服用方式	例数	总周期数	失败例数	/100妇女年·（95% CI）
53号片（1973）	探亲服药	—	2 640	11	5.0（2.5～8.9）
	探亲服药	—	1 630	21	15.4（9.6～23.6）
53号片（1975）	探亲服药	4 004	4 004	22	6.6（4.1～19.0）
	探亲服药	1 266	3 444	47	16.4（12.0～21.8）
	第1次房事后次晨加服1片	—	2 052	6	3.5（1.3～7.6）
53号片（1977）	探亲服药	—	6 056	28	6.1（4.2～8.7）
探亲避孕1号片（1973）	第1种服药法	—	9 702	43	4.9（3.5～6.6）
	第2种服药法	—	906	0	0
合计		—	10 608	43	4.9（3.5～6.6）

8.3.4 不良反应

探亲避孕药出现的不良反应主要为孕激素过量的症状，可以有突破出血、周期紊乱（缩短或延长）及经期延长。与服短效避孕药的不良反应相似，探亲避孕药还存在恶心、呕吐、眩晕和疲乏等不良反应。尽管探亲药在不同程度上都有这样或那样的不良反应，由

于不是长期使用，一般都不严重，故对机体影响较小，无需治疗，并且这些不良反应也大都能为服药对象所接受。

8.3.5 选用的医学标准

（1）孕激素探亲避孕药

适用：两地分居夫妇，无禁忌证的育龄妇女。

慎用:既往使用口服避孕药发生黄疸者、有异位妊娠病史和月经不规则者应慎用。

禁用:同复方短效口服避孕药。

(2)抗孕53号(双炔失碳酯)

适用:身体健康月经周期规则的妇女,在探亲时应用。

慎用:糖尿病伴并发症、轻度高血压、高血脂、轻度头痛;月经过多或不规则出血;肝炎病毒携带者,轻度肝硬化;哺乳。

禁用:癌症;活动性肝炎、肝肿瘤;缺血性心脏病、脑卒中;中重度高血压;经常服用影响肝酶和抗惊厥药物。

8.3.6　安全性

探亲避孕药为我国早期研发的避孕药,由于历史原因,缺乏严格设计的随机对照临床试验,对探亲避孕药安全性方面的研究也相对较少。根据孙月莲等的《国产探亲避孕药的评估》中的总结,早期文献仅提供了妇女服药后乳汁分泌、肝肾功能检查、妇科检查等方面的资料。其中1975年一项研究报道,18名妇女在哺乳期内(10个月)服用探亲1号,结果16.7%乳汁减少;在此研究中,72例有肝炎或肾炎史但肝功能正常者在服用探亲1号20片后,除1例有肝区疼痛外,没有发现其他异常。有研究对服用抗孕53号的妇女进行体格检查、妇科检查、宫颈刮片及肝功能检查,未发现异常;在20例服用抗孕53号的哺乳期妇女中,有1例服药后乳汁减少。孙月莲等还比较了探亲避孕药现用方案与短效口服避孕药或国外使用的单纯孕激素短效口服避孕药1个月经周期服用孕激素总量,结果表明前者是后者的1.3~25.0倍,因此担心它们的长期安全性。然而,至今人们对探亲避孕药的长期安全性了解甚少。

有学者认为,根据有限的资料分析,探亲避孕片1号及53号探亲抗孕片早期服用方案的避孕失败率为3.5~16.4/100妇女年。Ⅰ期临床试验显示,服用53号探亲抗孕片后并不能完全抑制排卵。53号探亲抗孕片还可能抑制乳汁分泌。有关探亲避孕片1号及

53号探亲抗孕片现用方案及炔诺孕酮速效避孕片、左炔诺孕酮速效避孕片和炔诺酮探亲丸的临床资料甚少,故建议在较短时间内逐渐停止使用探亲避孕药。如果需要保留部分探亲避孕药,需要对其有效性、不良反应、安全性重新进行研究。

8.4　长效避孕针

注射避孕针是长效激素避孕的方法之一。1963年Siegel首次单独使用17-α己酸孕酮500 mg或加用戊酸雌二醇10 mg,每月注射1次避孕,受试25名妇女使用2年无一例妊娠。1964年我国科学家研制了剂量减半的同样配方(己酸孕酮250 mg加戊酸雌二醇5 mg)即避孕针1号,约5 550名妇女使用54 200妇女月,证实安全有效,不良反应少,5年后经全国会议鉴定并扩大范围推广。此后避孕针的研究一直在进行中,采用不同药物、不同配伍的多种制剂。用于注射的类固醇激素为其酯类,从物理学上采用微晶体而有长效作用。有用单方孕激素,亦有复方雌、孕激素制剂。单纯孕激素注射避孕药作用时间长,可以2~3个月注射1次,而且避孕效力高。长效避孕针剂效果好,使用方便,不良反应少,给药时间与性生活无关,尤其需要医务人员给药,适用于那些容易忘记或不易正确掌握服用口服避孕药的妇女,特别是对口服避孕药不适应者。其主要缺点为月经紊乱,闭经和突破性子宫出血或淋漓出血。治疗上缺少有效措施,因此而停药者不少。不论从用药期间出现月经不规则和子宫出血,或从停针后月经、排卵功能和妊娠的恢复状况来看,大剂量单方孕激素作为避孕制剂与较小剂量的雌、孕激素复方针剂比较,并未见明显优越性。而加入雌激素的复方避孕针则能良好地控制月经周期。

8.4.1　作用机制

孕激素类避孕针,不论配伍雌激素与否,均可有效地抑制FSH及LH周期性分泌高

峰,从而使卵巢不排卵,达到避孕作用。有关孕激素类化合物的抑制排卵作用,有认为位于下丘脑水平,因预先注射 LH 释放激素,而后给予此类化合物时,不再抑制 FSH 和 LH 的释放。在使用注射避孕针后,垂体仍然可以有反应,故认为注射避孕针只是通过对下丘脑和下丘脑以上水平的作用来影响促性腺激素的释放,而并不影响其合成和储存。其次,持续外周生殖抑制效应,也是孕激素类避孕针剂的作用机制之一,主要表现在以下几个方面。

(1)子宫内膜的抗着床作用:注射后 3～5 天(月经周期 13～15 天)出现早期分泌现象,注射后 6～14 天内(月经周期 16～24 天)腺体分泌干涸,上皮细胞衰竭,内膜出现退行性变化,浅表静脉窦扩大,长期用药使内膜变薄而萎缩。不利于受精卵着床。

(2)对输卵管的影响:使输卵管蠕动减弱,影响受精卵的运送。孕激素对输卵管黏膜有显著抗雌激素作用,减少其柱状上皮细胞的高度和纤毛细胞的百分比,促使分泌细胞减少和出现退缩现象,整个内膜层呈抑制状态,缺乏或无正常周期性变化。炔诺酮庚酸酯对输卵管亦有相同作用。

(3)对宫颈黏液的影响:在孕激素的作用下,宫颈黏液减少,羊齿植物叶结晶消失,拉丝度缩减至 1～3 cm 或更少,不利于精子穿透。用药 2 周后,Sims-Huhner 试验仅见死亡的精子或无精子发现。注射炔诺酮庚酸酯避孕针后,亦可见到以上现象。炔诺酮庚酸酯的避孕作用可能较 DMPA 更为复杂。注射 NET-EN 后,卵巢排卵功能受到抑制。这种抑制作用与初期高血药水平一致,但可早至给药后 60 天左右渐趋消失,出现排卵功能不全和过早黄体溶解现象,同时伴有持续性外周生殖抑制效应。引起此种现象的主要作用,可能是由于雌激素诱导的正反馈机制受到抑制所致。

8.4.2 安全性

(1)主要的不良反应

1)月经紊乱:包括不规则出血、月经量多、点滴出血和闭经,这是单纯孕激素制剂的主要不良反应。长期频繁少量出血的处理,主要是咨询解释,有些病例需辅助治疗,常用口服避孕药每天 1 片,14～21 天,或每天 2～3 片,出血停止后改为每天 1 片,再用 14 天;炔雌醇 50 μg/d,7～21 天。严重出血的处理,总的治疗方法与长期频繁出血相似,仅雌激素剂量要大增加,疗程要长。亦可应用大剂量口服孕激素(如每天口服甲羟孕酮 5～20 mg,)或提前重复注射 DMPA。月经稀少无需处理。闭经持久忧虑较大者,可用 1～2 个短疗程雌激素治疗,如复方口服避孕药 1 个周期(21 天);炔雌醇 20～50 μg/d,10～21 天;戊酸雌二醇 1 mg/d,共 10～14 天。不主张周期性使用雌激素以引起规律性撤退性出血。

2)体重变化:用孕激素注射避孕针的妇女可能出现体重增加,增加的体重是由于体内脂肪增加,而不是液体潴留。少数人体重增加,可调整饮食结构,适当控制饮食,加强体育锻炼。个别体重增加过多,一般停药后可逐渐恢复。

3)骨密度变化:避孕剂量的醋酸甲羟孕酮可以抑制卵巢排卵,使雌激素分泌维持在卵泡早期水平。长期使用醋酸甲羟孕酮与骨密度的关系目前结论不一。

4)抑郁:抑郁、焦虑较少见。长效避孕针与抑郁的关系目前结论不一。因此而停用率为 0.7%。处理方法:严格掌握适应证,加强心理咨询,如抑郁症状加重应及时停用。

5)脂代谢变化:类固醇避孕药影响脂代谢主要是雌激素的作用。近年来,发现由于孕激素有拮抗雌激素的作用,且含雄激素活性,因此也可以改变正常的脂代谢。长效避孕针可导致脂质、脂蛋白及载脂蛋白正常代谢发生改变,尤其是与心血管密切相关的高密度脂蛋白胆固醇 HDL-C,用药后其水平下降,与用药前相比有统计学差异,但仍在临床正常范围,无明显临床意义。停止用药后,HDL-C 水平迅速恢复。但对年龄较大、有高血压、高血脂倾向的妇女应慎用。

6）凝血及纤溶系统变化：WHO 一项研究报道，醋酸甲羟孕酮与炔诺酮庚酸酯均不增加血栓性和其他循环系统疾病的危险，甚至用大剂量醋酸甲羟孕酮治疗肿瘤患者时，凝血和纤溶系统均无变化。也有研究发现妇女长期使用避孕针后血浆中凝血和纤溶参数发生了变化，这种变化虽然在统计学上差异有显著性，但观察到相关变化在凝血系统的意义并不增加使用针剂妇女血栓形成的危险性，对纤溶系统没有明确作用。对用药妇女不具有显著临床病理意义。

7）阴道分泌物及性欲改变：使用长效避孕针因性欲减退停用率为 0.9%。研究报道表明，71.3% 的哺乳妇女和 65.9% 的非哺乳妇女觉得性生活没有受到影响。

其他则有性欲增加或减少。阴道分泌物减少，性欲下降者应加强咨询，可使用润滑剂、雌激素栓剂等。

8）头痛、头晕等神经系统症状：在长效避孕针使用中，头痛、头晕、神经过敏、失眠的病例虽较少，但陆续有报道。与使用口服避孕药所报道的类型和频率相似。如有相应症状可对症处理，如发生严重头痛或偏头痛、复视时，应该停药，并立即就诊。

9）可能出现的不良反应：胃肠道的恶心、呕吐、胃纳差、腹泻、腹胀、腹痛；皮肤和黏膜的痤疮、皮疹、荨麻疹、瘙痒等，发生率均极低，约在 1% 或更低。在刚开始使用时出现胃肠道反应，随时间延长逐渐适应症状减轻，可观察或对症治疗。对于皮疹、痤疮、脱发、多毛等对症治疗为主，如无效即时停用。

10）过敏反应：非常罕见。极少的反应是在皮肤，即荨麻疹、瘙痒、皮疹，反应原的性质（药物、赋形剂或环境）尚未检测出。首次注射时必须观察 15 分钟后，无异常表现方可离开。如出现过敏反应立即停用，并给予抗过敏治疗，以后不再使用。

11）乳腺包块及黄疸：应立即停用，并观察随访。

（2）月经恢复：注射复方己酸孕酮或 3 种复方炔诺酮庚酸酯制剂中任何一种的最后 1 针后，2 个月内月经恢复者占 90% 左右，6 个月内除个别外均有行经。

（3）生育能力：停药后，恢复排卵和正常分泌期子宫内膜是生育力恢复的间接信号，只有妊娠才能对生育力的恢复作出肯定评价。国内长效避孕针停药后妊娠恢复的情况，除 15 例停用复方甲地孕酮制剂 3 个月内全部怀孕外，其余 4 种制剂使用对象停药后累积妊娠率 3 个月内为 35%～50%，6 个月内为 36%～60%，1 年内为 50%～76%。醋酸甲羟孕酮停药后妊娠率 5 个月内 5%～10%，较甲地孕酮及炔诺酮庚酸酯为低，但此后妊娠率急速上升，15 个月内为 75%，24 个月内为 95%，较国内单方或复方炔诺酮庚酸酯制剂明显增高。综上所述，各种避孕针停针后妊娠率的恢复在早期可能有所差别，但随着停药时间的延长，可逐步增加，最后基本上趋向一致。

8.4.3 复方雌孕激素长效避孕针

为了克服单纯孕激素引起的月经不规则，加入雌激素后可以明显调整月经周期，提高了可接受性。但是长期使用雌激素可能的危害引起不少学者的顾虑。复方雌孕激素长效避孕针（CIC，又称为每月一次避孕针）含有天然雌激素雌二醇配伍孕激素，通过抑制排卵达到避孕作用。较复方口服避孕药中所含的合成雌激素，雌二醇生理活性较低，作用时间和代谢周期均较短，CIC 相关的雌激素不良反应类型和严重性可能不同于复方口服避孕药。对 CIC 的短期研究结果表明，与复方口服避孕药相比，其对血压、出血和凝血、脂代谢、肝功能的影响甚微。由于 CIC 通过肌内注射给药，避免了肝脏对激素的首过效应，从而降低了雌二醇对肝脏的影响。目前 CIC 缺乏长期使用的流行病学数据，停用避孕针后其激素作用仍会持续一段时间。CIC 主要通过抑制卵巢排卵发挥避孕作用。

（1）用法与效果：避孕效果取决于准时复诊注射，在妇女延迟或漏掉一次注射时，妊娠的风险最大。在常规使用的情况下,使用第 1 年每 100 个使用每月一次避孕针的妇女中大约有 3 例妊娠发生。如能做到按时注射,使用第 1 年每 100 个使用每月一次避孕针的妇女中妊娠者<1 例(每 1 000 个妇女中仅有 5 例妊娠发生)。避孕有效率为 98.7%～99.96%。停止注射后生育力的恢复与大多数其他避孕方法相比,平均延迟 1 个月。但不能防护性传播感染(STI)。

1) 种类和使用方法:见表 3-8-6。

表 3-8-6　国内常用复方雌孕激素长效避孕针种类

名　称	成分	剂量(mg)	用法	年妊娠率(%)
复方己酸孕酮避孕针(避孕针 1 号):我国 20 世纪 60 年代研制产品	17α-己酸孕酮 戊酸雌二醇	250 5	首次周期第 5 天肌内注射 2 支,或第 5 天和第 12 天各肌内注射 1 支,以后每周期第 10～12 天肌内注射 1 支	0.8
复方庚炔诺酮避孕针(HRP102,mesigyna):我国进行该配方研究的同时 WHO 亦研制了该产品	庚炔诺酮 戊酸雌二醇	50 5	首次周期第 1～5 天肌内注射 1 支,以后每周期第 10 天肌内注射 1 支	0.18
复方醋酸甲羟孕酮避孕针(Lunelle,月纳):由普强公司最初开发	醋酸甲羟孕酮 环戊丙酸雌二醇	25 5	首次周期第 1～5 天肌内注射 1 支,以后每隔(30±3)天再肌内注射 1 支	0.1
改良复方甲地孕酮避孕针(改良美尔伊,mego-E):我国 1977 年研制	醋酸甲地孕酮 17β-雌二醇微晶水混悬液	25 3.5	首次周期第 5 天肌内注射 2 支,或第 5 天和第 12 天各肌内注射 1 支,以后每周期第 10～12 天肌内注射 1 支	0.57

要求服务对象在 4 周内的下次注射日期,尽可能准确复诊,如提前或延后 7 天来诊,仍然可以注射。如果延迟超过 7 天,在能够注射前应该禁欲或使用避孕套、杀精剂或体外排精法。如果>7 天且在过去的 5 天内,有无保护的性生活,可考虑服用紧急避孕药。

2) 何时开始使用:月经周期正常或从其他非激素方法更换为每月一次避孕针,每月的任何时候。如果妇女在月经来潮的 7 天内开始使用,无需同时采用其他备用的避孕方法。如果在月经来潮的 7 天后,可在能合理确定没有怀孕的任何时候开始注射每月一次避孕针,在开始注射的最初 7 天,需要同时采用其他备用的避孕方法。如果是从 IUD 更换为每月一次避孕针,可以立即开始注射每月一次避孕针。

从其他激素方法更换为每月一次避孕针:如果妇女一直坚持并正确使用现用的激素避孕方法,或能合理确定没有怀孕,可以立刻注射,无需等到下次月经来潮,也无需同时

采用其他备用的避孕方法。如果是从其他避孕针更换为每月一次避孕针,可在预期下次注射的时间开始注射新的避孕针。无需同时采用其他备用的避孕方法。

完全或近乎完全哺乳喂养(产后 6 个月内):延迟至产后 6 个月或母乳不再是婴儿的主要食物时,再给予注射第一针每月 1 次避孕针。

完全或近乎完全哺乳喂养(产后 6 个月后):如果月经尚未恢复,在合理确定没有怀孕的任何时候开始注射每月一次避孕针,在开始注射的最初 7 天,需同时采用其他备用的避孕方法。如果月经已恢复,可以按照对月经周期正常的妇女的建议开始注射每月一次避孕针。

部分母乳喂养(产后 6 周内):应延迟至产后 6 周,再给予妇女注射第一针每月一次避孕针。

部分母乳喂养(产后 6 个月后):如果月经尚未恢复,在合理确定没有怀孕的任何时候开始注射单纯孕激素避孕针,在开始注射

的最初 7 天,需同时采用其他备用的避孕方法。如果月经已恢复,可以按照对月经周期正常的妇女的建议开始注射每月一次避孕针。

未哺乳(产后 4 周内):可在产后 21～28 天的任何一天开始注射每月一次避孕针,无需同时采用其他备用的避孕方法。

未哺乳(产后 4 周后):如果月经尚未恢复,在合理确定没有怀孕的任何时候开始注射每月一次避孕针,在开始注射的最初 7 天,需同时采用其他备用的避孕方法。如果月经已恢复,可以按照对月经周期正常的妇女的建议开始注射每月一次避孕针。

闭经(与生育和哺乳无关):在合理确定没有怀孕的任何时候开始注射每月一次避孕针,在开始注射的最初 7 天,需同时采用其他备用的避孕方法。

自然流产或人工流产后:如果妇女是在早期或中期自然流产或人工流产后的 7 天内,可立即开始注射每月一次避孕针,无需同时采用其他备用的避孕方法。如果妇女是在早期或中期自然流产或人工流产后的 7 天后,可在合理确定没有怀孕的任何时候开始注射,在开始注射的最初 7 天,需同时采用其他备用的避孕方法。

服用紧急避孕药后,妇女可在服用的当天开始注射每月一次避孕针,无需等到月经来潮。在开始注射的最初 7 天,需同时采用其他备用的避孕方法。

对延迟注射的处理:如果服务对象存在下述情况,即使重复注射延迟＞7 天,仍可注射,但在注射后的最初 7 天,需要同时采用其他备用的避孕方法;并在应该进行重复注射后的 7 天内,无性生活。在进行重复注射后的 7 天内,使用其他备用的避孕方法或在无保护性生活后服用紧急避孕药。如果服务对象延迟注射在＞7 天,且不符合上述条件,可采用其他方式以合理确定没有怀孕。

(2)选用医学标准(使用级别):根据中华医学会计划生育学分会组织全国知名专家 2004 年编写的《临床技术操作规范·计划生育学分册》中对女用类固醇避孕药的适应证和禁忌证作出了以下规定。

1)适应证:①需采取高效的避孕方法控制生育,并愿意选择注射方式避孕者;②不能耐受或不能坚持服用口服避孕药及放置 IUD 易脱落者;③不宜妊娠的慢性病者,注射避孕针对已有疾病无不良影响,并与治疗无相关作用,如结核病、慢性肾脏病和智力低下等;④贫血又须避孕者,对贫血有改善作用。

2)禁忌证:①绝对禁忌证:有严重动、静脉性疾病,如血栓病、冠心病、严重高血压病等;以往用口服避孕药出现过严重不良反应,且不清楚是否由雌激素所致;不明原因的生殖道出血;糖尿病或糖耐量试验不正常;确诊或可疑妊娠。最近有滋养细胞疾病;停药后 1～2 个月内计划妊娠;不愿意或不可能按时接受注射;类固醇激素依赖性恶性肿瘤者,应听取肿瘤医师建议。②相对禁忌证:动脉性疾病的风险度较高者(年龄＞35 岁吸烟妇女,须用药物控制的高血压者);活动性肝脏疾病患者;月经不规则或闭经者;严重肥胖者;严重抑郁症者。近绝经期妇女,可引起不规则出血导致不必要的诊断性刮宫。

(3)注意事项:每月一次避孕针与醋酸甲羟孕酮或炔诺酮庚酸酯之间的主要区别在于,每月一次避孕针是复方的避孕方法,含有雌激素和孕激素。而醋酸甲羟孕酮和炔诺酮庚酸酯只含有孕激素。并且每月一次避孕针所含的孕激素较少。这些区别使每月一次避孕针比醋酸甲羟孕酮或炔诺酮庚酸酯较少引起不规则出血和干扰月经出血。每月一次避孕针要求每月注射一次,而炔诺酮庚酸酯每 2 个月注射一次,醋酸甲羟孕酮每 3 个月注射一次。

每月一次避孕针与复方口服避孕药大部分功能相似。有关每月一次避孕针的长期研究较少,但有研究人员猜测,大多数有关复方口服避孕药的研究结果也适用于每月一次避孕针。但是,每月一次避孕针不像复方口服避孕药那样经口服给药,因此可避开肝脏的首过效应。短期的研究表明,每月注射一次避孕针对血压、凝血、脂肪的分解(脂肪代谢)和肝脏功能的影响比复方口服避孕药小。

如果妇女在妊娠期间偶然使用了每月一次避孕针,不会对胎儿有损害。有关其他激素避孕方法高级别的证据表明,激素避孕方法不会引起出生缺陷,如果妇女在使用每月一次避孕针期间怀孕或在妊娠期间偶然使用每月一次避孕针,对胎儿没有损害。对复方避孕方法的研究表明,每月一次避孕针不能中断已存在的妊娠,不应该将其作为流产药物应用。

妇女在注射每月一次避孕针后可能会出现一些阴道出血(即撤退性出血),但尚无证据表明给不规则出血妇女注射每月一次避孕针会使其在约1个月后的月经规律。

年龄<35岁无论每天吸烟的数量,或年龄≥35岁且每天吸烟<15支的妇女都可以安全使用每月一次避孕针(但是,年龄≥35岁的妇女,无论每天吸烟的数量,不应该使用复方口服避孕药)。如果可能,年龄≥35岁且每天吸烟>15支的妇女应该选择不含雌激素的避孕方法,如单纯孕激素避孕针。同时应劝告所有吸烟的妇女停止吸烟。

每月一次避孕针对有静脉曲张的妇女是安全的。曲张的静脉接近皮肤表面的扩张血管,这些静脉不是血栓,也不是如有血栓就会发生危险的下肢深部静脉。对曾经患有深部静脉血栓的妇女不提倡使用每月一次避孕针。

(4)不良反应及处理:不规则出血或月经过多(是平常月经血量的2倍),或经期延长(>8天)。为了短期内适度缓解症状,在症状开始时可试用布洛芬,每次800 mg,每天3次,餐后服用,连用5天;或应用其他非类固醇抗炎药(NSAID)。如果异常出血持续或在正常数月后又反复出现,或闭经,甚至怀疑由其他原因导致的某些问题,应考虑与本避孕针无关的潜在其他疾病。经期延长,可给予口服短效避孕药1号或2号,每天1~2片,连服至该周期注射避孕针时停止,或连

服4天一般即可止血。为预防下次月经期延长,可在下次月经前7天起,同法连服4天。按此法连用3个月后停止短效口服避孕片,多数经期恢复正常。如仍有延长者,还可以同法口服短效避孕片调整。不规则出血者可酌情加用雌激素或雌、孕激素,无效者可停药。月经过多药物治疗无效时,可考虑诊断性刮宫。

1)闭经:注射避孕针后,一般药物作用维持14天左右,然后出现药物撤退性出血,即来月经。如注射后停经,隔28天再注射。如连续2个月停经,应停止注射,等待月经恢复后再按第一个月使用方法重新开始注射。在停药期间,应采取其他避孕方法。

2)月经周期缩短:可在下次用药时增加药量。在注射避孕针1号后的第10天开始加服短效避孕药1号或2号,每天1~2片,连服4~6天(月经周期缩短天数较多者可服5~6天,月经周期缩短天数较少者可连服4天),补充孕激素后,可使月经周期延长。

3)月经后出血:可补充雌激素,给予口服辅助药炔雌醇,每天2~4片,至下次注射日期止。如出血已接近下次注射日期,血量不多可以不必处理,注射避孕针1号后会自然停止出血。

4)注射后出血:可口服短效避孕药1号或2号,每天1~2片,连服4天一般即可止血。如果注射后出血时间持续较长,可选服短效避孕片1号或2号4天,出血停止后1周注射1支避孕针1号,在注射当日算起的第11天起,再加服短效避孕片1号或2号4天(每天1~2片),以预防月经周期缩短。

5)不明原因阴道出血(提示与本方法无关的医学情况):转诊或根据病史和盆腔检查对服务对象进行评估。在进行评估的同时,可使用每月一次避孕针。如果出血是由性传播感染或盆腔感染性疾病引起的,在治疗期间,可以继续使用每月一次避孕针。

6)体重增加:了解服务对象的饮食情况,并给予咨询。

普通头痛(非偏头痛):建议使用阿司匹

林 325～650 mg、布洛芬 200～400 mg、对乙酰氨基酚 325～1 000 mg 或其他止痛药。并对每月一次避孕针使用期间变得更严重和更频繁的任何头痛进行评估。

7）乳房触痛：建议服务对象使用支持性胸罩（在剧烈活动和睡眠时均使用）。试用热敷和冷敷。建议服用阿司匹林 325～650 mg、布洛芬 200～400 mg、对乙酰氨基酚 325～1 000 mg或其他止痛药。

8）眩晕：考虑使用当地可获得的药物给予治疗。

9）偏头痛：与年龄无关，妇女在使用每月一次避孕针期间发生偏头痛，无论是否有先兆，或偏头痛加剧，均应该停用避孕针。同时帮助妇女选择不含雌激素的避孕针。

10）手术：如果妇女正准备进行外科大手术，或下肢被制动，或由于其他原因将在数周内不能走动，宜在择期手术前 1 个月停用每月一次避孕针，并在此期间选用其他的避孕方法。在妇女可以走动后的 2 周，重新开始使用每月一次避孕针。

11）可疑妊娠：评估妇女是否妊娠，如果确诊妊娠，停用每月一次避孕针。妇女在使用避孕针期间怀孕，对胎儿没有已知的风险。

12）过敏反应：注射避孕针后，极个别妇女由于体质因素可出现过敏反应。因此，每次注射避孕针时需要观察 15 分钟，无异常反应时方可离去。一旦出现对避孕针过敏者，要及时按脱敏疗法进行处理，以确保避孕者的安全。

8.4.4 单纯孕激素避孕针

（1）种类及用法：1963 年 Siegel 给 25 名妇女每月单独注射己酸孕酮 500 mg 或与戊酸雌二醇联合应用，无一例发生妊娠，以后有不少类别的孕激素制剂用于同一目的，但均不能长期使用，其主要原因是伴发严重的月经紊乱。迄今国际市场出售最多的是单纯孕激素长效避孕针，主要有两种，即醋酸甲羟孕酮微晶混悬注射液和炔诺酮庚酸酯注射液（表 3-8-7）。

表 3-8-7　单纯孕激素避孕针种类

名　称	成分	剂量(mg)	用法	年妊娠率(%)
醋酸甲羟孕酮避孕针(depo medroxyprogesterone acetate, DMPA, 狄波普维拉)	微晶水混悬剂属 17-α 羟孕酮的类似物, 醋酸甲羟孕酮	150	首次周期第 5 天肌内注射 1 支, 以后每 3 个月再肌内注射 1 支	0.3
炔诺酮庚酸酯(norethisterone enanthate, NET-EN)	属19-去甲睾酮类衍化物, 为油溶液	200	首次周期第 5 天肌内注射 1 支, 以后每 2 个月(8 周)肌内注射 1 支	0.3

1）避孕效果：避孕效果取决于规律的注射：在妇女漏掉一次注射时，妊娠的风险最大。在常规使用的情况下，使用第 1 年每 100 个实用单纯孕激素避孕针的妇女中大约有 3 例妊娠发生。如能做到准时注射，使用第 1 年每 100 个使用单纯孕激素避孕针的妇女中的妊娠者不到 1 个（每 1 000 个妇女中仅有 3 例妊娠发生）。

2）注射方法：部位可选髋部（前部臀肌）、上臂（三角肌），或臀部（臀肌外上象限），将消毒针头深插入肌肉，注入药液。不要按摩注射部位。

要求服务对象尽可能准确的复诊，他可能会提前或延后 2 周来诊，仍然可以注射，无需进一步诊断其是否怀孕。如果超过 2 周，且在过去的 5 天内有无保护的性生活，也可考虑服用紧急避孕药。停止注射后生育力受到抑制：与大多数其他避孕方法相比，DMPA 平均延迟 4 个月，NET-EN 平均延迟 1 个月。

3）何时开始使用：月经周期正常或从其他非激素方法更换为单纯孕激素避孕针：每

月的任何时候。如果妇女在月经来潮的 7 天内开始使用,无需同时采用其他备用的避孕方法。如果在月经来潮的 7 天之后,可在能合理的确定其没有妊娠的任何时候开始注射单纯孕激素避孕针,在开始注射的最初 7 天,需要同时采用其他备用的避孕方法。如果是从 IUD 更换为单纯孕激素避孕针,可以立即开始注射单纯孕激素避孕针。

● 从其他激素方法更换为单纯孕激素避孕针:如果妇女一直坚持并正确的使用现用的激素避孕方法,或能合理的确定其没有妊娠,可以立刻注射,无需等到下次月经来潮。也无需同时采用其他备用的避孕方法。如果是从其他避孕针更换,可在预期下次注射的时间开始注射新的避孕针。无需同时采用其他备用的避孕方法(包括禁欲、男用和女用避孕套、杀精剂和体外排精)。

● 完全或近乎完全哺乳喂养:在产后 6 周内,至少延迟至产后 6 周再给妇女注射第一针单纯孕激素避孕针。如果月经尚未恢复,可在产后 6 周至 6 个月任何时候开始注射单纯孕激素避孕针,无需同时采用其他备用的避孕方法。如果月经已恢复,可以按照对月经周期正常的妇女的建议开始注射单纯孕激素避孕针。产后 6 个月后,如果月经尚未恢复,可在能合理确定没有妊娠的任何时候开始注射单纯孕激素避孕针,在开始注射的最初 7 天,需同时采用其他备用的避孕方法。如果月经已恢复,可以按照对月经周期正常的妇女的建议开始注射单纯孕激素避孕针。

● 部分母乳喂养:至少延迟至产后 6 周后给妇女注射第一针单纯孕激素避孕针。如果月经尚未恢复,可在能合理的确定其没有怀孕的任何时候开始注射单纯孕激素避孕针,在开始注射的最初 7 天,需同时采用其他备用的避孕方法。如果月经已恢复,可以按照对月经周期正常的妇女的建议开始注射单纯孕激素避孕针。

● 未哺乳:产后 4 周内可在任何时候开始注射单纯孕激素避孕针,无需同时采用其

他备用的避孕方法。产后 4 周后,如果月经尚未恢复,可在能合理的确定其没有妊娠的任何时候开始注射单纯孕激素避孕针,在开始注射的最初 7 天,需同时采用其他备用的避孕方法。如果月经已恢复,可以按照对月经周期正常的妇女的建议开始注射单纯孕激素避孕针。

● 闭经(与生育和哺乳无关):可在能合理的确定其没有妊娠的任何时候开始注射单纯孕激素避孕针,在开始注射的最初 7 天,需同时采用其他备用的避孕方法。

● 自然流产或人工流产后:如果妇女是在早期或中期自然流产后或人工流产后的 7 天内,可立即开始注射单纯孕激素避孕针,无需同时采用其他备用的避孕方法。如果妇女是在早期或中期自然流产后或人工流产后的 7 天后,可在能合理的确定其没有妊娠的任何时候开始注射单纯孕激素避孕针,在开始注射的最初 7 天,需同时采用其他备用的避孕方法。

● 服用紧急避孕药后:妇女可在服用 ECPs 的当天,或如果愿意,在月经来潮的 7 天内,开始注射单纯孕激素避孕针,在开始注射的最初 7 天,需同时采用其他备用的避孕方法。除闭经外,妇女如果出现妊娠的征象或症状,应该复诊。

● 对延迟注射的处理:如果服务对象存在下述情况,即使重复注射延迟超过 2 周,仍可注射,在注射后的最初 7 天,需要同时采用其他备用的避孕方法:在应该进行重复注射后的 2 周内,没有性生活;在应该进行重复注射之后的 2 周内,使用了其他备用的避孕方法或在无保护性生活之后服用了紧急避孕药;在产后 6 个月内,且完全或近乎完全母乳喂养。

(2)选用的医学标准

1)适应证:健康育龄妇女;产后哺乳>6 周,产后非哺乳可于产后 3 周内起用;年龄>35 岁吸烟者;有轻度高血压病者;轻度子宫内膜异位症需避孕者;其余同复方针剂。

2)禁忌证:同复方雌、孕激素长效避

孕针。

3）选用的医学标准分级：由 WHO 编写出版的《避孕法选用的医学标准》第 4 版中对醋酸甲羟孕酮和炔诺酮庚酸酯适用性的情况参见附表 2。

（3）注意事项：严格按照适应证和禁忌证选择对象。重视对使用者的医疗服务，有利于提高注射避孕针的可接受性。严格按照各种避孕针注射第 1 针和以后注射的间隔时间，否则易造成避孕失败而妊娠。出血多者应排除器质性病变。注意随访，消除使用者疑虑，并对不良反应进行必要的处理。如出现视力异常，应立即停药，并给予相应检查和处理。用药前向询问对象详细说明针剂的优点及可能出现的不良反应，特别是月经紊乱及不规则阴道出血。哺乳期用药，不良反应少且轻，对乳儿无不良影响，是哺乳期可选择的良好避孕方法。停药后生育能力恢复较迟，一些妇女可能要等待数月才能恢复至以前的月经出血模式。停用醋酸甲羟孕酮后的怀孕时间平均延迟大约 4 个月，即最后一次注射后的平均 10 个月妊娠。妇女在停用炔诺酮庚酸酯后的怀孕时间平均延迟约 1 个月，或在最后一次注射后的平均 6 个月妊娠。妇女使用避孕针的时间长短对停用后怀孕早晚的影响没有差异。在停用单纯孕激素避孕针后，妇女可在月经恢复前排卵，并因此可能怀孕。如果妇女希望继续避孕，应该在月经恢复之前开始使用其他避孕方法。

许多研究表明醋酸甲羟孕酮不会引起癌症，使用醋酸甲羟孕酮有助于预防子宫内膜癌。少数关于醋酸甲羟孕酮的使用与宫颈癌的研究发现，在使用醋酸甲羟孕酮期间或停用醋酸甲羟孕酮 10 年内，被诊断为乳腺癌的可能性有所增加。尚不清楚这些发现是否能用醋酸甲羟孕酮使用者中已存在的乳腺癌患者被较早发现还是醋酸甲羟孕酮对乳腺癌的生物学作用来解释。少数关于醋酸甲羟孕酮的使用与宫颈癌的研究发现，在使用醋酸甲羟孕酮≥5 年的妇女中，宫颈癌风险可能有所增加。然而宫颈癌不可能只由醋酸甲羟孕

酮引起。

单纯孕激素避孕针通常不会改变妇女的情绪或性功能。一些使用单纯孕激素避孕针的妇女有这方面的主诉，但大多数避孕针的使用者没有任何这种改变的主诉。难以辨别这些变化由单纯孕激素避孕针或其他原因引起。尚无单纯孕激素避孕针影响妇女性功能的证据。

单纯孕激素避孕针可能会导致闭经，但并无伤害。这种闭经与妊娠期间没有月经相似。血液也没有蓄积在妇女体内。不会中断已存在的妊娠。不会引起妇女不育。

（4）不良反应及处理

1）月经紊乱：出血模式改变包括不规则出血和出血时间延长。使用 1 年时出现闭经、月经稀发和不规则出血。与醋酸甲羟孕酮相比，炔诺酮庚酸酯对出血模式的影响较少。

对闭经的妇女，强调治疗前咨询，充分解释，随访时消除顾虑。如有其他症状，应做阴道检查及妊娠试验。闭经持久，忧虑较大者，可用 1~2 个短疗程雌激素治疗；复方口服避孕药 1 个周期 21 天；炔雌醇 20~50 $\mu g/d$，10~21 天；戊酸雌二醇 1 mg/d，共 10~14 天；环戊丙酸雌二醇 5 mg，肌内注射。不宜多次周期性使用雌激素。

对长期频繁少量出血者，咨询解释为主要的治疗方案。解释清楚很多使用单纯孕激素避孕针的妇女会经历不规则出血，这种出血并无伤害，而且通常在使用的最初几个月后减少或停止。有些需辅助治疗，如口服避孕药，每天 1 片，14~21 天，或每天 2~3 片，出血停止后改为每天 1 片，再服 14 d；炔雌醇 50 $\mu g/d$，7~21 天；环戊丙酸雌二醇 5 mg 肌内注射。这些方法仅能选择一种，使用 1 个疗程为宜。

一些使用单纯孕激素避孕针的妇女会经历大量或时间延长的出血，这种出血并无伤害，通常在使用的最初几个月后减轻或消失。总的治疗方法与长期频繁出血相似，但雌激素剂量要大一些，疗程要长一些。亦可应用

大剂量口服孕激素（每天口服甲羟孕酮 5～
20 mg，或每 2 小时给炔诺酮 5 mg）或提前重
复注射醋酸甲羟孕酮。阴道大出血时，注射
环戊丙酸雌二醇 10 mg 可立即止血，并维持
数周。如阴道大量出血，可间隔 1～2 周再重
复注射，药物无效时考虑诊断性刮宫止血。
月经稀少者无需处理。

2）体重变化：少数人体重增加，可调整
饮食结构，加强体育锻炼，以咨询为主，不需
服用药物。个别体重增加过多，一般停药后
可逐渐恢复。

3）腹胀和不适：考虑使用当地可获得的
药物给予治疗。

4）普通头痛（非偏头痛）：建议使用阿司
匹林 325～650 mg、布洛芬 200～400 mg、对
乙酰氨基酚 325～1 000 mg 或其他止痛药。

5）可疑妊娠：评估妇女是否妊娠，如果
确诊妊娠，停用单纯孕激素避孕针。妇女在
使用避孕针期间怀孕，对胎儿没有已知的
风险。

6）降低骨密度。尚未在任何年龄的醋
酸甲羟孕酮使用者中发现其骨折的可能性更
大。在停醋酸甲羟孕酮后，生育年龄的妇
女的骨密度会恢复正常。停用醋酸甲羟孕酮
的成年人骨密度似乎在 2～3 年后达到与未
使用醋酸甲羟孕酮者相同的水平。对于青少
年，尚不清楚骨密度的损失是否会妨碍其达
到潜在的骨量峰值。尚无炔诺酮庚酸酯与骨
损失有关的数据，期望其与醋酸甲羟孕酮的
影响相似。

7）其他：如发生严重头痛或偏头痛、复
视时，应停药，并立即就诊。必要时，请相关
科室医师会诊、检查，并相应处理。此外还有
可能出现眩晕。

（5）已知的健康益处

1）醋酸甲羟孕酮有助于防止妊娠的风
险、子宫内膜癌、子宫肌瘤，可能有助于防止
有症状的盆腔感染性疾病、缺铁性贫血，减少
镰状细胞性贫血的妇女发生镰状细胞危象，
可缓解子宫内膜异位症的症状（盆腔疼痛，不
规则出血）。

2）炔诺酮庚酸酯有助于防止缺铁性
贫血。

3）炔诺酮庚酸酯可能提供许多与醋酸
甲羟孕酮同样的健康益处，但在此列出的只
包括那些可获得研究证据的益处。

（黄丽丽）

8.5　皮下埋植避孕剂

皮下埋植避孕剂是类固醇激素避孕药缓
释剂型的一种产品，其成分是单纯孕激素，控
制药物释放的载体是硅橡胶。使用时埋植于
皮下，在 3～5 年内药物以恒定的速率释放于
皮下组织，然后被吸收至血液中。它兼有低
剂量和长期使用的特点，即以恒速释放最小
有效剂量药物达到长期避孕的目的。由于其
为非口服给药，无肝脏首过效应，而且血药浓
度低，安全性更好。

皮下埋植避孕剂的突出优点是安全、高
效、方便、经济、长效、可逆，药物剂量低，使用
期长，取出后生育力能够迅速恢复。在 3 年
内妊娠率几乎为零，是最有效的避孕方法；到
第 5 年后有妊娠发生，妊娠率＜1%；
Norplant 第 7 年的妊娠率仍＜1%。主要缺
点是单纯孕激素所造成的月经不规律，而且
放、取均需要通过小手术完成。

8.5.1　类型

（1）Norplant：是最早问世的皮下埋植避
孕剂，于 1983 年在芬兰首次批准使用。它由
6 支硅胶囊组成，硅胶囊以聚二甲基硅氧烷
为材料，每根长 34 mm，直径 2 mm，每支硅胶
囊含左炔诺孕酮（LNG）36 mg，总量为
216 mg。有效避孕期为 7～10 年。

（2）Norplant Ⅱ（Jadelle）：为 2 根硅橡
胶与药物混合的棒状物，外包以硅胶薄膜，每
根长 44 mm，直径 2.4 mm，每根含左炔诺孕酮
75 mg，总量为 150 mg。有效避孕期为 5 年。
埋植剂从 6 支减少为 2 支，妇女的感觉会更好
一些，放置和取出的手术操作也比较便捷。

（3）国产皮下埋植避孕剂Ⅰ型：类似

Norplant，由 6 支长 34 mm，直径为 2 mm 的硅胶囊组成，硅胶囊两端用医用黏合剂封闭，每支硅胶囊内装有左炔诺孕酮 36 mg，总量为 216 mg。有效避孕期为 5 年。

（4）国产皮下埋植避孕剂Ⅱ型（Sino-implantⅡ）：类似 NorplantⅡ，由 2 支长 44 mm，直径 2.4 mm 的棒状物组成，硅橡胶与左炔诺孕酮均匀混合，棒外套以薄的硅橡胶膜，两端用黏合剂封闭，每支含左炔诺孕酮 75 mg，总量为 150 mg。有效避孕期为 3 年。国内现在主要使用 Sino-implantⅡ型，近年来经家庭健康国际组织（FHI，USA）推荐，本品已经完全符合国际质量标准，并向其他发展中国家推广使用。

（5）Implanon：1998 年上市的首个单支皮下埋植避孕剂，长 40 mm，直径 2 mm。其核心为 40％醋酸聚乙烯（EVA）和 60％依托孕烯（ENG）的药芯，内含依托孕烯 68 mg，外套以醋酸聚乙烯控释膜 0.06 mm。释放依托孕烯 30～40 μg/d，释放率非常稳定。有效避孕期为 3 年。依托孕烯是去氧孕烯的活性代谢产物，更少有雄激素活性。单支的特点是易于放置和取出，很少有手术并发症。该产品已经在 80 多个国家进行了临床试验，于 2006 年得到 FDA 批准，2012 年进入我国市场。

（6）Nexplanon：皮埋剂如果放置时未紧贴皮下，有时触摸不清楚，导致取出时定位困难。近年又设计了与 Implanon 同样含依托孕烯，但可以通过放射显示的单支皮埋避孕剂 Nexplanon，配有专用放置器。其突出的特点是容易定位，取出快捷且更少并发症，相当于是 Implanon 的升级版。

（7）Nestorone：为单支型皮埋剂，长度 40 mm，释放 Nestorone 45～50 μg/d。本品是一种新型孕激素，口服无活性，故适用于哺乳期妇女，使婴儿免于激素的作用。由人口理事会研制。有效避孕期为 2 年。

（8）Uniplant：为单支型皮埋剂，长度 35 mm，释放醋酸诺美孕酮（nomegestrol acetate）。有效避孕期为 1 年。

8.5.2 作用机制

皮下埋植避孕剂的避孕原理是多环节的，主要通过抑制下丘脑-垂体-卵巢轴，从而阻碍 LH 释放高峰形成而抑制排卵；使宫颈黏液变稠，阻碍精子通过；使子宫内膜萎缩，不利于受精卵着床。

左炔诺孕酮皮下埋植避孕剂释放低剂量孕激素，第 1 年释放 40～50 μg/d，第 5 年降至 25～30 μg/d。第 5 年时血清左炔诺孕酮水平为第 1 个月的 60％～65％。

皮下埋植避孕剂植入第 6 周时，测定血浆孕酮浓度提示抑制排卵率约 50％。有排卵者占 40％～50％，但是雌二醇和孕酮水平低于自身对照的正常月经周期，提示黄体功能不足。部分妇女 FSH 及 LH 水平轻度抑制，FSH 及 LH 峰消失。宫颈黏液变稠，拉力减小，无羊齿植物叶状结晶或不典型结晶，不利于精子穿透。大多数妇女子宫内膜呈抑制状态，妨碍受精卵着床。

对放置 Jadelle 的 199 例对象随访 7 年，检测其释放的左炔诺孕酮在血液中的水平，第 1 个月末为 435 pg/ml，第 3 年末为 280 pg/ml，第 3～5 年平稳状态，第 5 年后下降，第 7 年末为 224 pg/ml，发生妊娠时为 152 pg/ml，在第 6～7 年有 1/3 检测结果＜180 pg/ml，提示其 5 年后不再能够有效防止妊娠。

对放置 Sino-implantⅡ妇女检测血清左炔诺孕酮水平，114 例在 2～5 年内血清左炔诺孕酮均＞200 pg/ml，第 2 个月为 553 pg/ml，第 1、2、3、4 年分别为 409、365、340 及 303 pg/ml，并发现体重＞60 kg 的妇女血清左炔诺孕酮较低，月经规律的妇女血清左炔诺孕酮较低。

对放置 Norplant 和 Implanon 妇女连续随访 3 年，观察卵泡发育和子宫内膜厚度，每周 2 次，直至取出后 6 周。Norplant 在 18 个月后观察到首次排卵，Implanon 则在 30 个月后才观察到首次排卵。子宫内膜平均厚度在放置 Implanon 12 个月后保持＜4 mm。

对放置 Nestorone 志愿者随访 2 年，在第 1、6、12、18、24 个月观察经阴道超声、血清雌二醇、孕酮及 Nestorone 水平，每周 2 次，连续 6 周，血清 Nestorone 水平随时间延长而降低，18～24 个月维持于稳定水平。在第 1 年中黄体活性极少见，第 18 和 24 个月分别有 27% 和 35% 的对象表现为黄体活性，但均低于对照组。经阴道超声常见持续不排卵滤泡，雌激素水平波动于 101～1 500 pmol/L。

对放置 Uniplant 的志愿者进行 1 年观察，20% 周期有排卵，80% 周期无排卵；40% 周期发生持续性卵泡囊肿，20% 周期黄体不足，40% 周期无卵泡生长；所有周期中子宫内膜厚度均＜8 mm。

8.5.3　适用人群

由于是单纯孕激素制剂，皮下埋植避孕剂的适用人群非常广泛，比雌、孕激素复方制剂的适用范围更大。凡是健康育龄妇女均可使用，特别适用于需要长期避孕而对绝育术有顾虑的妇女；不适宜和不能够放置 IUD 者（如生殖道畸形、对铜过敏、易脱落或带器妊娠）；每天服药易忘记，不能坚持使用口服避孕药或避孕针者；有剖宫产史者；反复人工流产者；服用含雌激素避孕药有不良反应或对雌激素有禁忌者，如哺乳期。具体适用人群参见附表 2。

我国计划生育技术常规是参考 WHO 的标准，结合国情特点而制定的，与 WHO 标准相比，适应证比较严格。计划生育是基本国策，国家为育龄妇女免费提供避孕药具，而且避孕是长期的需求，所以用于长期避孕应视安全性为首要，临床使用应按照国家常规，严格掌握适应证。

（1）适应证：年龄＜40 岁健康育龄妇女；需要长期避孕；IUD 反复脱落或带器妊娠；生殖器官畸形不宜放置 IUD 者；对服用含雌激素避孕药有禁忌证者；应用口服避孕药难以坚持者；需要长期避孕又不适宜绝育或对绝育有顾虑者。

（2）禁忌证：哺乳且产后 6 周内；现患下肢深部静脉血栓或肺血栓；不明原因的阴道出血；在评估可能的严重的潜在情况之前；5 年前曾患乳腺癌且未复发；严重的肝病、感染或肿瘤；目前正使用有降低皮下埋植避孕效果的药物，如巴比妥酸盐、卡马西平或利福平等。

8.5.4　临床应用

国内外各中心之间，研究早期和晚期的继续使用率有较大差异。这与研究者和使用者对皮下埋植避孕法的有效性及不良反应的认识有很大关系，当一种新的方法为更多妇女、更长时间使用后，研究者也积累了经验，能够有针对性地为使用者进行咨询，使她们在使用前获得充分的知情选择，在使用过程中能够正确对待不良反应，从而达到更满意的效果。

（1）Norplant：大量研究证明，皮下埋植避孕剂是最有效的避孕方法之一。在人口理事会最初接受的 Norplant 埋植 992 例中，5 年累积妊娠率为 2.7%，平均年妊娠率为 0.5%。我国 Norplant 可接受性研究 10 718 例中，妇女的接受度相当高，5 年累积妊娠率为 1.53%，平均年妊娠率为 0.3%。更多的临床试验表明，Norplant 5 年累积妊娠率＜2%，年轻妇女发生妊娠要多于年龄较大者。有些报道认为妊娠与体重呈正相关。在初期的临床研究中，Norplant 埋植剂的平均续用率约 84% 妇女年，第 1 年的续用率为 81%～89%，第 5 年的续用率为 50%～58%。我国 10 718 例 5 年续用率为 72%，年续用率＞90%。在临床常规应用报道中，5 年累积终止率为 22%～64%。因症取出的主要原因是月经不规则，包括月经过频、点滴出血、闭经等。这些妇女的出血量往往少于自身以往月经量，不至于造成贫血，随访显示血红蛋白有所增加。导致停用的其他原因有情绪改变、头痛、头晕、体重增加、皮肤反应（痤疮）等。

Norplant 的避孕效果无可争议，但其剂型设计为 6 支埋植剂，放置和取出需要一定技巧，每次穿刺必须掌握适当的深度和角度，才能够将 6 支埋植剂平整地、规则地扇形排列置于上臂皮下。稍有不慎，放置过深或不平整，即导致取出手术困难，甚至有可能损伤上臂的神经。随着皮下埋植避孕剂型的改进，预见 Norplant 将退出临床使用，被单支皮埋剂取而代之。1998 年英国已经停止使用，2002 年美国也将其撤出市场。

（2）Norplant Ⅱ（Jadelle）：Jadelle 与 Norplant 所含药物相同，差别仅在于减少了皮下埋植避孕剂的数量，以方便临床使用。因此，Jadelle 的临床应用情况与 Norplant 基本相似。随机对照试验显示，Jadelle 与 Norplant 相比较，有效率和续用率无显著性差异，不良反应也相似，但 Jadelle 取出比较快捷。

在非洲的应用情况为，在 2008 年 1 月至 2010 年 6 月 7 884 例要求避孕的妇女中 75 位选择 Jadelle，选用率为 0.95%。使用者平均年龄为 33.1 岁，观察期间无意外妊娠，闭经 41.33%，月经间期流血 6.67%，月经间期点滴出血 4%，但是无对象中止，续用率为 100%。

（3）Sino-implant Ⅱ：主要在国内使用，由政府采购，为育龄妇女免费提供。有报道分析了 4 项随机试验，包括 15 943 名妇女，1 年妊娠率为 0%～0.1%，4 年累积妊娠率为 0.9%～1.06%，5 年累积妊娠率为 0.7%～2.1%。一项试验中，第 5 妊娠率为 2.1%，5 年累积终止率为 12.5%～15.5%，是目前最高效的避孕方法之一。自 1994 年以来，逾 700 万中国妇女曾使用过，充分证实了其安全性和有效性。

（4）Implanon：是极高效的单支埋植剂，Pearl 指数近乎于 0，随访第 1 年 Pearl 指数为 0.27、第 2 年为 0.30，3 年总 Pearl 指数为 0.38。1 年续用率为 82%。一项由 11 个国际临床中心进行的对 Implanon 的安全性和有效性的临床试验研究发现，使用该埋植剂避孕的 942 例育龄妇女无一例受孕，有 6 例在取出后 14 天内发现妊娠。印度的一项临床观察纳入月经规律妇女 200 例，周期第 5

天内埋植，定期随访，取出后不再避孕者继续随访至排卵恢复和妊娠。终止的原因 16% 为月经过频、10% 为不规则出血、4.5% 为闭经，无失败对象。取出后 40% 使用者在 1 个月内恢复排卵，95.8% 在 1 年内妊娠。

（5）Nexplanon：可以放射显示的皮埋避孕剂，有专用放置器，与 Implanon 同样高效。为期 3 年的生物等效性研究在 9 个中心开展，研究设计为随机、双盲、平行分组方案，18～40 岁妇女，月经规律，BMI 18～29 kg/m²，按 1∶1 随机入组。测最大浓度（Cmax），并在 6、24、36 个月测定曲线下面积。结果显示，具有放射显示性能的皮下埋植避孕剂与原来无放射显示性能的皮下埋植避孕剂具备生物等效性，X 线摄片影像清晰。

为期 3 年的非对照多中心临床试验显示，在荷兰 23 个临床单位纳入 301 名 18～40 岁妇女，未发生妊娠。埋植剂在 X 线下可见，也可触及，平均取出时间为 2 分钟。

（6）Nestorone：3 个拉美中心进行为期 2 年的临床研究，300 例妇女在放置 18 个月内发生 3 例妊娠而中止研究。共有 99 例完成 2 年观察，224 例完成 18 个月的观察。2 年累积妊娠率为 1.7%，Pearl 指数为 0.6。1 年累积续用率为 80.5%，2 年累积续用率为 66.7%。终止的原因主要是月经问题，其次为计划妊娠。智利的一项于产后应用的研究显示，在产后 8 周开始放置 Nestorone 埋植剂或 T-Cu 各 100 例，第 1 年每月随访 1 次，1 年后每 3 个月随访 1 次。使用 Nestorone 埋植剂 2 195 妇女月，T-Cu 2 145 妇女月，无妊娠，不影响乳汁量及婴儿生长，无严重不良反应。哺乳闭经期 Nestorone 埋植剂组较长［（353±20）天］，T-Cu 组较短［（201±11）天］。Nestorone 在乳汁中含量为 54～135 pmol/L。

（7）Uniplant：研究报道多在巴西进行。一项有 10 个中心参加的纳入 1 803 例健康育龄妇女的临床研究，观察 1 年中有 276 例中止退出，12 个月的累积终止率为 15.72%，医学原因中止主要是月经问题。发生 15 例妊娠,12 个月的净累积妊娠率为 0.94%。约 56% 的妇女出血模式与月经相似。对于妇女接受性的研究显示,100 例妇女观察 1 年,80 例完成 1 年随访,1 085 妇女月中有 1 例妊娠,Pearl 指数为 1.1。闭经率在前 6 个月中为 14%~18%,后 6 个月中为 10%;月经过多发生率在前 6 个月中为 18%,后 6 个月中<10%;点滴出血约 5%。20 例退出的对象中,9 例为改变方法,3 例为不规则出血,3 例为有生育要求,1 例为妊娠。其他主诉有头晕、头痛、血压升高、性欲降低、乳房胀痛及恶心。半数以上妇女表示愿意继续使用该方法。

在非洲的使用情况为,214 例妇女放置 Uniplant,随访 12 个月,Pearl 指数为 0.52。前 3 个月经期延长,6 个月后好转,因出血问题而停用为 3.27%,总停用率为 15.42%。

Uniplant 也可以安全用于哺乳期妇女,Uniplant 与 TCu 380A 的临床观察显示,随访 1 年均未发生妊娠,Uniplant 组闭经时间延长,续用率分别为 88.3% 和 92.4%,哺乳时间、哺乳量、婴儿体重、婴儿生长速度两组均无显著性差异。

8.5.5 放置与取出

放置与取出皮下埋植避孕剂都需要进行一次外科小手术,虽然很简便,但必须严格遵循无菌操作,且需要受过专门训练的临床医师完成。经过短期培训,这项技术容易掌握,使用安全,无严重并发症,适用于我国计划生育工作的需求,也便于在广大城市和农村推广。受术者在使用前一定要经过咨询充分了解皮下埋植避孕剂的特点,对可能的不良反应具有心理准备。

8.5.5.1 皮下埋植避孕剂的放置

(1)放置时间:月经周期第 1~5 天,最迟不超过第 7 天;早期妊娠终止后即时;中期妊娠终止后 21~28 天内;哺乳妇女产后第 6 周后。如果在月经周期第 7 天后埋植,首先需确认未妊娠,在植入后的 7 天内有性行为仍需使用备用避孕措施。

(2)放置地点:在门诊计划生育手术室,术前手术室需进行空气消毒。

(3)放置器械:以国产 Sino-implant Ⅱ 为例,用特制的 10~11 号套管针(Trocar),套管上有 2~3 个刻度,第一刻度距针尖 1 cm,第二刻度距第一刻度 3.4 cm(Norplant 的长度),第三刻度距第一刻度 4.4 cm(Sino-implant Ⅱ 的长度)。Implanon 和 Nexplanon 有专用放置器。

(4)放置方法:手术穿刺部位为左上臂内侧,肘上 6~8 cm 处,二头肌与三头肌之间。手术步骤如下:①受术者平卧,左手臂外展 90°,手心向上,以穿刺部位为中心常规消毒铺巾。②手术者更换手术衣,常规洗手,戴消毒手套。③穿刺部位局部麻醉,埋植区行放射形皮下麻醉,长 4~4.5 cm。④Implanon 无需切开皮肤,直接使用放置器的针头穿刺,紧贴皮下沿皮下组织进针至刻度,退出针头,埋植剂即置入皮下。⑤其他皮埋剂需做皮肤行横切口,约 2 mm。套管针自切口处穿刺,紧贴皮下沿皮下组织进针至第二刻度(6 根型)或第三刻度(Sino-implant Ⅱ)。⑥取出针芯,将埋植剂 1 根置入套管针内,以针芯推至顶端,固定针芯,后退套管针至第一刻度处,埋植剂即置入皮下。⑦转换方向成 15°角穿刺同上,置入其余埋植剂,放置完成后退出套管针。⑧用创可贴拉合伤口,干纱布覆盖后绷带包扎,以防局部渗血。⑨如到期更换,于取出后即时置入一套新埋植剂,方法相同,但方向相反。⑩手术完毕,做好记录。嘱受术者休息 5 天,3 天内限制手术侧手臂活动,以利于埋植剂固定于皮下。3 天后随访,解除包扎,检查置入部位情况。

成功使用皮下埋植避孕方法的基础是正确和仔细置入埋植剂,皮下穿刺时注意以下环节:①无菌操作;②正确安置皮下埋植物;③仔细的技术操作使组织创伤减少至最低程度。一方面避免感染和插入区域的瘢痕形成;另一方面使埋植物不在组织中插入太深,避免其从原来插入的部位迁移,而造成将取出时困难。

8.5.5.2 皮下埋植避孕剂的取出

由于皮下埋植避孕剂胶棒周围有薄层纤维囊形成,应在埋植剂下端做皮肤切口,将每个埋植剂依次推到切口,切开纤维包膜,然后用钳子夹住埋植剂末端顺势取出,以保证取出完整的埋植剂胶囊。不能在埋植剂上做皮肤切口,埋植剂胶棒被切断后增加取出困难,造成残留。

(1)取出指征:意外妊娠;埋植部位感染伴有脓肿形成;要求生育;更换避孕方法;到期;绝经;因不良反应;使用者的要求。

(2)取出时间:月经周期第1~5天,绝经者任意时间。

(3)取出地点:同放置。

(4)取出方法:取出时皮肤切口与放置切口相同。手术步骤如下:①受术者平卧,左手臂外展90°,手心向上,以切口部位为中心常规消毒铺巾;②手术者更换手术衣,常规洗手,戴消毒手套;③触摸埋植剂部位,在埋植剂下端局部麻醉,使埋植剂更贴近皮下;④皮肤行横切口,约4 mm;⑤将埋植剂推向切口,使其顶端突向切口,锐性分离埋植剂周围纤维组织;⑥埋植剂白色端露出后,以蚊式钳夹住,顺势取出埋植剂;⑦埋植剂取完后,用创可贴拉合伤口,干纱布覆盖后绷带包扎,以防局部渗血;⑧手术完毕,做好记录。

8.5.6 不良反应与并发症

Implanon、Norplant 和 Jadelle 为高效避孕方法,在有效性和持续使用性方面无显著性差异。最常见的不良反应为阴道不规则流血,与 Cu - IUD 相比,异位妊娠风险、其他妊娠并发症和盆腔炎均降低。与不用激素类避孕药的妇女比较,胆囊疾病风险增加 1.5 倍,高血压风险增加 1.8 倍;尚未发现其他严重疾病风险。其他健康问题包括皮肤色斑、头痛、上肢神经损伤、眩晕、疲软、轻微视觉障碍、呼吸道问题、关节不利、体重改变、焦虑、抑郁。

8.5.6.1 不良反应

主要是单孕激素所致的月经不规则。以不规则阴道出血为主,闭经的发生率有时随使用周期的延长而升高。第 1 年月经周期规则占 30%~40%,第 2 年年末约占 80%,第 5 年年末为 90%。不正常出血多数表现为增加频数和增加出血天数、不规则出血或点滴出血,严重出血极少见。不正常出血随着放置时间延长而减轻,原则上不必过多干预。皮下埋植剂取出后,阴道流血或点滴出血会在几天内停止,闭经者在 1~2 个月后恢复月经。

(1)月经紊乱:主要表现为月经频发、流血期长、月经期点滴出血,少数为月经稀发或闭经,但痛经往往得到改善。月经紊乱虽不造成健康危害,但是导致终止使用的主要原因,占总终止数的 70% 以上。在第 1、2 年因月经问题的终止数较高,第 3 年后逐渐下降,5 年内因月经紊乱的粗累积终止率为 20% 左右。

从出血类型分析,在因月经问题终止组中出血过长所占比例高,而不规则出血(以点滴出血为主)比例相对较少。通过良好的咨询,能明显提高使用者对埋植避孕法所造成的各种异常出血的耐受性。

没有因月经稀发而终止。闭经 6 个月以内一般均能耐受。对闭经≥6 个月的有较大顾虑,必要时可通过咨询以解除顾虑,常在停经 1 年或更长时间后恢复月经。仅极少数闭经者仍不能耐受而坚决要求取出。

使用埋植避孕法虽有月经紊乱,但总出血量不多。血红蛋白检验表明,使用 1 年后平均值有所上升,并可维持至 5 年末。

月经问题的处理:对点滴出血日期较长者,可给予维生素 C、维生素 K、宫血宁、卡巴克洛(安络血)、氨甲环酸及抗感染药物等治疗,能起一定作用。出血延长 >7 天不能耐受者,可给予以下药物之一,并可反复应用,一年内不超过 5 次。①炔雌醇 0.05~0.025 mg/d,血止 2~3 天停服或连服 22 天;②短效口服避孕药 1 片/天,连服 22 天;③布洛芬(异丁苯丙酸)200 mg,每天 3 次,连服 3 天(消化性溃疡病者不宜用)。对出血量过多而又不愿取出者,可用复方甲地孕酮避孕针注射,每周1针,共2针为1个疗程。作为一次性治疗,但不能作为常规反复使用。闭经者,如无症状,在排除妊娠后可不必处理,只需加强咨询指导。

近期有随机双盲安慰剂对照试验,celecoxib 200 mg/d,共5天,治疗组70%在7天内流血停止,安慰剂组为0;平均不流血时间治疗组为(24.0±1.65)天,安慰剂组为(10.0±6.5)天;平均流血时间治疗组为(5.0±1.65)天,安慰剂组为(19.0±6.5)天;患者满意度治疗组为80%,安慰剂组为30%。未出现不良反应。

(2)其他常见不良反应及医学问题

1)类早孕反应:如恶心、呕吐、头晕、乏力等症状发生率极低。必要时可给予维生素B_6口服。

2)乳房胀痛、乳腺增生:发生率低。由于体内雌、孕激素不平衡所致,随时间延长能自行消失,必要时可服用中成药逍遥丸。

3)色素斑:常见于脸面部,发生率低,原有妊娠色素斑史者可能稍多见。可给予维生素E、维生素C治疗。

4)体重增加:左炔诺孕酮系19-去甲基睾酮的衍生物,会促进蛋白质合成代谢,使部分对象因食欲增加而体重增加。对原已较肥胖者,可适当控制饮食,加强体育锻炼。

5)头痛:如为一般头痛、头晕,可给予对症处理。如发生严重持续头痛,应考虑特发性颅内压增高(IIH),此病原因不明,主要症状为持续不断的头痛、一过性双眼或单眼视力障碍、脉跳样耳鸣、闪光幻觉及动眼球时引起的疼痛。使用Norplant埋植剂者有上述主诉时,必须做眼底检查,如存在视神经乳头水肿,须请神经科医师进一步诊断和治疗。国内至今尚未见报道。

6)功能性卵巢囊肿(如滤泡囊肿、未破裂黄素化卵泡):发生率不高。如在随访体检时发现卵巢囊肿,应于月经后做B超检查,功能性囊肿常自行消失,很少发生蒂扭转。如确诊为功能性卵巢囊肿,无须终止使用埋植剂。但需定期随访,如卵巢囊肿持续长大,应排除卵巢良性或恶性肿瘤的可能。

巴西报道344名妇女放置Implanon、Jadelle或TCu 380A,3个月随访时卵巢囊肿发生率分别为5.2%、13.0%、1.9%;6个月随访时分别为7.2%、8.0%、2.1%;12个月随访时分别为26.7%、14.6%、1.2%。出现囊肿者雌二醇水平较高,提示在使用皮下埋植第1年中发现卵巢囊肿是常见的并为一过性的,不必当做病理性卵巢囊肿而中止使用皮埋剂,更无须进行医疗干预。

8.5.6.2 并发症

(1)埋植术后伤口感染:与手术器械的严格消毒和操作时的无菌技术有密切关系。虽然发生率低,如有发生应积极抗感染治疗,在埋植术后如发生局部红肿等感染初起现象或发生淋巴管炎,可按一般外科常规处理,局部热敷,口服或肌内注射抗生素。如感染不能控制或处理不及时引起脓肿,应取出埋植剂。埋植剂取出后,按外科常规换药并口服抗生素,使感染控制后不留后遗症。

(2)埋植剂脱出:由于操作不熟练或操作不当,极少数情况下可发生埋植剂部分脱出,硅橡胶棒一端裸露在表皮外,造成局部不适或感染。遇此情况,应将脱出的硅胶棒取出弃去,重新在原切口附近埋植一根新的相同硅胶棒。

(3)神经损伤:埋植剂置入皮下过深,取出时定位不准确,在取出术中可能损伤上臂的神经,属于较严重的并发症。

8.5.7 安全性研究

孕激素对于母亲泌乳水平和婴儿发育均无影响,因而适用于产后妇女避孕。由于依托孕烯不抑制雌激素,所以Implanon对骨密度几乎无影响。

(1)对生育的影响:取出埋植剂后,很快就可以恢复排卵,恢复生育能力。左炔诺孕酮的血药水平在96小时后、依托孕烯的血药水平在1周后均降至检测水平之下。通常3周内恢复原先的生育能力,最早可在取出的第1周后怀孕。妇女为了怀孕而取出埋植物,取出后 3 个月时 40%～50% 已妊娠,12 个月时 76%～86% 妊娠,24 个月时 90%～93% 妊娠,与正常生育率相似。使用年限的长短不影响生育力的恢复。

有报道通过连续测定孕酮(>16 nmol/L)和超声波检测了解排卵情况。对 32 名妇女随访的结果提示,取出 Implanon 植入剂后月经周期迅速恢复,排卵多在 3 周内即恢复,$>90\%$ 的妇女在取出后 3 个月内恢复。

(2) 对骨密度的影响:尽管皮下埋植避孕剂抑制排卵,但血清雌二醇浓度保持在早、中期卵泡期水平以上,保持在维持骨量的阈值以上。左炔诺孕酮与依托孕烯的对比研究中,两组均显示桡骨骨密度没有改变,而尺骨骨密度有所减少(<1 个标准差,无临床意义)。Implanon 与非激素类 IUD 使用者的对比研究中,使用>2 年,骨密度未发生改变,两组间无显著差异。

(3) 对代谢的影响:使用 Norplant 3 年,葡萄糖耐量及尿液分析均未见明显改变。有报道埋植剂对糖代谢有轻度、可逆影响,但不会增加糖尿病发生的危险。对血脂无明显影响,Norplant、Implanon 与非激素类 IUD 使用者的对比研究中,随访 3 年未发现药物相关影响因素;对蛋白质代谢影响很小。国内多项研究表明,左炔诺孕酮埋植剂对蛋白质代谢和肝、肾功能不产生有临床意义的影响。1990 年人口理事会总结 Norplant 对肝功能(总蛋白、白蛋白、胆红素、AST、ALT)的影响,结论为长期使用无重要的临床改变。

2012 年报道前瞻性、开放性、非随机对照试验,纳入 40 名健康育龄妇女,放置依托孕烯皮下埋植避孕剂或 IUD 各 20 名。在基线、放置后 6 个月和 12 个月检测空腹血糖、空腹胰岛素、口服糖耐量和糖化血红蛋白,结果显示释放依托孕烯的皮下埋植避孕剂不影响正常妇女的糖代谢。

2011 年有关于青春期女性使用皮下埋植避孕剂对代谢影响的前瞻性研究报道,为 47 名平均年龄 17.2 岁女性在产后 6 周放置皮下埋植避孕剂 Implanon,0、12 个月测定

总胆固醇、HDL－C、LDL－C、总三酰甘油、血红蛋白、尿素、肌酐、钠、钾、空腹血糖、AST、ALT、胆红素。有 44 名完成随访,无妊娠,无终止,无取出。检测结果显示:血红蛋白有上升,总胆固醇、LDL－C、VLDL、总三酰甘油、ALT 下降,依托孕烯皮下埋植避孕剂能够改善血脂且无肝损。同时随访她们的主诉,约 1/3 有症状,多为头痛,无痛经、乳房胀痛、下肢水肿等。体重平均下降 1.2 kg,BMI 下降 0.5 kg/m²,血压无变化,提示青春期女性产后使用皮下埋植避孕剂是安全有效的。

对放置 Uniplant 的非洲妇女在放置前与放置后 1、3、6、12 个月检测血脂全套项目,结果提示 Uniplant 不影响血脂代谢,能够安全使用。

(4) 对凝血功能的影响:皮下埋植剂为单孕激素的低剂量缓释系统,大量研究及临床应用都提示长期使用左炔诺孕酮埋植剂不激活血凝系统,不促进高凝血状态。

(5) 对生殖器官的影响:20 世纪 90 年代上海曾进行 Sino-implant Ⅱ 的安全性研究,使用皮下埋植对象 315 例,IUD 对象 302 例,随访 3 年。第 1、2、3 年皮下埋植避孕组卵巢囊肿的发生率分别为 7.4%、5.4% 和 4.7%,对照组分别为 2.8%、1.5% 和 1.6%。最大的囊肿直径为 68 mm,复查均消失。皮下埋植避孕组子宫肌瘤的发生率低于对照组,且生长缓慢,第 3 年末皮下埋植避孕组子宫肌瘤的发生率为 8%,对照组为 18%。提示皮下埋植避孕的安全性良好,有小型子宫肌瘤的妇女也可以选用皮下埋植避孕,对使用过程中发现的卵巢囊肿应保持随访观察,无需急于手术。

一项为期 2 年的前瞻性对照试验观察使用 Implanon 或 Norplant 的 60 名妇女的子宫内膜组织学与宫颈细胞学变化,在 12 个月末,大部分样本显示不活跃或微弱增生;在 24 个月末 Implanon 组无变化而 Norplant 组有更多变化。子宫内膜厚度显著变薄,宫颈细胞学无变化。提示两种埋植剂使用 2 年均不增加子宫内膜增殖、子宫内膜癌、宫颈内瘤

变、宫颈癌的风险。

8.5.8　咨询与指导

由于低剂量单纯孕激素的持续作用,子宫内膜处于抑制状态,导致月经不规则,个体间的差异造成妇女出现月经频发、点滴出血、经期延长或闭经等临床表现。这些生理改变往往使妇女感到困惑,产生担心、恐惧、反感等心理反应,因而提前终止皮下埋植避孕剂的使用。所以,在埋植前应当作好咨询工作,全面告知皮埋避孕方法的高效性和可能出现的不良反应,解释副反应的原因及其表现,征得服务对象的理解,可以接受预期的症状,以提高续用率。

近年有报道在美国调查年轻妇女对于长效可逆避孕方法的知识、态度与行为,电话调查 543 名 18～30 岁的女性对象,有 50% 知道曼月乐,8% 知道 Implanon,大多数表示对长效可逆避孕方法了解甚少,她们关心的是使用新的避孕方法可能出现的不良反应和相关问题。结果提示仍需教育妇女,给予她们长效可逆避孕方法的知识,如何去获得、去使用和潜在的益处。

(1) 介绍本方法的优点和益处:最大的优点是安全与高效,它是药物避孕方法中安全性最高的一种,有效性也最高,可达 99% 以上;其次是简便,埋植一次可避孕 3～5 年,妇女只需要按期随访,到期取出。不需操心其他事情;其他方法对性生活或多或少会有一些影响,而埋植剂对性生活无影响;取出皮下埋植剂后即恢复生育;不影响哺乳和婴儿健康;还可降低卵巢癌和子宫内膜癌风险。

(2) 筛选禁忌证:通过询问病史完成,主要有 5 个问题。您在给 6 个月以内的婴儿哺乳吗?您有肝炎、肝硬化、肝肿瘤吗?您患有腿部或肺部的血栓吗?您有不规则的阴道流血吗?您是否患过乳腺癌?如果回答均为"否",则不存在禁忌证,可以选择使用。任何回答为是,即为存在禁忌证,不能选择。

(3) 解释手术程序:是在上臂的内侧做一个很小的手术,需消毒皮肤,局部麻醉下将皮肤切开一个小口,用专用的针管将埋植剂植入皮下即可。小切口无需缝合,用创可贴拉合,覆小纱布后绷带包扎。术后休息 5 天,放置皮埋的手臂少活动,5 天后埋植剂就被固定于皮下,不容易移位了。

(4) 告知复诊要求:如有埋植局部肿胀、淤血、感染或埋植物脱出时;持续阴道流血量多;任何不适,尤其是腹痛、头痛、黄疸、乳房肿块、视觉异常等情况,应及时去医院随访。如无任何不适,每年随访复诊 1 次,检查皮下埋植避孕剂位置,并做常规妇科检查。

(5) 告知常见的不良反应:月经规律可能发生改变,多见于月经频发、点滴出血、经期延长,少数妇女可出现月经稀发或闭经,此类问题不影响健康,更不影响今后生育,所以无需恐惧,也不必用药治疗,随时间推移可能会自然改善。

8.5.9　注意事项

(1) 严格的无菌操作以避免感染,仔细的技术操作以使损伤降到最低程度。

(2) 确保埋植剂放置在皮下,可触及,不发生游走移位。

(3) 埋植剂放置术后休息 5 天,限制手术侧手臂活动 3 天,以利于埋植剂固定于皮下。

(4) 埋植剂放置后,如果发生如下情况应立即取出:①异常的大量出血或持续出血;②剧烈的头痛、腹痛;③急性视觉失调;④皮肤或眼睛发黄;⑤长期不活动的状况(如手术、卧床不起);⑥可疑妊娠;⑦放置部位感染或疼痛;⑧明显的血压增高。

(5) 埋植剂取出时确认是否完整,不发生埋植剂残留。

8.6　宫内缓释系统

宫内缓释系统是类固醇激素避孕药缓释剂型的一种特殊形式,不同于皮下埋植剂,微量药物释放在子宫腔内,以宫内局部作用为主,极少被吸收入血液循环,对全身的作用甚微。目前仅有一种产品,是含左炔诺孕酮的宫内缓释系统(LNG‐IUS,曼月乐®)。迄今为止的文献报道显示,其避孕效果堪比绝育术,而且停用后可以迅速恢复生育。其药物释放量在所有的缓释剂型中最低,日均释放量仅为 20 μg,因此其安全性是所有类固醇激素避孕方法中最高的一种。它不影响骨健康,不增加心血管系统的不良反应、乳腺癌、子宫癌的发生。由于其对子宫的局部作用,不仅可用于避孕,还可用于治疗月经过多、子宫腺肌病和保护子宫内膜等。1997 年在德国开始应用,迄今为止已在 100 多个国家注册,有数千万妇女曾使用过。由于许多健康保险包含了 IUD 的使用,近年来美国育龄妇女使用 IUD 者显著增加,2002～2008 年的统计数据显示,IUD 放置率几乎增长 6 倍,从 1.6/1 000 升至 9.8/1 000,放置 LNG‐IUS 者从 0.4/1 000 升至 7.7/1 000,而放置 TCu 380A 者从 0.6/1 000 升至 1.5/1 000。

宫内缓释系统的优点为避孕有效性高(Pearl 指数 0.1)、局部作用强、全身影响小、使用时间长,使月经血量减少、缓解痛经,还能在哺乳期使用,在雌激素替代治疗时保护内膜。缺点为开始的 3～6 个月有月经间期出血和点滴出血、需手术放置及少数女性出现激素的不良反应。

8.6.1 宫内缓释系统的种类

目前仅有曼月乐一种产品,LNG‐IUS 具有 Nova‐"T"形的聚乙烯支架,有浅蓝色尾丝,在充分张开后直径为 32 mm。药囊为圆柱体装置于纵臂上,在控释膜内含有左炔诺孕酮 52 mg,每天释放 20 μg,有效释放时间为 5 年。

在研究中的还有 LNG‐IUS 系列,为寻求 LNG‐IUS 更合适的药物剂量,曼月乐释放左炔诺孕酮 20 μg/d,临床效果得到广泛认可。但是,其是否为最合适的剂量、是否可以再降低剂量呢?寻找最低有效剂量的研究正在深入开展。目前设计有 3 个剂量组:释放左炔诺孕酮 20 μg/d(曼月乐)、释放左炔诺孕酮 16 μg/d 和释放左炔诺孕酮 12 μg/d。已经进入临床研究阶段,尚未得出评估结论。

8.6.2 作用机制

左炔诺孕酮在宫腔内释放,因此药物在子宫内膜的水平高,约为 808 ng/g 子宫湿重。为 110 例放置 LNG‐IUS(曼月乐)的妇女检测血浆左炔诺孕酮水平,时间跨度自 20 天至 11.1 年,第 1 年测得血浆左炔诺孕酮水平为(191±71)pg/ml,第 2 年为(157±68)pg/ml,第 3 年为(134±41)pg/ml。5 年后依然能够测得,第 6 年为(133±38)pg/ml,第 7 年为(133±48)pg/ml,第 8 年为(117±45)pg/ml。可见左炔诺孕酮血浆水平与 BMI 负相关。

主要作用为抑制子宫内膜生长,不利于受精卵着床,同时使月经血量减少;改变子宫输卵管内环境,减弱精子的活动能力,抑制精子与卵子的结合;宫颈黏液变得黏稠,不利于精子穿行,阻止精子进入宫腔;以及微弱的异物作用。对卵巢功能的影响很小。

8.6.3 适用人群

由于 LNG‐IUS 设计的特点,单纯孕激素、低剂量、局部作用、5 年有效等,在临床应用中的禁忌证比较少,适合所有年龄段的健康妇女,包括产后、流产后、未生育及围绝经期妇女。年轻女性生活节奏快,想推迟生育而又疏于避孕,如未坚持服用短效口服避孕药、未全程使用避孕套、在避孕失误后未采取补救措施、未正确掌握安全期的推算方法等。在这种状态下,她们较容易发生意外妊娠,无奈之下只能选择人工流产。由于生活节奏过于紧张,她们还可能属于亚健康人群,常常伴有月经过多或痛经。因此,为了保护妇女身心健康,LNG‐IUS 长效可逆的避孕方法可以满足妇女高效避孕和生殖健康的共同需求。

根据 WHO 避孕方法选择的 4 级分类医学标准,适用与禁忌情况参见附表 2。

8.6.4 临床应用

在临床实际使用中可接受性好。在欧洲进行的临床对照研究观察了放置 LNG－IUS 妇女 211 例与放置皮下埋植剂 Implanon 妇女 100 例，她们在放置前均服用口服避孕药，改变方法后 1 年的续用率分别为 93％和 86％，满意率分别为 80％和 66％。提示长效避孕方法具有良好的可行性，可能会得到妇女的喜爱。

LNG－IUS 原本设计用于长期避孕，临床使用已有 20 年历史。宫内缓释系统兼具 IUD 和避孕药的多重作用，药物在宫腔内稳定释放，故避孕效果好，优于口服避孕药。新的临床适应证也日益增加，避孕以外的用途还有治疗月经过多（包括子宫肌瘤所致）、子宫内膜异位症、子宫腺肌病，以及子宫内膜增生过长（包括不典型增生）等。以下分别加以说明。

（1）用于避孕：避孕效果可靠。使用第 1 年的妊娠率为 0％～0.2％，第 5 年的累积妊娠率为 0.5％～1.1％，宫内妊娠率为 0.16/100 妇女年，1 年续用率 93％～100％。LNG－IUS 还可以降低异位妊娠率，每年每 1 000 例妇女中，使用 LNG－IUS 的妇女发生异位妊娠 0.2 例，而未采用任何避孕方法的妇女为 1.2～1.6 例。

因意外妊娠而人工流产后的女性更加迫切需要及时落实有效的避孕措施，即使尚未生育，也已经接受人工流产手术，在术后即时放置此 LNG－IUS 方便可行，不会增加痛苦，只要在一年内不希望再次妊娠，建议其知情选择。

生育后女性如需保持生育间隔，LNG－IUS 不影响哺乳，可以在产后放置，推荐的放置时间是在产后 6 周后。有研究比较产后不同时间段放置的效果，46 例产后妇女分别在产后即时（胎盘娩出 10 分钟内）、产后早期（产后 10 分钟至 48 小时内）或产后 6 周 3 个时间段内放置 LNG－IUS，结果显示与产后 6 周后放置相比较，在产后即时和产后早期放置的两组对象的脱落率较高，但放置时疼痛较少。

（2）用于妇科疾病：随机研究与队列研究均显示，LNG－IUS 能够有效降低月经量。随机研究提示 LNG－IUS 与 GnRH－a 或孕激素的效果相同。前瞻性队列研究显示，放置 LNG－IUS 后所有妇女痛经缓解，对子宫内膜增生过长包括不典型增生，治疗效果相当于或优于口服孕激素。

1）治疗月经过多：LNG－IUS 治疗月经过多，包括仅有内分泌失调的出血和子宫有病理情况导致的出血，效果显著优于其他药物，如复方口服避孕药、口服孕激素、氨甲环酸、口服氟芬那酸，只是脱落率高于一般避孕使用者。

放置 LNG－IUS 可以使月经血量减少达 97％。综合分析 5 项前瞻性随机临床试验，共纳入 230 例特发性月经过多患者，连续随访 5 年，测定月经血量在 3 个月后减少 84.5％，6 个月后减少 92.9％，12 个月后减少 93.8％，第 2～5 年减少 96％以上。另一个回顾性研究发现用 LNG－IUS 治疗月经过多的妇女 80％不用切除子宫；相反，用常规方法治疗的妇女仅有 9％不用切除子宫。

多中心随机对照研究评估放置 ING－IUS 与口服药物（醋酸甲羟孕酮 10 mg/d 连续 10 天）两种方法治疗月经过多的效果，并在 0、3、6 周期检测血红蛋白和血清铁。结果有 165 例妇女参加，基线血红蛋白两组分别为 124 g/L 和 122 g/L，6 个周期后分别为 134 g/L 和 126 g/L，分别增加 7.5％和 1.9％（$P<0.001$）；基线血清铁两组均为 19 μg/L，6 月后分别为 34 μg/L 和 21 μg/L，分别增加 68.8％和 14.3％（$P<0.001$）；月经流血量改善分别为 93.6％和 61.0％。

前瞻性观察研究显示，对于有子宫良性病变所致的月经过多的围绝经期妇女，LNG－IUS 同样安全有效。40 例月经过多妇女，包括特发性、子宫肌瘤（子宫<孕 3 月）、子宫腺肌病患者，在经后放置 LNG－IUS，结果大多数妇女的点滴出血样月经 3～4 个月后变为

月经稀发或闭经,1年后有33例继续使用,7例终止原因为1例IUS位置下移,4例完全脱落,2例因持续出血取出。当然,对于子宫存在病变的对象,在放置LGN-IUS前应当做子宫颈细胞学涂片、阴道超声、子宫内膜活检等检查以除外宫颈癌和子宫内膜癌等恶性病变。

2012年有学者首次报道将LNG-IUS与微创手术进行比较,72例月经过多妇女随机分配入组,放置LNG-IUS或施行腹腔镜宫颈以上的子宫切除术(LSH),主要指标是比较1年后的月经出血量,次要指标是生活质量、出血类型改善、术后疼痛强度、手术并发症。结果是两组对象月经出血量均显著减少,生活质量问卷(SF-36)评分均改善,LNG-IUS组在社会角色和精神健康指标方面改善更显著。故认为LNG-IUS可以作为对一般药物治疗月经过多无反应患者的首选,LSH可以作为对任何药物无反应患者的最佳术式。

2013年报道的前瞻性随机对照研究比较LNG-IUS(n=30)与热球(n=28)治疗月经过多。随访5年结果显示,治疗失败而采取子宫切除术的发生率热球组为24%,高于LNG-IUS组的3.7%;LNG-IUS组平均血红蛋白水平为14.1 g/dl,高于热球组的12.7 g/dl;月经出血量也是热球组较高;LNG-IUS具有较高的患者接受度、临床症状改善及总体满意度。提示LNG-IUS治疗月经过多的效果和患者满意度优于子宫热球。

2)治疗子宫内膜增生性疾病:对放置LNG-IUS前后子宫内膜的组织学研究显示,25例无排卵功血妇女放置LNG-IUS 6个月后,子宫内膜增殖活性受到明显抑制,可见子宫内膜腺体减少,腺体发育不良,间质细胞蜕膜化;腺上皮细胞和间质细胞的雌激素受体和孕激素受体阳性率降低。这些结果能够解释其有效治疗简单型和复杂型子宫内膜增生过长的作用。

检索随机对照研究和前瞻性队列研究,用荟萃分析比较LNG-IUS与不治疗、安慰剂或其他激素治疗的效果。有6项随机对照研究关于LNG-IUS用于雌激素补充治疗的对象,LNG-IUS效果与其他途径使用孕激素相同;2项研究关于LNG-IUS治疗子宫内膜增生过长,不伴有不典型增生者子宫内膜均恢复正常;3项研究用于使用他莫昔芬(三苯氧胺)的妇女,降低子宫内膜息肉($OR=0.28$,95% CI:$0.15\sim0.55$)和子宫内膜增生过长($OR=0.14$,95% CI:$0.02\sim0.80$)的风险。

对于要求非手术治疗的妇女,在密切随访下LNG-IUS可以作为一种治疗选择。前瞻性观察研究证据显示,在2001~2008年对51例围绝经期与绝经后不规则出血妇女在诊断性刮宫后放置LNG-IUS。32例妇女子宫内膜病理显示复杂性增生过长不伴有不典型增生为A组,19例妇女子宫内膜病理有不典型增生为B组。结果A组32例在第12个月随访时有28例子宫内膜病理恢复正常,在第24个月随访时又有3例恢复正常,1例因不良反应接受子宫切除术。B组19例在第12个月随访时有16例子宫内膜病理恢复正常,在第24个月随访时有1例转归为增生过长,仅2例子宫内膜病理表现为持续不典型增生和重度不典型增生接受子宫切除术。

2011年有报道将LNG-IUS联合高剂量MPA用于患早期子宫内膜癌希望保留生育功能的年轻妇女。5例33~41岁患者,子宫内膜癌1级,估计为临床I期。给予500 mg MPA并放置LNG-IUS,每3个月行刮宫术。在3个月刮宫内膜活检有2例为阴性,6、12个月刮宫内膜活检各有1例转为阴性,共有4例完全缓解,1例部分缓解。随访至16个月无复发。

3)治疗子宫内膜异位症:对于子宫内膜异位症的诊断与治疗,腹腔镜手术仍是"金标准"。在腹腔镜手术中,子宫内膜异位症得到病理学确认与临床分期,病灶得以去除,生育能力得以改善。但是,术后1~5年的复发率为 11%～32%，在严重的与年轻的患者，复发率更高，导致卵巢损害。因此，预防复发及保护生育力非常重要，凡暂时不考虑生育的妇女均应立即给予激素治疗直至准备生育。作为手术后的维持治疗措施，GnRH－a、LNG－IUS、口服避孕药各有其特点，GnRH－a 一般疗程为 6 个月，而 LNG－IUS 和口服避孕药可以长期使用，并且不会导致低雌激素状态。

近 10 年来，应用 LNG－IUS 治疗子宫内膜异位症的研究报道日益增多，均显示良好的效果，达到预期目的如改善痛经、减少月经量、提高生活质量。LNG－IUS 的治疗方案有手术后放置，也有与 GnRH－a 联合应用，即手术后先给予 GnRH－a 注射 6 个周期，然后放置 LNG－IUS。

2005 年报道多中心随机对照临床试验，比较 LNG－IUS 与 GnRH－a 6 个月的治疗效果，39 例妇女放置 LNG－IUS，43 例妇女注射 GnRH－a。结果显示，自第 1 个月起两组妇女的慢性盆腔痛均得到缓解，3～4 级患者的疼痛减轻更为明显；月经量也明显减少，第 1 个月无出血情况 LNG－IUS 组为 34%，GnRH－a 组为 71%，第 6 个月无出血情况分别为 70% 和 98%。

2010 年报道随机对照试验，比较 LNG－IUS 与 DMPA 的治疗效果，两组各 15 例，随访 3 年。结果显示，症状控制与复发情况两组相同；LNG－IUS 的依从性较好，持续使用有 13/15，而甲羟孕酮的持续使用为 7/15；对骨密度的影响，LNG－IUS 组骨密度略增，而甲羟孕酮组略降。

2011 年前瞻性随机临床试验报道，经阴道超声和 MRI 诊断子宫腺肌病患者 86 例，放置 LNG－IUS 或行子宫切除术各 43 例。结果显示，LNG－IUS 组妇女血红蛋白增加，与子宫切除术相似；生活质量表评分，LNG－IUS 组 5 项指标均提升，子宫切除术组 3 项指标有提升。提示 LNG－IUS 是可替代子宫切除术的治疗方法。

2009 年首都医科大学北京妇产医院报

道 94 例子宫腺肌病中重度痛经妇女，放置 LNG－IUS 随访 3 年。结果显示效果明显，疼痛评分降低，子宫体积降低，CA－125 降低，主要不良反应有体重增加和单纯卵巢囊肿，总满意度为 72.5%。

2011 年温州医学院报道，对于 48 例保守手术后复发卵巢子宫内膜异位症妇女，随机给予 LNG－IUS（$n=24$）或复方口服避孕药（$n=24$），随访 24 个月。结果显示，LNG－IUS 组有 18 例妇女囊肿消失，口服避孕药组有 12 例囊肿消失；两组对象疼痛评分均得到显著改善，CA－125 均下降。LNG－IUS 的不良反应主要是 6 个月内不规则出血，口服避孕药组的不良反应是体重增加和血脂变化。临床观察说明，LNG－IUS 与复方口服避孕药均可以控制卵巢的内膜囊肿，缓解疼痛，降低 CA－125，LNG－IUS 相对更方便、不良反应更少。

LNG－IUS 治疗子宫内膜异位症的作用机制研究显示，它具有对子宫内膜腺体和间质细胞增殖降低与凋亡增加作用。有研究在放置前增殖早期与放置后 3 个月测 PCNA、Fas 和 Bcl－2；也有研究在治疗前后取子宫内膜，免疫组化测细胞增殖与凋亡标记，在位和异位内膜的激素受体。结果显示，治疗后在位和异位内膜的 PCNA 均降低，而 Fas 升高；在位内膜的孕激素受体、雌激素受体降低，异位内膜孕激素受体、雌激素受体也降低。提示 LNG－IUS 能够降低在位和异位子宫内膜细胞的增殖，降低雌激素受体、孕激素受体表达，Fas 升高。

（3）用于围绝经期和绝经后：对于围绝经期妇女，它不仅是一种可靠的避孕方法，同时还可以预防功血。围绝经期妇女口服雌激素联合应用曼月乐，可缓解围绝经期的血管收缩症状，并抑制子宫内膜的增殖。这种治疗方案的耐受性好，并且为围绝经期妇女提供了一种可增加顺应性的替代治疗方案。一项研究显示，82 名妇女使用曼月乐 5 年，口服雌激素 1.25 mg/d，每年进行内膜活检和组织检查，阴道超声检查内膜厚度。结果

95％以上的患者未见内膜增殖，第 12 个周期闭经 54.4％，研究结束时 92.7％。

绝经后使用雌激素治疗，也是一种联合使用孕激素保护子宫内膜的新方法，避免了肝脏首过效应。续用率为 79.84％（95％ CI：71.0～88.6）。2011 年有报道比较两种绝经妇女激素补充治疗方案的效果，口服雌二醇 1 mg/d 辅以放置 LNG－IUS，或口服雌二醇 1 mg/d 和屈螺酮 2 mg/d。结果 Kupperman 评分均显著下降，生活质量评分均显著提高，孕激素宫内给药组的效果更优于口服给药组。

（4）用于未生育妇女：它同样是安全可靠的可行方法。曾经使用过 IUD 避孕的未生育女性对其评价较好，与口服避孕药相比，IUD 的使用方法较简便，不用担心漏服药片，具有更好的接受性，也愿意推荐给朋友。在一项比较 LNG－IUS 与口服避孕药效果的研究中，LNG－IUS 组和口服避孕药组分别有 89.7％、87.7％的人对自己的避孕方法表示中度至高度满意。117 名未生育女性放置 IUD 1 年后随访，满意度评分在 80％以上者占 67％。也有研究显示，从影响性行为舒适度方面考虑，男性更喜欢性伴使用口服避孕药避孕。

未生育女性使用 LNG－IUS 的临床观察提示其避孕效果极佳，1 年内的妊娠率近乎零。一项前瞻性试验显示，143 例已生育女性和 92 例未生育女性放置新型 LNG－IUS 1 年后均没有人怀孕。一项在 179 例青少年（114 例未生育）中放置 LNG－IUS 的队列研究结果显示，1 年内没有一例意外妊娠。一项随机、前瞻、单盲试验中，1 170 例健康未生育女性随机放置 TCu 380A、TCu 380Nul、MLCu 380sl 并随访 1 年，分别有 4 例（1％）、2 例（0.5％）和 0 例怀孕。

未生育女性放置 LNG－IUS 与经产妇女同样方便，对放置 LNG－IUS 的未产妇女与同期放置的经产妇女按 1∶3 配对，观察 159 例未产妇与 477 例经产妇的临床效果，80％对象放置无困难，放置时使用宫颈扩张者未产妇 3 倍于经产妇，放置失败为 3 例，1 例为未产妇，2 例为经产妇。随访 1 年，两组均无妊娠，脱落率为 4％，续率为 90％。在瑞典，LNG－IUS 已经被常规推荐用于未产妇。

一项对 15 个研究的总结显示，IUD 在未生育女性中由于出血和疼痛引起的取出率和脱落率比在已生育女性中高。LNG－IUS 在未生育女性和已生育女性中，因症取出率分别为 5.4％和 3.4％（主要是疼痛和出血），脱落率分别为 1.09％和 0.7％。在对 332 例已生育者和 129 例未生育者研究中，使用 IUD 的年平均脱落率为 0％～1.2％，使用 LNG－IUS 的为 0.2％。另一项队列研究结果显示，青少年放置 LNG－IUS 的 1 年累积脱落率为 8％，其中未生育女性脱落率为 4.4％。

关于续用率，未生育青少年中 LNG－IUS 的 1 年续用率 75％～85％，与成年人相似。

关于未生育女性使用 LNG－IUS 的原因，一项调查显示，单纯避孕仅占 14％，月经过多占 17％，兼有避孕和月经过多占 41％，伴随子宫内膜异位症者占 34％，伴随痛经者占 39％，有智力障碍者占 19％。智力障碍的女性一生可能有多个监护人，在月经期间不能自理，发生感染的机会和意外怀孕的危险增加，并且这些对象的痛经、月经过多等情况更多。迄今为止的研究都支持 LNG－IUS 在智力障碍的青少年中使用，可以不同程度改善月经问题，有助于提高她们的生活质量，并且避孕是长效的。

2007 年美国妇产科医师学会（ACOG）建议，IUD 应该作为未生育女性的一线选择，经过放置前的咨询后，医务人员应该强烈推荐适合条件者放置 IUD。2009 年 ACOG 表示要增加长效避孕措施的应用，减少意外妊娠，鼓励任何符合条件的女性应用，包括未生育女性和青春期女性。WHO 也支持 IUD 在未生育女性中使用，从初潮至 20 岁使用 IUD，益处多于不良反应。《2012 年 ACOG 指南》重申 IUD 与皮下埋植是防止青少年意外妊娠的最好方法。长效可逆的避孕方法如 IUD 和 LNG－IUS 的妊娠率＜1/100 妇女年,使用短效方法的意外妊娠要高出 22 倍。而且使用短效方法者,年龄＜21 岁女性的意外妊娠是年长妇女的 2 倍。短效的避孕方法,如避孕套、口服避孕药、避孕贴片、阴道环的持续使用率低,使用依丛性较差。对 1 387 名 15～24 岁年轻女性的调查显示,1 年后仍继续使用避孕贴片的仅有 11%,继续使用阴道环和口服避孕药为 30%,而继续使用长效可逆避孕方法可达 70% 以上。2011 年报道,4 167 名 15～45 岁妇女持续使用长效可逆避孕方法者为 86%,而持续使用短效方法者为 55%。另有报道,使用 LNG－IUS＞1 年者,年龄＜20 岁的年轻妇女为 85%,年龄≥20 岁的妇女为 80%。青少年使用 IUD 的并发症较少,并不增加盆腔炎和不孕的风险。拥有高效、高满意度、高续用率、无需每天操心等优点,长效可逆避孕方法应当成为所有妇女及青少年的一线推荐方法。

(5)对新产品的临床观察:对于 LNG－IUS 系列产品的研究,已经进入 Ⅱ 期临床研究阶段,是多中心、随机化、开放性临床试验。在 37 个临床中心开展,纳入 738 例妇女,239 例为 LNG－IUS 12 组,245 例为 LNG－IUS 16 组,254 例为曼月乐组。结果显示,3 组避孕的有效性不同,3 年 Pearl 指数分别为 0.17、0.82 和 0;放置后的月经出血模式 3 组相似,总的流血、滴血天数随药物剂量增加而减少。放置术中反应,LNG－IUS 12 和 LNG－IUS 16 的放置相对容易,舒适感较好,LNG－IUS 12/LNG－IUS 16 组对象主诉放置时不痛或轻微疼痛者约 72.3%,而曼月乐组约 57.9%。

8.6.5 放置与取出

与任何 IUD 的放置一样,需要在计划生育手术室由经过培训的专业医师操作。在使用前一定要为妇女做详细咨询,使她们充分了解宫内缓释系统的特点,对可能的不良反应具有心理准备,一旦出现不良反应能够坦然接受,以提高临床持续使用率。

8.6.5.1 LNG－IUS 的放置

(1)放置时间:只要排除妊娠,可以在月经周期的任何时间放置,月经周期第 1～7 天为推荐的适宜放置时间。流产后如无特殊情况(如出血、感染、损伤、不全流产)可以立即放置。产后待子宫恢复后可以放置,一般在产后 6 周后。

(2)放置地点:在门诊计划生育手术室,术前手术室需进行空气消毒。

(3)放置器械:LNG－IUS 配有专用的放置器。因放置器不断有更新,具体放置方法不在此赘述,请按放置器说明书操作即可。

(4)放置方法:按 IUD 放置常规做术前准备、知情同意及手术操作。

(5)术后宣传教育:包括卫生指导和随访指导,必须告知所放置宫内缓释系统的名称、使用年限及随访时间,发生任何问题应及时回到医院寻求指导。

8.6.5.2 LNG－IUS 的取出

(1)取出指征:到期;要求生育;更换避孕方法;绝经;不良反应;使用者的要求。

(2)取出时间:月经干净 3～7 天,绝经者任意时间。

(3)取出地点:同放置。

(4)取出方法:按 IUD 取出常规做术前准备和知情同意,取出比放置要简单,常规消毒外阴阴道与宫颈后,用钳或镊子在近宫颈外口处夹住尾丝,轻轻向外牵引取出 IUD,无须进入宫腔。如尾丝断裂或未见尾丝,则按无尾丝 IUD 取出方法行宫腔操作。检查取出 LNG－IUS 的完整性,做好手术记录。

(5)术后宣传教育:包括卫生指导和避孕咨询,根据妇女的需求给予健康教育。

8.6.6 不良反应及并发症的处理

最常见的是月经问题,与皮下埋植避孕剂相同的是由于低剂量单纯孕激素持续作用导致的月经不规则,不同的是低剂量单纯孕激素直接作用于子宫内膜,其抑制作用更加明显,从而发生月经过少、月经稀发、闭经等。

使用初期还可能出现短暂的激素相关的不良反应,如头疼、乳房胀痛、痤疮、情绪波动、下腹痛、阴道分泌增加等,但发生率很低。常见不良反应的处理,主要是做好术前咨询,一般无需药物治疗。

(1)点滴出血:首先是准确放置,以减少对子宫的刺激。其次是放置前的咨询,充分告知出血会逐渐减少,点滴出血并不影响性生活。如点滴出血时间延长,对于个别焦虑者可给予适当的治疗,如中成止血药、雌激素、米非司酮等。

(2)闭经:放置6~12个月后部分使用者可出现闭经,是子宫内膜受到药物抑制作用较明显,子宫内膜萎缩性改变所致,为左炔诺孕酮在宫腔的局部作用,并非为卵巢功能低下等妇科疾病,更不是绝经。

(3)痤疮、色素沉着:皮肤护理保养,保湿防晒,必要时给予痤疮的对症治疗。

8.6.7 安全性研究

如前所述,LNG - IUS 作为子宫内缓释药物避孕方法,是目前所有缓释剂型中药物释放量最低的,日均释放量仅为 20 μg,更低释放量的剂型在临床研究之中,因此它是所有类固醇激素类避孕方法中最安全的一种。由于药物吸收入血液循环极少,对全身的影响也非常小,不影响营养代谢、凝血功能调节,不增加对心血管系统的不良反应,以及恶性肿瘤如乳腺癌和子宫癌的发生。

(1)对生育的影响:取出 LNG - IUS 后,很快就可以恢复排卵及生育能力。子宫内膜迅速修复,30 天内恢复正常月经。取出 12 个月后累积妊娠率为 79%~96%,妊娠过程正常。关于停用各种方法 1 年时的妊娠率:口服避孕药或 LNG - IUS 为 79%~96%、IUD 为 71%~91%、皮下埋植避孕剂为 77%~86%、避孕针为 73%~83%。总之,停用可逆避孕方法后的生育率,与使用屏障避孕或不避孕的妇女相似。停药后的妊娠也不增加妊娠并发症或胎儿不良后果的风险。

(2)对代谢的影响:血脂、血糖代谢无显著临床变化,不影响血压和体重。前瞻性研究对体重的影响,76 例妇女按年龄和 BMI 配对,分别放置 LNG - IUS 和 TCu 380A IUD,12 个月后自身对照,LNG - IUS 组妇女体重增加 2.9 kg,而 TCu 380A IUD 组妇女增加 1.4 kg,两组间差异无统计学意义。

(3)贫血:如前所述,月经过多的妇女放置曼月乐后,月经失血量显著降低,血红蛋白和血清铁蛋白浓度显著升高,提示曼月乐对妇女的生殖健康有益,尤其是对发展中国家的妇女。

(4)对凝血功能的影响:对血凝系统无影响。

(5)对心血管功能的影响:口服左炔诺孕酮可能与增加心血管风险有关,但是 LNG - IUS 不增加心血管风险。2013 年报道对 LNG - IUS 使用者的内皮细胞功能研究,60 例妇女放置 LNG - IUS(n=30)或 TCu 380A(n=30),在放置前和放置后 3、6、12 个月的黄体中期检测内皮细胞功能,未发现显著性变化。此前瞻性随机开放试验报道,44 例经腹腔镜和组织学确诊的子宫内膜异位症,放置 LNG - IUS 或给予 GnRH - a 6 个月各 22 例,效果相当。在治疗前与治疗 6 个月后测 BMI、血压、心率、IL - 6、TNF - α、CRP、HMC、血脂、白细胞及血管细胞黏附分子,LNG - IUS 组多个指标均降低,如 VCAM、CRP、TC、TG、LDL - C 及 HDL - C 等;GnRH - a 组 HMC 升高,IL - 6、VCAM 及白细胞降低,其余不变。提示心血管风险标记受到影响,LNG - IUS 对血脂有更多正面作用,有利于长期使用。

(6)降低子宫内膜癌的风险:所有类固醇激素类药物避孕对子宫内膜具有保护作用,长期使用可以降低子宫内膜癌的风险。

(7)乳腺癌:在芬兰进行曼月乐®上市后临床监测(n=17 360),将发病率的研究结果与芬兰 30~54 岁女性人群平均发病率数据进行对照(Finnish Cancer Registry),结果在 5 年使用时间内,曼月乐®人群发病率与芬兰女性人群平均发病率无差异,提示使用

LNG－IUS 系统（曼月乐®）并不增加乳腺癌的风险。

（8）其他：2012 年有研究报道 LNG－IUS 用于肾移植妇女，回顾分析了 2000～1010 年 11 例肾移植妇女使用 LNG－IUS 情况，4 例因避孕需求，7 例因治疗月经过多需求，平均放置 38 个月，无意外妊娠和盆腔感染。

关于激素类药物避孕与抗反转录病毒药物（ARV）相互作用，检索 1980 年 1 月～2012 年 2 月的英语文献，以及 FDA 有关信息与建议的结果显示，复方口服避孕药与抗反转录病毒药物同时服用，血清雌、孕激素水平降低，其避孕效果可能受影响；但是 LNG－IUS 大多不受影响。2011 年有报道将 LNG－IUS 用于 HIV 感染妇女的效果和安全性，15 例妇女使用 LNG－IUS，同时按照年龄和 $CD4^+$ 细胞计数配对使用其他避孕方法的 HIV 感染妇女为对照组。随访 5 年结果显示，有 12 例妇女使用 LNG－IUS 满 5 年，无意外妊娠和盆腔感染，$CD4^+$ 细胞计数与对照组相似，血红蛋白水平上升。两组未见宫颈上皮内瘤变者均≥85％。

8.6.8　咨询与指导

如前所述，妇女缺乏对于长效可逆避孕方法的知识。使用者对于 LNG－IUS 的主要困惑是月经过少和闭经，认为月经减少会提前绝经，有的甚至误认为月经是身体"排毒"的方式，这些困惑、担心、恐惧、反感等心理反应，需要医护人员给予适当的咨询和进行健康教育，在知情和理解的前提下选择使用本避孕方法，从而做到合理应用。根据咨询指导的 6 项原则与对象进行沟通，建立良好的相互信任的人际关系，介绍 LNG－IUS 的特点、高效性和可能出现的不良反应；告知如何获得后续随访服务的重要性，消除对象的顾虑，保持最大的续用率。

（1）介绍本方法的优点和益处：首先是安全与高效，特点是局部作用强，全身影响小，同时更少的月经血量与缓解痛经，在避孕的同时可以治疗月经过多和子宫内膜异位症；其次是简便，一次放置后使用时间可长达 5 年，妇女只需要按期随访，到期取出，无需多虑；取出后短期内即能够恢复生育；不影响哺乳和婴儿健康。

（2）筛选禁忌证：LNG－IUS 的禁忌证很少，主要是生殖道疾病影响宫腔操作，不能放置宫内器械的情况。即使有糖尿病、轻度高血压、深静脉血栓病史也在可以选用之列。

（3）解释手术程序：与一般 IUD 放置的程序相同，术后休息 2 天。

（4）告知复诊要求：与一般 IUD 随访的程序相同，随访内容包括询问置器后情况、妇科检查与宫内缓释系统位置形态的检查，在术后 1、3、6、12 个月及以后每年一次进行随访。

（5）告知常见的不良反应：在药物作用下子宫内膜变薄，不适于妊娠，月经周期也会发生改变如月经量少、点滴出血、月经稀发或闭经等，是子宫内膜局部改变，对身体健康无害，更不影响今后生育，因此无须药物治疗。

8.7　其他类固醇避孕药缓释系统

8.7.1　阴道环

是一类新的激素类药物避孕方法。此类避孕药均以高分子材料作为载体，制成环形，药物透过管壁较恒定的速率释放，经阴道黏膜吸收，达到避孕效果。具有非口服途径给药的优点，如药物经黏膜吸收好，生殖道局部药物浓度高，而血药浓度低，全身作用小，无肝脏首过效应，药物的生物利用度好，并且使用方便，使用者可以自己放置而无需求助于医护人员。

最初的阴道避孕环于 1968 年由美国 Upjohn 公司发明，环内含醋酸甲羟孕酮 200 mg，1970 年后在临床试用，取得一定避孕效果，但也存在不少问题。之后，又开发研制了更多的阴道环，涉及孕激素类药物的有炔诺酮、氯地孕酮、甲地孕酮、炔诺孕酮、左炔诺孕酮、依托孕烯、Nestorone 等。但是，至今仅有一种产品获得批准上市，即 NuvaRing，其他的均在临床试验或临床前研究阶段。

国内对阴道环的研制开始于 20 世纪 70 年代，甲地孕酮阴道环于 1980 年后得到推广应用，主要在上海及周边省市应用。其避孕效果较好，使用方便，因此妇女的接受度也较高。左炔诺孕酮阴道环则未能得到推广。

8.7.1.1　阴道环的结构与种类

（1）结构：所有的阴道环都是圆环状，由高分子材料制作，质地柔软，放置于阴道穹窿，不会使妇女感觉任何不适。国外的阴道环比国内的大，外直径为 50～58 mm，国内阴道环的外直径为 45 mm。环的结构有以下 3 种。

1）均匀型：将避孕药与硅橡胶均匀混合制成。这种结构的药物释放率高，但释放不稳定。由于外层避孕药释放较快，内层释放较慢，因此放入阴道后，开始时释放量高，引起循环血液内类固醇水平明显升高，随后迅速下降，常伴有突破性出血或点滴出血。由于此环不能维持较恒定的释放，目前已不用。

2）药芯型：将药物与聚硅烷混合物放在硅橡胶管内，以调控药物的释放量。除放置后第 5～7 天内释放避孕药物较快外，其他时间能恒定释放低剂量避孕药，呈零级释放型，释放时间较长，制造较简便。

3）贝壳型：可分为 3 层，内层（核心层）及外层皆为无活性的医用硅橡胶，中间层为避孕药与硅胶的混合层。避孕药通过外层释放至阴道黏膜通过局部吸收而发挥作用。药物释放较恒定，呈零级释放型。

（2）种类：有单纯孕激素和复方雌、孕激素两种产品。目前已上市使用的是 NuvaRing，为 2001 年由美国 FDA 批准使用的首个阴道环。此外，尚在临床试验中的还有我国甲硅环和美国含有 Nestorone 药物的阴道环。

1）NuvaRing：药芯型硅橡胶圆环，乳白色，外直径为 50 mm，环断切面直径 4 mm，2001 年由美国 FDA 批准上市使用。每天释放依托孕烯 120 μg 和炔雌醇 15 μg。由于阴道环释放的激素剂量低而持续，因此血浆水平稳定，炔雌醇的平均血浆浓度为 19 pg/mL，最大血浆浓度（Cmax）35 pg/mL。连续使用 21 天的 NuvaRing，其炔雌醇的曲线下面积比避孕贴片低 3.4 倍，比口服避孕药低 2.1 倍，可大大减少与雌激素相关的不良反应。2011 年国内启动的临床试验，尚在临床观察过程中，如果得到 SFDA 的批准，即可在国内上市。

2）甲地孕酮硅橡胶阴道环（简称甲硅环）：药芯型硅橡胶圆环，砖红色，外直径为 40 mm，断切面直径为 4.0 mm，壁厚 0.75 mm。药芯为甲地孕酮与聚乙二醇的混合物，含甲地孕酮 250 mg。使用初始阶段释放量较高，约 200 μg/d，12 天后逐步稳定在 130 μg 左右。平均每月消耗药量为 4 mg，可持续使用 1 年。于 1972 年开始研制，1980 年在上海鉴定，现已经完成Ⅲ期临床试验，尚在 SFDA 审批过程中。

3）其他：40 多年来有许多阴道环的研究，由于各种原因，诸多制剂均未能得到临床推广应用。①1979 年美国人口理事会研究一种释放左炔诺孕酮与雌二醇的复方环，加入雌激素后使突破性出血及不规则阴道点滴出血的发生率降低，提高了排卵的抑制率及避孕效果。②同年 WHO 研究释放低剂量左炔诺孕酮阴道环，名为 Varlevo－20，简称 LEVO－20。制成贝壳型，环外直径为 55.6 mm，横切面直径为 9.5 mm，内含左炔诺孕酮 6 mg，体内每天释放 20 μg。放置 1 次可连续应用 3 个月，经期无需取出。20 世纪 90 年代进行Ⅲ期临床研究取得较好临床效果，但突破性出血及阴道点滴出血率较高。③我国研制的左炔诺孕酮阴道环，为药芯型，直径为 45 mm，横截面直径为 4.5 mm。将左炔诺孕酮载体及释放剂配制成半固体（糊状）作为药芯，装入硅橡胶的管内，每环含左炔诺孕酮 35 mg，每天约释放 20 μg，能在≥9 个月维持接近恒定释放药物，每环可连续使用 9～12 个月。较 WHO 设计的 LEVO－20 具有药物利用率高、重量轻、使用有效期长等优点,但未得到推广。

8.7.1.2　作用机制

通过综合环节达到抗生育作用,主要通过抑制排卵,改变宫颈黏液黏度阻碍精子进入,使子宫内膜萎缩不易着床而达到避孕效果。其中以抗排卵为主。几乎全部放环周期的黄体中期血清孕酮浓度维持在 1 ng/ml,表示排卵受到抑制。

甲硅环中,微量的甲地孕酮经阴道黏膜吸收后,对大多数对象的垂体和性腺干扰较小,基础体温呈双相,表示有排卵功能,但卵泡发育受影响,排卵后的黄体功能受到一定程度的抑制,表现为雌激素及孕酮分泌总量减少,高峰提早下降。由于性激素分泌量减少,继而造成子宫内膜的正常发育受抑,腺体发育差,糖原含量减少,不利于受精卵着床。排卵期宫颈黏液未见典型羊齿植物叶状结晶,且排列不规则,显示孕激素的干扰作用,不利于精子穿透。

8.7.1.3　适用人群

适合于需要长期避孕的妇女,有月经紊乱、子宫脱垂、阴道前后壁重度膨出等情况不宜应用,疑有乳腺、子宫、宫颈或阴道癌症或癌前期者,有不明原因的阴道流血者均不能使用。单纯孕激素的阴道环适用于使用口服避孕药、IUD 有不能耐受的不良反应或因内科疾病不能使用其他方法的妇女。复方雌、孕激素阴道环的禁忌证与复方口服避孕药相似,主要包括雌激素相关的禁忌证,如心血管疾病史、静脉血栓史(VTE)、进展性高血压或糖尿病、肝脏疾病、神经性表现的头痛、年龄>35 岁的吸烟者。

8.7.1.4　临床应用

阴道环的有效性和安全性与口服避孕药相似,避孕有效率约为 98/100 妇女年,不良反应主诉少,妇女的满意度高。Ahrendt 等对比 NuvaRing 与口服避孕药的多中心试验,结果显示它们的有效性和接受度均很高,Pearl 指数 NuvaRing 组为 0.25(95% CI:0.006~1.363),口服避孕药组为 0.99(95%

CI:0.269~2.530),两组受试者的依从性分别为 89.2% 和 85.5%,满意度分别为 84% 和 87%,并且 96% 的使用者认为阴道环放入十分方便,97% 认为取出也极为容易。此外,在基础体重偏重的妇女中,使用阴道环并未增加其意外妊娠的危险。美国的一项阴道环前瞻性研究中,纳入 20 例正常体重(BMI 平均 21.65)和 20 例肥胖(BMI 平均 33.7)妇女,有 37 例完成随访。肥胖组的炔雌醇水平低于正常组(15 pg/ml,正常 22 pg/ml),依托孕烯水平则相似(1 138 pg/ml,正常 1 256 pg/ml),出血问题多于正常组。观察发现两组的卵泡发育均很小,仅 5 例出现 13 mm 的卵泡,其血清孕酮水平<1.0。提示阴道环在肥胖妇女依然能够有效抑制排卵,其雌激素水平较低与出血不良反应有关。

按生命表法计算,甲硅环使用 1 年的有效率为 98.7%、意外妊娠率为 1.3%、续用率为 90.8%。对甲硅环的接受度非常好,感觉没有问题者占 99.7%。使用 1 年后有 68% 的妇女表示愿意继续使用该阴道环。

NuvaRing 是雌、孕激素复方制剂,对月经周期的控制调节好,故与口服避孕药相似还可以用于妇科治疗,如月经过多、痛经、月经期偏头痛、经前紧张综合征等,甚至比口服避孕药效果更好。

年轻人与已婚育龄妇女的应用情况有所不同,她们不会持续使用一种避孕方法。随机对照试验比较大学生对阴道环与口服避孕药的满意度和依从性,尽管她们表示对该方法满意,但使用 3 个月随访时,43% 的阴道环使用者和 65% 的口服避孕药使用者表示愿意继续使用;6 个月随访时继续使用阴道环的仅为 26%,继续使用口服避孕药的仅为 29%;两组各有 50% 改用避孕套或不避孕。

8.7.1.5　使用方法

应在月经周期的第 1~5 天放入阴道,其操作简单方便,可由使用者本人在家中完成。如果未在月经 5 天内放入,在放入后的 7 天内有性行为者仍需采用其他避孕措施。环取出后 3 小时内仍保持有效避孕。

妇女自己放置时,用手指捏住阴道环使其变成细长形,采取下蹲、平卧屈膝或任何本人喜欢的姿势,将环送入阴道深处,推送环至阴道顶端即可,其即可适应阴道形态停留于阴道穹窿部位。如果妇女对自己放置有顾虑,可请医护人员放置,并在妇科检查室进行,妇女采取妇科检查体位,医护人员在阴道窥器直视下,将环置于阴道穹窿。

NuvaRing 放置 21 天取出,7 天后再置入一个新环。甲硅环放置 12 个月取出,同时置入一个新环。

8.7.1.6 不良反应及处理

药物的不良反应,阴道环除有阴道刺激症状及分泌物增多以外,其他不良反应均较低。个别人阴道可有轻度刺激症状,未见局部损伤,极少数人有白带增多,个别男方性交时有不适感。对 165 例妇女的多中心研究发现,使用 NuvaRing 主要不良反应有体重增加(10 例)、头痛(9 例)、恶心(4 例)、阴道炎(3 例)。

如遇环自然脱落,宜用冷开水冲洗 2 分钟,立即再将环放入阴道。如脱落后污染严重,宜换 1 个新环。环自然脱落多发生在应用的早期或大便时。

NuvaRing 是雌、孕激素复方制剂,对月经周期的控制较好,而且突破性出血或点滴出血的发生率明显低于口服避孕药($OR = 0.61$,95% CI:$0.46\sim0.80$)。

甲硅环是单纯孕激素制剂,月经变化随着使用期延长而逐步改善。月经正常者在第 1 个周期为 72.3%,至第 12 个周期上升至 86.4%;周期延长 >35 天者在第 1 个周期为 21.0%,第 12 个周期为 11.3%;周期 <20 天者在第 1 个周期为 5.8%,第 12 个周期为 2.4%。突破性出血在第 1 个周期为 22.8%,以后逐月下降,至第 12 个周期下降为 4.7%。平均每月出血量多时间为(1.16 ± 0.93)天,出血量中等时间为(2.15 ± 1.15)天,滴点出血时间为(2.42 ± 1.74)天。

8.7.1.7 安全性

停止使用后第 1 月经周期的黄体中期孕酮水平显著上升至 40 ng/ml,表明排卵功能迅速恢复。生育力亦迅速恢复。停用 NuvaRing 后的第一个周期检测排卵,在 29 例妇女中有 27 例发生排卵。

宫颈局部状况及细胞学表明,带阴道环者宫颈呈淡蓝色,取环 1 周后即恢复正常,细胞学检查正常,放环 1 年宫颈结构未见不良变化。

阴道菌群表现为使用阴道环者并不比口服复方雌、孕激素带有大量生长的病原体。部分妇女体重稍有增加(0.92~1.73 kg)。

阴道环 NuvaRing 市场后监测报告未发现血压升高,静脉血栓栓塞的绝对风险尚缺乏依据,发生深静脉血栓仅于个案报道。与口服避孕药相似,对凝血与抗凝和纤溶的平衡仅有微弱作用,阴道环表现为 IV 因子、抗凝血酶活性、蛋白 C 活性升高;抗凝和纤溶活性方面,阴道环与口服避孕药相似,组织纤溶酶原活性降低,纤维蛋白转换无改变。它对糖尿病、代谢综合征的妇女是一个较合适的选择,不影响胰岛 β 细胞功能,对糖耐量、空腹血糖、胰岛素敏感性等均无影响,可以安全用于 1 型糖尿病妇女。对肾上腺、甲状腺功能亦无影响。血清性激素结合球蛋白升高,可以使雄激素水平下降。对脂代谢的影响也轻微,总胆固醇无改变,HDL 与 LDL 均无改变;Apo-B 和三酰甘油升高;Apo-A1 升高,脂蛋白 Lp(a)降低。与非激素避孕妇女和绝经前妇女对照的多中心试验,对骨密度无影响。

使用甲硅环 1 年者,体重、血压、血脂、血糖在使用前、后均无明显变化。

鉴于阴道环的安全性比口服避孕药好,可以推荐用于青少年人群,保护其生殖健康。如需预防性传播疾病,则应给予避孕套实行双重保护。

8.7.2 经皮避孕贴片

经皮避孕贴片是一种新开发的非口服激素类缓释避孕产品,是 21 世纪的新产品。它以贴膜为载体,将避孕药物贴于皮肤表面,药物经皮肤吸收入血,具有非口服用药的所有优点。而且使用方法比阴道避孕环更方便,受到年轻妇女的青睐。

(1)种类:目前仅有一种类型,是由美国研制的 OrthoEvra(EVRA),于 2001 年由 FDA 批准使用。OrthoEvra 是一面积为 20 cm² 肉色的正方形小贴纸,共分为 3 层,表层是一块防水的塑胶薄膜保护层,中间一层载有药物并具有黏性,最里层是底纸。贴片剂与皮肤附着黏合好,不易脱落,对皮肤刺激小,不易过敏。

该贴片内含有炔雌醇 0.75 mg 和诺孕曲明(Norelgestromin,NGMN)6 mg,每天可释放炔雌醇 20 μg 和诺孕曲明 150 μg,血浆药物水平炔雌醇为 25~75 pg/ml;诺孕曲明为 0.6~1.2 pg/ml,其主要活性代谢产物是炔诺酮(Norgesterone,NGM)。药代动力学研究显示,OrthoEvra 有较高的稳态浓度和较低的药峰浓度,其炔雌醇的曲线下面积和平均稳态浓度较含炔雌醇 35 μg 的口服避孕药高出约 60%,而最高血药浓度则比口服避孕药低 25% 左右。所含药物可持续释放有效剂量 1 周。

(2)作用机制:与阴道环相似。

(3)适用人群:与阴道药环相似。适用于无皮肤过敏或表皮剥脱等皮肤病及无口服避孕药使用禁忌证的妇女,肥胖者慎用。

(4)临床应用:避孕贴片的有效性与口服避孕药相似。65 个中心 1 489 例妇女的随机对照试验结果显示:避孕贴片的整体/方法失败 Pearl 指数是 0.88(95% CI:0.02~1.74)/0.66(95% CI:0.00~1.40),口服避孕药为 0.56(95% CI:0.00~1.33)/0.28(95% CI:0.00~0.83),无统计学意义。但依从性和满意度在各年龄段避孕贴片组均较口服避孕药组高,并且发现使用贴片可以更好地减轻经前期综合征症状、改善情绪和身体状态(P<0.001)。此外,贴片也能减轻痛经、缩短出血持续时间,以及改善面部粉刺或痤疮症状。但也有研究报道,在青少年中避孕贴片的依从性和满意度并非十分理想,原

因主要是认为贴片可能被他人看见,而感觉自己的隐私被暴露。使用避孕贴片还要注意使用者的体重情况,一项对 3 319 例女性进行的多中心荟萃分析表明,避孕贴片的整体/方法失败 Pearl 指数为 0.88(95% CI:0.44~1.33)/0.7(95% CI:0.31~1.10)。通过析因分析发现,意外妊娠与种族和年龄无关(P=0.134,P=0.352),体重<90 kg 妇女意外妊娠率很低,而体重≥90 kg 的妇女意外妊娠率有所上升(P<0.001)。

(5)使用方法:避孕贴片应贴于干净、干燥、完整的皮肤部位,如臀部、上臂、腹部、躯干部位(乳房以外),避免贴于红肿、瘙痒或者被紧身衣服摩擦的地方。贴于腹部者药物的吸收水平较其他 3 个部位低约 20%,但平均血浆浓度均在有效药物浓度范围内。日常的洗澡、游泳、运动甚至桑拿或潮湿的环境,都不影响其黏附性。如果在使用过程中出现贴片脱落现象,应尽快重新贴上。

从月经周期的 5 天内开始使用,每周更换 1 次,连续使用 3 周,接着停用 1 周,并要求在每周的同一天更换。

(6)不良反应及安全性:使用避孕贴片者除乳房症状(如乳房不适、肿胀、疼痛)、轻至中度的局部皮肤反应,以及恶心、呕吐较口服避孕药组明显外,其他不良反应与口服避孕药类似。使用避孕贴片组静脉血栓的发生率为 52.8/10 万妇女年,口服避孕药组(含 35 μg 炔雌醇)为 41.8/10 万妇女年,OR=0.9(95% CI:0.7~1.8),校正年龄因素后,OR=1.1(95% CI:0.7~1.8),即两组非致死性静脉血栓的风险相似。但也有不同的研究报道。Cole 等发现,使用避孕贴片组静脉血栓发生率为 40.8/10 万妇女年,高出口服避孕药组 2 倍(18.3/10 万妇女年),OR=2.2(95% CI:1.3~3.8);急性心肌梗死发生率为 6.1/10 万妇女年,口服避孕药组为 3.5/10 万妇女年,OR=1.8(95% CI:0.5~6.8);无缺血性脑卒中的发生。

(刘晓瑷)

参考文献

［1］避孕方法使用的选择性实用建议. 世界卫生组织生殖健康与研究部编；国家人口计划生育委员会科学技术研究所译. 北京：中国人口出版社，2006. 55～58

［2］避孕方法选用的医学标准. 世界卫生组织生殖健康与研究部编；国家人口计划生育委员会科学技术研究所译. 北京：中国人口出版社，2011. 96

［3］崔应琦，徐静，张旭玲，等. 复方18-甲基炔诺酮长效口服避孕药对人体细胞遗传学影响的观察：55 例分析. 计划生育科学论文汇编，1983，12：128

［4］丁永刚，方可娟，周维蓬，等. 我国长效口服避孕药的系统评估. 中国计划生育学杂志，2005，6：348～352

［5］范慧民，吴淑熙，张德玮，等. 中国女用长效口服避孕药协作组口服避孕药的研究. 北京生育调节新进展研讨会，1980，271

［6］国家人口计划生育委员会科技司编译. 世界卫生组织计划生育服务提供者手册. 北京：中国人口出版社，2009

［7］雷贞武. 注射避孕针的不良反应及其防治. 实用妇产科杂志，2008，24：136～139

［8］临床技术操作规范·计划生育学分册. 中华医学会. 北京：人民军医出版社，2004，61～62

［9］世界卫生组织计划生育服务提供者手册. 国家人口计划生育委员会科技司编译. 北京：中国人口出版社，2009. 44～57

［10］世界卫生组织生殖健康与研究部编. 国家人口计划生育委员会科学技术研究所译. 避孕方法选用的医学标准. 第3版. 北京：中国人口出版社，2006

［11］世界卫生组织生殖健康与研究部编. 国家人口计划生育委员会科学技术研究所译. 避孕方法选用的医学标准. 第3版. 北京：中国人口出版社，2006

［12］世界卫生组织生殖健康与研究部家庭与社区健康部编. 国家人口计划生育委员会科学技术研究所译. 避孕方法使用的选择性实用建议. 第2版. 北京：中国人口出版社，2006

［13］汪钟，高海泉，安岩，等. 口服避孕药对妇女血小板聚集程度、血浆纤维蛋白原及纤溶活性的影响. 生殖与避孕，1984，4（1）：23

［14］75-65-01-06 协作组. 复方18-甲基炔诺酮长效避孕药的临床药代动力学研究. 国家计划生育委员会科技司《七五期间国家计划生育科学论文汇编》，1991，5：92

［15］赵秀菊，桑国卫，张劲. 口服18-甲基炔诺酮及炔雌醚后血清性激素结合球蛋白的变化. 中华妇产科杂志，1989，1：50

［16］中华医学会编著. 临床技术操作规范. 计划生育学分册. 北京：人民军医出版社，2004

［17］Abdel-Aleem H, Abol-Oyoun el-S M, Shaaban MM, et al. The use of nomegestrol acetate subdermal contraceptive implant, Uniplant, during lactation. Contraception, 1996, 54(5): 281～286

［18］Abramovici H, Brandes JM, Better OS, et al. Menstrual cycle and reproductive potential after kidney transplantation: report of 2 patients. Obstet Gynecol, 1971, 37: 121～125

［19］Adekunle AO, Fakokunde AF, Arowojolu AO, et al. The effects of nomegestrol acetate subdermal implant (Uniplant) on serum cholesterol, triglycerides, and lipoproteins in Nigerian users. Contraception, 2000, 61(2): 139～144

［20］Agnaldo L, Silva-Filho, AN, Pereira, Sérgio S, et al. Five-year follow-up of levonorgestrel-releasing intrauterine system versus thermal balloon ablation for the treatment of heavy menstrual bleeding: a randomized controlled trial. Contraception, 2013, 87(4): 409～415

［21］Albertazzi P, Bottazzi M, Steel SA. Bone mineral density and depot medroxyprogesterone acetate. Contraception, 2006, 73: 577～583

［22］Armenti VT, Daller JA, Constantinescu S, et al. Report from the National Transplantation Pregnancy Registry: outcomes of pregnancy after transplantation. Clin Transpl, 2006, 57～70

［23］Arowojolu AO, Adekunle OA, Ogunnowo TO, et al. Vaginal bleeding patterns in Nigerian users of nomegestrol acetate subdermal contraceptive implant. Afr J Med Med Sci, 2000, 29(3-4): 275～279

［24］Arowojolu AO, Okewole IA, Adekunle AO. Comparative evaluations of the effectiveness and safety of two regimens of levonorgestrel for emergency contraception in Nigerians. Contraception, 2002, 66: 269～273

［25］Asbell B. The Pill: A Biography of the Drug That Changed the World. New York: Random House, 1995

［26］Bahamondes L, Petta CA, Fernandes A, et al. Use of the levonorgestrel-releasing intrauterine system in women with endometriosis, chronic pelvic pain and dysmenorrhea. Contraception, 2007, 75(6 Suppl): S134～S139

［27］Bahamondes MV, Hidalgo MM, Bahamondes L, et al. Ease of insertion and clinical performance of the levonorgestrel-releasing intrauterine system in nulligravidas. Contraception, 2011,84(5):e11~e16

[28] Barbosa IC, Maia H Jr, Coutinho E, et al. Effects of a single silastic contraceptive implant containing nomegestrol acetate (Uniplant) on endometrial morphology and ovarian function for 1 year. Contraception, 2006,74(6):492~497

[29] Becker WJ. Use of oral contraceptives in patients with migraine. Neurology, 1999,53 (Suppl 1):19~25

[30] Beksinska ME, Kleinschmidt I, Smith JA, et al. Bone mineral density in adolescents using norethisterone enanthate, depot-medrotoxyprogesterone acentate or combined oral contraceptives for contraception. Contraception, 2007,75:438~443

[31] Beral V, Evans S, Shaw H, et al. Oral contraceptive use and malignant melanoma in Australia. Br J Cancer, 1984,50:681~685

[32] Bernstein L. The risk of breast, endometrial and ovarian cancer in users of hormonal preparations. Basic Clin Pharmacol Toxicol, 2006,98:288~296

[33] Bhatia P, Nangia S, Aggarwal S, et al. Implanon: subdermal single rod contraceptive implant. J Obstet Gynaecol India, 2011,61(4):422~425

[34] Bianketti J, Lipniaxka A, Szlendak U, et al. Acute intermittent porphyria and oral contraception. Case report. Ginekol Pol, 2006,77:223~226

[35] Bitzer J. The vaginal ring (NuvaRing®) for contraception in adolescent women. Gynecol Endocrinol, 2012,28(2):125~129

[36] Bork K, Fischer B, Dewald G. Recurrent episodes of skin angioedema and severe attacks of abdominal pain induced by oral contraceptives or hormone replacement therapy. Am J Med, 2003,114:294~298

[37] Boudny C, Nievergelt H, Braathen LR, et al. Wegener's granulomatosis presenting as pyoderma gangrenosum. J Dtsch Dermatol Ges, 2008,6:477~479

[38] Brache V, Faundes A, Alvarez F. Risk-benefit effects of implantable contraceptives in women. Expert Opin Drug Saf, 2003,2(3):321~332

[39] Brache V, Massai R, Mishell DR, et al. Ovarian function during use of Nestorone (R) subdermal implants. Contraception, 2000,61(3):199~204

[40] Brockmeyer A, Kishen M, Webb A. Experience of IUD/IUS insertions and clinical performance in nulliparous women — a pilot study. Eur J Contracept Reprod Health Care, 2008,13(3):248~254

[41] Bruni V, Pontello V, Luisi S, et al. An open-label, multicentre trial to evaluate the vaginal bleeding pattern of the combined contraceptive vaginal ring NuvaRing. Eur J Obstet Gynecol Reprod Biol, 2008, 139(1):65~71

[42] Buasang K, Taneepanichskul S. Efficacy of celecoxib on controlling irregular uterine bleeding secondary to Jadelle use. J Med Assoc Thai, 2009,92(3):301~307

[43] Burkman RT. Transdermal hormonal contraception: benefits and risks. Am J Obstet Gynecol, 2007,197(2):134. e1~6

[44] Carroll SL, Ratner N. How does the Schwann cell lineage form tumors in NF1? Glia, 2008,56:1590~1605

[45] Casey PM, Cerhan JR, Pruthi S. Oral contraceptive use and risk of breast cancer. Mayo Clin Proc, 2008, 83:86~90

[46] Cohen C, Lawson D, DeRose PB. Sex and androgenic steroid receptor expression in hepatic adenomas. Hum Pathol, 1998,29:1428~1432

[47] Cole JA, Norman H, Doherty M, et al. Venous thromboembolism, myocardial infarction, and stroke among transdermal contraceptive system users. Obstet Gynecol, 2007,109(2):339~346

[48] Cole JA, Norman H, Doherty M, et al. Venous thromboembolism, myocardial infarction, and stroke among transdermal contraceptive system users. Obstet Gynecol, 2007,109:339~346

[49] Colton FB. Steroids and the "pill": early steroid research at Searle. Steroids, 1992,57:624~630

[50] Constantino A, Cerpolini S, Perrona AM, et al. Current status and future perspectives in male contraception. Minerva Ginecol, 2007,59:299~310

[51] Coukell AJ, Balfour JA. Levonorgestrel subdermal implants. A review of contraceptive efficacy and acceptability. Drugs, 1998,55(6):861~887

[52] Coutinho EM, de Souza JC, Athayde C, et al. Multicenter clinical trial on the efficacy and acceptability of a single contraceptive implant of nomegestrol acetate, Uniplant. Contraception, 1996, 53(2):121~125

[53] Coutinho EM. One year contraception with a single subdermal implant containing nomegestrol acetate (Uniplant). Contraception, 1993,47(1):97~105

[54] Cromer BA, Bonny AE, Stager M, et al. Bone mineral density in adolescent females using injectable or oral contraceptives: a 24 - month prospective study. Fertil Steril, 2008,90:2060~2067

[55] Croxatto HB. Progestin implants. Steroids, 2000,65 (10~11):681~685

[56] Dahlke JD, Terpstra ER, Ramseyer AM, et al. Postpartum insertion of levonorgestrel-intrauterine system at three time periods: a prospective randomized pilot study. Contraception, 2011,84(3): 244~248

[57] Dal'ava N, Bahamondes L, Bahamondes MV, et al. Body weight and composition in users of levonorgestrel-releasing intrauterine system. Contraception, 2012,86 (4):350~353

[58] Darney PD. Implantable contraception. Eur J Contracept Reprod Health Care, 2000,5(Suppl 2): 2~11

[59] Davis AR, Westhoff C, O'Connell K, et al. Oral contraceptives for dysmenorrhea in adolescent girls: a randomized trial. Obstet Gynecol, 2005,106:97~104

[60] Dei M, Verni A, Bigozzi L, et al. Sex steroids and libido. Eur J Contracept Reprod Health Care, 1997, 2:253~258

[61] Desai RM. Efficacy of levonorgestrel releasing intrauterine system for the treatment of menorrhagia due to benign uterine lesions in perimenopausal women. J Midlife Health, 2012,3(1):20~23

[62] Dewald G, Bork K. Missense mutations in the coagulation factor XII (Hageman factor) gene in hereditary angioedema with normal C1 inhibitor. Biochem Biophys Res Commun, 2006, 343: 1286 ~ 1289

[63] Dinger J, Do Minh T, Buttmann N, Effectiveness of oral contraceptive pills in a large U. S. cohort comparing progestogen and regimen. Obstet Gynecol, 2011,117:33~40

[64] Djerassi C. This Man's Pill: Reflections on the 50th birthday of the Pill. Oxford: University Press, 2001

[65] Duke JM, Sibbritt DW, Young AF. Is there an association between the use of oral contraception and depressive symptoms in young Australian women? Contraception, 2007,75:27~31

[66] Ellertson C, et al. Extending the time limit for starting the Yuzpe regimen of emergency contraception to 120 hours. Obstet Gynecol, 2003, 101:1168~1171

[67] Endrikat J, Vilos G, Muysers C, et al. The levonorgestrel-releasing intrauterine system provides a reliable, long-term treatment option for women with idiopathic menorrhagia. Arch Gynecol Obstet, 2012,285(1):117~121

[68] Enyindah CE, Kasso T. Jadelle subdermal implants. Preliminary experience in a teaching hospital in the Niger Delta Region of Nigeria. Niger J Med, 2011,20 (2):270~274

[69] Farley TMM, Collins J, Schlesselman JJ. Hormonal contraception and risk of cardiovascular diseases. An international perspective. Contraception, 1998, 57: 211~230

[70] Ferreira RA, Vieira CS, Rosa-E-Silva JC, et al. Effects of the levonorgestrel-releasing intrauterine system on cardiovascular risk markers in patients with endometriosis: a comparative study with the GnRH analogue. Contraception, 2010,81(2):117~122

[71] Franceschi S. The IARC commitment to cancer prevention: the example of papillomavirus and cervical cancer. Recent Results Cancer Res, 2005, 166:277~297

[72] Gallo MF, Nanda K, Grimes DA, et al. 20 μg versus >20 μg estrogen combined oral contraceptives for contraception. Cochrane Database Sys Rev, 2011, Issue 1. Art. No. CD003989. DOI: 10. 1002/ 14651858. CD003989. pub4

[73] Garza-Flores J. Pharmacokinetics of once-a-month injectable contraceptives. Contraception, 1994, 49: 347~359

[74] Gemzell-Danielsson K, Schellschmidt I, Apter D. A randomized, phase Ⅱ study describing the efficacy, bleeding profile, and safety of two low-dose levonorgestrel-releasing intrauterine contraceptive systems and Mirena. Fertil Steril, 2012,97(3):616~622

[75] Gilliam ML, Neustadt A, Kozloski M, et al. Adherence and acceptability of the contraceptive ring compared with the pill among students: a randomized controlled trial. Obstet Gynecol, 2010, 115(3):503~ 510

[76] Gisbert PJ, González A, Moreira V, et al. An intrahepatic hematoma secondary to peliosis hepatis in a female patient treated with oral contraceptives. Rev Esp Enferm Dig, 1994,85:475~477

[77] Glasier A. Implantable contraceptives for women: effectiveness, discontinuation rates, return of fertility, and outcome of pregnancies. Contraception,

2002,65(1):29～37

[78] Gomes MK, Rosa-e-Silva JC, Garcia SB, et al. Effects of the levonorgestrel-releasing intrauterine system on cell proliferation, Fas expression and steroid receptors in endometriosis lesions and normal endometrium. Hum Reprod, 2009, 24(11): 2736～2745

[79] Greenblatt RB. One-pill-a-month contraceptive. Fertil Steril, 1967,18(2):207

[80] Guazzelli CA, de Queiroz FT, Barbieri M, et al. Etonogestrel implant in adolescents: evaluation of clinical aspects. Contraception, 2011, 83(4): 336～339

[81] Guazzelli CA, de Queiroz FT, Barbieri M, et al. Metabolic effects of contraceptive implants in adolescents. Contraception, 2011,84(4):409～412

[82] Hannaford PC, Selvaraj S, Elliott AM, et al. Cancer risk among users of oral contraceptives: cohort data from the Royal College of General Practitioner's oral contraception study. Br Med J, 2007,335:651～659

[83] Haoula ZJ, Walker KF, Powell MC. Levonorgestrel intra-uterine system as a treatment option for complex endometrial hyperplasia. Eur J Obstet Gynecol Reprod Biol, 2011,159(1):176～179

[84] Heikinheimo O, Gemzell-Danielsson K. Emerging indications for the levonorgestrel-releasing intrauterine system (LNG－IUS). Acta Obstet Gynecol Scand, 2012,91(1):3～9

[85] Heikinheimo O, Lehtovirta P, Aho I, et al. The levonorgestrel-releasing intrauterine system in human immunodeficiency virus-infected women: a 5-year follow-up study. Am J Obstet Gynecol, 2011, 204(2):126. e1～4

[86] Hidalgo MM, Lisondo C, Juliato CT, et al. Ovarian cysts in users of Implanon and Jadelle subdermal contraceptive implants. Contraception, 2006,73(5): 532～536

[87] Ito M, Sasaki M, Wen CY, et al. Liver cell adenoma with malignant transformation: a case report. World J Gastroenterol, 2003,9:2379～2381

[88] Jaais F, Habib ZA. Unilateral superior ophthalmic vein thrombosis in a user of oral contraceptives. J Med Malaysia, 1994,49:416～418

[89] Jenni Laidman. IUDs and contraceptive implants best for teenagers. Obstet Gynecol, 2012,120:983～988

[90] Jick SS, Kaye JA, Russmann S, et al. Risk of nonfatal venous thromboembolism with oral contraceptives containing norgestimate or desogestrel compared with oral contraceptives containing levonorgestrel. Contraception, 2006,73(6):566～570

[91] Johansson E, et al. Pharmacokinetic study of different dosing regimens of levonorgestrel for emergency contraception in healthy women. Hum Reprod, 2002,17:1472～1476

[92] Kabat GC, Miller AB, Rohan TE. Oral contraceptive use, hormone replacement therapy, reproductive history and risk of colorectal cancer in women. Int J Cancer, 2008,122:643～646

[93] Kaunitz AM, Bissonnette F, Monteiro I, et al. Levonorgestrel-releasing intrauterine system for heavy menstrual bleeding improves hemoglobin and ferritin levels. Contraception, 2012. 6

[94] Kaunitz AM, Inki P. The levonorgestrel-releasing intrauterine system in heavy menstrual bleeding: a benefit-risk review. Drugs, 2012,72(2):193～215

[95] Kemmeren JM, Algra A, Meijers JC, et al. Effect of second and third-generation oral contraceptives on fibrinolysis in the absence or presence of the factor V Leiden mutation. Blood Coagul Fibrinol, 2002,13: 373～381

[96] Kennedy D. Birth Control in America: The Career of Margaret Sanger. New Haven: Yale University Press, 1970

[97] Kerns J, Darney P. Vaginal ring contraception. Contraception, 2011,83(2):107～115

[98] Kesseru EV, Aydinlik S, Etchepareborda JJ. A multicentered, two-year, phase Ⅲ clinical trial of norethisterone enanthate 50 mg plus estradiol valerate 5 mg as a monthly injectable contraceptive. Contraception, 1994,44:589～598

[99] Kim MK, Yoon BS, Park H, et al. Conservative treatment with medroxyprogesterone acetate plus levonorgestrel intrauterine system for early-stage endometrial cancer in young women: pilot study. Int J Gynecol Cancer, 2011,21(4):673～677

[100] Koga K, Osuga Y, Takemura Y, et al. Recurrence of endometrioma after laparoscopic excision and its prevention by medical management. Front Biosci (Elite Ed), 2013,5:676～683

[101] Kolacki C, Rocco V. The combined vaginal contraceptive ring, NuvaRing, and cerebral venous sinus thrombosis: a case report and review of the literature. J Emerg Med, 2012,42(4):413～416.

[102] Larsson G, Milsom I, Lindstedt G, et al. The influence of a low dose combined oral contraceptive on menstrual blood loss and iron status. Contraception, 1992, 46: 327～324

[103] Leff SP. Side-effects of oral contraceptives: occlusion of branch artery of the retina. Bull Sinai Hosp Detroit, 1976, 24: 227～229

[104] Lewis MA, Heinemann LA, Spitzer WO, et al. The use of oral contraceptives and the occurrence of acute myocardial infarction in young women. Results from the Transnational Study on Oral Contraceptives and the Health of Young Women. Contraception, 1997, 56: 129～140

[105] Li Y, Zhou L, Coulter D. Prospective cohort study of the association between use of low-dose oral contraceptives and stroke in Chinese women. Pharmacoepidemiol Drug Saf, 2006, 15: 726～734

[106] Lo AC, Soliman AS, El-Ghawalby N, et al. Lifestyle, occupational, and reproductive factors in relation to pancreatic cancer risk. Pancreas, 2007, 35: 120～129

[107] Lopez LM, Grimes DA, Gallo MF, et al. Skin patch and vaginal ring versus combined oral contraceptives for contraception. Cochrane Database Syst Rev, 2008, 23(1): CD003552

[108] Lurie G, Thompson P, McDuffie KE, et al. Association of estrogen and progestin potency of oral contraceptives with ovarian carcinoma risk. Obstet Gynecol, 2007, 109: 597～607

[109] Maitra N, Kulier R, Bloemenkamp KWM, et al. Progestogens in combined oral contraceptives for contraception. Cochrane Database Sys Rev, 2007, Issue 4. Art. No. : CD004861. DOI: 10. 1002/14651858. CD004861

[110] Mansour D, Gemzell-Danielsson K, Inki P, et al. Fertility after discontinuation of contraception: a comprehensive review of the literature. Contraception, 2011, 84(5): 465～477

[111] Mansour D. The benefits and risks of using a levonorgestrel-releasing intrauterine system for contraception. Contraception, 2012, 85 (3): 224～234

[112] Maqueo-Topete M, Berman E, Soberon J, et al. A pill-a-month contraceptive. Fertil Steril, 1969, 20 (6): 884

[113] Marchbanks PA, McDonald JA, Wilson HG, et al. Oral contraceptives and the risk of breast cancer. N Engl J Med, 2002, 346: 2025～2032

[114] Marions L, Lövkvist L, Taube A, et al. Use of the levonorgestrel-releasing intrauterine system in nulliparous women — a non-interventional study in Sweden. Eur J Contracept Reprod Health Care, 2011, 16(2): 126～134

[115] Maruo T, Laoag-Fernandez JB, Pakarinen P, et al. Effects of the levonorgestrel-releasing intrauterine system on proliferation and apoptosis in the endometrium. Hum Reprod, 2001, 16(10): 2103～2108

[116] Mascarenhas L, van Beek A, Bennink HC, et al. A 2 - year comparative study of endometrial histology and cervical cytology of contraceptive implant users in Birmingham, UK. Hum Reprod, 1998, 13(11): 3057～3060

[117] Massai MR, Díaz S, Quinteros E, et al. Contraceptive efficacy and clinical performance of Nestorone implants in postpartum women. Contraception, 2001, 64(6): 369～376

[118] McCurdy P. Scientists argue problems of "hinge of history". Chem Eng News, 1971, 49: 24～25

[119] McLaughlin ME, Jacks T. Progesterone receptor expression in neurofibromas. Cancer Res, 2003, 63: 752～755

[120] Milsom I, Korver T. Ovulation incidence with oral contraceptives: a literature review. J Fam Plann Reprod Health Care, 2008, 34: 237～246

[121] Mohamed AM, El-Sherbiny WS, Mostafa WA. Combined contraceptive ring versus combined oral contraceptive (30-μg ethinylestradiol and 3-mg drospirenone). Int J Gynaecol Obstet, 2011, 114 (2): 145～148

[122] Selim MF, Hussein AF. Adnan Fathey Hussein. Endothelial function in women using levonorgestrel-releasing intrauterine system (LNG - IUS). Contraception, 2013, 87(4): 396～403

[123] Mommers E, Blum GF, Gent TG, et al. Nexplanon, a radiopaque etonogestrel implant in combination with a next-generation applicator: 3 - year results of a noncomparative multicenter trial. Am J Obstet Gynecol, 2012, 207(5): 388

[124] Moscicki AB, Ellenberg JH, Vermund SH, et al. Prevalence of and risks for cervical human papillomavirus infection and squamous intraepithelial lesions in adolescent girls: impact of infection with human immunodeficiency virus. Arch Pediatr

女用类固醇避孕药

Adolesc Med，2000，154：127～134

［125］Naldi L，Altieri A，Imberti GE，et al. Oncology Study Group of the Italian Group for Epidemiologic Research in Dermatology（GISED）. Cutaneous malignant melanoma in women. Phenotypic characteristics，sun exposure，and hormonal factors：a case control study from Italy. Ann Epidemiol，2005，15：545～550

［126］Nilsson L，Rybo G. The treatment of menorrhagia. Am J Obstet Gynecol，1971，110：713～720

［127］Nilsson L，Solvell L. Clinical studies on oral contraceptives：a randomized double blind，crossover study of 4 different preparations（Anoviar mite，Lyndiol mite，Ovulen and Volidan）. Acta Obstet Gynaec Scand，1967，46（Suppl 8）：1～31

［128］Oderich CL，Wender MC，Lubianca JN，et al. Impact of etonogestrel-releasing implant and copper intrauterine device on carbohydrate metabolism：a comparative study. Contraception，2012，85（2）：173～176

［129］Otero-Flores JB，Guerrero-Carreño FJ，Vázquez-Estrada LA. A comparative randomized study of three different IUDs in nulliparous Mexican women. Contraception，2003，67（4）：273～276

［130］Ozdegirmenci O，Kayikcioglu F，Akgul MA，et al. Comparison of levonorgestrel intrauterine system versus hysterectomy on efficacy and quality of life in patients with adenomyosis. Fertil Steril，2011，95（2）：497～502

［131］O'Connell K，Burkman RT. The transdermal contraceptive patch：an updated review of the literature. Clin Obstet Gynecol，2007，50（4）：918～926

［132］Parolin MB，Coelho JC，Urbanetz AA，et al. Contraception and pregnancy after liver transplantation：an update overview. Arq Gastroenterol，2009，46：154～158

［133］Paseková V，Chroust K. Occurrence of bleeding in women using combined hormonal contraceptives（ethinylestradiol 35 micrograms/norgestimate 250 micrograms）in relation to regularity of administration and cycle start day. Ceska Gynekol，2003，68：84～88

［134］Paterson H，Ashton J，Harrison-Woolrych M. A nationwide cohort study of the use of the levonorgestrel intrauterine device in New Zealand adolescents. Contraception，2009，79（6）：433～438

［135］Pearl R. Factors in human fertility and their statistical evaluation. Lancet，1993，2：607～611

［136］Pechère-Bertachi A，Maillard M，Staider H，et al. Renal hemodynamic responses to salt in women using oral contraceptives. Kidney Int，2003，64：1374～1380

［137］Persson I. Estrogens in the causation of breast，endometrial and ovarian cancers — evidence and hypotheses from epidemiological findings. J Steroid Biochem Mol Biol，2000，74：357～364

［138］Petta CA，Ferriani RA，Abrao MS，et al. Randomized clinical trial of a levonorgestrel-releasing intrauterine system and a depot GnRH analogue for the treatment of chronic pelvic pain in women with endometriosis. Hum Reprod，2005，20（7）：1993～1998

［139］Petta CA，Hays M，Brache V，et al. Delayed first injection of the once-a-month injectable contraceptive containing 25 mg of medroxyprogesterone acetate and 5 mg E_2 cypionate：effects on ovarian function. Fertil Steril，2001，75：744～748

［140］Piaggio G，von Hertzen H. Effect of delay in the administration of levonorgestrel for emergency contraception. Presented at the XⅦ FIGO World Congress of Gynecology and Obstetrics，2 – 7 November 2003，Santiago，Chile

［141］Pirimoglu ZM，Ozyapi AG，Kars B，et al. Comparing the effects of intrauterine progestin system and oral progestin on health-related quality of life and Kupperman index in hormone replacement therapy. J Obstet Gynaecol Res，2011，37（10）：1376～1381

［142］Piyasirisilp R，Taneepanichskul S. A clinical study of transdermal contraceptive patch in Thai adolescence women. J Med Assoc Thai，2008，91（2）：137～141

［143］Potter RG. Application of life table techniques to measurement of contraceptive effectiveness. Demography，1966，2：297～304

［144］Power J，French R，Cowan F. Subdermal implantable contraceptives versus other forms of reversible contraceptives or other implants as effective methods of preventing pregnancy. Cochrane Database Syst Rev，2007，Jul 18；（3）：CD001326

［145］Proctor ML，Roberts H，Farquhar CM. Combined oral contraceptive pill（OCP）as treatment for primary dysmenorrhoea. Cochrane Database Sys

Rev, 2001,2: CD002120

[146] Ramhendar T, Byrne P. Use of the levonorgestrel-releasing intrauterine system in renal transplant recipients: a retrospective case review. Contraception, 2012,86(3):288~289

[147] Rizkalla HF, Higgins M, Kelehan P, et al. Pathological findings associated with the presence of a mirena intrauterine system at hysterectomy. Int J Gynecol Pathol, 2008,27:74~78

[148] Robinson JA, Jamshidi R, Burke AE. Contraception for the HIV-positive woman: A review of interactions between hormonal contraception and antiretroviral therapy. Infect Dis Obstet Gynecol, 2012,2012:890160

[149] Rock J, Garcia C, Pincus G. Synthetic progestins in the normal human menstrual cycle. Recent Prog Horm Res, 1957,13:323

[150] Rodrigues I, Grou F, Joly J. Effectiveness of emergency contraceptive pills between 72 and 120 hours after unprotected sexual intercourse. Am J Obstet Gynecol, 2001,184:531~537

[151] Royal College of General Practitioners Study. Oral contraception and health: an interim report of the oral contraception study of the Royal College of General Practitioners, Pitnam, New York, 1974

[152] Sabatini R, Cagiano R. Comparison profile of cycle control, side effects and sexual satisfaction of three hormonal contraceptives. Contraception, 2006,74: 220~223

[153] Sasieni P. Cervical cancer prevention and hormonal contraception. Lancet, 2007,370:1591~1592

[154] Schnabel P, Merki-Feld GS, Malvy A, et al. Bioequivalence and X-ray visibility of a radiopaque etonogestrel implant versus a non-radiopaque implant: a 3-year, randomized, double-blind study. Clin Drug Investig, 2012,32(6):413~422

[155] Seeber B, Ziehr SC, Gschließer A, et al. Quantitative levonorgestrel plasma level measurements in patients with regular and prolonged use of the levonorgestrel-releasing intrauterine system. Contraception, 2012, 86(4):345~349

[156] Seeger H, Rakov V, Mueck AO. Dose-dependent changes of the ratio of apoptosis to proliferation by norethisterone and medroxyprogesterone acetate in human breast epithelial cells. Horm Metab Res, 2005,37:468~473

[157] Seifert-Klauss V, Kaemmerer H, Brunner B, et al. Contraception in patients with congenital heart defects. Z Kardiol, 2000,89:606~611

[158] Sesti F, Piancatelli R, Pietropolli A, et al. Levonorgestrel-releasing intrauterine system versus laparoscopic supracervical hysterectomy for the treatment of heavy menstrual bleeding: a randomized study. J Womens Health (Larchmt), 2012,21(8):851~857

[159] Sheng J, Zhang WY, Zhang JP, et al. The LNG-IUS study on adenomyosis: a 3-year follow-up study on the efficacy and side effects of the use of levonorgestrel intrauterine system for the treatment of dysmenorrhea associated with adenomyosis. Contraception, 2009,79(3):189~193

[160] Short M, Dallay D, Omokanye S, et al. Acceptability of the levonorgestrel releasing-intrauterine system and etonogestrel implant: one-year results of an observational study. Eur J Contracept Reprod Health Care, 2012,17(1):79~88

[161] Siroux V, Oryszczyn MP, Varraso R, et al. Environmental factors for asthma severity and allergy results from the EGEA study. Rev Mal Respir, 2007,24:599~608

[162] Sivin I, Croxatto H, Bahamondes L, et al. Two-year performance of a Nestorone-releasing contraceptive implant: a three-center study of 300 women. Contraception, 2004,69(2):137~144

[163] Sivin I, Moo-Young A. Recent developments in contraceptive implants at the Population Council. Contraception, 2002,65(1):113~119

[164] Sivin I, Wan L, Ranta S, et al. Levonorgestrel concentrations during 7 years of continuous use of Jadelle contraceptive implants. Contraception, 2001,64(1):43~49

[165] Sivin I. Risks and benefits, advantages and disadvantages of levonorgestrel-releasing contraceptive implants. Drug Saf, 2003,26(5):303~335

[166] Speroff L, Darney PD. Oral Contraception. A Clinical Guide for Contraception. 4th ed. Philadelphia: Lippincott Williams & Wilkins, 1999,21~138

[167] Speroff L. A Good Man. Gregory Goodwin Pincus. The Man, His Story, the Birth Control Pill. Portland: Arnica Publ., 2009

[168] Spies EL, Askelson NM, Gelman E, et al. Young women's knowledge, attitudes, and behaviors related to long-acting reversible contraceptives.

Womens Health Issues, 2010,20(6):394～399

[169] Steiner MJ, Lopez LM, Grimes DA, et al. Sino-implant (Ⅱ) — a levonorgestrel-releasing two-rod implant: systematic review of the randomized controlled trials. Contraception, 2010, 81 (3): 197～201

[170] Stewart FH, Brown BA, Raine TR, et al. Adolescent and young women's experience with the vaginal ring and oral contraceptive pills. J Pediatr Adolesc Gynecol, 2007,20(6):345～351

[171] Stewart WF, Wood C, Reed ML, et al. Cumulative lifetime migraine incidence in women and men. Cephalalgia, 2008,28:1170～1178

[172] Sun Y, Zhu P. A review of studies of once-a-month oral contraceptives in China. J Report Medi, 1997,6 (1):1

[173] Swica Y. The transdermal patch and the vaginal ring: two novel methods of combined hormonal contraception. Obstet Gynecol Clin North Am, 2007,34(1):31～42

[174] Teal SB, Ginosar DM. Contraception for women with chronic medical conditions. Obstet Gynecol Clin North Am, 2007,34:113～126

[175] Tsokos M, Erbersdobler A. Pathology of peliosis. Forensic Sci Int, 2005,149:25～33

[176] Vega JD, Moore J, Murray S, et al. Heart transplantation in the United States, 1998～2007. Am J Transplant, 2009,9:932～941

[177] Veldhuis HM, Vos AG, Lagro-Janssen AL. Complications of the intrauterine device in nulliparous and parous women. Eur J Gen Pract, 2004,10(3):82～87

[178] Visy B, Fust G, Varga L, et al. Sex hormones in hereditary angioneurotic oedema. Clin Endocrinol, 2004,60:508～515

[179] Von Hertzen H, et al. Low dose mifepristone and two regimens of levonorgestrel for emergency contraception: a WHO multicentre randomised trial. Lancet, 2002,360:1803～1810

[180] Wan YL, Holland C. The efficacy of levonorgestrel intrauterine systems for endometrial protection: a systematic review. Climacteric, 2011,14(6):622～632

[181] Weng MY, Li L, Feng SY, et al. Effects of levonorgestrel-releasing intrauterine system on endometrial estrogen and progesterone receptors in patients with endometrial hyperplasia. Nan Fang Yi Ke Da Xue Xue Bao, 2012,32(9):1350～1354

[182] Westhoff CL, Torgal AH, Mayeda ER, et al. Pharmacokinetics and ovarian suppression during use of a contraceptive vaginal ring in normal-weight and obese women. Am J Obstet Gynecol, 2012,207(1): 39. e1～6

[183] WHO/RHr. Selected practice recommendations for contraceptiveuse. Geneva, 2002,5

[184] Wildemeersch D, Janssens D, Vrijens M, et al. Ease of insertion, contraceptive efficacy and safety of new T-shaped levonorgestrel-releasing intrauterine systems. Contraception, 2005,71(6):465～469

[185] Wong AY, Tang LC, Chin RK. Levonorgestrel-releasing intrauterine system (Mirena) and Depot medroxyprogesterone acetate (Depoprovera) as long-term maintenance therapy for patients with moderate and severe endometriosis: a randomised controlled trial. Aust N Z J Obstet Gynaecol, 2010,50 (3):273～279

[186] Xu X, Macaluso M, Ouyang L, et al. Revival of the intrauterine device: increased insertions among US women with employer-sponsored insurance, 2002-2008. Contraception, 2012,85(2):155～159

[187] Xu XW, Wang LD, Zhu XQ, et al. Levonorgestrel-releasing intrauterine system and combined oral contraceptives as conservative treatments for recurrent ovarian endometriosis: a comparative clinical study. Zhonghua Yi Xue Za Zhi, 2011,91 (15):1047～1050

[188] Zhu X, Bonet B, Knopp RH. Estradiol 17β-inhibition of LDL oxidation and endothelial cell cytotoxicity is opposed by progestins to different degrees. Atherosclerosis, 2000,148(1):31～41

[189] Zurawin RK, Ayensu-Coker L. Innovations in contraception: a review. Clin Obstet Gynecol, 2007,50(2):425～439

女用屏障避孕法

9.1　概述

屏障避孕(barrier method),在我国曾被称为外用避孕药具(contraceptives and devices for external application)。这类措施是用物理方法(机械阻挡)不让精子到达子宫内,或用化学制剂在阴道内将精子灭活,或者两者结合,以此阻断精子与卵子的相遇而达到避孕的目的。有些学者习惯上将物理方法(机械阻挡)不让精子到达子宫内的避孕措施称为屏障避孕,而将用化学制剂在阴道内灭活精子的措施称为外用(或阴道用)杀精子剂(spermicide)。其实,用化学制剂在阴道内灭活精子也可视为一种化学屏障。本文将以往曾被称为外用避孕药具的这一大类避孕措施统称为屏障避孕。屏障避孕是目前唯一一类具有双重功能(避孕功能和一定程度的预防性传播疾病功能)的避孕措施。

屏障避孕的历史悠久。早在公元前1850年古埃及人就用纸莎草、蜂蜜、碱和鳄鱼粪等制成栓剂,置于子宫颈口和阴道内进行避孕。公元前1200年,希腊神话中克利特

岛的米诺斯王使用山羊膀胱制作的护套防病。我国和日本古代的妓女曾用油性竹衣作为宫颈屏障。17世纪英国医师 Condom 建议查理二世使用阴茎护套,避孕套因此被称为"Condom",一直沿用至今。早期的避孕套用羊的盲肠制成,价格昂贵,仅在上层阶级中使用。直至19世纪中叶,橡胶工业的发展,避孕套、阴道隔膜和子宫颈帽才进入寻常百姓家。然而,20世纪50～80年代早、中期,由于宫内节育器(IUD)、激素类避孕药等一系列高效、简便的避孕方法迅速发展,屏障避孕方法曾一度遭到"冷落"。近30年,性传播疾病(STI、STD)猖獗,尤以艾滋病(AIDS)令人恐惧;于是,屏障避孕又得到世人的重视。

目前,最为常用的屏障避孕方法是男用避孕套(详见第四篇"男性避孕节育技术"有关章节)。女用屏障避孕方法主要有女用避孕套、阴道隔膜、子宫颈帽、外用杀精子剂类(栓、片、膜、胶冻等)和阴道避孕海绵(物理屏障与化学屏障相结合);较为新颖的方法有缓释凝胶杀精子制剂、女用避孕囊、女用帽和Lea盾等;新一代外用杀精药物、新型赋形制剂和新型外用避孕器具也仍不断在努力探索之中。

9.2　女用避孕套

女用避孕套（female condom，femidom），简称阴道套（vaginal pouch），是一个由聚氨酯（也可用乳胶）制作的柔软、宽松的袋状物，长 15～17 cm。开口处连接一直径为 7 cm 的柔韧环，称为外环，套内还游离一直径为 6.5 cm 的内环（图 3-9-1）。

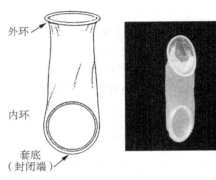

图 3-9-1　女用避孕套的外形

女用避孕套是 20 世纪 80 年代中期全球性 STD 流行和女权运动的产物；它既能避孕，又能预防 STD 和 AIDS；1992 年 12 月获美国 FDA 批准应用。目前，已上市的女用避孕套商品名有 Reality、Femidom 和 Femy 等数种。我国研制、生产的聚氨酯和乳胶女用避孕套，也已上市销售了多年。

（1）使用方法：①打开包装，取出阴道套；尽管包装盒中常规配有润滑剂，通常不必加用，因阴道套的内外在生产、包装时已加有适量的润滑制剂；②放置时宜取一足踏凳的立位、两腿分开的蹲位（或膝跪位），或者是躺位，两腿分开（图 3-9-2）；③使内环位于套底（封闭端）；必要时，于放置前可在套底外部加些润滑剂；④用拇指、示指和中指在套的外侧握住内环，轻轻挤压；让外环（套的开放端）自然下垂[图 3-9-3（1）]；⑤另一手轻轻分开阴唇，将阴道套内环沿阴道后壁上推，置入阴道；⑥再用示指将内环上缘置于耻骨上方，即进入阴道内 6～9 cm 处[图 3-9-3（2）]；⑦外环覆盖在外阴[图 3-9-3（3）]，即可性交。必要时，可在阴道套外露部分的两侧另加些润滑剂；⑧性交后，用手握住外环，旋转 1～2 周后，轻轻拉出，丢弃（图 3-9-4）。

阴道套也可由配偶（或性伴）帮助放置，方法同上，只是女性需取平卧位。另一使用方法是，取出内环，将阴道套套在配偶（或性伴）的阴茎上，如类似男用避孕套使用。

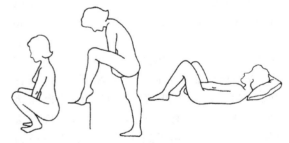

图 3-9-2　女用避孕套的放置体位

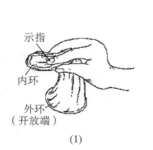

示指

内环

外环
（开放端）

（1）

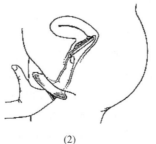

（2）

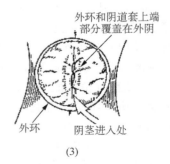

外环和阴道套上端部分覆盖在外阴

外环　　阴茎进入处

（3）

图 3-9-3　女用避孕套的放置方法

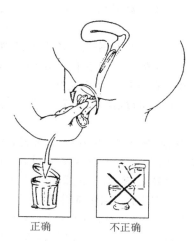

图 3-9-4　女用避孕套使用后的取出与丢弃

（2）使用者注意事项：除了阴道过紧、生殖道畸形或生殖道肿瘤、子宫Ⅱ度脱垂、阴道前后壁膨出中度以上、反复尿路感染、生殖道急性炎症尚未控制等或者对阴道套过敏外，均可选用阴道套避孕。注意事项如下：①每次性交均需使用；②性交时感觉到外环移动是正常现象，不必担心；③性交中不会有内环存在的感觉，如果感觉到有内环，通常是未将内环放置于阴道深处（耻骨上方）的缘故；④如果感觉到外环进入阴道，或阴茎从阴道套下方或侧方进入阴道，要停止性交，取出阴道套，加些润滑剂，重新放置（图 3-9-5）。

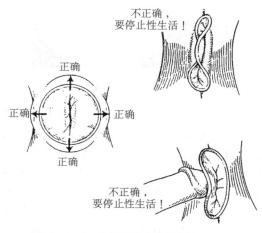

图 3-9-5　女用避孕套的使用情况分析

（3）避孕的有效性：综合国外研究显示，女用避孕套的避孕有效率与其他屏障避孕法大致相似。一项美国研究，328 例女性正确和持续使用 6 个月的妊娠率为 2.6%，未正确和未持续使用的妊娠率为 12.4%。一项几种外用药具避孕方法比较的前瞻性研究显示，正确和持续使用的年妊娠率，女用避孕套为 5%，男用避孕套为 3%，阴道隔膜为 6%，宫颈帽为 11%，杀精剂为 6%。

上海、南京 12 所医院对 603 对育龄期志愿者夫妇随机进行使用女用避孕套与男用避孕套的临床比较性研究，观察 6 个月，女用避孕套和男用避孕套的粗累积妊娠率分别为 1.06/100 妇女年和 1.69/100 妇女年（$P>$ 0.05），两组累积因症停用率分别为 1.39/100 妇女年和 0.34/100 妇女年（$P>0.05$）。这些结果提示，使用女用避孕套与男用避孕套同样有效。

（4）对生殖道感染预防的效果：Drew 等（1990 年）报道了一项聚氨酯女用避孕套体外模拟性交病毒通透性实验：使用内外两个女用避孕套，内套里注入含有病毒的悬浮液；外套除去内环，注入培养液；再用一个 35 ml 塑料注射器作为人工阴茎插入内套；将整个装置放入一个能紧贴此装置的、含有泡沫的人工阴道内，人工阴茎抽动 50 次；然后分别取内、外套中液体培养检测；从将含病毒悬液注入内套至从外套取出培养液的时间间隔为 45 分钟。Drew 等分别在内套里注入了 HIV 和巨细胞病毒悬液进行实验，重复进行 3 次。结果，内套悬液培养检测均为阳性，而外套培养液的培养检测均为阴性。由此可见，聚氨酯阴道套能在性交过程中成功阻止 HIV 和巨细胞病毒的通过。另外一些实验室研究也显示，聚氨酯女用避孕套能够阻止其他传播 STD 的微生物以及比肝炎病毒还小的噬菌体（仅为 1/4 HIV 大小）通过。此外，女用避孕套因有外环，部分覆盖外生殖器，预防生殖器溃疡性感染如疱疹、软下疳等，比男用避孕套更为有效。女用避孕套覆盖全部阴道黏膜，与阴道隔膜、避孕海绵和宫颈帽等仅覆盖宫颈黏膜的避孕方法相比,预防 STD 更为完善。用统计学模式,从正确和持续使用的失败率推算,阴道套可以使性交的 HIV 感染降低 97.1%。

临床上一项对 104 例曾有阴道滴虫和(或)衣原体感染的性活跃女性的研究显示,54 例持续使用女用避孕套者无一例再次感染;未持续使用者和对照组则分别有 14.7% 和 14.0% 再次阴道滴虫感染,未持续使用者中还有 3 例再次衣原体感染。一项泰国性从业者对照研究发现,其他条件类似,在女用避孕套和男用避孕套均能获得的地方,STD 传播率比仅能获得男用避孕套的地方要降低 1/3。

(5) 使用的可接受性:作为一种新的外用避孕工具,女用避孕套在开始使用时需要有一个被人们熟悉和逐步接受的过程,犹如男用避孕套开始使用时那样。综合非洲、南美、法、英、美等不同国家、不同文化背景的可接受性研究显示,50%~70% 的男、女受试者认为,女用避孕套是可以接受的。在非洲和亚洲一些国家的性从业者及其客户的可接受性还要好一些。例如,新加坡性从业者中,52% 喜欢阴道套;76% 认为可以接受,尤其作为预防 STD 使用;76% 愿意继续使用;90% 要将女用避孕套介绍给其他人。上海曾进行的一项可接受性试验,观察 24 对 234 次性生活,结果与之类似,且 80% 使用者在 10 分钟内掌握使用方法;90% 认为不需要医师、护士的特别指导。试验还发现,使用者后 5 次使用的满意程度明显高于前 5 次。

(6) 特点与优势:与男用避孕套相比,女用避孕套具有如下特点。

1) 过敏少、几乎无刺激反应:一项聚氨酯阴道套研究,128 例皮肤过敏者使用女用避孕套与 Durex 男用避孕套使用进行比较,使用男用避孕套者有 9 例过敏,使用女用避孕套者无一例发现刺激现象或过敏反应。另一项对 30 例女性使用女用避孕套或阴道隔膜的研究显示,使用女用避孕套者泌尿生殖

道下段无刺激、无损伤,也未发现阴道菌群变化。

2) 强度高、破损率低:聚氨酯的强度比乳胶强 40%,女用避孕套在使用中的破损率也低于男用避孕套。女用避孕套撕裂或移动中暴露于精液的危险为 2.7%,男用避孕套则为 8.1%。

3) 其他:能在房事前预先放置,不影响性交前的调情,也不影响性交全过程;由于女用避孕套呈宽松式,套子能紧贴阴道壁,传热性好,不紧缩阴茎,不限制阴茎活动,因此不会影响性交中的快感;可允许阴茎在完全勃起前插入,这对中、老年夫妇和轻度勃起障碍(举而不坚)者尤为适用;由女性自己控制,虽然女用避孕套也需要男性的配合,但不需要男性使用阴茎套那样主动。

9.3　阴道隔膜

阴道隔膜(diaphragm),旧称子宫帽或避孕帽,是一弹簧圈上覆一层乳胶制成的避孕工具,形如帽状(图 3-9-6)。

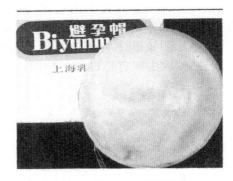

图 3-9-6　阴道隔膜

18 世纪中期,西方性学家曾用半个柠檬挤压后遮盖宫颈。柠檬皮覆盖了子宫颈口,加上内瓤残留的柠檬酸的作用,竟产生了神奇的避孕效果。19 世纪中后期,德国首先模仿半个柠檬的形态,用硫化橡胶制成周围有一弹簧圈,状如圆顶帽的避孕器具,名曰"阴道隔膜"。以后,在形态上又有所改进。20 世纪 50 年代,阴道隔膜使用逐渐增多。国内

20 世纪 60 年代初开始生产,并宣传推广,曾一度成为主要的避孕方法之一。目前,总体上选用者不多。

阴道隔膜依其弹簧圈外缘直径毫米数分为 7 种规格(50、55、60、65、70、75 及 80 号),我国常用的是 65、70 和 75 号 3 种。每个选用者使用前需由医务人员为之选配。

(1)选配方法(图 3-9-7):①排空膀胱,取膀胱截石位,做妇科检查;②检查者用手指测量后穹隆至耻骨联合后缘间距离;③根据测量长短,选配直径相当的阴道隔膜,进行试放和调整。

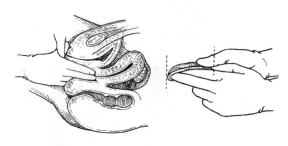

图 3-9-7　阴道隔膜的选配

如果选配合适,使用者取站立位、坐位、蹲位和卧位等各种不同姿势以及行走等,均不会有异常或不适的感觉。

(2)使用方法:①使用前将避孕药膏涂在隔膜两面及弹簧环周围;②放置体位如女用避孕套,取蹲、坐、卧或一足踩凳的站位,两腿分开(参见图 3-9-2);③一手分开阴唇,另一手大拇指、示指和中指将隔膜弹簧环捏成椭圆形,沿阴道后壁放入,并使隔膜恰好嵌在阴道穹隆与耻骨后凹之间(图 3-9-8);④探查隔膜是否放置合适,以及宫颈是否完全被隔膜覆盖(图 3-9-8);⑤性交后 8～12 小时,手指进入阴道,在耻骨弓下勾住隔膜前缘,向下方轻轻提拉取出(图 3-9-9);⑥用清水或肥皂水洗净、擦干;检查有无破损,撒上滑石粉,置阴凉处保存、待用。

通常,一只阴道隔膜可使用 1～2 年。

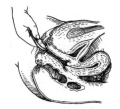

(1)将阴道隔膜捏成椭圆形,放入阴道

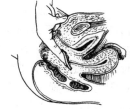

(2)沿阴道后壁放入

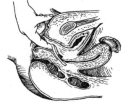

(3)使阴道隔膜嵌在阴道后穹隆与耻骨后凹之间

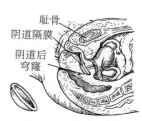

(4)隔膜大小合适,放置正确

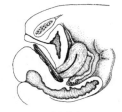

(5)隔膜太大

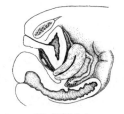

(6)隔膜太小

图 3-9-8　阴道隔膜的放置及放置后的各种情况

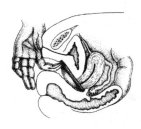

图 3-9-9　阴道隔膜的正确取出手法

(3)使用者注意事项:除了有阴道过紧、阴道中隔、阴道前壁过度松弛、子宫过度倾屈或脱垂等解剖学异常,或阴道、盆腔急性炎症尚未控制、宫颈重度糜烂、泌尿道感染反复发作、习惯性便秘等情况,或对乳胶、杀精剂过敏,使用对象或其配偶不能掌握放置技术者外,其他妇女均能使用。注意事项如下:①初次使用者在正式使用前最好有 1 周左右时间进行反复练习,直至放、取和查核放置位置有把握为止。通常,只要尺码选择合适,放置正确,阴道隔膜不会因正常活动如排尿、大便等发生位置变化。②性交后过早取出(<8小时)有可能受孕;过晚取出(>24小时)可能对阴道壁有刺激。③保持大便通畅,以免影响安放位置。④分娩后要重新配置。

(4)避孕效果:阴道隔膜如能正确而又持续使用,是一种非常安全而又有效的屏障避孕工具。资料显示,上海在20世纪60年代开始使用阴道隔膜的妇女,整个育龄期使用,均未发生过意外妊娠。有关阴道隔膜避孕效果的报道差异颇大,失败率最低为2.0/100妇女年,最高达19.2/100妇女年。一项几种屏障法比较的前瞻性研究显示,阴道隔膜的年妊娠率为6%。美国纽约Sanger诊所进行的一项研究,2 175例随访2年,总有效率为98%。这项研究发现,发生意外妊娠多半是未持续使用所致。

(5)不良反应:阴道隔膜的不良反应主要是身体本身不适应或使用不当所致。①过敏:对乳胶或杀精剂过敏;②阴道分泌物增多:主要是隔膜放置在阴道内过久所致;③阴道炎症:主要是隔膜使用后未经清洗、揩干或保存不当引起;④尿路感染、膀胱炎:可能是隔膜弹簧圈的压迫所致。

9.4 子宫颈帽

子宫颈帽(cervical cap,简称宫颈帽)是一种用硅橡胶制成的类似于小型阴道隔膜的避孕工具,其圆顶较高,周边较厚,能套在宫颈上,产生负压,将宫颈紧箍。

从Wilde 1838年首先报道用软橡胶制造的宫颈帽以来,已有170多年的历史。宫颈帽按其顶部结构不同,可分为闭式和阀式两类。①闭式宫颈帽:顶部呈封闭状,使用时宫颈分泌物等不能流出,精子、精液等也不能上行进入女性子宫,每次放置时间为1~3天;②阀式宫颈帽:顶部有一单向阀门,可让宫颈分泌物和经血排出,以减少感染机会,但

精子等不能进入。理论上阀式宫颈帽更有应用前景,留置的时间也可显著延长,但目前世界上仍以使用闭式宫颈帽为主。其中,应用最为普遍的是英国生产的Prentif型。国产宫颈帽S-117型是根据Prentif型改进的,按其内径不同可分为4种尺码,即21、23、25和27 mm。本节下述的宫颈帽是指闭式宫颈帽(图3-9-10)。

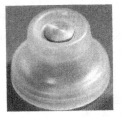

(1) 阀式宫颈帽

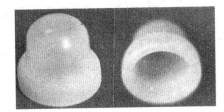

(2) 国产S-117型闭式宫颈帽

图3-9-10　阀式宫颈帽和国产S-117宫颈帽

(1)选配与使用方法:①在医务人员的帮助下,根据子宫颈情况,选配合适的型号;可用不同尺码的子宫颈帽进行试放,选择帽边能紧贴宫颈周围,并能产生一定负压的型号。②放置姿势如阴道隔膜。③一手分开阴唇;另一手将子宫颈帽边捏拢,开口向着子宫颈[图3-9-11(1)]。④沿阴道后壁向内推入,覆盖于子宫颈上[图3-9-11(2)]。⑤在子宫颈帽顶轻轻挤压,将帽内空气挤出,产生负压。⑥手指沿帽周完整检查一周,以确定子宫颈被完全覆盖。⑦性交后8~12小时,手指进入阴道,置帽沿下将吸力放掉,取出。⑧洗净、擦干、备用。

(2)使用者注意事项:除了有阴道中隔、宫颈过短或过长,宫颈严重撕裂等解剖学异常或损伤,或在急性阴道炎、宫颈炎、盆腔感染治愈前和施行宫颈活检、冷冻治疗等6周

内，以及对硅橡胶、杀精剂过敏，使用对象（或其配偶）不能掌握放置技术外，其余育龄夫妇均能选用子宫颈帽避孕。注意事项如下：①初次使用者在正式使用前应反复练习，直至操作熟练而有把握为止；②性交前30分钟放置，尽管临床试验的结果认为国产S-117型可留置1～3天，但整个放置时间并不提倡＞24小时；③放置前可在帽中放入杀精剂，但不宜超过帽腔的1/2，以免影响放置时负压形成；④分娩后（或者流产后）要重新选配。

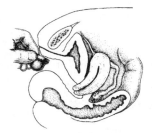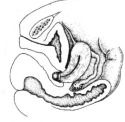

（1）将子宫颈帽边捏拢，
　　 置入阴道

（2）将子宫颈帽覆盖于
　　 子宫颈上

图3-9-11　子宫颈帽的放置

（3）避孕效果：国外研究的报道，宫颈帽避孕失败率为8～16/100妇女年，其中意外妊娠大多是未坚持使用或放置失误所致。1982年Koch报道，加用杀精剂，妊娠率为8.4/100妇女年；国内（1988年）用S-117型宫

颈帽，不加杀精剂，观察302例共计1 985个妇女月，粗累积妊娠率为9.37/100妇女年，基本上与Koch报道相似。

（4）国产S-117型宫颈帽避孕的特点：①与女用避孕套、阴道隔膜相比，留置时间较长，可避免性交前后的临时放、取，对整个性生活过程无干扰的作用；②有轻度子宫脱垂、阴道壁松弛或轻度膨出等解剖学异常，不宜使用阴道隔膜的妇女仍可使用子宫颈帽；③根据我国妇女宫颈形状特点和大小设计，放置在子宫颈上，顶部薄、软，不直接接触宫颈组织，性交时不产生无异物感；④帽的内腔有一定容量，可容纳分泌物；帽沿内圈光整，使用者宫颈上无压痕，留置1～3天也不产生异味；⑤不易变形，可反复煮沸消毒，一只可使用2年以上；⑥长期使用对子宫颈有一定保护作用，如可使慢性宫颈炎好转、宫颈癌发病率降低。

（5）不良反应：留置过久，会产生恶臭分泌物，也可能引起生殖道感染。

9.5　女用避孕囊

女用避孕囊（商品名"百合避孕囊"，简称避孕囊）是我国自己设计、制造的女用屏障器具（图3-9-12），由乳胶制作，20世纪90年代末面市。

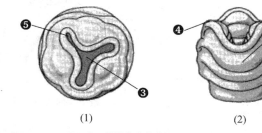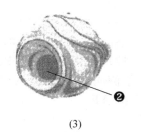

（1）　　　　　　　　（2）　　　　　　　　（3）

注：①囊体及其表现凹凸波纹；②囊底；③囊管；④囊尖；⑤囊管沟

图3-9-12　避孕囊的外形与各部名称

避孕囊是一中空的囊状物，柔软而富有弹性。避孕囊的外形部分称为囊体，表面有3条凹凸的波纹状结构；底部有一凹陷，称为囊底；顶部有3片叶状突起，称为囊尖；囊尖

向囊内反折，形成囊管，未过性生活时，囊管自行闭合，并折叠成3条相连的囊管沟；囊体内侧的空腔称为囊腔（参见图3-9-12）。避孕囊有4种规格，即φ66、φ62、φ58和

φ54，其中 φ58 适用于绝大多数我国和亚洲妇女。放置后的避孕囊（图 3-9-13），囊底覆盖于子宫颈；囊体贴于阴道壁上段；囊尖与囊管在性生活时接纳进入的阴茎；囊腔可封存性高潮时排出的精液。避孕囊能有效地阻止精液上行进入女性的宫腔而达到避孕目的。

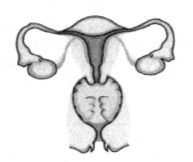

图 3-9-13　放置后避孕囊位于阴道上段，覆盖宫颈

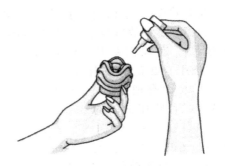

图 3-9-14　避孕囊涂润滑剂

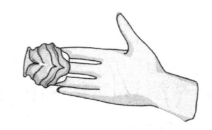

图 3-9-15　避孕囊的放置步骤 1

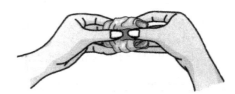

图 3-9-16　避孕囊的放置步骤 2

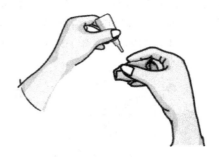

图 3-9-17　避孕囊的放置步骤 3

（1）使用方法：①放置姿势同阴道隔膜。②手持避孕囊，取 2～3 滴润滑剂（医用硅油或避孕胶冻），以中指匀涂囊管（图 3-9-14）。③中指第一关节伸入囊管，中指尖达囊腔中央（不要触及囊底），使两囊尖分展于中指背两侧。合拢示指、无名指，托住两叶囊尖，并与中指共同挟持囊体，另一叶囊尖自然位于中指掌面（图 3-9-15）。④两拇指一起压扁囊体；在示指与无名指辅助下将中指背侧两叶囊尖及囊体部先后向中指腹侧处折成三叠（图 3-9-16）。⑤拇指将折叠的避孕囊压紧，勿令松散，再在囊底处涂 2 滴润滑剂（图 3-9-17）。⑥另一手示、中指分开阴唇，持囊手的掌侧向上，将折叠的避孕囊推入阴道深处，中指退出。⑦放置后的避孕囊会依本身的弹性展开，适合不同生理状况下（如性高潮状态等）阴道上端的空间。⑧性交后 6小时，取放置位，向下屏气（可使避孕囊逼近阴道口），然后探入中指，勾住囊管周缘，向外轻轻提拉、取出。也可用示指和中指，夹住囊尖轻轻取出。

避孕囊的置入与取出也可由配偶操作，方法同上。取出后，翻转囊体，弃去精液，用肥皂和清水洗净，拭干，取 1～2 滴润滑剂匀涂保护，置盒备用。

（2）使用者注意事项：除有阴道畸形（如纵隔、横隔等），阴道、宫颈或盆腔急性炎症尚未控制，某些性功能障碍治愈前（如阴道痉挛），对乳胶或杀精剂过敏，或者使用对象不能掌握放置和取出技术外，均可选用避孕囊避孕。注意事项如下：①每次放置时间不宜＞24 小时；可在性交前数分钟至 18 小时放置，性交后 6 小时取出。②放置时，伸入囊管的中指尖位于囊腔中央，不要触及囊底，以保持避孕囊底柔软，便于沿阴道的弯曲顺利进入，减少可能的擦伤。③取出时可感到阴道深部有负压吸力，可能滑脱、回缩，这是避孕囊与阴道壁紧密相贴所致，是使用中的正常现象，可稍事休息再取。④避孕囊的功效主要取决于囊体的弹性。功效完好的避孕囊，用手指按其任何一处，松开后均立即可恢复原状。如发现弹性明显减弱，需立即更换一新囊。通常，一只避孕囊可连续使用 6 个月；如两个避孕囊交替使用，可 1 年后再更换新囊。⑤避孕囊使用后有时局部呈不透明白色，对功效无影响，晾干即可恢复原状。⑥使用期间，通常无须灭菌消毒。如长期搁置不用，使用前可煮沸 3～5 分钟，或在干燥状况下，微波炉高温 1～2 分钟。

（3）有效率和安全性：避孕囊在试制过程中，曾对 598 对志愿者夫妇，进行连续使用＞6 个月的临床避孕效果观察，共 7 917 个周期。完美使用（排除不坚持使用和使用不当）的妊娠率为 0.84％；同期观察使用男用避孕套的 331 对夫妇中，完美使用的妊娠率为 1.81％；两者差异无统计学意义（P＞0.05）。

上述 598 对志愿者中，211 名妇女进行了 266 次房事后试验，宫颈管内仅发现极少量活力低下的精子 13 次（0～Ⅰ级，0～2/

HP），阳性率为 4.89％。临床试验的志愿者使用后经门诊随访，按试验设定的项目检查，均无异常发现。避孕囊在使用中覆盖宫颈，理论上有部分预防 STD 和 HIV 的功能。

（4）避孕囊的特点：①独特的设计，囊底覆盖宫颈，囊尖、囊管容纳阴茎，囊腔封存精液，囊体上波纹状结构对少量外溢精液有机械阻挡作用等，能有效阻断精液进入子宫颈管。②囊体有弹性，性高潮女性阴道上段扩张时，可起充填作用；囊尖、囊管容纳阴茎；因此，避孕囊具有促进夫妻间性快感效能。③Ⅰ、Ⅱ度子宫脱垂和阴道前、后壁轻度膨胀患者也能应用，并具有子宫托样的治疗作用。

（5）不足之处和可能的不良反应：①外形较大，初次接触不太习惯，以及用后要清洗、保藏，不甚便利；②感染：少见，大多因避孕囊未妥善清洗、保藏所致；③损伤：少见，大多因放置不熟练所致；④过敏：乳胶和（或）杀精剂过敏。

9.6　女用帽

女用帽（femcap）是一种新型的屏障避孕器具（图 3-9-18），由医用硅橡胶制作，形如海员帽子，因此而得名。

女用帽包括帽缘、帽顶、帽边、帽沟（帽顶与帽缘之间）、帽窝（帽顶的另一面）和帽襻 6 个部分（图 3-9-18）。

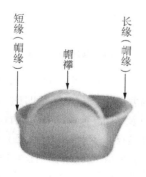
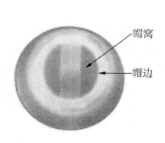
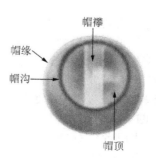

图 3-9-18　女用帽各部名称

放置后的女用帽（图 3-9-19），帽窝完全覆盖于子宫颈；帽缘贴于阴道壁（长缘部分在后穹窿）；帽沟犹如封闭的漏斗，可放置杀精剂；也能聚集射出的精液，帽襻供取出时用。

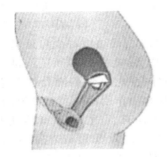

图 3-9-19　放置后的女用帽

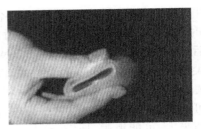

（1）将女用帽捏扁

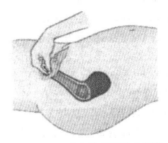

（2）女用帽长缘向前，平平放入阴道

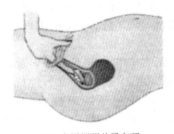

（3）女用帽覆盖子宫颈

图 3-9-20　女用帽放置步骤

女用帽根据帽边的直径有 3 种规格：小号（22 mm），供从未妊娠过的妇女使用；中号（26 mm）供曾妊娠但未经阴道分娩的妇女使用；大号（30 mm），供曾经阴道分娩的妇女使用。

（1）使用方法：①放置前排空膀胱，洗手，并尽可能清洗外阴和肛门口。②手指进入阴道找到子宫颈，因妇女月经周期的不同时期子宫颈位置会有所变化，这一步骤可估计女用帽放置的深浅。③手指握住女用帽长缘与短缘的中间部分，分别在帽窝和帽沟内放置杀精剂，并均匀涂抹；注意不要涂抹手指握住之处，以免滑脱。④放置姿势如阴道隔膜。⑤将女用帽捏扁，帽窝朝上，短缘在拇指与示指之间［图 3-9-20（1）］。⑥另一手分开阴唇，将女用帽长缘向前，平平放入阴道［图 3-9-20（2）］，并尽可能将其往后下方推。⑦将女用帽覆盖在子宫颈上［图 3-9-20（3）］。⑧手指沿帽缘完整检查一周，再轻轻按一下帽顶，以确保已完全覆盖在子宫颈上，即可过性生活。⑨取出时，手指轻压帽顶，勾住帽襻，慢慢下拉，使之离开宫颈后取出阴道（图 3-9-21）。

（2）使用者注意事项：除了对硅橡胶或杀精剂过敏、曾有或可疑中毒性休克综合征（TSS）、患有阴道炎尚在治疗中或宫颈与阴

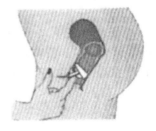

图 3-9-21　女用帽的取出

道粘连、患有子宫颈癌、处于产后 10 周内或流产后 6 周内宫颈尚未完全复旧时，或不能理解使用说明及不能正确使用等情况外，均可使用女用帽避孕。注意事项如下：①月经期不宜使用，每次放置时间不宜＞48 小时。②可在性交前数分钟至 42 小时放置；放置时，应将女用帽推至阴道深处，并覆盖宫颈，

避免仅将女用帽推至阴道口与宫颈之间。③放置后在42小时内可多次性交;放置期间,首次性交后,每次性交前须用手指重新核对女用帽是否在适当的位置,并加用半茶匙杀精剂,但不必将女用帽取出。④应至少在最后一次性交的6小时后取出,否则容易妊娠。⑤放置和取出时,要避免指甲对阴道的刮、划。⑥使用后用温水洗净,干净的软布擦干,并检查有无裂缝、裂孔和其他损坏,置一硬盒保存。⑦使用中如出现下列情况应就诊:ⅰ放置与取出,以及性交时或性交后感到疼痛、不适;ⅱ非月经期,取出时女用帽上带有血性分泌物;ⅲ阴道分泌物异常或有恶臭等异味。⑧使用者每年需进行妇科检查(包括宫颈细胞刮片检查)。通常,每年应更换一只新的女用帽。⑨生育、流产或其他妊娠终止后,需重新使用女用帽时须进行妇科检查,并重新配置。

(3)有效率和可接受性:初步临床试验,女用帽6个月使用的有效率(包括不正确使用和不适当使用)为86.5%,在屏障避孕法临床试验的允许范围内,但低于阴道隔膜。初步临床试验中,女用帽使用条件与阴道隔膜不完全相同,如女用帽放置时间为48小时,放置后重复性交前加杀精剂半茶匙,而阴道隔膜放置时间为24小时,放置后重复性交前加杀精剂一茶匙。女用帽确切的有效率有待积累更多的临床资料。

女用帽覆盖宫颈,能预防STD和HIV侵犯宫颈,因宫颈比阴道更易受STD和HIV感染。

一项女用帽的临床试验显示,以往曾使用过阴道隔膜的受试者中,3/4更喜欢女用帽。

(4)女用帽的特点:①女用帽以医用级硅橡胶制作,与乳胶相比,很少过敏,且不易受光、热、油性润滑剂、臭氧和清洗过程的影响而老化;②形状更适合于阴道穹窿放置、覆盖宫颈,放置后不易移位,对尿道的压迫也比阴道隔膜小;③独特的设计,帽沟能容纳加放的杀精剂,使之不易流入阴道和尿道口,

可减少刺激;④放置后,留置时间为48小时,比阴道隔膜(24小时)长;⑤仅3种规格,易于配置。

(5)可能的不良反应:①感染和损伤:阴道感染,尿路感染(少见),阴道和宫颈擦伤;②过敏:杀精剂和(或)硅橡胶过敏;③中毒性休克综合征:罕见,至今尚未发现在女用帽使用者中发生,但仍需警惕。

9.7 Lea 盾

Lea盾(Lea's shield)是由柔软的硅橡胶制成的宫颈屏障物,椭圆形,比阴道隔膜稍微小一些;形如宫颈帽,可覆盖在宫颈上,但又不完全箍着宫颈,也不压迫尿道;只有一种尺码规格,不需因人配置(图3-9-22)。

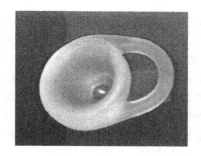

图3-9-22 Lea盾

此避孕器具有3个特点:①有一单向阀门,可让宫颈分泌物和经血排出,精子却不能上行,放置时宫颈与盾之间也不会留空气间隔;②边上有一环状襻,易于放置和取出;③后唇较宽,置于后穹隆,位置不易移动。Lea盾使用时要加少量润滑剂,也可以用少量杀精剂,既有润滑作用,又可增加避孕效果,但杀精剂用量只需使用阴道隔膜的一半。

Lea盾在阴道内可放置48小时,临床试验显示:①无论使用杀精剂与否,Lea盾均能有效阻止活动精子进入宫颈;②6个月校正累积妊娠率加用杀精剂者为5.6,未加用杀精剂者为9.3(P>0.05);③使用者无严重不良反应,75%使用者在试验结束时填写了询问表,

其中 87% 愿意将此方法介绍给朋友使用。Lea 盾于 2002 年经美国 FDA 批准,作为阴道屏障避孕器具在美国上市,但需凭处方购买。

9.8 传统外用杀精剂

外用杀精剂(spermicide),是房事前置入女性阴道,具有对精子灭活作用的一类化学避孕制剂。市场供应的外用杀精剂种类繁多,但一般均由两部分组成,即活性成分和惰性基质。

外用杀精剂是人类古老而又传统的一类避孕方法。约 3 000 年前,在印度和埃及,人们分别用大象粪和鳄鱼粪在性交前置入女性阴道,用于避孕。之所以选用这两种动物的粪便,很可能是因为古人想象大象和鳄鱼有着神奇的力量。事实上,粪便本身是一种天然的阻塞物;同时,粪便呈酸性,有一定的杀精作用。公元 2 世纪,罗马的一篇论文"妇科学"中描述了一种用蜂蜜、雪松胶和油等精心制作的阴道塞(栓)。无疑,现代外用避孕杀精剂的发展,得益于古人的智慧和实践。

外用杀精剂的活性成分是直接灭活精子的化学成分,主要有:①弱酸类,如硼酸、酒石酸、枸橼酸等,杀精作用较弱,现已少用;②有机金属化合物类,如醋酸苯汞、硝酸苯汞等,杀精作用强,但毒性大,现已基本不用;③表面活性剂,如壬苯醇醚、辛苯醇醚、蓖苯醇醚等,有强烈的杀精作用,且不影响阴道正常菌群,目前国内外生产的外用杀精剂大部分以此类化合物为活性成分;④其他,如杀菌剂(氯胺、苯扎氯铵、苯并异噻唑类等)、酶抑制剂等,其中有些可望发展成新型外用避孕剂。

外用杀精剂的惰性基质主要是起支持杀精剂的作用,使之成型,也起稀释、分散药物等效应。同时,惰性基质也有消耗精子能量或阻止精子进入子宫的物理屏障作用和润滑作用。目前,市售的杀精剂主要有栓剂、膜剂和胶冻剂。此外,还有片剂(泡腾片)和泡沫剂等。

(1)使用方法:性交前将外用杀精剂置入阴道深处,片剂和栓剂直接置入;膜剂需对折两次或揉成一松团置入,也可包贴在阴茎头上,推入阴道深处后再退出;胶冻剂和泡沫剂需注入阴道。胶冻剂还可与阴道隔膜等物理性屏障器具联合使用。

以往生产的避孕胶冻(或膏),管装量较大,可用数次。每管均配有注入器。使用前将避孕胶冻(或膏)管盖旋去,将注入器旋接在管口的螺丝口上,将避孕胶冻(或膏)挤入注入器内,达一定刻度,取下注入器;然后妇女取仰卧位,将注入器缓缓送入阴道深处。稍稍往外拉出一些,再将胶冻(或膏)注入阴道内(图 3-9-23),取出注入器便可性交。现在生产的避孕胶冻(或膏)大多是一次用量,每管配有注入器,使用方法较简单,只需将注入器旋接在管口上,再将注入器缓缓送入阴道深处,直接挤压药管,挤出全部胶冻(或膏),取出后即可性交。

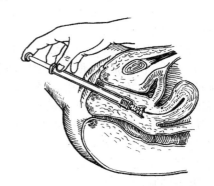

图 3-9-23 将避孕胶冻注入阴道深处

(2)使用者注意事项:除了对杀精剂过敏者、可疑生殖道恶性肿瘤者,或者不规则阴道出血者外,育龄夫妇均可选用杀精剂避孕,尤适合于慢性肝肾疾病患者、哺乳期妇女,以及不适合放置 IUD 和不能使用类固醇避孕制剂者。注意事项:①每次性交均要使用。②片剂、栓剂和膜剂置入阴道后需保留 5~10 分钟,溶解后才能起效。起效后即要性交,如置入后 30 分钟尚未性交,性交前必须再次放置。③避孕药膜每次只能使用一张,如使用两张以上,则难溶解,会影响避孕效果。另外还要注意,不要将避孕药膜之间的间隔纸当作药膜使用。④胶冻剂、泡沫剂注入后即有避孕作用,但应避免注入后起床,以防药物流失;注入后也宜立即性交以免稀释。⑤外用避孕片为泡腾片,放置后会发泡,有发热感,为正常现象。⑥近绝经期妇女,阴道分泌物减少,杀精剂不易溶解。因此,不宜将主要依靠体液溶解的片剂和膜剂作为首选;宜选用主要依靠体温溶解的栓剂;胶冻剂类不必通过溶解过程便能发挥杀精作用,还有润滑生殖道的功效,是中年以上妇女较为理想的外用避孕制剂。

(3)避孕效果:据统计杀精剂本身的失败率仅为 0.3~8/100 妇女年。有报道膜剂的避孕有效率为 94~97/100 妇女年,栓剂避孕有效率可高达 98/100 妇女年,泡沫剂的有效率还要高一些。国内蔡起航等使用壬苯醇醚栓剂,2 年累积失败率为 8.2/100 妇女年;其中,按医嘱 2 年失败率仅为 3.2/100 妇女年。但是,也有使用失误失败率高达 20~30/100 妇女年的报道。

(4)其他有益作用:目前广泛使用的表面活性杀精剂是一种去净剂,主要是通过破坏精子的生物膜系统发挥避孕作用,如质膜脱失、顶体膜受损或顶体脱失、线粒体肿胀或空泡变性等。大多数微生物,特别是病毒的表面均有一层脂质包膜,杀精剂同样能破坏其包膜使之失去感染性。因此,杀精剂有一定的抗 STD 作用,如能灭活淋球菌、滴虫、疱疹病毒、衣原体等。国外报道,妇女单独使用杀精剂或与阴道隔膜、阴茎套合用,慢性盆腔炎发生率可减少 50%,淋病发生率减少约 75%。

(5)不良反应:①个别使用者对杀精剂过敏,或瘙痒、局部烧灼感或刺痛;②阴道分泌物增多(约占 19%);③有时有异味;④偶有月经周期变化;⑤壬苯醇醚外用杀精剂反复、多次使用,有可能造成生殖道黏膜的损伤;如发生这种情况,外用杀精剂非但失去了免受 STD 和 HIV/AIDS 感染的防护效果,反而会促进生殖道感染的发生。

9.9 生物黏附缓释避孕剂

生物黏附缓释避孕剂(商品名 Advantage 24,安芳欣)是 20 世纪 90 年代发展的一种新型阴道用杀精剂,外观为白色半透明的凝胶,所以简称凝胶杀精剂。这种杀精剂置入阴道后,在水的参与下,能使黏膜细胞表面和聚合物通过界面作用紧密黏附,让聚合物搭载的壬苯醇醚(nonoxynol-9, N-9)缓慢释放。

(1)使用方法、注意事项和避孕效果:放置方法和注意事项同胶冻制剂;避孕效果与其他外用杀精剂相仿。理论上讲凝胶杀精剂因缓慢释放,对 STD 的预防作用及中老年妇女阴道的润滑作用更为完善,但这些效果尚待进一步积累临床资料予以确认。

(2)特点

1)作用时间长:一经放置,便有避孕作用,而且在 24 小时内一次性交有效,但最有效的时间是放置后 15 分钟至 4 小时。在 24 小时内,如重复性交,需再次放置。

2)使用方便:放置后不受体位限制,可上卫生间及淋浴,但不宜盆浴;也无须取出,凝胶制剂可自行崩解,如白色絮状物排出。

3)安全:N-9 含量低(52.5 mg),与栓剂、膜剂和胶冻剂一次用量相仿。经临床观察,对女性生殖道的损伤比作用时间较长的海绵杀精制剂要小;也有人观察,即使一天使用 4 次也是安全的。

国内小范围可接受性试验显示,试用的夫妇均认为凝胶杀精剂是一种较好的避孕方法,并有 60% 以上的夫妇愿意将这种方法介绍给他人使用。

9.10 阴道避孕海绵

阴道避孕海绵(vaginal contraceptive sponge),是由医用海绵(聚氨基甲酸酯)和杀精剂组成的一类外用避孕药具。

1 000~2 000 年前,地中海沿岸的妇女在性交前将海绵放入阴道,以吸附射出的精液。当时,人们除用海绵外,还用其他有吸附能力的物质。有时,她们在置入前还让海绵吸附柠檬汁或醋、汤之类的其他液体。

现代阴道避孕海绵因所含杀精剂成分不同,主要有两个品种(图3-9-24)。一种是传统的,仅含壬苯醇醚(壬苯醇醚海绵,简称NP-9海绵);另一种是新型的,含F-5凝胶(F-5凝胶海绵,简称F-5海绵)。F-5凝胶中有3种含量很低的杀精成分,即壬苯醇醚、胆酸钠和苯扎氯铵。

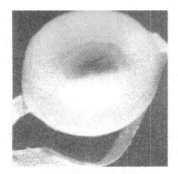
(1)壬苯醇醚避孕海绵

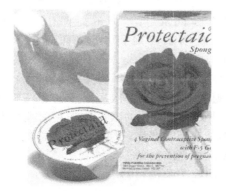
(2)F-5凝胶避孕海绵

图3-9-24 阴道避孕海绵

NP-9海绵为圆盘状,直径为5.5 cm,厚为2.5 cm;一面中央有一直径为1.5 cm的凹陷;另一面微凸,一条丝带附于两侧。F-5海绵上无凹凸,也不附丝带,仅有两道供放置和取出用的模压裂缝。

(1)使用方法

1)NP-9海绵:①取出NP-9海绵,将5 ml左右的冷开水倒入海绵凹陷内浸湿;②放置体位同女用避孕套和阴道隔膜(参见图3-9-2);③手指将海绵捏扁,放入阴道口;④将海绵推入阴道内一示指深,使丝带朝外,凹面对着宫颈(图3-9-25);⑤放置后即可性交,且可多次性交,末次性交后8小时,用示指勾住海绵丝带拉出,丢弃。

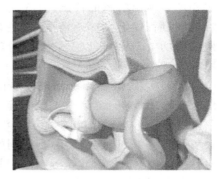
图3-9-25 壬苯醇醚海绵放置后的示意图

2)F-5海绵:①从小盒内取出F-5海绵,用示指插入海绵的一条模压裂缝(图3-9-26);②放置体位同女用避孕套和阴道隔膜(参见图3-9-2);③将海绵放入阴道口;④用示指将海绵推入阴道深入,达子宫颈处;⑤放置后15分钟起效,在性交6小时后才能取出,最长放置时间不宜>12小时;⑥取出时的体位和放置时相同;⑦示指或中指进入阴道,勾住海绵模压裂缝,轻轻拉出;或者示指和中指同时进入阴道,用两指尖夹住海绵,稍稍挤压,再轻轻拉出。

(2)使用者注意事项:排除对聚氨基甲酸酯或壬苯醇醚过敏、阴道过紧不易放置(如新婚的最初2~3个月)、女性生殖道解剖学异常(如子宫脱垂、阴道膨出、直肠膨出、子宫Ⅲ度后屈、阴道纵隔等),以及曾有金黄色葡萄球菌引起的休克综合征病史或有该菌寄生于阴道病史后,均可选用阴道海绵避孕。注意事项如下:①月经期不宜使用。②放置后不宜用水冲洗外阴。③放置和取出时,如取两腿分开的卧位,可将两腿抬起,贴近胸前,则更易放、取。④性交后取出时,如遇困难,可取蹲位,并向下屏气,让海绵接近阴道口则

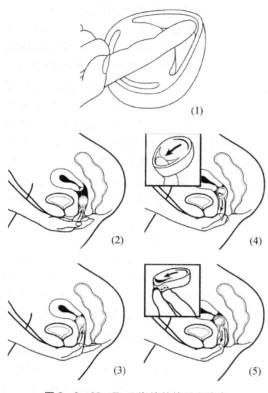

图 3-9-26 F-5 海绵的放置和取出

容易取出。⑤通常放置后的海绵不易脱落，有时放置后排便或增加腹压时，可使海绵位置下降，如有海绵达阴道口的感觉，可用手指将其推回。如果确实发生了海绵脱落，宜立即置入新的海绵。⑥使用过的海绵应丢弃在垃圾箱里，不宜丢弃在排便器中用水冲去。⑦NP-9 海绵放置后即可性交。F-5 海绵放置后不宜立即同房，须待 15 分钟起效后才能性交。⑧F-5 海绵在放置时，如发现一面较干，另一面较湿，宜将湿的一面先向阴道内放置。⑨两种海绵起效后均可多次性交。NP-9 海绵取出时必须在末次性交后 8 小时，使用 NP-9 海绵的性交时段为放置后即刻至 16 小时，因其最长放置时间为 24 小时。F-5 海绵取出时必须在末次性交后 6 小时，使用 F-5 海绵的性交时段为放置后的 15 分钟至 6 小时，因其最长放置时间不宜>12 小时。

（3）避孕效果：阴道海绵的避孕效果各国报道并不一致。综合分析，12 个月累积妊娠率约为 10/100 妇女年。国内金毓翠等 1993 年报道，352 例使用国产阴道避孕海绵，12 个月粗累积失败率为 5.7/100 妇女年，按医嘱正确使用者失败率为 2.3/100 妇女年。国内使用有效率高，可能是由专人发放、指导与随访的缘故。

（4）特点：避孕海绵实际上是阴道隔膜和外用避孕栓（或膜）剂的进展。避孕海绵具有三维结构，放置要求比阴道隔膜低。海绵是弱酸性，能吸附精液，本身就有机械屏障作用和杀精作用；另外加上壬苯醇醚含量高，避孕效果更为可靠。临床和实验均证明，对淋球菌、衣原体、梅毒螺旋体及 HIV 等均有抑制作用。

对性和谐的促进主要体现在：①女性可事先放入，性交中男性并不知道自己的性伴已采用了避孕措施，既避孕又防病；②即使在性交时放入，放入后可立即性交，不必像壬苯醇醚栓、膜剂等需等待 5～10 分钟；③一次放入，可多次性交，24 小时内有效。不像避孕栓、膜等每次性交均需放置一枚（或一张），且放置 30 分钟后避孕效果下降；④用后丢弃，不必像阴道隔膜那样需要清洗、保管。

（5）不良反应和并发症：①变态反应：多数是对杀精剂过敏所致，可出现皮疹等；②取出困难：曾有取出时将海绵拉碎，也有请医务人员帮助取出的现象；③阴道干燥：由于海绵过多吸收分泌物所致；④感染：放置过久引起；迄今尚无发生中毒性休克或其他严重并发症的报道。

9.11 新型外用杀精药物

目前，表面活性剂壬苯醇醚（nonoxynol 9，N-9）已广泛应用于计划生育领域，其杀精作用效果显著，具有作用浓度低、作用迅速等优点。然而，N-9 在体内的作用并不如在体外实验中所显示的有效，市场上的该类产品中 N-9 的浓度(3.5%)远远大于其最低杀精浓度,而且有相当一部分人对 N-9 有过敏反应,这就要求研发其他更好的替代品。苯扎氯铵(benzalkonium chloride,BZK)和氯己定(chlorhexidine,CH)是有发展潜力的两种外用避孕药物。

(1)苯扎氯铵:为氯化二甲基苄基烃铵的混合物,白色蜡状固体或黄色胶状体,臭芳香,味极苦,水溶液中呈中性或弱碱性反应。该化学物为表面活性剂,有很强的消毒去垢作用。实验证明苯扎氯铵具有较强的杀精作用,其杀精作用的 ED_{50} 为 0.135 g/L,95% CI:0.123~0.147 g/L。关于苯扎氯铵避孕机制,目前认为苯扎氯铵一方面通过扰乱糖类代谢酶的活动,抑制鞭毛运动或使精子膜破裂而灭活精子;另一方面,苯扎氯铵能使排卵期的宫颈黏液凝固,形成筛孔<5 μm 的糊状结构,精子不能穿透。但是,苯扎氯铵杀灭病原菌的同时,也可能会破坏阴道内正常菌群的生长和繁殖。

1)苯扎氯铵避孕凝胶剂与 N-9 避孕胶冻剂的临床比较性研究:笔者曾进行过一项国产新型苯扎氯铵避孕凝胶剂与 N-9 避孕胶冻剂的临床比较性研究。240 例育龄妇女志愿者随机分为两组,其中 120 例使用苯扎氯铵避孕凝胶剂(苯扎氯铵组),120 例使用 N-9 避孕胶冻剂(NP-9 组)。随访 6 个月,以寿命表统计、Log rank 检验比较两组的妊娠率、因症停用率和非医学原因停用率。结果:两组接纳时和末次随访时,宫颈刮片细胞学检查均无异常。6 个月的随访率,苯扎氯铵组和 NP-9 组分别为 100.0% 和 99.2%;粗累积妊娠率分别为 1.72/100 妇女年和 0.91/100 妇女年;因症停用率为 0/100 妇女年和 2.68/100 妇女年;非医学原因停用率为 3.39/100 妇女年和 6.05/100 妇女年。两组比较,所有差异均无显著性(P>0.05)。研究认为,苯扎氯铵避孕凝胶剂的避孕作用与壬苯醇醚避孕胶冻剂同样是有效和安全的。

2)苯扎氯铵避孕凝胶剂对妇女生殖道感染的预防作用:国内苯扎氯铵避孕凝胶剂

对妇女生殖道感染预防作用的观察,是采用流行病学实验研究中现场试验的方法,1 325 名研究对象为发廊、酒店等服务行业的从业人员,参加者均有稳定的计划生育措施,试验前经检查未患有生殖道感染,从中抽出 325 名的妇女,按随机、双盲、对照的原则分组:用药组 153 名,每次性生活时使用含苯扎氯铵的凝胶制剂;对照组 172 名,每次性生活时使用不含任何药物的空白凝胶制剂。试验期为 3 个月,试验结束时所有参加者接受常规妇科检查,并采集阴道分泌物标本送实验室检验。以淋球菌、衣原体、阴道毛滴虫、线索细胞和念珠菌 5 个检验项目中有一个结果为阳性作为生殖道感染的诊断标准。结果显示:试验中无一人反映使用凝胶剂后有不适感。用药组 153 名,生殖道感染率为 3.92%,均为衣原体感染;对照组 172 名,生殖道感染率为 18.03%,其中淋球菌、衣原体、阴道毛滴虫、线索细胞和念珠菌的感染率分别为 2.91%、2.33%、2.91%、8.72%、1.16%。用药组与对照组妇女生殖道感染之间的差异有统计学意义(P<0.05)。此外,用药组用药前白带异常率为 49.0%,用药后白带异常率为 30.0%,其差异有统计学意义(P<0.05)。研究认为,苯扎氯铵凝胶剂可接受性较好,对生殖道感染有一定的预防作用,保护率为 (76.8±19.8)%,效果指数为 4.31。

(2)氯己定:常见为醋酸氯己定,白色结晶状粉末,无臭、味苦,在乙醇中溶解,在水中微溶。该化学物为消毒防腐剂,不属于表面活性剂类物质。实验表明,氯己定杀精 ED_{50} 为 1.032 g/L,95%CI:0.858~1.205 g/L,高于 N-9 (0.25 g/L)。另外,氯己定还能抑制沙眼衣原体和 HIV 的生长,经估算 1 g/L 氯己定对 HIV 有 80%~100% 的灭活作用。但是,反复使用氯己定也可能引起阴道刺激及过敏反应。目前尚无含有氯己定的阴道用避孕药上市。

(3)其他:国际上,处于研究阶段的杀精活性物质还有表面活性剂类 C31G、蛋白抑制剂类 AerB,以及能诱发精子和感染性病原体处于"稳态"的具有醌类和马来酰亚胺类结构的化合物。

　　化学药物对女性阴道上皮组织或多或少会有些损伤作用,这与临床应用剂量有关。若能将两种以上药物联合应用,降低使用剂量,不仅可以增强其杀精和预防 STD 的作用,还可降低对黏膜的刺激。因此,复方配伍阴道用避孕药制剂或与物理屏障联合,应用的前景将十分广阔。

9.12　屏障避孕研究的发展方向

　　现阶段屏障避孕研究发展方向主要包括4 个方面:①进一步研究和发展新型高效、低毒、特异性强的活性化合物;②将现有的具有杀精作用或抗 HIV/STD 活性的化合物组成复方,从而形成一些有实用价值的新产品;③对现有的活性化合物进行结构修饰,或者从中分离出具有抗生育、抗 HIV/STD 作用的成分,再发展为一些新产品;④优化载药系统和剂型,放置后能维护阴道局部原有的微生态环境,用这样的赋形剂搭载化学活性成分,既能提高机体自身抵御感染的能力,又可最大限度发挥所搭载药物的抗生育和抗病原微生物的效应。

　　美国研发的 SILCS 阴道隔膜和女用避孕套、Tenofovir/acyclovir 阴道环,以及最近我国已获上市许可的酸性缓冲热敏凝胶润滑剂(可进一步研究将杀精活性成分搭载在上面,形成一种新的外用避孕制剂)等,是上述屏障避孕研究发展方向上的一些具体体现。

(徐晋勋)

参考文献

[1] 金毓翠,丁家佩,董吟秋,等.壬苯醇醚栓剂避孕效果分析.生殖与避孕,1992,12(1):41～44

[2] 金毓翠,丁家佩,董吟秋,等.壬苯醇醚阴道海绵效果分析.生殖与避孕,1993,13(6):447～451

[3] 李卫华,唐颖,欧建军,等.苯扎氯铵凝胶剂对生殖道感染的预防作用研究.中国计划生育学杂志,2006,14(1):45～47

[4] 李卫华.双功能外用避孕药物的研发进展.生殖与避孕,2011,31(11):761～764

[5] 刘玉环,赵亚南,王昭梅.阴道杀精剂与抗性病研究进展.中国计划生育学杂志,1995,(6):380～382

[6] 徐晋勋,黄紫蓉,吴愉,等.苯扎氯铵避孕凝胶剂避孕有效性的临床多中心研究.中华妇产科杂志,2006,41(10):706～709

[7] 徐晋勋,石林特,姚家荣,等.安芳欣™生物黏附缓释避孕凝胶剂的可接受性初步研究.中国计划生育学杂志,2000,8(4):157～158

[8] 徐晋勋,吴愉,曹奇健,等.国产女用避孕套的临床有效性试验.中华妇产科杂志,1999,34(1):33～35

[9] 徐晋勋.屏障避孕法的不良反应及其防治.实用妇产科杂志,2008,24(3):139～141

[10] 徐晋勋.外用避孕药具研究进展.中国实用妇科与产科杂志,2001,17(9):525～527

[11] 张蕴晖,丁训诚,徐晋勋.表面活性剂——一类新型的阴道用避孕药.中国计划生育学杂志,2001,9(1):57～59

[12] Feldblum P, Joanis C. Modern barrier methods: Effective contraception and disease prevention. Fam Health Int USA, 1994

[13] Gallo MF, Grimes DA, Lopez LM, et al. Non-latex versus latex male condoms for contraception. Cochrane Database Syst Rev, 2006, 25(1):CD003550

[14] Gebbie A. Barrier methods. In: Glasier A, Gebbie A. eds. Family Planning and Reproductive Healthcare. 4th. London • Edinburgh • New York • Philadelphia • St Louis • Sydney • Toronto: Churchill Livingstone, 2000, 127～159

[15] Gollub EL, Stein ZA. Commentary: The new female condom-Item I on a women's AIDS prevention agenda. AJPH, 1993, 83(4):498

[16] IMPA statement on barrier methods of contraception. IPPF Med Bull, 1994, 28(2):1

[17] Macaluso M, Artz L, Kelaghan J, et al. Prospective study of barrier contraception for the prevention of sexually transmitted diseases. Sex Trans Dis, 1999, March:127～136

[18] Macaluso M, Blackwell R, Jamieson DJ, et al. Efficacy of the male latex condom and of the female polyurethane condom as barriers to semen during intercourse: a randomized clinical trial. Am J Epidemiol, 2007, 166(1):88～96

[19] Masters L, Mostyn P, Welch J. How do attenders of genitourinary medicine clinic feel about the female condom? Br J Fam Plan, 1996, 21:135～138

[20] Mauck C, Callahan M, Weiner DH, et al. A

comparative study of the safety and efficacy of FemCap®, a new vaginal barrier contraceptive, and the Ortho All-Flex® diaphram. Contraception, 1999, 60:71~80

[21] Mauck C, Glover LH, Miller E, et al. Lea's shield®. A study of the safety and efficacy of a new vaginal barrier contraceptive used with and without spermicide. Contraception, 1996,53:329~338

[22] Poindexter Ⅲ AN, Levine H, Sangi-Haghpeykar H, et al. Comparison of spermicides on vulvar, vaginal, and cervical mucosa. Contraception, 1996,53:147~153

[23] Psychoyos A, Creatsas G, Hassan E, et al. Spermicidal and antiviral properties of cholic acid: Contraceptive efficacy of a new vaginal sponge (Protectaid) containing sodium cholate. Hum Reprod, 1993,8:866~869

[24] Rosenberg MJ, Waugh MS, Solomon HM, et al. The male polyurethane condom: A review of current knowledge. Contraception, 1996,53:141~146

[25] Smith C, Farr G, Feldblum PJ, et al. Effectiveness of the non-spermicidal fit-free diaphragm. Contraception, 1995,51:289~291

[26] Trussell J, Strickler J, Dominik R. Comparative contraeptive efficacy of the female condom and other barrier methods. Fam Plan Perspect, 1994,26(2):66~72

[27] Wilkinson D. Nonoxynol-9 for preventing vaginal acquisition of HIV infection by women from men. Cochrane Database Syst Rev, 2002,4:CD003936

10 易受孕期知晓法

10.1 概述

目前,人们所采用的各种节育措施大多是用药、具(或药具结合),或者采用某些医疗手段(如结扎、会阴部压迫尿道等),这些统称为供给避孕法,俗称人工避孕法。所谓易受孕期知晓法(fertility awareness method, FAM),就是不用任何药、具,也不施行医疗手段,而是根据妇女月经周期中出现的症状和体征间接判断排卵过程,识别排卵前后的易受孕期,进行周期性禁欲,以达到计划生育的目的。因为易受孕期知晓法不用任何药、具,是纯自然的避孕措施,以往称为自然避孕法(natural family planning, NFP)或周期性禁欲(period abstinence)。近年来,国际上普遍称为易受孕期知晓法。

易受孕期知晓法的生殖生理学基础是,女性一个月经周期中仅发生一次排卵;卵子排出后能够受孕的期限<24小时;精子进入女性生殖道后,如果没有宫颈黏液的庇护,便很快死亡;但在良好的宫颈黏液的庇护下可存活3天,有些能存活5天。因此,在女性的一个月经周期中,真正能受孕的日子仅为4～6天。如果能大致确定排卵的时间——假定排卵日,那么在该日前5天至排卵后1天避免同房(或者前后再宽限1～2天),即可达到避孕目的。一个月经周期中禁欲几天,或者在这几天里临时采用必要的避孕措施,对于正常家庭生活的夫妇(或固定性伙伴)还是能够接受的。

自然避孕法历史悠久。最初,人们是通过长期哺乳来延长生育间隔。后来,人们发现在月经来潮前(或月经刚刚干净时)发生性行为很少受孕。这种对月经周期的观察,产生了在世界各地使用较为广泛的是周期节律法。古代印度农村曾使用"受孕期识别彩珠链"(fertile period bead)帮助妇女跟踪自己的月经周期。彩珠链依次穿起的红珠代表月经期,绿珠为易受孕期,白珠为安全期。以现代医学对月经周期的认识,该彩珠链基本上是科学的。不过,那时人为的迷信使这一方法失去其应有的作用。古印度的农夫(妇)认为,移动珠子不仅可以跟踪月经周期,还可以加速或减慢月经周期的进程。如果他们想在不安全的日子里性交,只需将珠子往前移动至安全期就行。

科学的易受孕期知晓法起源于近代生殖生理研究的进展。19世纪,研究者观察到宫颈黏液的分泌与人类生育有关;20世纪初,Velde发现随着排卵过程女性的基础体温(basal body temprature,BBT)会发生波动;30年代,Ogino和Knaus认为排卵后月经周期的后半阶段相对固定,排卵常发生于下次月经前的2周左右;70年代,人们还了解了一些女性易受孕期的体征,如在月经周期不同的阶段子宫颈在阴道所处的位置会有所变化等。于是,从20世纪50年代以来,易受孕期知晓法体系逐渐形成,即日历表法类(calendar or rhythm method)、基础体温测量法(the BBT method)、症状-体温法(the sympto-thermal method)、比林斯法(宫颈黏液法)(Billings method,ovulation method,or the cervical mucus method)和哺乳闭经避孕法(lactational amenorrhoea method,LAM)等,得到科学的临床试验和实验室研究,相继问世,并为人们认识和不同程度接受;近年来,还出现了使用更为方便的标准日法(Standard Days Method)和二日法(Two Day Method)。

当今世界,有一种崇尚自然、返璞归真的潮流,生育调节领域也不例外。因此,易受孕期知晓法已在100多个国家和地区使用。一般认为,采用自然避孕法进行生育调节至少有4个优点:①不用任何药、具,不需施行任何医疗手段,几乎没有不良反应;②需夫妇双方密切配合,不存在避孕问题上的"性别歧视";③希望生育者,选择在易受孕期性交,可获取最高妊娠概率,具有避孕和受孕双重功能;④不受社会、文化、宗教等背景的限制,能为最广大育龄夫妇接受。此外,还有研究认为,采用易受孕期知晓法的夫妇由于相互交流较多,在易受孕的日子里禁欲需双方合作、配合,由此会加深两人之间的感情和理解,离婚率显著低于同期、同区域的平均水平。

10.2 日历表法

如上所述,月经规则的妇女,排卵通常发生在下次月经前2周(14天)左右。据此,出现了很多推算易受孕期("危险期")和不易受孕期("安全期")的方法或公式,如曾流传甚广的奥吉诺(Ogino)公式等。不过,在我国流行较广的是"安全期避孕"(safe period contraception);值得介绍的是WHO推荐的日历表法计算公式和标准日法;更为实用的是通过改良使用的日历表方法。

10.2.1 安全期避孕

(1) 计算方法:①根据以往6~12个月的月经周期,确定平均周期天数,并预计下次月经来潮日;②将预计下次月经来潮日减14天,作为假定排卵日;③将假定排卵日的前5天和后4天(总共10天)作为危险期(易受孕期),要避免性交;其余日子则为安全期(不易受孕期),可以同房。图3-10-1是周期平均为28天时安全期计算的示意图。

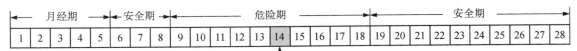

月经期					安全期			危险期						安全期													
1	2	3	4	5	6	7	8	9	10	11	12	13	14	15	16	17	18	19	20	21	22	23	24	25	26	27	28

假定排卵日

图 3-10-1 安全期避孕法示意图

（2）使用中注意事项：假定排卵日的确定是预计下次月经来潮日减 14 天，而不是月经的中期。很多育龄妇女口口相传安全期避孕时往往将假定排卵日误认为是两次月经的中间，这是因为常常以 28 天作为一个月经周期讲解造成的误解。为了避免这样的误解，指导安全期避孕计算方法时宜多举几个例子：如果一个妇女的月经周期平均是 30 天，30－14＝16，那么假定排卵日是在月经周期的第 16 天；如果一个妇女的月经周期平均是 35 天，35－14＝21，那么假定排卵日是在月经周期的第 21 天；如果一个妇女的月经周期平均是 25 天，25－14＝11，那么假定排卵日是在月经周期的第 11 天。当然，如果一个妇女的月经周期平均是 28 天，28－14＝14，那么假定排卵日恰好是在月经周期中间的第 14 天。

10.2.2　WHO 推荐的计算公式

（1）计算方法：根据以往 6～12 个月的月经周期天数，按下列公式计算：

最短周期（天数）－18 天，向前是前安全期

最长周期（天数）－11 天，向后是后安全期

例如：一个妇女过去的 6 个月中，最短的月经周期为 28 天，最长为 32 天；28－18＝10，32－11＝21。那么，这个妇女月经第 1～9 天是前安全期，第 10 天是危险期的开始，第 21 天是危险期的结束，第 22 天至下次月经来潮为后安全期。

（2）使用中注意事项

1）推算易受孕期时，总是使用最近 6 个月的周期天数。例如，一个使用者在 2009 年 7 月月经来潮，推算易受孕期时，所使用的最短周期天数和最长周期天数是基于 2009 年 1～6 月的资料。8 月，她在推算易受孕期时就需用基于 2～7 月的资料。以后，以此类推。

2）WHO 推荐的计算公式比安全期避孕的计算略微复杂一些，介绍时宜多举几个例子，如表 3－10－1、表 3－10－2 的方式不失为一种较好的方法。

表 3-10-1　确定前安全期的计算（WHO 推荐的计算公式）

记录的最短周期	易受孕期的第一天	前安全期的最后一天
25	7	6
26	8	7
27	9	8
28	10	9
29	11	10
30	12	11
31	13	12
32	14	13
33	15	14
34	16	15
35	17	16

表 3-10-2　确定后安全期的计算（WHO 推荐的计算公式）

记录的最长周期	易受孕期的最后一天	后安全期的第一天
26	15	16
27	16	17
28	17	18
29	18	19
30	19	20
31	20	21
32	21	22
33	22	23
34	23	24
35	24	25
36	25	26

10.2.3　标准日法

标准日法是一种简易的日历表法，只有月经周期处于 26～32 天的妇女可以使用。如果一个妇女一年中有两个较长（＞32 天）或较短（＜26 天）的周期，此法的有效性就有所下降，那么这个妇女就需选用其他方法。由于多数女性正常月经周期的天数波动在 26～32 天，所以此法能在各种日历表方法中脱颖而出，被人们接受。

（1）使用规则：每个月经周期固定的第 8～19天为易受孕期，要避免同房。除此之外，即月经第 1～7 天和第 20 天至下次月经来潮，均为不易受孕期，可以同房而不必采用避孕措施。

（2）简易使用方法：在日历本上作记录，或者自己划表作记录（图3-10-2），提示易受孕日和不易受孕日，使用颇为简便。现已有专为标准日法设计、制作的周期彩珠链（CycleBeads，图3-10-3），不仅可提示易受孕日和不易受孕日，还可提示周期是否超出正常波动的范围，以引起使用者的注意。

周期	1	2	3	4	5	6	7	8	9	10	11	12	13	14	15	16	17	18	19	20	21	22	23	24	25	26	27	28	29	30	31	32
日期																																
提示								×	×	×	×	×	×	×	×	×	×	×	×													

图3-10-2　自划表记录

注：表中提示符号×为可受孕日，不宜同房；其余的日子均为不可受孕日，可有无防护措施的性生活

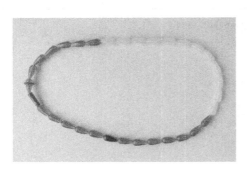

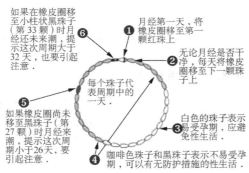

图3-10-3　周期彩珠链

周期彩珠链由33颗彩珠和一个可在珠子间移动的小橡皮圈组成。33颗彩珠的排列依次为：第1颗红色，第2～7颗咖啡色，第8～19颗白色，第20～26颗咖啡色，第27颗为黑色，第28～32颗咖啡色；第33颗不同于其他珠子，呈小柱状，为黑色。

周期彩珠链的使用方法：①月经第一天，将橡皮圈移至第一颗红珠上；②无论月经是否干净，每天将橡皮圈移至下一颗珠子上；③白色的珠子表示易受孕期，应避免性生活；④咖啡色珠子和黑珠子表示不易受孕期，可以有无防护措施的性生活；⑤如果橡皮圈尚未移至黑珠子（第27颗）时月经来潮，提示这次周期＜26天，要引起注意；⑥如果在橡皮圈移至小柱状黑珠子（第33颗）时月经还未来潮，提示这次周期＞32天，也要引起注意。

10.2.4　日历表法的改良使用

总体而言，日历表法简便易行，但普遍使用时有效率不高，仅80%左右。原因是生活中影响排卵的因素较多，导致月经周期容易发生变化，如疾病、药物影响、情绪紧张、环境改变等。此外，即使月经周期规则，可预计排卵发生在下次月经前14天左右，但也常波动在10～16天。对于同一女性，如果应用不同的日历表法计算，易受孕期和不易受孕期并不一致，这是方法设计的差异所致，但常常引起一些较为认真的女性的困惑。此外，日历表法对处于周期不规则、近绝经期和哺乳期等情况下不宜使用。日历表法的另一缺点是禁欲期较长。鉴于上述情况，计划生育咨询指导者通常并不主张单独应用日历表法，而

是提倡日历表法的改良使用。

所谓日历表法的改良使用，实际上是一种"联合避孕方法"，即无论采取哪种方法计算，在不易受孕期（安全期）仍需应用外用杀精剂同房；而在易受孕期（危险期）则不必禁欲，但需应用避孕套。这样的联合避孕，能为多数自然避孕法应用者接受，而且更为方便，更为安全、可靠。

10.3 基础体温法

10.3.1 单纯基础体温法

20世纪初，人们发现正常性成熟女性的月经周期中，通过肛门或阴道测量的基础体温呈典型的"双相反应"（双相型），即在月经周期的前半期，基础体温处于较低水平，约36.5℃；月经周期的后半期可升高＞0.2℃，通常可升高0.3～0.5℃，并一直维持到下次月经来潮（图3-10-4）。在进一步发现通过口腔测量的基础体温虽不如肛门（或阴道）测量那样稳定，但有相同的趋势后，人们利用这一特性作为观察女性有无排卵的指标；后来，又反其道而用之，发展了避孕用的"基础体温法"。

所谓基础体温，是指人体处于完全静息状态时的身体温度，又称为静息体温。测量基础体温，一般在清晨醒来时进行。这种双相型变化，主要是排卵前后孕激素变化的影响所致（图3-10-4）。

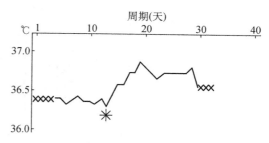

图3-10-4 月经周期中双相型基础体温

（1）使用规则：①基础体温处于升高水平3昼夜后，即从第4天起至月经来潮前为不易受孕期（安全期），可进行无防护措施的性生活（图3-10-5）；②如果基础体温逐步上升，那么基础体温连续3天都高于上升前6天的平均体温＞0.2℃后，从第4天起为安全期（图3-10-6）。

（2）基础体温法使用的注意事项：①每天早晨测量基础体温，或至少在熟睡3小时后测量。②测量前不要翻身、不要吃喝及避

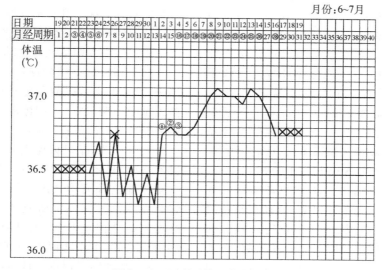

图3-10-5 基础体温直接上升

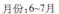

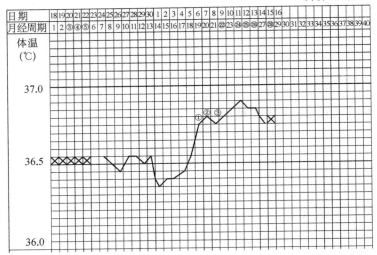

图 3-10-6 基础体温缓慢上升

免下床活动;睡前将体温表甩好,置床头柜或伸手可及处。③测量基础体温宜置口腔舌下。④要注意保持体温计清洁,可用 70％ 或 75％ 乙醇棉球擦拭,也可用干净棉球或柔软卫生纸和冷开水擦拭。⑤每天测量的基础体温应在专门表格上记录(自己划表也行)(图 3-10-7),并保持整洁;这是妇女了解自己的一个方法,数月后便会感到很有意义。⑥如果身体不适,如发烧等,可使基础体温呈假上升状态,应在基础体温表格上注明,并应禁欲至烧退后 3 天,再根据基础体温测量结果,决定禁欲与否。⑦应用基础体温法避孕,如果月经延迟,先不要认为自己已怀孕而放弃任何避孕措施,有可能是排卵推迟导致了周期延长。请检查一下基础体温记录,是否体温上升比通常要迟一些。如果是迟了一些,那就需从体温上升时起耐心等待 2 周左右,视月经是否来潮。如果体温升高持续＞3 周,则可能是意外妊娠(图 3-10-8)。

通常,使用基础体温法避孕必须每天测量基础体温,并认真做好记录,尤其在开始的几个月内。养成习惯后,并不觉得麻烦。有些熟练使用者,从月经周期的第 6 天起,每天测量基础体温,待体温上升稳定后,后半周期就不再测量,一直至下个月经周期第 6 天再重新开始测量。这样简便的基础体温测量方法必须以 3 个条件为前提:①周期在 ≥25 天(＜25 天者要从月经周期的第 1 天开始测量);②周期基本规律(周期之间变化 ≤3 天);③对自然避孕法比较了解,已掌握了基础体温法的要领,而且记忆力不错。否则,容易失败。

基础体温法比较可靠,但不如日历表法或安全期避孕那样简便,因使用者每天要测量体温并记录。单纯应用基础体温法,在月经前半期基础体温上升前不宜性交,因不能确切知道体温何时上升,会有一定失败率。如果不能耐受月经前半期禁欲,则可加用日历表计算公式或观察宫颈黏液分泌等,即应用症状-体温法(详见下文),以避免意外妊娠。另外,有些无排卵周期,整个周期体温都未上升,使一些夫妇禁欲时间过长(图 3-10-9)。

有人认为,基础体温上升前有一低点,为排卵日(参见图 3-10-4)。但是,并非所有基础体温上升前均会出现低点。其次,经大量临床观察和实验室研究分析,排卵可能发生在基础体温上升前,也可能发生在基础体温由低向高上升过程中的任何一点上。所以,测量基础体温很难预计排卵何时发生,但可以提示排卵已经发生。

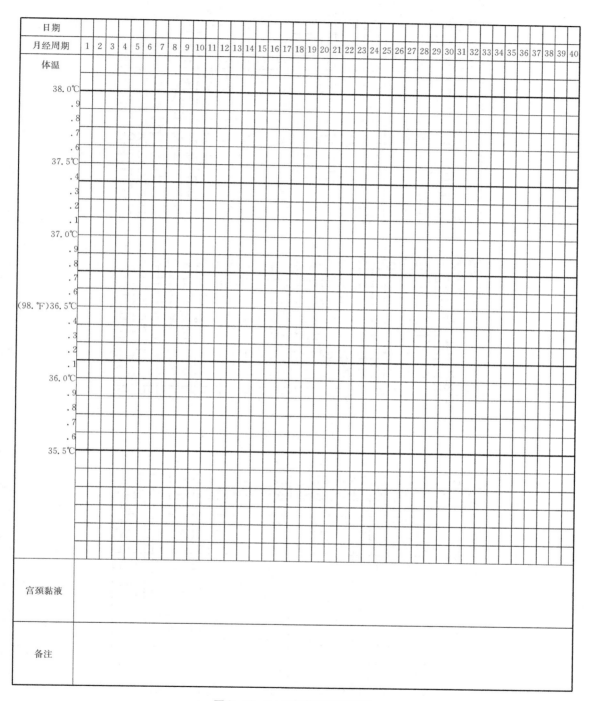

图 3－10－7　基础体温记录表格

月份:1~3月

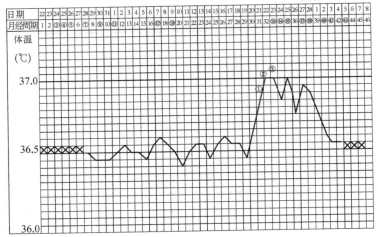

（1）排卵推迟

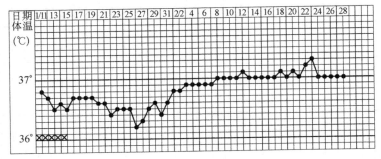

（2）意外妊娠

图 3－10－8　应用基础体温法避孕月经延期的两种情况

月份:4~5月

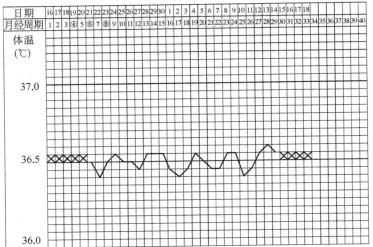

图 3－10－9　无排卵周期,整个周期体温都未上升

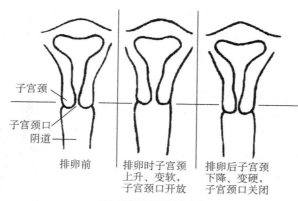

子宫颈

子宫颈口

阴道

| 排卵前 | 排卵时子宫颈
上升、变软，
子宫颈口开放 | 排卵后子宫颈
下降、变硬，
子宫颈口关闭 |

（1）周期中子宫颈的变化

子宫颈	1	2	3	4	5	6	7	8	9	10	11	12	13	14	15	16	17	18	19	20
闭-开 低-高 硬-软 (F-S)						F ●	F ●	S ○ S	○ S	○ S	○ S	○ S	○ S	○ S	○ S	○ S	○ S	F ●	F ●	

（2）周期中子宫颈变化的示意与记录

注：F：硬；S：软；●子宫颈口闭关状态；○子宫颈口开放状态

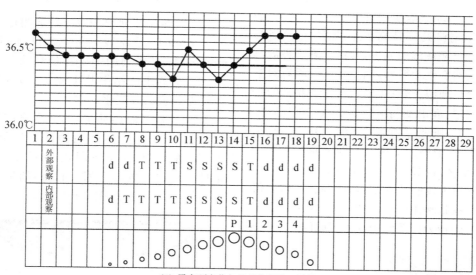

	1	2	3	4	5	6	7	8	9	10	11	12	13	14	15	16	17	18	19	20	21	22	23	24	25	26	27	28	29
外部观察						d	d	T	T	T	S	S	S	T	d	d	d	d											
内部观察						d	T	T	T	T	S	S	S	S	T	d	d	d	d										
														P	1	2	3	4											

（3）子宫颈变化与基础体温的一致性

注：d：干燥　P：峰日　S：滑溜　T：黏稠　○：子宫颈口大小

图 3 - 10 - 10　症状体温法的记录

10.3.2　症状–体温法

在月经周期中，随着滤泡发育和排卵过程，女性会出现一些与之相关的症状和体征，如子宫颈黏液的分泌、两次月经中间出现的乳房触痛、下腹疼痛或沉重感、腰痛、周期性阴唇水肿、月经中期（排卵期）的点滴出血等，以及接近排卵时宫颈变软、位置上升、宫口开放，排卵后宫颈变硬、位置下降、宫口关闭等（图 3 - 10 - 10）。这些症状和体征并非在每个妇女身上都能显示及典型。以测量基础体温为主，再结合自身较为明显的这些症状（有的还结合日历表法计算），便成为症状-体温法。

（1）使用方法：①测量基础体温并进行记录（详见本节"单纯基础体温法"）。②在基础体温记录表格上记录自己随排卵过程而出现的最明显的症状，如宫颈黏液分泌或宫颈位置变化等。③月经周期前半期，以观察其他症状为主（因基础体温不能预告排卵何时发生），如观察有无宫颈黏液分泌，并遵循有关规则进行房事或禁欲；或用"最短周期（天数）－18 天"决定前安全期（详见 10.2.2 WHO 推荐的计算公式）。④基础体温上升后，以基础体温为主判断是否进入安全期（详见 10.3.1 单纯基础体温法）。

（2）使用中注意事项：当基础体温上升过程中与所观察到的症状不相一致时，应以提示尚处于易受孕期的症状为主。例如，如果基础体温已处于升高水平的第一天，而妇女仍感到外阴潮湿而润滑，则要等到这种湿润感发生突然变化才算真正的第一天，因有时基础体温会呈现假上升；如果妇女宫颈黏液的感觉已从潮湿、润滑变得黏稠或干燥，而基础体温尚未上升，则要等到基础体温上升才算真正的第一天；因有时人的感觉会发生偏差。

症状-体温法的避孕效果较好，但不方便。使用者除每天需坚持基础体温的测量外，还得坚持进行症状和体征变化的观察，这是该法至今没有得到较为广泛使用的主要原因。

10.4　比林斯法（宫颈黏液法）

女性子宫颈管内约有 400 个类似分泌黏液的腺体单位——隐窝（隐凹）（图 3－10－11）。正常育龄妇女每天产生 20～60 mg 子宫颈黏液，月经中期增加 10 倍以上，可达 700 mg。女性观察子宫颈黏液的这种周期性变化能明确判断自己的易受孕期和不易受孕期，这种方法称为宫颈黏液法。由于这种方法是澳大利亚的比林斯医师在 20 世纪 50 年代创立，WHO 称为比林斯法（Billings method），而比林斯本人则将这种方法称为排卵法（ovulation method）。

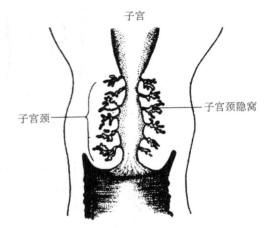

图 3－10－11　子宫颈隐窝（隐凹）

10.4.1　比林斯法的科学基础

现代生殖生理学认为，激素测定是间接确定排卵的可靠手段。Brown 和 Odeblad 的研究发现，月经周期中子宫颈黏液分泌的变化与激素测定的结果几乎完全一致，其主要表现为宫颈黏液变化。

1）女性月经周期中，滤泡发育的早期雌激素分泌量少，子宫颈管分泌"G"形黏液。"G"形黏液结构呈紧密网状，封闭子宫颈口；此时子宫颈口也处于闭合状态，所以女性会有外阴干燥的感觉（图 3－10－12）。

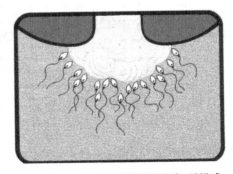

图 3－10－12　"G"形子宫颈黏液，干燥感

2）随着月经周期的进展，滤泡不断发育，雌激素分泌量增加；约在排卵前 6 天左

右,子宫颈黏液的分泌逐渐以"L"形为主。与"G"形黏液相比,"L"形黏液要稀薄一些,黏液结构呈松散的网状;此时子宫颈口也有所开放,女性外阴就会有潮湿感,但比较黏稠(图3-10-13)。

3)接近月经中期,优势滤泡形成,发育接近成熟时,雌激素大量分泌,子宫颈黏液量也大大增加,并开始分泌"S"形黏液。"S"形黏液的结构为胶束状,能为精子提供上行通道,此时子宫颈口也处于开放状态。一定比例的"S"形和"L"形黏液,外观如生蛋清,透明而富有弹性,女性外阴就会产生明显的潮湿和润滑的感觉(图3-10-14)。

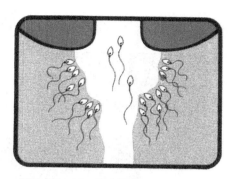

图3-10-13　"L"形子宫颈黏液为主,潮湿但较为黏稠

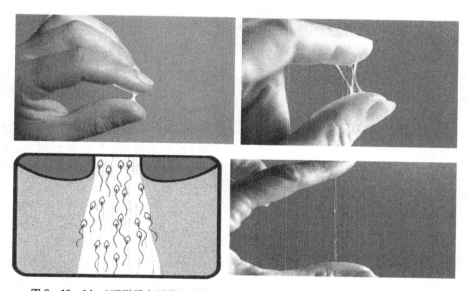

图3-10-14　"S"形子宫颈黏液为主,潮湿而又润滑(上两幅图为"L"形子宫颈黏液)

4)约排卵前37小时,雌激素分泌达高峰,继而触发垂体形成LH潮样分泌;约在排卵前17小时,形成LH峰。LH峰几乎与子宫颈分泌的"黏液峰日"(平均在排卵前14小时)同步发生。所谓"黏液峰日",并不是指宫颈黏液量最多、感觉最潮、最滑的那天,而是指有潮湿、润滑感觉的最后一天。女性只有在黏液性质发生突然改变后,即有潮湿、润滑的感觉突然转变成为黏稠感或干燥感(这样的感觉非常明显),才能回忆确定昨天是"黏液峰日"(图3-10-15)。

5)排卵后一天,"S"形和"L"形黏液分泌迅速减少,子宫颈管下部隐凹分泌以"G"形为主的黏液,重新封闭子宫颈口。女性外阴潮湿、润滑的感觉也就随之消失,这就是为什么女性会在"黏液峰日"前后产生外阴感觉突然变化的原因。

6)整个黄体期,虽然有雌激素分泌的第二个高峰,但由于大量孕激素的拮抗,子宫颈管的黏液分泌量一直处于很少的状态,以"G"形黏液为主。此时子宫颈口又回复关闭状态,女性外阴会有持续的干燥感,直至月经来潮。

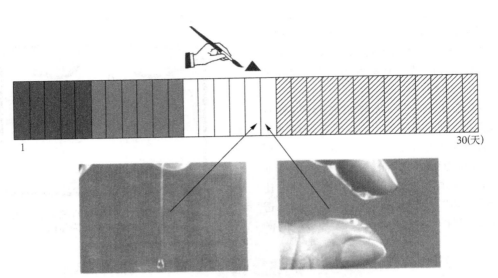

图 3-10-15　"黏液峰日"后宫颈黏液突然变得黏稠或干燥

7）有些女性在月经来潮前 1～2 天，会有外阴潮湿的感觉，这是经前盆腔充血、阴道渗出液增加所致。

下一个月经周期，又会出现上述变化和感受，循环往复。

上述女性在月经周期中外阴感觉的干燥期是不易受孕期；潮湿期无论黏液的性质是黏稠的还是润滑的，除月经来潮前盆腔充血、阴道渗出液外，均属于易受孕期。

10.4.2　子宫颈黏液的观察与记录

（1）子宫颈黏液的观察：女性观察自身宫颈黏液的变化主要是依靠外阴的感觉。

女性可用自己的皮肤和嘴唇来开始体验感觉。用示指和中指这两个手指摩擦前臂皮肤，体验"干燥"；然后用这两手指蘸些水，摩擦前臂，体验"潮湿"；再用手指蘸些肥皂水，摩擦前臂，体验"潮湿"而又"润滑"。同样先微微张开嘴唇，用嘴呼吸几下，使嘴唇干燥，然后两唇合闭，前后移动、摩擦，体验"干燥"；然后用舌尖湿润嘴唇后再合闭摩擦，体验"潮湿"；再用唇膏搽抹嘴唇后摩擦，便可体验"润滑"。

子宫颈黏液的观察，开始时不妨配合视觉进行，即利用小便前、洗澡前，用手纸擦拭外阴后看看纸上的黏液是否与感觉一致。熟练后可完全凭感觉观察。每天观察 3～4 次，至临睡前将最易受孕的特征用简单的符号记录下来。

体会宫颈黏液性质可在日常生活和工作中进行，如走路时、上下班的路上、工作中和做家务时，因走动时比静坐或躺着时更容易体验；但不宜恰在性交前体验，因性交前夫妻相互爱抚、拥抱、接吻等产生性冲动，前庭大腺分泌液体，润滑阴道口，此时体会总是潮湿的。

月经来潮前盆腔充血、阴道渗出液增加也会产生潮湿感，就感觉而言，不能完全与正常的子宫颈黏液分泌区分。然而，熟练的比林斯法应用者对于确定了"黏液峰日"、又经历了一段干燥期后出现的外阴潮湿，加上临近月经期来潮和一些伴随而来的经前轻微的感觉，不难知道是阴道渗出液。如果对比林斯法应用不甚熟练，或者还无足够的经验，应将此现象视同宫颈黏液的分泌，避免意外妊娠。

（2）子宫颈黏液感觉的记录：子宫颈黏液感觉的记录，要力求简便。使用比林斯法的夫妇可自己创造一些符号和设计某种表格来进行记录。图 3-10-16 是一种国际上已普遍接受的、简单的记录表格及记录符号，供参考使用。

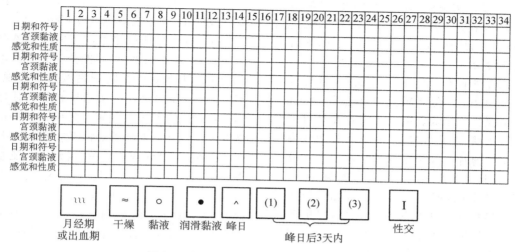

图 3-10-16　比林斯法记录表格和记录符号

10.4.3　比林斯法的使用规则

（1）获孕规则：如果希望妊娠，在月经周期中有子宫颈黏液分泌的日子里性交，尤其是在黏液呈清亮、富于弹性和润滑感时性交。

获孕规则仅适用于身体（尤其是生殖系统）无器质性病变的不易受孕的夫妇。

（2）避孕的早期规则：①月经期、阴道流血期避免性交；②干燥期可隔天晚上性交；③一旦出现宫颈黏液就要禁欲，直至重新干燥3整天后（即第4天晚上）才能性交。

月经期、阴道流血期避免性交与我国传统习惯和妇女保健要求一致。不过，从比林斯法的方法学而言，即从避孕的角度讲，月经期或阴道流血期性交是有可能意外妊娠的。一些短周期，月经干净不久便已发生了排卵。这样的短周期，月经尚未干净时，滤泡发育已达一定水平，子宫颈管已有黏液分泌；然而，子宫颈黏液的分泌会被经血所掩盖，不易察觉。此外，在月经周期中，两次月经之间阴道流血，与排卵期出血不容易鉴别。所以，在月经期或阴道流血期需要禁欲。

干燥期是不易受孕阶段。女性只有经过一整天的观察，才能确认这天仍处于干燥期，所以只能晚上性交。性交后第2天上午，精液、阴道分泌物等可从女性生殖道流出，与宫颈黏液分泌的感受很难区分。只有在第3天仍然是干燥的，才能有把握认为前一天的潮湿是同房留下的分泌物所致。所以，在干燥期隔天晚上同房比较安全。

一旦出现子宫颈黏液，哪怕是黏稠而无弹性的宫颈黏液，也标志着进入易受孕期，应避免性交。一旦有宫颈黏液分泌，对精子就有"庇护"作用；从有较为黏稠的宫颈黏液至有大量润滑的、拉丝反应好的黏液之间的时间很难明确确定，个人和各周期之间的差异颇大；所以，只要有宫颈黏液分泌，就是易受孕期。有些长周期的前半阶段（滤泡期）或无排卵周期，往往会干燥与潮湿的感觉交替出现，为避免意外妊娠，须待重新出现干燥感觉的3整天，如果第4天仍然是干燥的，晚上才能恢复无防护措施的性生活。

（3）避孕的峰日规则：确定"黏液峰日"后第4天起至下次月经来潮是不易受孕期，无论白天和晚上都能性交。"黏液峰日"发生在排卵前14小时，是个平均的概念。群体而言，峰日标志着接近排卵，或正在排卵，或刚刚发生过排卵。约40%女性，峰日发生在排卵前1天；约30%女性，峰日出现在排卵当天；<30%女性，峰日出现在排卵后1天；极少数女性，峰日出现在排卵后2天。峰日后3天，所有女性均已发生排卵，且排卵后＞24

小时,卵子已失去受精能力。因此,从峰日后第4天起至下次月经来潮是安全期,无论白天、晚上都能进行无防护措施的性交,而且可以连续性交。

(4)基本不孕型黏液的观察和应用:在某些情况下,妇女会感到外阴总是潮湿的。这种情况常见于哺乳期。子宫颈黏液可以呈白色乳胶状、水状或糊状,有时在外阴或内裤上会结成薄片。如果这样的宫颈黏液在分泌的量、性状以及产生的感觉上均持续不变,并已观察了2周,那么这类子宫颈黏液属于基本不孕型黏液。基本不孕型黏液分泌的阶段相当于干燥期。处于这类子宫颈黏液分泌阶段的妇女,可以隔天晚上同房。基本不孕型子宫颈黏液一旦在分泌的量、性状或自我感觉上有所变化(三者中有一项发生变化),即要禁欲,一直至这类子宫颈黏液重新出现的第4天晚上才能同房。

(5)初学者、月经不规则或近绝经期以及有其他特殊情况妇女比林斯法的应用:实践发现,很多初学者,尚未能掌握"黏液峰日"的观察,仅用早期规则,同样能成功避孕。月经不规则的妇女排卵功能不稳定,周期长短不一,很难使用日历表法和基础体温法避孕,但能使用以观察宫颈黏液为主的比林斯法。月经不规则的妇女不易观察到"黏液峰日",使用比林斯法通常如初学者那样,以遵循早期规则为主。所谓以遵循早期规则为主,并非摒弃峰日规则。在某个周期中,如果能观察到"黏液峰日",遵循峰日规则就能有更多的同房时间。

近绝经期妇女因卵巢功能衰退,无排卵周期增多,有时月经不调、周期不规则,但仍可能排卵,仍有意外妊娠的可能,情况与月经不规则的妇女相仿,比林斯法的使用也要以遵循早期规则为主。

有其他特殊情况妇女,如患有其他疾病、正在服用某些药物、环境变更、处于紧张或焦虑之中、停用其他避孕措施之后等,都可能影响正常的卵巢功能,发生月经周期改变。只要掌握了宫颈黏液的观察方法,以遵循早期

规则为主的原则应用比林斯法,不完全摒弃峰日规则,就能成功避免意外妊娠。

(6)在生殖道感染情况下宫颈黏液分泌的观察:生殖道感染、炎症性分泌物会影响比林斯法使用者对正常宫颈黏液分泌的观察。不过,有经验的比林斯法指导教师和使用者还是能够区分两者的差别。生殖道感染的炎症性分泌物通常对阴道、外阴有刺激作用,女性会有刺痛、瘙痒或烧灼感;炎症性分泌物通常有难闻的气味,呈黄色、黄绿色或带有血性;有时,炎症性分泌物量虽然较多,但缺乏弹性、无延展性,不会呈拉丝反应。正常的子宫颈黏液不会对阴道、外阴产生刺激作用;通常无特殊气味,呈透明状或乳白色;黏液量较多时具有弹性,有很好的延展性,能够呈拉丝反应。

尽管有经验者在生殖道炎症时仍能成功应用比林斯法,多数专家并不提倡这样的做法。因生殖道炎症治愈前的同房,可能使炎症扩散,也可能会使性伴感染,此时应以治疗为主;对有些疗程较长的患者,宜倡导使用避孕套性交,以减少感染的扩散。

10.4.4 比林斯法推广应用中辅助仪器的使用

观察月经周期中易受孕症状与体征并不容易,有时会发生判断失误。为使比林斯法易于开展和推广,有人设计和制造了宫颈黏液检测器和小型家用排卵监测仪来协助日常生活中易受孕期的观察。

(1)国产宫颈黏液检测器:是一种医用塑料制作的小的张口钳。使用者可自己将检测器放入阴道约5 cm处取出宫颈黏液,然后通过检测器开合,观察黏液的特性,如量、形态、色泽、透明度和拉丝反应等,从而了解是否处于易受孕期。宫颈黏液检测器临床初步应用似乎效果不错,但推广尚需积累更多临床资料。

(2)排卵监测仪:由英国生产,商品名Persona。在月经第一天将开关打开。仪器

上有绿、红、黄3种不同颜色的小灯。绿灯亮时提示为安全期,可以性交;红灯亮时则提示性交可能会妊娠;每一个周期中有8天为黄灯亮,提示需检测晨尿。用仪器所附的测试棒检测晨尿,仪器会在5分钟左右显示红灯或绿灯。测试棒主要检测晨尿中LH、雌酮-3-葡糖苷酸(E_3G)及两者的比率。仪器能检测到排卵前5~6天E_3G水平及排卵前LH大量分泌的水平,并对精子、卵子所能存活时间综合分析,显示红灯或绿灯。仪器还能储存使用者最近6个月的信息,使之能更适合个体需要。然而,这种在理论上设计得较为完善的仪器,在使用中仍有很多争议之处。

推广自然避孕法中辅助使用器械或仪器,可能代表着一种方向,对自身的症状和体征的观察有互补作用,但目前尚不能替代自然避孕法使用中对自身症状和体征的观察。使用器械或仪器也使自然避孕法不那么简易和方便,且会增加费用,有的仪器很昂贵。有人认为,如果在自然避孕法使用中辅助使用屏障避孕方法,如在观察到易受孕期时使用避孕套,在不易受孕期时使用外用杀精剂,不但可提高避孕效果,而且有利于自然避孕法的普及与推广。

10.4.5 比林斯法的有效性和可接受性

综合文献报道(Trussell,1991年),比林斯法的避孕有效率达95%以上,方法学失败(严格按规则而意外妊娠)<5%。例如,WHO(1991年)对比林斯法的资料重新分析,正确和持续使用第1年的失败率为3.4%。实际使用中,意外妊娠率差异颇大,有高达20%左右的报道,主要是未按规则或未持续使用所致。上海1987年进行了小范围试用,1988年对688对育龄夫妇进行连续使用的避孕效果观察,其中550对夫妇(79%)连续使用>12个月;18个月和12个月净累积方法学失败每100名妇女分别为1.18和1.02。

比林斯法与日历表法和基础体温法基本的不同之处在于,能应用于女性育龄期的各个不同阶段和各种不同情况。然而,比林斯法并不像日历表法和基础体温法那样能无师自通或通过自己阅读能真正掌握,需要有已经掌握比林斯法的教师(或熟练使用者)的指导,也需要与教师(或熟练的使用者)有一段时间的交流、互动。愿意接受比林斯法的夫妇,经比林斯法教师(或熟练使用者)的指导,大多在1个月内可基本掌握观察黏液变化和使用规则;在3个月内可完全掌握。掌握该法后,1年以上的续用率>90%。

自然避孕法从1992年列入我国可供选择的避孕方法目录以来,陆续有所报道,大多为医院、学术单位有组织地进行临床观察。上海市黄浦区的几个社区,在20世纪80年代末参加上海市系统开展比林斯法避孕有效性试验后,由基层计划生育干部组织,区人口计划生育委员会给予指导和支持,坚持在普通居民中开展比林斯法的应用。最近一次阶段小结(刘树昇等,2010年)中,应用者47.83%只接受过中等教育,48.70%是普通劳动者或待业人员;除此次小结外,无系统学术介入。可以认为,比林斯法可以在基层推广、可以在一般人群中使用。至今,推广使用的措施仍限于个人间的交流;理想的方法是能够配备如在澳大利亚、中国香港地区那样较为固定的基层(如社区)指导站(点)。

10.5 二日法

二日法是一种简易的宫颈黏液法。如果妇女有阴道炎症或其他可引起子宫颈黏液发生变化的情况,此法的使用会有困难。

二日法的使用规则如下:①每天下午和(或)晚上通过阴道内和阴道周围的感觉,或者用手指、内裤或手纸了解有无子宫颈黏液的分泌;②如有子宫颈黏液,无论黏液的性质、颜色和黏稠度如何,即认为这天和第2天是易受孕期;③在易受孕期避免同房,或使用避孕套等其他避孕措施同房;④连续2个干燥日后,如果第3天仍然无黏液分泌,就可恢复不采用其他避孕措施的性生活。

10.6　哺乳闭经避孕法

以往人群中观察到,如果生育后哺乳4～5年,通常可使生育间隔2～3年。于是,哺乳作为一种间隔生育的方法,一直在人群中流传、使用。尽管现代医学也证实,吮吸刺激抑制下丘脑-垂体促性腺激素释放激素(GnRH)和促性腺激素(LH和FSH)的释放,促使催乳素(PRL)分泌,导致滤泡发育不良、无排卵或黄体不健;但人们还是观察到单纯依靠哺乳进行避孕,效果并不可靠,尤其发现一些妇女产后排卵恢复可能发生在月经恢复之前。因此,哺乳本身不能作为一种正式的计划生育方法,通常也并不主张单纯依靠哺乳来进行避孕。

1988年在意大利Bellagio的一次学术会议上,科学家综合了13项临床和内分泌学的前瞻性研究资料后认为:产后6个月内,如果是完全哺乳(或近乎完全哺乳),并且月经尚未恢复,那么意外妊娠的可能性<2%。据此,哺乳闭经避孕法(lactational amenorrhoea method,LMP)在一些国际组织倡导下形成,并应用图3-10-17进行指导和使用。

所谓完全哺乳,原意是指除母乳外不给婴儿喂其他液体(包括水)和食物,即绝对母乳喂养;但在实际生活中,也包括偶尔给婴儿添加维生素、少量水、果汁或其他营养,即近乎绝对母乳喂养。

所谓近乎完全哺乳,是指婴儿大部分的食物(>3/4)是母乳,还少量给婴儿喂些其他液体和食物(<1/4)。

为避免意外妊娠,采用哺乳闭经避孕法者,如发现3项观察指标中有一项发生变化(或更早一些时),就需采用其他节育措施。哺乳时期的节育措施应以不影响哺乳、不影响乳汁分泌和不影响乳汁质量为原则,如屏障避孕(包括外用杀精剂)、比林斯自然避孕法、IUD和绝育术等。通常,哺乳期使用屏障避孕法较为理想;使用比林斯法需特殊指导、学会基本不孕型黏液的观察;放置IUD常需在哺乳早期进行,否则子宫萎缩不易放置。已有报道,哺乳早期IUD放置较少发生疼痛;绝育术则需有充分思想准备。近20年来,一些报道单纯孕激素避孕制剂,如注射剂、口服片剂和皮下埋植剂,在产后6周使用,对哺乳及孩子的生长发育均无明显影响。

妇幼保健专家认为,提倡哺乳闭经避孕法可提高人群中母乳喂养率和延长完全母乳喂养时间,有利于母婴保健和计划生育。来自发展中国家的资料显示,可将哺乳闭经避孕法延长至产后9个月,对此尚需进一步研究和观察。而来自发达国家的资料显示,产后坚持完全哺乳或几乎完全哺乳妇女的百分数甚低,哺乳闭经避孕法几乎无实用价值。因此,对这种避孕方法的提倡和使用,是一项因人而异、因地制宜的工作。

10.7　其他避孕方法

10.7.1　体外排精

体外排精是最古老的避孕方法之一。当人类朦胧地感觉到精液与受孕有一定联系后,就可能采用这种方法了。

《旧约全书·创世纪》第38章:"古希伯来人犹大的长子珥刚刚结婚,还没留下一子半女便撒手西归,撇下年轻的妻子塔玛独守空房。遵照古希伯来人'兄终弟及'的习俗,

哺乳闭经避孕法3项观察指标

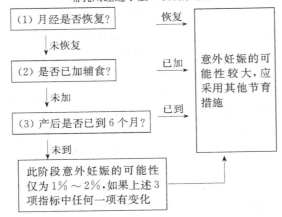

图3-10-17　哺乳闭经避孕法指导示意图

犹大吩咐次子俄南与塔玛同房,为亡兄续后。"

俄南知道生下的儿子不归自己,不愿尽此义务,因而每当与寡嫂同房时,都把精液遗在地上。不久,俄南也死了。然而,俄南的名字不仅派生出一个英语单词"Onanism",即"交媾中断"(或"手淫"),而且形成了一种避孕方法——"体外排精"。

(1)使用技巧:①同房中,男性有射精感时,及时撤出阴茎,将精液排在阴道外。通常宜将精液排在事先准备好的毛巾或软布上。②采用此法者宜先戴避孕套练习数次,掌握要领后再正式使用。

几乎所有夫妇均能采用这种古老的方法,简便而又不影响性生活中生殖器官互相摩擦的快感;但掌握不好容易失败,主要原因是:①高潮前,男性可能已有少量精液流出;②男性阴茎撤出不及时,或男性阴茎撤出时女性不配合。有人认为,此法易使男性在性交中产生情绪紧张。因此,此法虽然简便,并不推荐,只宜在手头一时缺乏其他避孕措施时偶尔使用。

(2)使用中注意事项:①性高潮前,男性撤出要及时,并需要女性配合。②排精时阴茎要离开女性外阴,避免因精液沾染外阴或阴道口而发生意外妊娠。性生活中,因女性宫颈黏液流出,即使精液仅沾染外阴或阴道口,未排入阴道,精子也会顺宫颈黏液上行,与卵子相会而致受孕。③可能影响性生活最后的圆满,但可用性交后互相爱抚等后嬉来弥补。

10.7.2 逆行射精

逆行射精又称为会阴部尿道压迫,严格讲并不属于自然避孕法类。此法在民间的流传是源自古代对性保健认识的误区。我国古代房中术认为,尿道压迫法可使精液上行达到人脑,起滋补作用,称为"还精补脑"。现代解剖、生理学知识发现,上述操作只能使精液流入膀胱,随小便排出,根本不可能达到脑部,也无滋补作用可言。

(1)使用技巧:性交中,男性在有射精感时,用示、中两指,从阴囊和肛门之间,向耻骨方向紧紧压迫,等搏动完全停止后(1分钟左右),再放松,同时将阴茎撤出(图3-10-18)。手指压迫尿道,使尿道分成前、后两个部分,暂不通畅。精液不能到前部尿道,逆行射向膀胱,房事后随尿排出。

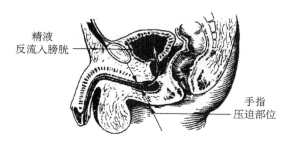

图3-10-18 会阴部尿道压迫示意图

(2)使用注意要点:①采用此法者也宜先带避孕套练习数次,掌握要领后再正式使用;②逆行射精有一定的失败率,因需掌握压迫要领;也需及时撤出阴茎,否则放松后尿道内精液仍有可能再流入阴道;③此法并不符合生理情况,精液反复逆流入膀胱,对膀胱颈可能有刺激作用,易发生性交后尿频现象。

通常,不推荐此法。仅适宜于手头无其他避孕药具时应急使用。

(徐晋勋)

参考文献

[1] 爱克斯避孕监测器临床试验协作组.爱克斯生育力检测器临床使用可接受性和实用性初步评估.生殖与避孕,2007,27(4):283~286

[2] 国家计划生育委员会、卫生部、化工部、国家医药管理局.关于印发《我国现用避孕节育药具和技术名目》的通知.国计生科字〔1992〕257号

[3] 侯庆昌,肖绍博,曹小明,等.比林斯自然避孕法的推广使用.中国计划生育学杂志,1997,6(32):342~347

[4] 金碧华、杨祖箐、徐晋勋,等.654例育龄妇女使用比林斯法一年的临床效果.生殖与避孕,2004,24(3):154~156

[5] 刘树根、张燕尔、柴丽萍,等.上海市黄浦区社区比林斯自然避孕法的应用研究.生殖与避孕,2010,30(6):416~419

［6］徐晋勋、严隽鸿、范德珍，等.上海市 688 对育龄夫妇
连续使用 Billings 自然避孕法的临床效果观察及实验
研究.生殖与避孕，1993,13(3):194～200

［7］Billings E，Westmore A. The Ovulation Method.
Australia：Anne O'Donovan Pty Ltd，1992

［8］Germano E，Jennings V. New approaches of fertility
awareness-based methods：incorporating the standard
days and two day methods into practice. J Midwif
Womens Health，2006,51(6):471～477

［9］Kazi A， Kennedy K， Visness CM， et al.
Effectiveness of the lactational amenorrhoea method
in Pakista. Fertil Steril，1995,64:717～723

［10］Trussell J，Grummer-Strawn L. Further analysis of
contraceptive failure of the ovulation method. Am J
Obstet Gynecol，1991,165(6):2054

［11］Van Look PFA，Perez-Palacios G. eds. Contraceptive
Research and Development 1984 to 1994：The road
from Mexico City to Cairo and beyond WHO.
Oxford：Oxford University Press，1994. 135～143

［12］WHO，Johns Hopkins Bloomberg School of Public
Health， USAID. Family Planning： A Global
Handbook for Providers. A WHO Family Planning
Cornerstone，2007,239～265

11 事后避孕

所谓"事后避孕",是在房事后采用的阻止精卵结合或受精卵着床的一类避孕措施。自 20 世纪 60 年代以来,人们常常狭隘地认为,在房事前采取预防措施才称为"避孕"。如果错过了房事前的避孕,事后只能听天由命;如果意外妊娠又不愿继续妊娠,就得采取人工流产"补救措施"。其实,在事前避孕与补救措施之间,还存在着一道能够阻止妊娠的防线——事后避孕(post-coital contraception)。

事后避孕历史悠久,早在 3 500 年前,古埃及人曾在性交后使用民间土方避免生育。公元 2 世纪医学记载有房事后屏住呼吸,屈膝坐位,打喷嚏,然后喝冷水和擦洗阴道等事后避孕的方法。这些古老的措施竟然被一直沿用至 19 世纪;甚至在我国计划生育大规模开展后,仍有科普读物介绍这类方法。数百年前人们尝试房事后阴道灌洗法,还设计了不少灌洗器具(图 3 - 11 - 1)和药液灌洗法(如硫酸锌、硼砂、明矾、珍珠粉等)。阴道灌洗法在 20 世纪 30 年代达顶峰,至今仍然有些西方国家的妇女会采用这一方法。现代科学观点认为,这些传统的方法除心理慰藉之外,并没有实际效果。

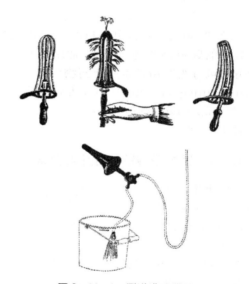

图 3 - 11 - 1 阴道灌洗器具

科学的事后避孕主要有紧急避孕(emergency contraception)、黄体期避孕(luteal phase contraception)和催经止孕(menstrual regulation)3 类。至今无论是国外还是国内,只有紧急避孕形成了国际公认的临床常规,催经止孕和黄体期避孕的方法尚未被正式注册,也没有形成临床常规,还处于临床研究阶段或者属于"说明书以外的使用"(off label use)。

11.1 紧急避孕

　　紧急避孕是指在无避孕或觉察到避孕失败的性交后数小时或数天内采用的、防止非意愿妊娠的一类计划生育措施。紧急避孕在计划生育措施中属于避孕(一级保健)范畴。科学的紧急避孕起始于 20 世纪 60 年代。1960 年,国外用大剂量雌激素进行紧急避孕(我国 1977 年编入教科书)。1972 年,出现经典的雌-孕激素法(Yuzpe 法)(我国 1982 年编入计划生育百科全书)。1976 年,带铜宫内节育器(IUD)用于紧急避孕。1979 年,左炔诺孕酮成为紧急避孕药(我国 1998 年经国家食品药品监督管理局批准,成为非处方紧急避孕药)。1990 年,英国研究者最早进行了米非司酮与 Yuzpe 法比较的紧急避孕临床试验;2000 年,米非司酮被我国批准为需开处方的紧急避孕药。因此,常用的紧急避孕方法可分为服用紧急避孕药物(emergency contraceptive pill, ECP)和放置带铜宫内节育器(copper release intrauterus device, Cu-IUD)两大类。

11.1.1　紧急避孕的适应证与禁忌证

　　处于生育年龄(15～49 岁)的妇女,或多或少、或早或迟会遇到非意愿妊娠(有性生活,但并不希望怀孕)的困扰。紧急避孕是为妇女在常规避孕失误或无防护措施的性生活后额外的、预防妊娠的保护措施。因此,几乎所有的育龄女性都需要具备紧急避孕知识,尤其是处于 20～40 岁性生活活跃、生育力旺盛的妇女,在需要时及时使用以预防意外妊娠。可以认为,紧急避孕是妇女预防意外妊娠的最后一次机会。

　　(1) 紧急避孕的适应证:①未采取任何避孕措施的性交后;②避孕套破裂、滑脱或使用不当;③口服避孕药连续漏服≥2 片;④单纯孕激素避孕药(微丸)服用时间延误＞3 小时;⑤单纯孕激素避孕针,如醋酸甲孕酮

(DMPA)、庚炔诺酮(NET-EN),注射时间延误＞2 周;⑥每月注射的雌-孕激素复合避孕针注射时间延误＞7 天;⑦避孕皮肤贴膜、阴道避孕药环放置不当、延迟放置或过早取出;⑧阴道隔膜或宫颈帽放置位置不当、破裂、撕脱或过早取出;⑨体外排精失误(如在阴道内、阴道口或外阴处射精);⑩压迫后尿道避孕法未掌握好;⑪外用杀精剂起效前性交;⑫安全期计算错误,易受孕期禁欲失败;⑬发现 IUD 脱落;⑭无可靠避孕方法的妇女遭受性暴力的伤害。

　　出现以上任何一种情况,都应该尽早采用紧急避孕来预防非意愿妊娠的发生。

　　(2) 紧急避孕的禁忌证:①已经确诊妊娠的妇女禁用紧急避孕药,因为任何紧急避孕的药物和方法都不能终止妊娠。②一个月经周期内有过多次无防护措施性交的妇女,相对而言,不宜采用紧急避孕药,因为与单次性交相比,紧急避孕药对多次性交的避孕有效作用大大降低。在此种情况下,为了保证避孕效果可以放置 Cu-IUD 紧急避孕。③有血栓性疾病、严重偏头痛、宫外孕等病史的妇女慎用雌-孕激素复合制剂(Yuzpe 法)紧急避孕。④Cu-IUD 作为紧急避孕使用时,禁忌证与常规放置 IUD 相同。

　　在提供紧急避孕服务的实践中,医务人员和计划生育工作者总结出 4 种情况:可用、不禁用、相对禁用和禁用(表 3-11-1)。

表 3-11-1　各种紧急避孕方法可用和禁用一览表

	米非司酮片	左炔诺孕酮片	雌孕激素复合法(Yuzpe 法)	Cu-IUD
可疑妊娠	禁用	禁用	禁用	禁用
有宫外孕史	可用	可用	相对禁用	相对禁用
有血栓疾病史	可用	可用	禁用	可用
有偏头痛	可用	可用	禁用	可用
潜在感染因素	可用	可用	可用	禁用

11.1.2　紧急避孕药物

　　紧急避孕药物是在无防护措施(包括采

用不适当防护措施)或觉察避孕失误的性交后服用的、能避免非意愿妊娠的激素类避孕制剂。紧急避孕药物曾经被称为"晨后片"(morning after)或"事后片"(postcoital),现在多数场合已统一使用"紧急避孕药"这一术语,因其涵盖了一些在使用中较为重要的含义:①紧急避孕药不能作为常规的避孕方法来使用;②紧急避孕药也不是必须在性交后的第 2 天早晨服用。

目前,常用的紧急避孕药主要有 3 类:①孕激素与雌激素的复合制剂;②单纯孕激素药物;③抗孕激素药物。

(1)雌、孕激素复合剂(Yuzpe 法):这种紧急避孕药每片含有炔雌醇 0.05 mg 和左炔诺孕酮 0.25 mg(或炔诺孕酮 1 mg),在无防护措施(包括采用不适当防护措施)或觉察避孕失误的性交后 72 小时内服用 2 片,12 小时后再重复服用 2 片。1977 年由 Yuzpe 等研究成功后用于临床紧急避孕,以他的名字命名。但是,国内尚未有现成的雌、孕激素复合制剂紧急避孕药物供应,可以用短效口服避孕药来代替。具体用药方法:性交后 72 小时内,口服国产复方左炔诺孕酮短效避孕药 4片,12 小时重复一次。用药时,须认清药品的标记和包装,不要错用长效口服避孕药。之所以能用国产复方左炔诺孕酮短效口服避孕药替代紧急避孕雌、孕激素复合制剂,是因为前者所含的雌激素和孕激素的成分与后者紧急避孕 Yuzpe 法制剂相同,都是炔雌醇和左炔诺孕酮;且每 4 片的剂量与 Yuzpe 法一次口服的剂量也相仿;同时,国外有使用与国产复方左炔诺孕酮短效口服避孕药同样成分、剂量的口服避孕药进行紧急避孕临床试验的详尽资料。表 3-11-2 为复方左炔诺孕酮短效口服避孕药的激素含量与 Yuzpe 法制剂的比较。

Yuzpe 法曾在国外许多国家长期应用,Trussell 等对使用 Yuzpe 法紧急避孕的 8 项临床研究进行荟萃分析,结果显示这种方法可以使无保护同房后的妊娠风险减少 74%(95% CI:63~79)。Yuzpe 法的主要不良反

**表3-11-2 复方左炔诺孕酮短效避孕药与
Yuzpe 法制剂的激素含量比较**

药品名称	炔雌醇含量(mg)	左炔诺孕酮含量(mg)	用法
PC4*(Yuzpe 法)	0.05	0.25	性交后 72 小时内口服 2 片,12 小时后重复一次
复方左炔诺孕酮短效口服避孕药	0.03	0.15	性交后 72 小时内口服 4 片,12 小时后重复一次

*:PC4 是德国先灵药厂生产的紧急避孕药,国内尚无供应。

应是恶心(50%)和呕吐(20%),如果呕吐是发生在服药后 2 小时以内,建议服药妇女立即补服一个剂量。其他的不良反应有阴道流血和乳房胀痛。83% 服药妇女可有月经提前,8% 妇女月经会延迟。1999 年,英国一份 13 年的资料分析了 400 万例 Yuzpe 法紧急避孕使用者,没有发现下肢深部静脉血栓(VTE)的风险。使用 Yuzpe 法的禁忌证是已经妊娠或者疑似妊娠的妇女,因为 Yuzpe 法不可能使妊娠终止。另外,到目前为止还没有任何研究观察 Yuzpe 法失败后药物对胎儿生长发育的影响。

(2)单纯孕激素制剂:左炔诺孕酮(Levonorgestrel,LNG)是一种单纯孕激素药物,无防护措施或觉察避孕失误的性交后 72 小时内尽早服用 0.75 mg,12 或 24 小时后重复一次;也可以将这 2 次剂量一次性服用,即左炔诺孕酮 1.5 mg。在全世界多数国家和地区左炔诺孕酮紧急避孕药都是非处方药,可以在社会药房随时买到。

1998 年 WHO 进行的一项有 14 个国家参与的大规模随机双盲临床试验,比较了左炔诺孕酮与 Yuzpe 法紧急避孕的有效性。研究结果显示左炔诺孕酮紧急避孕药的有效性明显高于 Yuzpe 法(RR 0.54;95% CI:0.36~0.80);左炔诺孕酮紧急避孕药的不良反应发生率明显低于 Yuzpe 法:其恶心的发生率为 23%,呕吐的发生率仅为 5.6%。研究还发现这两种紧急避孕药的有效性都是随着无保护性生活与服药的间隔时间增加而下降,在

24 小时内服左炔诺孕酮紧急避孕药的失败妊娠率为 1.5%，在 48～72 小时服药的失败率就增加到 2.6%，说明无保护性生活后越早服药避孕效果越好。

2002 年 WHO 发表的另一项大规模随机双盲临床研究比较左炔诺孕酮分次与单次服用法的避孕效果，发现两种服药方法的避孕效果没有显著差异（$RR=0.84$；95% CI：0.53～1.33），除了在头疼和月经量增多方面单次比分次服药法明显增加外，其他不良反应的发生率基本相似。鉴于单次服药使用者的依从性更好，因此 WHO 和许多国家都推荐使用左炔诺孕酮 1.5 mg 单次服药法。单次服药与分次服药的药代动力学研究显示，3 种不同左炔诺孕酮紧急避孕药的使用方法在体内的血药浓度没有显著差异（图 3-11-2）。

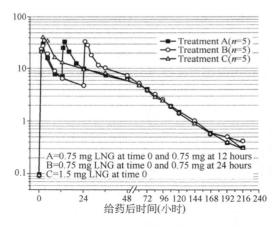

图 3-11-2　左炔诺孕酮 3 种给药方法的药代动力学结果

（3）抗孕激素制剂：米非司酮是一种服用抗孕激素药物，在无防护措施或觉察避孕失误的性交后 120 小时内尽早服用 10 mg 或 25 mg（图 3-11-3）。

大剂量的米非司酮（>150 mg）配伍前列腺素药物可以终止妊娠，是国内外广泛使用的药物流产方法。英国的 Glaser 等最早进行米非司酮紧急避孕的临床研究，比较了米非司酮 600 mg 与 Yuzpe 法紧急避孕的效果，

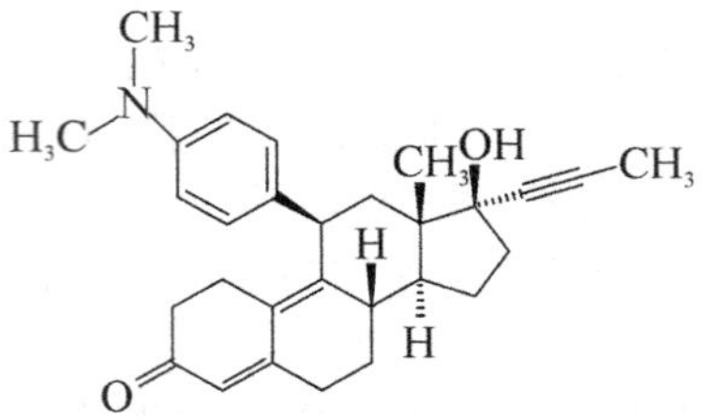

图 3-11-3　米非司酮的化学结构式

发现大剂量米非司酮紧急避孕效果高达 100%。随后 WHO 组织了随机双盲临床多中心研究，比较不同单剂量（600、50、10 mg）米非司酮紧急避孕效果，发现这 3 种单剂量都能使意外妊娠的发生率下降 85%，但是不良反应的发生率随着剂量的减少明显。尤其是月经延迟的发生与剂量明显相关：米非司酮 600 mg 组有 36%、50 mg 组有 23%、10 mg 组有 18% 服药者月经延迟 1 周以上。

2003 年，肖碧莲等在国内 10 个计划生育研究中心和医院，对米非司酮 10 mg 与 25 mg 进行双盲随机比较研究。3 052 例符合条件并在无保护性生活 120 小时内要求紧急避孕的妇女被随机分配至两组。除 22 例失访外，有明确结果的有 3 030 例，服米非司酮 10 mg 者 1 516 例、服米非司酮 25 mg 者 1 514 例。每组各有 17 例妊娠，妊娠率为 1.1%（RR：1.0，95% CI：0.51～1.95）。两种剂量均可预防 85%～86% 未经治疗的预期妊娠。若服药后再有无保护性生活，妊娠率几乎增加 1 倍。随着服药时间的延迟，效果有下降趋势。不良反应少见，并且很轻（表 3-11-3）。

11.1.2.1　紧急避孕药物的作用机制

目前，紧急避孕药物作用机制的研究以单纯孕激素制剂和雌、孕激素复合制剂为主。与所有激素避孕药一样，这两类制剂紧急避孕药物的作用机制是多环节的。从某种意义上说，紧急避孕药物精确的作用机制尚不能完全确定，并且很可能随着在月经周期中性交时间及随服药时间的不同而不同。有些研

表 3-11-3　紧急避孕药物及其用法汇总表

药物化学名称	剂量	使用方法 *	备注
米非司酮片	10 mg/片 25 mg/片	无保护同房后 120 小时内口服 1 片	处方药 越早服药避孕效果越好
左炔诺孕酮片	1.5 mg/片 0.75 mg/片	（1）无保护同房后 72 小时内口服 1.5 mg； （2）无保护同房后 72 小时内口服 0.75 mg， 12 或者 24 小时后再服 1 片	非处方药，可以在药房买到 越早服药避孕效果越好
雌、孕激素复合制剂 （Yuzpe 法）	炔雌醇 0.05 mg＋左炔 诺孕酮 0.25 mg/片	无保护同房后 72 小时内口服 2 片，12 小时后 再服 2 片	国内没有供应 越早服药避孕效果越好

*：经临床试验发现，左炔诺孕酮片在性交后 120 小时（5 天）内口服也有避孕效果；但在国内外的药品说明书上仅标明在无防护措施同房后 72 小时内服药。

究提示，排卵前服用雌、孕激素复合制剂或左炔诺孕酮制剂可以抑制或延迟排卵。有些研究则发现，服用雌、孕激素复合制剂后子宫内膜发生了组织学或生物化学等方面的变化，并由此推论紧急避孕药物可以通过子宫内膜的改变而影响孕卵的着床。然而，另外一些研究声称并没有发现紧急避孕药物对子宫内膜有这些作用，也不能确定所观察到的子宫内膜变化程度足以抑制孕卵的着床。还有一些研究认为存在其他作用机制的可能，如影响精子的运输和对卵子的穿透、干扰卵巢黄体的功能等。抗孕激素药物米非司酮紧急避孕的作用机制除了抑制或延迟排卵以外，大剂量（200 mg）可以影响子宫内膜的可接受性以及胚胎的着床；黄体中、晚期使用＞50 mg 的米非司酮可以抑制卵巢的黄体功能，但还不足以预防妊娠。虽然现有的临床资料还不能完全证实上述这些机制，但紧急避孕药物应用有效性的统计学证据提示，除了延迟或抑制排卵外，一定还有某种（或某些）机制在起着作用。

药物紧急避孕常常被误解为药物流产。其实，药物紧急避孕与药物流产之间有本质的区别。紧急避孕药物仅在无防护措施或觉察避孕失误的性交后 5 天内服用有效，短短 5 天的时间不足以完成从精卵结合、受精卵进入子宫腔乃至植入到子宫内膜中这一全过程。一旦受精卵植入至子宫内膜，紧急避孕药物便无能为力。从已有的大量口服避孕药的研究资料中也可以分析，单纯孕激素制剂、雌、孕激素复合制剂以及小剂量的米非司酮

紧急避孕都不会导致流产。另外，如果紧急避孕药失败或者服药时胚胎着床已经发生，这些紧急避孕药物也不会有干扰或损害妊娠的作用。

11.1.2.2　紧急避孕药物的临床效果

紧急避孕药物临床效果的计算方法有两种：失败率（妊娠率）和有效率。

（1）失败率的计算

$$失败率（妊娠率）＝\frac{失败例数（妊娠数）}{用药例数}×100\%$$

根据上述公式计算，在单次无防护措施或觉察避孕失误的性交后，如果能正确使用紧急避孕药物，米非司酮的失败率约为 1.5%，左炔诺孕酮的失败率为 2%～3%，雌、孕激素复合剂（Yuzpe 法）的失败率约为 5%。

应该注意的是，不能用失败率来推算紧急避孕药的有效率。如 Yuzpe 法的失败率为 5%，不能因此而推算出这种方法的有效率为 95%，因为实际上多数要求紧急避孕的妇女单次性交后的受孕率并非 100%，所以 Yuzpe 法的有效率实际上要远远低于 95%。

计算失败率简便、易行，主要在紧急避孕咨询和宣传教育中使用，但不能用于紧急避孕的临床科学研究，因为这种计算方法不能比较两种以上不同方法的临床试验结果。

（2）有效率的计算

$$有效率＝\frac{预期妊娠数－实际妊娠数}{预期妊娠数}×100\%$$

根据 Dixon 提供的受孕概率表（表 3-11-4）和图（图 3-11-4），可以计算出每例紧急避孕对象可能的受孕率，然后计算出整个临床试验对象总的预期妊娠数；将预期妊娠数减去实际观察到的妊娠数，再除以预期妊娠数，就可以计算出临床的有效率。

表 3-11-4　Dixon 受孕概率表

性交日期	受孕率	性交日期	受孕率
−8	0.001	−1	0.173
−7	0.007	**0(排卵日)**	**0.141**
−6	0.025	+1	0.091
−5	0.055	+2	0.049
−4	0.104	+3	0.019
−3	0.146	+4	0.005
−2	0.169	+5	0.001

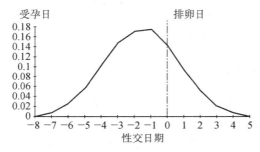

图 3-11-4　Dixon 受孕概率图

在 Dixon 受孕概率表和图中，将预计下次月经来潮日减去 14 天作为理论上的"预期排卵日"，以 0 天来表示，排卵前 1 天为 −1 天，排卵后 1 天为 +1 天，以此类推。再以 Yuzpe 法为例，Trussell 曾将 10 项应用 Yuzpe 法的临床试验结果汇总进行统计分析，发现 Yuzpe 法预防非意愿妊娠的平均有效率为 74%（55.3%～94.2%）。也就是说，使用 Yuzpe 法紧急避孕的妇女中 3/4 可以成功地避免非意愿妊娠，而其余 1/4 仍可能受孕。有效率的计算能弥补单纯计算失败率的不足，较为准确地反映紧急避孕的真实临床效果，这种计算方法主要在紧急避孕的临床科研中使用。

[附]　紧急避孕药物失败率和有效率计算的实例

某医院门诊有 2 000 例妇女使用了某紧急避孕药，用药后有 20 例妊娠。根据 Dixon 受孕概率表计算，这 2 000 例中预期妊娠数为 200 例。

$$失败率 = \frac{20}{2\ 000} \times 100\% = 1\%$$

$$有效率 = \frac{200 - 20}{2\ 000} \times 100\% = 90\%$$

因此，该紧急避孕药的失败率为 1%，有效率为 90%。

除此之外，在对紧急避孕方法临床效果的评价上一般还应该区别方法失败与使用失败，具体判定标准如下。

1）方法失败：用药后本周期内禁欲或严格使用避孕套仍发生妊娠者。

2）使用失败：用药前已经妊娠者；用药后继续有无防护措施性交而发生妊娠者。使用失败的辅助诊断标准为：① B 超检查证实妊娠发生在用药前 >8 天；② B 超检查证实妊娠发生在用药后 >8 天，或者尿妊娠试验在用药后曾有 >2 周阴性。

方法失败是直接反映紧急避孕药物或方法的有效性；而使用失败的发生率高，往往说明这种紧急避孕药物或方法使用的顺应性差，或者是紧急避孕的咨询服务质量存在问题。上海市计划生育指导所 2005 年调查了上海市 3 所医院 3 269 例流产，有 446 例（13%）是使用了紧急避孕药后失败妊娠，但是其中只有 22% 是方法失败，而 78% 是使用失败（用药前有多次性生活、用药后有没有保护的性生活、忘记服第 2 片、第 2 片超过时间等）。许洁霜等对 591 例年龄 <19 岁的流产少女进行问卷调查，结果显示在本妊娠周期内使用过紧急避孕药的有 8.3%，使用失败率竟然高达 81%。进一步询问发现，98% 紧急避孕药的来源都是社会零售药房，只有 2% 的妇女说买药时得到药剂师的指导。

在药品说明书上标明是无防护措施性交的 72 小时内服紧急避孕药。近来的研究显示,在无防护措施或觉察避孕失误的性交后 72~120 小时服用单纯孕激素制剂紧急避孕,虽然避孕效果不如 72 小时以内,但仍然有一定的避孕效果。至今,尚无在无防护措施或觉察避孕失误的性交 120 小时后服药是否仍然有效的研究资料。

（3）各种紧急避孕药效果的比较:程利南等撰写的 Cochrane 综述（2012 年）,对全世界 100 项正规的临床随机对照试验（其中 86 项是在中国进行的）,55 666 例无保护性生活后接受紧急避孕服务妇女的资料进行了综合分析,得出了以下 5 点比较明确的结论:①放置 Cu - IUD 的紧急避孕效果最好,可以在无防护措施性生活后的 7 天内放置,对该周期内有多次无防护措施的性生活或者紧急避孕后又有多次性生活的妇女都有避孕保护作用,避孕失败率仅为 0.1%;②中等剂量的米非司酮（25~50 mg）避孕效果优于左炔诺孕酮片,但服用后月经延迟也更为常见;低剂量的米非司酮（<25 mg）,似乎也比左炔诺孕酮两次剂量（0.75 mg 口服,12 小时后再服一次）更为有效,但需进一步的临床观察予以证实;③孕激素受体调节剂的新型紧急避孕药 Ulipristone Acetate（UPA）30 mg（详见下文"新型紧急避孕药物"）避孕效果优于左炔诺孕酮片;④左炔诺孕酮单次剂量（1.5 mg 一次口服）与 2 次剂量（0.75 mg 口服,12 小时后再服一次）避孕效果的差异无统计学意义,可以用单次口服来替代分 2 次口服的用法。⑤联合应用雌、孕激素的 Yuzpe 法,有效率最低,而不良反应发生率较高,在临床上的实际使用已趋于减少。

鉴于紧急避孕药的避孕效果低于常规避孕方法,而不良反应发生率又相对较高,因此紧急避孕药只能作为未避孕或觉察到常规避孕方法使用失误后的补救,不宜经常、反复使用。不过,对于已经生育、家庭稳定的妇女,如果采用 Cu - IUD 紧急避孕,倒还可以作为常规避孕方法继续长期使用,不

失为避孕方法知情选择中一项值得推荐的良策。

（4）影响紧急避孕药效果的因素（表 3 - 11 - 5）:已经有许多研究资料证实紧急避孕药的有效性还受以下因素的影响:①无保护性生活发生的时间,在排卵前的失败率明显高于排卵后;②本周期服用紧急避孕药后,有再次无保护性生活者失败率明显增高;③无保护性生活与服用紧急避孕药物之间的相距时间,越早服用预防非意愿妊娠的效果越好（图 3 - 11 - 5）;④体质指数（BMI）>30 的肥胖妇女紧急避孕药的有效性明显低于体重正常的妇女。

表 3 - 11 - 5　影响紧急避孕药效果的因素

影响因素		OR	95%CI	P 值
周期中无保护性生活的时间		4.4	2.3~8.2	<0.000 1
有再次无保护性生活		4.6	2.2~9.0	<0.000 2
BMI	肥胖:正常	3.6	1.96~6.53	<0.000 1

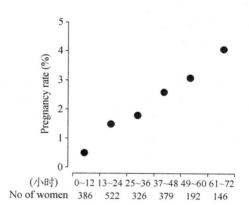

图 3 - 11 - 5　服用紧急避孕药的时间与失败率的关系

引自:Piaggio G, et al. Timing of emergency contraception with levonorgestrel or Yuzpy regimen. Lancet, 1999, 353:721

11.1.2.3　紧急避孕药物的安全性

WHO 针对公众对左炔诺孕酮紧急避孕药（LNG - ECP）的种种误解与质疑,于 2010 年发表了安全性声明。声明中指出:服用 LNG - ECP 对包括青少年在内的所有妇女都是安全的。该药的活性成分左炔诺孕酮,

早已广泛应用于各种剂型的避孕药具之中＞30年，对在育龄妇女的应用也有长期安全性的研究。左炔诺孕酮的耐受性良好，无已知的致敏性，使用几天后即被代谢，无成瘾性，没有已证实的毒性反应。LNG-ECP不存在过量服用的风险和明显的药物相互作用，也没有除妊娠以外使用的禁忌证。尽管WHO建议在无防护性行为后120小时内服用单剂量左炔诺孕酮（1.5 mg），实际上重复使用并不存在任何已知的健康风险，即使在一个月经周期内不止一次地服用LNG-ECP的妇女中，除可能发生月经失调以外，也没有严重不良后果的报告。LNG-ECP已经使用了几十年，目前的研究表明，其与癌症风险的增加无相关性。虽然许多避孕药中含有的雌激素与脑卒中、静脉血栓栓塞的风险（非常低）相关，特别是在有吸烟史的年龄＞35岁妇女。左炔诺孕酮与上述风险无关。即使是不宜服用常规避孕药的妇女，如有患心脏病、血栓栓塞、脑卒中等风险或其他不宜服用激素类避孕药的情况，服用紧急避孕药也是安全的。这是因为常规口服避孕药需每天服用，而紧急避孕药是一次性服用，两者对人体的影响是不一样的。如果是服用雌激素的绝对禁忌者，仍可以服用单纯孕激素或抗孕激素类的紧急避孕药（左炔诺孕酮和米非司酮），也可放置带Cu-IUD，但要避免使用含有雌激素的Yuzpe法。

（1）紧急避孕药物的不良反应及其预防和处理：紧急避孕药物相当安全，至今尚无与紧急避孕药物使用相关的死亡病例或严重并发症病例发生。服用紧急避孕药物的不良反应也通常是轻微和一过性的，一般无须特殊处理。

1）恶心和呕吐：通常发生在服药后3天内，持续时间＜24小时。使用雌孕激素复合制剂紧急避孕恶心和呕吐的发生率最高，分别为43%～50%和16%～20%；左炔诺孕酮次之，恶心和呕吐的发生率分别为18%～23%和4%；米非司酮最低，分别为6%～7%和1%。直接进行雌孕激素复合制剂与左炔诺孕酮制剂的临床比较性研究显示，服用左炔诺孕酮引起恶心、呕吐的发生率要显著低于雌孕激素复合制剂。因此，尽可能减少雌、孕激素复合制剂的应用是预防和减少恶心、呕吐的最有效的方法。

由于使用左炔诺孕酮或米非司酮制剂恶心、呕吐的发生并不十分普遍，可不必常规预防性服用止吐药。如果使用雌孕激素复合制剂，则要考虑预防性给药。通常，可在首次雌孕激素复合制剂服用前1小时，美克洛嗪（氯苯甲嗪，meclizine）50 mg单剂量口服。有报道称这样的预防用药能使恶心、呕吐的发生率分别减少30%和60%。氯苯甲嗪的使用可能产生嗜睡，用前需给予提醒。在每次服用雌、孕激素复合剂前1小时预防性服用甲氧氯普胺（胃复安，Metoclopramide）10 mg，也能减少恶心的发生。

能否适当减少上述两种预防性用药的剂量或使用其他止吐药物，至今尚无确切的临床观察资料。此外，还不能预料哪些人服用雌、孕激素复合剂后会发生恶心和呕吐，哪些人在服用紧急避孕药物前预防性服用止吐剂可以获益；也无证据提示，与食物一起服用雌、孕激素复合制剂可以降低恶心和呕吐的发生。

多数专家认为，如果服用紧急避孕药物后2小时内呕吐，应予以补服；如果发生数次呕吐，可以采用阴道内给药的方式。以往口服避孕药的临床研究显示，激素能够通过阴道黏膜被吸收。

2）月经延迟：有时，人们会产生一种错觉，认为紧急避孕药物会诱发月经来潮，其实，其并不直接诱发月经来潮。服用紧急避孕药物后，月经通常会在预期来潮日的前1周或后1周之间来潮。使用雌孕激素复合制剂和左炔诺孕酮紧急避孕药后月经提前的发生率明显高于抗孕激素药物米非司酮；而使用米非司酮紧急避孕后月经延迟比较常见，其发生率与米非司酮的剂量相关，剂量越大发生率越高。如果服用紧急避孕药物后月经延迟1周以上，应该注意排除是否妊娠，宜做适当的检查,如妊娠试验等。

3)不规则阴道出血:服用紧急避孕药物后阴道不规则出血或点滴出血的发生率各研究间差异颇大,以左炔诺孕酮为例,发生率为 $0\%\sim17\%$。值得注意的是,服药后不规则阴道出血并不意味避孕成功;只有正常月经来潮,才意味着没有发生意外妊娠。国外有一项前瞻性研究,观察 151 例服药后有阴道流血者,结果有 14 例妊娠(9%)。

服用紧急避孕药物后发生的阴道不规则出血,并不对身体造成危害,可以不做处理。然而,这样的不规则出血有可能是由某种严重的情况引起,如异位妊娠。如口服避孕药妇女还有与异位妊娠相关的其他症状,如下腹疼痛等,应做妊娠试验及其他相关的医学检查和处理。

4)其他:其他不良反应为腹痛、乳房触痛、头痛、眩晕和疲乏等。这些不良反应通常发生在服药后 $1\sim2$ 天内,持续时间不超过 24 小时,一般无须处理。如果头痛、乳房触痛难以耐受可服用非处方止痛药物。

(2)紧急避孕药对妊娠的影响

1)对今后妊娠的影响:服用紧急避孕药是一类短效事后补救方法,对卵巢功能和子宫内膜的影响是一次性的,不会影响今后的生育能力。紧急避孕后的第一次月经周期就有可能怀孕。另外,还必须知道,服用紧急避孕药的当月不应该再有无防护措施的性交。如果不注意,用药的当月就可能怀孕。

2)对妊娠结局的影响:国内张琳等对 1999 年 11 月至 2008 年 8 月接受左炔诺孕酮紧急避孕失败后的妊娠进行了前瞻性研究。该研究收集了 332 例左炔诺孕酮紧急避孕失败继续妊娠者作为试验组,另外 332 例未使用左炔诺孕酮正常妊娠妇女作为对照组,观察左炔诺孕酮紧急避孕药对妊娠结局的影响。结果显示,两组妊娠 14 周内自然流产分别为 31 例(10.3%)和 28 例(8.6%),差异无统计学意义($P=0.47$);试验组中有 1 例异位妊娠(0.3%);在妊娠 24 周的超声检查中,

两组畸形分别为 1 例(0.3%)和 2 例(0.67%),差异无统计学意义;两组新生儿畸形分别为 3 例(0.11%),和 2 例(0.68%),差异也无统计学意义。总体而言,两组畸形发生的例数一样,各 4 例(1.44% *vs.* 1.34%);可以认为,左炔诺孕酮紧急避孕失败后不会明显增加自然流产率,也不会增加子代的畸形发生率。

3)紧急避孕药与异位妊娠的关系:有几项研究显示,紧急避孕药物并不增加服药后妊娠发生宫外孕的概率。

Cleland 等对 2009 年 8 月以前国内外紧急避孕临床研究进行了荟萃分析,分析紧急避孕药与异位妊娠的关系。结果显示,共收集到 136 项符合条件的研究(包括非随机对照的),中国有 114 项研究,国外有 22 项研究(表 3-11-6)。服用米非司酮紧急避孕有 35 867 名妇女:494 例避孕失败妊娠,其中 3 例宫外孕,发生率为 0.6%;服用左炔诺孕酮紧急避孕有 15 696 名妇女:307 例避孕失败妊娠,其中 3 例宫外孕,发生率为 1.0%;一般妊娠人群中宫外孕发生率为 $0.8\%\sim2.0\%$;可以看出紧急避孕药并不增加宫外孕的发生,反而能使之有所下降。

表 3-11-6 使用紧急避孕药后异位妊娠情况文献汇总

紧急避孕药	样本量*	妊娠数	异位妊娠数	发生率(95%CI)
米非司酮(总)	35 867	494	3	0.6(0.1~1.8)
英文文献	14 669	179	2	1.1(0.1~4.0)
中文文献	21 197	315	1	0.3(0.0~1.8)
左炔诺孕酮(总)	15 696	307	3	1.0(0.2~2.8)
英文文献	11 405	201	2	1.0(1.2~3.5)
中文文献	4 291	106	1	0.9(0.0~5.1

*:用药前已经妊娠者和失访的用药者不在统计之列。

美国 FDA 公布的一份关于左炔诺孕酮紧急避孕药的安全性报告(Plan B 安全性报告)中,对 6 项全球随机对照大型临床研究以及上市后安全性报告的异位妊娠风险进行了综合评估。在 7 889 名左炔诺孕酮使用者有 133 例妊娠,其中只有 2 例是异位妊娠(表 3-

11-7)。总的安全性报告结论：左炔诺孕酮紧急避孕药并未显示出增加异位妊娠的风险。事实上，与所有避孕方法一样，紧急避孕药因减少了非意愿妊娠的发生而实质性降低了异位妊娠的风险。

表3-11-7 美国FDA公布的左炔诺孕酮紧急避孕药与异位妊娠资料汇总表

作者	可评价受试者	妊娠总数	异位妊娠数	发生比例(%)	左炔诺孕酮剂量(mg)
von Hertzen	1 356	24	1	0.074	0.75×2
	1 356	20	0	0	1.5 单剂量
Arowojolu	545	7	0	0	0.75×2
	573	4	0	0	1.5 单剂量
WHO	976	11	0	0	0.75×2
Wu	643	20	0	0	0.75×2
Ho and Kwan	410	12	0	0	0.75×2
Ho	2 030	35	1	0.049	0.75×2
合计	7 889	133	2	0.025	——

11.1.2.4 新型紧急避孕药物

（1）Ulipristal Acetate：2010年6月，美国FDA批准了一种名叫Ulipristal Acetate（简称UPA，目前尚无确切的中文译名）的抗孕激素药物作为紧急避孕药上市。在美国，UPA的商品名称为"埃拉"（Ella）。UPA在美国上市，并非是世界上首次正式亮相。早在2009年5月，UPA就通过了欧洲医药部门的审查，在欧洲22个国家和澳大利亚面市，商品名为"Ella One"。UPA在美国的上市，加速了它作为国际公认的一种紧急避孕药物在全球的应用和普及（图3-11-6）。

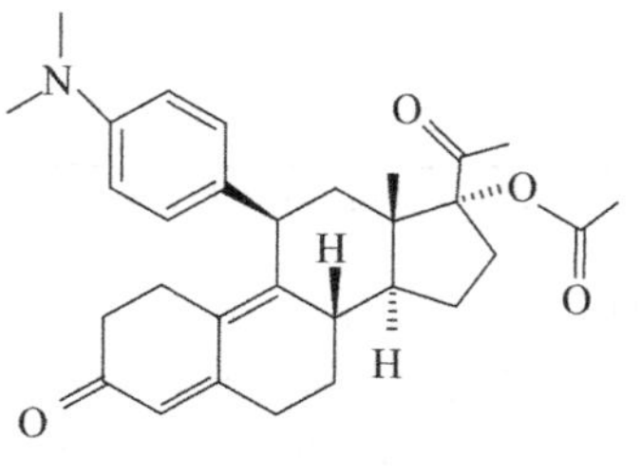

图3-11-6 UPA的化学结构式

这种新型的紧急避孕药物每片含UPA 30 mg；作为紧急避孕药的服用方法是：无防护的性生活后120小时内，口服1片。UPA的作用机制与已有的单纯孕激素紧急避孕药——左炔诺孕酮相仿，能够抑制或延缓排卵。已有研究显示，UPA在无防护措施的性生活后120小时内服用，减少意外妊娠危险的效果要比现有的单纯孕激素类紧急避孕药物更为明显。服用UPA可能出现的不良反应与单纯孕激素类紧急避孕药物类似，服药后头痛、恶心或腹痛的发生率＜10%；眩晕、乏力或下次月经来潮经期痛或不适的发生率则＜5%。

目前，UPA尚不能作为非处方药在药店零售，购药时须凭医师开出的处方。作为一种新型的紧急避孕药物，UPA的面市受到国际计划生育组织的关注和重视。同时，可以预测UPA进入我国市场已不是一件遥远的事情。

（2）左炔诺孕酮肠溶片：近年一种称为左炔诺孕酮肠溶片的紧急避孕药物已经面市。常规的左炔诺孕酮紧急避孕药的含量为每片0.75 mg；服用的方法是：在无防护措施的性生活后72小时内，口服1片，间隔12小时再服1片。妇女使用常规的左炔诺孕酮紧急避孕药物中发生最多的两件事情：①第一次遗忘服药后又忘记了第二次服药，之后会将第二个剂量服下去，这就影响了药物应有的效果。②服药后有恶心、呕吐不良反应，恶心发生率约18%，呕吐约4%。这些不良反应虽然对健康没有损害，但令人烦恼；如果是呕吐，有可能造成已摄入药物的损失，也会影响药物的效果。

这种改良型国产紧急避孕药制剂——左炔诺孕酮肠溶片的上市，为解决这两个难题迈进了实质性的一步。这种制剂最大的亮点是在药物外面多了一层肠衣，可减少服药引起的胃肠道不适以及呕吐造成的药物丢失，最大限度地发挥药物的作用。此外，这种新剂型每片含有左炔诺孕酮1.5 mg，无防护措施的同房后只需口服1次，服用简单方便，不需再为忘记服药而烦恼。

为验证这种改良剂型紧急避孕药物的临

床效果,国内曾对这种上市产品进行了一项多中心、大样本、开放性的市场后安全性和有效性研究,在上海、武汉、广州、东北等5个中心观察了2 566例育龄妇女使用左炔诺孕酮肠溶片紧急避孕药物(商品名"丹媚")的临床效果、不良反应以及可接受性。研究结果表明,左炔诺孕酮肠溶片的失败率为0.20%(表3-11-8),服药后恶心的发生率仅

3.94%,呕吐0.20%,胃肠道不适的不良反应发生率显著低于以往左炔诺孕酮普通剂型紧急避孕的相关报道(表3-11-9)。可以相信,左炔诺孕酮肠溶片紧急避孕药作为非处方用药在社会上药房(店)零售,与以往左炔诺孕酮普通剂型相比,能提高需要使用的妇女易得性和使用的及时性,可有效减少非意愿妊娠,降低人工流产率。

表3-11-8 左炔诺孕酮肠溶片紧急避孕效果与文献报道比较

研究者(年份)	研究对象数	用药方法	24小时内服药%	失败率(%)
陈秋菊(2011)	2 446	1.5 mg	83.3	0.20
Ho(1993)	331	0.75 mg×2	—	2.9
吴尚纯(1999)	643	0.75 mg×2	—	3.11
WHO(1998)	976	0.75 mg×2	—	1.10
Hertzen(2002)	1 356	0.75 mg×2	42.0	1.77
	1 356	1.5 mg	46.0	1.47
Arowojolu(2002)	545	0.75 mg×2	58.5	1.28
	573	1.5 mg	68.1	0.69
Ngai(2005)	1 038	0.75 mg×2 (间隔24小时)	55.7	1.93
	1 022	0.75 mg×2 (间隔12小时)	57.4	1.96

表3-11-9 左炔诺孕酮肠溶片不良反应发生率与文献报道比较(%)

不良反应	陈秋菊(2011年) 1.5 mg	Ho(1993年) 0.75 mg×2	WHO(1998年) 0.75 mg×2	Arowojolu(2002年) 1.5 mg	Arowojolu(2002年) 0.75 mg×2	Hertzen(2002年) 1.5 mg	Hertzen(2002年) 0.75 mg×2
恶心	4.13	16.1	23.1	24.3	22.9	14	15
呕吐	0.16	2.7	5.6	7.8	8.4	1	1
腹泻	—	—	—	—	—	4	3
乏力	0.08	23.9	16.9	—	—	14	13
头昏	0.35	18.5	11.2	12.6	13.9	10	9
头痛	—	—	16.8	21.3	14.5	10	10
乳房胀痛	—	15.9	10.8	12.9	8.8	8	8
下腹痛	—	—	17.6	15.6	18.3	14	15
异常出血	3.62	3.4	—	—	—	—	—
月经量多	1.48	—	—	15.5	10.5	—	—

11.1.2.5 紧急避孕药物应用的注意事项

在实际使用紧急避孕药后失败的例子中,由于有一部分并非避孕方法本身的失败,而是由使用错误所造成的,因此必须强调正确使用紧急避孕药,使用的注意事项如下:①紧急避孕药作为一种事后补救办法,其使

用方法与一般常规短效避孕药不同,只对服药前最近的一次无保护同房产生避孕作用。如果在同一月经周期内多次使用紧急避孕药,除了避孕效果差以外,还会使药物的不良反应明显增加。②有紧急避孕需要的妇女应尽早使用,以求达到较好的避孕效果。③按规定、剂量服药,不必多服。多服并不能提高

紧急避孕的有效率,只会增加不良反应的发生率和严重程度。④服药后 2 小时内发生呕吐,应尽快补服一次。⑤服药后有少量阴道出血不是避孕成功的标志。妇女用药后应密切留意月经的变化,尤其是在预期月经延迟>1 周时,应及时到医院检查以明确是否妊娠,并且注意排除异位妊娠。⑥紧急避孕药物不能预防和治疗性传播疾病。⑦使用紧急避孕药失败的妇女可以知情选择继续妊娠,不必都去做人工流产。⑧切莫将紧急避孕药当常规避孕药经常和反复使用,使用紧急避孕药后必须立即落实常规避孕方法(表3-11-10),避免再次发生意外妊娠。

表 3-11-10　紧急避孕后可以使用的常规避孕方法及其开始时间

常规避孕方法	开始的时间
男、女用避孕套	立即
子宫帽、阴道隔膜	立即
杀精剂(栓、胶冻、药膜等)	立即
短效口服避孕药	立即或者下次月经来潮 5 天内
避孕针	下次月经来潮 7 天以内
皮下埋植避孕	下次月经来潮 7 天以内
IUD*	下次月经干净 7 天以内
自然避孕法	需要等待至自然月经周期
女性绝育	下次月经干净 7 天以内
男性绝育	立即

*：如果愿意选择 IUD 作为长期避孕方法而又符合放置条件的妇女,可直接选用 IUD 紧急避孕。

11.1.2.6　推广紧急避孕药物的障碍

紧急避孕药物在临床应用已有 30 多年,至今对这类避孕方法的了解和使用并不普遍。形成这种局面的原因有以下几个方面。

(1)紧急避孕知晓率低:广大育龄人群缺乏紧急避孕的知识,同时对无防护措施的性交是否会发生妊娠存有侥幸心理;很多医务工作者(甚至有些妇产科医师)紧急避孕的知识也较欠缺。上海市自 1995 年开始大力宣传、推广紧急避孕,1998 年进行的一项育龄妇女紧急避孕知识、态度和行为(KAP)调查结果显示,在 10 017 名 18~49 岁妇女中,对紧急避孕的知晓率仅为 28.2%,年龄<25 岁妇女的知晓率明显低于年龄≥25 岁者;未

婚妇女的知晓率明显低于已婚妇女。>50%的妇产科医师未能完全掌握紧急避孕的服务技能。另外,除了群众的误解以外,还有一些医务人员、计划生育工作者、妇女保健人员对紧急避孕还存有一些担忧。例如:"是否会促使人们发生不负责任或混乱的性生活?"、"是否会使妇女停止使用常规避孕方法?"、"是否会降低避孕套的使用率?"等。根据现有资料,没有证据表明紧急避孕药会促使人们发生不负责任或混乱的性生活。相反,提供紧急避孕服务是一个很好的宣传避孕节育知识的机会,并且同时提供预防性传播疾病的知识和信息。这些对于已有初次性体验的青少年尤为重要,促使他(她)们认真考虑自己的性行为,知道应该如何保护自己和他(她)人免受非意愿妊娠和性传播疾病的危害。另外,与常规避孕方法相比,紧急避孕药的价格较高,避孕有效率较低,而不良反应相对又较大,这些缺点的存在使人们不会停止使用常规避孕方法。

苏格兰的一项研究表明,让妇女自己保管和使用紧急避孕药片对她们使用常规避孕方法没有不利影响,也没有促使她们多次和反复使用紧急避孕药。同样,赞比亚的一项研究显示,绝大多数没有常规避孕方法的妇女在使用紧急避孕药物后会选用常规避孕方法;对那些原来使用常规避孕方法失败的妇女,紧急避孕可促使她们选择效果更可靠的常规避孕方法。加纳的一项对 211 名外用杀精剂使用者的调查提示,紧急避孕并没有增加这些人无防护措施性生活的次数。还有研究显示,紧急避孕的普及并不会降低避孕套的使用率。避孕套除了有避孕的功效外还有很多非避孕作用的优点,如预防性传播疾病(包括艾滋病病毒感染)、延长性生活时间、减少女性盆腔感染和宫颈间变等。紧急避孕的普及给避孕套的使用增加了安全系数。如果避孕套在使用中发生了滑脱或破裂,紧急避孕就可以发挥避免非意愿妊娠的第二道防线的作用。上海的统计数据显示,在紧急避孕逐步普及的数年里,避孕套使用的构成比呈

不断上升现象。

（2）受宗教信仰的影响：认为紧急避孕药有堕胎的作用，混同于流产药物。根据紧急避孕药物机制的研究，发现左炔诺孕酮和UPA对黄体期的子宫内膜没有任何作用，不会影响已经着床的胚胎，根本没有流产的作用。大剂量米非司酮（＞150 mg）配伍前列腺素药物虽然用于药物流产，但是单纯小剂量米非司酮（＜50 mg）对子宫内膜和已经着床的胚胎也没有明显的影响。尽管小剂量米非司酮紧急避孕的效果明显高于左炔诺孕酮，但是由于在药物流产中的使用使得米非司酮在紧急避孕方面的使用受到很大的限制。目前，米非司酮紧急避孕药仅在国内注册上市，使用时还必须要医师或注册药师的处方。

（3）紧急避孕药物的供应渠道：非处方药（over the counter，OTC）是相对于处方药（prescription only medicine，POM）的一个名称，即不用医师诊断和开处方，消费者可根据自己所掌握的医学知识，并借助药品标识物，对小伤、小病自我诊疗和选择应用的药品。根据1999年11月19日国家食品药品监督管理局颁发的《非处方药药品专有标识管理规范》，我国非处方药分为甲类和乙类两种。零售药店销售甲类非处方药必须有《药品经营许可证》和《营业执照》并配备执业药剂师。而销售乙类非处方药需乙类非处方药的准售标志。目前，我国部分紧急避孕药已施行了甲类非处方药。国际上对于紧急避孕药又称为"柜台后"（behind the counter，BTC）销售模式的过渡方法——即使用者不用医师处方可以直接到药店求购药物，但必须由药剂师判断是否能将药物售予购药者。

我国大陆地区于20世纪90年代中期开始推广紧急避孕。1999年末国家第一批非处方药名单公布，北京紫竹药业生产的左炔诺孕酮类紧急避孕药（商品名毓婷）名列其中。我国仅允许左炔诺孕酮类（包括1.5 mg和0.75 mg两种剂量）紧急避孕药作为非处方药销售。有报道称，2004年我国避孕药市

场销售额中2/3为紧急避孕药，而其中的75％又为北京紫竹药业生产的毓婷所占，此药当年销量突破3 000万盒。在发达国家和地区，挪威（2000年）首先允许左炔诺孕酮类紧急避孕药作为非处方药销售，此后陆续有国家仿效。目前，世界上只有8个国家、地区将左炔诺孕酮类紧急避孕药纳入非处方药范围，有些国家即使是非处方药还得受年龄的限制；还有许多国家的左炔诺孕酮紧急避孕药是柜台后药物（表3-11-11）。为了妇女在需要时能够及时得到紧急避孕药物，国际紧急避孕联盟多次呼吁各国、各地区的医药管理部门让紧急避孕药能够成为非处方药。

表3-11-11 紧急避孕药在全球非处方化的状况

药物提供方式	国家和地区名称
非处方药销售&	荷兰、孟加拉国、挪威、瑞典、塞内加尔（部分地区）、新西兰、印度（部分地区）、中国（大陆地区）
柜台后销售	爱沙尼亚、澳大利亚、巴拉圭、贝宁、比利时*、冰岛*、丹麦**、多哥、多米尼加共和国**、法国*、法属玻利尼西亚、芬兰*、刚果、荷兰、几内亚-科纳克里、加纳、加拿大、加蓬、喀麦隆、拉脱维亚、立陶宛、卢森堡*、马达加斯加、马里、毛里求斯*、毛里塔尼亚、美国$、南非、尼加拉瓜、尼日尔、葡萄牙**、瑞士、萨尔瓦多、塞内加尔、斯里兰卡、斯洛伐克、突尼斯、乌干达、乌拉圭、委内瑞拉、希腊、象牙海岸、牙买加、以色列、印度、英国

注："柜台后销售"一栏中，无标注的国家和地区均只对左炔诺孕酮（0.75 mg/片）实行柜台后销售

＊：仅对左炔诺孕酮（1.5 mg/片）实行柜台后销售

＊＊：对两种剂量左炔诺孕酮均实行柜台后销售

&：孟加拉国、塞内加尔、新西兰、印度仅对左炔诺孕酮（0.75 mg/片）实行非处方药销售；荷兰与挪威仅对左炔诺孕酮（1.5 mg/片）实行非处方药销售；瑞典和中国（大陆地区）对两种剂量左炔诺孕酮均实行非处方药销售

$：只对（0.75 mg/片）实行柜台后销售，且服务对象必须年龄≥18周岁，其中阿拉斯加、佛蒙特、华盛顿、加利福尼亚、马萨诸塞、蒙大拿、缅因、夏威夷、新罕布什尔、新墨西哥10个州无服务对象年龄限制。

（4）非处方紧急避孕药物的供应机构：社会药房的服务水平不高，限制了紧急避孕药的有效性，使紧急避孕药因使用不当导致的失败率较高。为保证紧急避孕药的服务质

量,对社会药房药剂师的全员培训与定期检查考核势在必行。

11.1.3　宫内节育器作为紧急避孕的临床应用

Cleland 等(2012 年)发表的一篇系统综述搜集了 1979～2011 年国内外 Cu - IUD 紧急避孕的 42 篇文献,国内研究有 29 篇。共有 7 034 名妇女在无保护性生活后 2～10 天内放置了 Cu - IUD(所用的 Cu - IUD 类型见表 3 - 11 - 12),其中 74% 的妇女是 5 天内放置的。经过矫正,统计分析显示 Cu - IUD 紧急避孕的失败率仅为 0.09%,各个国家的失败率详见表 3 - 11 - 13。到目前为止,只有 GyneFix® 正式注册可以用于临床紧急避孕,其他 Cu - IUD 用于紧急避孕都是说明书以外的使用。不过,国内(2009 年)已经将 Cu - IUD 用于紧急避孕写入 IUD 放置常规中。另外,国内外的文献中都未查到使用含有左炔诺孕酮的 IUD 用于紧急避孕的研究。

表 3 - 11 - 12　用于紧急避孕的 Cu - IUD 类型

Cu - IUD 类型	研究篇数*	年份	国家
Multiload Cu - 375 系列	14	1981～2010	中国、荷兰
GyneFix 330	3	2003,2008	中国、英国
Copper T - 380 系列	6	2001～2010	中国
Copper T - 200 - 220 系列	9	1979～2004	中国、埃及、意大利、荷兰、美国
Multiload Cu - 250 系列	4	1983,1986	意大利、荷兰、英国
Nova - T 380	1	2005	中国
Copper 7 - 200	7	1979～1986	意大利、荷兰、英国、美国
Lippes Loop 系列	2	1980,1983	英国
Copper IUD 无明确类型	9	2000～2010	中国

*：因为有些研究中不止用一种 Cu - IUD,所以表中的研究篇数超过总文献数。

表 3 - 11 - 13　各个国家 Cu - IUD 紧急避孕的失败率

国家	使用者数	妊娠数	%	95%CI(%)
中国	5 629	6	0.11	0.05～0.23
英国	496	0	0.00	0.00～0.70
美国	401	0	0.00	0.00～0.85
意大利	253	0	0.00	0.00～1.38
埃及	200	4	2.00	0.69～5.03
荷兰	55	0	0.00	0.00～5.93
总计	7 034	10	0.14	0.08～0.25
排除埃及后总计	6 834	6	0.09	0.04～0.19

已经结婚或者单一性伴尚未生育的妇女(未产妇),也可以用 Cu - IUD 进行紧急避孕。未产妇采用 Cu - IUD 进行紧急避孕的有效率略低于经产妇,但对那些准备较长时期内避孕的未产妇,采用 Cu - IUD 进行紧急避孕还是适用的。北京市 Cu - IUD 紧急避孕的临床多中心研究结果:放置母体乐 IUD(MLCu 375)的 1 013 例研究对象中,经产妇 843 例,未产妇 170 例,防止非意愿妊娠的有效率分别为 97.8% 和 91.0%,IUD 的续用率分别为 95.7% 和 80.0%,两组妇女都没有发生明显的不良反应和盆腔感染。上海市计划生育技术指导所的一项研究(1996 年)显示:性伴固定的未产妇使用 IUD 避孕,不会影响她们今后的生育,对将来妊娠的预后(流产、胎儿发育、产前与产后出血等)也没有明显的不利影响。对于有多个性伴侣的未生育妇女,不宜采用 Cu - IUD 进行紧急避孕。

总之,可以在无防护措施性交后 168 小时(7 天)之内放入 Cu - IUD,这种方法特别适合于那些希望长期避孕而且无放置 Cu - IUD 禁忌证的妇女。放置前检查阴道清洁度和妇科检查,以排除生殖道感染或盆腔炎。放置方法按照节育手术常规,必须在计划生育手术点进行。Cu - IUD 紧急避孕不能预防性传播疾病,已有性传播疾病或有其危险因素(多个性伴、被强奸等)的妇女,禁止使用 Cu - IUD 进行紧急避孕。与紧急避孕药相比,Cu - IUD 用于紧急避孕的优缺点见表 3 - 11 - 14。

表 3 - 11 - 14　Cu - IUD 用于紧急避孕的优缺点

优点	缺点
避孕效果好(即使本周期已有多次性生活)	侵入性操作,IUD 放置术可能发生并发症
保护窗口时间长(无保护性生活后 7 天)	需要培训过的医务人员,手术室和无菌条件
对本周期中再次性生活也有保护作用	可能有潜在的盆腔炎风险
适用于对激素方法有禁忌的妇女,没有服用激素类药物后常见的恶心、呕吐等不良反应	不适用于青春期少女
可以作为长期避孕方法继续使用	部分妇女放置后可能发生月经量过多、经期延长、周期缩短等不良反应

本方法可根据妇女本人的愿望决定 Cu - IUD 留存与否以及留存的时间:可以在转经后任何时候取出;也可以作为长期避孕方法继续放置 10 年。Cu - IUD 紧急避孕后的随访与常规放置的相同,放置后 1、3、6 和 12 个月各随访 1 次,以后每年随访 1 次。随访的意义在于检测 IUD 在子宫内的位置,及时发现和处理脱落、下降、异位、月经量过多、不规则出血等异常现象及其他不良反应。

11.1.4　规范紧急避孕服务流程

1998 年以后我国紧急避孕药成为非处方药,可以通过零售药店、超市、街道居委会等多个渠道直接获得,但上海市未婚妇女人工流产率不但没有进一步下降,在 2000 年以后反而逐渐回升至 1995 年前的水平(11% 左右)。对上海市 6 所医院人工流产妇女的调查发现,使用紧急避孕药物的人群中 85.9% 是通过零售药店购得。康建中等对上海市紧急避孕药销售量较大的 100 家零售药店药剂师进行问卷调查,结果发现,虽然绝大多数药剂师都知道有紧急避孕药物,并将紧急避孕药物推荐给购买者,但是了解紧急避孕药物与常规口服避孕药物区别者<10%,了解紧急避孕药物的避孕效果低于常规口服避孕药的比例仅占 6.5%,对于所有是非题和案例分析题完全回答正确及解释正确的药剂师仅

占 3.2%。研究发现,药剂师在实际工作中对于紧急避孕药物的知识比较片面,不能完全按常规对购药对象进行咨询指导。社会药房销售紧急避孕药时不能提供必要的信息,可能是造成紧急避孕药物滥用、非意愿妊娠人工流产率上升的原因之一。如何规范这一个服务流程? 首先必须提高药店工作人员的知识水平,对药剂师进行紧急避孕药物知识培训,从源头抓起,让使用者在购买时就能充分了解紧急避孕药物的适应证、禁忌证和注意事项,才能充分发挥紧急避孕药物的作用,减少非意愿妊娠的发生。因此,无论是在社会药房还是医院妇产科,提供规范化的紧急避孕服务势在必行。

(1) 提供紧急避孕服务的人员要求:临床医师、护士、助产士、药剂师以及社区保健人员经过培训后均能提供紧急避孕服务。培训的内容包括紧急避孕的适应证、禁忌证,紧急避孕的作用机制,各种紧急避孕药物和方法的特点、适用人群,药物不良反应和处理方法,使用紧急避孕后的注意事项和随访步骤,常规避孕方法的基本知识和咨询技巧等。正规的培训班还应该有实践操作、咨询技巧演练等。对于 IUD 紧急避孕,必须由有相关资格的医务人员来操作。

(2) 提供紧急避孕的服务机构:① 医疗机构,如各种医院妇产科、计划生育服务站、妇幼保健站,可以提供紧急避孕药物和 IUD 紧急避孕。② 非医疗机构,如基层发放避孕药的计划生育药具站是比较切合群众实际要求的发放紧急避孕药的服务点。另外,学校、单位或企业的医务室,乡村卫生室也都可以成为紧急避孕药的提供点。③ 青少年服务机构:现代社会的青少年性观念比较开放,但又缺乏避孕知识和避孕技能,非常容易意外妊娠。另外,青春期少女多数不愿意到医院妇产科或计划生育服务站。因此,各种为青少年服务的机构都应该了解紧急避孕的知识,有条件的还应该为青少年免费提供紧急避孕药以及必要的咨询指导。

11.1.5 推广紧急避孕的现实意义

根据 WHO 的统计资料,全球每年有4 500 万例人工流产,其中不安全流产为1 900 万例,造成 68 000 例死亡(占妊娠相关死亡的 13%),进行不安全流产的妇女中 1/5患有生殖道感染可能导致不孕,据推算全球不孕症夫妇有 6 000 万～8 000 万对。在许多发展中国家甚至某些发达国家和地区,人工流产仍然是非法的或是不容易获得的,不安全流产是导致妇女死亡和伤残的主要原因。在这些国家和地区推广和应用紧急避孕可以防止妇女不必要的死亡和伤残(图 3-11-7)。紧急避孕的开展还可以为这些国家和地区节省大量的医疗资源(医院设施、医务人员、血液供应、治疗非法流产导致的并发症等)。

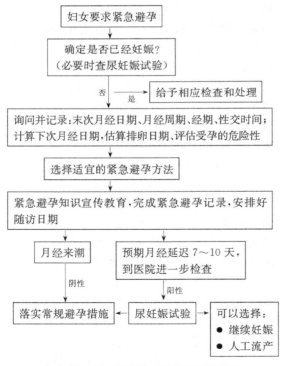

图 3-11-7 紧急避孕规范化服务程序

现有的各种避孕方法不可能适合所有的人,也不可能百分之百有效。采用常规的避孕措施后,仍然有意外怀孕的现象,这主要是

选择不当或使用不当造成的。除此之外,由于种种原因未采用任何避孕措施,就更可能怀孕了。如果能及时采用紧急避孕,绝大部分妇女可以避免非意愿妊娠、免受人工流产的痛苦。国外的经验显示,紧急避孕可以预防非意愿妊娠、降低人工流产率。在美国由于紧急避孕的开展,估计每年可减少 100 万次人工流产和 200 万次非意愿妊娠分娩。在芬兰由于紧急避孕的普及,少女妊娠人工流产率为世界最低。上海市计划生育技术指导所曾做过一项全市性调查,95% 的未婚人工流产妇女和 71% 的已婚人工流产妇女需要紧急避孕。如果这些妇女掌握,并且能够获得及时紧急避孕服务,那么至少有一半以上的妇女可以避免人工流产。近 10 余年来的统计数据显示,上海市开展紧急避孕以来,未婚妇女的人工流产数逐年下降。

11.2 黄体期避孕

在紧急避孕的临床实践中,可能会遇到这样的情况:妇女寻求紧急避孕时距察觉避孕失败或无避孕措施性生活的时间已 >120小时,有些则是在寻求紧急避孕前有过多次性生活。许多研究已经证实,在这些情况下使用紧急避孕药的效果不佳。因此,人们将对多次无保护性生活或无保护性生活已 >120 小时的补救方案聚焦于黄体期,试图在此期通过对子宫内膜的作用,早期干扰受精卵的着床,这就是所谓的黄体期避孕。

1990 年瑞典学者 Swahn 等发现,妇女在排卵后黄体早期(LH 峰后 2 天)时口服米非司酮 200 mg 并不影响月经周期天数、体内卵巢激素水平以及月经出血模式。1993 年Gemzell 等将这一方法试用于临床,招募了 21名有正常性生活的育龄妇女作为研究对象,使用 LH 快速试纸(Ovu-quick, Organon)自己测定尿 LH 值,一共测试了 169 个周期,其中 12个周期没有测出 LH 峰值。对于测出 LH 峰值的妇女,每个月的黄体早期单次口服米非司酮 200 mg,连续服用 12 个月。在研究的

157 个周期中根据血孕酮水平的测定值,124 个周期妇女在排卵前 1~3 天有性生活,最后仅 1 例发生妊娠,妊娠率为 0.8%,远远低于 WHO(1983 年)对于不采用任何避孕方法妇女妊娠率的研究(表 3-11-15)。

表 3-11-15　黄体早期口服米非司酮的避孕效果

文献	研究周期	妊娠数	妊娠率(%)
Gemzell 等(1993 年,米非司酮 200 mg,LH+2)	124	1	0.8
WHO(1983 年,不采用任何避孕方法)	72	35	48.6

该研究发现,除 35% 妇女用药后 2~3 天有少量阴道流血以外,几乎没有任何与药物有关的其他不良反应。从避孕效果和安全性来说,这是一种非常好的每月一次避孕方法。但实际上妇女 LH 峰日的确定比较困难,必须每天测定尿或血中的 LH 值,因此在临床实践中这种避孕方法的可操作性并不强。

20 世纪 80 年代抗孕激素药物米非司酮问世以来,曾经有过 5 项临床试验探索在黄体晚期使用米非司酮预防意外妊娠(表 3-11-16)。在预期月经的前 1 天给研究对象一次性口服米非司酮 400~600 mg,共研究了 432 个周期,其中 126 个周期(29%)经血 HCG 确定妊娠,用药后有 22 个周期继续妊娠,即避孕失败率为 17.5%。结果表明,黄体晚期单独使用米非司酮不能有效避免意外妊娠,研究者建议如果要达到事后避孕的目的,米非司酮需要配伍前列腺素类药物。

表 3-11-16　单独使用米非司酮黄体晚期避孕效果

文献(年份)	研究周期	妊娠周期(HCG 阳性)	继续妊娠
Van Santen 等(1987)	24	3(12%)	2(66.7%)
Ulmann 等(1987)	102	35(34%)	6(17.6%)
Lahteenmaki 等(1988)	30	18(60%)	1(5.5%)
Dubois 等(1988)	139	48(34%)	9(18.8%)
Couzinet 等(1990)	137	22(16)	4(18.2%)

1997 年国家计划生育委员会与美国洛氏基金合作,进行了"米非司酮降低非意愿妊娠和流产的合作研究与开发"(简称"合作项目")。5 年间,按照药品临床试验管理规范(GCP)要求,共完成了 4 项较大规模的临床研究课题,其中一项为黄体期避孕临床多中心试验,北京、上海、天津、广州、成都等地的 7 个研究中心参加此项研究。共接收因多次无保护性生活或无保护性生活已 >120 小时要求服药的妇女 699 例,在预期月经来潮前 10 天内口服米非司酮 100 mg,48 小时后到医院口服米索前列醇 400 μg,留诊观察 1 小时,最终观察指标为妊娠和月经来潮时间。服药后有 1 例受试者失访,25 例妇女怀孕,妊娠率为 3.6%。妊娠危险性与服药前性生活次数有关,性生活 1 次,妊娠率为 1.4%,性生活次数增加 5 次,妊娠率为 16.0%,差异有统计学意义($P<0.05$)。673 例妇女月经来潮,其中 381 例(56.6%)在预期月经 ±3 天来潮,月经提早或延迟 >7 天者分别占 2.2% 和 8.5%。服药后 1 周内的不良反应主要为恶心呕吐(20.4%)、头晕乏力(12.3%)、乳胀(1.5%)、腹泻腹痛(31.1%)和头痛(3.6%)。研究结果显示,对于有多次性生活或无保护性生活已 >120 小时的妇女,在黄体期采用米非司酮和米索前列醇避孕是一种可选择的补救方法。

11.3　催经止孕

催经(menstrual regulation,MR)是指在月经延迟 1 周内使用负压吸引或药物诱导月经来潮。由于目前的检测手段还不能在停经 35 天内完全准确地诊断或排除妊娠,在催经中很难将已经早早孕的妇女全部除外,因此在我国临床上也常将催经称为催经止孕,目的是有孕止孕、无孕催经。另外,在流产不合法的众多国家中,催经被视为合法的医学手段,可使妇女避免不安全流产的风险。美国 Kessel 等于 1972 年曾对"催经"进行了比较系统的总结,催经的方法是将较细的塑料软管插入宫腔,利用负压吸引的原理吸出子宫内膜,干扰受精卵着床。他总结了 6 项临床研究资料,其中共有 730 例妇女确诊妊娠,使用这种催经方法后,继续妊娠率为 0.2%～3.6%(平均为 0.7%)。Kessel 认为催经是一个不需要扩张宫颈、不需要麻醉镇痛的小手术,可以免除妇女的焦虑,减少早孕人工流产时的并发症,也不失为一种可以选择的避孕失败后补救方法。但是,这种催经方法的缺点是必须在医院手术室进行,需要一定的设备条件,还需要由训练有素的医务人员操作。Kessel 发现催经的失败率与操作的医务人员的经验密切相关。

因此,在抗孕激素药物米非司酮问世后,探索安全、有效、简便、非手术的催经方法,又成为一个热点。在肖碧莲院士的牵头下,为确认对催经止孕进行临床研究在我国的必要性,"合作项目"采用问卷调查的方法进行了需求评估。结果提示,无论是服务提供者(87例)还是服务对象(401 例),70%以上的调查对象均认为催经止孕无论从技术上还是心理上,对妇女都有利。能满足一部分妇女的需求,排除她们对非意愿妊娠的焦虑。为此,"合作项目"还组织了对米非司酮与米索前列醇用于催经的临床研究,以评估其效果和不良反应。研究在全国 8 个中心共接收了 720例月经逾期 7 天内要求催经的妇女,受试者于进入研究的第一天顿服米非司酮 150 mg,服药同时取血测定血清 HCG、雌二醇及孕酮。服药 36～48 小时后,阴道放置米索前列醇 400 μg,并留诊观察 1 小时。受试者于服用米非司酮后 10 天内来医院门诊随访,观察月经来潮情况,如为早孕,评估妊娠结局。除有 1 例失访外,在 719 例受试者中,根据血清HCG 测定的结果,服药前已妊娠者 492 例(68.4%),其余 227 例为月经延迟。月经延期者有 222 例(97.8%)用药后月经来潮,5例(2.2%)月经延迟>45 天或闭经。根据受试者的主观评估,71.6%认为出血量与平时月经相似,出血量少于或多于平时月经量的受试者各占 10%。用药前已经妊娠的受试者中,455 例(92.6%)完全流产,12 例(2.4%)不全流产,24 例(4.9%)继续妊娠,1

例宫外孕。服药后 80%以上有不良反应,以腹痛、腹泻的主诉率最高,占所有主诉的60%以上;其次为恶心和头痛,各占 10%左右。妊娠组呕吐(6.1%)和乏力(6.3%)的主诉率略高于月经延迟组,后者分别为 3.1%和 4.4%,但差异无统计学意义。由于研究所采取的催经方案与临床上常规应用的药物流产相似,受试者中已经妊娠妇女的治疗结局与已往报道相符,除 1 例宫外孕外,绝大多数受试者并未因提早终止妊娠承担更多的风险。研究结果显示,米非司酮与米索前列醇联合应用是安全、有效的催经止孕方法。但应强调,如将此方案用于临床必须采取严密的监护措施,并且要与使用者充分沟通,以减少因早期未能诊断的宫外孕所造成的不良后果和患者的误解。

(程利南)

参考文献

[1] 陈忆,程利南,康健中.上海市人工流产妇女紧急避孕药物使用状况和失败原因调查.中国计划生育学杂志,2006,14(2):93～95

[2] 米非司酮降低非意愿妊娠和流产合作研究与开发项目临床研究组.黄体期用米非司酮和米索前列醇事后避孕的研究.中华妇产科杂志,2003,38(9):563～566

[3] 肖碧莲,赵府,吴尚纯,等.米非司酮用于催经止孕的研究.生殖医学杂志,2003,12(3):137～145

[4] Ashok PW, Hamoda H, Flett GMM, et al. Mifepristone versus the Yuzpe regimen (PC4) for emergency contraception. Int J Gynecol Obstet, 2004,87:188～193

[5] Chen Q, Xiang W, Zhang D, et al. Efficacy and safety of a levonorgestrel enteric-coated tablet as an over-the-counter drug for emergency contraception: a phase IV clinical trial. Hum Reprod, 2011,26(9): 2316～2321

[6] Cheng L, Gülmezoglu AM, Oel CJ, et al. Interventions for emergency contraception. Cochrane Database Syst Rev, 2012, Issue 8. Art. No. CD001324. DOI: 10. 1002/14651858. CD001324. pub4

[7] Cleland K, Raymond E, Trussell J, et al. Ectopic pregnancy and emergency contraceptive pills: a systematic review. Obstet Gynecol, 2010, 115 (6):

1263～1266

［8］ Cleland K, Zhu H, Goldstuck N, et al. The efficacy of intrauterine devices for emergency contraception: a systematic review of 35 years of experience. Hum Reprod, 2012,27(7):1994～2000

［9］ Couzinet B, Le Strat N, Silveste Schaison G. Late luteal administration of the anti-progesterone RU 486 in normal women: effects on the menstrual cycle events and fertility control in a long-term study. Fertil Steril, 1990,54:1039～1044

［10］ Creinin MD, Schlaff W, Archer DF, et al. Progesterone receptor modulator for emergency contraception. A Randomized Controlled Trial. Obstet Gynecol, 2006,108:1089～1097

［11］ Dubois C, Ulmann A, Baulieu EE. Contragestion with late luteal administration of RU 486 (Mifepristone). Fertil Steril, 1988,50:593～595

［12］ D'Souza RE, Masters T, BoundsW, et al. Randomised controlled trial assessing the acceptability of GyneFix versus Gyne - T389S for emergency contraception. J Fam Plan Reprod Health Care, 2003,29:23～29

［13］ Fact sheet on the safety of levonorgestrel-alone emergency contraceptive pills (LNG - ECPs). Geneva: World Health Organization, 2010. Available from: http://www. who. int/reproductivehealth/publications/familyplanning/HRPRHR1006［accessed 9 March 2010］

［14］ Gemzell Danielsson K, Swahn ML, Sasevalander P et al. Early luteal phase treatment with mifepristone for fertility regulation. Hum Reprod, 1993,8:870～873

［15］ Gemzell Danielsson K, Swahn ML, Sasevalander P, et al. Early luteal phase treatment with mifepristone for fertility regulation. Hum Reprod, 1993,8:870～873

［16］ Glasier AF, Cameron ST, Fine PM, et al. Ulipristal acetate versus levonorgestrel for emergency contraception: a randomised non-inferiority trial and meta-analysis. Lancet, 2010,375(9714):555～562

［17］ Kessel E, Brenner WE, Stathes GH. Menstrual regulation in family planning service. Am J Public Health, 1975,65(7):731～734［18］ Lahteenmaki P, Rapeli T, Kaariainen M, et al. Late postcoital treatment against pregnancy with anti-progesterone Mifepristone (RU486). Fertil Steril, 1988,50:36～38

［19］ Ngai SW, Fan S, Li S, et al. A randomized trial to compare 24 h versus 12 h double dose regimen of levonorgestrel for emergency contraception. Hum Reprod, 2005,20:307～311

［20］ Piaggio G, von Hertzen H,Grimes DA, et al. Timing of emergency contraception with levonorgestrel or Yuzpy regimen. Task Force on Postovulatory Methods of Fertility Regulation. Lancet, 1999,353:721

［21］ Raymond EG, Goldberg A, Trussell J, et al. Bleeding patterns after use of levonorgestrel emergency contraceptive pills. Contraception. 2006, 73(4):376～381

［22］ Rodrigues I, Grou F, Joly J. Effectiveness of emergency contraceptive pills between 72 and 120 hours after unproteced sexual intercourse. Am J Obstet Gynecol, 2001,184(4):531～537

［23］ The International Consortium for Emergency Contraception. Emergency Contraceptive Pills: Medical and Service Delivery Guidelines. Ind ed. Washington, DC:2004

［24］ Trussell J, Raymond EG. Emergency contraception: A last chance to prevent unintended pregnancy. http//ec. princeton. edu/questions/ec-review. pdf, 2010

［25］ Ulmann A. Use of RU 486 for contragestion: an update. Contraception, 1987,36(Suppl):27～31

［26］ van Santen MR, Haspels AA. Interception IV: failure of mifepristone (RU486) as a monthly contragestive, "Lunarette". Contraception, 1987, 35:433～438

［27］ von Hertzen H, Piaggio G, Ding J. Low dose mifepristone and two regimens of levonorgestrel for emergency contraception: a WHO multicentre randomised trial. Lancet, 2002, 360(9348):1803～1810

［28］ Zhang L, Chen J, Wang Y, et al. Pregnancy outcome after levonorgestrel-only emergency contraception failure: a prospective cohort study. Hum Reprod, 2009,1(1):1～7

12 免疫避孕

免疫避孕(immune contraception)是利用机体自身的免疫防御机制来阻断生殖过程中的某一环节,使正常的生殖生理活动被中止,从而产生抗生育效应。它是处在发展阶段的一类新型生育调节方法,目前尚未有一种免疫避孕的方法可在临床应用。

自 20 世纪初证实精子具有抗原性并能诱发特异性抗体后,人们通过免疫有意识地诱导出多种动物不育,并在一些不育男、女患者血清中观察到存在免疫因素,这两方面的发现激发科学家研究高等哺乳动物和人类中免疫反应与生殖的关系,进而提出应用免疫学方法控制生育的设想。1920～1934 年,至少有过 12 次在妇女中尝试免疫避孕的报道,其中一些研究表明:①反复给予妇女注射没有加入免疫佐剂的精液或精子,能够产生抗体和造成不育,如 1932 年 Baskin 给 20 位具有生育力的妇女分别注射其丈夫的精子,这些妇女均产生了抗精子抗体;②抗体可维持达 9～12 个月,在抗体持续期内不受孕;③抗体滴度下降至阴性,妇女可再次怀孕;④受试妇女除不孕外无任何明显的生理紊乱,这些事实揭示了免疫避孕的可能性。1937 年美国给以精子为抗原的"精子毒性疫苗"授予了专利。1973 年世界卫生组织人类生殖研究发展和培训规划署(WHO,HRP)成立了生育调节疫苗项目组,组织协调进行免疫避孕疫苗的研制,洛克菲勒基金会等国际组织也支持发展免疫避孕。国际上已研制出第一、二代避孕疫苗,并完成了Ⅰ、Ⅱ期临床试验。我国于 1986 年将避孕疫苗立项科技攻关,经过 10 年全国多中心协作研究,初步研制成功国产第一代避孕疫苗,并进行了Ⅰ期临床前预试验。国内外的这些成绩以及临床试验暴露出的问题,促使免疫避孕进入了新的发展阶段。

12.1　免疫避孕法的基本原理和潜在途径

免疫避孕法的方法学实质是给健康的育龄男、女性注射生育预防针,即通过接种疫苗抗生育。其基本原理是选择生殖系统或生殖过程的抗原成分构建疫苗,进行人工主动免疫,调动接受者免疫系统,通过抗体或细胞介导,对相应的生殖靶抗原免疫攻击,从而阻断正常生殖生理过程的某一环节,达到避孕的目的。

从理论上而言,应用免疫学原理抗生育有 4 条途径。

12.1.1　母体排斥途径

调控母体的免疫状态,使母体排斥胎儿。这一途径的抗生育效应阶段偏后,而且母胎相互作用的许多免疫学机制尚不清楚,故此途径尚处于探索阶段。

12.1.2　利用动物抗体进行被动免疫途径

从动物中可以生产出阻断人类生殖过程的高度特异性抗体,而且被动免疫可以随意终止,受免疫者生育力的恢复容易预知。但被动免疫通常只在较短时间内(数周)有效,需要屡屡给药,而反复多次注射动物抗体易发生异种蛋白反应,故此法不便实际应用,安全性差。除非通过免疫球蛋白改造技术制备出针对生殖抗原的危险性小的外源性抗体,被动免疫的应用才可行。

12.1.3　生殖道黏膜局部免疫途径

调动生殖道黏膜的局部免疫机制来抑制配子成熟、迁移,或干扰配子功能,或阻断受精、着床。由于这条途径的疫苗有效作用发生于生殖道管腔,管腔内需有高的抗体水平才能中和抗原负荷,可能产生良好的抗生育效应。此途径的开发近年受到重视,研究工作主要集中在雌性生殖道寻找最佳接种途径和效应位点、构建合适抗原载体,对雄性生殖道的局部免疫功能与抗生育相互关系的研究甚少。

12.1.4　主动免疫途径

利用生殖系统或生殖过程的特异性抗原进行主动免疫,即应用疫苗调控生育,这是人类免疫避孕的一条理想途径。接受者经过一次或数次免疫后能诱发机体产生较长时间的免疫力,其抗生育效应是通过产生抗体或致敏淋巴细胞,或兼有两者来实施的。国外数种避孕疫苗的临床试验和我国第一代避孕疫苗的临床前预试验就是采用此种策略。

12.2 免疫避孕法的潜在优点与不足

12.2.1 免疫避孕法的潜在优点

免疫避孕法的潜在优点为：①生殖系统或生殖过程存在多个潜在靶位（表3-12-1），可选择单个靶位供免疫攻击，也可以构建多价疫苗在多个生殖靶位阻断生殖过程，从而提高抗生育效率和增加生育期人群的可接受性。②疫苗所用抗原为人体自身所有，为非药理性物质。③免疫后抗体维持时间相当长（＞12个月），为长效避孕。一段时期后，若需继续避孕进行强化免疫即可。④一经注射疫苗，免疫反应所引起的避孕效果不易受随意性人为因素的影响，可减少使用者的失败率。⑤抗生育作用具有可逆性，可根据计划解除避孕，恢复生育力。⑥理想的避孕疫苗不会引起内分泌和代谢紊乱，不干扰性活动和性反应。⑦免疫注射无需特殊设备，易于推广。⑧人们以往有疫苗注射的概念，对这种方法易于接受。

表3-12-1 生殖系统可供免疫攻击的潜在靶位

生殖系统	靶位	
	男性	女性
下丘脑-垂体轴	促性腺激素产生细胞	促性腺激素产生细胞
性腺	睾丸生精细胞	卵巢的卵泡
	睾丸支持细胞	卵母细胞
	睾丸间质细胞	颗粒细胞
	附睾上皮细胞	卵透明带
生殖道	睾丸精子	精子
	附睾精子	卵母细胞
		胚胎
		子宫的着床部位

12.2.2 免疫避孕法的潜在不足

（1）免疫反应：与非靶标的交叉抗原发生免疫反应，可诱发自身免疫病，造成相应组织细胞病理性损伤和功能障碍或内分泌紊乱。如精子是男性的自身成分，抗精子疫苗用于男性，存在着诱发睾丸及男性生殖道自身免疫病理损伤的危险。引起这类自身免疫病的可能原因是：①疫苗所用的抗原含有与其他组织共有的抗原表位；②不同组织中类似结构的抗原有共同的空间构型重叠；③T、B细胞的协同使免疫反应从一个抗原表位扩展到另一个抗原表位。

（2）抗原过量：循环血液中若存在自身抗体，容易与游离于细胞外的抗原发生免疫反应，形成免疫复合物，如体内长期积累有可能引起机体某些组织出现免疫性病理变化。

（3）抗体产生及抗原代谢与避孕效果的直接关系：疫苗注射后，抗体产生要经历静止期和指数期，而且不同个体对疫苗反应有很大的强弱差别，故接受者接种后抗体升至抗生育水平需一段时间（数周甚至数月），在此时期仍需借助其他方法避孕。抗体滴度下降期若未能及时监测抗体水平和采取补充避孕措施，则容易怀孕。此时期受孕可能会由于抗体与胎儿物质起交叉反应，导致胎儿损伤和先天性畸形。

（4）不可逆损伤免疫反应可能对生殖系统的某些组织细胞造成不可逆损伤，导致按计划终止避孕时不能恢复生育力。

以上这些潜在危险或不足仅是理论上的推测和假设，但发展免疫避孕法时必须考虑和排除各种不安全因素，防患于未然。

12.3 避孕疫苗的抗原要求与潜在靶抗原

12.3.1 避孕疫苗的抗原要求

免疫避孕是通过注射避孕疫苗来实施，因此该法能否取得成功的前提是疫苗所采用的抗原。选择抗原需满足以下要求。

（1）抗生育效应：必须是参与生殖过程，或是在生殖过程中分泌产生的成分，该成分在结构和功能对某一生殖环节起决定作用。被免疫反应中和、消除或抑制后，导致抗生育效应。

（2）组织特异性：这种成分仅是预定的靶细胞所表达或分泌的，在其他组织中不存在。这样可避免所诱发的抗体或致敏淋巴细胞与非靶标组织发生交叉反应，降低发生代谢紊乱和毒副作用的风险。

（3）高度免疫原性：可诱发有效的特异性免疫反应，但不伴有其他不希望的免疫反应，如产生 IgG 引起的变态反应。

（4）安全性和有效性评价：该成分可以种属交叉存在，以便建立合适的实验动物模型，对疫苗进行临床前的安全性和有效性评价。

（5）抗原：化学结构已完全阐明，可以通过经典的化学合成方法或现代分子生物学技术大规模生产抗原，满足制备避孕疫苗的实际需要。

人类生殖是一个复杂的连续过程，从精子、卵子的发生和成熟，精卵相互作用导致受精，发育胚胎着床及妊娠维持等，每个环节都存在或涉及一些结构与功能独特的重要分子，对其分离、纯化可以选择作为研制疫苗的抗原，其中以精子、卵子和着床前胚胎表达的或由它们分泌的分子进行抗原研究最为重视。

12.3.2　潜在靶抗原的类别

接种免疫疫苗，所期待的效应是能够对靶抗原发动免疫攻击，从而中和、灭活靶抗原分子或清除膜表面表达靶抗原的细胞，达到阻断细胞生殖生理活动的目的。生殖系统或生殖过程的一些特异性分子可以作为免疫攻击的潜在靶抗原，按照其分子特性可分为以下两类。

（1）激素：主要是对配子发生、成熟起调节控制作用的激素，以及早期妊娠分泌的激素，如下丘脑分泌的促性腺激素释放激素（GnRH）、垂体分泌的黄体生成素（LH）和卵泡刺激素（FSH）、性腺分泌的类固醇激素（如睾酮、雌二醇、孕酮）、胎盘分泌的人绒毛膜促性腺激素（HCG）和人胎盘催乳素。

（2）与配子或胚胎关联的蛋白质：主要是成熟配子和着床前胚胎表达的或存在于它们表面的蛋白质，如精子膜蛋白、精子酶、卵透明带、早孕因子、滋养层细胞非激素抗原等。

动物实验表明，对生殖过程中的一些靶标进行免疫攻击，通过抗体中和激素的生物学效应、抑制酶活性、改变细胞功能、溶细胞作用和细胞毒效应等，可以产生不同程度的抗生育效应。但是，作用于人体需结合安全性、有效性和可接受性来考虑，上述有些分子并非为理想的靶抗原。

12.4　抗精子疫苗

12.4.1　抗精子疫苗的潜在靶抗原

在男性，潜在的靶抗原是成熟精子表达的或存在于它们表面的蛋白质，包括睾丸精子发生形成的精子质膜的固有成分、附睾精子成熟阶段暴露出的膜成分、附睾分泌附着在精子表面的成分、副性腺分泌附着在精子表面的成分，如精子膜蛋白和精子酶等，免疫攻击这些成分应使精子结构完整性丢失或精子功能降低，导致精子授精失败。但是，由于睾丸曲细精管内没有血管，加之血-睾屏障的免疫隔离作用，循环抗体难以接触到睾丸阶段曲细精管内的潜在靶标。睾丸精子迁移入附睾贮存和经历成熟，附睾存在血-附睾屏障，一般情况下循环抗体也难以透入接触到附睾管腔内的成熟精子。因此，虽然理论上可以考虑将晚期精子细胞、睾丸精子和附睾中的成熟精子所表达或表露的特异性蛋白作为潜在靶标，但须避免发生男性自身免疫反应，以及需使曲细精管内或附睾管腔内有适当的抗体水平以应对巨大的抗原负荷，这样才能获得良好的抗精子免疫避孕效果。

在女性，精子在女性生殖道迁移获能，在输卵管发生顶体反应，与卵子接触发生精-卵识别，这些过程精子表面所暴露出的特异性蛋白质可以作为潜在靶标。但是，女性生殖道管腔内所有精子表达的这种抗原分子构成了高的抗原负荷,有效的免疫避孕要求女性生殖道管腔内需有高的抗体水平,这样才能中和抗原负荷,阻断受精前或受精过程中的某个环节。

12.4.2 抗精子疫苗的候选特异性抗原

精子对男性是自身抗原,对女性是同种异体抗原,精子对男、女性都具有很强的免疫原性,精子免疫可导致不育。据临床观察,70%的男性结扎输精管后产生了抗精子抗体,但没有明显的不良反应;5%~15%的男性或女性不育患者是由于抗精子抗体导致不育,而这些男、女性不育患者的身体是健康的。这些事实提示,人体内存在的抗精子抗体没有对内分泌和代谢等生理活动产生毒副反应,对精子抗原的人工主动免疫有可能调控人类生殖。但是,全精子本身不能作为抗原用于疫苗,因为精子质膜、顶体、核等部位存在着一些与身体很多组织所共有的抗原。因此,仅有那些是精子特有的关键抗原才具有发展为抗精子疫苗的可能性。

相对于抗精子疫苗在男性应用存在诱发自身免疫的高风险,选择特异性精子成分发展女用疫苗受到关注。由于性交进入女性生殖道的精子数以亿计,它们又处于不同的成熟阶段,表达的特异性蛋白质各不相同,而且在生殖道迁移时抗原也有变化,故精子的特异成分复杂且数量众多。发展女用抗精子疫苗,候选特异性抗原包括非膜表面蛋白(如LDH-C_4)、与顶体相关的蛋白(如顶体素、PH-20、SP-10、HS-63/MSA-63)、与卵透明带作用相关的蛋白(如FA-1、RSA-1、TCTE1)、与精-卵融合潜在相关的蛋白(如PH-30、CS-1、YWK-II)等。此外,以附睾蛋白酶抑制蛋白Eppin为抗原发展男用抗精子疫苗近年备受关注。

(1)LDH-C_4:为乳酸脱氢酶同工酶,仅存在于哺乳动物和人类的睾丸和精子。在性成熟后才能检测出LDH-C_4活性。在精子发生过程,LDH-C_4出现于初级精母细胞阶

段。在成熟精子,LDH-C_4主要位于细胞质和中段线粒体内,也有一部分非特异性地吸附在精子膜上,影响精子能量代谢。

LDH-C_4具有高度的细胞特异性,与体细胞的LDH同工酶无交叉反应。女性不合成LDH-C_4,男性LDH-C_4位于血-睾屏障内,与机体免疫系统相隔离,即LDH-C_4是一个自身和同种异体的精子特异性抗原,但它的免疫原性弱。研究显示,全精子免疫小鼠没有产生特异性抗体,不育患者也没有检测出抗LDH-C_4抗体。采用纯化的小鼠LDH-C_4主动免疫、小鼠、大鼠、兔和狒狒,可不同程度地抑制其生育功能。Goldberg等选择合成肽段与白喉类毒素偶联制备成LDH-C_4避孕疫苗,主动免疫雌性狒狒,所有被免疫动物都可测出抗LDH-C_4抗体,对照组的妊娠率为71%,实验组仅为22%,停止强化免疫后动物可恢复生育力,表明疫苗是有效的和具有可逆性。为了提高免疫原性,采用表达人LDH-C_4的重组牛痘苗(活的运载体)免疫狒狒,结果发现其生育力显著降低,停止应用后生育力恢复正常。但是,有报道应用LDH-C_4主动免疫雄性小鼠,43.3%的免疫雄鼠出现睾丸炎,制约了LDH-C_4发展为男用避孕疫苗。

抗LDH-C_4抗体在体外引起的小鼠、兔、狒狒和人的精子凝集,加入补体后精子被制动。主动免疫兔的宫颈黏液、子宫液和输卵管液中均可检出特异性抗体,观察到精子在输卵管内转运明显受抑制,提示LDH-C_4抑制生育的机制是抗LDH-C_4循环抗体从雌性生殖道渗出,在宫颈、子宫、输卵管等部位与精子结合,制约精子在生殖道中迁移和行使功能,进而阻止受精。有资料表明,被免疫动物的胚胎存活率显著降低,提示LDH-C_4抗生育作用的另一机制可能涉及着床后胚胎死亡。但是,胚胎组织未发现LDH-C_4的存在,免疫后如何导致胚胎发育中止尚不清楚。

(2)PH-20:是相对分子质量为64 000的内膜蛋白质,位于豚鼠精子头部浆膜上,顶

体反应后出现在顶体内膜,表现有透明质酸酶活性。它与雌性豚鼠其他组织无交叉反应,是精子特异性抗原。Primakoff 等用纯化的 PH-20 主动免疫雌、雄性豚鼠,引起 100% 的不育,而且免疫雄鼠没有出现睾丸炎。终止免疫后,两性豚鼠均可恢复生育力,表明避孕效果是可逆的。抗 PH-20 抗体在体外可抑制精子与卵透明带结合。用重组兔 PH-20(rPH20)皮下免疫家兔,血浆中有高滴度抗 rPH20 抗体,但进入雄、雌性生殖道的抗体很少,抗 rPH20 抗体在睾丸、附睾、阴道、子宫、输卵管内的浓度均不足血浆水平的 0.2%。人 PH-20 与豚鼠 PH-20 在 cDNA 水平有 59% 同源性,但豚鼠 PH-20 单克隆抗体并不结合在人精子上,免疫不育患者血清也没有检测出对 PH-20 特异的抗体。因此,PH-20 作为抗精子疫苗的靶抗原尚待研究。

(3)SP-10:是由单克隆抗体鉴定的一组人精子蛋白,相对分子质量为 10 000～34 000,在生精过程中产生,是一个分化抗原。它位于顶体内膜上,可能是结合在顶体内膜和顶体基质表面的蛋白质。在受精过程,精子要经历顶体反应。顶体反应后,顶体内膜裸露,女性生殖道的抗体就可接触到顶体内膜上的抗原,相互结合后影响精子穿透卵透明带,进而阻止受精,故 SP-10 是有希望的靶抗原。SP-10 的单克隆抗体与体细胞没有或很少有交叉反应。用人重组 SP-10 主动免疫雌性狒狒获得的抗体,能参与这种分化抗原反应。几种实验动物免疫后产生了高滴度抗体,但只有一部分降低生育功能。因此,免疫不育患者血清中是否存在 SP-10 的抗体尚未确定。

(4)FA-1:是从啮齿动物和人精子膜中通过单克隆抗体分离提纯的糖蛋白,由相对分子质量为 51 000±2 000 的二聚体和(或)相对分子质量为 23 000 的单体组成,位于精子顶体后区、中段和尾部。FA-1 是一个进化保守抗原,抗 FA-1 抗体与小鼠、兔、牛、猴和人精子表面上的抗原有交叉反应。人与

这几种动物精子 FA-1 的分子非常相似,功能也相近。动物和人的体外受精实验表明,抗 FA-1 的单克隆抗体完全阻断了受精。采用纯化的 FA-1 主动免疫兔,发现几乎完全阻断了其生育力。Naz 等合成了含 FA-1 抗原有效决定簇的 10 肽,与不育患者的血清起强反应,但与生育正常者的血清无反应。抗此 10 肽的抗体抑制人精子穿透去透明带仓鼠卵。牛精子有与 FA-1 相似的抗原基因,以牛做模型,应用合成 10 肽进行主动免疫试验显示受孕率降低。

Naz 等证实 FA-1 抗体能与猪卵透明带分离纯化的糖蛋白 ZP3 结合,进一步发现抗体抑制人精子结合于人卵透明带,提示抗 FA-1抗体的抗生育机制是影响精子与卵透明带的相互作用而阻止受精。另一方面,抗体的存在使精子丢失进入去透明带仓鼠卵的能力。由于去透明带仓鼠卵穿透实验可以通过穿卵率间接反映人精子的获能状态,穿透卵子受抑制表明精子获能受阻,这是抗体直接作用于精子表面涉及获能成分的结果。Kaplan 等证实抗体抑制人精子顶体反应,提示 FA-1 抗原可能是一个精子受体结合蛋白,而且对精子获能和顶体反应发挥作用。

在免疫不孕妇女血清和宫颈黏液中检测到抗 FA-1 抗体,输精管结扎者和不育男性也存在特异性抗体,表明 FA-1 抗原对自身和同种异体均有致免疫性,诱发的抗体涉及不育。大多数抗 FA-1 抗体阳性不育患者是健康的,除不育外没有伴发其他疾病,间接提示 FA-1 是精子的特异性。

(5)CS-1:卵子在受精后开始卵裂,但受精卵接受什么信号启动卵裂尚不清楚。人胚胎在 4～8 细胞期开始转录,因此发出第一次卵裂的信号应该是卵核外的信息或分子,由精子带入卵的物质有可能提供某种诱导卵裂的信息作用。如果阐明这种成分,调动免疫系统攻击之,可中止卵裂达到避孕目的。

CS-1 由相对分子质量为 14 000 和 18 000 的双链组成,为精子表面抗原。实验证实其是一个卵裂信号蛋白,可以给出卵裂

的最初信号。CS-1存在于人精子表面。在免疫不孕妇女血清中检测出抗CS-1抗体。如果抗CS-1抗体存在，抗体通过抑制原核期卵子的第一次卵裂来阻断生育，这是CS-1抗生育的可能机制。从人睾丸分离的CS-1蛋白已经克隆并测定氨基酸顺序，未见与已知顺序有任何同源性。

（6）Eppin：是一种睾丸和附睾特异性分泌蛋白，单体相对分子质量16 000～18 000，分为两个亚型。Eppin基因含Kunitz和WAP型双重基因结构，具有丝氨酸蛋白激酶抑制剂样结构特点。人精子表面有大量Eppin受体，睾丸和附睾分泌的Eppin结合在精子的头部和尾部。Eppin蛋白参与调节精液液化和精子运动，体外实验表明抗Eppin抗体会干扰前列腺特异性抗原对精囊凝固蛋白的水解，导致精液凝固异常，影响精子前向运动。将人精子与抗Eppin抗体共孵育，抗Eppin抗体能显著抑制钙离子载体A23817诱导的顶体反应，这种抑制作用呈剂量依赖关系。O'Rand等用重组Eppin免疫成年雄猴，精液和血清中出现高滴度抗Eppin抗体，精子前向运动能力降低，精液黏稠度下降，78％雄猴发生不育。通过每3周1次的强化免疫，可以维持抗Eppin抗体的高滴度达691天。停止接种后，71％雄猴可恢复生育功能，未观察到不良反应。小鼠的Eppin与兔、猴、人分别有51％、60％、62％的同源性。Eppin作为男用抗精子疫苗的靶抗原值得深入研究。

12.4.3　抗精子疫苗的抗生育效率

抗精子疫苗的抗生育效率，除个别报道外，迄今还没有动物实验结果显示一个单独的精子抗原能导致免疫动物受孕率100％下降，很可能单个精子抗原构建的疫苗不能产生足够高的抗体水平，以完全阻断受精。一方面，检验抗精子疫苗的抗生育效率常用小鼠模型，但是大部分实验显示精子抗原只导致约75％的小鼠生育力下降，提示小鼠的遗传属性可能不是评估疫苗抗生育效率的最佳模型。另一方面，由于小鼠每个周期排卵20～50个，而妇女每个周期仅排卵1个，是否小鼠的75％生育力降低即等同于妇女的100％生育力降低，尚待研究。

抗精子疫苗应用于妇女免疫避孕，疫苗的有效作用部位若为女性生殖道管腔，如抗体介导阻止精-卵识别，或抑制精子顶体反应，则需要输卵管峡部、壶腹部节段管腔内达到较高的抗体水平，才可能产生良好的抗生育效应。常用的免疫注射接种，主要诱导循环抗体的产生，可以作用于经血液循环转运的靶抗原分子，但生殖道管腔内部对循环抗体没有高效的转运途径。用精子抗原仅作为阴道免疫或宫腔免疫似乎无抗生育效果，小鼠子宫内注射精子生育力也未发现变化。妇女采用经洗涤、浓缩的精子做多次宫腔内授精也没有发现抗精子抗体的产生。因此，寻找女性生殖道中对抗原吸收和免疫反应的特异性诱导位点，设法采用精子特异性抗原诱导生殖道局部黏膜分泌性免疫反应为研究方向，局部黏膜免疫与全身免疫相结合，才能维持和保证生殖道内的高抗体滴度，对进入生殖道内的精子做有效的综合性免疫攻击。

12.5　抗卵透明带疫苗

卵透明带（zona pellucida，ZP）是围绕在哺乳动物卵子和着床前胚胎外周的一层透明的细胞外糖蛋白基质，在受精早期阶段的精-卵识别，精子黏附、结合及穿透卵子过程有重要的生理作用，而且还阻止多精入卵，为着床前发育的胚胎提供机械性保护作用。

卵透明带具有高度的免疫原性，应用卵透明带为抗原发展免疫避孕疫苗有以下潜在的优点：①卵透明带仅定位在卵子上，以一个细胞作为靶标容易受到免疫攻击；②成年女性每个月只排出1个卵子，卵透明带靶抗原量少，免疫攻击具有高效力；③排卵后卵透明带伴随卵子在女性生殖道内存在数天，抗体有充分时间与靶抗原结合，并中和靶抗原的生物活性；④卵透明带是精子授精必须穿过的结构,阻断此环节则抑制受精;⑤疫苗的抗生育效应发生在受精前,这是较理想的避孕环节,亦避免了流产引起伦理学和宗教等方面的异议,有较广泛的社会接受性。

12.5.1　卵透明带结构特点及其功能

卵透明带是非细胞结构,人卵透明带厚度约为 $20\ \mu m$。应用扫描电镜观察,卵透明带表面呈不均一性、相互交织的纤维丝网结构,免疫球蛋白、酶和病毒可以透过。透射电镜观察卵透明带由纤维和糊精状物质组成,电子密度显示出内外两层,经抗卵透明带抗血清处理后,电子致密斑分布可发生变化。

人卵透明带由3种酸性糖蛋白组成,按相对分子质量命名为 ZP1(90 000~110 000)、ZP2(64 000~74 000)和 ZP3(57 000~73 000)。在卵透明带中3种糖蛋白都是以二硫键连接的肽链二聚体,并含有 N-和 O-键的寡糖。3种糖蛋白各自有其特异的功能,ZP3 是主要的精子受精蛋白,以 O-糖苷键与肽链相连的寡糖侧链是受体所在点。对精子在卵透明带上黏附起作用。它不但能够分辨出具有完整无损顶体和发生顶体反应的精子,而且还能分辨出精子的不同区域。从卵子制备出的纯 ZP3 特异性地与顶体完整的精子头部结合,每个精子头部能结合 10 000~50 000 个 ZP3 分子。随着与 ZP3 受体蛋白结合,精子诱发顶体反应。ZP1 和 ZP2 不能诱发顶体反应,从已受精的卵子或胚胎卵透明带所制备的 ZP3 也无诱发能力。ZP2 是精子次级受体,对精子在卵透明带上的结合阶段起辅助作用。精卵融合后,ZP2 和 ZP3 一起发生生化修饰,引起 ZP3 溶解性和空间立体结构改变,从而阻止多精受精。ZP2 和 ZP3 二聚体串成纤维丝状珠链,ZP1 则是将珠链相互交联形成网状的蛋白质高级结构。

12.5.2　抗卵透明带抗体的作用机制与卵巢免疫损伤

抗卵透明带抗体在猪、兔、狗、猴等多种

动物模型的主动免疫中显示出良好的抗生育效果。临床上一些原因不明的不孕妇女血清中含有抗卵透明带抗体,其不孕与抗体存在有关。在人类体外受精试验,用检测出抗卵透明带抗体的妇女血清,加入正常的精-卵共孵育,结果抑制了受精。从抗卵透明带抗体阳性妇女中取出卵子,做体外受精也未能获得成功。

抗卵透明带抗体抑制受精的机制是通过以下其中一项进行的:①抗卵透明带抗体与卵透明带上的精子受体位点反应,或与靠近这位点的抗原部位结合,直接阻断精-卵相互作用;②抗体引起立体空间结构障碍,遮蔽了卵透明带上的精子受体来阻止精-卵结合。抗卵透明带抗体能够 100% 阻止受精。

但是,抗卵透明带抗体对卵巢也存在一些与精-卵结合无关的效应。在卵透明带免疫避孕研究的早期就观察到,实验动物免疫后出现卵巢功能障碍。与睾丸不同,卵巢中没有免疫学隔离机制,卵巢中各种细胞类型及其发育分化过程全部暴露于抗体和其他血清成分,卵透明带从发生到形成与卵巢关系密切,免疫攻击卵透明带的同时容易影响卵巢的功能。体内试验表明,当主动免疫引起的抗体滴度达到有效抗生育水平时,被免疫的雌性动物往往伴有月经不规则和生殖激素紊乱。对这些动物卵巢的组织学检查发现正常卵泡生长过程受到干扰,典型的表现是原始卵泡、初级卵泡和发育卵泡完全缺失或显著减少。其原因可能是抗体造成了自身免疫性疾病,或者是注射的抗卵透明带疫苗与颗粒细胞和(或)卵细胞分泌的卵透明带蛋白发生反应,使得囊状卵泡不能分泌合成类固醇激素,以及造成生殖细胞和卵泡细胞衰竭。因此,动物体内试验提示抗卵透明带抗体是在两个水平上发挥抗生育作用:①在卵透明带水平,阻断与精-卵相互作用;②在卵巢水平,阻断正常的卵泡发生、发育过程。但是,后一水平可导致严重的卵巢损伤,这在育龄期妇女作为免疫避孕是不能接受的。

12.5.3 抗卵透明带疫苗的抗生育效果

长期以来，由于人卵透明带来源匮乏和伦理学制约，难以应用人卵透明带为抗原发展抗卵透明带疫苗。卵透明带抗原并非高度种属特异。几个种属的动物之间存在种间交叉抗原，这种免疫学的交叉反应为应用异种动物卵透明带制备避孕疫苗，解决抗原来源提供了基础。

早期研究用猪卵透明带进行异种主动免疫雌性家兔、狗、马和猴，生育力显著丢失。猪卵透明带与人卵透明带有部分共同抗原性，抗猪卵透明带抗体能够阻止人卵体外受精。但是，近年对猪 ZP1、ZP3α、ZP3β 的抗原 B 细胞表位鉴定显示它们的抗原表位在人卵透明带上不存在，提示猪卵透明带不适合用作人抗卵透明带疫苗的抗原。另一方面，以猪卵透明带为抗原构建的避孕疫苗在控制野生动物种群的过度繁殖中取得显著成效，至今已有逾百种哺乳动物，如野马、白尾鹿、非洲象等尝试使用抗卵透明带疫苗，避孕效果高达 90%，而且动物不育期长达 5 年。对野生动物免疫避孕而言，不育或绝育都是希望达到的抗生育效果，故卵透明带免疫导致的动物卵巢功能障碍是可以接受的。

为克服卵透明带免疫后出现卵巢功能障碍，将卵透明带上的 T 细胞与 B 细胞抗原表位分离，去除卵透明带上刺激 T 细胞的抗原表位，用仅含刺激 B 细胞的抗原表位制备疫苗。Millar 等用已知可阻断受精的小鼠 ZP3 单克隆抗体为探针，鉴别出含 7 个氨基酸的刺激 B 细胞的抗原表位。采用基因工程合成含此抗原表位的 16 个氨基酸肽段，并通过 N-末端半胱氨酸残基与钥孔蝛血蓝蛋白（KLH）偶联，使用福氏佐剂，主动免疫小鼠，均产生抗体，观察到抗生育作用直接与抗体滴度相关，避孕作用可长达 16～36 周，抗体滴度水平不高的动物可恢复生育功能，而卵巢切片未见炎症迹象和细胞毒性作用，提示不含 T 细胞抗原表位的合成 ZP3 肽段产生的循环抗体是卵透明带特异性的，不与其他

卵巢抗原发生交叉反应，并不诱发细胞毒 T 细胞对卵透明带的免疫反应和造成卵巢组织病变。进一步的研究表明，T 细胞对卵透明带的作用无需 B 细胞协同就可导致卵巢炎，而抗卵透明带抗体可能仅引起可逆性不育。因此，在鉴定卵透明带蛋白中更多的 B 细胞抗原表位的基础上，以卵透明带蛋白的 B 细胞抗原表位为靶标，采用化学合成肽或嵌合肽构建疫苗，有可能提高疫苗的安全性。报道显示几种合成肽或嵌合肽疫苗应用后，抗体可阻断体外人精-卵的结合，实验动物未观察到自身免疫性卵巢炎（表 3-12-2）。

表 3-12-2　几种卵透明带蛋白免疫避孕疫苗的效果

合成肽	免疫动物种类	主动免疫结局
帽猴 ZP1(251～273 aa)	小鼠	抗体可抑制体外人精-卵结合
猪 ZP1(79～130 aa)	白尾鹿	生育力降低
猫 ZP1(130～149 aa)	大鼠	抗体可抑制体外猫精-卵结合
人 ZP2(541～555 aa)	兔	抗体可抑制体外人精-卵结合
人 ZP2(56～67 aa)	兔	抗体可抑制体外人精-卵结合
小鼠 ZP2(121～140 aa)	小鼠	不育，未出现卵巢炎
帽猴 ZP3(334～343 aa)	小鼠	抗体可抑制体外人精-卵结合
帽猴 ZP3(324～347 aa)	帽猴	不育，无月经紊乱，正常卵泡发生
狨猴 ZP3(301～320 aa)	狨猴	正常卵巢功能，抗体有体外抑制受精效果

注：ZP 示卵透明带；aa 示氨基酸残基。

12.6 抗人绒毛膜促性腺激素疫苗

人绒毛膜促性腺激素（human chorionic gonadotropin, HCG）是受孕后由胎盘合体滋养层细胞分泌的妊娠特异性激素，主要功能是通过刺激黄体持续合成孕酮，以维持早期妊娠，并可能起到防止母体排斥胚胎及其产物的作用。选择 HCG 作为免疫攻击的靶标，除满足靶抗原的一般要求外，还具有以下特点。

1) 正常情况下循环血液中不存在HCG,它仅在怀孕时才暂时出现,不干扰排卵和性激素合成等生理过程,机体的其他组织和其他生理活动中也无类似的抗原存在,即靶标特异和作用时间局限。

2) 受精后的第4～5天,HCG在囊胚期的滋养层即可出现,此时干扰HCG作用终止妊娠,抗生育效应阶段不算偏后,妇女仅表现为正常或稍延长的月经周期,对身体没有产生明显不适的影响和损害,容易接受。

3) 维持妊娠所必需,阻断此环节容易达到100%的抗生育效果。

4) HCG的化学结构、理化性质和生物活性基团已基本清楚,有利于分析和应用。

5) 抗原需量相对于配子抗原容易解决,HCG以前从孕妇尿中提取获得,现在可通过分子生物学技术大量制备。

12.6.1　HCG的化学结构特点

HCG是相对分子质量约38 000的糖蛋白激素,由α、β亚基组成。α亚基含有89～92个氨基酸,与垂体分泌的糖蛋白激素LH、FSH和促甲状腺素(TSH)的结构非常相似,但它的β-半乳糖和唾液酸含量高。β亚基则与FSH和TSH差别较大,与LH相似程度高。人LH(hLH)的β亚基含有115个氨基酸,HCG的β亚基含有145个氨基酸,两者前110个氨基酸中有94个相同,占85%,除了111和115位的氨基酸残基以外,β-HCG C末端的35个氨基酸序列在β-hLH上不存在,第38～57位肽段呈环状结构,这是HCG与hLH的结构差别所在。

12.6.2　HCG的免疫原性

完整的HCG对人本身未表现出抗原性,给妇女注射HCG治疗不育并未引起对此激素的免疫反应,一般情况下检测不出抗HCG抗体,这是因为HCG是人体自身所分泌合成的分子,免疫系统能识别其是自身的,对其免疫耐受而不引起免疫反应。而且,HCG的α亚基与人LH、FSH和TSH的α亚基在很大程度上相似,用完整HCG分子免疫所产生的抗体会与这几种激素发生交叉反应,导致严重的内分泌和代谢紊乱。

HCG的β亚基与LH、FSH和TSH等垂体糖蛋白激素有不同程度的差异,即在结构上是激素特异,故有一定的免疫特异性。研究者利用β亚基的这一特点,以化学改性或蛋白质工程,将全β亚基(β-HCG)或其C末端特异肽段(β-HCG-CTP)适当结构改造制备避孕疫苗,使之既不失去原有的HCG生物活性,又能使机体免疫系统识别不出是"自身抗原",而视为非自身异种蛋白抗原,引起相应的免疫反应。

12.6.3　抗HCG疫苗免疫避孕的可能机制

卵子受精后,准备着床的囊胚滋养细胞很快分泌HCG,人胚胎在第8细胞期已可检测出β-HCG mRNA。如果妇女接种了抗HCG疫苗,推测疫苗的抗生育起效时间应在此后很快出现。主动免疫狒狒和猕猴所取得的数据表明,抗HCG疫苗阻断生育功能确实发生在妊娠的早期阶段,以致未观察到动物的月经周期改变。抗HCG疫苗的抗生育效应可能涉及体液免疫和细胞免疫。疫苗刺激产生抗体,循环抗体通过改变HCG生物活性中心的分子构型或立体空间结构,阻碍激素-受体相互识别,中和了HCG的促黄体效应,导致黄体功能难以维持,围着床期的胚胎被排出,妊娠中止。另一种可能机制是直接针对围着床期胚胎HCG产生细胞的抗体介导或细胞介导的细胞毒效应,损伤HCG产生细胞(滋养层细胞)引起HCG分泌下降,结果黄体退化,妊娠中止。Hearn等将猕猴胚胎与抗HCG抗体共孵育后,胚胎没有着床,提示如果在输卵管腔和子宫内存在充足的抗体水平,抗HCG疫苗在胚胎着床前已发挥效应。

12.6.4　以β-HCG为免疫原的疫苗临床试验

发展抗HCG避孕疫苗有两条不同的技

术途径,以 HCG 的全 β 亚基为免疫原和以 C 末端 109～145 的 37 肽段为免疫原。这两类免疫原经过抗原改造制成的疫苗,通过临床前的毒性与安全性试验,而且都进行了 I 期临床试验以检验疫苗在人体的安全性和在人体中诱发抗体的能力,以及 II 期临床试验以检验疫苗在人体的抗生育力和进一步观察疫苗的安全性。

印度 Talwar(1979 年)将纯化的 β-HCG 偶联到大分子载体破伤风类毒素(TT)上制备成原型疫苗(Pr-β-HCG-TT),在印度、瑞士、巴西、芬兰和智利 5 国的 6 个中心进行了 I 期临床试验,在主动免疫的 60 例输卵管结扎妇女中,大部分显示抗体与 hLH 有一些交叉反应,但仍有规则的月经和正常排卵,有些受试者随访 7 年以上,肝、肾、甲状腺、肾上腺、垂体和造血功能等参数均在正常值范围。另一方面,原型疫苗在 I 期临床试验中暴露出免疫反应有很大的个体差异。仅 28% 的受试者有高抗体滴度,而 72% 的受试者抗体反应一般或较差,个别妇女甚至不产生抗体。抗体水平低无抗生育作用,故受试者避孕失败率高,其中 1 例受试妇女在研究期间怀孕至分娩,产出一正常男婴,其后的生长、发育均属正常,这一结果提示妊娠时自身产生的内源性 HCG 并无抗体反应的强化作用,而且疫苗对未能阻止妊娠的胚胎发育具有安全性。免疫妇女万一在抗体消退期受孕,胚胎也是安全的。

疫苗免疫原性弱和个体免疫应答差的缺点,促使研究者对原型疫苗做了 3 个方面的改进:①将 β-HCG 通过非共价键与羊 LHα 亚基(α-oLH)连接,形成异种二聚体(heterospecies dimer,HSD),再偶联 TT 制成疫苗。HSD 所形成的构型能够被靶组织上的受体识别,这种疫苗在羊、猴的免疫实验证明比 β-HCG 有更强的免疫原性和更好的中和 HCG 生物活性,而且产生的抗体不与 FSH 和 TSH 发生交叉反应。②增加脂多糖邻苯二甲酰钠(SPLPS)作为免疫刺激剂,在疫苗初次注射时同时注入。这种佐剂适用于

抗体产生的静止期,它比单独应用 $Al(OH)_3$ 作为佐剂的抗体滴度高 2 倍以上。③β-HCG-TT 再连接多一种载体霍乱毒素 B(CHB),以提高免疫诱发抗体反应的能力,减少个体差异。

改进配方后的 3 种疫苗:①β-HCG/α-oLH-TT-CHB;②β-HCG-TT;③β-HCG-TT-CHB 和 α-oLH-TT-CHB 的混合物。1988 年在印度的 5 个中心进行了 I 期临床试验。受试者为 101 例有生育史的输卵管结扎妇女,免疫后所有妇女均产生抗 HCG 抗体和抗 TT 抗体,抗体反应为可逆性。第 1～2 种配方疫苗的免疫原性好,抗体结合 HCG 能力＞20 ng/ml 的持续时间分别是 35～37 周和 34 周,抗体与 HCG 亲和力较高[$Ka=(1～10)\times10^9/mol$]。卵巢充血试验表明,抗体在体内能中和 HCG 生物活性。抗体不与人 FSH 和 TSH 发生交叉反应,但与 hLH 有交叉反应。受试者月经周期无改变,血浆孕酮浓度提示有正常排卵。血液学、内分泌学和其他代谢参数无异常变化。在免疫前和强化免疫后整个周期内监测和比较尿液促性腺激素排泄的动态变化,提示垂体性腺轴未受干扰和损害。但试验中有 11 例妇女在强化注射时发生超敏反应和免疫抑制。

TT 偶联于疫苗可以打破妇女对 HCG 的免疫耐受,提高疫苗的免疫原性,与此同时也产生免疫预防性的抗破伤风抗体。但 TT 在强化注射时引起超敏反应,故 II 期临床试验对此进行了改进,如 β-HCG/α-oLH(HSD)分别偶联 TT 或白喉类毒素(DT),初次注射与强化注射交替应用。同一种载体不重复注入可避免引起超敏反应。HSD-TT 或 HSD-DT 的 II 期临床试验于 1992 年在印度进行,以检验疫苗的实际避孕有效性。148 例 23～35 岁可生育妇女接受了 3 次疫苗注射,所有免疫妇女都产生了抗体,其中 119 例(80%)的抗体水平＞50 ng/ml(HCG 生物活性中和能力)。受试妇女有正常的性生活,经过 1 224 个月经周期,仅有 1 例抗体滴度＞50 ng/ml 妇女发生妊娠(之后做人工流产)。

抗体滴度降至<35 ng/ml 可恢复生育力,并已有 5 个正常婴儿娩出。抗体与 hLH 交叉反应为 10%～75%,但未见月经周期显著改变和其他不良反应。虽然抗 β-HCG 抗体存在与 hLH 的交叉反应,但这种反应对生殖内分泌和身体其他系统不产生有害的影响。可能的解释是:①LH 是一种分泌性产物,它并不保持在垂体促性腺细胞膜表面,抗体没有进入细胞内与其发生反应,故分泌合成 LH 过程没有受到影响,使得月经周期和排卵未发生改变;②在每月一次 LH 峰期所产生的 LH 量,除去抗体与循环 hLH 部分交叉反应的消耗量后,还有足够的余量诱导排卵,故不表现出排卵抑制;③抗体在体内与 hLH 的亲和力很低;④抗体尽管与 hLH 交叉反应,但没有中和 hLH 的生物活性。

HSD 疫苗是世界上第一个妇女免疫避孕的试验疫苗,所取得的结果令人鼓舞,但不足之处是仍有 20% 的妇女免疫后抗体滴度未超过抗生育阈值水平。Purswani 和 Talwar(2011 年)新构建的 β-HCG-LTB 重组疫苗,加入非致病性分枝杆菌(MIP)作为免疫调节剂,给小鼠免疫接种时,同时注射 MIP,有效提高了免疫小鼠的抗体滴度。在观察的 8 个月内,所有小鼠的抗体水平都超过抗生育阈值的 3 倍至数十倍,而未注射 MIP 的对照小鼠,高抗体滴度未能维持 30 天。由于免疫的 5 个品系小鼠都产生了持续的高抗体水平,一方面显示了 MIP 的增强免疫反应效能;另一方面也提示能有效克服抗体应答的个体差异。

12.6.5　以 β-HCG-CT 37 肽为免疫原的疫苗临床试验

WHO 自 20 世纪 70 年代中期开始支持发展避孕疫苗,采用 β-HCG C 末端特异肽段研制疫苗的技术途径,以 109～145 肽为疫苗的免疫原。为提高免疫原性,偶合大分子蛋白 DT 为载体,DT 与该肽段结合引起延迟型过敏反应较 TT 少。

β-HCG-CT 37 肽-DT 疫苗的 I 期临床试验于 1988 年在澳大利亚进行。疫苗由化学合成的 β-HCG C 末端 37 肽(109～145 肽)偶联 DT,加免疫刺激剂胞壁酰二肽(MDP)为佐剂,用生物可降解的鲨烯和 Arlacel(二缩甘露醇单油酸酯)乳化。30 例 26～43 岁输卵管结扎妇女,每组 6 例,分为 5 个剂量组(分别为 50、100、200、500 及 1 000 μg 免疫原)进行初次和强化免疫。受试者均产生抗 HCG 抗体,对疫苗的反应呈剂量依赖性。据推算,如果疫苗仅是通过中和 HCG 生物效应而发挥避孕作用,抗 HCG 抗血清浓度至少为 0.52 nmol/L 才能中和着床期母体循环血液中的 HCG 水平。所有 5 个剂量组的抗体滴度都超过此值的 3 倍(1～3.5 nmol/L 或 40～140 ng/ml),最高剂量组为 5～7 倍,抗体维持期为 6 个月,其中 2 例随访至 9～10 个月还可检测出抗体滴度仍在抗生育水平。广泛的临床、实验室检查和 6 个月的随访未见任何与免疫有关的不良反应,月经周期无明显影响,抗体与人 FSH 和 hLH 无交叉反应。

β-HCG-CT 37 肽-DT 疫苗是世界上第一个人工合成用于人体试验的短肽疫苗。I 期临床试验显示出它具有良好的安全性和免疫原性,也具有潜在的抗生育作用。但是,存在问题是诱发的抗体与 HCG 的亲和力(Ka 约 1×10^8/mol)较 β-HCG 和 HSD(Ka 约 1×10^{10}/mol)低,个别受试者对 DT 有超敏反应。WHO 对该型疫苗改良后,于 1994 年初在瑞典进行 II 期临床试验,以检验疫苗的避孕效果,但试验开始后即中止,其原因是首批接受疫苗注射的 7 例妇女中,有几例注射部位出现组织反应,以及未预料到和难以接受的疼痛。

为能诱发充分中和 HCG 效应的抗体水平,且避免注射部位产生难以接受的局部反应,WHO 研制出含有 2 个 HCG 肽段的高级型疫苗,其组成和配方为:β-HCG-CT 37 肽(109～145 肽)和 β-HCG 的环状肽段(38～57 肽)各 500 μg,偶联于 DT,MDP 25 μg 为免疫刺激剂,生理盐水(pH 值为 7.4)作为溶剂,用鲨烯和二缩甘露醇单油酸酯(4∶1)乳化,水相与油相比为 40∶60。该高级型疫苗于 1998 年在英国用兔进行了抗体诱发实验和临床前毒理学研究,结果显示疫苗免疫不会诱发对 HCG 多肽的免疫抑制反应;通过多次强化免疫可以使有效免疫保护的抗体水平维持 6 个月,甚至更长时间。不足的是,个别实验兔的注射部位有较严重的肌肉反应,或显示慢性炎症反应。WHO 研制改进的抗 HCG 疫苗,这种疫苗采用完全合成的免疫原,不再偶联 DT,并改进疫苗的缓释系统,使一次注射即可产生所需的有效抗体水平和持续时间。

12.6.6 我国 HCG 避孕疫苗研究

我国在 20 世纪 80 年代初期已开始进行避孕疫苗抗原制备的探索性试验。"七·五"期间,国家组织多中心协作组对 HCG 避孕疫苗科技攻关,从基因工程、生物化学、化学合成等多条途径制备疫苗的免疫原,并完成了 β-HCG 二聚体、酶切 β-HCG 肽段和 β-HCG-CT 37 肽(109～145 肽)-TT 3 种疫苗的构建。临床前猕猴的免疫原性、安全性和毒理学试验证明,3 种疫苗均可诱发动物体内不同程度的抗体产生,抗体不但能与 HCG 结合,而且可中和 HCG 的生物活性。免疫动物未见任何毒副反应。持续 2 年的跟踪观察及对动物解剖检查,未发现任何与疫苗免疫有关的组织损伤。

在此基础上,"八·五"期间制备出以 β-HCG 为抗原,偶联 TT 为载体蛋白的我国第一代 HCG 避孕疫苗,参照 WHO 人类生殖特别规划委员会发展避孕疫苗制订的 Ⅰ 期临床试验方案,两位主要研究者(笔者是其中之一)和筛选的 10 例输卵管结扎妇女志愿者接受了疫苗注射,在严密监护下进行了国产第一代避孕疫苗 Ⅰ 期临床前预试验,结果证明疫苗在人体有诱发抗 HCG 的能力,强化注射后有记忆反应,抗体反应随时间推移可消退和有可逆性。受试妇女的一般体检项目及月经周期无变化,血液常规参数、肝和肾功

能、心功能等血液生化指标无变化,B 超显示子宫、附件正常。LH、FSH、孕激素、雌二醇、甲状腺激素等无异常,无任何疫苗的不良影响。不足的是,疫苗的免疫原性弱,不同个体间的抗体反应有明显的差别。这些结果为我国进一步发展 HCG 避孕疫苗提供了基础。

12.7 避孕疫苗的研究趋势

12.7.1 疫苗的抗生育效率是实际应用的关键问题

若将多个有特异性的生殖关键抗原合并使用,构建人工合成的、多特异性的复合抗原,研制出多价疫苗,诱发免疫系统产生多种抗体,从受精前、受精、着床前等多个生殖靶位阻断生殖过程,无疑可提高抗生育效率和增加可接受性。

12.7.2 克服疫苗的个体免疫应答差异

国际避孕疫苗的 Ⅰ～Ⅱ 期临床试验,以及我国的 Ⅰ 期临床前预试验,均发现受试者之间的抗体反应有明显差别,其中少数妇女即使多次强化免疫后的抗体水平仍较低,即每个机体对疫苗的反应有较大的个体差异。诱发的免疫反应强弱与避孕效果密切相关,只有克服了避孕疫苗的个体免疫应答差异及遗传限制,避孕疫苗才具有广泛的应用价值。

12.7.3 提高抗原的免疫原性

避孕疫苗所使用的抗原为人体自身成分,而且抗原分子不大,故其免疫原性弱,须与免疫佐剂合用才能提高抗原的免疫原性。曾进行临床试验的抗 HCG 疫苗,使用的载体为 MDP、DT、TT 等,但大分子载体蛋白的引入易出现载体介导的表位抑制效应及过敏反应,后者是 WHO 中止 β-HCG-CTP 疫苗 Ⅱ 期临床试验的原因之一。无需载体蛋白,又可提高免疫原性的途径是当前重点研究方向。随着生殖道黏膜免疫、基因免疫等免疫避孕途径的深入研究,需重视分子佐

剂。分子佐剂与抗原分子交联后能显著提高抗原的免疫原性,在分子水平发挥免疫增强作用。

12.7.4 开发自检式简便抗体检测盒

疫苗免疫后,即使是抗体反应较好的妇女,其免疫注射后至抗体达到抗生育阈值水平尚需一段时间,而且抗体维持一定时间后仍会下降,这就需要对机体的实际抗体水平进行监测。监测机体抗体水平目前靠定期抽血检验,但频繁的定期抽血不利于实际应用,有必要开发相应的自检式简便抗体检测盒。

12.7.5 提高疫苗的安全性

开展对抗原 T 和 B 细胞表位的鉴定,尤其重视阐明产生毒副作用的 T 细胞表位。在疫苗的设计和构建上,通过合成多个 B 细胞表位,拼接在主体或载体蛋白上,构建空间立体表位以提高分子的免疫原性,同时避免有害 T 细胞表位导致的免疫损伤,提高疫苗的安全性。

12.7.6 有效维持高滴度抗体水平是免疫避孕成功的前提

靠定期注射疫苗延长抗体维持期的方法不便于实际应用。采用聚乳酸、聚乙酸等生物制剂可共存和可降解化合物研制成微球缓释系统,将疫苗包埋其中,均匀缓慢地释放,不但减少了注射次数,而且可维持较长时间的免疫力,这是应予重视的实际问题。

12.7.7 利用黏膜免疫系统进行免疫避孕已受到重视

有效的抗生育作用需要生殖道管腔内有足够的抗体存在,设法构建特异性抗原和表达体系,选择疫苗接种途径和位点,调动局部免疫机制产生足量高效的特异性抗体,以及如何维持生殖道管腔内的有效抗体水平,尚需加强研究。

12.7.8 生育可逆性是免疫避孕必须考虑的重要问题

去除抗原释放系统,抗体滴度应降低和恢复生育力。如果精子抗原应用于妇女避孕疫苗,性交可能会引起不断强化的效应,不育期会延长,如何去除循环抗体的机制应进一步研究。

随着各种蛋白质组学、基因组学、生物信息学、基因敲除小鼠模型等技术的建立与应用,越来越多的特异性抗原会被鉴定出来,并在动物实验中显示出良好的避孕效果,也会寻找出一些针对生殖环节发挥重要作用的靶标分子,多种类型的疫苗将被构建。但是,要研制出安全、有效、可逆、可供临床实际应用的避孕疫苗还需要做大量的研究工作。

(朱伟杰)

参考文献

[1] 陈小佳,李丽玲,朱伟杰,等.非全长型人卵透明带-3 蛋白慢病毒表达载体的构建及其在中国仓鼠卵巢细胞中表达的研究.生殖与避孕,2007,27(3):161~165

[2] 陈小佳,谢秋玲,朱伟杰,等.非融合膜外型猪卵透明带-3β 蛋白在原核系统中的表达研究.生殖与避孕,2005,25(5):259~262

[3] 刘学高,朱伟杰.国产第一代人类绒毛膜促性腺激素(HCG)避孕疫苗第一期临床前预初试验的实施探讨.暨南大学学报,1998,19(增刊):5~16

[4] 刘学高,朱伟杰.国产免疫避孕疫苗的现状和前景.暨南大学学报,1998,19(增刊):1~4

[5] 孙奋勇,陈小佳,朱伟杰,等.猪卵透明带-3β 截短型蛋白在原核系统中的表达研究.生殖与避孕,2005,25(6):323~327

[6] 张玲,谢秋玲,朱伟杰,等.重组猪卵透明带-3β 截短型蛋白的同源建模.生殖与避孕,2007,27(4):247~250

[7] 朱伟杰,刘学高.精子免疫与免疫不育.见:遗传优生与生殖工程.梁志成主编.广州:暨南大学出版社,1992.211~226

[8] 朱伟杰,刘学高.免疫避孕.见:中华妇产科学.曹泽毅主编.北京:人民卫生出版社,2004.2798~2811

[9] 朱伟杰,刘学高.我国人绒毛膜促性腺激素免疫避孕疫苗的研究概况.见:首届广东省青年科学家论坛论

文集.广东省科学技术协会编.北京:中国科学技术出版社,2000.112~116

[10] 朱伟杰.抗精子免疫不育.见:临床男性学.陈栋主编.北京:科学技术文献出版社,2002.74~87

[11] Delves PJ, Lund T, Roitt IV. Antifertility vaccines. Trends Immunol, 2002,23(4):213~219

[12] Delves PJ, Lund T, Roitt IV. Future prospects for vaccines to control fertility. Trends Immunol, 2002, 23(4):220~221

[13] Gupta A, Chandrasekhar S, Pal R, et al. High expression of human chorionic gonadotrophin beta-subunit using a synthetic vaccinia virus promoter. J Mol Endocrinol, 2001,26(3):281~287

[14] Gupta SK, Gupta N, Suman P, et al. Zona pellucida-based contraceptive vaccines for human and animal utility. J Reprod Immunol, 2011,88(2):240~246

[15] McLaughlin EA, Aitken RJ. Is there a role for immunocontraception? Mol Cell Endocrinol, 2011, 335(1):78~88

[16] Naz RK, Gupta SK, Gupta JC, et al. Recent advances in contraceptive vaccine development: a mini-review. Hum Reprod, 2005, 20(12):3271~3283

[17] Naz RK, Sacco A, Singh O, et al. Development of contraceptive vaccines for humans using antigens derived from gametes (spermatozoa and zona pellucida) and hormones (human chorionic gonadotrophin). Human Reprod Update, 1995, 1(1):1~18

[18] Naz RK. Antisperm immunity for contraception. J Androl, 2006,27(2):153~159

[19] Naz RK. Development of genetically engineered human sperm immunocontraceptives. J Reprod Immunol, 2009,83(1-2):145~150

[20] Naz RK. Status of contraceptive vaccines. Am J Reprod Immunol, 2009,61(1):11~18

[21] O'Rand MG, Widgren EE, Wang Z, et al. Eppin: an effective target for male contraception. Mol Cell Endocrinol, 2006,250(1-2):157~162

[22] Purswani S, Talwar GP. Development of a highly immunogenic recombinant candidate vaccine against human chorionic gonadotropin. Vaccine, 2011, 29(12):2341~2348

[23] Talwar GP, Gupta JC, Shankar NV. Immunological approaches against human chorionic gonadotropin for control of fertility and therapy of advanced-stage cancers expressing HCG/subunits. Am J Reprod Immunol, 2011,66(1):26~39

[24] Talwar GP, Vyas HK, Purswani S, et al. Gonadotropin-releasing hormone/human chorionic gonadotropin beta based recombinant antibodies and vaccines. J Reprod Immunol, 2009,83(1-2):158~163

[25] Williams J, Samuel A, Naz RK. Presence of antisperm antibodies reactive with peptide epitopes of FA-1 and YLP12 in sera of immunoinfertile women. Am J Reprod Immunol, 2008,59(6):518~524

13 人工终止妊娠

13.1 概述

18世纪20年代,临床人工流产(简称"人流"或"流产")所用的刮匙在法国诞生;19世纪70年代,宫颈扩张器又诞生在德国;这两件医疗器械的问世,标志着一项重要的现代妇产科学诊疗技术——人流术的完善和进入实际应用阶段。20世纪50年代末,我国改良的负压吸宫术由于损伤小、出血少、操作简便而得到了世界广泛的认同,因此在各国临床普遍使用。近几十年来,人流技术又得到了进一步的发展,如小型负压吸宫术(小负吸)能将人流提前到停经6周内进行,出血量也大为减少;原临床早孕以单纯手术流产为主,现在有相当一部分妇女可以采用药物流产,以致一些高危人流(如一年内重复流产、瘢痕子宫流产、青春期或更年期流产等)的安全系数有所提高。虽然目前的药物流产还是以抗早孕为主(停经49天内),然而全国范围

的抗早、中孕临床多中心试验(停经8~16周)的结果提示,不久便可形成临床常规,并能部分替代风险度较大、出血较多的大孕周钳刮术。与早孕人流技术不断发展的同时,中孕引产术从传统的水囊引产、剖宫取胎等发展到使用利凡诺、催产素、前列腺素、结晶天花粉蛋白、芫花酯、甘遂,以及高渗盐水、乙醇等的药物引产;给药途径则可通过宫腔内(羊膜腔内和羊膜腔外)注射、静脉滴注、肌内注射、阴道内给药等;如今完全无需通过宫腔给药的药物中期妊娠引产临床试验(停经16~24周)的结果,也展现了令人欣喜的前景。由此可见,现代妇产科学的进展使人工流产成为一类简单、方便而又十分成熟的临床技术。

13.1.1 我国计划生育技术网络的建设能为意外妊娠妇女提供安全流产服务

计划生育是我国的一项基本国策。我国

的计划生育是以避孕为主,人流只是避孕失败后的补救措施。然而,各级政府相关部门对安全流产十分重视。多年来,国家从省、地、县、乡建立了四级由卫生部门的妇幼保健系统和计生部门计划生育技术服务系统两支生殖保健队伍。所有开展人工流产手术的机构必须通过资质审批和年审;所有从事人工流产手术的人员必须取得执业资格、持证上岗,还要每年接受继续教育和定期的考核。如此完备的妇幼保健、计划生育服务网络,使育龄妇女在意外妊娠时便可就近、免费获得WHO倡导的、高质量的"安全流产"服务。

13.1.2　人工流产的现状令人担忧

人流虽然已成为一类简单、方便而又十分成熟的临床技术,但人流的现状况却令人不无担忧。这样的担忧具体体现在有关人流的数据和人流可能产生对生殖健康的影响这两个方面。

(1) 有关人流的数据:全球每年人流人次为 4 000 万~6 000 万,约占同年妊娠总数的 1/4;其中,13%～20%(800 万人次)是发生在我国大陆。有资料显示,世界上育龄妇女流产率最高的地区是东欧,高达 90‰;最低的是西欧,平均为 11‰(最低的国家仅5‰);美国波动在 20‰～30‰。我国相关数据难以获得,有限的报道为 62‰,有些地方性数据约为 40‰。如果进一步分析,我国人流的现况还具有如下特点:①人流总数居高不下,有潜在增长的趋势。以卫生统计年鉴这个同一来源的数据为例:2000～2003 年我国每年流产的总数<600 万;2003～2007 年,<800 万;2008 年为 917 万。②人流妇女年轻、未育的比例高。一些汇总文献的数据,25岁以下妇女的比例为 47.5%,未育妇女比例高达 49.7%,首次妊娠人流的比例为35.8%。③重复流产率高、间隔时间短。文献汇总的数据显示,半数以上人流妇女曾有流产史,重复人流率为 55.9%;其中,≥3 次的多次人流比例为 13.5%。有资料显示,45%重复流产的间隔为 6～18 个月;个案中

流产间隔最短者仅为 75 天,以及在 6 个月内连续做了 3 次人流频繁流产的现象。

汇总文献数据显示,我国的人流因"医学原因"终止妊娠的比例很小,仅为 1.9%;因避孕意识不足、未采取避孕措施发生意外妊娠所致的人流比例高达 50.3%;因避孕失败发生非意愿妊娠而进行补救性人流的比例也高达 43.9%;剩余的是其他各种原因所致的人流。

(2) 人流可能产生对生殖健康的影响:尽管人流总体上的安全系数很高,但毕竟属于创伤性操作,在受术者中有一定的、不可避免的不良反应和并发症,尤其是重复流产和年龄较轻、尚未生育的青春期流产,会给生殖健康带来损伤,甚至可造成生育功能严重的、不可逆的伤害。除了人流术中、术后可能出现诸如出血、子宫穿孔、羊水栓塞、感染、宫腔粘连、月经异常、继发不孕等并发症和不良反应外,西欧的研究发现:人流术时的宫颈扩张和吸刮,可使以后妊娠流产率的危险度为正常的 1.5～2.58 倍;多次人流,以后妊娠早产或分娩低体重儿的危险度为正常的 2.5 倍。国内也有多篇报道,人流术后再次妊娠,产前出血、产后出血等发生率明显提高。临床有关数据显示,继发性不孕不育患者中 88.2%有人工流产史;重复流产使不孕不育率显著增加。

13.1.3　人工流产现状引发的临床思考

面对上述有关人流的数据,不免产生一些临床思考。总体上可归纳为两点:①如何降低重复流产率;②如何减少未育前的青少年流产。

(1) 开展流产后保健是降低重复流产的关键:有关人流的数据从另一个角度给我们这样一个启示,重复流产率高达 50%以上是导致我国人流居高不下的主要原因之一。从这一启示我们又不难作出这样推断,如果能把高达 50%以上的重复流产率降下来,我国的人流数和人流率就会有一个明显的下降;人流导致的生殖健康问题也会随之明显改

善，因为人流造成的损伤往往多见与重复流产。

根据这一推断又可以认为，开展"流产后保健"（post-abortion care）或"流产后计划生育服务"（post-abortion family planning）已是当务之急。WHO正式发布的生殖健康战略（2004年）将"倡导科学避孕、加强流产后计划生育服务"列入"促进生殖健康"优先关注的领域。中华医学会计划生育学分会也向广大医务工作者和全社会发出"科学避孕，远离人流"倡议书（2009年），并形成了《人工流产后计划生育服务指南》（2011年）。因此，各级妇幼保健系统和计划生育技术服务系统所提供的"安全流产"，不仅要体现在"流产手术和流产过程的安全化"上，还要体现在流产前和流产后的生殖保健服务上，如免费避孕药具的提供、意外妊娠预防的指导、流产前必要的体检和贫血的治疗、流产后避孕方法的知情选择等，在最大程度上避免和降低再次意外妊娠和重复流产。

（2）减少青少年人工流产是我们面临的挑战：人流现状的另一个特点是妇女年轻、未育的比例高，25岁以下妇女的比例为47.5%，未育妇女比例高达49.7%。WHO将10～24岁年龄段的人群称为"青少年"，是童年向成人过渡的阶段。近几十年来，由于性成熟年龄提前与结婚年龄推迟、传统观念的淡化、意外妊娠风险意识的淡漠和避孕知识的缺乏等，"少女流产"和"少女妈妈"现象比以往更为多见，并已受到人们越来越多的关注。已有成功的经验是开展"青春关爱教育"，具体措施是关爱"三步骤"：①性教育、风险意识教育，以避免或推迟青少年性行为的起始时间；②避孕知识、安全性行为教育，以减少意外妊娠和生殖道感染（包括STI和HIV）的发生；③安全流产和分娩服务，妥善解决已成事实，避免再次意外妊娠，帮助少女重新走上自立、自强的人生道路。

"青春关爱教育"是我们工作的一个难点，也是世界各国共同面临的挑战。因为少女妊娠已远远超出传统意义上的计划生育技术服务的范畴，而少女妊娠又不可能排除在预防意外妊娠的范围之外，不妨将之认定为属于"扩大的计划生育技术服务"的范畴。这样扩大的计划生育技术服务并非现有的四级妇幼保健系统和计划生育技术服务系统能够单独胜任，需要社会多方面的支持和配合，也需要形成新的工作机制和工作形式。

总之，整体人群人流率的下降不是一朝一夕的事，需要有一个过程。因人流产生的对生殖健康的负面影响在临床上会经常遇到，需要我们认真对待。

（程利南）

13.2　终止妊娠的方法

人工终止妊娠可分为早期妊娠终止与中期妊娠终止。凡在妊娠3个月内采用人工或药物方法终止妊娠称为早期妊娠终止，亦称为人工流产。在妊娠13周至不足24周采用人工方法终止妊娠称为中期妊娠终止或中期妊娠引产。

人工流产可分为手术流产与药物流产两种。妊娠在10周内，可采用负压吸宫术以终止妊娠，妊娠≥10周，可采用钳刮术终止妊娠。目前常用人工终止早期妊娠的手术方法包括以下几种：①早早孕吸宫术，一般是指停经6周（42天）以内，用负压吸引方法终止妊娠手术；②负压吸宫术，是指终止孕6～10周手术；③钳刮术，是指终止孕10～14周手术。药物流产目前规定限于妊娠7周内。

常用人工终止中期妊娠的手术方法包括：钳刮术、依沙吖啶中期妊娠引产、水囊引产及经腹剖宫取胎术等。目前中期妊娠药物流产方法还在探索、不断完善中。

13.2.1　负压吸宫术

应用负压吸引的原理进行人工流产手术，称为负压吸宫术或称负压吸引（vacuum aspiration）人工流产术，包括早早孕吸宫术或负压吸宫术，此方法为我国首创。按常规施术，方法简便、安全。

13.2.1.1 人工流产负压吸引装置

以往采用的吸引泵有：往复泵（即活塞泵，如抽气筒、Karman 吸引器、手抽式或脚踏式吸引机等）；摆动柱塞旋转泵（即真空泵，常见的是 30 L 油泵）；滑石泵（即离心泵，常用的小型电吸引机设有储油槽，需要经常加油）。非专用的吸引机在使用过程中由于可能倒转而形成吹气，可产生空气栓塞，故已不再采用。

目前国内常规应用专用的电动吸引人工流产机（只能形成负压，不会发生正压）进行负压吸引术终止早孕，简称为负压吸引人流术。人工流产负压吸引机器应放在干燥处，防止受潮而产生漏电或触电，定期加油或修检，防止生锈及烧坏电动机线圈。负压吸引瓶应常规进行清洗、消毒。

13.2.1.2 适应证

适应证如下：①妊娠 10 周以内，包括早早孕（妊娠 42 天内）要求终止妊娠而无禁忌证者；②因某种疾病不宜继续妊娠者；③发现胚胎异常和遗传性疾病等。

13.2.1.3 禁忌证

（1）发热与疾病：术前两次（间隔 4 小时）体温＞37.5℃以上，暂缓手术。各种疾病的急性阶段禁忌手术。

（2）生殖器炎症：如阴道炎、急性和慢性盆腔炎、急性或亚急性子宫颈炎及性传播性疾病等，未经治疗者。

（3）全身情况不良不能胜任手术者：如严重贫血、心力衰竭、高血压伴有自觉症状、肺结核伴有高热及妊娠剧吐酸中毒未纠正者等。经治疗平稳后，可考虑住院手术。

13.2.1.4 术前准备

（1）术前咨询及检查

1）做好术前咨询：解除思想顾虑，说明手术可能出现的异常情况，进行避孕宣教。受术者签署知情同意书。

2）详细询问病史：包括避孕史，测量血压、体温，包括心、肺等全身检查，特别是筛查出高危情况，如年龄≤20 岁或≥50 岁、反复人工流产史、剖宫产后 6 个月内、哺乳期、生殖器畸形或合并生殖器肿瘤、子宫极度倾屈、有子宫穿孔史及子宫肌瘤剔除术史、带器妊娠及有内外科合并症者。

3）妇科检查：受术者膀胱排空后进行妇科检查，查清子宫位置、大小及形态，排除子宫畸形、附件肿块、宫外孕等。常规取阴道分泌物做滴虫、真菌、清洁度检查。超声检查以确定宫内妊娠。合并心、肝、肾疾病者应做心电图、肝肾功能全面检查，以保证手术的安全性。

13.2.1.5 镇痛及麻醉

（1）减痛下人工流产术：一般情况下人工流产术可不用麻醉，必要时可用以下方法镇痛：①1％利多卡因或 1％普鲁卡因（需先进行过敏试验）子宫颈旁注射；②将浸有 2％利多卡因消毒棉签置宫口 1～2 分钟镇痛；③术前 30～60 分钟，口服凯扶兰 1～2 片（50 mg/片），抑制前列腺素合成达到减痛效果；④术前 30～60 分钟，萘普生栓（宫术安栓）1 枚，纳肛；⑤术前 30 分钟，舌下含服米索前列醇 0.2 mg（有禁忌证者勿使用），以利扩张宫颈，减轻手术痛苦。上述减痛或镇痛药物属于非麻醉药，受术者意识清醒，但镇痛不完全，应用时需注意药品禁忌证。

（2）全身麻醉状态下人工流产术：通常是指静脉麻醉下的人工流产，又称为无痛人工流产。

1）常用芬太尼或异丙酚等（由麻醉医师酌情选择用药）。

2）无痛人工流产禁忌证：①各种疾病的急性阶段（包括急性肝炎、急性肾炎及尿毒症患者），生殖器炎症未经治疗；②有麻醉禁忌证（过敏体质、过敏性哮喘史、麻醉药过敏史），或有鸡蛋过敏史者；③全身健康状况不良，不能耐受手术和麻醉；④有癫痫、精神病、癔症、脑病、颈椎病史者，有糖尿病血糖未控制在正常范围，甲状腺功能亢进、肾上腺皮质功能不全者；⑤术前严重脱水及电解质紊乱者及严重肺疾病、心肺功能不全；⑥术前心电图异常者；⑦术前未禁食、禁水者；⑧血蛋白＜80 g/L，出凝血功能异常者及吸毒者；⑨妊娠周数＞10 周或估计手术困难；⑩术前两次(间隔4小时)测量体温,均＞37.5℃。

受术者必须具有适应证,且无禁忌证时,才能在门诊接受无痛技术施行负压吸宫术。合并以下任一高危因素者,应慎行。如受术者自愿选择应用麻醉镇痛技术施行负压吸宫术,建议转至三级甲等综合医院住院施术:①轻、中度心肺疾病如心电图异常、心肺功能不全Ⅱ级以下;②并发其他内科严重器质性疾病或出血性疾病;③气道异常,估计气道插管困难;④异常肥胖,体质指数(BMI)＞35 kg/m²。

3)受术者准备:①术前必须完成心电图检查、测量体重;②手术当天忌化妆及涂口红、擦去指甲油;③本人及家属签署手术和麻醉知情同意书,并有家属陪同,术后不驾驶车辆和骑自行车;④术前禁食6小时、禁水4小时。

4)术中护理:①安置手术床、固定体位;②持续氧气吸入,指脉仪监测心率、氧饱和度(由麻醉师负责);③其余同人工流产术。

13.2.1.6　手术步骤

(1)手术者:术者需穿清洁工作服,戴帽子、口罩;检查手术包及负压吸引装置;常规刷手并戴无菌袖套和手套。

(2)受术者体位:取膀胱截石位。常规消毒外阴、阴道、铺巾,均同宫内节育器放置术。

(3)检查和消毒:复查子宫位置、大小、倾屈度及附件情况。更换无菌手套。窥阴器暴露阴道及宫颈,拭净积液,0.5%碘伏液或2.5%碘酒及75%乙醇消毒宫颈及宫颈管后,宫颈钳钳夹宫颈前唇或后唇。

(4)探测宫腔和扩张宫颈:子宫探针沿子宫方向探测宫腔深度。以执笔姿势持子宫颈扩张器,轻轻扩张子宫颈,由小到大,一般自4.5～5号扩起,依次递增0.5号,切忌跳号(宫颈扩张程度必须比所需吸管大1号),操作时不可使用暴力。宫颈口较紧者可加局部麻醉或术前30分钟舌下含服米索前列醇0.2 mg(详见本章"减痛药物应用"章节);早早孕吸宫术者一般不需要扩宫颈口。

(5)吸管及负压的选择:吸引管的大小号与子宫扩张器号相同。

(6)吸引

1)负压检测:将吸管连接负压吸引装置的橡皮管,并检测负压。

2)吸引胚胎:吸管不带负压顺宫腔方向轻轻置入,到达子宫底部后退出约2 cm,开放橡皮管负压400～500 mmHg,将吸管顺序转动,并反复由子宫底至子宫颈内口之间上下抽动,寻找胚胎着床部位。一般前位子宫胚胎着床多在前壁,后位子宫着床多允于后壁。如触及胚胎,术者的负压吸引管传出震动感,表示胚胎及胎盘组织流入吸管内,在该处上下转动吸引,吸尽妊娠组织(图3-13-1)。

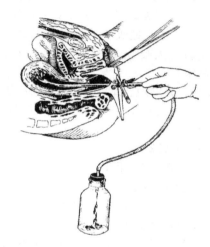

图3-13-1　用负压瓶行人工流产吸引术

3)取出吸管:当术者感到宫腔缩小,子宫壁由光滑至毛糙,吸管紧贴子宫壁活动受阻,吸出物均为血性泡沫时,表示宫腔内妊娠物已吸净,可折叠捏住橡皮管,或关闭吸引机取出吸管。

4)低负压重复:必要时重新放入吸管,并降低负压至200～300 mmHg,重新顺序吸引至吸净后取出吸管。

5)刮匙的应用:再次测量宫腔深度,一般可缩小1～3 cm,必要时用小刮匙轻轻搔刮子宫底部及两角。如需放置宫内节育器(IUD)者,可按常规操作进行。吸引结束,用纱布拭净阴道,取出子宫颈钳及阴道窥器,手术完毕。

6）缩宫素的应用：哺乳期受孕者，子宫较大或较软者，可肌内注射或子宫颈旁注射缩宫素（催产素），促进子宫收缩，以减少出血及器械损伤子宫壁的概率。注射时应暂停宫腔内操作，以防止孕妇移动，造成损伤。

（7）负压吸引常见情况的处理

1）孕周较大：妊娠 2 个月以上者，用 7 号或 8 号吸管进入子宫颈内口上 3 cm，先吸住胎膜并破膜，然后将吸管送入宫腔底部找寻胚胎着床处。当吸管触及胎盘，其感觉软如海绵而有弹性，牵拉时有拉力感。将吸住组织的吸管轻而慢地拉到子宫颈口，可见大块胎盘，以卵圆钳取出之，然后吸出胚胎组织。当感觉吸头紧贴子宫壁及宫腔缩小，可分为上、中、下 3 段吸出残余胎膜及蜕膜。必要时重新置入吸管，吸管再次进入宫腔时应降低负压。

2）术中出血：如术中出血较多，于宫颈或肌内注射缩宫素 10～20 U，然后按常规结束手术。

（8）术后检查

1）绒毛检查：手术结束后应将吸出物过滤，检查胎儿及绒毛，分别测定流血量及组织物的容量，是否与妊娠天数相符。如发现异常，组织物应送病理检查。

2）手术记录：术后认真填写手术记录。

13.2.1.7　注意事项

（1）术前及术时注意事项

1）检查手术仪器：认真检查吸引机的电路、开关、吸引管和橡皮管是否正常。

2）负压检查：连接吸管后必须进行负压试验。

3）吸管进、出宫腔时禁忌有负压。

4）吸引时先吸孕囊着床部位，可减少出血。

5）吸管抽动遇到阻力时，表示子宫已收缩，当即关闭负压，取出吸管。再次置入时，不可用猛力推进，以防子宫穿孔。

6）抽出吸管时，如胚胎组织堵塞在吸管头部或管腔中时，或组织物堵塞在子宫颈口时，可用卵圆钳将组织取出后再吸引。

7）带器妊娠人工流产术时，应在术前明确节育器的情况。如遇取器困难应做进一步定位。

8）对高危妊娠者，应在病历上注有高危标记，由有经验医师承担手术，并以 B 超监护为宜。

（2）术后注意事项

1）观察室休息：如为静脉麻醉者需注意以下几点：①需保持呼吸道通畅，去枕平卧，头侧向一边。注意安全，防止坠床，注意保暖。②观察受术者神态、面色、呼吸及阴道出血情况，有异常随时与麻醉师联系。③受术者完全清醒后方可离室。如为非麻醉者，在观察室休息 2 小时左右，注意阴道出血及其他情况，如无异常方可离去。

2）术后告知：①1 个月内禁止房事及盆浴，以免发生感染；②术后如有腹痛、发热、阴道出血多或持续不净达 2 周以上等异常情况，应随时就诊；③根据高危病情及手术中情况，酌情给予抗生素预防感染；④指导避孕方法；⑤1 个月后随访 1 次。

13.2.1.8　终止早期妊娠负压吸引术的进展

从 21 世纪初至今，关于终止早期妊娠手术技术方面的文章在我国陆续有报道。如一次性手动式宫腔处置器吸宫术（一次性微管吸宫术）、一次性减压式吸管用于早期妊娠吸宫术、可视或窥视人工流产术等。

（1）一次性手动式宫腔处置器吸宫术：采用一次性手动式多用途宫腔处置器具套装[简称"手动式"手术包，手泵负压为 400 mmHg]终止早期妊娠手术，其优点主要为安全、可靠、简便，且较为易行，无严重并发症；一次性使用可避免交叉感染；也可用于其他如诊断性刮宫、子宫内膜活检、宫腔镜术后的清理等。

（2）一次性减压式吸管吸宫术：一次性减压式吸管为带有副管的双腔吸管，连通宫腔与体外的副管在负压吸引过程中可起到降低宫腔内负压的作用，从而减少出血，缓解疼痛，降低人工流产综合征的发生率。该一次性减压式吸管共有 6、7、8 号 3 种规格，吸管直径分别为 6、7、8 mm,理论上适用于 10 周内的早期妊娠。

(3)内窥式流产吸引系统吸宫术:常称为可视或窥视人工流产术,将内镜安装在带吸引孔道的镜鞘中,放入宫腔;并将一次性无菌塑料套管套在无菌镜鞘上,连接负压吸引器。内窥式流产吸引系统是将内镜技术与计算机结合,提供了观察与吸引用的"弧形"内镜。术前常规外阴、阴道消毒后,给予 2% 利多卡因宫旁神经阻滞麻醉,宫颈扩张至7.5号,将配有内镜装置的弧形吸引管调整清晰后,内镜体与无菌镜鞘组合并旋紧,将内镜镜鞘沿子宫腔的方向,紧贴宫壁缓慢插入宫腔,可将宫腔内的情况及孕囊放大 25 倍于连接的监视器荧光屏幕上,操作者在显示屏上就可以直接观察宫腔并查找绒毛,固定后下拉透明套管进行负压吸引,吸宫时以绒毛为中心扭转吸引(孕 5～6 周用负压 400～500 mmHg,孕 7～8 周为 450～550 mmHg),吸净后再以 200 mmHg 负压吸引宫腔后再次观察宫内情况,不需膨宫。但是,此技术需要专门仪器设备及腔镜技术专职人员操作。

上述终止早期妊娠的 3 种技术,目前仍在探索研究中,有待大样本多中心的临床应用,尚未列入常规技术。

13.2.2　钳刮术

钳刮术是用钳夹与负压吸引结合以终止妊娠的手术。钳刮术范围一般在妊娠 14 周内。目前米非司酮配伍米索药物的流产方法已逐渐替代钳刮术,以降低钳刮术的风险。

13.2.2.1　适应证

适应证如下:①妊娠 10～14 周自愿要求终止妊娠而无禁忌证者;②因某种疾病(包括遗传性疾病)不宜继续妊娠者;③其他流产方法失败者。

13.2.2.2　禁忌证

禁忌证如下:①与负压吸引人工流产术相同;②有阴道炎、盆腔炎者,虽经治疗,术前仍不宜放置导尿管或宫颈扩张棒等做宫颈准备;③在妊娠期间有反复阴道流血者或最

近有阴道流血史,术前也不宜放置导尿管等做扩张子宫颈的准备;④妊娠 11～14 周时,胎儿较大,手术难度大,因此要求术者必须有高度责任感及熟练技巧。

13.2.2.3　术前准备

(1)术前检查:与吸引术相同,并做血常规和出血、凝血时间测定,且必须住院手术。

(2)术前子宫颈准备:任选下列一种方法。

1)宫颈内放置导尿管:①置管前阴道冲洗或擦洗每天 1 次,共 2 天。于钳刮术前 1 天晚或术前 4～16 小时放置导尿管。其他准备同宫内节育器放置术的术前准备;②用阴道窥器暴露宫颈,用碘伏或 1∶1 000 苯扎溴铵等溶液消毒宫颈及阴道,再用棉签蘸2.5% 碘酒及 75% 乙醇先后擦子宫颈及颈管;③将已消毒 18 号专用导尿管插入宫颈,至导尿管的 1/2 置入宫腔(图 3-13-2),留下部分用呋喃西林纱布或无菌纱布包卷,置于后穹隆。

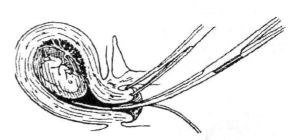

图 3-13-2　导尿管插入子宫颈管及宫腔内

2)宫颈管内放置硅橡胶宫颈扩张棒或吸水棒:于钳刮术前 12～24 小时放置,需插入宫颈管,超过内口即可,外露于宫口外的部分用无菌纱布或呋喃西林纱布块覆盖于宫颈穹隆部以防扩张棒脱出。

3)前列腺素栓或片:如无前列腺素禁忌者,可于钳刮术前 2～4 小时置入前列腺素栓于阴道后穹隆,如 PG05 栓 1 mg、ONO-802 1 mg、15-甲基 PGF2a 酸栓 1 mg 等,任选一种均可,置栓后需卧床休息 0.5 小时。也可以术前 2～3 小时口服或舌下含服米索前列醇片(米索)0.4 mg。

4)宫颈管内放置小水囊:术前 4～16 小时将水囊末端置宫颈管内,囊内注入生理盐

水 100～200 ml。手术前先放水,然后取出水囊。

(3) 手术器械及敷料:同负压吸引术。

13.2.2.4 手术步骤

(1) 外阴消毒、铺巾:同负压吸引术,但不擦洗阴道。用卵圆钳取出子宫颈管内的导尿管或宫颈扩张棒等及阴道内纱布,再次消毒外阴、阴道、宫颈及颈管。

(2) 扩张宫颈:必要时用子宫颈扩张器扩张宫颈,直至卵圆钳能顺利通过内口,一般不需超过 12 号。

(3) 破胎膜:先人工破膜再行宫腔操作。用弯头有齿卵圆钳沿宫腔后壁逐渐滑入,探测羊膜囊,拉破羊膜囊,并使羊水流尽。

(4) 宫缩剂的应用:待羊水流尽才能应用宫缩剂,可在宫颈旁或肌内注射缩宫素 10 U,5～10 分钟待子宫收缩后再操作。严防羊水栓塞。

(5) 取胎盘:弯头卵圆钳到达子宫底,退出约 1 cm,探测胎盘附着部位,夹住胎盘左右轻轻摆动(幅度宜小),使胎盘剥离,以便能完整或大块地钳出(图 3－13－3)。

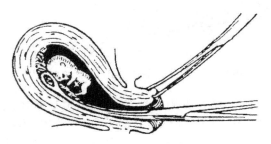

图 3－13－3 钳刮术

(6) 取胎体:尽可能先夹碎胎头和胎体骨骼,然后逐块取出。当胎儿肢体和脊柱未能夹碎而通过子宫颈管时,其长骨的纵轴必须与子宫的纵轴一致,以免损伤子宫峡部及子宫颈管组织。

(7) 取胎盘:先取胎儿或先取胎盘各有利弊,视具体情况和手术者熟练程度而定。如遇胎儿阻碍操作先取胎儿,如有出血则宜先钳刮胎盘,使子宫收缩减少出血。保留取出的胎儿和胎盘,便于术后核对检查是否完整。

(8) 清理宫腔:用 6～7 号吸管,以较低的负压 200～300 mmHg(26.6～39.9 kPa)吸力分 3 段轻轻吸引子宫腔 1 周,或用刮匙轻轻搔刮子宫腔 1 周,手术完毕。

(9) 加强子宫收缩:术后根据宫缩情况酌情重复给予宫缩剂,如缩宫素 10～20 U 宫颈注射或肌内注射。

(10) 填写记录:术后详细填写手术记录。

13.2.2.5 术中注意事项

(1) 钳刮术前探查宫腔:子宫探针探查宫腔时,遇有阻力不勉强探测,可用卵圆钳或 7 号吸引管代替测定宫深。

(2) 防子宫及宫颈损伤:①当牵拉困难,不能强行操作,应张开卵圆钳钳叶另行夹取;②当躯干或肢体在颈管,长卵圆钳需与子宫纵轴一致;③当钳夹胎体遇有阻力,应退回,夹碎或退后再向外牵拉。

13.2.2.6 术后注意事项

(1) 术后观察:受术者需在观察室内休息 2 小时左右,常规于术后 0.5、1 和 2 小时观察阴道出血情况,按摸子宫底的位置,以防子宫收缩不良而导致宫腔积血。

(2) 局部清洁:保持外阴清洁,勤换内裤,禁房事和盆浴 1 个月。

(3) 术后告知:受术者术后如有腹痛、发热、阴道流血多或持续不净达 2 周以上等异常,随时就诊。指导落实避孕方法,以及术后 1 个月或转经后随访 1 次。

13.2.3 米非司酮配伍前列腺素终止妊娠

药物流产(medical abortion),是人工流产的非手术方法,应在具备急救条件(如急诊刮宫、输液、输血)的医疗单位或计划生育服务机构进行。目前常用的抗早期妊娠药物为米非司酮配伍前列腺素,少数人应用天花粉和其他药物流产。

13.2.3.1 米非司酮(mifepristone)

商品名为息隐和含珠停,化学名 11β－[4－(N,N－二甲氨基)]苯基－17β 羟基－17α－(1－丙炔基)－雌甾－4,9－二烯－3 酮。其结构式见图 3－13－4。

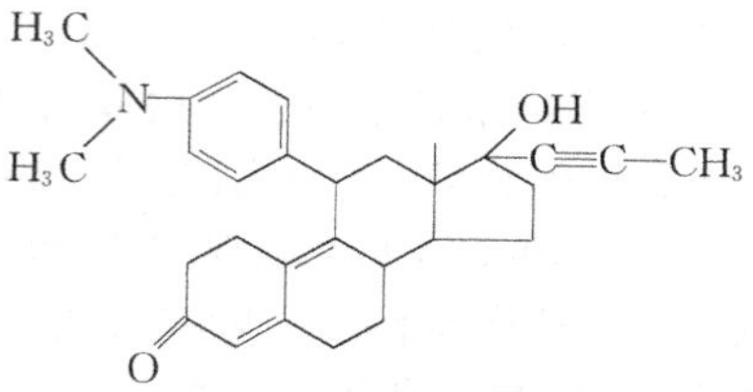

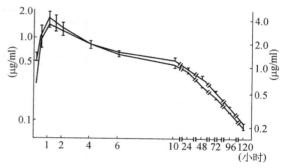

图 3-13-4 米非司酮

本药最早于 1982 年由法国 Roussel-Uclaf 公司研制成功。我国于 1986 年以薯蓣皂素为原料通过半合成和全合成路线研制成米非司酮,1992 年批准生产。

(1)药效学:米非司酮是类固醇类药物,能通过与孕酮争夺孕酮受体而有强烈的抗孕酮作用。因为孕酮在维持妊娠中起着重要作用,而孕酮和其他孕激素必须与孕酮受体结合才能发挥作用。任何化合物如能与孕酮竞争孕酮受体的结合部位,使孕酮不能与其受体结合,即能起拮抗孕酮的作用,米非司酮就是此类化合物。

米非司酮具有强烈的抗孕激素活性和抗糖皮质激素活性,而几乎无孕激素和糖皮质激素活性,无雄激素、雌激素和抗雌激素活性,有轻微抗雄激素活性。

(2)药物安全性

1)一般药理研究:药物对大鼠的血压、心率及呼吸频率未见明显影响。

2)急性小鼠毒性:1 个月给药大鼠和猕猴安全性实验,未见明显毒性。

3)致突变试验:包括 Ames、人培养细胞染色体畸变和小鼠微核实验均无异常。

4)生殖毒性:大鼠致畸和胚胎毒性未见致畸作用。

(3)药代动力学

1)生物利用度:口服米非司酮后,鼠类生物利用度为 40%、猴类为 15%、人类为 40%。

2)吸收与分布:根据同济医科大学吴熙瑞报道,口服吸收迅速,达峰时间为 0.7~1 小时,血药峰值 2.34 mg/L,半减期平均 34 小时,服药后 72 小时血药水平维持在 0.2 mg/L。人口服米非司酮 200 mg 后,不同时间血药浓度见图 3-13-5。

图 3-13-5 早期妊娠妇女单次口服国产或法国产米非司酮 200 mg 片剂后血浆浓度

口服米非司酮经吸收后,主要分布在大脑、垂体、肝、肾、肾上腺皮质、卵巢、子宫、输卵管及肺、脾、红细胞等处(表 3-13-1)。

表 3-13-1 家兔单次口服米非司酮 30 mg/kg
后各组织中药物含量的高低

时间	高								低
1/2 小时	肝	肾	输卵管	卵巢	子宫	阴道	肺	红细胞	脾
1 小时	肝	肾	卵巢	输卵管	子宫	阴道	肺	脾	红细胞
2 小时	肝	肾	卵巢	输卵管	子宫	阴道	脾	肺	红细胞
4 小时	肝	卵巢	输卵管	子宫	肾	阴道	红细胞	脾	肺
10 小时	肝	肾	输卵管	脾	阴道	子宫	卵巢	红细胞	肺
18 小时	肝	肾	输卵管	脾	阴道	子宫	卵巢	红细胞	肺
24 小时	肝	肾	输卵管	脾	阴道	子宫	卵巢	红细胞	肺

3)代谢物和排泄:米非司酮吸收后其代谢产物有 8 种,主要有 3 种,即 RU 42848(N-去甲代谢物)、RU 42633、RU 42698。

RU 42848 也具有生物活性,但其与孕酮结合能力为米非司酮的 74.95%。米非司酮的代谢产物 90% 以上经肝脏代谢,胆汁排出,其余由肾脏泌尿道排出。

（4）抗早期妊娠的作用机制：米非司酮在分子水平与内源性孕酮竞争孕酮受体而产生较强的抗孕酮作用，使妊娠的蜕膜和绒毛组织变性，产生内源性前列腺素，作用于垂体使 LH 下降，卵巢黄体溶解，孕酮下降，使胚囊坏死而发生流产，同时对宫颈的胶原纤维加速分解，使宫颈软化，更有利于流产的完成。米非司酮对非妊娠的子宫内膜可使腺体变性，间质增生，血管变性而引起子宫出血；并作用于下丘脑，抑制 LH 峰而阻碍排卵。米非司酮的抗糖皮质激素作用一般在长期、大量服用后才出现，因此有利于抗早期妊娠，而避免抗糖皮质激素的不良反应图 3-13-6。

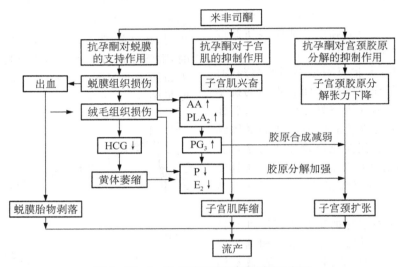

图 3-13-6　米非司酮流产作用机制示意图

（5）禁忌证

1）有心、肝、肾疾病，高血压等禁用。

2）肾上腺皮质功能不全等内分泌疾病禁用。

3）血液病和血管栓塞病史禁用。

4）有与类固醇激素相关的肿瘤，如乳腺癌、卵巢癌等一般不用。

（6）临床抗早期妊娠的效果：对单纯米非司酮抗早期妊娠作用，WHO 曾经在中国、英国、法国、瑞典等 20 余个国家临床研究 434 例单次口服米非司酮 600 mg 的效果，完全流产率仅 58%～89%，但如配伍前列腺素，完全流产率可高达 90% 以上。因此，目前不以单纯米非司酮抗早期妊娠，而必须与前列腺素制剂结合应用。

13.2.3.2　前列腺素及其类似物

前列腺素（prostaglandin，PG）是一类具有高度生物活性的天然物质，天然前列腺素广泛存在于前列腺、精囊腺、子宫内膜、羊水、蜕膜、脐带和胎盘、月经血、脑、肺、肾、胃肠、肌肉等组织及体液中，以及存在于流产及分娩者的血液中。

前列腺素是一含有 20 个碳原子的不饱和羟基脂肪酸，其基本结构是前列腺烷酸，由 1 个五元环和 2 条侧链组成（图 3-13-7）。目前已发现前列腺素有 3 类（PG_1、PG_2、PG_3）10 型（A、B、C、D、E、F、G、H、I 及 J）。天然前列腺素在体内分布广泛，对各种生理过程及器官都有作用，专一性差，在体内代谢快，且不稳定。通过 15-羟前列腺脱氢酶的催化作用，使前列腺素 C_{15} 上的羟基氧化成酮基而失去活性。将 PGE 或 PGF 进行静脉滴注，需用量大，相应不良反应亦大，肌内注射时产生较长时间的局部疼痛，并有明显胃肠道不良反应，如呕吐、腹泻等。因此，近年来不断改变其化学结构，以达到延长作用

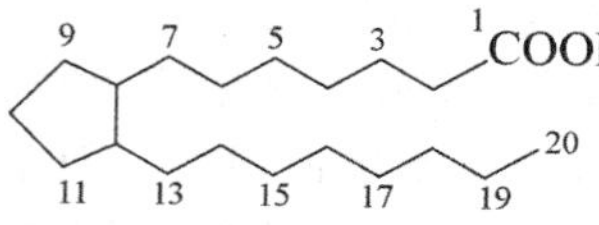

前列腺烷酸 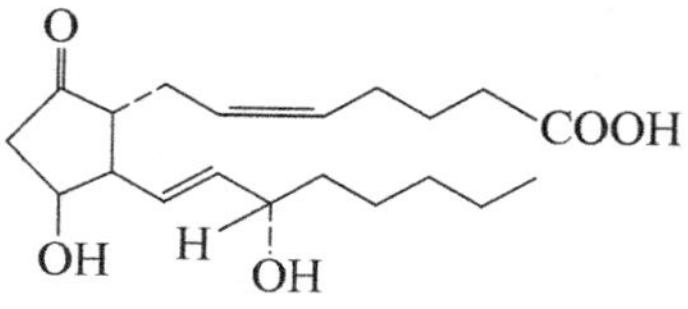　　　　　　　　　PGE$_2$ 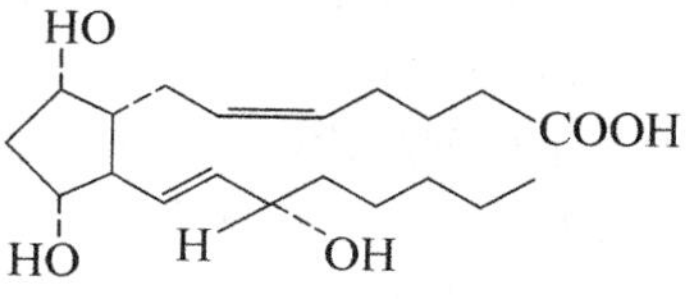　　　　　　　　　　PGF$_{2a}$

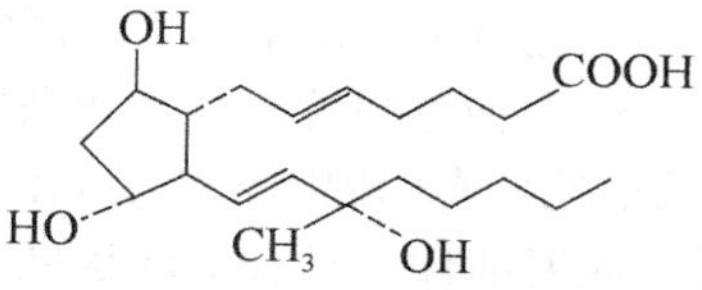

15-甲基PGF$_{2a}$ 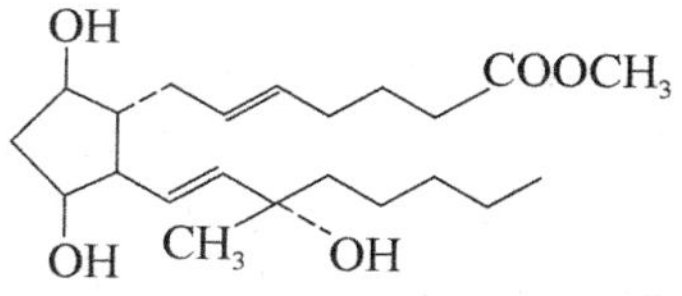　　　　15-甲基PGF$_{2a}$甲酯 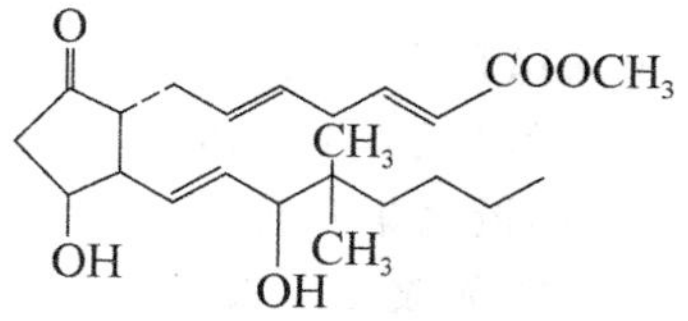　　　　16,16-双甲基-反式Δ^{2}PGE$_1$甲酯
（商品名ONO-802）

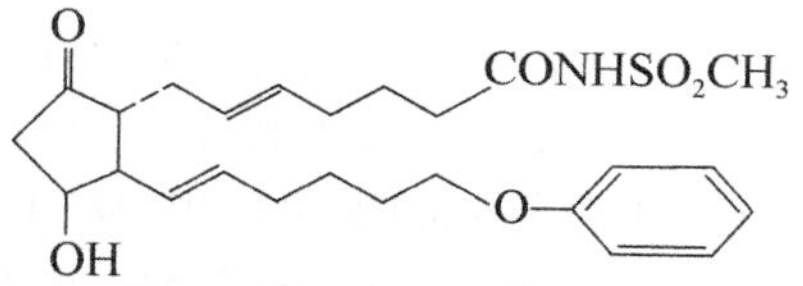

16-苯氧-W-失四碳PGE$_2$甲磺酰胺 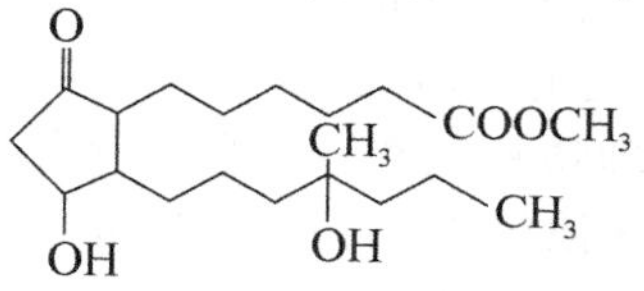　　　　　　　　米索前列醇

图 3-13-7　前列腺素结构式

及减少不良反应的效果。应用于抗早期妊娠的主要是 PGE$_1$、PGE$_2$ 及 PGF$_{2a}$，其中 PGE$_2$ 较 PGF$_{2a}$ 强 10～40 倍，常用的抗早期妊娠药物为其类似物。

1973～1976 年合成第一代前列腺素类似物，主要有 15(s)15-甲基 PGF$_{2a}$、15(s)15-甲基 PGE$_2$ 甲酯。前者就是在 PGF$_{2a}$ 的 15 位碳上加上甲基，可对抗 15-羟前列腺素脱氢酶对 PGF$_{2a}$ 的灭活作用，延长在体内的作用时间，且对子宫平滑肌选择性作用较高，可供肌内注射及阴道塞药，其抗早期妊娠的效力为天然 PGF$_{2a}$ 的 20～100 倍；15(s)15-甲基 PGE$_2$ 甲酯比 PGE$_2$ 效力强 80～400 倍，可做成栓剂阴道给药，作用时间延长 3 倍。

1976 年起合成了第二代前列腺素类似物，有 16、16-双甲基-反式△^{2}PGE$_1$甲酯（商品名为吉美前列腺素）（Gemeprost，ONO-802）、N-甲基磺酰-16-苯氧-17，18，19，20-失四碳 PGE$_2$ 酰氨（商品名为硫前列酮，Sulprostone）及 9-去氧-16,16 双甲基-9 亚基 PGE$_2$。可供肌内注射或阴道给药，不良反应较第一代前列腺素类似物明显减轻。ONO-802 引起大鼠子宫的收缩作用比

PGF$_{2a}$ 强 100 倍，比 PGE$_1$ 强 l0 倍。应用于人类抗早期妊娠，其作用强于消旋 15-甲基 PGF$_{2a}$。20 世纪 90 年代发现用于治疗胃溃疡的药物——米索前列醇（Misoprostol，米索），化学名为(d I)-15-去氧-(16RS)-16-羟基-16-甲基 PGE$_1$ 甲酯，具有明显刺激子宫收缩、软化宫颈的作用，能口服给药，更为简便。总之，随着前列腺素新的类似物的问世，抗早期妊娠效果逐步提高，不良反应降低。

我国于 20 世纪 70 年代开始研究前列腺素，中国医学科学院药物研究所研制的卡前列甲酯栓（PG05）和中国科学院上海有机化学研究所研制的卡前列酸针剂、栓剂和海绵剂，均属于 WHO 推荐的两种 PGF 型。20 世纪 80 年代进行抗早期妊娠临床试验，并分别于 90 年代经卫生部批准正式生产。临床可单独应用或与米非司酮配合用于终止早、中期妊娠，也可用于扩张宫颈和产后止血。1996 年上海有机化学研究所与上海华联制药公司、上海计划生育研究所、北京紫竹医药有限公司分别协作，又研制成功口服米索前列醇，为 PGE$_1$ 型类似物，与米非司酮配伍用于终止早期妊娠。

（1）我国研制的几种前列腺素：如卡前列甲酯栓（carboprost methyl suppositories，PG05）、卡前列酸栓（carhoprost suppositories）、米索前列醇（misoprostol）。

（2）药理作用及安全性研究

1）15-甲基$PGF_{2\alpha}$的安全性研究：1985年上海医科大学药理教研组进行大鼠及狗亚急性毒性实验，其结果表明对两种动物的血象、血小板聚集功能、生化指标、血脂及蛋白电泳等皆无改变。大白鼠实验中血清谷丙转氨酶及心、肝、脾、肺、肾、肾上腺、子宫、卵巢和睾丸均未见明显病理变化。狗的心电图提示有不同程度的心肌缺血，大剂量组ALT轻度上升；病理切片检查肝细胞呈弥散性中度水肿变性，其他组织包括心、肺、肾、肾上腺、脾、输卵管、子宫、卵巢和睾丸均无明显改变。狗实验提示15-甲基$PGF_{2\alpha}$对免疫功能的影响较弱。

在大鼠实验垂体的电镜观察中，LH及FSH细胞的分泌颗粒减少，提示药物对催乳素和促性腺激素的释放具有促进作用。大鼠大剂量组，大部分动物在每次给药后20分钟左右出现腹泻，并逐渐停止。小剂量组也有小部分动物出现腹泻。给狗注射大剂量与小剂量，25分钟后出现腹泻，程度与剂量成正比，于给药90分钟后基本消失。

2）15-甲基$PGF_{2\alpha}$甲酯：其对大鼠离体子宫有较强的兴奋作用，并抑制孕酮的分泌，皮下注射0.5 mg/kg可完全中断妊娠。给恒河猴皮下注射相当于临床的剂量，连续注射3天或5天，猴的血象、肝肾功能、血糖、心电图都未发生明显影响。给麻醉狗大剂量15-甲基$PGF_{2\alpha}$甲酯阴道栓剂，并未引起心血管功能重大变化。栓剂对狗的阴道、宫颈黏膜及子宫内膜也没有引起刺激和炎症现象。Ames试验和在妇女中进行的血细胞染色体观察表明，15-甲基$PGF_{2\alpha}$甲酯没有致突变作用。

3）米索前列醇：简称米索，系PGE_1类似物，原作为一种预防和治疗胃与十二指肠溃疡的药物。其片剂比较稳定，不需冷藏，口服有效，价格也较便宜。米索在人体内可被广泛吸收，经快速去酯作用变成游离酸，从而发挥其活性作用。米索口服后很快吸收，达峰时间为（12±3）分钟，终末半减期为20～40分钟。血浆米索酸浓度变异也很大。但单剂量米索（>200～400 μg时）口服后，其平均值呈线性关系。即使是多剂量给药，亦未见有米索酸蓄积，2天内可达血浆稳定水平。若同时应用食物或抗酸剂，会使总的游离酸生物利用度减少。口服放射性核素标记的米索后，在尿中可测得80％的放射活性。对有不同程度肾损害患者药代动力学的研究显示，与正常人相比，达峰时间、终末半减期约增加1倍。

（3）前列腺素的代谢：天然前列腺素在体内代谢极快，且不稳定。通过15-羟基前列腺素脱氢酶的催化作用，使前列腺素15位碳上的羟基氧化成酮基而失去活性。以$^3H-PGE_2$静脉注射，1分钟后仅4％ $^3H-PGE_2$无变化，5小时后50％代谢产物在尿中回收。前列腺素主要在肺、肾、肝脏内进行代谢。经过一次肺循环约有90％的PGE_2或$PGF_{2\alpha}$降解，此外在合成前列腺素的细胞内局部也进行降解。合成的前列腺素类似物则因为结构的不同而使代谢速度均有延长。

（4）前列腺素对生殖系统的作用

1）输卵管的蠕动：PGF和PGE对非孕妇女不同部位的输卵管作用不一，PGF对各段输卵管皆有收缩作用。PGE使输卵管近端1/4收缩，远端3/4松弛，可能延缓卵子进入宫腔，有利于受精与受精卵的发育。PGE可消除输卵管的痉挛，使受精卵顺利进入宫腔。

2）子宫肌及子宫颈：对子宫平滑肌有强的刺激作用，前列腺素对妊娠子宫的作用比对非妊娠子宫大。妊娠月份越大，子宫平滑肌对前列腺素的敏感性亦越强。PGE、$PGF_{2\alpha}$等及其类似物有软化与扩张宫颈作用，PGE作用较强。对子宫颈则能抑制胶原纤维的合成，使宫颈松弛。

3）月经：PGE和$PGF_{2\alpha}$是月经刺激物的主要成分，由子宫内膜合成。内膜中的前列腺素诱导月经的因素，可能为直接刺激子宫的作用。

4）排卵：前列腺素通过下丘脑-垂体-卵巢系统影响卵子的功能，排卵前滤泡内注射前列腺素对抗剂如吲哚美辛可抑制排卵现象。排卵前滤泡内前列腺素含量最高，对卵巢激素的产生及诱发排卵功能起主要作用。

（5）前列腺素对其他系统的作用

1）对心血管系统：PGE 具有明显扩血管作用，使血压下降。$PGF_{2\alpha}$ 有收缩血管作用，可使血压增高。

2）对呼吸系统：PGE 使支气管平滑肌舒张，PGF 使支气管肌收缩。

3）对胃肠道系统：$PGF_{2\alpha}$ 与 PGE 均可引起胃肠道平滑肌收缩，使胃肠道蠕动增加，产生恶心、呕吐与腹泻等症状。PGE 对胃肠道的影响低于 $PGF_{2\alpha}$。

4）对眼内压：PGE_1 及 PGE_2 可使缩瞳肌收缩和眼内压增加。$PGF_{2\alpha}$ 也可使眼内压增高。

5）对血小板：PGE_2 有抑制血小板凝聚作用，降低血液凝固性。

6）对下丘脑体温调节中枢：有升温作用。

（6）禁忌证：①慢性疾病，如哮喘病、高血压病：不宜应用 PGF 族，可选用 PGE 族。低血压者、器质性心脏病、胃肠道功能紊乱及电解质紊乱者、青光眼。②血小板减少及严重贫血者，因 PGE 有抑制血小板凝聚作用，降低血液凝固性，可能增加出血的概率。③疾病急性期：各种疾病急性期，包括急性肝、肾疾病。④癫痫：偶有报道应用前列腺素时并发癫痫，两者间的关系尚待研究。⑤异位妊娠或异位妊娠可疑者。

【前列腺素抗早孕用药方法、效果、不良反应】

根据用药方法分为两类，单独应用前列腺素和前列腺素配伍其他药物终止早期妊娠，单独应用的完全流产率仅为 60%～80%。

（1）吉美前列腺素（ONO - 802）抗早期妊娠：ONO - 802 选择性引起子宫平滑肌收缩，对猴子宫收缩作用比 $PGF_2\alpha$ 强 25～100 倍，对其他平滑肌无明显作用，故胃肠道不良反应小。用药后早期妊娠子宫内压力保持在 60～100 mmHg（8.00～13.33 kPa），宫缩较

缓和；对宫颈具有强的扩张作用；对血管有扩张作用，可慎用于高血压、心脏病、肾病、糖尿病患者。

1）用药方法：每 3 小时将 ONO - 802 栓剂 1 mg/粒放入阴道后穹窿，最多放 5 次，总量 5 mg。如妊娠组织排出后，即停止用药，平均用药总剂量约 3.24 mg。放药后宜卧床休息，防止药物外溢。

2）临床观察：观察血压、脉搏、体温、宫缩强度、阴道流血量及组织物是否排出、药物不良反应等。

3）流产过程：一般于用药后均有阴道流血，自第一次放药时间算起，阴道流血开始时间平均约 5 小时，腹痛开始时间平均约 4 小时。腹痛属轻度和中度者约占 96%，只有 4% 腹痛剧烈，需注射哌替啶止痛剂。妊娠组织物排出时间自第一次用药时间算起，最短为 4 小时，最长达 14 天。

4）效果：我国曾参加 WHO 组织的国际 10 个中心终止早期妊娠的临床研究，结果表明，10 个中心对停经 56 天以内 358 例早期妊娠的完全流产率为 86.1%，不全流产率 8.49%，失败率 5%，中断率 0.5%。中心之间的完全流产率差异很大（24.2%～100%）。根据我国北京、上海等地报道，用药后 48～72 小时内，完全流产率约占 60%、不全流产率 25%～29%，成功率为 85%～89%。如观察用药后 2 周内流产效果，则完全流产率可增加到 68%～78%、不全流产率占 16%～24%，成功率为 92%～94%。流产效果与孕、产次及人工流产史皆无明显关系，但有剖宫产史者的不全流产率稍高，且阴道流血量稍有增加。1994 年程利南等进行单用 ONO - 802 和加用丙睾酮每天 100 mg 肌内注射共 3 天后，再用 ONO - 802 抗早期妊娠的对比性临床研究，结果加用丙睾酮组的完全流产率、不全流产率和失败率分别为 73.3%、12.0% 和 14.7%；对照组为 52.6%、19.7% 和 27.3%（$P > 0.05$）。平均用药量分别为（2.38±1.19）mg 和（2.86±1.1）mg（$P > 0.01$）；引流时间分别为 7.2 小时和 8.6 小时；平均流

血时间为 14 天和 17 天。说明丙睾酮能减少前列腺素类药物用量和提高抗早期妊娠的临床效果。

5）不良反应及处理：不良反应轻，恶心占 15％、呕吐占 15％～20％、腹泻占 17％～27％，平均每人呕吐 0.5 次，腹泻 0.6 次。如应用 ONO-802 同时加服山莨菪碱可减少呕吐次数；如加服复方苯乙哌啶 1～2 片，可减少腹泻次数。个别体温＞38℃，可应用退热剂。子宫收缩痛可服镇痛剂。偶有面部潮红、心动过缓等，后者可加服阿托品治疗。

6）阴道出血：自用药到妊娠组织物排出前后，大多数人阴道出血量似正常月经量。流产后阴道流血持续时间平均 15～19 天。

7）流产后盆腔与月经情况：于流产后 4 周内子宫大多恢复正常，未发现盆腔包块。90％妇女的月经于流产后 6 周内来潮，约 50％妇女第一次月经量稍增多，经期基本正常。

（2）硫前列酮抗早期妊娠：动物实验证实其引产效果比 PGE₂ 高 10～20 倍。对其他各器官功能无明显影响，故慎用于轻度心脏病、慢性肾炎、高血压、糖尿病等患者。

1）用药方法：每 3 小时肌内注射硫前列酮 0.5 mg，共 2 次。

2）临床观察：同 ONO-802。

3）流产过程：注药后 15～90 分钟开始腹痛，持续 4～6 小时，3 小时后开始阴道流血，腹痛程度较 ONO-802 为重。

4）效果：上海相关资料显示，完全流产率约为 89％，不全流产率约为 10％。

5）不良反应及处理：恶心平均发生次数为 1.14～0.89 次，呕吐为（0.38±0.90）次，处理与 ONO-802 相同。偶有面部潮红，不需特殊处理。腹泻平均次数为（0.91±1.16）次，明显少于消旋 15-甲基 PGF₂α。

6）阴道流血量：流产时稍多于月经量。流产后阴道流血持续为 13～18 天。

7）流产后月经情况：自用药到妊娠组织物排出前后，大多数人阴道出血量似正常月经量。流产后阴道流血持续时间 15～19 天。

（3）卡前列甲酯栓（PG05）抗早期妊娠：乌毓明等临床用于终止孕周≤8 周妊娠 568 例的研究，分别采用 5 种不同用药方法：第 1 组为 PG05 1 mg，每 3 小时置阴道后穹隆 1 次，共 5 次；第二组用药方法同第 1 组，在用药同时口服复方苯乙哌啶 1 片；第 3～4 组为 PG05 1 mg 第 2 小时给约 1 次，其他同第 1～2 组；第 5 组在用 PG05 药物前，每天肌内注射丙睾酮 100 mg，共 3 天，之后再按第 4 组方式给药。各组最多用 PG05 6 mg。临床研究结果显示，单用 PG05 的完全流产率为 50％，加用复方苯乙哌啶后，完全流产率提高至 65％～68％，统计学有显著差异。加用丙睾酮后完全流产率为 87.3％，比其他 4 组有显著提高；平均引产至流产时间缩短为 364 分钟；平均用药量减少至 3.3 mg，腹泻和呕吐的发生率也显著降低。1992 年乌毓明等再次验证了丙睾酮合并 PG05 的临床效果（224 例），完全流产率为 83％、不全流产率为 13％，失败率为 4％。结果认为，PG05 合并丙睾酮和复方苯乙哌啶是一种安全、有效、使用方便、无严重并发症的终止早期妊娠的药物，较适合用于人工流产手术有困难和危险的病例。但是存在有蜕膜排出不全，以致流产后出血天数延长和月经恢复后延的问题，至今仍在研究探讨中。

13.2.3.3 米非司酮配伍前列腺素终止早期妊娠

临床研究已证明，单用米非司酮或前列腺素抗早期妊娠的完全流产率均不够满意，但如两者配伍联合应用，其完全流产率可达 90％以上。所以目前临床用于抗早期妊娠必须两者联合应用。同时需在具有急救条件（如刮宫、输液、输血等）的医疗单位进行，需在经过培训的医师指导下使用。

（1）适应证

1）停经 49 天以内确诊为早期妊娠，自愿要求药物终止妊娠的健康妇女，年龄在 40 岁以下。

2）子宫吸刮人工流产术的高危对象（如子宫有瘢痕、子宫畸形、子宫极度倾屈、哺乳期子宫、宫颈发育不全或坚韧、严重骨盆畸形等）。

3）对手术流产有恐惧心理者。

（2）禁忌证

1）曾患过严重或现患心血管（心脏病、高血压等）、呼吸、消化、内分泌、泌尿生殖、神经系统疾病者。

2）既往或现在有使用米非司酮或前列腺素禁忌证者：①米非司酮：如肾上腺疾病、与类固醇激素有关的肿瘤，肝、肾功能异常，妊娠期瘙痒症、血栓病等；②前列腺素：如心脏病、青光眼、贫血、哮喘、高血压、低血压、胃肠功能紊乱等。

3）明显过敏体质。

4）带有宫内节育器而妊娠者。

5）宫外孕或疑似宫外孕者。

6）妊娠剧吐。

7）吸烟超过 10 支/天或嗜酒者。

8）距离医疗单位较远，不能及时就诊者。

（3）给药前处理

1）询问病史，进行体格检查　包括血压、心肺及妇科检查（注意子宫大小与停经天数相符）等。

2）实验室检查，如阴道清洁度、滴虫和真菌检查；血红蛋白或血常规测定；尿妊娠试验或血 β-HCG 测定。

3）B 超诊断胚囊，宜≤25 mm。

4）确诊早期妊娠后，向用药对象说明服药方法、疗效及可能出现的不良反应，在自愿的基础上方能用药。

5）做好各项记录，告诉随诊日期和注意事项。

【米非司酮配伍前列腺素用药方法】

（1）序贯法：经大量临床实践及全国多中心试验证明，均以序贯法应用为宜。首次服用米非司酮及应用前列腺素时均应在门诊或住院后进行，不能随意在家中用药。先服用米非司酮后应用前列腺素，首剂由医务人员给予。

1）一般于上午空腹或食后 1～2 小时服用米非司酮，服药后禁食 1～2 小时。

2）米非司酮服用方法及剂量可任选以下 1 种：①米非司酮当日首剂 50 mg，8～12 小时后（即当晚）服 25 mg；次日 25 mg，每 12 小时 1 次，连服 3 次，总量为 150 mg，不能漏服；第 3 天末次服药后 1 小时加用前列腺素。②米非司酮 25 mg，每天 2 次（每 12 小时 1 次），连服 3 天，总量为 150 mg，不能漏服；第 4 天晨给予前列腺素。③米非司酮 200 mg，单次口服，由医务人员给予，服药后第 3 或第 4 天晨给予前列腺素。

3）前列腺素两种用法：①PG05：1 枚（1 mg），用阴道窥器扩开阴道置入后穹窿，卧床休息 2 小时；②米索前列醇 3 片（0.6 mg）：顿服。

4）应用前列腺素后需留院观察 6 小时。

（2）随访与观察

1）留院观察期间：①注意不良反应，如恶心、呕吐、腹痛、腹泻、出血等，个别反应明显者可给予对症处理。②使用前列腺素前后应测量血压及脉搏，必要时可重复，并做好记录。③应用前列腺素后如出现流血过多，尤其在胚囊未排出前，可肌内注射催产素 20 U，并行阴道窥视检查，如宫颈口有组织物嵌顿，可在局部消毒后用消毒卵圆钳取出以减少出血。如有活动性出血，则应及时清宫。④如在应用前列腺素后 6 小时，仍未见组织物排出，无异常情况下可任其回家，并带回药物继续按要求使用，并告知流产的注意事项。

2）注意事项：①告知服药应按时，不能漏服，用药期内不能同时服用水杨酸盐、吲哚美辛和其他镇痛剂；②服用米非司酮后，未用前列腺素前如有阴道出血，应观察月经垫上有无组织物排出，如阴道出血量明显超过月经量，应即刻就医，由妇产科医师酌情处理。用药后大小便应在痰盂内进行，观察有无组织物排出；③如有组织物排出应带回用药单位做病理检查以确定是否流产；④药后第 8 天和第 15 天应按期到用药单位随访。

3）随访要求：①服药后第 8 天，尚未见绒毛排出者必须到医院随访，重点了解出血情况及有无组织物排出。根据临床症状及 B 超检查,如诊断为继续妊娠者,应行手术终止妊娠。或胚胎停育者酌情手术或继续观察。②第 15 天,全部用药对象包括留院观察期间有胚囊排出者均应到医院复查,重点了解出血情况。如出血量多于月经量,应做 B 超或血 HCG 检查,除外不全流产,酌情刮宫或观察,刮出物做病理检查。③用药后 6 周,随访了解流产效果、流血停止时间和月经恢复情况,并落实避孕措施。

(3) 流产过程和转经时间

1) 胎囊排出时间:口服米非司酮后,放置 PG05 前排出者占 6.3% 左右,用 PG05 后 6 小时内排出者占 70%～80%。

2) 阴道流血情况:开始出血时间于服药后 35～46 小时(8～74 小时);流产后出血持续天数于服药后 13～17 天(7～44 天),80% 以上为 2 周内,与妊娠天数有关,天数小,流血天数少;出血量超过月经量 1 倍以上者仅为 5%～8%。

3) 转经时间:即月经恢复天数,平均 26～34.5 天(24～65 天)。

4) 实验室检查:①药物流产前后血红蛋白、白细胞无明显变化,肝功能检查于服药 600 mg 组报道于用药后第 8 天 AL 轻度升高,14 天复测时可恢复正常;②血 β-HCG 变化,服药后第 8 天在完全流产中 74%～84% 下降,不全流产中 41%～63% 下降,失败者不下降或上升。

(4) 临床效果

1) 流产效果评价:流产效果根据临床表现、妇科检查、尿 HCG 水平和 B 超检查做出评价。①治疗失败:用药后 2 周内无孕囊排出,如证实为继续妊娠或停育,则确定治疗失败。如在治疗第 8 天经 B 超确诊见孕囊增大和胎心搏动,亦可确定治疗失败。②不全流产:用药 2 周后有妊娠物排出但不完整,由于妊娠物(包括蜕膜)残留,至转经前需刮宫者为不全流产。③完全流产:用药后 2 周内有妊娠物完整排出或未见排出,而出血逐步停止,妇科检查子宫逐步恢复正常,宫口闭合,

观察至转经无需刮宫者。

2) 效果:米非司酮配伍前列腺素终止早期妊娠的大规模引入性试验共 17 523 例临床效果,完全流产率 93.2%、失败率 1.6%、不全流产需急诊刮宫者 0.8%、非急诊刮宫者 3.2%、不详 1.2%。不同前列腺素(PG05 和米索前列醇)效果相似。效果与胚囊大小和停经天数有关,胚囊<2.0 cm,停经<40 天者效果最好。

近年(2009 年)报道,WHO 于 2003～2005 年组织 13 个分中心(包括上海和北京)进行"两种剂量的米非司酮与两种间隔的米索前列醇配伍用于终止早期妊娠的多中心双盲随机对照研究",共 2 181 例妊娠≤63 天要求终止妊娠的早孕妇女,自愿参与此项研究。结果表明,终止≤63 天早期妊娠,口服米非司酮 100 mg,于 24 小时后阴道给予米索前列醇 800 μg,可以降低使用米非司酮的剂量 100 mg,并缩短间隔使用米索前列醇的时间。

(5) 不良反应及处理:米非司酮的不良反应较轻,常使早期妊娠反应中的恶心、呕吐、头晕、乏力、下腹痛等症状略为加重;前列腺素则可引起明显腹痛和腹泻,PG05 较米索前列醇更为明显,多数均能耐受。

1) 一般反应:较轻,为时短暂,不需处理,个别腹痛、腹泻严重者可给予对症处理,如应用阿托品、哌替啶等。

2) 出血:胎囊排出后出血时间一般为 2 周,出血时间延长或突然大出血是米非司酮的主要问题。出血量多需要刮宫止血者有报道为 0.8%,其中 0.1% 需输血。出血时间延长,可考虑试服吲哚美辛或中药生化汤加减,出血较多时或试用催产素、氨甲环酸(凝血酸)等药物。遇长期出血不止者应用抗生素预防感染,并 B 超检查,以及时除外不全流产。不全流产经药物处理无效者宜及时刮宫。

3) 感染:如有绒毛或蜕膜残留,或因子宫收缩不良、药物导致子宫内膜纤溶活性增加、前列腺素增多等而致出血延长,均可能导致继发性感染,引起子宫内膜炎或盆腔炎等,需给予抗感染治疗。

4）对心血管的影响：法国应用米非司酮合并前列腺素抗早期妊娠已达 10 万余例以上，曾报道有 3 例发生心肌梗死，所用前列腺素均为硫前列酮，其中 1 例 31 岁，第 13 次妊娠，另 2 例年龄均＞35 岁，3 例均有吸烟史。国内虽应用数万例未发现心血管方面特殊病例，但 PGF_{2a} 类对心血管有一定影响，要高度重视。用药后如有心血管突发症状，应及时处理，或立即请心脏科医师协助。

5）其他不良反应：用 PG05 后个别病例伴有皮疹、胃痛、口麻，或体温微升；米索前列醇可有寒战、发热、手掌痒、潮红等，个别曾出现过敏性休克、喉头水肿等严重反应。米非司酮也曾有过敏性皮疹的报道。反应严重或过敏者需予以及时对症或抗过敏治疗。

（6）药物流产过程的监护措施

1）临床观察：不全流产的特点为绒毛组织排出后，阴道出血开始同月经量或少量点滴出血，10 天后出现点滴与鲜红出血交替，有时持续鲜红出血，量可能超过或同月经量。HCG 水平可能下降，如至第 3～4 周时 HCG 仍为阳性，应考虑清宫。

2）HCG 测定：以往以晨尿 HCG 半定量测定（致敏羊红血球凝集抑制试验半定量法）或酶标 HCG 定量法的动态测定。近年来临床上主要采用免疫学方法，如 ELISA 法、单克隆抗体胶体金试验、电化学发光法、放射免疫试验、检孕卡法、胶乳凝集抑制试验、血凝抑制试验等。目前临床尿 HCG 定性测定多采用单克隆抗体胶体金试验，血 β-HCG 定量测定多采用电化学发光法。药物流产后绒毛排出，HCG 水平迅速下降，一般于 2～3 周降至阴性。由于 HCG 半减期较长与生物代谢的个体差异，某些患者可能在第 3～4 周仍为低滴度阳性，一般以 HCG 动态观察为宜。这些对象需特别注意，出血多者宜清宫。

3）B 超监测：药物流产前 B 超能诊断异常妊娠，如宫外孕、双子宫畸形、宫角妊娠等，药物流产后第 8、15 天可观察子宫内胚胎情况。子宫腔内积血块可造成判断上的困难，需给予随访鉴别。如胎囊未排出，B 超提示

宫内胎囊已受损、无胚芽及胎心搏动，临床表现阴道出血不多，HCG 水平下降，这时可继续随访，因为大多数妊娠物能自行排出；如出血多者需随时刮宫。

4）病理组织学检查：可观察绒毛、蜕膜组织，或有无炎症以供临床参考。

（7）米非司酮配伍前列腺素抗早期妊娠的优缺点

1）优点：①痛苦少，减少人工流产综合反应；②减少术后子宫腔或宫颈粘连，术时子宫损伤及穿孔的机会；③对不宜手术的高危孕妇更具有优越性，如瘢痕子宫、子宫畸形、宫颈发育不良、哺乳期子宫、多次人工流产史、长期服避孕药史等。

2）缺点：①尚有 5％失败率，5％～10％不全流产率，约 10％需再行刮宫；②少数可以出血时间长或出血量多；③往返医院次数较多，通常＞3 次。

13.2.3.4　复方米非司酮配伍前列腺素终止早期妊娠

20 世纪 90 年代末由上海计划生育研究所国家计划生育药具重点实验室和上海现代制药有限公司研制成功复方米非司酮（米非司酮 30 mg + 双炔失碳酯 5 mg），目前该药物已在国内上市数年。复方米非司酮配伍米索前列醇应用于临床抗早期妊娠已有多篇报道。

双炔失碳酯（anordrin，AF-53）：1967 年由上海医药工业研究院合成，大鼠实验证实该药具有微弱的雌激素活性，但仅为炔雌醇的 2.8％，有较强的抗雌激素活性，无孕激素活性，又有较强的抗孕激素活性。20 世纪 70 年代起在国内作为探亲避孕药应用至今已近 30 年，近年来又发现其具有终止早期妊娠的作用。研究发现，双炔失碳酯和米非司酮有协同抗早期妊娠作用，目前作为复方米非司酮的有效成分之一。流产成功率达 93％以上。

（1）抗早期妊娠机制

1）复方米非司酮有效降低孕激素受体浓度，并降低孕激素水平。

2）与非复方米非司酮比较,复方米非司酮升高雌激素受体浓度。

3）该制剂中的两种药物具有抗雌激素活性。因此,复方米非司酮配伍米索前列醇抗早期妊娠改变雌、孕激素(ER、PR)比例,降低孕激素水平,促进流产发生。

（2）药代动力学:本品中米非司酮经胃肠道快速吸收,导致血浆药物浓度在服药后15分钟迅速升高,服药后1小时内血浆药物浓度达峰值。然后血浆药物浓度迅速下降,血浆半减期约为20小时。其代谢物主要自胆汁由粪便排泄,很少部分(<10%)随尿排出。

（3）适应证:本品与米索前列醇片序贯合并使用,可用于终止停经49天内的早期妊娠。

（4）禁忌证

1）对本品中任一组分过敏者禁用。

2）有心、肝、肾疾病者及肾上腺皮质功能不全、高血压、心血管、青光眼、哮喘、凝血功能障碍、长期服用可的松者禁用。

3）带宫内节育器妊娠和怀疑宫外孕者禁用。

（5）用法和用量:每天上午空腹或进餐2小时后口服,服药后禁食1小时。每次1片,每天1次,连服2天。第3天(48小时后)口服米索前列醇0.6 mg,1次。

（6）不良反应:有轻度恶心、呕吐、头晕、乏力和下腹痛等不适感,偶可出现皮疹。服用米索前列醇后少有腹痛,部分妇女可发生呕吐、腹泻,少数有潮红、手足发痒、发麻。

（7）注意事项:与米非司酮配伍前列腺素醇药物流产。

（8）复方米非司酮抗早期妊娠的优点:制剂中增加双炔失碳酯,减少米非司酮用量,提高流产成功率。减轻药物对子宫内膜激素受体的影响,可能有助于流产的成功和激素受体水平的恢复。

13.2.3.5 米非司酮配伍前列腺素终止中期妊娠

国外前列腺素用于中期妊娠引产已有多年历史,从天然 PGE_1 及 $PGF_2\alpha$ 到合成前列腺素经历了不同阶段。目前有将前列腺素配伍抗孕激素联合应用于引产,或作为其他中期妊娠引产方法如依沙吖啶或水囊引产的辅助用药。1987年,Urquhart 和 Templeton 首次将抗孕激素米非司酮配合前列腺素终止16～18周妊娠,缩短了引产时间,减少了前列腺素用量,提高了引产效果。国内于1993年后,临床试用米非司酮与前列腺素序贯引产。目前此种引产方法仍在临床应用探索中,尚未取得国家药品监督管理局的批文,使用时必须由家属签署知情同意书。

（1）适用证:妊娠13～24周,要求终止妊娠而无禁忌证者。

（2）禁用证:有使用米非司酮和前列腺素禁忌证者(参阅本章"米非司酮药物流产的禁用条件");其他禁用条件与一般中期妊娠引产相同。

（3）给药方法:目前国内中期妊娠引产米非司酮的试用量为150～200 mg,分次服用,48～72小时后加用前列腺素。

1）口服米索前列醇400～600 μg,每3～4小时1次,每天2～3次,每天总量≤1 800 μg。

2）阴道给药:将栓剂或片剂置于阴道后穹窿。①卡孕栓:1 mg,每2～3小时1次,最多5次;②米索前列醇(尚未获取药审批文):200～400 μg,每2～4小时1次,24小时总量≤1 600 μg。

（4）引产过程:少数孕妇在应用米非司酮后,出现阴道流血,并有胎儿排出。给予前列腺素后,平均引产流产时间为4～7小时,6小时内胎儿自然排出率达50%～70%,24小时内完全流产率仅30%～50%,不全流产及失败率达50%～70%,清宫率60%～80%,清宫的主要原因中60%～70%系蜕膜组织残留。完全流产者的流产后出血天数平均达10～16天,出血时间长与活性滋养细胞残留有关。胎儿、胎盘排出经过同水囊引产术。对于中期妊娠终止而言,即使用药后流产不全需要清宫,也远比钳刮术容易及安全,患者痛苦亦小。

（5）不良反应及处理

1）胃肠道反应：口服米非司酮后，胃肠道反应较轻，常不需处理。应用前列腺素后，出现恶心、呕吐、腹痛、腹泻等胃肠反应的发生率分别为 30%～50%、20%～40%、70%～90%和 40%～60%。较重者可对症应用止吐、止痛和止泻药物。

2）其他头晕、头痛、疲乏、虚弱等不良反应与药物流产相似。

（6）引产效果评价

1）疗效判断标准：①完全流产：胎盘、胎儿完整排出，阴道出血自行停止，月经自然恢复正常；②不全流产：胎儿自然排出，胎盘胎膜残留或胎膜滞留，出血多、出血时间长，B超提示有宫内残留而行清宫术者；③失败：末次前列腺素应用 24 小时后，胎儿、胎盘仍未排出，改用其他方法终止妊娠者。完全流产与不全流产均作为引产成功。

2）引产效果：综合国内外报道，米非司酮与前列腺素序贯应用引产的完全流产率为 30%～50%，不全流产率为 40%～60%，失败率在 10%以内。引产成功率与孕周、孕次有关，与孕妇年龄无关。

3）月经恢复情况：完全流产后月经恢复的平均时间为 32～35 天，95%在流产后 20～70 天内恢复月经。70%～85%的药物使用者月经量类似于既往月经量，20%月经量较过去增多，比过去月经量减少者占 5%～10%。月经的经期范围为 2～15 天，平均为 5～7 天。月经量明显增多，经期延长半个月以上者，应进行血、尿 β - HCG 测定，B超检查，必要时清宫，刮出组织送病理检查以排除流产不全、功能性出血或绒毛膜恶性病变。

13.2.4 天花粉蛋白抗早期妊娠

天花粉是祖国医药的宝贵遗产，是从葫芦科植物瓜蒌的块根提取的。1971 年制成粗制天花粉蛋白针剂，它是含有 10 种以上蛋白质的混合物，蛋白含量占 40%～50%，灰分占 20%，糖占 10%以上，另有 20%左右成

分未鉴定，有效剂量 5 mg/人次。肌内及羊膜腔内注射用于中期妊娠引产及治疗死胎、宫外孕、葡萄胎等，效果良好。1972 年制成精制天花粉蛋白针剂，含有 3 种蛋白质，其含量达 80%，灰分降至 10%，对小白鼠的止孕活性比粗制天花粉蛋白针剂提高 4 倍，而毒性（LD_{50}）仅增加 2 倍，提高了用药安全性。临床有效剂量降至每人次 2～3 mg，减轻了不良反应，中期妊娠引产有效率达 98.9%。1976 年开展复方精制天花粉蛋白针剂抗早期妊娠有效率为 93.69%。1981 年中国科学院有机化学研究所制备了结晶天花粉蛋白，含量在 95%以上，灰分占 2%，含糖量 0.2%～0.5%，制成注射液，中期妊娠引产及抗早期妊娠最低有效剂量为 1.2 mg。1982 年起批准用于临床。

13.2.4.1 天花粉理化性质

天花粉是一种植物蛋白，相对分子质量为 25 682，由 19 种氨基酸组成，等电点为 pH 8.6，系碱性蛋白质，溶于注射用水呈澄清溶液。结晶天花粉蛋白家兔实验无热原反应。干粉对光、热都不甚稳定，易变黄色，蛋白质变性后即不溶于生理盐水和蒸馏水，干粉中含水量越高，易加速其变性。结晶天花粉蛋白注射液在 5℃条件下可保存 1 年。

13.2.4.2 吸收、分布及排泄

用放射性核素 ^{131}I 标记天花粉蛋白给小白鼠肌内注射，1 小时后吸收 64%，8 小时后吸收 75%，24 小时后吸收 90%，72 小时后注射局部存留 7%。肌内注射天花粉蛋白，进入体内后广泛分布于各种组织中，各器官的顺序是肾、肝、肾上腺、子宫、胃、脑、大肠、小肠、胰、脾、肺、心及妊娠时的胎盘和胎儿。48 小时后大部分已排出。

13.2.4.3 药物抗原性及抗原性测定

（1）药物抗原性：天花粉蛋白是一种植物蛋白，具有抗原性，能引起机体产生特异性抗体。小白鼠及豚鼠变态反应实验，都证明天花粉蛋白具有较强抗原性。临床使用中偶有出现变态反应。结晶天花粉蛋白去除了大部分无效而能引起过敏和其他不良反应的杂

蛋白,因此结晶天花粉蛋白注射液比粗制和精制天花粉蛋白针剂安全,但仍具有一定的抗原性。临床应用必须严密观察过敏反应,及时处理,以保安全。

(2)抗原性测定:天花粉蛋白能引起机体产生特异性抗体。上海交通大学医学院附属瑞金医院金毓翠等及上海市免疫研究所陆亦玲等,研究不同途径应用天花粉蛋白抗早期及中期妊娠引产所致人体免疫应答的影响。在注药前做皮试呈阴性,注射试探剂量后无不良反应的条件下,根据妊娠月份大小,选择不同用药途径,注药量皆为 2.4 mg;每一途径随机分配是否加用地塞米松,以观察地塞米松对天花粉蛋白所致人体免疫应答的影响。妊娠 6～10 周宫腔注药,妊娠 10 周以下宫颈注药,妊娠 12～24 周肌内注射,妊娠 18～24 周羊膜腔内注药,总共分为 8 组。20 世纪 90 年代曾研究观察于注射天花粉蛋白前及注药后第 4、14、30 及 60 天测定皮试反应,嗜碱性细胞脱颗粒试验,血清抗天花粉蛋白 IgG 及 IgE 抗体测定(ELISA 间接法)。远期随访肌内注射天花粉蛋白后 14 天、1 个月、2 个月、1 年、3 年、4 年及 4 年以上 7 个观察组。观察到不同给药途径,人体对天花粉蛋白应答反应动态结果基本相同,但免疫反应强度不同。用药后第 4 天抗天花粉特异性 IgE 和 IgG 抗体开始升高,第 21 天达峰值,第 30 天稍有下降,与用药前比较,有极显著差异($P < 0.01$),3 年后渐下降。第 4 年 IgG 抗体仍高于正常值外,余各种指标都已恢复正常。羊膜腔注药后峰值反应时,特异性抗体反应最低,宫颈注药后最高,肌内及宫腔注药次之。在一定浓度范围内,天花粉蛋白引起的特异性 IgE 反应强度随抗原量增加而增加,因此羊膜腔给药可能药物主要积聚在羊膜腔内,母体吸收少,因此诱导的 IgE 反应强度较其他 3 条途径低。宫腔注药后,药物积聚于宫腔,吸收也较肌内和宫颈注药为低;宫颈注药后特异性 IgE 和 IgG 抗体比肌内注射高,可能与宫颈周围血管和淋巴管及周围淋巴结丰富有关。

在应用天花粉蛋白前 0.5 小时肌内注射地塞米松,可降低血清中抗天花粉蛋白的抗体水平,特异性 IgE 抗体明显受到抑制。

13.2.4.4 结晶天花粉蛋白针剂的皮肤试验

皮肤试验(简称皮试)在一定程度上反映体内特异性抗体的变化情况,呈显著相关性,但皮试也有一定的局限性,因其结果除受抗原浓度、剂量和纯度等因素影响外,还受体内某些因素的干扰。嗜碱性细胞脱颗粒反应的检出阳性率与皮试反应相当,略高于血清特异性 IgE 抗体的检出率。以上各免疫指标之间都有一定相关性。测定这几项指标,通过它们之间的相补作用,可提高对机体致敏状态的检出率。特别在重复用药前,联合测定这几项指标,可排除禁忌病例,以利于预防天花粉变态反应的发生。

(1)天花粉制剂:有结晶天花粉蛋白针剂及皮试制剂两种,结晶天花粉蛋白针剂,每支含 1.2 mg 注射液。供皮内试验针剂每支含 0.05 mg。

(2)皮试

1)皮试液制备:皮试用结晶天花粉蛋白针剂为 0.05 mg/ml。皮内注射 0.025 μg(即 0.05 ml)。具体稀释方法为:①抽取安瓿内注射液 0.1 ml,用注射用水稀释至 1 ml,即为 5 μg/ml;②再抽取上述稀释液 0.1 ml,用注射用水稀释至 1 ml,即 0.5 μg/ml;③皮试时皮内注入 0.05 ml,即为 0.025 μg。

2)皮试方法:①于前臂曲侧皮内,用结核菌素试验针筒抽取皮试液,皮肤消毒后注射 0.05 ml 即相当于 0.025 μg;②随即用尺测量皮丘大小,即最大及最小直径,20 分钟后检查皮丘变化情况,并复测皮丘大小。

3)皮试测定判断标准:阳性:①皮丘平均直径(最大及最小直径的平均值)>1 cm,伴有或不伴有红晕;②皮丘平均直径较原注射皮丘的平均直径增大 0.2 cm,伴有或不伴有红晕;③皮丘平均直径等于或稍大于原注射皮丘,伴有红晕;④原注射皮丘变红。若为可疑者,应于皮内注射同容量(0.05 ml)注射用水液作空白对照。

13.2.4.5　天花粉针剂抗早期妊娠适应证与禁忌证

（1）适应证：妊娠 5～12 周健康妇女，要求终止妊娠。尤其适用于宫颈发育欠佳、哺乳期、长期服用口服避孕药、剖宫产术后 1 年内、子宫畸形如不全纵隔、单宫颈双宫体、双子宫等，以及子宫极度倾屈、既往吸宫术时发生严重人工流产综合反应（迷走神经虚脱）者。

（2）禁忌证

禁忌证如下：①心、肝、肾等重要脏器有明显器质性病变或功能不良者。②急性疾病期，包括急性生殖道炎症者缓用；体质虚弱者慎用。③对结晶天花粉蛋白有变态反应者禁用，过敏体质者如对多种药物或食物过敏者。④严重贫血者慎用。⑤有明显出血倾向或凝血功能障碍、出血性疾病、血小板＜70×10⁹/L 者。⑥精神病或智力障碍，不能正确表达意图者。⑦心动过缓者慎用。⑧严重哮喘患者。⑨癫痫频繁发作者。

13.2.4.6　使用方法

（1）术前准备：病史、全身体检、妇科检查，必要时做妊娠试验，以明确诊断。阴道分泌物查滴虫、霉菌、血、尿常规。必要时做血小板计数、出血凝血时间、胸透、肝肾功能、心电图等。测量体温、脉搏。

（2）用药途径：妊娠 5～10 周用宫腔注药法，妊娠 11～12 周可用肌内注射。

（3）用药步骤

1）皮内试验：皮试剂量 0.025 μg。观察 20 分钟。

2）试探注射：如皮试阴性，肌内注射 0.05 mg 试探剂量。试探剂量后观察 2 小时，如有以下症状，不宜注射治疗剂量：①明显头晕、头痛、胸闷、气急、呕吐；②面色明显潮红和苍白、出冷汗、皮疹等；③体温、脉搏、血压有明显改变。

3）肌内注射：如无以上症状，可肌内或宫腔内注射治疗剂量。

4）地塞米松的应用：在注射治疗剂量 30

分钟前，肌内注射地塞米松 5 mg，每天 2 次；或口服泼尼松 5～10 mg，每天 3 次，共 2 天，以减轻注射治疗剂量后的不良反应。

（4）注药方法及治疗剂量：一般常用宫腔内及肌内注射法。

1）宫腔内注药法：①术前加用辅助药物：有两种方法，于注射结晶天花粉蛋白前 1 天及术后 1 小时各肌内注射丙睾酮 100 mg 及利血平 0.5～1.0 mg（利血平剂量根据血压而定，血压 100/60 mmHg，宜注入 0.8 mg，血压 110/70 mmHg，宜注入 1 mg）。或于注射结晶天花粉蛋白前 4 天口服左旋 18 甲基三烯炔诺酮（R2323）3 mg 每天 3 次，连服 4 天。②用注射用水将天花粉蛋白 1.2 mg 稀释到 4 ml，缓慢注满塑料管后插入宫腔于胎囊外，达宫底后退出少许，缓缓注入全部药液，再用 0.5 ml 注射用水冲洗塑料管。注药后平卧 1～2 小时，以防药液外溢。目前天花粉宫内注射方法已很少应用。

2）肌内注射法：按常规消毒臀部后进行肌内注射，不得用长针做深部注射。

13.2.4.7　注药后的观察和流产过程

（1）休息与观察：术后 48 小时内卧床休息，每天测血压、脉搏、体温 3 次。观察药物不良反应及精神状态、牙龈出血、阴道流血量、妊娠组织物排出等。

（2）用药后情况：①一般情况：注药后 3～4 天有轻度下腹阵发性疼痛及少量阴道流血，随后流血量稍增，总流血量相当于月经量者占 84%；②胎心于 4～5 天内消失，妊娠物常整块排出，少数呈碎片排出；③应用宫腔注药法者，极个别可能由于药液经输卵管流入盆腔，引起盆腔刺激症状及剧烈腹痛，给予镇痛剂治疗，1～2 天内症状消失。

13.2.4.8　效果

成功标准包括完全与不完全流产。妊娠物在 1 个月内完整排出或呈碎片排出属完全流产，占 88.67%（其中 71.33% 于 7 天内排出，17.34% 于 8～30 天内排出）；妊娠物部分排出，需刮宫者属不完全流产占 6.67%。注药后 2 周内胚胎继续生长，妊娠试验阳性或妊娠物于 1 个月内未排出需刮宫者皆属失败，失败率为 4.66%，成功率为 95.34%。流产时间平均为 5 天 2 小时，超过 7 天占 17.33%。

13.2.4.9　不良反应及处理

（1）不良反应：宫腔内注药后 24～48 小时内常见不良反应程度较轻，体温＞38℃者占 11.3%，头痛占 35.33%、全身酸痛占 60.67%、少量鼻出血占 5.33%、皮疹占 4.67%、胸闷占 3.33%、寒战占 3.33%、头昏占 5.33%、心动过缓占 1.33%。以上症状皆属轻度，皮疹以局部散在性丘疹为主。

（2）处理：服抗过敏药物如马来酸氯苯那敏（扑尔敏）4 mg 或泼尼松 5 mg，每天 3 次；重者可静脉滴注氢化可的松 100～200 mg，以 5% 葡萄糖或生理盐水 500 ml 稀释；或静脉缓注射地塞米松 5～10 mg（以 5% 葡萄糖 20 ml 稀释）。其他症状皆对症处理。心动过缓可口服阿托品 0.3～0.6 mg，每天 3 次或肌内注射 0.5 mg，每天 3 次。同时注意其他不良反应。肌内注射天花粉蛋白者，发热、骨节酸痛较宫腔内注药为重，于注药前 0.5 小时、注药后 6 小时及次日肌内注射地塞米松 5 mg，不良反应如发热、头痛明显减轻。肌内注射局部可有红、肿、热、痛，持续 2～3 天可缓解，如局部同时注射倍他松可明显减轻肿疼。

（3）注意点：天花粉抗早期妊娠偶有因不全流产造成阴道流血＞200 ml，且因药物具有抗原性，临床应用中仍需严防过敏反应。

13.2.4.10　胎盘病理改变

宫腔内注射结晶天花粉蛋白后显微镜下所见，整个胎盘的合体滋养叶细胞有严重的凝固性坏死，其坏死程度以羊膜方面及边缘处严重。绒毛间隙中见大量纤维蛋白沉着，绒毛粘连可使间隙闭塞。靠近底蜕膜处，绒毛细胞滋养叶细胞病变甚轻。底蜕膜近坏死绒毛处、胎盘边缘处及包蜕膜有严重坏死及散在出血。壁蜕膜坏死不明显。少数静脉中有白色血栓形成。

天花粉蛋白可使离体培养人早期妊娠胎盘滋养层细胞明显坏死，提示该药对滋养层细胞具有直接损伤作用。

13.2.4.11　临床安全性及对月经、生育力、再次分娩的影响

（1）血液检查：上海国际和平妇幼保健院及沈阳计划生育研究所，对临床宫腔内注射结晶天花粉蛋白抗早期妊娠的妇女，于用药前及用药后 48 小时测定出血及凝血时间、血小板计数、红细胞计数、血和尿常规、肝和肾功能检查皆未见明显变化，唯用药后血白细胞数值明显增高，数天后自然恢复正常，初步提示经宫腔注药 1.2～2.4 mg，对人体未见明显毒性作用。

（2）其他检查：绝大多数妇女流产后 30 天左右转月经，经量正常。不影响再次生育力，再次妊娠娩出的婴儿未见异常。沈阳计划生育研究所曾对应用复方天花粉蛋白治疗剂量抗早期妊娠妇女，于用药前、用药后 48 小时及流产后 24 小时，计算姊妹染色单体交换频率，未发现明显改变。对染色体的数量及结构不具有诱变性。另外，对应用复方天花粉蛋白抗早期妊娠近 3 年的妇女和正常健康育龄妇女的外周血培养后观察淋巴细胞染色体变化，两组间无显著差异，提示对人体细胞遗传无近期不良影响。

13.2.5　依沙吖啶中期妊娠引产

13.2.5.1　概况

国外 1846 年首先采用依沙吖啶（etha-cridine lactate，通用名利凡诺，Rivanol）胎膜外宫腔注射进行中期妊娠引产，国内自 1960 年开始用同样方法进行引产。使用过程中，曾因个别病例发生急性肝、肾衰竭，一度停止使用，经重庆医学院等单位进行动物毒性实验，发现肝、肾病变与剂量大小有明显关系，同时将药物提纯，引产剂量控制在 50～100 mg。1975 年开展羊膜腔内注药引产法，大量临床资料表明，采用依沙吖啶引产的优点为效果好、成功率高、引产时间短，流产过程较安全、操作简便、经济实用；缺点是胎盘、

胎膜残留率较高，刮宫率较高，并有一定数量的活胎。偶有发生过敏性休克。据 1983 年全国计划生育经验交流会资料分析，羊膜腔内注入依沙吖啶中期妊娠引产法，一次引产成功率为 95%，两次引产成功率为 98.04%，胎膜外注药法两次成功率为 95%～97%，平均引产时间为 38～48 小时。

13.2.5.2　依沙吖啶药理作用

（1）化学结构式：化学结构为 6,9-'氨基-2-乙氧基吖啶乳酸盐（6-9-diomino-2-oxyothyl acridine lactate），黄色粉末状，能溶于水、弱酸性，可在碱性条件下重新结晶析出，并可被有机溶剂（氯仿、乙醚等）提取，结构式见图 3-13-8。

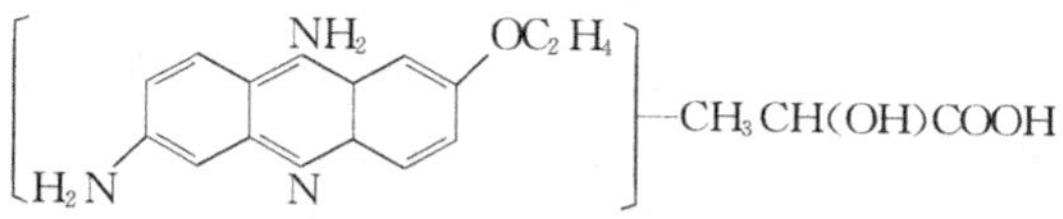

图 3-13-8　利凡诺化学结构式

（2）分子式与相对分子质量：分子式 $C_{18}H_{21}O_4N_3$，相对分子质量 343.37。

（3）毒性实验：孕兔毒性实验，应用中毒剂量时（40 mg/kg，静脉注射），内脏有严重的中毒性病变，以肾、肝为主。病理切片为典型中毒性肾病，肝组织有坏死及脂肪性变。

依沙吖啶是吖啶（acridine）的衍生物，它是一种强力杀菌剂，对革兰阳性及某些阴性菌均有抗菌作用，对产气夹膜杆菌及化脓性链球菌高度敏感。孕兔静脉注射中毒剂量为 20 mg/kg 体重，LD_{50} 为 42 mg/kg 体重。对孕兔、豚鼠及孕妇子宫肌有直接兴奋作用。

（4）作用机制：对依沙吖啶的引产机制已有很多研究。根据动物实验，依沙吖啶对离体或在体子宫都有兴奋作用，表现为子宫肌肉收缩频率增加，幅度或紧张度增加，而且妊娠月份越大，对依沙吖啶越敏感，兴奋作用更明显。

上海交通大学医学院附属瑞金医院报道羊膜腔内注射依沙吖啶引产过程中，强烈宫缩与宫颈管消失时，羊水中前列腺素含量明显增高，PGE_2 增加 114.9 倍，$PGF_2\alpha$ 增加 31.1 倍。

北京大学医学院等通过人胎盘绒毛体外培养及引产后的胎盘组织化学观察，发现依沙吖啶注入羊膜腔内后，引起绒毛滋养叶细胞损害，同时对胎儿的肝、肾、心、肺均有不同程度损害。沈阳计划生育研究所及安徽医科大学等在羊膜腔内注入依沙吖啶后不同时期分别测定绒毛膜促性腺激素、孕酮及雌二醇，发现均有不同程度下降，有显著差异。认为依沙吖啶引产影响胎盘内分泌功能的改变，虽不是直接引产的原因，但是影响妊娠的必要条件。

由此可见依沙吖啶引产机制是一种综合作用。依沙吖啶造成胎儿中毒死亡，滋养叶细胞损害引起母体胎盘激素下降，特别是蜕膜组织变性坏死、溶酶体膜损伤、释放磷脂酶 A_2，使细胞膜释放花生四烯酸，在前列腺素酶的作用下，合成 PGE_2 和 $PGF_2\alpha$，前列腺素增加引起子宫收缩导致流产，可能起主导作用。当然药物本身对子宫肌兴奋作用，亦参与引产机制的过程（图 3-13-9）。

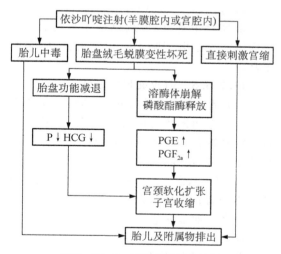

图 3-13-9　依沙吖啶引产机制

13.2.5.3　母体内依沙吖啶的含量及排泄

（1）羊水中依沙吖啶含量的动态变化

孕妇羊膜腔内注药 100 mg 后 30 分钟,羊水内含量为 60～150 g/L,在胎儿排出前为 10～20 g/L。胎膜外注药 30 分钟,羊水中药物含量为 0～4.45 g/L,36 小时为 0.29～24 g/L,明显低于羊膜腔内注药。孕妇羊膜腔内、外注药,药物大部分沉积于宫内膜与肌层,具有直接兴奋子宫肌的作用。

（2）母体血中药物含量　羊膜腔内、外注药后,药物在母体循环中含量极微,用荧光分光光度法未能测出（即＜0.05 mg/ml）。

（3）羊膜腔内注药后,药物排出情况羊膜腔内注入依沙吖啶 100 mg,30 分钟即可在尿中测出,24～36 小时排出量最多,60～72 小时排出量明显下降至 0.07 mg/12 h 尿,提示依沙吖啶 72 小时基本排出体外。因此,注药 72 小时后,如无宫缩可再次注药。

13.2.5.4　羊膜腔内注入依沙吖啶后的安全性

孕妇羊膜腔内注入依沙吖啶 100 mg 前后,检查心、肝、肾功能 556 例,仅 2 例谷丙转氨酶增高,3～5 天自然恢复。肾功能 525 例正常,27 例轻度超过正常值,4 例尿蛋白阳性,注药前非蛋白氮为 14.3～25.0 mmol/L,注药后达 28.6～42.8 mmol/L,于流产后 23 天全部恢复正常,以上病例均无肾功能障碍临床体征。心电图除 1 例心律不齐外,余均正常。

13.2.5.5　适应证与禁忌证

（1）适应证：①凡妊娠在 16～24 周内要求终止妊娠而无禁忌证者；②因某些疾病不宜继续妊娠者,如肺结核、高血压、贫血、甲状腺功能亢进、精神分裂症、肿瘤及遗传病等。

（2）禁忌证：①有活动性肝、肾疾病伴有功能不全者；②严重高血压、心脏病伴心功能不全者及血液病患者；③血凝功能障碍及有明显出血倾向者；④各种疾病的急性期；⑤腹部皮肤感染者不宜羊膜腔内注药,凡急性宫颈炎、滴虫、霉菌性阴道炎、妊娠期阴道流血者,不宜经阴道做羊膜腔外注药；⑥子宫体有手术瘢痕、宫颈有陈旧性裂伤、宫颈电灼术后、子宫发育不良者慎用；⑦注药前 24

小时内相隔 6 小时两次体温＞37.5℃者。

13.2.5.6　术前准备

（1）病史及妇科检查：详细询问病史,常规全身检查及妇产科检查,明确诊断为宫内妊娠并与停经日期相符合,有合并症者应进行相应的诊断和功能检查,明确病变性质及病变程度。

（2）辅助检查：常规血、尿检查,血型测定,乙型肝炎病毒表面抗原,肝及肾功能,凝血功能检查,阴道分泌物检查及培养,心电图及 X 线胸片检查。

（3）超声检查：胎盘位置,穿刺定位。

（4）知情选择：向孕妇及家属讲明手术可能出现的并发症,做到知情选择,本人及家属双方签署手术同意书。

（5）其他：术前 3 天禁止性生活,羊膜腔外注射前应每天阴道擦拭 1 次。

13.2.5.7　药物剂量及配制

常规引产剂量为 50～100 mg,一般认为＜2 mg/kg 体重为安全有效剂量,剂量＞200 mg 可引起药物中毒。本制剂有粉剂和水剂两种,水剂不稳定,超过一定时间药液由淡黄色变为深黄色,效价降低,毒性增加。目前一般采用依沙吖啶水剂（50 mg/支）,注药前将依沙吖啶水剂稀释于 5 ml 注射用水,本药不溶于生理盐水。

上海国际和平妇幼保健院于 20 世纪 90 年代报道,根据妊娠月份越大对依沙吖啶越敏感的原则,妊娠 16～18 周应用依沙吖啶 100 mg,19～23 周注入本品 70 mg,24～27 周注入 50 mg,可达到同样引产效果。

13.2.5.8　引产操作方法

（1）羊膜腔内注射法

1）术前清洁腹部皮肤,尤其脐孔清洁。

2）术前孕妇排空膀胱。

3）取平卧位。

4）术者戴消毒手套。

5）腹壁消毒范围同腹部手术,并铺消毒小洞巾 1 块。

6）确定穿刺点：先 B 超检测羊水最大平面部位为穿刺点；如无 B 超定位,可选用宫底下 2～3 横指下方腹中线上或在中线两侧囊性感最显著处为穿刺点。

7）穿刺：用 7 号或 9 号穿刺针，从选好的穿刺点与子宫壁垂直进针，经过两次明显落空感后即进入羊膜腔内，拔出针芯，见羊水溢出。如一次不能穿入，可另选穿刺点，若抽出是血液，可能刺入胎盘，需继续进针，穿过胎盘，即可抽出羊水。若抽出仍为血液，宜更换部位再穿刺，一般不宜超过两次。

8）注药：将吸好依沙吖啶 50～100 mg 药液加注射用水 10 ml 的注射器接于穿刺针上，稍加回抽，证实有羊水抽出后，将药物注入，再回抽少量羊水后再注入（图 3 – 13 – 10）。

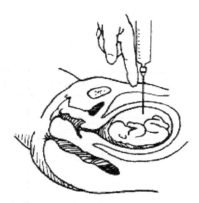

图 3 – 13 – 10　腹部羊膜腔穿刺术

9）退出穿刺针：插入针芯拔出穿刺针，穿刺处用消毒纱布覆盖，并压迫片刻，胶布固定。

10）术毕，填写中期妊娠引产记录。

（2）羊膜腔外（宫腔内）注药引产法：目前已很少用，因经阴道操作感染率高于羊膜腔内注药法。

1）体位：孕妇取膀胱截石位。

2）用妇科钳将消毒的 14～16 号新导尿管，由宫颈管缓慢插入宫腔一侧。如插入时有血自导尿管腔内流出，应更换方向后重新插入，导尿管进腔长度依子宫大小而定，一般约为 16 cm。

3）依沙吖啶溶液（0.1％ 100 ml 或 0.2％ 50 ml），经导尿管缓慢注入宫腔，使药物弥散于胎膜囊与子宫壁之间（图 3 – 13 – 11）。

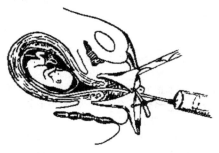

图 3 – 13 – 11　羊膜腔外注射

4）注射完毕后，将导尿管末端反折，用 7 号丝线扎紧，并用无菌纱布包裹置于后穹窿，以防导尿管滑出。

5）24 小时后取出导尿管及纱布。

13. 2. 5. 9　引产过程和引产效果

（1）引产过程

1）注射药物后：羊膜腔内注药引产，孕妇回病房后可自由活动。羊膜腔外注药引产，孕妇回病房后必须卧床休息，以免药液、导尿管及纱布从阴道内排出。一般在注药后 30 小时开始出现宫缩。如胎膜早破、宫缩欠佳，可加用催产素静脉滴注或米索前列醇 0.4 mg 放置阴道内，并密切观察产程。注药后血白细胞计数可有轻度增高；宫缩较强时，体温可升高，38℃ 为 50％，38～39℃ 为 10％，胎儿排出后体温迅速下降。一般无须治疗，可自然消退。

2）胎儿排出：胎儿排出后，常规肌内注射催产素 10～20 U，流产后即做阴道检查，如发现宫颈、穹窿、阴道壁、会阴等有撕裂伤，应立即修补，同时常规做清宫术；如果无产道裂伤，阴道出血不多，则在流产后 24 小时内做清宫术。

3）胎盘娩出：妊娠在 6 个月以下，胎儿娩出大部分为死胎，胎盘娩出后应认真检查胎盘、胎膜是否完整。如胎儿娩出后 1 小时胎盘仍未娩出，或胎儿娩出后阴道流血量 ≥ 100 ml 者，应做胎盘钳刮术。如胎盘娩出后，发现蜕膜大部分缺损（发生率为 20％～88％），如阴道流血不多，则在流产后 24 小时内做清宫术，观察 2～3 天即可出院，注意填写引产记录及产后记录表（表 3 – 13 – 2、表 3 – 13 – 3）。

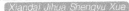
表 3−13−2　中期妊娠引产记录表（包括引产观察记录）

姓名_____ 年龄_____ 门诊号_____ 住院号_____ 床号_____
手术日期_____年___月___日___时_____
引产方法：依吵吖啶尔；米非司酮＋米索前列醇；其他_____ 术前阴道准备_____次
（1）依沙吖啶：剂量____mg 用药批号：____ 稀释液及量_____ml
给药途径：经腹部羊膜腔内；经阴道羊膜腔外；B超监护下：是 否
腹部穿刺：___号套针，穿刺___次，抽出羊水___ml，色泽：___ 其他：___
（2）米非司酮＋米索前列醇：
米非司酮：初次服药时间：___年___月___日 总剂量_____mg
用法：顿服/分服_____
米索前列醇：
第一次给药时间：___月___日___时___分用法：口服/阴道 剂量___mg
第二次给药时间：___月___日___时___分用法：口服/阴道 剂量___mg
第三次给药时间：___月___日___时___分用法：口服/阴道 剂量___mg
　　　　　　　　　　　　　　　　　　　　　　　　　　　总剂量_____mg
（3）放置水囊手术步骤：
经阴道宫颈___号导管 插入___cm注入生理盐水（＋亚甲蓝）___ml 阴道置纱布___块
手术经过：顺利 较困难 困难 出血_____ml 取出情况_____
　　　　　　　　　　　　　　　　　　　　　　　　手术者（操作者）_____

中期妊娠引产观察记录：

日期	时间	血压	体温	脉搏	宫缩	出血	破水	胎心	宫口大小	签名

表 3−13−3　中期妊娠引产分娩记录（包括产后观察及清宫记录）

宫缩开始时间：_____年___月___日___时___分；破水时间：___月___日___时___分
胎儿娩出时间：___月___日___时___分
胎儿：新鲜、浸软、其他___，身长___cm，脚底长___mm，胎儿性别：男 女 不详；重___g
出生缺陷：无/有（具体：_____）
胎盘娩出方式：自然、人工（滞留、出血）娩出时间：___月___日___时___分，
胎盘：完整/不完整___，胎膜：完整/不完整___
产后软产道检查：正常、异常（详述）_____
产时产后出血量（估计）_____ml，宫缩剂名称___剂量_____
特殊情况处理：_____
　　　　　　　　　　　　　　　　　　　　处理者签名：_____

产后观察记录：

日期	产后天数	子宫复旧情况			恶露			乳房		备注	签名
		宫底	收缩	压痛有/否	色	量	臭味	胀痛	乳汁		

清宫手术：

日期：___年___月___日　上/下午　麻醉:无/有(静脉　局麻)　B超监护下:无,有

手术经过：按常规消毒铺巾。

子宫位置_____位,大小:孕_____周,宫腔深:术前___cm　术后___cm。

扩张宫颈:自___号至___号,吸管___号,吸引___次,负压_____mmHg。

吸出/清出物_____g(ml),出血___ml;用刮匙:是　否;病理检查:是　否

宫缩剂:催产素___IU,PG ___mg,其他___　方法:宫颈/肌肉/静脉

术中特殊情况：_____

手术者：_____

记录者：_____

（2）引产效果：羊膜腔内注射一次成功率为 95%～98%,宫腔内注射一次成功率约为 98%。妊娠 5 个月以内和 5 个月以上平均引产时间分别为 38～72 小时及 35～41 小时。妊娠 5 个月以上者,引产时间较短。

大量的临床实践证明,只要严格掌握药物剂量和适应证,依沙吖啶羊膜腔内引产具有操作简单、价格低廉、安全有效、严重并发症少、成功率高、感染率低等优点,已成为终止中期妊娠的首选方法。

20 世纪末,国内应用依沙吖啶配伍米非司酮或配伍米索前列醇终止中期妊娠的文章陆续报道,指出能加速宫颈软化及容受,可缩短引产时间、减少宫颈撕裂及子宫破裂等并发症。如笔者医院在依沙吖啶羊膜腔内注射当天,同时口服米非司酮每天 75 mg 或 100 mg,共 2 天;或在依沙吖啶羊膜腔内注射当天,阴道给予米索 0.2 mg,均能有效促进宫颈软化,缩短引产时间。

13. 2. 5. 10　引产后注意问题

（1）产后观察：引产成功后,仍需注意宫缩、恶露、子宫复旧、体温及全身状态。如子宫复旧差,可给予宫缩剂如缩宫素或麦角新碱注射,也可口服益母草、宫血宁等中成药。少许胎膜残留致流血稍多并影响子宫复旧者,除给予宫缩剂以外,还可给予生化汤、排膜汤等中药促进残留绒毛与蜕膜排出。较多流血超过 1 周者,应 B 超检查,确定有无宫内残留的胎盘胎膜组织,若有残留应及时清宫,无残留者可给予宫缩剂、止血药物。受术者流产后如出现发热、恶露多而臭味、子宫区疼痛及压痛,应及时给予强有力的抗生素治疗,有条件者应进行细菌培养和药物敏感试验,根据结果合理选用抗生素,同时对症处理。部分引产者可出现较严重的产后宫缩痛,尤其是有过 1～2 次生产史的经产妇,可予以吲哚美辛、布洛芬等止痛药物。有产道损伤行缝合术者,流产后应注意外阴清洁,观察有无血肿形成,一旦发现血肿形成应及早拆线清除。出现伤口感染时,应给予抗生素治疗;确认脓肿形成应拆线或切开引流。

（2）回奶药物的选择：中期妊娠引产后,

由于雌孕激素骤然撤退,可引起乳汁分泌、潴留或乳房肿胀,应予回奶处理。常用药物如下。

1)己烯雌酚 5 mg,口服,每天 3 次。

2)乙炔雌二醇 0.035~0.05 mg,口服,每天 2~3 次。

3)丙睾酮 25 mg,每天 1 次,肌内注射,连续用 3 天。前两种药物有较严重的胃肠道反应,可同时给予维生素 B_1、维生素 B_6,每天 30~90 mg。

4)戊酸雌二醇 5 mg,口服,每天 3 次。

5)溴隐停 2.5 mg,口服,每天 3 次。

以上 4)、5)不良反应均小,可连续应用 5 天。其他也可选择使用中药麦芽、谷芽,煎后口服也有退奶效果。芒硝敷贴乳房也能回乳。在回奶期间,不宜饮用过多汤类滋补饮食。

13.2.5.11 并发症及处理原则

(1)流产后出血:依沙吖啶引产后出血,>300 ml 为 3%,<100 ml 为 85%,100~300 ml 为 12%。阴道流血量多者主要由于胎盘滞留或部分胎盘残留所引起。妊娠 16 周以下引产者出血发生率较高,防治方法主要重视第三产程的处理。

(2)软产道损伤:发生率为 0.3%~1%,以宫颈撕裂为主,偶有子宫峡部及阴道后穹窿撕裂,胎儿由此破裂口排出,一旦发生,应及时进行修补。

(3)感染:羊膜腔内注药法,感染率为 0.06%~0.1%。胎膜外注药法,感染率明显高于羊膜腔内注药法,如有感染宜及早应用抗生素。

(4)依沙吖啶中毒:依沙吖啶引产剂量控制在 50~100 mg,一般无明显毒性反应,极个别病例或因为实际用量过大,药物对肝、肾功能引起严重损害,表现为少尿、无尿及黄疸、血压下降等,一旦发生肾衰竭应控制水分摄入量,应用利尿剂,必要时透析疗法纠正酸中毒。

(5)羊水栓塞:由于羊膜腔穿刺术,羊水进入损伤血管或因胎膜早破,羊水进入损伤的子宫内膜或宫颈血管所引起。发生率为 1‰~6.68‰,明显高于晚期妊娠,但孕周越小,死亡率越低。临床表现为一过性胸闷、咳

嗽、呼吸困难等症状,经对症处理和抗过敏治疗,症状能很快好转。在羊膜腔内注入依沙吖啶时,要求穿刺针细,穿刺点尽量在羊水波动明显处,并力争一次穿刺成功,必要时可在 B 超探测下进行穿刺(参见 14 章"节育手术并发症防治及危重情况处理")。

13.2.6 水囊引产

将无菌水囊放置在子宫壁与胎膜之间,囊内注入适量液体,引起宫缩,促使胎儿及附属物排出,称为水囊引产。

水囊引产是一种机械性引产方法,不会对妇女肝、肾功能有损害。单用水囊引产成功率为 84%~98%,但成功率与孕周大小有关,孕周越大成功率越高,反之易失败。水囊引产的主要缺点是侵入性引产方法,易导致宫腔感染,故术前需清洁阴道。

由于米非司酮配伍米索前列醇药物流产在临床上广泛应用,水囊引产已不成为常规的引产方法,仅用于特殊的中期妊娠妇女。

13.2.6.1 引产机制

水囊放入子宫下段及导尿管放在宫颈管内,机械性刺激该处神经感受器,通过神经传导至垂体后叶,促使内源性催产素分泌增加。低温水囊可能有加强对子宫肌感受器的刺激,提高效果。水囊放入宫腔,使子宫壁过度紧张,促使前列腺素合成与释放,由于催产素与前列腺素的协同作用下,引起子宫收缩,宫颈软化,导致流产。

13.2.6.2 适应证

适应证如下:①凡是妊娠在 14~24 周要求终止妊娠者;②因某种疾病不宜继续妊娠者,或由于妊娠早期服用某些对胚胎发育有影响的药物;③尤其适应妊娠合并肝、肾功能损害的妇女。

13.2.6.3 禁忌证

禁忌证如下:①凡患有急性生殖道炎症者;②严重高血压、心脏病、血液病患者;③妊娠期间反复出现阴道流血者;④超声检查确定为胎盘前置状态者;⑤剖宫产病史未满 1 年者;⑥当天 2 次(间隔 4 小时)测量体

温,均＞37.5℃者。

13.2.6.4　术前准备

（1）术前检查:全身体格检查,检测血常规、凝血功能。肝肾功能、心肺功能等,B超检查了解胎盘位置及胎儿大小。阴道冲洗或擦洗每天1次,共2～3次。

13.2.6.5　手术步骤及注意事项

（1）放置水囊

1）消毒:受术者取膀胱截石位,常规消毒外阴、阴道,测量腹部子宫底高度。

2）扩宫颈:暴露子宫颈,扩张宫颈自5号开始逐号扩张至10号。

3）放入水囊:在事先准备好的水囊顶端涂少许无菌石蜡油,用长血管钳或长镊夹住水囊顶端边旋转边送入子宫腔内,放入子宫壁与胎膜之间。在放入过程中,勿使水囊接触阴道壁,以免导致感染;若放置过程中有阻力或出血,应将水囊取出,从宫壁另一侧重新放入。注入带有亚甲蓝的生理盐水（加入本品数滴）,根据妊娠月份大小,一般以300～500 ml为宜。可根据妊娠月份增减（图3-13-12）。注完生理盐水后,将导尿管末端折叠、结扎,用无菌纱布包裹放入阴道顶部。测量子宫底高度并与术前对照,便于观察放入水囊后有无胎盘早剥或宫内出血。

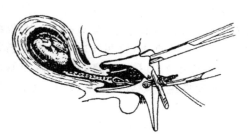

（1）水囊正在插入胎膜囊与子宫壁之间

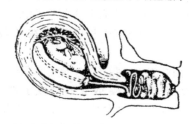

（2）水囊已安放完毕,囊内充满生理盐水

图3-13-12　放置水囊

（2）术中注意事项

1）水囊引产的导尿管尽量采用一次性的。

2）放置水囊前囊内应无空气。

3）手术时应尽量避免水囊与阴道壁接触,以免将细菌带入宫腔。

4）水囊引产操作必须在无菌手术室内进行。严格无菌操作,防止宫内感染。水囊放置时间不应超过24小时,如有发热、阴道分泌物有异味,并及时取出水囊,并应用抗生素治疗。

5）水囊放置部位:水囊最好放在子宫下段,将水囊捆扎部位送入宫颈内口上方。如为改良水囊,小水囊应放在宫颈管内,注完生理盐水后轻轻将水囊向外牵拉,低位可刺激宫颈感受器,引起反射性宫缩,并可防止胎盘早剥。

6）水囊放置次数:水囊最好只放1次,不可超过2次,两次放置水囊间隔至少72小时,确诊无感染后再次放置,并用抗生素预防感染。

13.2.6.6　水囊引产加用缩宫素指征

（1）宫缩乏力:原发性或继发性宫缩乏力。如取出水囊后,未出现宫缩,如宫颈条件成熟,估计静脉滴注缩宫素能使胎儿、胎盘娩出。

（2）出血:出现较多阴道出血时,在水囊取出后静脉滴注缩宫素可促进宫缩,减少出血。

13.2.6.7　术后处理

（1）孕妇卧床休息,通常于手术后数小时可出现宫缩。需观察宫缩开始时间及其强弱,注意腹痛、体温、阴道有否流血、流水等,并作记录。术后每天擦洗外阴,置消毒会阴垫;24小时后外阴消毒,戴消毒手套,将水囊内液体排出,并取出水囊。

（2）放置水囊后每4小时测体温,如体温＞38℃,或阴道流血过多,或宫缩过紧、过强,应随时取出水囊。

（3）水囊放置后12～24小时,如宫缩微弱,可静脉滴注缩宫素,如5%葡萄糖500 ml

加缩宫素 5～10 U（根据宫缩强弱，调节滴速），专人观察，严格控制滴注速度，调节至有效宫缩，并注意宫缩强弱、间歇及宫颈口扩张情况。妊娠月份稍大者要注意胎位，如为横位要注意产程进展，防止子宫破裂。如第 1 瓶缩宫素滴完未能奏效，第 2 瓶浓度可适量加大，一般每次增加 5～10 U，每天总量＜50 U。静脉滴注缩宫素，在胎儿及胎盘排出后可继续滴注 1 小时，以防止子宫收缩欠佳引起的出血。

（4）第 1 次水囊取出后 72 小时，胎儿仍未排出，体温正常，白细胞计数＜$10×10^9$/L，在应用抗生素预防感染的情况下，可做第 2 次水囊引产。

（5）胎儿及胎盘娩出后，记录娩出时间、胎儿长度，检查胎盘是否完整，胎膜是否缺损，观察出血多少，给予宫缩剂，并做阴道检查，了解阴道、穹窿、宫颈是否损伤。

（6）引产成功后，观察 2～3 天，注意宫缩、恶露、体温，属于正常者可出院。

13.2.6.8　并发症及其防治

（1）宫腔感染：感染是水囊引产后常见的并发症，发生率为 1%～5%，轻者为急性子宫内膜炎，如未及时治疗，可发展为子宫肌炎、盆腔炎、腹膜炎、败血症等，甚至可造成严重后果。

1）原因：由于器械消毒不严、违反无菌操作常规、未掌握适应证及禁忌证、术前有性交史、未给以适当处理等所致。

2）预防及处理：①术前详细询问病史，如最近有性交史，每天阴道冲洗 1 次，并在阴道内放入消炎药物，连用 2～3 天。②严格掌握适应证与禁忌证。③注意器械、外阴、阴道、宫颈、宫颈管的消毒。水囊送入宫腔时，避免接触阴道壁，如污染需立即更换。④放置水囊后，如孕妇体温＞38℃，应立即取出水囊，并加用抗生素。同时做宫腔培养及药敏试验，如伴有寒战、高热需警惕厌氧菌感染，更需快速积极处理。有宫腔感染者应根据妊娠月份大小、宫颈扩张情况，迅速决定处理方案。如妊娠 5 个月以下，宫颈可以扩张至

12～14 号，即给予钳刮术，或胎儿肢体牵引术。如宫颈不易扩张、妊娠月份较大者，可在麻醉下，先给予破膜，牵引胎儿肢体任何部分（最理想为胎足），外加适当重量（约 500 g）进行牵引，并应用缩宫素静脉滴注及大剂量抗生素，一般在短时间内胎儿可娩出，感染即可控制。另外，也可在严密观察下试用小剂量前列腺素。如感染扩散，积极抗感染治疗无效时，必要时需行子宫切除术。⑤水囊引产，不宜连续应用 2 次以上，防止发生严重感染。

（2）流产后出血：出血＞300 ml 发生率为 1.6%～18%，＞400 ml 发生率为 0%～6.3%。

1）原因：①胎儿娩出后，过早挤压子宫体，使胎盘部分剥离，引起出血；②胎盘早期剥离，主要因水囊放置在胎盘附近，水囊内充满液体后，产生胎盘早期剥离；③子宫收缩不良是引起出血的主要原因；④软产道损伤偶发生于初产妇、妊娠月份较大；⑤凝血功能障碍（极少见）。

2）预防及处理：①胎儿娩出后，不可过早挤压宫体，继续使用宫缩剂，帮助子宫收缩和缩复；②胎儿娩出后，出血＞100 ml 或胎盘持续 30 分钟尚未能排出，需做胎盘钳刮术；③胎盘娩出后必须检查胎盘是否完整，并做阴道检查，了解宫颈、穹窿是否完整，阴道有无撕裂。如有软产道损伤，需及时修补；如有胎盘残留，立即行刮宫术；④子宫收缩欠佳，应给予缩宫素（详见 13.2.4“天花粉蛋白中期妊娠引产”）；⑤出院前做妇科和 B 超检查，如发现蜕膜或可疑胎盘残留，应予以取出或行刮宫术。

（3）胎盘早期剥离：发生率为 2%～3.5%。放置水囊后有较多阴道流血，或出现持续性腹痛，宫底升高，则可能有胎盘早期剥离。

1）原因：主要因水囊放置在胎盘下所引起。

2）预防及处理：①水囊可改用短水囊，即仅用避孕套的 1/2 或 2/3 做成水囊。可减少胎盘早期剥离的发生率；②放置水囊时，如有出血倾向，应更换方向重新插入。

3）若发生胎盘早期剥离，宜及时结束分

娩,可给予人工破膜及静脉滴注缩宫素,如有可能应做钳刮术或胎儿牵引术。

(4) 子宫损伤及子宫破裂:本症极为少见,一旦发生可引起严重后果,应尽一切努力避免(详见第 14 章"节育手术并发症防治及危重情况处理")。

近年来,水囊引产配伍米非司酮或前列腺素类(如普贝生)药物,均可缩短产程,减少子宫破裂等并发症。普贝生为一种前列腺素制剂,每枚含有 PGE₂ 10 mg,以水凝胶多聚物栓状态存在,以 0.3 mg/h 的速度稳定释放,可 12 小时控释。主要作用于宫颈结缔组织,使之释放出多种蛋白酶,促进胶原纤维降解,软化宫颈,从而有效促进宫颈成熟;同时还促进内源性缩宫素的敏感性,在其基础上机械性地扩张宫颈,配合水囊放置,共同达到引产目的。

13.2.6.9　对月经、再次妊娠、胎儿的影响

水囊引产后,对月经、再次妊娠及胎儿均无明显影响。上海中医药大学附属龙华医院妇产科对 5 种中期妊娠引产方法的分析显示,随访 2 114 例中,引产后 5 年内月经无异常变化者 1 923 例,占 90.96%,说明引产对月经基本无影响。引产后再次妊娠情况:2 114 例中,除未婚、新婚、避孕、绝育、分居和绝经 1 170 例,以及再次生育情况记录不全的 220 例外,余 724 例中,再次妊娠证实有生育能力者共 723 例,占 99.80%,1 例继发不育,说明对今后生育无明显影响,并随访已足月产的婴儿,无畸形及智力发育异常。

13.2.7　经腹剖宫取胎术

由于中期妊娠引产方法逐渐增多,操作简单,效果满意,所以剖宫取胎较少采用,同时剖宫取胎对孕妇创伤大,近期及远期并发症多,目前限于本身患有疾病且不能耐受各种引产方法并要求绝育的患者,或在引产过程中出现严重并发症,必须迅速结束分娩者。

剖宫取胎术方式有经腹部与经阴道两种:经腹部操作较简单,初学者易掌握。经阴道手术解剖较复杂,手术视野小,操作较困难,现甚少采用。

13.2.7.1　适应证

适应证如下:①妊娠 15～24 周,因某种疾病不宜继续妊娠而要求终止妊娠者;②对以上引产方法及药物难以忍受或不适宜应用,并不再希望生育者,可考虑经腹部剖宫取胎,同时结扎输卵管;③各种引产方法失败,疑诊胎儿、胎盘附着位置异常者;或胎盘完全前置状态,孕月偏大者。

13.2.7.2　禁忌证

禁忌证与一般中期妊娠引产相同。

13.2.7.3　术前准备

(1) 受术者准备:同经腹手术准备,但术前 8 小时禁食,术前放置导尿管。

(2) 术前辅助用药:同经腹手术。

13.2.7.4　麻醉

麻醉选择:常用连续硬膜外麻醉、腰麻。

13.2.7.5　手术步骤

(1) 消毒:常规消毒皮肤。

(2) 切口:术前先按摩子宫底,取下腹部正中旁直切口,长 5～7 cm,上端起自子宫底下 2 cm 左右,按层切开腹壁,用皮肤巾保护皮肤。

(3) 保护切口:打开腹腔后,用盐水纱布保护切口周围,推开肠管及网膜,更好地暴露子宫前壁。

(4) 子宫切口:妊娠<5 个月者,选用子宫纵切口;≥5 个月者,子宫下段已有一定程度的形成,可选用下段横切口。选择子宫切口后,边切边用吸引器吸净血液,达宫腔后,避免划破胎膜,用剪刀向上、下扩大切口,长 4～5 cm。同时,用鼠齿钳夹住子宫切口边缘,以减少出血。

(5) 娩出胎儿:用示指伸入宫腔,游离子宫壁与胎膜四周附着面,月份小的胎儿可一次完整地取出;月份大的胎儿,先刺破胎膜吸出羊水,再用手指伸入宫腔,牵出胎足,依次缓缓娩出臀、肩、头。胎头娩出困难时,可做穿颅术后再娩出。

(6) 娩出胎盘:在子宫体部注射缩宫素。用手指剥离胎盘,尽可能将胎盘、胎膜完整

取出。

（7）清理宫腔：用卵圆钳钳住盐水纱布进入宫腔，揩拭两遍，并吸净宫腔内残余胎盘、蜕膜及血液。必要时用大刮匙刮宫腔四壁。

（8）缝合子宫壁切口：第1层用1号铬制肠线，间断缝合肌层（不透过子宫内膜），第2层做连续锁扣缝合肌层及浆膜层。按层次缝合腹壁。

（9）其他：若同时结扎双侧输卵管时，详见14章"经腹腔输卵管结扎术"。

13.2.7.6 术时注意事项

（1）子宫壁切口：宜稍高于腹壁切口，当胎儿、胎盘娩出，羊水吸净后，子宫体缩小下移，子宫切口正好在腹部切口之下，便于操作。

（2）吸引管：吸净腹腔内血性液体，减少术后发病率及预防并发症。

（3）预防术后子宫内膜异位症

1）保护切口：切开子宫前必须用盐水纱布很好保护切口周围，避免手术过程中将子宫内膜种植于腹壁切口或腹腔。

2）进入宫腔的敷料，避免再使用，沾染子宫内膜的器械、手，应及时清洗。

3）腹膜缝完后，宜将腹壁切口用生理盐水冲洗干净。

13.2.8 子宫特殊部位妊娠终止技术

13.2.8.1 剖宫产子宫瘢痕部位妊娠

剖宫产时的切口通常选择在子宫下段，产后恢复为子宫峡部，此处发生妊娠为剖宫产子宫瘢痕部位妊娠（cesarean scar pregnancy，CSP），又称为子宫切口妊娠。国内尚无确切发病率的报道，国外报道发病率为 $1:1\,800\sim1:2\,216$。目前由于剖宫产率上升，子宫切口妊娠由以往的罕见病例日趋增多，因此对有剖宫产史而要求人工流产者，需提高警惕。

（1）CSP病因及发病机制

1）病因：对CSP的确切原因尚无系统研究。可能与剖宫产术后切口愈合不良、瘢痕处子宫间质蜕膜缺乏或缺陷，促进瘢痕处胚胎种植有关。

2）发病机制：①由于剖宫产术后切口愈合不良，瘢痕形成，局部缺少血供，造成纤维化和修复不全，或由于瘢痕处产生细微缝隙，导致妊娠物侵入该处。②由于剖宫产伴有反复人工流产史，损伤子宫内膜及瘢痕处，引起子宫内膜间质蜕膜缺乏或缺陷，促进瘢痕处胚胎种植。有报道，剖宫产后 62.4% 的子宫下段切口肌层处呈现由黏膜层向浆膜层形成楔形凹陷缺损。③由于受精卵着床后常发生底蜕膜缺损，滋养细胞可直接侵入子宫肌层，绒毛与子宫肌层粘连/植入甚至穿透子宫壁，不仅穿过子宫肌层，还与子宫肌层结合或侵入肌层内。

（2）类型及临床表现

1）类型：临床可见以下两种类型：①胚囊向内发展，向子宫颈、子宫峡部或子宫腔内生长；②胚囊向外发展，深深植入瘢痕缺陷处向膀胱及腹腔内生长，此类型亦称为凶险型。

北京协和医院根据CSP胚囊距离子宫前壁肌层厚度分型：Ⅰ型，距离前壁肌层厚度≥3 mm；Ⅱ型，距离前壁肌层厚度≤3 mm；Ⅲ型，距离前壁肌层厚度≤3 mm，并突向膀胱及腹腔内。

2）临床表现：①停经；②早期妊娠反应；③常见停经短期即有阴道流血；④当阴道出血量多时可出现失血性休克。

（3）诊断及鉴别诊断

1）早期诊断依据：①有剖宫产史；②停经后有或无阴道不规则出血；③妇科检查，宫颈形态及长度正常，子宫峡部膨大；④尿HCG阳性或血β-HCG升高；⑤超声提示子宫增大，子宫腔上1/2空虚，宫颈管内无妊娠胚囊，于子宫峡部前壁原手术瘢痕处可见胚囊附着并向浆膜面隆起，局部血流丰富。少数患者胚囊种植于瘢痕组织内，胚囊与膀胱间子宫肌层极菲薄。

2）鉴别诊断：需与宫颈妊娠、自然流产相鉴别。宫颈妊娠时病变局限于宫颈，宫颈明显增大如球状，宫体及峡部不大，与宫体相连呈葫芦状；B超检查宫颈管内可见孕囊或不均匀光团，胎物不超过宫内口，内口关闭。

自然流产时妇科检查子宫增大,外形及宫颈形态无异常;主要依靠仔细的 B 超检查,可能鉴别。

(4) 治疗

1) 治疗原则:主要是杀死胚胎、排出孕囊、保留生育功能。盲目刮宫是治疗禁忌。近年来随着诊断及治疗技术的提高,对子宫瘢痕妊娠已由单纯子宫切除逐渐过渡到由多项技术联合应用的保守治疗,如药物治疗(甲氨蝶呤、天花粉、米非司酮);手术治疗(孕囊穿刺注药术、经腹局部病灶清除-保全子宫、经腹全子宫或次全子宫切除术、选择性子宫动脉插管 + 药物甲氨蝶呤、子宫动脉栓塞后 + 刮宫术等);止血方法包括气囊压迫止血、宫腔内纱条填塞、子宫动脉结扎术等。近年来上海国际和平妇幼保健院诊治 CSP 近200 例的经验:对有剖宫产史再次妊娠伴有先兆流产症状或可疑 CSP 者,不直接行刮宫术,先行彩色超声检查以明确胚囊着床部位,并观察胚囊与膀胱之间肌层的厚度。

对超声及临床诊断 CSP 非急诊病例,根据患者需求及病情,可知情同意选用手术或非手术两类治疗方法(图 3 - 13 - 13)。

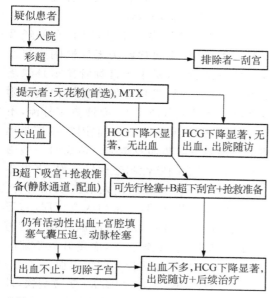

图 3 - 13 - 13　剖宫产子宫切口瘢痕妊娠诊治程序

2) 方法选择

【药物治疗】

抑制滋养细胞的分裂增殖,破坏绒毛组织,胚胎死亡。

天花粉:剂量 1.2～2.4 mg,治疗期间观察血 HCG 下降情况,重复超声检查子宫局部情况,如无明显血流信号,可出院随访。天花粉具体用法,参见本章 13.4"天花粉抗早期妊娠"。

甲氨蝶呤(methotrexate,MTX):剂量50～150 mg。MTX 是一种常用的抗肿瘤药物,其通过特异性干扰核酸生物合成,阻止肿瘤细胞分裂繁殖,达到治疗的作用。MTX 具体用法:①肌内注射法,剂量为 1 mg/kg,隔天肌内注射四氢叶酸钙 0.1 mg/kg,MTX 总量≤200 mg;②静脉滴注法,150 mg + 0.9%生理盐水 1 500 ml,6～8 小时滴完,继续静脉滴注 10% 葡萄糖溶液 1 000 ml。MTX 滴毕给予肌内注射四氢叶酸钙 6 mg,6 小时一次,共 4 次。如血 β - HCG 下降缓慢,上述两种方法均在 2 周后给予 MTX 1 mg/kg 肌内注射 1～2 次,同法肌内注射四氢叶酸钙。用药后可在超声监护下行刮宫术,术后辅以其他药物,如小剂量米非司酮 25 mg 每天 1 次,连用 14～30 天。

【手术治疗】

方法如下。①刮宫术:要求手术治疗的病例,可先行子宫动脉栓塞(uterine artery embolism,UAE)然后再刮宫;或经药物保守治疗血 β - HCG 下降不满意,并处于较高水平;或血 β - HCG 下降正常,但超声检查子宫局部残留病灶较大,并无明显血流信号,上述3 种情况均可知情选择刮宫术。②病灶切除术:经腹局部病灶清除,以保全子宫。优点是取胎完整、去除瘢痕微管道、修复瘢痕、减少再发及恢复快;缺点是创面大,恢复慢。③孕囊穿刺注药术:经阴道行孕囊穿刺注药术,适合于较小的孕囊,缺点是穿破孕囊后有潜在大出血风险。④宫腔镜与腹腔镜:国内外均有报道采用微创手术治疗非凶险性 CSP 病例。主要根据胚囊生长情况来决定,宫腔镜术适合 CSP 胚囊向宫腔生长者，腹腔镜术适合 CSP 的胚囊植入深向腹腔或膀胱者。⑤子宫切除术：经腹全子宫或次全子宫切除术，适合于凶险性 CSP 病例。

（5）注意事项

1）无论选择哪种治疗方法，均存在潜在大出血的可能性，需与患者及家属详细解释及沟通。

2）选择手术治疗时，应充分做好术前准备，包括开放静脉、止血及催产素药物的准备等，并有抢救应急措施。

3）选择药物保守治疗时，需告知药物的不良反应，如天花粉过敏反应、MTX 骨髓抑制反应等。

【控制大出血方法】

① 大出血处理：若需急诊刮宫者，应在 B 超监护下手术，快速取出妊娠物对出血多者，可用纱布紧压、填塞创面，宫缩剂应用并同时准备其他有效急救措施，如动脉结扎止血，包括：剖腹髂内动脉结扎、子宫动脉下行支结扎、宫颈环形结扎术。

② 动脉栓塞止血：随着介入放射治疗技术的发展，B 超监护下刮宫术前采用数字减影血管造影技术（Digital subtraction angiography，DSA）栓塞血管治疗模式应用于子宫切口妊娠的治疗陆续报道，如行髂内动脉栓塞或子宫动脉栓塞止血，可有效预防或治疗大出血的发生，然后再进行清宫术，使药物保守治疗法的安全系数增加，提高药物治疗成功率，但须注意其并发症问题，如发热，腹痛，感染，子宫及外阴部组织坏死等。

③ 气囊压迫止血：超声定位指导下，选用 16～18 号气囊导尿管（Foley 氏导尿管）或其他气囊，送入宫颈管达内口以上，或达峡部着床部位，使导尿管的气囊能够完全遮盖出血区域，于气囊内注入生理盐水 20～30 ml，以不能牵动气囊为宜，导尿管的外端接通引流袋，24～48 小时后取出气囊导尿管。既可起到压迫止血作用，又可观察到宫腔内出血引流情况。

13.2.8.2 宫颈妊娠

宫颈妊娠是受精卵着床和发育在宫颈管内的异位妊娠，其发生率文献报道不一，为 1：1 000～1：12 000，平均为 1：9 000，在异位妊娠中<1%，近年有上升趋势。

（1）病因：宫颈妊娠的确切病因尚不清楚，目前认为可能与下列因素有关。

1）子宫内膜病变及损伤：产褥感染、多产、人工流产、中期妊娠引产、剖宫产或宫颈手术史，引起的子宫内膜瘢痕形成、粘连或损伤（如 Asherman 综合征），或使子宫蜕膜生长不全，受精卵不能在子宫腔内着床而导致宫颈妊娠。

2）子宫异常：如子宫本身发育异常、子宫肌瘤或子宫手术等因素引起的子宫畸形改变、内分泌失调，均可使子宫内膜理化性质改变，均不利于受精卵正常着床。

3）受精卵发育及游走速度：受精卵正常而游走速度过快，通过宫腔时子宫内膜未完全处于接受状态或受精卵游走速度正常而滋养层发育迟缓，通过宫腔时尚无种植能力，从而种植并分裂在宫颈管。受精卵游走或发育异常可能与染色体异常有一定关系。

4）辅助生育技术：近年随着助孕技术的广泛开展，宫颈妊娠的发病率也有所增加，可能与移植过多或母体的排异反应有关。

（2）诊断与辅助诊断

1）临床表现：多见于经产妇，有停经及早期妊娠反应，主要症状为无痛性阴道流血或血性分泌物，这是由于宫颈管狭窄且缺乏平滑肌纤维组织，受精卵发育受限使胎盘附着部位胎盘绒毛分离出血，血液直接外流，不刺激宫缩，引起无痛性出血，偶因宫颈扩张迅速出现轻微下腹坠痛及腰痛。流血量一般由少到多，也可为间歇性阴道大量流血，多发生在妊娠 6～8 周，与胚胎植入活跃期相吻合。胚胎因宫颈黏膜薄弱，常常植入宫颈肌层，形成植入性胎盘。流产或刮宫时因宫颈收缩力弱，不能迅速排除妊娠组织，血窦开放不能闭合，临床上常出现无法控制的大出血。

2）妇科检查：①宫颈膨大、变薄变软，外观极度充血呈紫蓝色，无触痛，有时可扪及子宫动脉搏动；②宫颈外口扩张，内口紧闭，呈内陷小孔状;③妊娠物在宫颈管内,若发生自然流产宫颈外口扩张,有时可见妊娠组织或血凝块;④子宫体可因内膜蜕膜样改变而稍大或正常,硬度正常,故与宫颈形成葫芦状;⑤刮宫时宫腔内未见任何妊娠产物,或刮宫后仍有阴道大出血时,应考虑宫颈妊娠的可能性。

3)超声检查:应用超声监测技术,使宫颈妊娠的早期诊断率明显提高。典型的超声声像图:①子宫体正常大小或略大,蜕膜较厚,宫腔内未见孕囊回声。②宫颈管膨大如球,明显大于宫体;宫颈管内可见变形的孕囊,并侵入宫颈的前壁或后壁,胚胎停育后回声紊乱,为不均质实性或混合性光团;宫颈内口关闭。孕囊或紊乱回声不越过内口。③双侧附件外观无异常。④膀胱位置明显上移。⑤彩色多普勒超声下,可见胚胎着床后特征性滋养层血流。

4)病理检查:仅适用于全子宫切除的病例。宫颈妊娠的病理学诊断标准:①宫腔内未见妊娠组织;②胎盘位于子宫血管进入宫颈处以下,或在子宫前后腹膜反折水平以下;③胎盘与宫颈紧密接触,常侵入宫颈肌层,胎盘种植处可见宫颈腺体。

(3)鉴别诊断

1)宫内妊娠流产:①难免流产:妊娠组织堵塞于宫颈口时,易误诊宫颈妊娠。但前者子宫体大小与停经周数相符或稍小,宫颈外形正常,宫颈内口已扩张。超声检查时可见妊娠囊萎缩、无胎心管搏动、无血流。刮宫时宫腔内有绒毛、蜕膜及胚胎组织,宫颈处组织容易取出,且出血量少。术后子宫收缩良好,腹痛减轻或消失,阴道流血减少。绒毛检查无宫颈腺体组织。②不全流产:阴道流血多伴腹痛,且阴道有肉样组织物排出。③早期先兆流产:阴道流血常为无痛性,但超声检查可辅助鉴别。

2)滋养细胞肿瘤:①绒毛膜上皮细胞癌颈管转移瘤体超出宫颈口时,组织出血坏死呈紫蓝色,且 HCG 阳性,易与宫颈妊娠混淆。绒毛膜上皮细胞癌继发于葡萄胎、流产

或足月分娩后,X 线胸片可见转移灶,病理检查子宫肌层内为大片坏死组织和血凝块,被大量滋养细胞包围,无绒毛结构。②葡萄胎不全流产时,有闭经、阴道不规则流血,腹痛可轻可重,超声未发现妊娠囊,妊娠物仔细检查可发现水泡状胎块。

3)宫颈肿瘤性或炎症性疾病:子宫颈肌瘤、宫颈囊肿等,均有宫颈增大、不规则阴道流血,但尿 HCG 为阴性。

(4)治疗

1)药物保守治疗:①MTX:Farabow 于1983 年首先报道将 MTX 用于宫颈妊娠的保守治疗。目前 MTX 已成为宫颈妊娠保守治疗的首选药物,临床多选择全身用药与局部用药联合应用。近年来有多篇报道,MTX 小剂量局部注射后配合清宫术,获得较好的治疗效果。给药途径包括全身用药和局部用药,详见 13.3.1。②天花粉结晶蛋白:较早应用于抗早期妊娠、中期妊娠引产和抑制癌细胞。国内用天花粉治疗宫颈妊娠已有多例报道,均获成功。因天花粉为蛋白提取物,具有抗原性,需经皮试和小剂量试探注射阴性后应用。肌内注射或宫颈局部 3、9 点处注射(详见 13.2.4"天花粉抗早期妊娠")。③其他:国内外尚有报道应用氟尿嘧啶(5 - FU)、氯化钾、米非司酮、放线菌素 D、甲醛、乙醇等治疗宫颈妊娠成功的病例,但尚未推广。

2)手术治疗:①刮宫术。一般不作为首选,多在药物杀胚后应用,但仍有潜在的大出血发生。若选择刮宫术,术前需建立静脉通道,在超声监测下施术。术中操作应轻柔、密切注意病情变化,术后采用纱布填塞或 Foley 导尿管压迫止血,并做好输血及其他抢救准备,或备紧急子宫动脉栓塞术准备。②宫腔镜治疗。宫腔镜手术具有直视、无痛、微创等优点,已广泛应用于妇产科疾病的诊断和治疗。1996 年 Ash 等首次应用宫腔镜治愈 1例宫颈妊娠后,国内外陆续有宫腔镜治疗宫颈妊娠的报道。宫腔镜可直视切除妊娠组织,并能电凝止血达到治疗目的。但是,也有

宫腔镜操作引起宫颈难以控制的大出血的报道。近年来有个案报道,先在腹腔镜下结扎子宫动脉,再行宫腔镜切除妊娠组织治疗宫颈妊娠,取得满意的疗效。③介入治疗。宫颈妊娠血流主要来源于子宫动脉下行支,控制子宫动脉下行支的血供可控制宫颈出血。经股动脉穿刺行选择性子宫动脉栓塞治疗宫颈妊娠,在于直接阻断宫颈血液循环,胚胎缺乏血供使其萎缩,并能防止清宫术时出现阴道大出血。栓塞剂进入子宫动脉后迅速形成血栓。约2周后子宫动脉再通,不影响内分泌和生育功能。同时可将 MTX 注入子宫动脉,达到杀胚效果。④宫颈环扎术。1995年 Serrsti 等报道宫颈环扎及搔刮术治愈宫颈妊娠成功的病例。⑤子宫切除术。又称为根治性手术。若宫颈妊娠误诊为宫内妊娠难免流产而行清宫术,术中、术后出现难以控制的大出血时,可考虑行全子宫切除术。随着科学技术的进步,宫颈妊娠诊治水平逐渐提高,全子宫切除术已不是治疗宫颈妊娠的必须手段,目前此方法只适用于妊娠周数较大、无生育要求的病例。当保守治疗失败,宫颈妊娠出血不止,继发失血性休克时,应果断行全子宫切除术,以挽救患者生命。

3)联合治疗:各种治疗方法均有其优点和局限性,临床上应根据具体病情,可将不同方法联合应用,以达到最佳的治疗效果。如子宫动脉栓塞 24~72 小时后刮宫术,不仅治疗效果好,治疗时间也缩短。

总之,选择何种方法治疗宫颈妊娠取决于患者的妊娠周数、出血程度、生育状况、医院现有条件以及经治医师经验等。在保守治疗无效时,子宫切除术仍是治疗的最后选择。

13.2.8.3　宫角妊娠及偏宫角妊娠

子宫角妊娠(cornual pregnancy,CP)是指孕卵附着在输卵管口近宫腔侧,或在输卵管间质部但向宫腔侧发育而不在间质部发育(简称宫角妊娠)。偏子宫角妊娠(near cornual pregnancy,NCP)较少见,易向宫角妊娠发展,是指孕卵附着在近宫腔的偏子宫角部位,或虽向宫腔侧发育而不向间质部发育。

(1)病因:同宫颈妊娠。

(2)临床表现及诊断

1)临床表现:宫角妊娠由于宫角处内膜和肌层较薄,早期滋养层发育不良,可引起腹痛或不规则阴道流血发生早期流产等,常在妊娠12周左右时出现较严重的腹痛,伴有或不伴有阴道流血,子宫不对称增大,将圆韧带推向外侧,可以破裂或不破裂。如果早期不发生流产,上述症状到妊娠中期即消失,而到妊娠晚期常能顺利分娩。

宫角妊娠和正常妊娠在解剖上并无绝对的界限,胎儿娩出后胎盘常滞留在子宫的一角,需行人工剥离。受精卵种植部位离输卵管内口越近,子宫不对称形状越明显,腹痛等症状也越严重。宫角妊娠虽有严重腹痛,但大多数病例都可自然分娩。

宫角妊娠因种植部位异常,妊娠早期易发生流产,该部位血供丰富,出血常极为活跃,当血液渗透至子宫壁时,导致子宫不对称囊性扩张,积血过多可发生破裂,患者常以腹痛、反复阴道出血或急腹症入院。

2)诊断:1981年 Jansen 等提出的诊断标准为:①腹痛伴有子宫不对称性增大,继以流产或阴道分娩;②直视下发现子宫角一侧扩大,将圆韧带推向外侧;③胎儿娩出后,胎盘滞留在子宫角部。符合上述任何一项可考虑为子宫角妊娠。

(3)超声诊断:目前,随着超声检测技术的提高及彩色超声的广泛应用,宫角妊娠早期诊断多由超声检查提供。

1)宫角妊娠的超声诊断:子宫体腔中轴未见孕囊,子宫横切显示横径增宽,一侧宫角突出,内见孕囊或混合回声,部分与宫腔相连,周边或内见异常丰富血流信号,提示宫角妊娠可能。

2)偏宫角妊娠的术中超声诊断:超声监护下吸刮宫术能动态观察宫内的情况。

超声检查发现孕囊或混合性包块在宫角处,应仔细观察一侧宫角有无突出及与宫腔相连情况,再除外双角子宫或纵隔子宫等异常子宫,并结合临床早诊断偏子宫角妊娠和子宫角妊娠。若孕囊或混合性包块外侧缘距子宫肌层浆膜面<5 mm，易发生破裂和吸刮宫术中穿孔，超声诊断中可给予提示，引起临床医师注意。

（4）终止宫角妊娠方法的选择

1）刮宫术：凡拟诊早期宫角妊娠或偏宫角妊娠需要终止妊娠者，可首选在超声或腹腔镜监测下试行刮宫术，有助于准确处理，不应选择药物流产。刮宫时须小心，防止妊娠物残留或引起子宫角部穿孔。术前建立静脉通道，并备有急救措施。刮宫术后应复查超声，了解是否有残留情况并给予随访，根据超声检查结果及血HCG下降情况，酌情处理。

2）宫角楔切或线形切开术：刮宫无法止血者，经腹或经腹腔镜切除该侧子宫角部和输卵管；对已有小孩者，同时结扎对侧输卵管，以免日后妊娠发生子宫角瘢痕破裂。若宫角妊娠未破裂，宫角部可线形切开（或称开窗），取出妊娠物并搔刮病灶处，局部注射MTX 10～20 mg，根据切开创面情况，酌情缝合；若创面小、无出血可不缝合。

3）宫腔镜：宫角妊娠的治疗至今均以手术为主，近年来有报道宫腔镜技术用于诊治宫角妊娠，取得良好效果。膨宫液将宫腔膨开后，宫角处扩张，使活检钳及电切环达到宫角部，且组织物直视下有利于钳取，技术的关键在于分辨妊娠物与宫壁的分界，准确清除妊娠物而不伤及较薄弱的宫角肌层。缺点：绒毛浸润肌层深，组织不易彻底清除，一旦发生多量出血，宫腔镜下视野模糊，无法操作，将会增加手术难度，延长手术时间，仍需改开腹手术治疗。

4）腹腔镜或宫腹腔镜联合手术：随着腹腔镜手术技巧及熟练程度提高，特别是近年来使用超声刀术中有效止血后，宫角妊娠腹腔镜手术的成功率明显提高。在生命体征平稳、病灶无破裂、无大出血情况下，一些医院将腹腔镜作为宫角妊娠的首选治疗方案。

5）药物治疗：如患者血HCG值较低，宫角妊娠包块小；或刮宫术后宫角有占位，范围<2 cm，血HCG值不高，可行药物保守治疗。选择的药物：①MTX 50 mg，单次肌内注射；或50 mg，肌内注射，每天1次，共3天；②米非司酮25 mg，口服，每天1次，7～14天。

注意事项：当超声检查未见宫腔内或宫体两侧有孕囊或包块时，或见宫角处混合型包块伴血流丰富时，临床应进一步检查，除外滋养细胞疾病，并告知患者密切随访，减少误诊和漏诊。

（方爱华）

参考文献

[1] 曹泽毅主编.中华妇产科学.第2版.北京：人民卫生出版社,2004.2838～2863

[2] 方爱华,陈勤芳,程利南.剖宫产6个月内再次早、中孕终止方法探讨.生殖与避孕,2005,25(10):609～612

[3] 方爱华,陈勤芳,李玉宏,等.依沙吖啶配伍米非司酮终止中期妊娠临床研究.中国实用妇科与产科杂志,2005,21(增刊):24～25

[4] 方爱华,陈勤芳,刘颖.米索前列醇术前使用在异丙酚麻醉早孕负压吸宫术中的随机对照临床研究.中国临床医学,2004,11(3):418～420

[5] 方爱华,陈勤芳,周惠文,等.一次性手动式宫腔处置器用于终止早孕的临床研究.中国计划生育学杂志,2004,12(5):292～294

[6] 方爱华,王益鑫.计划生育技术.第3版.上海：上海科学技术出版社,2012.8

[7] 丰有吉,沈铿主编.妇产科学.北京：人民卫生出版社,2009.407～420

[8] 韩学军,翁梨驹.米非司酮用于水囊中期妊娠引产的疗效观察.中国计划生育学杂志,1996,25(5):309～310

[9] 黄勤,方爱华,陈勤芳,等.超声检查偏子宫角部位妊娠的诊断价值.中国临床医学,2010,17(3):414～416

[10] 姜向阳,吕传红,李翠祥.内窥式人工流产与传统式人工流产的临床观察.中国妇产科临床杂志,2006,7(2):141～142

[11] 金力,沈维雄,孙志达,等.复方米非司酮对人早孕蜕膜组织雌孕激素受体的影响.生殖与避孕,2000,20(4):202～208

[12] 李丽,吴尚纯,张帝开,等.一次性减压式吸管用于早孕吸宫术的多中心临床观察.中国计划生育学杂志,2008,150(4):229～233

[13] 林中明,贺昌海主编.新型抗早孕药物——米非司酮

的临床应用.上海:上海医科大学出版社,1992.10

[14] 刘芳,于俊荣,李杰,等.复方米非司酮对人早孕绒毛
盒蜕膜组织结构盒分泌功能的影响.生殖与避孕,
2001,21(5):293～298

[15] 上海市 23 号避孕科研协作组.三烯炔诺酮合并前列
腺素催经止孕的临床观察.上海医学,1980,3(10):
24～26

[16] 沈娜,尚涛.普贝生配合水囊用于中晚期妊娠引产效
果观察.实用药物与临床,2009,12(6):456～457

[17] 苏应宽.妇产科手术学.第 2 版.北京:人民卫生出版
社,1992.187～194

[18] 王世瑄,王益鑫.计划生育技术.第 2 版.上海:上海科
学技术出版社,1997.196～227

[19] 肖壁莲,丘淑华主编.计划生育技术手册.中国科学技

术出版社,1993.191～202

[20] 谢康云,方爱华,高泳涛,等.米索前列醇与依沙吖啶
配伍用于中孕引产的多中心临床研究.上海医学,
2002,22(5):559～562

[21] 中华医学会.临床诊疗指南.计划生育分册.北京:人
民卫生出版社,2004.37～80

[22] 朱韫春,杨吟秋,张晓红.复方米非司酮用于高危早期
妊娠药物流产的临床观察.生殖与避孕,2007,27(4):
301～303

[23] Von Hertzen H, Piaggio G, Wojdyla D, et al. Two
mifepristone doses and two intervals of misoprostol
administration for termination of early pregnancy: a
randomised factorial controlled equivalence trial.
BJOG, 2009,116(3):381～389

14 女性绝育术

14.1 概述

女性绝育术是控制生育的重要方法,而输卵管绝育术是女性绝育重要的常用方法,几乎所有的女性绝育手术均是指输卵管绝育术。在美国每年有50万~60万妇女接受该手术,据统计2000年全世界输卵管绝育妇女达4亿。

输卵管绝育的历史可追溯到古希腊希波克拉底时代,他主张对患有精神病等不适合生育、无能力哺育后代的妇女行永久性绝育术,以免对后代和社会造成不良影响。19世纪初,出现了剖宫产后再次妊娠严重威胁孕妇和胎儿生命安全的问题,因此1823年有人为避免剖宫产后再次妊娠对母亲健康和生命的威胁,首先对剖宫产孕妇实施输卵管结扎手术。以后经多年的实践和不断技术改进(表3-14-1),产生了多种输卵管绝育的方法,如丝线结扎输卵管、输卵管部分切除、输卵管组织内包埋、机械性压挫、药物腐蚀、电

表3-14-1 国外输卵管绝育方法的发展与应用

年份	创造及应用者	应用情况
1834	Blundell	在美国,首次提出切除部分输卵管进行输卵管绝育
1881	Lundgren	首次报道单纯输卵管结扎进行输卵管绝育
1910	Madlener	应用输卵管夹挫和结扎技术,共完成89例手术,随访至1919年无一例妊娠
1924	Irving	应用输卵管结扎、切断,并行近端输卵管包埋于系膜内;之后又介绍了其改良的方法;至1950年共完成814例手术,无一例失败
1930	Bishop & Nelms	输卵管结扎切除,其后任医师Pomeroy发展了该技术,成为Pomeroy输卵管绝育法
1934	Aldridge	提出并应用暂时绝育技术,曾有一例自行复通妊娠
1935	Kroener	提出进行输卵管伞端切除术,至1969年共完成200例绝育手术,无一例失败
1946	Uchida	提出并应用输卵管结扎、切除和输卵管系膜内包埋法,即Uchida法。至1961年无手术失败;至1975年共完成20 000例,无一例失败

凝烧灼、栓子堵塞及夹子钳夹等多种方法。至19世纪初,出现了麦氏法(输卵管压挫结扎)及波氏法(输卵管双折结扎切断法)输卵管绝育术。因这两种方法简单、安全、失败率低,女性输卵管结扎术的绝育手术才得以推广使用,并出现许多新术式。这些术式经过多年的临床实践,不断完善,大多数女性绝育手术被淘汰,剩下的不过10种。

14.2 输卵管绝育术

根据阻断输卵管交通方式的不同,输卵管绝育可分为输卵管扎断技术和输卵管腔内粘堵技术。以输卵管扎断技术最为常用,输卵管腔内粘堵技术在国内外并未得到较广泛的应用。

按输卵管扎断手术途径分类,有以下几种方式,即经腹部(腹式)输卵管绝育术、经阴道(阴道式)输卵管绝育术等,后者近年来在国内外均已很少应用。腹式输卵管绝育术是目前最常用的方法,有传统的剖腹输卵管绝育术和腹腔镜下输卵管绝育术。传统的剖腹术是以小切口进行,切口一般长2 cm左右,可选择直切口、横切口;提取输卵管的方法有指板法、卵圆钳法、吊钩法、指钩法等。腹腔镜输卵管绝育术已有40余年的历史,是在国外发展起来的一项绝育技术,国内于1979年引进,现已较普遍开展。

根据输卵管扎断技术的具体方法不同,可分为以下几类,如输卵管结扎术、输卵管夹绝育术、极少数情况下的输卵管切除术,以及腹腔镜下常用的电凝绝育术、热凝技术、超声离断技术、输卵管夹及输卵管环绝育术等。

14.2.1 输卵管绝育手术的适应证和禁忌证

(1)适应证:①已婚妇女自愿要求输卵管绝育,且无禁忌证者;②因某种疾病,如心脏病、肾脏病、严重遗传病等不宜妊娠者。

(2)禁忌证:①有全身或局部感染者,如全身各器官的感染性疾病、腹部皮肤感染、产时产后感染、盆腔炎性疾病等;②全身情况

虚弱,不能经受手术者,如产后出血、贫血、休克、心力衰竭和其他疾病的急性期;③24小时内两次(间隔4小时)体温均>37.5℃者,暂缓手术;④严重的神经官能症患者。

14.2.2 输卵管绝育手术前的准备

(1)手术时间选择:输卵管绝育术的时间选择十分重要,在某些情况下进行输卵管绝育手术可能会引起某些并发症的发生。

1)月经正常的妇女,输卵管绝育手术的时间以月经后3~7天为宜,应尽量避免在排卵后或月经期进行。

2)经阴道分娩后、中期妊娠引产后、人工流产后均可进行输卵管绝育手术,但要根据要求绝育者的具体情况,严格掌握手术适应证,不能一概而论。剖宫产时同时进行的输卵管绝育术方便、迅速、安全,是输卵管绝育较好的手术时机。

3)自然流产后的输卵管绝育术应在月经恢复后进行;药物流产后的绝育术应选择在两次正常月经后进行。

4)哺乳期可进行输卵管绝育术,有哺乳期闭经者要在排除妊娠后进行。

5)在取出宫内节育器(IUD)后进行的输卵管绝育术,最好将取出IUD和绝育术同时安排在月经干净后3~7天进行。

6)剖腹术(如异位妊娠手术、剖宫取胎术及其他妇科手术)的同时进行输卵管绝育术也是女性绝育术的合理时机。

7)妊娠或带器者要求绝育,必须先终止妊娠或取出节育器,然后根据具体情况进行输卵管绝育术。

(2)术前准备

1)做好术前咨询,夫妻双方签署知情同意书。

2)详细询问病史,注意有无腹部手术史及引起手术困难的情况。

3)进行全面体格检查,包括测量血压、脉搏、体温,各系统检查;妇科检查时,对1年以上未进行宫颈疾病筛查者要进行宫颈细胞学检查,如巴氏涂片、液基细胞学检查等。

4）血常规及出凝血时间、尿常规检查；肝肾功能、乙型肝炎病毒表面抗原及其他检查；胸部 X 线检查、心电图检查等。

5）采用普鲁卡因麻醉者应做皮试。

6）腹部备皮，包括脐部处理。

7）术前排空膀胱，注意有无残余尿；尿潴留者应留置导尿管。

8）必要时术前 0.5～1 小时给予镇静剂。

9）术前空腹或禁食 4 小时；选择全身麻醉者要禁食＞12 小时。

（3）麻醉及手术要求

1）经腹小切口输卵管绝育术，可选择切口部位局部浸润麻醉，也可酌情选用其他麻醉方法；腹腔镜手术一般选用全身麻醉，有时也可选用椎管内麻醉。

2）手术必须在手术室进行。

3）术者穿手术衣裤，戴帽子、口罩，常规消毒手后戴无菌手套。

4）受术者取平卧位，或头低臀高位。

5）消毒范围：上达剑突下，下至阴阜、耻骨联合及腹股沟以下，并至大腿上 1/3 处，两侧达腋中线。

6）用无菌巾遮盖腹部，露出手术视野，并罩以无菌大单。

14.2.3 输卵管绝育术的基本技术

输卵管绝育术种类较多，常用的手术有以下几种：Pomeroy 或改良 Pomeroy 法（又称潘氏法）、抽芯包埋法与 Uchida 法、银夹绝育术、Falope 环绝育术、Hulka 夹绝育术、Filshie 夹绝育术及双极电凝绝育术等。上述几种手术可以通过腹部小切口完成，也可以在腹腔镜下完成，某些情况下也可以通过阴道途径完成。目前国内最常用的是：①抽心近端包埋法，失败率为 0.2%～0.5%；②输卵管双结扎切除法（潘氏法），失败率为 0.3%～1.5%。上述两种方法主要通过剖腹小切口完成。对输卵管结扎术失败者可再次进行绝育手术，慢性输卵管炎等患者可做输卵管切除术。

（1）腹部小切口提取输卵管方法：腹部小切口操作步骤如下。手术野常规消毒，铺消毒巾及有洞大消毒单，在下腹正中线与下腹腹横纹交点处，取正中小直切口或横切口，长 2～2.5 cm；产后在宫底下 2～3 cm 做纵切口。依次切开皮肤、切开或分离皮下脂肪、钳夹提起并切开腹直肌前鞘，在中线处钝性分离腹直肌、分离腹膜外脂肪暴露腹膜、钳夹提起并且开腹膜，打开腹腔后以手指伸入腹腔内探查有无粘连、子宫的位置，以手指触摸探查双侧卵巢的大小、质地及与周围组织的关系。然后将输卵管提出至腹腔外进行绝育手术操作。

寻找和提取输卵管是手术的主要环节，提取输卵管后见到输卵管伞端方可证实为输卵管，术中须同时检查卵巢有无异常。经腹部小切口提取输卵管的常见方法如下。

1）指板法：用示指进入腹腔触及子宫，如子宫为后位应先复至前位。沿子宫角部滑向输卵管后方，再将压板放入，将输卵管置于手指与压板之间，压板在阔韧带前方，示指在后，共同滑向输卵管壶腹部，将输卵管提起呈襻状，经腹部切口轻轻取出。该法是经腹小切口输卵管绝育术最常用的提取输卵管的方法。

2）卵圆钳法：术者用左手示指经切口伸入腹腔，沿宫底后方滑向一侧宫角处，如果子宫为后位应先复至前位。触摸到输卵管后，右手持卵圆钳将输卵管夹住，轻轻提至切口外。

3）吊钩法：将吊钩沿腹前壁经膀胱子宫陷凹，吊钩背部紧贴子宫前壁，滑至宫底部后方，然后向一侧输卵管滑去，钩住输卵管壶腹部后轻轻提起，在直视下用无齿镊夹住输卵管并轻轻提出。如吊钩提起时感觉太紧，可能钩住卵巢韧带；如太松则可能钩住肠曲。

4）指钩法：手指探查输卵管和子宫位置，在示指的指引下，将吊钩放至子宫角后方，示指前移，并引导吊钩滑向输卵管壶腹部与峡部中间，提出输卵管。如子宫为后位应先复至前位。对于子宫后倾严重无法复位者,将吊钩滑向输卵管及子宫后方,上提中,左手示指尽量靠拢吊钩端,并使吊钩外转45°～90°,可使卵巢固有韧带从钩上脱落,仅将输卵管提出。

(2)腹腔镜输卵管绝育术的基本操作:腹腔镜下输卵管绝育手术简便、安全、手术视野清楚,误扎、错扎输卵管的可能性极小,并且可以观察盆腔内器官的情况,可及时发现某些妇科检查、影像学检查难以发现的早期疾病。腹腔镜基本操作如下。

1)常规消毒腹部手术野,消毒外阴,放置导尿管,估计手术困难者可放置举宫器。

2)气腹腹腔镜手术要先建立人工气腹。患者取膀胱截石位,根据套管针外鞘直径切开脐孔下缘皮肤 10～12 mm,用布巾钳提起腹壁,与腹部皮肤呈90°角沿切口穿刺气腹针进入腹腔,连接自动 CO_2 气腹机,以 1～2 L/min 流速进行 CO_2 充气,当充气 1 L 后,调整患者体位至头低臀高位(倾斜度为15°～25°),继续充气,使腹腔内压力达 12 mmHg,拔去气腹针。

3)放置腹腔镜。用布巾钳提起腹壁,与腹壁皮肤呈90°角穿刺套管针,当套管针从切口穿过腹壁筋膜层时有突破感,使套管针穿刺方向转为与水平线呈夹角45°向前下方穿刺,穿过腹膜层进入腹腔,去除套管针针芯,将腹腔镜自套管鞘进入腹腔,连接好 CO_2 气腹机,以 20～30 L/min 的气体流量进行持续腹腔镜内充气,整个手术过程维持腹腔镜内压为 12 mmHg。

4)无气腹腹腔镜下手术无需建立人工气腹,目前以腹壁皮下单点悬吊腹壁最为常用,将腹壁进行机械性悬吊后,在右下腹腹壁阑尾点处做 1～1.5 cm 小切口,让空气进入腹腔即可建立手术空间。无气腹腹腔镜技术避免了人工气腹的并发症,在手术中无须担心气体泄漏,并且手术操作接近剖腹手术,简便易行。腹腔镜穿刺套管针也可在脐部穿入腹腔,患者取臀高头低位(倾斜度为25°～35°)。

5)腹腔镜放入腹腔后,常规观察检查盆腔及盆腔脏器。

6)在腹腔镜监视下,一般选择下腹部两侧做第2、3穿刺点,分别穿刺放置套管,插入必要的器械进行操作。穿刺时应避开下腹壁血管。

7)腹腔镜下输卵管绝育手术以双极电凝绝育、LigaSure输卵管闭合术、输卵管超声离断术和各种夹子绝育术等。

8)手术结束后用 0.9%氯化钠注射液冲洗盆腔,检查无出血、无内脏损伤。气腹腹腔镜手术结束时,应停止充入 CO_2 气体,并放尽腹腔内 CO_2 气体,取出腹腔镜及各穿刺点的套管针鞘,缝合穿刺口。

(3)经阴道(阴道式)输卵管绝育术基本操作:对于腹部有感染、严重瘢痕,或者其他不适合于经腹进行输卵管绝育术的妇女,经阴道手术仍不失为一种可取的方法,但作为常规绝育方法已很少使用。

经阴道输卵管绝育术要求阴道清洁度好,可在手术前阴道冲洗每天 1 次,连续2～3天。经阴道输卵管绝育术一般采取腰麻、硬膜外麻醉或全身麻醉;也可应用局部麻醉,但局部麻醉对手术操作有时会有影响。经阴道输卵管绝育术的手术步骤如下。

1)外阴、阴道常规消毒,铺消毒巾。

2)用阴道拉钩或双叶窥阴器扩张阴道,暴露阴道穹窿和子宫颈,并对阴道及穹窿、宫颈管再次消毒。

3)用宫颈抓钳钳夹宫颈前唇或后唇,牵拉子宫颈,暴露前穹窿或后穹窿。

4)切开穹窿进入腹腔的途径有,前穹窿切开法和后穹窿切开法。

● 阴道前穹窿切开法:适用于子宫前倾、前屈位妇女,步骤及要点如下:①用金属导尿管导尿,排空膀胱;②用直角拉钩向后下方牵拉阴道后壁,用另一直角拉钩向上牵拉阴道前壁,用宫颈钳钳夹宫颈前唇,向后下方牵拉宫颈,暴露前穹窿;③用金属导尿管放入膀胱内,确定膀胱在宫颈部位的附着点,在其近宫颈口方向离膀胱附着点 1.5 cm 处横行切开宫颈黏膜,深达筋膜层疏松结缔组织;

④也可以在切开前于疏松结缔组织层内注入生理盐水，或者1:1 000肾上腺素生理盐水，既可使黏膜下疏松结缔组织易于分离又减少出血；⑤沿宫颈黏膜下疏松结缔组织层向上推离膀胱与子宫颈间的间隙，直至膀胱宫颈处的腹膜反折，打开该处腹膜即可进入腹腔；⑥向切口两侧延长，充分认证已经进入腹腔，探查盆腔及其脏器的情况。

● 阴道后穹窿切开法：适用于子宫后倾、后屈位妇女，步骤及要点如下：①用直角拉钩向后下方牵拉阴道后壁，用宫颈钳钳夹宫颈后唇，向前上方牵拉子宫颈，充分暴露阴道后穹窿；②在子宫颈与阴道后壁交界处横行切开阴道后壁，切口长约3 cm，深达黏膜下疏松结缔组织，向上分离该间隙，直达子宫直肠陷凹处腹膜，打开腹膜进入腹腔。

5）提取输卵管：自前穹窿打开腹腔者，用直角拉钩伸入腹腔，向前向上牵拉，将子宫颈向后牵拉，使子宫固定于前倾位。自后穹窿打开腹腔者，用直角拉钩伸入腹腔，向后向下牵拉，将子宫颈向前牵拉，使子宫固定于后倾位。可用无齿卵圆钳或无齿长镊子自子宫两侧夹取输卵管，也可用输卵管钩钩取输卵管。

6）阻断输卵管：阴式输卵管绝育术中提取输卵管时，提取的往往是输卵管的壶腹部或伞端，因为手术视野较局限，多采用改良Pomeroy法（潘氏法或输卵管折叠结扎切断法）结扎输卵管。

7）缝合腹膜和阴道黏膜：用1号丝线，或3/0可吸收线缝合关闭腹膜，用2/0可吸收线缝合阴道黏膜。

14.2.4 常用输卵管绝育方法

（1）抽芯包埋法与Uchida法

1）手术方法：Uchida法与抽芯包埋法的手术操作基本相同，经腹部切口应用该方法较方便。

以抽芯包埋法为例，手术操作如下：用两把组织钳将输卵管峡部提起，两钳距离为2～3 cm，选择输卵管峡部无血管区，先在浆

膜下注射少量生理盐水或含肾上腺素的生理盐水，使浆膜层与输卵管肌层分离，于输卵管系膜对侧面沿输卵管长轴将该部位浆膜切开，游离出输卵管肌层和黏膜层"管芯"，用两把蚊式钳夹住两端，切除中间1～1.5 cm的输卵管"芯"，用4号丝线分别结扎输卵管两侧断端，远端将浆膜层与输卵管"芯"同时结扎，用0号丝线连续缝合输卵管系膜，并将输卵管近端包埋缝合于输卵管浆膜及输卵管系膜内，输卵管结扎的远端不做包埋而留于输卵管系膜外（图3-14-1）。

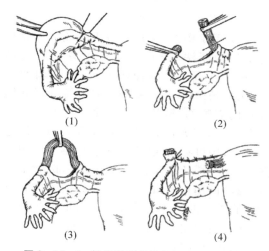

（1）   （2）

（3）   （4）

图3-14-1 输卵管绝育抽芯包埋法（示意图）

Uchida法与抽芯包埋法的手术操作不同之处是：Uchida法要求切除较长的输卵管"芯"，一般要求为5 cm，甚至可以将手术延伸为输卵管伞端切除术或输卵管壶腹部切除术。抽芯包埋法是我国临床计划生育工作者根据我国妇女的具体情况对Uchida法进行的改良手术，其严格要求在输卵管峡部进行手术，要求切除的输卵管"芯"长度为1～2 cm。

2）抽芯包埋法的优点与不足：抽芯包埋法手术切开输卵管系膜，分离游离部分输卵管的峡部输卵管"芯"，对输卵管系膜损伤较小，对输卵管系膜内的血管损伤也较小，有时几乎不损伤系膜内的血管；输卵管近端包埋及系膜的缝合使手术创面不易发生粘连；两

侧输卵管断端分别被包埋在输卵管系膜内和游离在盆腔内,手术绝育效果好。但从手术操作而言,相对于其他方法较复杂,如果经阴道进行较为困难,腹腔镜下操作也较为不便。

抽芯近端包埋法输卵管结扎后再孕发生率低。输卵管结扎术后发生再孕(宫内或宫外孕)实质上是绝育的失败。输卵管自发再通、新生伞或瘘管形成是输卵管结扎术后并发异位妊娠或宫内妊娠的主要原因。而抽芯近端包埋法将近端包埋,远端外露,有效避免了输卵管的再通,预防了再孕的发生,因此成为临床上常用的方法。

(2)Pomeroy 或改良 Pomeroy 法

1)手术操作:又称为潘氏法或输卵管折叠结扎切断法。Pomeroy 法绝育术较为简便、易于掌握。手术操作如下:辨认输卵管后,用持肠钳(Babcock clamp)夹持并提起输卵管的壶腹部,辨认输卵管系膜内的血管走行和分布,避开血管丰富区域将输卵管提起呈襻状,用可吸收线(Pomeroy 法推荐应用羊肠线)结扎襻状输卵管部分的基底部,暂不剪除缝线,而用止血钳钳夹固定,以防输卵管落回入腹腔。此时襻状输卵管部分的血供被阻断,用止血钳钳夹上提被结扎的输卵管襻,在输卵管被结扎打结的上方、在离线结 0.5 cm 处剪断远侧的输卵管,然后再剪断近侧的输卵管,剪下的襻状输卵管部分约长 1 cm,检查切断的输卵管断端无出血,剪除结扎输卵管的可吸收线,将结扎后的输卵管放入腹腔内。同法处理对侧输卵管。这种方法国内称为潘氏法。结扎术后经过一段时间可吸收缝线被吸收,两侧输卵管的断端渐渐分离,基本回复到手术前的解剖位置(图 3－14－2),对于可吸收缝线,被吸收需要的时间越长,两侧输卵管断端分离的距离越小,羊肠线被认为是 Pomeroy 法手术较理想的结扎用线。

在潘氏法的应用实践中,对 Pomeroy 法进行了改良,即改良 Pomeroy 法(或改良潘氏法),又称为改良输卵管折叠结扎切断法。具体方法如下:①以一把鼠齿钳(Allis clamp)提起输卵管峡部,使之折叠双折呈襻

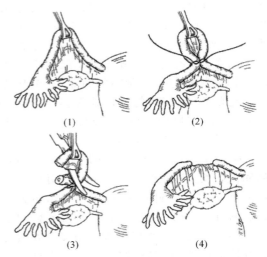

图 3－14－2　输卵管绝育 Pomeroy 法(示意图)

状;②在距钳夹提起的顶端 1.5 cm 处用血管钳轻轻压挫输卵管 1 分钟;③用 7 号丝线缝合穿过系膜(也可用可吸收缝线),于输卵管被压挫处先结扎近侧输卵管,后环绕结扎远侧,必要时再环绕结扎近侧;④在结扎线上方剪去约 1 cm 长的一段输卵管。同法处理对侧。

2)Pomeroy 或改良 Pomeroy 法的优点与不足:手术操作简便、易于掌握,适合于经腹部、经阴道或经腹腔镜手术,手术效果好,手术失败率为 0.2%～0.4%。不足之处在于手术时钳夹切除的输卵管组织较多,往往切除的为部分输卵管壶腹部组织和部分输卵管系膜,对输卵管系膜内血管的损伤较抽芯包埋法大。

(3)银夹绝育法:输卵管银夹绝育法于 20 世纪 50 年代产生于美国,20 世纪 70 年代中期在我国开始应用,大量临床应用证明其是一种安全、有效、损伤小的绝育术。银夹绝育术的主要器材是银夹和银夹钳,银夹是夹合输卵管用的,银夹厚度为 0.4 mm,宽 2 mm,臂长 6.2 mm,银夹壁的内表面有 6 个突起,具有闭锁和防止夹滑脱的作用,银夹在钳合后中间有 0.15～0.2 mm 的间隙,以容纳被压扁的输卵管组织,防止绝育部位的输卵管被夹断。银夹钳的下唇较上唇稍长些,

下唇内有一纵槽,槽深 0.4 mm,银夹置于其中,使银夹不易滑脱。手术时提取输卵管后,将银夹安放在放置钳上,钳嘴对准提起的输卵管峡部,使峡部横径全部进入张开的银夹两臂之中,缓缓紧压钳柄,压迫夹的上下臂,使银夹紧压在输卵管上,持续压迫 1～2 秒钟后放开夹钳,再检查银夹是否平整地夹在输卵管上,输卵管放置银夹后便阻断输卵管的交通,达到绝育目的。这种方法的主要优点是若因某种原因需要再生育进行输卵管吻合术时,由于手术损伤范围较小而其成功率较高。2002 年陆秀堂等报道 1 518 例银夹绝育术,总有效率为 98.81%,失败率为 1.19%,失败者以年龄偏低组居多。

(4) Hulka 夹绝育法:是应用腹腔镜技术进行的一种绝育方法。Hulka 夹是一种弹簧硅胶夹,该夹的优点在于对输卵管及输卵管系膜损伤很小,因此在需要进行输卵管复通再恢复生育功能时,能达到最大可能的生育功能恢复。

在腹腔镜下进行的 Hulka 夹绝育术可选用任何麻醉方法,对于腹壁较厚或对疼痛较敏感的患者及估计手术难度较大妇女,可选用全身麻醉、椎管麻醉。对于估计手术时间短、手术操作容易的 Hulka 夹绝育法,甚至可选用局部麻醉。以局部麻醉方法来介绍 Hulka 夹绝育技术。

患者取膀胱截石位,排空膀胱。脐孔部位进行局部浸润阻滞麻醉,建立气腹后在脐部穿刺放入腹腔镜套管,在腹腔镜指示下选择放置下腹部两侧操作套管的位置,应用利多卡因局部麻醉后穿刺放置套管,输卵管暴露清楚者可用单一穿刺套管针穿刺放置套管;输卵管暴露困难者由助手一侧可选用 5 mm 套管针穿刺,手术者一侧操作穿刺套管选用 10 mm 套管针,完成手术。

首先通过已装上 Hulka 夹的按放器向输卵管绝育部位浆膜表面喷利多卡因溶液,进行局部浸润麻醉。启用按放器打开 Hulka 夹,将夹子放置在所选择的绝育部位,让夹子的两臂完全跨越包含整条输卵管,然后关闭

按放器将夹子咬锁在输卵管绝育的部位。将按放器松开,取出按放器,并仔细观察 Hulka 夹放置是否有效合理。如果发现 Hulka 夹放置不合理,可在输卵管另一部位重新放置另一枚 Hulka 夹。同法处理对侧输卵管。

Hulka 夹输卵管绝育与其他夹绝育术一样,具有较好的绝育效果。

(5) Filshie 夹绝育法:Filshie 夹是一种钛-塑胶制成的用于腹腔镜手术阻断器材。Filshie 和 Casey 首先在英国开发了这一器材,经多次改型产生了 Mark V 型 Filshie 夹。用于输卵管绝育术,输卵管肌层被轻轻挤压,管腔闭合在一起,随着峡部坏死,以达到快速堵塞输卵管的目的。

Filshie 夹用于输卵管绝育是在 20 世纪 80 年代初。美国报道 5 754 例绝育妇女中,168 例应用 Filshie 夹绝育,累计 24 个月的妊娠率为 0.01%～1%。全世界范围内 >300 万妇女采用 Filshie 夹绝育,在加拿大占所有绝育者的 85%,Filshie 夹绝育的失败率为 0.27%～0.9%。英国 Heslip 报道 10 年中 1 万例 Filshie 夹绝育的失败率为 0.65%。Filshie 的 10 年随访研究发现,失败率为 0.4%。该方法的失败率远低于双极电凝法 (2.48%)、单极电凝法 (0.75%)、Yoon 夹 (1.77%)、Hulka 夹 (3.65%) 及输卵管部分切除 (2.01%)。

1) Filshie 夹使用中的注意问题:①检查处于张开状态的持夹器是否光滑,使用时不要关得太紧,否则可使夹过早闭合。为防止 Filshie 夹在放置时脱落于腹腔,持夹器的尾端应始终张开,因为持夹器的张开要比 Filshie 夹的咬合快得多;②为防止夹错位置,在夹紧前应提出输卵管暴露伞端,以确定夹住的确实是输卵管峡部;③使用时发生输卵管切断的情况极为少见,常常是由于患者输卵管较粗,夹住过紧。另外咬合时应尽可能慢。一旦断裂应两侧各使用一个夹。Gomel 提出所有的腹腔镜手术包括绝育术应采用双孔穿刺的方法,视孔与操作孔分开可大大提高操作的准确性和安全性。

2) Filshie 夹绝育术的并发症:Filshie 在英国观察了 164 例 Filshie 夹绝育妇女,在随后进行其他手术时取其输卵管标本进行研究,发现 Filshie 夹绝育术后输卵管被夹部位局部变细,被夹部位纤维化。Filhsie 夹绝育术失败的主要原因是输卵管部分漏夹。

3) 在产褥期妇女绝育术中的应用:产后使用 Filshie 夹输卵管绝育具有两大优越性:术野开阔,具有较强的可视性和可操作性;输卵管损伤较小,复通手术复孕率高。全球自 1980 年以来 Filshie 夹应用总结表明,产褥期使用要求术前仔细辨认确定输卵管的峡部;用双穿刺孔手术操作比较安全,而且当视孔和操作孔分开时操作比较准确。由于 Filshie 夹操作简便、输卵管损伤小、复通手术容易复孕、失败率较低,所以容易被患者接受,目前在许多国家广泛使用。

(6) 硅橡胶节育环绝育法(Falope 环绝育法):Yoon 于 1974 年发明了用于输卵管绝育的硅橡胶节育环(Falope ring),用特制硅橡胶制成,因内含有硫酸钡,故可在 X 线下显影。环的内径 1 mm,外径 3.5 mm,厚 2.2 mm,扩张至 6 mm 仍具有完全性弹性记忆功能。放置时使用特制的双圆筒形 Falope 环放置器,内筒较外筒长 5 mm,内筒内有输卵管钩,内钩可伸出内管外及缩回到管内。

绝育术时先应用特制装置将硅胶环套到内管外,一般选择距宫角处 3～4 cm 处的输卵管峡部,将输卵管钩推出内筒外,钩住要绝育的部位提起呈襻状,然后将钩向筒内拉回,硅胶环即套呈襻状的输卵管根部,绝育术完成。

该方法既可应用腹腔镜完成,又可经腹部小切口完成。手术方法简便易行,据报道失败率为 0.33%～0.8%。如果绝育部位离子宫角较近,有时可引起输卵管或系膜撕裂损伤,手术后小部分患者主诉有一过性下腹部疼痛。有关其对卵巢功能影响的报道不多。1992 年 Thranov 报道,用该方法绝育对卵巢功能无明显影响,是一种方便、有效、常用的绝育方法。

(7) 输卵管粘堵绝育术:输卵管粘堵绝育术是经阴道、宫颈管、子宫腔在非直视下向输卵管插管注入化学药物堵塞输卵管管腔以达到绝育的方法。历史上曾试用多种化学药物和堵塞方法。报道的粘堵剂有:Gelatin resorcinol formaldehyde(GRF)、硝酸银、阿的平、甲基氰丙烯酸盐(MCA)、苯酚阿的平糊剂、苯酚胶、水杨酸四环素等。阿的平系抗疟药,有一定的不良反应,特别当血浓度过高时对中枢神经有毒性作用,但经宫腔注射输卵管绝育其吸收缓慢且血浓度低,通常输卵管腔内注射阿的平 50～100 mg,并发症少,双侧输卵管闭塞率为 80%。少数妇女出现神经系统不良反应,如头痛、恶心等,其不良反应与药物吸收剂量有关,一般在短时间内吸收量大或药物流入腹腔被快速吸收时易引起毒性反应,故应防止药物短时间内大量吸收。此外,有人提出阿的平可能有致癌作用。MCA 是一种伤口愈合剂,采用 FEMCEPT 装置宫腔内注射 MCA,可定量无逆流地将 0.6 ml MCA 注入(压入)双侧输卵管内。据报道一次注入后成功率为 72%,而隔 1 个月后第 2 次注入后成功率可达 96%。经 291 例子宫输卵管造影(HSG)证实双侧阻塞的妇女随访 3 629 个周期中,仅 2 例妊娠。不良反应主要有盆腔痛(22%)和发热(5%),一般均短期内消退。国内主要采用非直视手感输卵管间质部插管法定量(0.08～0.1 ml)注射粘堵剂于输卵管内,随访成功率为 92.65%,若应用复方糊剂(加阿的平)不良反应增多,主要有发热、腹痛等,但效果更佳。苯酚糊剂动物实验示注入后 3 个月基本吸收,其吸收与药物黏度有关,经 10 多年随访证明该药物安全、可靠。此外,对于手感操作困难或失败者,也可在宫腔镜直视下插管输卵管内注射粘堵剂(补注),提高粘堵绝育的成功率。但如粘堵剂注入过多而进入盆腔,可引起化学性盆腔腹膜炎和炎性包块,处理比较困难。此外,现虽已有粘堵术后施行输卵管壶腹部宫角植入术的成功报道,但一般粘堵绝育手术后欲复孕较困难,故更合适、更理想的粘堵材料尚待研究。

国内自 20 世纪 70 年代起对应用苯酚行输卵管粘堵绝育术进行了大量研究。粘堵药物有苯酚胶浆和复方苯酚糊剂,其机制是利用苯酚注入输卵管后对组织的腐蚀作用,使输卵管黏膜坏死,炎性细胞渗出,继之肉芽增生形成粘连而堵塞管腔。有的药物中还加入显影剂,注药后可行 X 光拍片显示药物到达部位与充盈程度,以判断手术效果。本法简便,不必开腹,门诊即可进行。然而因系盲目插管,输卵管内注入药物的成功率受到限制,且技术要求高。因药物腐蚀输卵管黏膜,再要求生育时复通手术几乎无法进行。国内外探索输卵管绝育药物已有 100 多年的历史,但迄今尚未取得满意的效果。如药液外溢可导致盆腔粘连与包块。所以目前粘堵绝育术尚属临床试验阶段,不能普及推广。

14.2.5 输卵管绝育术的并发症

输卵管绝育术简便、安全、效果确定,但偶可出现一些并发症,多与手术方式及术者操作的熟练程度有关。术时及近期并发症包括麻醉意外、脏器及血管损伤、出血、感染等;远期并发症较少见,偶见慢性盆腔炎、肠粘连、月经异常、盆腔瘀血症、异位妊娠、切口后遗症等。Kulier 比较了经腹壁小切口与腹腔镜两种手术方法,认为主要并发症两者并无差异,而轻微并发症在腹腔镜输卵管绝育术组明显减少。经宫颈的输卵管粘堵绝育术操作方便,较手术方法更加安全,并发症较少。

对绝育术是否会引起月经异常,意见并不一致。有人认为绝育术时如影响卵巢血液循环,可引起月经异常,但 Herbert 对 9 514 例行输卵管绝育术后的女性调查表明,输卵管绝育对月经无影响。而委内瑞拉一项研究表明,阿的平粘堵术后月经紊乱占 13.3%。Dede 研究输卵管电凝绝育术后对月经和卵巢功能的影响,认为 10% 患者术后有月经改变,但卵巢功能及排卵、激素无变化。输卵管绝育术后异位妊娠的发生率因绝育方法的不同而有所差异,其中双极电凝为 17.1‰、单极电凝为 1.8‰、硅橡胶环为 7.3‰、Spring 夹为 8.5‰,月经期间输卵管切除术为 7.5‰、产后输卵管切除术为 1.5‰。美国一项对 9 个城市 10 685 例输卵管绝育术后妇女进行的调查表明,输卵管绝育术所有方法累积的 10 年异位妊娠的发生率是 7.3‰。30 岁以下行双极电凝绝育的妇女发生异位妊娠的概率是同龄妇女行产后输卵管切除术的 27 倍。该研究资料是应用双极电凝进行输卵管绝育初期收集的,虽然对输卵管及其系膜损伤较小,但电凝的时间与绝育效果的研究并无充分的资料可以参考,当今双极电凝绝育术仍不失为一种有效、方便、安全的方法。

输卵管绝育术对受术者有益的方面可能是降低卵巢癌及盆腔感染的风险,减少盆腔子宫内膜异位症的发生。

14.2.6 输卵管绝育术对卵巢功能的影响

1951 年 Williams 首次报道输卵管绝育术后妇女月经紊乱发生率增加,因此用所谓输卵管结扎术后综合征(post-tubal ligation syndrome)来描述女性绝育术后发生的各种症状。有些研究者仅描述为异常出血和(或)疼痛,有些还包括性行为和情感健康的改变,经前期综合征症状加重和月经障碍,以致需要进一步做子宫切除术等。多年来,女性绝育术是否会对卵巢功能产生不良影响一直受到人们的关注,但至今仍存在争论。Gentile 在 1998 年收集 200 多篇论文,系统评价了输卵管绝育术后妇女月经和激素的变化,得出结论:30 岁以后的妇女行输卵管绝育术并不导致月经紊乱、痛经或加重经前期综合征;较年轻的妇女尽管没有出现显著的激素改变,但风险可能增加。输卵管绝育术后出现某些临床症状的机制是一个长期备受关注的问题,多数研究者推测是输卵管受损、输卵管系膜损伤,改变了对卵巢的血液供应,理论上可导致卵泡生长受限和黄体功能降低,而影响到卵巢激素水平,发生各种月经障碍。其中有些表现出轻微的改变,但一些严重的改变足以导致包括手术的重大治疗干预。至今仍有这方面的文献报道,主要从血清激素测定、卵巢超声检查和(或)多普勒血流测定,以及输卵管绝育的动物模型研究3个方面来探讨输卵管绝育术对卵巢功能的影响。

(1)输卵管绝育术后血清生殖激素水平的变化:输卵管绝育术后测定血清生殖激素水平的研究报道较多。Sumiala 研究 Hulka 夹或 Fishie 夹腹腔镜输卵管绝育术对黄体功能的影响,结果表明输卵管绝育术后黄体期孕酮(P)水平降低,术后 3 个月达最低[(18.7±13.4)nmol/L,术前(27.9±14.3)nmol/L,$P=0.0016$]。至术后 12 个月似乎有所恢复[(23.0±14.0)nmol/L,与术前值相比 $P=0.114$]。作者认为,腹腔镜下输卵管绝育术与黄体功能不足的风险增高相关,但这种改变仅是暂时的。Timonen 评价了腹腔镜下用 Hulka 夹或 Filshie 夹行输卵管绝育术对卵巢功能和下丘脑-垂体-卵巢轴调节的影响,33 例研究对象(Hulka 夹 16 例、Filshie 夹 17 例)均系有规律月经周期的健康妇女,在绝育术前的 1 个周期和术后 3 个月和 12 个月周期的 3~7 天和 20~24 天测定雌二醇(E_2)、卵泡刺激素(FSH)、黄体生成素(LH)、性激素结合蛋白、催乳素(PRl)、睾酮(T)、雄甾烷二酮。结果显示,绝育术后卵泡期 E_2 值升高,最大值出现在绝育术后 3 个月[(204.8±119.1)pmol/L,术前(170.3±111.7)pmol/L,$P=0.0407$],至 12 个月时,其值下降至术前水平,黄体期 E_2 无显著变化;除了在卵泡期 LH 水平稍微升高,其他激素均无变化。作者认为,腹腔镜输卵管绝育术后卵泡期 E_2 水平升高,但此改变仅是暂时的。Carmona 进行前瞻性纵向对列比较研究,对输卵管绝育术后卵巢储备功能进行了长期评价,对 26 例妇女进行腹腔镜双极电凝输卵管绝育术,并与 26 例配对对照研究对象于术前、术后 6、12、18、24 和 60 个月的月经周期第 3 天,进行 FSH、LH、$17\beta-E_2$ 和抑制素测定,以评价卵巢储备功能。对行绝育术妇女在术前、

术后 12 和 24 个月整个月经周期每隔 1 天测定血清 FSH、LH、$17\beta-E_2$、抑制素和孕酮,以评价卵巢功能。结果发现,所有参数在组间或组内均未发现显著性改变,尽管绝育术组和对照组从术前至术后 60 个月,FSH 分别增加 45% 和 30%,但是在术前和术后 12、24 个月每月月经周期 FSH、LH、$17\beta-E_2$ 和抑制素平均曲线下面积未发现显著性改变。5 年随访研究提示,电凝输卵管绝育术后无卵巢卵泡储备快速下降,也无卵巢功能障碍。Fagundes 对 16 例 30~35 岁有规律月经周期的育龄妇女,于改良 Pomeroy 法输卵管结扎术前和术后 6 个月进行研究,根据临床超声扫描和激素(FSH、LH、E_2、孕酮)参数诊断排卵。术后月经类型无改变,结扎后并不干扰排卵,术后排卵期 LH 水平升高,黄体期孕酮分泌降低。Yidirim 对 75 例有正常黄体功能,要求永久避孕的育龄妇女行腹腔镜双极电凝输卵管绝育术,于术前 3 个月和术后 3 个月月经周期的第 21、22、23 天测孕酮水平,术前和术后孕酮平均值无显著差异,认为腹腔镜双极电凝输卵管绝育术对黄体功能有显著性影响。

(2)卵巢超声扫描和(或)多普勒血流测定的研究:随着超声扫描在妇科的广泛应用,特别是多普勒血流测定的推广,对输卵管绝育术后卵巢血流的研究逐渐增多。Quintailla 用超声测定双侧输卵管绝育术者功能性卵巢囊肿的发生率,并与无双侧输卵管阻断术的对照组比较,290 例患者被分为两组(每组 145 例),组Ⅰ有双侧输卵管阻断,组Ⅱ无双侧输卵管阻断,每组被分成 8 个相等的亚组。结果表明,有功能性卵巢囊肿的病例中,35 例(24.1%)为双侧输卵管阻断,18 例(12.4%)为对照组,36~45 岁两组发生率平行增加,但双侧输卵管阻断组与无双侧输卵管阻断组相比,功能性卵巢囊肿的发生率显著增高。Bulent 研究腹腔镜输卵管绝育术后血清卵巢激素水平和多普勒超声扫描卵巢动脉血流速率的变化,13 例志愿者于月经周的第 6 和第 8 天施行腹腔镜输卵管绝育术,在术前 3 天、

术后 3 天和第 3 个月测定血清卵巢激素水平,并用多普勒超声扫描测定卵巢动脉血流率。对完成随访的 10 例受术者结果进行分析,结果显示腹腔镜输卵管绝育术后血清卵巢激素水平无显著改变;在舒张末期卵巢动脉血流降低 [(7.4 ± 1.8)m/s,术前(8.7 ± 2.8)m/s,$P > 0.05$],术后的抗力指数增加 $(0.8 \pm 0.03$,术前 0.7 ± 0.1,$P > 0.05)$。作者认为,腹腔镜输卵管绝育术后卵巢激素水平无变化,卵巢动脉血流出现无统计学意义的降低,表明血管阻力有局部增高。Quintanilla 对 1 060 例曾有盆腔超声检查者行回顾性横断面比较研究,以确定双侧输卵管阻断和无双侧输卵管阻断与功能性卵巢囊肿的关系。结果表明,双侧输卵管阻断组功能性卵巢囊肿发生率为 25.10%,发生高峰为 $26 \sim 32$ 岁;无双侧输卵管阻断组功能性卵巢囊肿发生率为 15.17%,其中未经产者发生率最突出,为 28.18%。研究提示有、无双侧输卵管阻断者中功能性卵巢囊肿发生率的差异具有显著性统计学意义 $(P < 0.05)$,双侧输卵管阻断是促进功能性卵巢囊肿发生的因素;对无双侧输卵管阻断的妇女,年龄并不影响功能性卵巢囊肿的发生率;功能性卵巢囊肿更多见于年龄<30 岁的未产妇;功能性卵巢囊肿可能与其他症状如排卵性月经紊乱和盆腔疼痛相关。Baloglu 评价了腹腔镜电凝输卵管绝育术后血清卵巢激素和促性腺激素水平,以及通过多普勒超声扫描卵巢动脉血流速率的变化,于腹腔镜输卵管绝育术前,术后 3、6、12 个月测定血清 E_2、FSH、孕酮和双侧卵巢动脉脉动指数,研究组(47 例)术后 3 个月黄体中期孕酮平均值显著降低,术后 3 个月和 6 个月双侧卵巢动脉脉动指数升高,但术前 12 个月与术后 12 个月双侧卵巢动脉脉动指数差异无统计学意义,表明腹腔镜电凝输卵管绝育术可暂时引起双侧卵巢动脉血流降低及黄体中期孕酮水平降低,证实有黄体功能障碍。Revel 对剖宫产时采用 Pomeroy 法行双侧输卵管绝育术的 20 例妇女和单纯行剖宫产术的 20 例妇女,采用经阴道超声扫描评价

卵巢形态和多普勒速率测定卵巢和子宫动脉脉动指数、抗力指数和最大收缩速率。结果发现,Pomeroy 法输卵管绝育术后有较高的卵巢多囊表现(60%),对照组为 5%($P < 0.005$);6 例(30%)出现输卵管绝育术后综合征,而对照组无一例。6 例有症状的输卵管绝育者中,5 例(83%)有卵巢多囊表现,而术后无症状者 57% 有同样发现,两者相比差异无统计学意义;有症状者卵巢动脉脉动指数 2.7 ± 1.9,显著高于无症状者(1.5 ± 0.9,$P < 0.05$)。

Yazici 对 19 例采用腹腔镜双极电凝行输卵管绝育术的妇女术前和术后 1 年月经周期第 3 天检测卵巢体积、窦状卵泡数量,血清激素水平和卵巢动脉抗力指数,结果表明腹腔镜双极电凝做输卵管绝育术不影响卵巢功能和血管阻力。Kelekci 对 91 例采用改良 Pomeroy 法行输卵管绝育术的妇女进行研究,在术前即时和术后 1 个月和 12 个月月经周期的第 3 天测定血清 FSH、LH 和 E_2 及卵巢体积、窦状卵泡数量,多普勒超声检测卵巢基质动脉,结果在术后 1 个月和 12 个月时 FSH 水平显著升高($P < 0.05$);卵巢基质动脉血流多普勒研究表明,输卵管绝育术前和术后无显著差异。Cevrioglu 对 36 例妇女施行小切口经腹或腹腔镜输卵管绝育术,在术前周期第 3 天,术后同一周期的第 $13 \sim 15$ 天(围排卵期)和术后 1 个月和 6 个月的第 3 天采集血样本做激素测定,并在同一天采用经阴道彩色多普勒超声扫描测定子宫和卵巢动脉血流速率,所有组在围排卵期与术前和术后月经期的测定值相比较,子宫和卵巢动脉脉动指数降低,血清 FSH、LH 和 E_2 值增高;术前的子宫、卵巢动脉和血清 FSH、LH 和 E_2 与术后 1 个月和 6 个月的测定值之间差异无统计学意义,表明绝育术不会改变子宫或卵巢动脉血流率或卵巢激素分泌。Kutlar 研究 3 种不同女性绝育方法对子宫卵巢多普勒血流和卵巢激素血清水平的影响,42 例采用 Pomeroy 法、伞部切除、腹腔镜双极电凝术行输卵管绝育术,术前和术后做血

清性激素水平测定和子宫-卵巢动脉多普勒血流扫描。结果发现，Pomeroy 法组子宫动脉平均抗力指数和双侧卵巢动脉脉动指数值显著增加（$P < 0.05$），所有对象诉痛经显著增加。Dede 比较腹腔镜双极电凝输卵管绝育术与腹部小切口 Pomeroy 法输卵管绝育术者子宫和卵巢动脉血流的改变，将 90 例连续生育自愿接受手术绝育的妇女作为前瞻性研究对象，结果表明两种绝育术后即时和术后 3 个月的卵巢或子宫动脉血流均无变化。Kelekci 为确定腹腔镜输卵管绝育术是否有显著降低卵巢储备和卵巢内血供的风险，对 74 例行腹腔镜输卵管绝育术者和 74 例对照者于术前即时和术后 1 个月和 12 个月月经周期的第 3 天测定血清 FSH、LH 和 E_2 水平，卵巢体积，窦状卵泡数量，以及卵巢基质动脉和最大速率。结果发现，术后 1 个月所观察的 FSH 水平和脉动指数值与术前水平比较均显著增高（$P < 0.05$），但与对照组比较，术后 12 个月均无显著增高，表明腹腔镜电凝输卵管绝育术除了术后早期 FSH 和脉动指数增高以外，并不引起卵巢储备或卵巢基质血供下降。

（3）输卵管绝育的动物模型研究：Kuscu 评价大鼠模型不同绝育方法对卵巢功能的影响。48 只雌性大鼠，体重 $200\sim250$ g，分成相等的 4 组。用 Pomeroy 法、单极或双极电凝法对第 2、3、4 组分别做双侧输卵管绝育术。6 个月后处死做双侧卵巢切除术，对每个卵巢的健康第三级卵泡和黄体计数。结果第 1 组大鼠比其他各组均有较高数量的健康第 3 级卵泡（$P < 0.05$），第 1 组大鼠也比第 3 组有更多的黄体（$P < 0.05$），表明所有绝育术方法都因降低卵巢反应和储备引起大鼠排卵数量减少，而短期内排卵减少或无排卵仅存在于单极电凝组。Aygen 为观察输卵管绝育术后大鼠的卵巢形态学，研究绝育术后月经的变化，将 60 只体重 $200\sim250$ g 的大鼠分成两组，第 1 组用 Pomeroy 法进行双侧子宫角结扎，每只大鼠一个卵巢被切除并称重，另一只卵巢完整留下；第 2 组仅施行单侧

卵巢切除，在研究开始时对所有大鼠卵巢中的初级、次级和第三级卵泡都做组织病理学研究。在 1 年研究结束时，第 1 组 22 只存活大鼠中 20 只发现次级和第三级卵泡，第 2 组 26 只存活大鼠中 23 只发现次级和第三级卵泡，两组在绝育术后卵巢重量仍维持不变，结扎术前与术后组织学检查无差异，提示对大鼠施行输卵管结扎并不引起卵巢形态学的任何改变。Duran 用大鼠模型评价了输卵管结扎对卵巢和子宫内膜的组织病理学影响，24 只体重为 $220\sim260$ g 的雌性大鼠随机分配在输卵管结扎组和对照组（仅行开腹手术），手术后 6 周行第二次开腹手术，切除大鼠的子宫角和卵巢做组织病理学检查，结果第三级卵泡和黄体的数量在输卵管结扎组与对照组差异无统计学意义（$P > 0.05$），但输卵管结扎组子宫内膜炎性浸润显著高于对照组（$P < 0.05$），故认为输卵管结扎术并不影响作为卵巢功能指标的卵巢组织学。

从上述 3 个方面的研究来看，所有研究中都设有对照组或自身前后对照，输卵管绝育术前、术后或研究组与对照组进行生殖激素比较，5 项研究未发现显著变化，7 项研究发现某项激素有变化，但也仅是短期暂时的，1 年内恢复至正常。卵巢超声扫描观察卵巢功能性囊肿的 3 项研究均发现囊肿的发生率显著增高；多普勒血流测定的 11 项研究中，8 项研究未发现对卵巢血流的不良影响，仅 1 项研究发现腹腔镜绝育术有暂时性影响，2 项研究发现 Pomeroy 法绝育术有不良影响。在动物模型的 3 篇研究报道中，有和无关联的研究各为 1 篇和 2 篇。从整体来看，尽管大多数研究并未发现输卵管绝育术对卵巢产生不良影响，但许多研究尚存在不足之处，主要原因为样本量偏小、随访时间偏短、所测指标与临床症状之间缺乏深入的相关分析。有的研究者认为，输卵管绝育妇女可导致月经期改变和更年期症状，干扰卵巢代谢是由于损伤了卵巢的血管和神经，在大鼠由于绝育降低卵巢反应和卵巢储备功能的解释需要进一步研究。研究者还认为，输卵管绝育术后

的月经改变研究应选用大样本、长期的多普勒超声扫描和激素分析,输卵管绝育术可测量出影响到卵巢的血液循环和功能,但需要进一步研究评价这些变化的临床意义。输卵管绝育对卵巢功能的影响尚未作出最后定论。有学者指出 Pomeroy 法在多普勒测定子宫动脉抗力指数值和双侧卵巢动脉脉动指数值均有增高,但无统计学意义,这可能是由于切除了较大部分的输卵管。研究者强调 Pomeroy 法输卵管结扎术时应选择无血管区,且避免切除大段组织,腹腔镜电凝输卵管区域>1～2 cm 可能增加损伤,破坏脉管系统。伞端切除不应当用于年轻妇女,因为它可能增加痛经,且此种手术是不可逆的。也有学者强调应当考虑输卵管绝育术导致的远期并发症,它可能影响受术者的生活质量,但对于大多数妇女提供了比风险更多的益处。因此,尽管大多数研究认为输卵管绝育术不会对卵巢功能造成不良影响,但是目前也很难作出十分肯定或否定的结论,有待于今后更进一步深入研究阐明。

14.2.7　输卵管绝育术后异位妊娠

随着输卵管结扎术式的不断改进,输卵管绝育术的失败率逐渐降低,但术后异位妊娠的发生率仍占一定比例,且近年来有增长的趋势。据文献报道,输卵管结扎术后异位妊娠的发生与众多影响因素有关,如输卵管结扎方法、受术者生殖系统的一般情况和手术者的操作熟练程度等。

(1)输卵管结扎方法与异位妊娠的发生:输卵管结扎方法有多种,但手术方法的选择对术后避孕效果和术后异位妊娠的发生均有影响。采用何种结扎方法更简单、有效、术后并发症少,一直是临床工作者探讨的问题。据报道,国内常用的经腹输卵管抽芯近端包埋法、Pomeroy 法和改良 Pomeroy 法,以及应用腹腔镜进行的各种输卵管绝育法,术后异位妊娠的发生率确实存在差别。

1)据文献报道,Pomeroy 法和改良 Pomeroy 法术后异位妊娠的发生比例占结扎

术后异位妊娠的 50%～60%。可能是由于采用此法行输卵管结扎后,远端与近端紧密相贴,组织坏死脱落或瘢痕软化后,可出现两断端的自然吻合致使管腔再通。国内对结扎术后异位妊娠 200 例的分析表明,此结扎法异位妊娠发生比例占结扎术后异位妊娠的85%,建议控制该绝育方法的应用。

2)输卵管银夹法术后异位妊娠的发生比例为 13.2‰～16.7‰。抽芯包埋法多年实践证明是安全有效的绝育方法,其术后异位妊娠的发生比例为 1.2%～1.62%。

(2)绝育者的基本情况与异位妊娠的发生:据文献报道,输卵管结扎时受术者的年龄、产次、人工流产史、种族、既往盆腔疾病史,以及输卵管自身因素等与术后异位妊娠的发生密切相关。

1)Herbert 等分析输卵管结扎术后异位妊娠发生的影响因素时发现,年龄与术后异位妊娠的发生有一定关系,年龄<30 岁结扎组异位妊娠的发生风险是年龄≥30 岁组的27 倍,其发生率分别为 31.9‰和 1.2‰。郭晓茵对输卵管结扎术后异位妊娠的临床分析显示,年龄<30 岁组结扎术后异位妊娠的发生比例明显高于年龄≥30 岁组。

2)Peterson 等研究发现,产次≥3 次妇女行输卵管结扎术后发生异位妊娠的风险是产次<3 次妇女的 1.2 倍,但无统计学差异。Jean 等发现,产次≥3 次是异位妊娠发生的风险因素之一,尤其是输卵管结扎术后。

3)不少报道认为,人工流产本身并不增加异位妊娠的发病率,但多次人工流产后并发感染引起输卵管慢性炎症,致使结扎部位易发生瘘管/新生伞,而绝育术后异位妊娠发生率上升。

4)Coste 等报道,与正常妇女相比,有慢性盆腔炎病史者行输卵管结扎术后异位妊娠的发生风险增加。Westormll 曾做过回顾性病例对照研究,发现有盆腔炎病史者行输卵管结扎术后异位妊娠的发生率为 1/24,而对照组为 1/144。

(3)绝育手术因素与异位妊娠的发生:

目前有较多文献报道,提高手术质量可增加受术者的满意度,减少输卵管结扎术后异位妊娠的发生。

1)输卵管结扎施术时间宜选择在月经干净后3～7天,或自然流产月经复潮后,或哺乳期闭经排除早期妊娠后,或取出宫内节育器后。研究报道,人工流产后、引产后、产后进行输卵管结扎术,其术后异位妊娠的发生率明显高于月经净后3～7天及哺乳期进行结扎者。主要原因为流产、引产及产后输卵管组织充血、水肿、组织脆弱,手术时易出血,容易扎断输卵管,或组织充血水肿消退后输卵管变细,结扎线松弛易致输卵管再通,或术后组织缩复造成裂隙,或形成瘘管。

2)输卵管结扎部位以峡部外1/3为宜,此处管腔细,上皮细胞少,不易失败。壶腹部肌层薄、管腔大、黏膜皱折多、血运丰富,结扎切断管壁后,输卵管黏膜容易脱出。如果结扎不紧或结扎线脱落,或输卵管阻断不完全,两断端的输卵管黏膜相互粘连,容易再通,并造成管腔狭窄及易形成新生伞。有学者对输卵管结扎术后异位妊娠的分析表明,输卵管结扎部位为壶腹部及伞部组,术后异位妊娠的发生率明显高于峡部结扎组。因为输卵管壶腹部及伞部血液循环较峡部丰富,管腔较峡部管腔大,所以再生能力强,发生再通、新生伞及输卵管结扎部瘘的机会较峡部多,异位妊娠的发生率也较峡部高。

3)输卵管结扎术后异位妊娠等并发症的发生与术者的经验有关,由手术经验较少的术者施术,术后异位妊娠等并发症的发生率明显高于经验较多的术者。输卵管结扎术时,如误扎输卵管系膜等、近端包埋不彻底、缝合系膜时缝针贯穿管腔而形成瘘管,均对输卵管绝育术后异位妊娠产生影响。

总之,输卵管结扎术后异位妊娠的发生不仅与选用的输卵管结扎方法有关,还与受术者的个人特征及术者所提供的服务质量有关。抽芯包埋法术后异位妊娠的发生率较低,按常规手术操作有助于降低输卵管结扎术后异位妊娠的发生。目前对输卵管结扎术后异位妊娠的研究资料大多数是回顾性病例分析,尚缺乏前瞻性研究资料和循证医学资料,今后应加强此方面的研究。

14.3　输卵管绝育术后显微复通术

对输卵管结扎绝育术后要求恢复生育能力者,可进行输卵管复通手术。近年来辅助生育技术的迅速发展为包括输卵管绝育后要求复孕的多种原因不孕女性提供了又一种治疗方法。本节主要阐述显微输卵管复通术。

14.3.1　显微输卵管复通术的术前准备

手术前要进行生育可恢复能力的评估,包括绝育方法、绝育妇女的具体情况等。输卵管复通应用剖腹的显微手术效果较腹腔镜手术更好。

(1)手术禁忌证:下述情况一般不考虑进行复通术,可考虑借助辅助生育技术妊娠:①年龄＞40岁,其生殖能力下降,复通术后受孕机会明显减少;②生殖器官疾病,如妇科肿瘤、生殖器炎症、子宫内膜异位症及盆腔结核性炎症粘连较重者;③卵巢功能不良,无正常排卵功能者;④前次手术做输卵管切除或大部切除,单极电凝绝育及药物粘堵绝育术,输卵管受损范围大。

(2)术前准备与麻醉:①详细询问病史及体格检查,了解一般病史及以往绝育手术的方法、绝育术术后有无感染,并做全身及妇科检查及必要的化验检查;②对下述情况可进行内镜检查:疑有盆腔粘连、子宫内膜异位症、结核或肿瘤等,应做腹腔镜或后穹窿镜检查;疑有宫腔镜病变应先做宫腔镜检查;③丈夫精液常规检查;④手术时间应选择在月经净后3～7天,此时输卵管黏膜较薄,断端容易对合,故增殖早期是最好的手术时间;⑤术前阴道冲洗3天;⑥采用硬膜外麻醉。

(3)显微手术的原则:①应用无损伤显微手术器械和无损伤缝线,缝线应选用组织反应小的6/0～8/0不可吸收线;②手术视野放大,输卵管显微吻合手术的视野一般放大 4～10 倍；③手术中要保持手术部位组织的湿润，如手术中不断用生理盐水或平衡液冲洗手术部位；④手术部位严禁用纱布擦血，以免纱布的棉纤维与组织摩擦引起创面的毛糙，发生组织粘连，应当用冲洗液冲洗出血；⑤手术部位的出血止血时，应使用无损伤线缝合止血，或头部尖细的双极电凝镊止血，禁用单极电凝止血。

14.3.2 显微输卵管复通术的步骤

（1）腹部常规消毒、铺巾，取下腹正中纵切口，长 5～6 cm。

（2）检查盆腔器官：用手指进入腹腔探查子宫、输卵管和卵巢。对于用手探查不满意者，可用拉钩牵拉开盆腔脏器探查。检查输卵管与周围组织粘连的程度，如有粘连需用小解剖剪刀仔细做锐性分离，如有出血可用双极电凝止血。切忌对子宫、卵巢和输卵管的粘连用手指钝性盲目分离。

（3）检查输卵管：检查输卵管绝育部位，评估手术效果，根据输卵管的条件选择手术方法；对于输卵管难以复通者可放弃手术，建议选择辅助生育技术。另外，建议将输卵管提取至腹部切口外进行复通吻合手术。

（4）绝育部位的处理：用 2 把持肠钳提起输卵管绝育部位瘢痕的两端，先将绝育部位的输卵管浆膜打开，呈套袖状向两侧正常输卵管肌层分离游离浆膜层，暴露绝育部位的瘢痕，切除输卵管绝育部位瘢痕，直至肉眼见到正常的输卵管黏膜。并将所游离的浆膜部分修剪整齐，以适合于覆盖输卵管的吻合部位。

（5）检查输卵管近段与远段的通畅：输卵管远段的通畅检查可用圆头细玻璃棒，或圆头细金属棒，或硬膜外麻醉穿刺针自输卵管伞端向要吻合的断端探入。输卵管近段的检查可用塑料硬膜外麻醉导管自输卵管断端向子宫腔方向插入（也可用 6 号平头针，或塑料通液针），然后用手指捏住输卵管断端缓慢注入生理盐水，检查输卵管近段的通畅情况。

（6）放入支架：选择支架的材料要求纤细、光滑、不宜折断，如马尾丝、尼龙丝、小儿用硬膜外麻醉导管等，壶腹部的吻合手术也可采用细玻璃棒做支架。多数研究认为支架仅用于手术吻合输卵管时的支持，便于缝合，手术后无需保留支架。

（7）吻合输卵管：对于纤细的输卵管吻合部位可用双人双目手术显微镜（放大 10～16 倍），一般情况下可应用眼镜式手术放大镜（放大 4～8 倍）。用 7/0～8/0 无创伤尼龙线缝合输卵管肌层和黏膜层，分别依次在 6、12、3、9 点各缝合 1 针，缝线应穿透黏膜。先不打结，待全部缝合完毕后再一起打结以保持吻合面平整。肌层吻合后再间断缝合浆膜层，吻合完毕从伞端抽去支架。依据输卵管绝育部位瘢痕切除后的具体情况，采取不同的吻合方法，最常用的是输卵管端-端吻合术。常见的输卵管吻合方式有：峡部-峡部吻合术（isthmus-isthmus anastomosis）、峡部-壶腹部吻合术（isthmus-ampulla ansatomosis）、壶腹-壶腹部吻合术（ampulla-ampulla anastomosis），输卵管峡部与间质部吻合术偶尔也有应用。峡部-峡部端-端吻合术适用于输卵管峡部结扎术后的复通术，此部位两端管径大小一致，一般缝合 3～4 针，此种方法术后复孕率最高。峡部-壶腹部吻合术时由于远端管径略大于近侧，因而远端做平切面，近端做斜切面，使远、近两端管径相近。若两端管径相差较大时，可做部分封闭后端-端吻合，或做漏斗状吻合，即在游离瘢痕组织后壶腹部已成盲端，用硬膜外麻醉针头自伞部插入，在针头顶起的盲端切一小口，使其与峡部吻合。壶腹部-壶腹部吻合术时两端管径大致相等，采用端-端吻合，由于管腔较大，一般缝合 5～7 针，有时输卵管黏膜皱襞会自吻合口漏出，在打结时要将黏膜皱襞轻轻推入管腔内，不要将外漏的黏膜皱襞切除。峡部-间质部吻合术，又称为子宫输卵管吻合术，仅适用于输卵管峡部近端阻塞，间质部及其他部位正常者。由于峡部与间质部吻合保持了输卵管足够的长度，并且能较好地维持输卵管与卵巢的正常解剖关系，术中出血少，其复孕率远较输卵管子宫移植术为高。浆膜吻合的创面离宫角近，粘连机会也小，选用的支架端在吻合术后要保留，手术后1周自腹部切口取出，或2周后（或月经后）自阴道取出。

（8）缝合吻合部位浆膜：用6/0尼龙线间断缝合输卵管浆膜，如浆膜层不足以覆盖吻合创面，应取腹膜替代以免影响管道通畅及正常的蠕动。

14.3.3 输卵管复通术的注意事项

（1）绝育方法与复通术效果的关系：研究发现Pomeroy法或改良Pomeroy法绝育后复通术的宫内妊娠率高达91%，但仍低于抽芯包埋法和夹绝育后复通者。影响复通成功的因素有多种，但主要有以下几个方面：输卵管及其周围的病变程度、输卵管的长度、吻合的部位及吻合术后输卵管功能状态的恢复等。有报道认为，输卵管系膜内血管的损伤可影响卵巢的功能，因为卵巢接受卵巢动脉和子宫动脉的双重血液供应。还有研究认为子宫动脉提供卵巢血液供应的50%以上，而输卵管系膜内的血管网是子宫动脉供应卵巢的重要途径，因此对输卵管系膜造成较大损伤的绝育方法可能影响卵巢功能。吻合术后输卵管的长度也影响术后受孕率，而输卵管的病变程度则直接影响吻合后输卵管的功能活动。Pomeroy法或改良Pomeroy法的术式既决定了绝育术时可能会切除较大长度的输卵管，且对绝育部位的输卵管系膜及系膜内血管损伤较大，引起的局部病变也较大，因此对复通效果影响就较大。而夹绝育法、抽心包埋法绝育对输卵管及其系膜的损伤较小，因此输卵管再吻合术后效果也较好。

（2）吻合方法对复通效果的影响：刘建华等报道，在输卵管端-端吻合术中以峡-峡部吻合效果最好，可达98%，峡-壶腹部吻合效果较差，仅91%。这除了峡部与壶腹部管腔径线差别较大，吻合困难外，笔者在手术时还发现峡-壶腹部吻合时因壶腹部黏膜皱襞较丰富，常有输卵管黏膜皱襞漏出吻合口外，这可能会影响吻合口的愈合继而影响手术的

效果。除了与输卵管绝育时选择绝育部位有关外，绝育时切除过多的输卵管也极易造成复通术的峡-壶腹部吻合，从而影响复通效果。Pomeroy法或改良Pomeroy法绝育术往往切除输卵管较多，而夹绝育术则对输卵管及其系膜的损伤很小，这可能就是不同绝育方法绝育后复通效果有差别的原因。另外，吻合术时如果因粘连等原因引起吻合部位的浆膜不足或缺损，应用腹膜代替，牵强的浆膜缝合会引起输卵管扭曲，影响输卵管的功能。

（3）其他影响复通术效果的因素：影响复通术效果的其他因素有多种，众所周知吻合术后输卵管的长度与术后妊娠率密切相关，有学者认为吻合术后输卵管长度<6 cm可影响术后妊娠率。有学者认为，吻合术后输卵管长度<4 cm时宫内妊娠率仅为10.53%，长度4～5 cm宫内妊娠率可达80%，输卵管长度5～6 cm时宫内妊娠率已基本不受影响，与>6 cm时无显著差异，对妊娠率无明显影响。

国外有学者认为，输卵管复通术后的早期通液可清洗输卵管腔内的积血、组织残屑等，对输卵管有疏通作用。Rock等从手术后第2天就进行通液，有的病例每天1次，连续7～10天。但较大样本的研究认为，输卵管复通术后早期通液后宫内妊娠率显著低于未行早期通液者，而异位妊娠的发生率明显升高，这可能与早期通液时压力控制不当引起吻合口不全裂开或引起吻合口愈合不良有关，另外也会增加上行性感染的机会。因此，笔者认为只要吻合手术时保证输卵管的通畅，就没有必要进行早期通液。早期通液有弊无益。

（4）输卵管复通术后的异位妊娠情况：显微输卵管复通术后的异位妊娠是该手术的严重并发症，国外报道为7.6%，占术后妊娠妇女的15%。国内报道显微复通术后的异位妊娠率为0.78%，明显低于国外报道；绝育方法、输卵管吻合方法、吻合术后输卵管的长度虽然影响术后的宫内妊娠率，但均不会

引起异位妊娠发生率升高,而吻合术后的早期通液可引起异位妊娠发生率升高。另外,采用穿过黏膜吻合的方法可防止黏膜回缩,有利于吻合口愈合,可能是减少异位妊娠发生的原因之一,因 Diamond 曾采用穿过黏膜缝合,其术后异位妊娠的发生率较低(为 2%)。

14.3.4　输卵管复通手术的术后处理

1）术后根据盆腔内是否有炎症,适当应用广谱抗生素。

2）术后早期活动以防腹腔脏器粘连。

3）对于手术中放置保留支架者,术后 7～10 天拔除支架。

4）术后不主张早期做输卵管通液,如随访和指导受孕 6 个月以上未受孕者可根据情况再考虑进行输卵管通液。输卵管通液术前 30 分钟给予阿托品 0.5 mg 肌内注射,通液药物为生理盐水 20 ml、地塞米松 5 mg、庆大霉素 8 万单位,通液压力＜200 mmHg。如需碘油造影,宜在术后 12 个月施行。

5）手术后一次月经来潮后即可准备妊娠,并进行受孕时间指导。无需术后避孕 3 个月。

（刘建华）

参考文献

［1］李强,潘芝梅.输卵管绝育术（栓塞）的介入治疗.实用放射学杂志,2008,24(10):1425～1427

［2］刘建华,王雪芬,叶香,等.输卵管绝育后显微复通手术的效果.上海交通大学学报（医学版）,2006,26(12):1369～1372

［3］速存梅,彭林,陆海音.输卵管结扎术后发生异位妊娠的影响因素.中国计划生育学杂志,2008,150(4):251～253

［4］速存梅,王珏,彭林.腹腔镜绝育术失败的影响因素.中国计划生育学杂志,2009,169(11):698～700

［5］杨鹏,朱楣光.Filshie 夹与女性绝育.国外医学·计划生育分册,2001,20(3):168～169

［6］Barjot PJ, Marie G, Von TP. Laparoscopic tubal anastomosis and reversal of sterilization. Hum Reprod, 1999,14(5):1222～1225

［7］Bissonnette F, Lapensee L, Bouzayen R. Outpatient laparoscopic tubal anastomosis and subsequent fertility. Fertil Steril, 1999,72(3):549～552

［8］Cha SH, Lee MH, Kim JH, et al. Fertility outcome after tubal anastomosis by laparoscopy and laparotomy. J Am Assoc Gynecol Laparosc, 2001,8(3):348～352

［9］Chi IC, Siemens AJ, Champion CB, et al. Pregnancy following minilaparotomy tubal sterilization — an update of an international data set. Contraception, 1987,35:171～178

［10］Degueldre M, Vandromme J, Huong PT, et al. Robotical assisted laparoscopic microsurgical tubal reanastomosis: a feasibility study. Fertil Steril, 2000,74(5):1020～1023

［11］Dubuisson JB, Chapron C. Single suture laparoscopic tubal re-anastomosis. Curr Opin Obstet Gynecol, 1998, 10(4):307～313

［12］Falcone T, Goldberg JM, Margossian H, et al. Robotic-assisted laparoscopic microsurgical tubal anastomosis: a human pilot study. Fertl Steril, 2000, 73(5):1040～1042

［13］Goldberg JM, Falcone. Laparoscopic microsurgical tubal anastomosis with and without robotic assistance. Hum Reprod, 2003,18(1):145～147

［14］Kohaut BA, Musselman BL, Sanchez-Ramos L, et al. Randomized trial to compare perioperative outcomes of Filshie clip vs. Pomeroy technique for postpartum and intraoperative cesarean tubal sterilization: a pilot study. Contraception, 2004,69:267～270

［15］Mackay AP, Kieke BA, Koonin LM, et al. Tubal sterilization in the United States, 1949～1996. Family Planning Perspective, 2001,33(4):161～165

［16］Margossian H, Garcia-Ruiz A, Falcone T, et al. Robotically assisted laparoscopic microsurgical uterine horn anastomosis. Fertil Steril, 1998, 70(3):530～534

［17］Maria IR, Alison BE, Nathalie K. Postpartum sterilization with the titanium clip. A systematic review. Obstet Gynecol, 2011,18(1):143～147

［18］Marrten AHMW, Maryse R, Piet HK, et al. Sutureless re-anastomosis by laparoscopy versus microsurgical re-anastomosis by laparotomy for sterilization reversal: a matched cohort study. Hum Reprod, 2005, 20(8):2355～2358

［19］Mettler L, Ibrahim M, Lehmann-Willenbrock E, et al. Pelviscopic reversal of tubal sterilization with one- to two-stitch tequnique. J Am Assoc Gynecol

Laparosc, 2001,8(3):353~358

[20] Penfield AJ. The Filshie clip for female sterilization: a review of world experience. Am J Obstet Gynecol, 2000,182:485~489

[21] Peterson HB, Xia Z, Hughes JM, et al. The risk of pregnancy after tubal sterilization: findings from the US. Collaborative Review of Sterilization. Am J Obstet Gynecol, 1996,174:1161~1168

[22] Ribeiro SC, Tormena RA, Giribela CG, et al. Laparoscopic tubal anastomosis. Int J Gynecol Obstet, 2004,84(2):142~146

[23] Rodgers AK, Goldberg JM, Hammel JP, et al. Tubal anastomosis by robotic compared with outpatient minilaparotomy. Obstet Gynecol, 2007, 109(6):1375~1380

[24] Madari S, Varma R, Gupta J. A comparison of the modified Pomeroy tubal ligation and Filshie clips for immediate postpartum sterilisation: A systematic review. Eur J Contracept Reprod Health Care, 2011, 16:341~349

[25] Templeman C, Davis C, Janic J, et al. Laparoscopic microsurgical anastomosis of blocked, solitary post-ectopic Fallopian tube: case report. Hum Reprod, 2002,17(6):1630~1632

[26] Vlahos NF, Bankowski BJ, King JA, et al. Laparoscopic tubal reanastomosis using robotics: experience from a teaching institute. J Laparoendosc Adv Surg Tech A, 2007,17(2):180~185

[27] Yoon TK, Sung HR, KANG HG, et al. Laparoscopic tubal anastomosis: fertility outcome in 202 cases. Fertil Steril, 1999,72(6):1121~1126

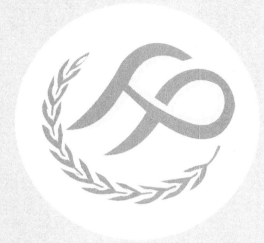

第四篇

男性避孕节育技术

15 男性避孕节育技术概述

我国国家统计局 2011 年 4 月 28 日发布的以 2010 年 11 月 1 日零时为标准时点的第六次全国人口普查数据，全国总人口为 1 339 724 852 人，占世界人口的 19%。庞大的人口数量一直是我国国情最显著的特点之一，当前和今后十几年，我国人口仍然将以每年 800 万～1 000 万的速度增加。据预测，2020 年中国人口总量将达到 14.6 亿。人口峰值将在 2033 年前后出现，总数达 15 亿左右。目前我国人口问题主要表现为人口数量巨大，人口结构失衡。

新中国成立以来，特别是 20 世纪 80 年代以来，以减少人口数量，提高出生人口素质为主要内容的人口政策，不仅为促进我国经济发展，改善人民生活发挥了重要作用，也为世界解决人口危机作出了突出贡献。

人口问题是制约我国社会经济发展的重要问题。促进男性参与生殖健康对改善妇女健康的重要性和必要性已得到国际社会的广泛认同。但在大多数国家，男性参与计划生育仍然面临极大的挑战。全球 77% 的避孕负担落在妇女身上，其中女性绝育的使用率最高。我国育龄妇女的避孕率已接近 90%，远远超过发达国家 67% 的平均水平，宫内节育器和女性绝育两者占避孕措施构成比的 84.5%，男用避孕方法仅占 13.4%（绝育 6.6%、避孕套 6.8%）。据卫生部"2008 年中国卫生统计提要"公布的数据，2007 年全国实施约 157.6 万例女性绝育手术，放置宫内节育器 724 万例，763 万例人工流产，男性绝育手术 20.6 万例。妇女承担了主要的避孕责任包括其风险，这种群体避孕措施应用构成比的偏斜困扰着生殖健康水平的提高。

男性生育调节始终是人口控制的薄弱环节，用于男性节育的有效方法仅有体外射精、阴茎套和输精管绝育术。因此，迫切需要开发安全、有效、可逆及可接受性好的男性生育调控方法。

15.1 男性避孕节育的历史

远古时期由于社会生产力极其低下，战争及自然灾害频发，人口死亡率极高。在此期间，人们并未萌发出控制生育的理念。随着社会生产力的发展及经济、文化的进步，人类生存环境改善，预防妊娠的思想开始萌芽，并随后衍生出一些避孕尝试，如延长哺乳期、禁欲、体外射精等。我国医书记载了公元前 2700 年关于避孕和流产的药方，古埃及书籍描述了公元前 1550 年的阴道杀精子药棉塞。这些原始避孕的方法符合人类生理学特征且不良反应小，但避孕失败率较高。

体外射精又称为性交中断法，是目前已知的最古老的避孕方法，在《圣经》和《古兰经》中均有记载。体外射精法所根据的是男性生理现象。男子的高潮分为两个阶段：第一阶段，精液集中在阴茎后尿道部，称为"射精不可避免"阶段，几秒钟后达到第二阶段，即"射精阶段"，精液经过尿道射出。使用体外射精法的时候，男子在"射精不可避免"阶段把阴茎从阴道里抽出来，在女子的体外射精。该方法影响性生活的质量，可能对某些人产生心理压力，而且避孕失败率较高。

最早对体外射精的记载是在《希伯来圣经》最初的五部经典，诞生于2 500多年前的摩西五经中。古希腊人和古罗马人可能偏爱较小的家庭因而想方设法避孕，一些考古学家根据一些资料和文物，有理由相信在当时人们就已经懂得利用体外射精法来限制生育了。

从公元5世纪初罗马帝国开始走向衰败直到15世纪初，没有任何人类使用避孕措施的记载。人们减少避孕加之罗马帝国持续衰败，导致许多避孕方法失传。另一个促使人们减少避孕的因素是基督教的兴起，根据其教义，任何形式的限制生育都是一种犯罪。

从18世纪直到现代避孕方式得到发展之前，体外射精法在欧洲、北美等地一直是最流行的避孕方法之一。阴茎套由乳胶或其他材料（如鱼皮、羊肠、麻或聚氨酯等）制成，最初是为了预防性传播疾病（STD）。第一次世界大战期间，为保持部队战斗力，一些国家提倡士兵禁欲、清洗阴茎和冲洗尿道等为主要预防性传播疾病的措施，这种道德规劝和消极的预防措施效果甚差。第二次世界大战期间，一些国家军队便大力倡导使用阴茎套。20世纪90年代，为防止艾滋病的传播，阴茎套避孕法再次受到全球重视，其在避孕方面的应用已超过250年历史。阴茎套是一种安全、有效、可逆、简便、经济的传统屏障避孕方法。阴茎套既能避孕，又能在一定程度上预防性传播疾病和人类免疫缺陷病毒（HIV）的传播，还有一些其他作用，并已逐步为广大人群认识和接受。全世界约有5 000万对夫妇使用阴茎套作为避孕方法，2/3在发达国家。

日本的阴茎套现用率为80%，我国为4%左右。理论上的失败率为0.4%～2%；实际失败率可达2.4%～7.5%。

输精管切除术产生于19世纪，但一直被滥用。直到20世纪60年代，它才真正成为人类控制自身繁衍的一种节育方法。从20世纪60年代开始，截至1995年，我国累积已有5 000万男性接受了输精管绝育术。2003年的数据显示，仍有1 800万男性使用输精管绝育术作为避孕方法。自该手术创建后，一直沿用了一个多世纪。近30多年来，为了提高避孕成功率，减少并发症，国内外尤其是我国学者做了许多创造性的改进。根据手术器械、输精管固定方法、手术入径、输精管提取及残端处理的不同启用了相应的手术名称，如钳穿法、直视钳穿法、注射针头固定法。其共同特点为损伤小、操作简易、有效且有较好的可接受性。李顺强教授创建的直视钳穿法输精管结扎术（no-scalpel vasectomy，NSV），以其简便、器械简单、术时短、出血少、感染率低且易于掌握等特点，得到国内外一致公认。自1974年以来，我国已实施了1 000多万例直视钳穿输精管结扎术。

但是大量研究证明，以结扎为代表的输精管阻断或堵塞的方法在闭塞输精管管腔后，会引发一系列难以避免的不良反应，如附睾淤积症、精子肉芽肿和抗精子抗体反应等，造成受术者生活质量的下降、复通后再生育困难等问题。多数研究认为这些都源自于输精管的急性完全性堵塞。

为了解决这些问题，30多年来国内外对输精管内装置节育术进行了大量研究，先后设计了20多种输精管内节育装置。但迄今为止，由于种种原因，这些研究都停滞在动物实验或小样本临床试验阶段，未能继续扩大临床研究和推广应用。"九·五"国家科技攻关期间，我国研制出新型聚氨酯非堵塞性输精管滤过装置（IVD），并在"十·五"期间对聚氨酯IVD节育术的节育效果、安全性、可逆性和可接受性进行了研究。研究表明该装置避孕效果良好，并发症少。有望成为一种新型的男性绝育方法。

近年，国内、外研究人员对非激素类化合物、激素类化合物用于男性避孕研究以及经外科途径的男性节育方法进行了不断探索。在当前正在研制的男性避孕药具中，男性激素避孕药与改良的可复性好的输精管外科节育术最有可能过渡到临床应用阶段，并有望在本世纪中叶得到广泛应用。

由于药物避孕与输精管外科节育术的途径不能预防性传播感染，故其目标人群是有固定性伴侣的男性。因此，WHO 也在鼓励与支持世界上的科学家积极进行既有避孕效果、又能预防性传播感染的具有双重保护功能的避孕方法研发，这些方面也取得了一些进展。

男性节育研究进展相对缓慢，阴茎套和输精管结扎术方法成熟，在现阶段和今后一段时间内仍是主流，后者研究的重点在于技术改进、机制探讨、可复性和远期安全性评估。激素避孕药的研究正处于大规模临床试验阶段，有可能在近期获得突破。附睾及避孕疫苗研究前景看好。分子生物学技术的飞速发展为提高对原有避孕方法的认识，开发避孕新药和新技术提供了良好的平台。

15.2　男性在控制生育中的责任

我国婚姻法第三章第十七条明确规定："公民有生育的权利，也有依法实行计划生育的义务，夫妻双方在实行计划生育中负有共同的责任"。

从生物医学角度讲，男性是生殖过程的始动者。尽管其作用仅仅限于生殖过程的初始阶段，但可引起女性怀孕与生育或非意愿妊娠而采用人工流产，而女性要承担由于妊娠或人工流产带来的风险或疾病。从性和家庭关系的角度看，男性在性行为、建立性关系或停止性关系中扮演角色；男性是丈夫和父亲，在婚姻家庭中是核心人物。从生育调节角度讲，男性是避孕方法的接受者，他们在计划生育中的参与和行为具有实际重要性。从

社会学角度讲，男性是社会人口中的另一半，他们往往从事着某些特殊职业和其他一些活动。在社会中，他们在生活的几乎所有方面都具有极大的权力，他们通常参与政策的制定和执行，也常常担当计划生育政策制定者和管理者的角色。诚如国际人口与发展大会通过的行动纲领中所述："男子在生活的几乎所有方面，从个人决定子女多少到决定政府各级的政策和方案，都具有极大的权力"。因此，在提高人群生殖健康水平，特别是改善妇女的生殖健康方面，包括计划生育、母亲安全、妇幼保健和预防性传播疾病/艾滋病方面，必须促进男性的积极参与，决不能把他们排除在生殖健康之外。

我国自 20 世纪 50～60 年代开展计划生育服务以来，妇女采用避孕措施一直居主导地位。她们既承担着物质再生产的任务，也承担着人类自身繁衍的重担。育龄妇女在婚后要经历或者可能经历妊娠、分娩、哺乳、育儿等生殖生命活动，她们比男人承担更大和更多的生殖健康风险（非意愿妊娠、人工流产），包括罹患疾病甚至死亡。20 世纪 80 年代 WHO 进行的一次全球性评估表明，每年有 50 万以上妇女由于与怀孕和分娩有关的并发症死亡。而男性在参与计划生育的问题上未受到应有的足够重视，以至于让人们误认为生育与节育的责任主要由妇女承担。周恩来总理早在 1963 年就谈道："要提倡男子绝育，要造成风气"，倡导男子应当在计划生育中多承担责任的主张。我国政府鼓励男性参与计划生育。我国宪法载明："夫妻双方有实行计划生育的义务"。

最近 20 年所进行的一些调查发现，男性的传统避孕知识普及普遍高于女性，但避孕方法使用水平偏低。男性对计划生育普遍持积极态度，男性不比女性更想多生育子女。一些调查发现，大多数国家的男人期望平均理想家庭规模比实际总和生育率要低。男性有控制家庭规模和计划生育的愿望，他们中有些想控制生育但未采取措施。因此，人们相信男性避孕使用率低的主要原因是缺乏宣

传和服务,而不是缺乏参与计划生育的愿望。在国内进行的有关已婚男性生殖健康现状及需求的调查结果表明,绝大多数男性具有避孕常识,但缺乏深入细致的了解。绝大多数男性的生育意愿为生育两个子女。世界上很多民意测验也显示,参与测试的 65%~90%男性愿意使用避孕方法,控制生育并限制家庭规模。许多研究也重复表明,计划生育的阻力并非来自丈夫一方;男方不比女方渴望多生育子女。更多可选择的避孕方法能够增加避孕措施的使用率和降低生育力。近年来,随着经济的发展和社会的进步,特别是来自妇女界的呼声使更多的男子表示愿意与其配偶共同承担计划生育的义务。因此,迫切需要研发或改进男性避孕、节育方法以提高其安全性、有效性、可逆性以及可接受性。

从全球范围看,20 世纪 80 年代以后世界上绝大多数国家也都非常关注男性参与计划生育这一焦点问题。多数国家提倡计划生育并明显关注男性在计划生育、生殖健康方面的作用,试图使男性与其配偶一起共同参与计划生育的决定和推广男性方法的使用,以及进一步改善人们的生殖健康状况。1994年在开罗召开的联合国人口与发展大会和1995 年在北京召开的第 4 次世界妇女大会所通过的两个行动纲领都充分地确认了男性在生殖健康中的作用,并强调要把注意力集中到开展更多的项目活动方面,要付诸行动,使男性得到生殖健康的信息和服务。这些项目活动最重要的目标就是在生殖健康领域内促进男女两性更加平等,使计划生育、生殖健康项目活动保持长期有效性和实现其可持续发展。

男性参与计划生育、生殖健康是促进经济发展和实现可持续发展战略的组成部分。男性的参与不仅对个人、对家庭,甚至对整个社会都有重要的现实意义和社会意义。通过提高男性对生殖健康的认识与实践,将会增加育龄人群知情选择的机会,达到控制家庭规模的目的,使男女在健康、教育和经济等方面平等,有助于减轻妇女的过重负担,保障育龄妇女的生殖健康,以及进一步改善和提高妇女的社会地位。这也使妇女为摆脱贫困、获得教育权利和争取工作方面有更多的选择机会。增加男女双方的感情沟通,获得满意而安全的性生活,减少家庭暴力,减少非意愿性妊娠的发生和人工流产的风险以及给妇女造成的健康损害。

15.3 男性避孕节育的可能环节

安全、有效、可逆的男性节育措施可以促进男性参与避孕,降低女性流产比例和风险,控制生育率。目前全球范围内男性参与计划生育的数量和比例逐渐增加,依赖男性节育的家庭占所有避孕家庭的 1/4 以上。理想的男性节育方法应该具备下列条件:①不导致机体内分泌失调;②不影响性功能和第二性征;③起效快、效果可靠;④可逆性好;⑤对子代无影响;⑥价格低廉,易获得,夫妇双方乐于接受。这是评价现有方法的标准,也是今后研究的指导方向。在精子发生、成熟、排放、获能及受精的整个生殖生理活动中,阻断或破坏任何一个环节,都可实现节育目的。目前男性节育的研究热点集中在阻断精子发生、影响精子成熟及阻断精子运输等环节。但可用于实践的方法非常有限,只有阴茎套和输精管结扎术两种。

男性与女性生殖活动的最大区别在于:①成年男性每天能够产生大约 7 000 万个精子,而女性每个月一般只排 1 个卵子;②男性的精子发生是一个持续过程,不同于育龄女性排卵存在周期性;③男性在性成熟后直至 70 岁后都还可能保留生育功能,而女性在50 岁左右逐渐进入更年期继而闭经,失去生育能力;④男性避孕的作用靶点比较单一,而女性避孕经常通过多靶点发挥作用;⑤男性的性功能容易受很多因素的影响。因此,男性节育研究的难度远远高于女性节育研究。以下就男性节育的可能环节作简要介绍。

(1) 干扰男性生殖活动的激素调节:男

性的生殖活动受下丘脑-垂体-睾丸轴系与生殖有关的激素调控。因此,可通过干扰其中一些关键环节来节制生育。如单独使用外源性雄激素,或与孕激素制剂或与促性腺激素释放激素的拮抗剂合用可抑制精子发生,同时维持男性的性欲、性功能、第二性征与其他雄激素的正常生理功能。

(2) 干扰精子发生:精子发生是在睾丸精曲小管内进行的。精原细胞经过数次有丝分裂、减数分裂和精子变态过程发育成为精子。一些化合物(棉酚)和物理因素(超声波、微波)均可干扰上述过程,在人类需要 10 周左右的起效期和维持较高的睾丸内药物有效浓度。因此,一些易感者可出现不可逆性精子发生障碍。

(3) 干扰附睾内精子成熟:精子进入附睾后逐步获得运动能力与受精能力,成为成熟精子。目前公认,干扰附睾功能与精子成熟是比较理想的男性节育环节。其特点为:①避孕起效快,停药后生育能力恢复也快;②不影响睾丸内精子发生,遗传风险小;③不影响雄激素的分泌及性功能。目前已研究过的作用于附睾的药物,由于毒性大和避孕效果不稳定一直未能应用于临床。

(4) 阻断精子与卵子相遇:这是男性节育的重要环节,也是目前应用最为普遍的男性节育措施之一。体外射精、阴茎套、输精管绝育术和输精管滤过装置等都属于此类。

(5) 直接杀死精子:某些药物置入阴道内与精子接触后能被迅速制动、杀死或失去受精能力。这样的药物很多,关键在于能否迅速有效地杀死精子,又不影响阴道的正常生理环境,对胚胎或胎儿无不良影响,同时还要具备简便、廉价等优点。目前认为非离子型的表面活性剂(壬苯醇醚、烷苯氧聚醇)比较理想。

(6) 男性免疫避孕:利用精子特异性抗原或生殖激素作为抗原,研制成避孕疫苗进行免疫接种,可造成精子发生障碍或精子活力下降,达到避孕目的。这是人类节育的理想环节,但目前在寻找精子阶段特异性表达抗原方面未有突破性进展。

(7) 其他环节:干扰附性腺的正常功能、射精过程、精子穿透宫颈黏液和精子获能与受精,都可达到节育目的。

(卢文红)

参考文献

[1] 刘云嵘. 男性参与计划生育研究. 北京:中国人口出版社,1998. 282~380

[2] 马建堂. 第六次全国人口普查主要数据发布(2011 年4 月 28 日). 中华人民共和国国家统计局

[3] 岳焕勋,刘小章. 避孕套与生殖健康. 中国计划生育学杂志,1997,4(3):251

[4] 中国人口和计划生育年鉴. 北京:中国人口和计划生育年鉴社,2007,456~460

[5] Kost K, Singh S, Vaughan B, et al. Estimates of contraceptive failure from the 2002 National Survey of Family Growth. Contraception, 2008,77(1):10~21

[6] Trussell J. Contraceptive failure in the United States. Contraception, 2004,70(2):89~96

[7] United Nations Department of Economic and Social Affairs Population Division. World Contraceptive Use 2007. New York:United Nation Publication, 2007

16 阻断精卵的结合

16.1 体外射精

16.1.1 概述

体外射精或称性交中断法(coitus inter-ruptus)作为一种男性避孕的方法,是指在性生活中,男子在达到性高潮即将射精时,将阴茎抽出阴道,使精液射在女方体外的一种方式。

射精包括两步脊髓反射,初级中枢在腰骶段脊髓,其发生冲动由阴茎龟头的触觉感受器传入。体外射精第一步,由交感神经传出冲动引起输精管和精囊腺平滑肌收缩,从

而将输精管和精囊腺中精液移送至后尿道;体外射精第二步,凭借阴部神经的传出冲动,使阴茎海绵体根部骨骼肌收缩,从而将尿道内精液射出。大脑的兴奋穿行下行途径,对脊髓的勃起中枢与体外射精中枢亦起作用。

体外射精是包括勃起、发射、体外射精和性高潮的一个复杂过程。勃起是由于阴茎的肿胀、变硬,它的初级神经支配是来自骶神经丛和骨盆内脏神经或勃起神经。发射是包括体外射精前收集精液并将其运送至尿道的前列腺部,随着膀胱颈和远侧尿道括约肌的闭合,尿道的前列腺部变成了一个蓄精池。这将诱发体外射精,即精液穿行尿道有节律地

发射,这个过程中会阴部骨骼肌的参与是必不可少的。射精活动包括 3 个生理过程:①泌精(seminal emission),精液排泄至后尿道;②尿道内口闭合,以防精液逆流至膀胱;③射精(ejaculation),后尿道的精液达到一定含量后,经尿道外口射出体外。

射精反射是神经反射弧即感应器、传入神经、脊髓中枢、传出神经以及效应器射精器官的一系列生理反应。射精反射主要受大脑和脊髓射精中枢的控制,在大脑中,5-羟色胺(5-HT)发挥抑制性冲动的作用,增加中枢系统 5-HT 可以减少性冲动,增强射精潜伏期(ejaculation latency),而多巴胺能增强中枢神经系统性冲动和缩短射精潜伏期。大脑通过抑制 5-HT 受体的作用来调节勃起和射精反射。研究表明,大脑射精中枢的作用远强于脊髓射精中枢的作用,说明大脑在抑制勃起反射和射精反射中的重要意义。

16.1.2 避孕作用

总的来说,体外射精避孕方法简便,但失败率也较高。由于多数男子射精潜伏期不同,不能准确地把握射精时机,在即将达到性高潮时,往往不能及时将阴茎从阴道内抽出,使最初射出的精液误排入女方的阴道内,而这部分精液中的精子浓度最高,容易导致怀孕。这是造成体外射精避孕失败的主要原因。其次,男子性兴奋过程中处于泌精阶段,少量精子可能通过后尿道溢出而进入阴道,这种射精前出现的精子外溢现象是难以控制的,结果也可导致避孕失败。对于少部分自我控制射精能力很强的男子,如果同时结合回避女方排卵期的自然避孕方法的情况下,偶尔采用体外射精避孕,可以起到一定的避孕效果。但是,不适宜长期采用。

16.1.3 弊端

(1)避孕失败:这种自然避孕方法容易失败的原因包括以下几个方面。

1)多数男子自我控制射精时机困难,容易失误,导致部分精子射入阴道。

2)在性交过程中,男性阴茎勃起,同时处于泌精阶段,精液汇集于后尿道,有少量精液可能流出尿道口而进入阴道。

3)体外射精后,精液存留于女性阴道口附近或通过抚摸等方式,不慎将精子带入阴道内。

(2)导致男性不射精症等性功能障碍:性交过程是一个从兴奋期、平台期、高潮期到舒张期的连贯过程,由于担心怀孕而采取体外射精强行中断性交,会使中枢神经系统和脊髓射精中枢的生理功能受到干扰。长期采用体外射精,可能导致男性功能性不射精,甚至出现心理性勃起功能障碍。

(3)导致女伴性冷淡:由于男女在性反应上存在明显的差异,具体表现为男性反应快而女性反应缓慢。在男性性交到达高潮时,女伴并未获得性满足,男子强行中断性交而体外排精,往往使女方性兴奋锐减,长此以往,可能会导致女伴的性冷淡。

(4)造成性生活不和谐:正常的性生活应该符合人体的性生理完整过程,体外射精如果把握不好,会破坏性生活的自然过程,长时间可能导致夫妻性生活不和谐。另外,强行中断性生活,女方得不到性满足,出现性冷淡,会给夫妻感情蒙上一层阴影。因此,体外射精不是长期适合夫妻之间避孕的方法。

(黄勋彬)

16.2 避孕套

男用避孕套(male condom)属于屏障避孕方法,具有避孕和预防部分性传播疾病(sexually transmitted diseases,STDs)的双重功效,并且不干扰人体正常生理功能,是非常值得推广的、重要的避孕工具。男用避孕套又称阴茎套,性交时套在勃起的阴茎上,使射出的精液储存在避孕套里,从而阻断精卵结合,达到避孕目的。

16.2.1 男用避孕套的发展简史

避孕套从其原始形态的出现直到发展成熟广泛应用,经历了一个漫长的历史过程,它是人类预防性传播疾病和避孕节育需求的产物，伴随着科学、医学和工业化的发展得以逐步发展。

（1）避孕套的发明及雏形阶段：古埃及人、古罗马人和希腊神话中的米诺斯王使用纸莎草做的套子、动物膀胱或鱼鳔等套在阴茎上用来预防经性行为传播的疾病。16世纪中期，意大利帕多瓦（Podova）大学解剖学教授加布里尔·法卢拜（Gabriello Fallopio）发明了一种亚麻布套并浸以当时的洗涤剂首要用来防止梅毒的传染，其次用于避孕；1551～1562年，他和助手们调研了1 100例不同类型的使用这种"避孕套"的人，结果证明使用"避孕套"可以预防梅毒。17世纪，英国斯图亚特封建王朝查理二世的侍医约瑟夫·康德姆（Joseph Condom）发明的避孕套是采用经过加工处理的一段羊的盲肠，性交时套在阴茎上，行使避孕功能。康德姆由于发明了避孕套，受封为骑士，英文词汇避孕套"condom"就由他的名字而来。早期利用羊的盲肠制成的避孕套价格昂贵，仅有社会上层人群使用。18世纪中叶，避孕套开始在世界的一些地区公开销售，当时那些避孕套都是用动物材料制成的。

（2）避孕套的探索革新阶段：随着橡胶工业的发展，1844年美国Hancock和Goodyear发明了硫化橡胶制造工艺，把橡胶变成一种坚固而有弹性的材料，之后工业上开始利用硫化橡胶生产避孕套。尽管硫化橡胶避孕套的缺点较多，如壁厚、质地差，使用时有约束感和隔膜感，易老化、易破裂，使用不当极易滑脱，但是这种避孕套能使避孕更加安全有效，而且价格低廉；此后，羊肠避孕套逐渐被革命性的硫化橡胶避孕套所代替。19世纪70年代，避孕套发展到大众化使用的新阶段。1883年，荷兰物理学家阿莱特·雅各布博士发明了第一种天然乳胶避孕套，它具有更好的弹性和柔韧性、更高的耐拉伸强度且不易出现微孔，天然乳胶成为制造避孕套的新型替代材料。到19世纪末期，动物材料制造的避孕套已被橡胶制品所取代。

（3）避孕套的成熟推广阶段：1930年欧美开始使用东南亚的乳胶生产避孕套，这种避孕套的材料主要含有乳胶和硫化添加剂，与硫化橡胶避孕套相比，具有抗老化、抗降解、美观等优点，且具有良好的弹性。1930～1935年，使用乳胶替代硫化橡胶制造避孕套，被称为避孕套生产的第二次技术革命，使避孕套的产量增加、价格降低、销量提高。避孕套的使用人群从过去的富有阶层扩展、推广到社会的各个阶层。

第二次世界大战之后，世界各国对避孕套进行了各种改良。1948年日本率先研制出厚度仅为0.03 mm的"超薄型"优质避孕套。1949年美国制定了避孕套的正式规格，1957年进行修改，严格控制质量，促使有缺陷的避孕套的比例从20世纪40年代的5%降至50年代的1%，60年代又降至0.25%。1964年英国利用自动化电穿孔安全性实验检测避孕套微小渗漏，在无尘、干燥环境下进行自动化操作，避免避孕套因灰尘黏附引起的针孔样变化，从而大大提高了避孕套的质量。20世纪60年代，半干燥的硅油润滑剂被广泛应用，它可以提高性快感，降低避孕套撕裂的概率；同时采用封闭的金属箔片进行包装，从而延缓乳胶的老化，延长使用寿命。进入20世纪80年代，避孕套的品种不断更新，在形状、厚度、颜色等方面均有大量改进。目前一般乳胶避孕套厚度为0.03～0.08 mm，超薄型避孕套厚度仅有0.02 mm。

20世纪30～50年代，世界范围内有1/3～1/2育龄夫妇使用避孕套或者含有避孕套的避孕方法。日本是世界上避孕套使用率最高的国家，1959年日本人使用避孕套占所有避孕方法的58.3%。20世纪60年代后，由于治疗STDs的特效药（青霉素）的出现和其他避孕措施的竞争，避孕套使用率有所下降，但在某些国家仍占主要地位，如日本1969年避孕套的使用率为68.1%，1977年为78.9%。20世纪80年代后，由于艾滋病（AIDS）的出现和迅速传播，促使避孕套使用率逐渐回升，避孕套已成为当今切实可行的预防STDs和AIDS的方法之一。

（4）避孕套的制造材料及性能的优化阶段：20世纪90年代初，非乳胶材料——聚氨酯类避孕套研制成功。近年来还研制出SEBS(styrene ethylene butylene styrene)避孕套等。SEBS是由苯乙烯-丁二烯嵌段共聚物(SBS)选择性加氢制备而成的热塑性弹性橡胶。这些新材料、新品种的发明和出现，不仅极大丰富了避孕套的制造材料种类，还使避孕套的性能得到了优化，减少了不良反应，增加了可接受性。

16.2.2 我国男用避孕套的应用和生产简史

19世纪60～70年代"洋务运动"时期，一批走向世界的中国人把他们在国外所见所闻写成游记和日记介绍给国人，其中包括避孕套。张德彝在《航海述奇》一书中就有关于避孕套的记述和评价，当时他对避孕套持否定态度。近代，避孕套在一些留学归国人员、体育界和演艺界人员中开始使用。

20世纪50年代我国开始生产避孕套，当时避孕套是手工作坊式生产，产量低、质量差。20世纪60年代末，我国实现了避孕套生产自动化；80年代后，企业的生产设备得到更新，生产数量和产品质量均有较大提高；至90年代中期，我国原化工部定点生产企业——上海、天津、广州、沈阳、桂林、大连、青岛7家乳胶厂（以下简称定点企业）已拥有20余条避孕套自动化生产线，年生产能力达14亿只，在数量上完全满足了国内需求。

1974年，国务院决定对已婚育龄夫妇实行免费发放避孕套。为了满足广大育龄夫妇的需求，国家每年拨出巨额专款购买大量的避孕药、避孕套、宫内节育器(IUD)等，由计划生育药具供应网络发放到使用者手中。随着人口数量的增长，避孕药具的需求数量也在成倍增长。根据计划生育部门的统计，全国使用避孕套的育龄夫妇数量，1981年为298.4万对，1985年为446.6万对，1990年为674.4万对，1995年为805.2万对，1996年增加至834.6万对，呈逐年上升趋势；到2000年，约达900万对夫妇使用避孕套，占当年全国采取避孕节育措施人数的4%左右。

全国计划免费供应的避孕套数量，1975年为58 049万只，1980年为59 000万只，1985年为83 100万只，1990年为83 432万只，1995年为116 899.9万只，1996年增加至116 920万只。

16.2.3 世界各地男用避孕套的应用情况

男用避孕套的应用呈逐渐上升趋势，世界范围约有8 960万育龄夫妇或12%的避孕妇女使用避孕套。与10年前相比，避孕套现用率从1998年的4.9%上升至2009年的7.6%，增长幅度达55%。发达地区和欠发达地区分别从14.3%和3.3%上升至17.8%和5.9%，增长幅度分别为24.5%和78.8%（图4-16-1，表4-16-1）。

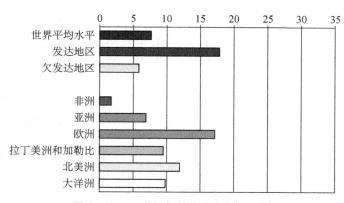

图4-16-1 世界各洲男用避孕套现用率

引自：http://www.un.org/esa/population/publications/contraceptive2011/contraceptive 2011.htm

表4-16-1 全球男性绝育应用率最高的10个国家男性方法的应用(%)

国家(年份)	避孕率	男性方法现用率	男性绝育现用率	避孕套现用率	体外排精现用率	男性方法所占比例
加拿大(2002)	74.0	43.0	22.0	15.0	6.0	58.1
英国(2008、2009)	84.0	54.0	21.0	27.0	6.0	64.3
新西兰(1995)	75.0	32.5	19.5	11.5	1.0	42.7
韩国(2009)	80.0	41.1	16.8	24.3	0	51.4
澳大利亚(2001、2002)	70.8	32.1	13.7	15.2	3.2	45.3
不丹(2007)	30.7	14.8	13.6	1.2	0	48.2
美国(2006、2008)	78.6	28.9	12.7	11.7	4.5	36.8
荷兰(2008)	69.0	16.0	7.0	9.0	0	23.2
西班牙	65.7	34.6	7.9	24.8	1.9	52.7
瑞士	82.0	24.7	8.3	14.2	2.2	30.1

世界各地避孕套的应用情况差别很大,避孕套现用率欧洲最高(17.1%),其次为北美洲(12.0%)、大洋洲(9.8%)、拉丁美洲和加勒比地区(9.6%)、亚洲(6.9%)、非洲(1.8%)。避孕套现用率最高的10个国家或地区分别是中国香港(50.3%)、日本(40.7%)、希腊(33.9%)、乌拉圭(30.8%)、俄罗斯(30.3%)、英国(27%)、斯洛伐克(25.8%)、美属维尔京群岛(25.3%)、西班牙(24.8%)、韩国(24.3%)。

16.2.4 我国男用避孕套的应用情况

我国已婚育龄妇女避孕率在全球最高(89%,2009年),综合节育措施中86.2%为女用方法,男用方法仅占13.8%(避孕套为8.3%、男性绝育为5.5%)。

避孕套的现用率呈逐年上升趋势。1990~1999年10年间避孕套现用率由3.3%上升至3.5%;之后10年(2000~2009年),现用率从3.8%上升至7.4%,上升幅度达93%。上述20年间避孕套使用者由674.4万上升至1998.8万。使用人数的增加与我国经济文化发展水平的提高和我国自20世纪90年代以来加大预防STDs/AIDS的宣传及提倡使用避孕套有关。

我国各省市之间避孕套使用的差异很大,有12个省已婚育龄妇女避孕套使用率>10%,北京地区最高(为53%),而山西<1%。

16.2.5 男用避孕套的分类

男用避孕套的分类方法较多,主要有以下数种。

(1)根据避孕套的直径分类:我国生产的避孕套长度都在19 cm左右,根据其直径分为特大号、大号、中号、小号4种,相应的直径分别为37、35、33和31 mm,市场上供应产品以中号居多。据报道还有特小号,直径为29 mm,市场上较少见。

(2)根据避孕套的厚度分类:大致分为厚壁型(壁厚0.05~0.07 mm)、薄型(壁厚0.04 mm)、超薄型(壁厚0.02~0.03 mm)。薄型及超薄型避孕套使用时可减少异物感,有助于克服影响男性性快感传导的缺点。

(3)根据避孕套的形状分类:避孕套的形状多样,大致可分为:①普通型,外形呈圆柱状,顶部有一储精囊,体部光滑;②龟头型,外形类似阴茎,其体部前1/3有卡腰,刚好卡在阴茎冠状沟处,从而使避孕套与阴茎贴得更紧,有助于男性的性快感传导;③凹凸型,避孕套的体部有数个狭窄段;④异型,避孕套的体部有均匀乳胶颗粒、螺纹,或者"快乐刺",可以增强对阴道的刺激,提高女性的性快感。

(4)根据避孕套的制造材料分类:根据制造材料的不同,可分为天然乳胶避孕套、聚氨酯避孕套、合成橡胶避孕套(如SEBS)、生物制品避孕套(如羔羊的盲肠、动物小肠)等。

市场投放量最大、使用最多的是天然乳胶避孕套。

16.2.6　男用避孕套的适应证和禁忌证

（1）男用避孕套适应证：避孕套是所有避孕药具中适应证最广泛的一种避孕工具，除极少数人对乳胶过敏或患有阴茎勃起功能障碍（erectile dysfunction，ED）无法戴套者，其他育龄夫妇或高危人群均可放心使用，尤其适用于患有心、肺、肝、肾等严重疾病而不能采用药物、IUD避孕的夫妇。

（2）男用避孕套禁忌证：夫妇中一方或双方对乳胶过敏或对避孕套中的杀精子剂过敏时，均不宜使用避孕套，但可使用不含药物的聚氨酯避孕套。

16.2.7　男用避孕套的优点和作用

（1）方便：男用避孕套使用方法简单，容易掌握，避孕效果可靠。

（2）有效预防STDs、AIDS及某些传染病的传播：实验将浓度为$1×10^6$/ml的HIV（直径0.1 μm）或高浓度的乙型肝炎表面抗原（直径0.02 μm）置于乳胶避孕套内，模拟实际使用情况。结果证实，套外培养介质中均未检出病毒。欧洲一项观察一方感染HIV夫妇的研究发现，每次性生活都使用避孕套的124对夫妇无一例新感染病例发生（随访20个月，共1.5万次性交），而在不坚持使用避孕套的121对夫妇中，发生12例新感染病例，年感染率为4.8%。

上述流行病学和实验研究都表明，避孕套确实能有效地阻止细菌（如淋球菌、沙眼衣原体等）和病毒（如HIV、乙型肝炎病毒等）通过。一项综合分析认为，如果能坚持全程、正确使用避孕套，其预防STDs的有效率几乎为100%。

（3）有利于妇女的生殖健康：避孕套可有效地阻止细菌、病毒等病原体进入女性生殖道，减少或避免女性发生盆腔炎，降低子宫颈癌等生殖道癌变的发生率。使用避孕套能避免阴茎包皮垢直接接触、污染女性子宫颈，还可以防止生殖器疱疹病毒等的侵袭。

（4）预防异位妊娠（宫外孕）：患有输卵管炎、输卵管发育不良或畸形、子宫内膜异位症、子宫发育不良等疾病的女性，易导致异位妊娠。采用避孕套避孕，其预防异位妊娠的效果优于IUD。

（5）治疗早泄：男性使用避孕套后，降低了两性生殖器之间的摩擦刺激和阴道分泌液对阴茎龟头的刺激强度，使龟头的敏感性降低，可以推迟男性性高潮到来，延缓射精，有利于治疗早泄。

（6）治疗阴茎勃起功能障碍（ED）：有人认为，使用避孕套后，避孕套套口处的橡胶圈能起到轻度的止血带样压迫作用，阴茎海绵体内的血液回流减慢，因而延长阴茎勃起的时间、增强勃起硬度，有利于治疗轻度ED。

（7）治疗精液过敏症：有些女性对其性伴侣的精子或精液过敏，性交后出现瘙痒，发生荨麻疹或其他过敏反应，从而影响性生活。避孕套可阻止女性与精子或精液接触，预防这类过敏反应的发生。

（8）治疗免疫性不育：部分女性不孕是由于其体内产生抗精子抗体，如能持续使用避孕套，则可隔绝精子与女性生殖道的接触，抗精子抗体滴度逐渐降低，6～12个月后基本消失，然后不用避孕套性交，可使部分女性妊娠。

（9）适用于某些特殊人群：避孕套是新婚夫妇的最佳避孕工具，也适宜于剖宫产术后、哺乳期内、口服避孕药间歇期的女性，以及患有慢性疾病不能使用激素类避孕药的女性。妊娠晚期使用避孕套，可以防止羊水感染，减少母婴死亡率。此外，避孕套多涂有硅油，性交时可以合并使用避孕膏，增加润滑效果，减轻中老年女性由于阴道干涩而造成的性交不适感。

16.2.8　男用避孕套的不良反应

（1）降低性快感：降低男性的性快感是避孕套的主要缺点

（2）极少数人对乳胶过敏：乳胶避孕套引起过敏的过敏原是乳胶中的蛋白质。尽管市场上推出了"低过敏原"避孕套，但对乳胶过敏者还是应该完全避免使用。

（3）乳胶避孕套中含有亚硝胺类化合物：亚硝胺是一类具有 N－N＝O 结构的强致癌性的有机化合物，迄今为止已发现的亚硝胺类化合物中 90％左右可以诱发动物不同器官的肿瘤。1997 年，Biaudet 等检测出了从避孕套迁移到人体汗液、牛和羊以及人的宫颈分泌物中的亚硝胺；2001 年，Proksch 用 Biaudet 的检测结果评价了乳胶避孕套中亚硝胺的致癌危险，认为避孕套中亚硝胺诱导肿瘤的危险性很小；2005 年，Altkofer 等对德国市场上的 32 种乳胶避孕套中亚硝胺及亚硝基化合物的含量进行了检测，发现有 29 种避孕套中该类化合物的含量超过限量标准（93/11/EEC），含量为 10～660 $\mu g/kg$，是食物中亚硝胺暴露量的 1.5～3 倍，因此建议应立法限定乳胶避孕套中亚硝胺的含量。封棣等采用《ISO/CD29941 委员会草案》的标准方法，对我国 10 种市售天然乳胶避孕套中致癌物亚硝胺的迁移量进行了检测分析，在 10 分钟内，10 种避孕套中二甲基亚硝胺（NDMA）的迁移量为 0～18 174 $\mu g/kg$，二乙基亚硝胺（NDEA）的迁移量为 1 153～14 169 $\mu g/kg$，二丁基亚硝胺（NDBA）的迁移量为 0～39 154 $\mu g/kg$，总亚硝胺迁移量为 9 187～50 152 $\mu g/kg$。检测发现仅有一种样品符合 93/11/EEC 的亚硝胺限量标准，该研究认为我国市售天然乳胶避孕套中亚硝胺迁移量较高。

（4）乳胶避孕套的细胞毒性：付海洋等发现，两种天然乳胶避孕套用琼脂覆盖法检测时均为 2 级，即中度细胞毒性；用噻唑蓝（MTT）比色法检测时 50％浸提液浓度的细胞毒性均为 4 级，为重度细胞毒性；20％浸提液浓度的细胞毒性分别为 3 级和 2 级，均为中度细胞毒性；结果说明这两种天然乳胶避孕套均具有较大的细胞毒性。

王叔桥等研究表明，用琼脂覆盖法检测

6 批不同品牌避孕套，均具有 2 级细胞毒性反应；用显微镜观察法检测，6 批不同品牌避孕套（按 6 cm^2/ml 比例浸提）在浸提液浓度为 100％、50％、20％和 10％时，分别具有 4 级、4 级、2 级、1 或 0 级细胞毒性反应；用 MTT 比色法检测，来自 6 个品牌的 15 批避孕套（按 6 cm^2/ml 比例浸提）在浸提液浓度为 50％、20％、10％时，分别具有 4 级〔相对增值率（RGR）≤15％〕、2 级（RGR 50％～70％）、1 级（RGR≥80％）细胞毒性反应。

虽然研究发现乳胶避孕套中的亚硝胺类化合物含量和迁移量较高，并且避孕套具有较大的细胞毒性，但是无论避孕套的使用频率高低和使用量多少，目前尚无临床证据支持使用避孕套可能增加男性和女性生殖系统或者其他系统的肿瘤发病率。

16.2.9　男用避孕套的使用方法

坚持全程、正确使用避孕套是提高避孕和预防 STDs 效果的最有效方法。

（1）使用方法

1）使用前检查避孕套的生产日期（或者生产批号）和失效期，常温下一般贮藏期不宜超过 1.5 年。

2）选用型号大小合适的避孕套，太大易脱落，太小有紧箍感。初用时一般先选用中号，如果不合适再选用大号或者小号。

3）戴套时先用手捏瘪避孕套前端的储精囊，挤出囊内的空气，然后将卷起的避孕套放在勃起的阴茎龟头上，用拇指和示指、中指的指腹逆行向阴茎近端推展、边推边套，直到阴茎根部，此时方可松开储精囊。套好后储精囊应位于龟头前方，偏向一方可能影响阴茎插入阴道和插入快感。当然也不可将龟头套进储精囊内，否则影响射精和快感。

4）戴套后，最好在避孕套外面涂上一层避孕膏，以增加润滑性，防止避孕套破裂，提高避孕效果。

5）射精后务必在阴茎软缩前用手捏住避孕套套口，将阴茎连同避孕套同时从阴道内抽出,以防止阴茎软缩后避孕套脱落在阴道内,或精液从避孕套套口溢入阴道,导致避孕失败。

6）两手分别捏住避孕套套口橡胶圈和储精囊,从阴茎上顺行将避孕套脱下,在套口端将避孕套打结,防止精液外溢污染环境和物品,检查避孕套有无破裂,储精囊内有无乳白色精液,然后丢弃。如发现有精液泄漏,应在 72 小时内采用紧急避孕措施,切记不可有侥幸心理。

（2）注意事项

1）坚持全程、正确使用是关键,必须在性交开始前戴好避孕套,不可性交过程进行到欲射精时才使用,此时可能已有少量精液流入阴道,导致避孕失败。已经射精并且脱下避孕套后的阴茎不能再接触女性生殖器,因为此时男性尿道内仍然有精液残留,否则也可能导致避孕失败。

2）每次性交都要坚持使用,每只避孕套只能使用一次。

3）使用前利用吹气法检测避孕套有无破损的传统做法已经废弃,因为只要是合格产品,一般没有破损问题,且包装时避孕套已经卷好,使用方便;如果使用前展开,反而造成戴套困难。

4）用手指推展避孕套时避免指甲、戒指等将其划破。

16.2.10 男用避孕套的不良反应及其防治

（1）一般不良反应

1）皮肤或黏膜刺激症状:较为少见,大多由芳香剂和(或)润滑剂引起,出现皮肤或黏膜刺激需报告医务人员。

2）过敏反应:常因乳胶中的蛋白颗粒所致,发生率约 1%。聚氨酯避孕套过敏反应罕见。过敏反应大多发生在接触点,发生过敏反应需报告医务人员。

一般不良反应的报告内容:①所用避孕器具的品牌、批号、制造材料种类（乳胶、聚氨酯或其他）;②症状或反应的发生与避孕器具使用的时间间隔,症状表现;③以前

是否使用过同样品牌的器具,给予的处理及结果。

（2）罕见不良反应

1）感染:极为罕见,一旦发生,无论严重与否均需报告医务人员。报告内容除上述一般不良反应中的 3 项之外,还要分析感染的原因（是否确定与避孕器具使用相关）。

2）严重过敏反应:过敏反应主要发生在接触点,但也可发生于远离接触点的部位,如鼻炎、结膜炎、哮喘等;严重者可危及生命,如平滑肌收缩、血压下降和呼吸困难等,但极为罕见。发生此类反应必须报告医务人员。报告内容除上述一般不良反应中的 3 项之外,还需有详细的处理和抢救过程,以及治疗结果。

避免外用避孕器具罕见不良反应的注意事项:①不使用失效期内的器具;②每次均需使用新的、一次性使用的器具,如果是可以反复使用的器具应按照要求清洗、保管;③性交一方或双方有感染时,应积极治疗,治疗期间禁欲;④发生刺激症状或过敏反应后,要避免使用同种材料制造的器具,至少要避免使用同一品牌的器具。

（3）不良反应的处理

1）皮肤或黏膜刺激症状和黏膜损伤:通常无需处理,但需保持局部清洁,可用温水洗涤,忌用各种清洁剂。

2）局部过敏反应:通常也无需处理,保持局部清洁。必要时可用抗过敏软膏,如氟轻松软膏,局部涂抹,每天 2~3 次。

3）局部感染:通常为非特异性阴道感染,可用甲硝唑栓 200 mg,阴道用药,每天 1次,5~7 天为 1 个疗程。发生特异性阴道感染,如阴道毛滴虫或念珠菌感染,按滴虫性或念珠菌性阴道炎处理。

4）中毒性休克:极为罕见,宜在内科抢救,处理原则为抗休克、抗感染、补充血容量、纠正酸中毒、预防和纠正弥散性血管内凝血（DIC）等。

5）严重过敏反应:极为罕见,宜在内科抢救。紧急处理主要为:①取平卧位,呼吸

困难者适当抬高躯体上半部,清除呼吸道分泌物,给予吸氧;②心搏骤停者立即进行胸部按摩、心肺复苏;③0.1%肾上腺素0.5～1.0 ml,立即肌内或皮下注射,酌情在3～5分钟后重复注射;④地塞米松5～10 mg溶于5%～10%葡萄糖溶液500 ml内,静脉滴注;⑤酌情使用升压药,补充血容量,纠正酸中毒,预防肺水肿和脑水肿等。

16.2.11 男用避孕套的避孕效果和预防性传播疾病

(1) 避孕效果:避孕套在实际应用中观察到的避孕失败率为0.4～1.4妊娠/100妇女年;理论上,如果加用杀精子剂,其避孕失败率可能达到≤1妊娠/100妇女年,此效果可与绝育术和激素类避孕药相媲美。然而各家报道的避孕套实际妊娠率变动为2%～30%,第1年平均妊娠率至少为12%,明显高于其他避孕方法。其原因并非方法本身的问题,多数情况下是避孕套使用不当或使用错误造成的。

据报道,男用乳胶避孕套使用第1年的平均妊娠率为14%,使用正确并坚持使用时为3%。美国比较性研究结果表明,夫妇采用避孕套作为避孕方法时,典型使用(typical use)的妊娠率为15%,完美使用(perfect use)的妊娠率为2%。两项随机对照避孕有效性试验,共涉及800对夫妇在6个月经周期内使用了3种品牌的乳胶避孕套;6个周期内常规使用的总妊娠率为7%(95% CI:5.0～9.0),坚持和正确使用的总妊娠率为1.0%(95% CI:0.0～2.1)。

Kost等2002年总结美国政府项目"Healthy People 2010"发现,以开始使用避孕方法为起点到以避孕失败为终点,12个月内总失败率为12.4%。美国女性使用的最有效、可逆的避孕方法仍然为注射和口服避孕药,两种方法在起始的12个月失败率分别为7%和9%;性交中断法与避孕套的失败率类似,分别为18%和17%;采用安全期避孕

法失败率最高,为25%。Kost认为,从1995～2002年避孕有效性没有明显提高,避孕套、性交中断法和安全期法使用者的失败率仍然很高,对于所有避孕方法来说,使用者的社会经济特征明显影响着失败率。

《WHO计划生育服务提供者手册》中男用避孕套的避孕效果是指每100个妇女的非意愿妊娠率,该书提供了两种数据:其一为美国Trussell J的数据,使用第1年的妊娠率,即坚持和正确使用为2(有效),常规使用为15(中度有效);其二为Cleland & Ali的数据,使用12个月的妊娠率,即常规使用为10(中度有效)WHO避孕效果的评价分级:妊娠率0～0.9为非常有效,1～9为有效,10～25为中度有效,25～32为效果较差。

(2) 预防STDs、AIDS的效果:坚持并正确使用避孕套预防STDs、AIDS的有效性已被大量临床研究所证实。减少AIDS传播的先决条件是降低危险性行为,即采取保护性措施;安全性行为教育的中心问题是强调避孕套的使用;在STDs、AIDS流行的今天,最有效的预防措施就是长期正确使用避孕套。

1) 在一方HIV阳性的夫妇中坚持使用避孕套者,感染发生率为0.9/100人年,有时使用者为5.1/100人年,从不使用者为6.5/100人年。

2) 坚持使用避孕套可使支原体和淋病感染风险下降60%～80%,阴道毛滴虫感染风险下降30%。

3) 避孕套不能有效防护疱疹、湿疣和其他通过未被避孕套遮盖部分皮肤接触传播的STDs,用杀精子剂壬苯醇醚(N-9)润滑处理的避孕套对STDs的防护效力与用硅油润滑的普通避孕套无显著差异。Repp等调查2 621名18～70岁巴西、墨西哥和美国男性表明,任何类型人乳头瘤病毒(HPV)的感染率为70.5%,任何致瘤类型感染率为34%,单纯非致瘤类型为22.2%;始终坚持使用与选择性使用避孕套的患病比例(prevalence ratio)为0.87(95% CI:0.77～0.97)。

16.2.12　男用避孕套使用失败的原因

避孕失败或防护 STDs 失败的原因主要包括以下几个方面。

（1）破裂和滑脱：避孕套在使用过程中破裂和滑脱是使用失败的主要原因之一，避孕套的破裂率为 0.5%～18%，Steiner 等报道破裂和滑脱率为 3.2%。避孕套正确使用的知识、经验及性行为方式对避孕套的破裂和滑脱具有重要影响。

妊娠风险随月经周期而异，在周期任意一天一次性交平均妊娠风险为 2%～4%，月经中期为 17%～30%。STDs 传播风险则相对恒定，已感染者与未感染者一次性交传播淋病或梅毒的概率约为 50%。感染支原体或病毒性 STDs，尤其是 HIV 的概率可能略低，估计为 1 例感染/100～1 000 次性接触，概率的高低取决于传播对象是否有生殖器溃疡。由于解剖结构不同，女性被感染的概率大于男性，一次无保护性交男性感染淋病的风险为 25%，而女性为 50%。

（2）不坚持使用：也是失败的重要原因。坚持使用是指不管婚内还是婚外，每次性交都使用避孕套，而不是仅在非安全期（排卵期）使用。另外，如果说禁欲可以消除无保护性交的所有风险，使用避孕套则可以将无保护性交与完全禁欲间的总风险降低 70%。有研究报道，在每次性交中都正确使用避孕套夫妇的妊娠率为 1/160 妇女年，假设性交次数为 9.3 次/月，则发生妊娠的概率为 1/17 856 次性交。

对于防护 STDs 而言，要求每次性交时都使用避孕套，但大多数人并非如此。不坚持使用避孕套与人们对风险的认知和性关系的多样化有关。避孕套的坚持使用多见于高危性关系。多个性伙伴为 STDs/HIV 在普通人群中的传播提供了桥梁作用。

（3）全程使用：性交过程中没有坚持全程使用也会导致失败。全程使用是指从性交开始至结束整个过程都坚持使用避孕套，而不是在性交中途或接近射精前才使用。

（4）缺乏使用动机或性交流技巧：是造成不坚持或不正确使用避孕套的重要原因，性伙伴之间的信任、协商和交流对避孕套的应用及其应用效力具有重要影响。

（5）避孕套本身的因素：如避孕套的形状、理化因素、储存时间等。加用水基润滑剂可明显降低临床破裂率，而使用含矿物油成分的润滑剂可使乳胶避孕套的强度在 1 分钟内下降 90%，15 分钟内对 HIV 产生通透。油基润滑剂有凡士林、膨化油、矿物油、按摩油、浴液、烹调油等。数种阴道局部药物也可使避孕套强度在 1 小时内丧失 20%～50%。

WHO 指定避孕套应避光包装，并在入库前和入库后每 6 个月进行质量监测。我国颁发的标准规定避孕套在储存条件良好的情况下，储存期从制造之日起，一般不宜超过 1.5 年。

Sanders 等综述来自 14 个国家 1995～2011 年发表在英文杂志上的 50 篇文献，指出避孕套最常见的使用错误包括性交时没有全程使用、顶端没留空间、没有挤捏排除顶端空气、翻转带套、没有使用水基润滑剂和错误停用等；常见问题包括破裂、滑脱、精液外漏、避孕套相关阴茎勃起问题、适用困难和影响快感等；并认为世界范围内普遍存在上述问题。

16.2.13　男用避孕套使用失败后的紧急补救措施

如果性交过程中或结束后发现避孕套破裂或滑脱，以致精液进入女性阴道，可以立即向阴道内置入杀精子剂（如 N-9）。如果没有杀精子剂，可以使用洁净水冲洗阴道，最好实施紧急避孕。紧急避孕是指在觉察到避孕方法失误或无防护措施的性交后一定时间内，采用服药或放置 IUD 等，以避免发生非意愿妊娠的一类补救性避孕措施。

紧急避孕的方法有：①在 72 小时内应用口服复方避孕药，如复方去氧孕烯片 4 片（每片含炔雌醇 30 μg、去氧孕烯 150 μg），12

小时后再服 4 片；或口服紧急避孕药毓婷®1 片（每片含左炔诺孕酮 0.75 mg），12 小时后再服 1 片。另外，米非司酮也具有很好的紧急避孕作用，性交后 120 小时内口服 1 片（10 mg 或 25 mg）。②性交后 120 小时内放置 Cu–IUD。建议在使用避孕套的同时，最好备有 1～2 种其他避孕药物，避孕套和杀精剂结合使用具有较高价值，即使避孕套破裂，杀精剂还能发挥避孕作用。

16.2.14 男用避孕套可接受性的影响因素

影响避孕套可接受性的因素较多，主要包括以下方面。

（1）性快感：使用者认为避孕套会干扰性生活、降低性交快感是影响可接受性的重要因素之一。

（2）避孕套的可获得性、易获得性和质量：也是影响因素之一。可获得性、易获得性是指避孕套的供应渠道是否通畅、价格是否合理、咨询服务是否周到，这些都直接影响避孕套的可接受性。避孕套供应渠道越多就越容易获得，多数国家有多种渠道，包括社会营销、商业销售、政府和非政府组织发放。美国一项调查表明，多数人很注意避孕套的质量、润滑性、使用是否方便及有无滑脱和破裂的可能，而对于避孕套的颜色、形状并非关心。

（3）使用者的自身因素与避孕套的可接受性有关：避孕套的使用与使用者的经济状况、文化程度、自身素质、保护意识呈正相关。年轻人使用率较高，我国避孕套使用率高的年龄段集中于 25～35 岁；在美国，非洲裔使用率高于白种人。使用技术高、相关知识丰富者避孕套的可接受性较好。

（4）受道德、宗教、法律及妇女地位的影响：历史上避孕套曾经受到舆论的攻击、宗教的抵制、法律的禁止。妇女地位较低的国家或地区，男性往往在避孕套的使用中占主导地位，如果男性不愿意使用，则使用率较低。

（5）健康教育有助于提高避孕套可接受性：如果人群的 STDs/AIDS 防治知识丰富，则避孕套的使用率增加，性伴侣数减少，在性伴侣的选择上也会更加谨慎。避孕套的使用与人群对避孕套的信任程度，即对避孕套预防 STDs 和 AIDS 效果的认识有关。2009 年一项针对巴基斯坦 17 个城市已婚男性的调查发现，避孕套广告能有效地增加避孕套使用率，但对避孕套有效性认识的提高、对使用避孕套会降低性快感的看法、男性在协商使用避孕套时的尴尬感觉减轻等未受到宣传活动的影响。

（6）性伴侣、同辈人或同龄人的观念和态度对避孕套可接受性的影响：多项调查发现，避孕套的使用与性伴侣的接受程度及态度有关，与性伴侣的交流程度、是否与性伴侣谈论过避孕和（或）STDs 方面的问题是影响避孕套使用的因素之一。

（7）受谈判技巧培训的影响：通过提供避孕套使用教育和一般 STDs/AIDS 教育、结合与性伙伴谈判技巧培训（如在建立新的性关系时如何向对方提出使用避孕套、如何抵制意外的性追求、如何提高性自我控制能力以及提高自尊）等多项干预措施，成功地增加了避孕套使用率。

16.2.15 男用避孕套制造材料相关研究热点

天然乳胶男用避孕套已有近百年的历史，但避孕和预防 STDs 的效果还不能令人满意，采用非乳胶材料制造避孕套和设计制造新型结构的避孕套是新的发展方向。

（1）天然乳胶避孕套：目前，市场上大多数避孕套是采用天然乳胶制成的，是当前使用最广泛的一种避孕套。研究表明，众多的天然乳胶避孕套中含有过量的强致癌物质——亚硝胺。为了使避孕套更有弹性，在生产避孕套时要经过硫化过程，亚硝胺则是在此过程中产生的。动物实验显示，在皮肤和黏膜局部应用亚硝胺总量约 1 g 时，就可诱导局部或全身性肿瘤,尤其是肝脏肿瘤。从避孕套释放的亚硝胺虽然远没达到这个剂量,但如果使用次数频繁,仍有诱导肿瘤的潜在风险。然而,2001 年 Proksch 采用 Biaudet 的检测结果评价了乳胶避孕套中亚硝胺的致癌危险,认为避孕套中亚硝胺诱导肿瘤的危险性很小。

(2) 聚氨酯避孕套:聚氨酯(polyurethane,PU)是一类在主链上含有许多氨基甲酸酯基团(—NHCOO—)的高分子聚合物,又称为聚氨基甲酸酯或聚脲烷等,我国习惯将此类化合物通称为聚氨酯。它主要是通过多元有机异氰酸酯与各类氢给予体化合物(通常含羟基的多元醇化合物)反应而合成的。通过选择不同数目和不同类型的功能基团,采用不同的合成工艺,能大幅度地改变产品形态及性能,得到从柔软至坚硬的一系列最终产品。PU 化学稳定性能良好,能抗多种酸碱和有机溶剂腐蚀,因此经常被用作橡胶制品在恶劣环境下的替代品。PU 的力学性能具有很大的可调性,具有比天然乳胶的优越性能。1993 年 8 月 12 日,伦敦国际组织正式宣布以 PU 为原料的新型避孕套研制成功,并于 1995 年在美国投放市场,聚氨酯男用避孕套(PU male condom,PU. M. C)注册商标为 Avanti®。

与乳胶避孕套相比,聚氨酯避孕套(PU condom,PU. C)具有无毒、强度高、导热性好、套膜柔韧、无特殊气味、无过敏反应等优点,更重要的是它不受各种油基润滑剂的影响。此外,PU. C 对热、湿及紫外线不敏感,在贮存过程中不易变质。PU. C 能有效地避孕和阻挡 HIV,是一种使用安全舒适的避孕套。但也有缺点,如弹性不如天然乳胶避孕套好、成本较高、易脱落和破损,因此在市场所占的份额不大。PU 除了少量用于男用避孕套外,主要用于女用避孕套。医用 PU 材料进入避孕套制造行业是对避孕套材料和制造工艺的重大革新,PU 是替代天然乳胶制造避孕套的首选材料。

Avanti® 是采用聚醚型热塑性聚氨酯的有机溶液经多次浸渍烘干制成,其材料和工艺成本较高(设备投资大,是易燃、易爆、有毒、有腐蚀、污染环境的工艺),售价约为 2 美元/只。Avanti® 的结构形状与乳胶避孕套相似,主要不同是厚度为 0.045 mm,宽度为 64 mm(相当于直径 40.8 mm),壁薄、宽松式戴用。生产商声称其材料强度为乳胶的 2 倍,故可以制作得比较薄,但为了使材料达到如此高的强度,就只能增加其材料的本体硬度,减少其扯断拉伸率,因此对抗破裂不利。Avanti® 的主要特点是:①传导体温和接触敏感性好,性愉悦感好,这是男性喜欢使用的主要原因;②无乳胶过敏反应;③性质稳定,贮存时不易变质,而且可以使用油基润滑剂。

1991~1997 年,美国儿童健康与人类发展研究所(NICHHD)进行了 Avanti® 与乳胶安全套的对比试验,800 对夫妇使用 1 804 只 Avanti® 和 1 882 只乳胶避孕套,统计一般使用和坚持正确使用 6 个月的妊娠率,Avanti® 为 4.6% 和 2.6%,乳胶避孕套为 6.1% 和 1.0%,两者之间无统计学差异。1997 年,家庭健康国际组织(FHI)Farr 发表了 51 对夫妇使用 517 只 Avanti® 的统计结果,破裂率为 1.9%,滑脱率为 3.7%,与乳胶避孕套相当。Avanti® 的供应商反映,使用者一般喜欢 Avanti® 超过乳胶避孕套,因其在外观、气味、滑脱可能性、舒适度和性快感方面都比较好,因此可以提高安全套的使用率,减少 STDs 的传播。

岳焕勋等采用国产医用聚氨酯避孕套专用料制作的 PU. M. C(由四川大学和四川生殖卫生学院共同研发),调查 30 对健康已婚夫妇为期 6 周 360 次使用国产 PU. M. C 的可行性和可接受性,发现总破裂率(临床破裂和非临床破裂)为 2.22%,临床滑脱率为 16.5%,使用期间无意外妊娠发生,感官指标反映 PU. M. C 具有良好的可接受性。Steiner 等调查使用 PU. C(PU. C 组)或标准乳胶避孕套(乳胶组)作为唯一避孕方法的 901 对夫妇,结果发现 PU. C 组 6 个月典型使用的妊娠概率为 9.0%（95% CI:5.9～12.2），乳胶组为 5.4%（95% CI:2.9～7.8）；PU.C组出现生殖器刺激症状的女性人数少于乳胶组，而两组出现生殖器刺激症状的男性人数相同；总临床失败率（破裂和滑脱）PU.C为8.4%，乳胶避孕套为 3.2%（两者差值5.3%,90% CI:2.8～7.7）。两组调查对象的续用率存在差别，调查对象判断两种避孕套赞同倾向的 4 个基本可接受性指标是购买意愿、推荐意愿、信任度和舒适度。研究认为PU.C组避孕效果低于乳胶避孕套，但相对于其他屏障避孕方法，PU.C组的妊娠危险是低的。对于乳胶过敏者或不喜欢乳胶避孕套者，PU.C不失为目前美国市场上几种合成材料制造男用避孕套中的一种选择。

（3）SEBS避孕套：SEBS是由苯乙烯-丁二烯嵌段共聚物选择性加氢制备而成的热塑性弹性橡胶，具有优良的抗拉伸性、耐低温性和易加工性，SEBS不含不饱和双键，而且具有较好的紫外线稳定性、抗氧化性和热稳定性。经美国食品药品管理局（FDA）认证，SEBS 材料无毒，人体组织不会产生过敏及排斥反应，具有气密性好、耐高温、抗老化等性能，能使用高温蒸煮和紫外线直接消毒，可作为医疗器械的基础材料。使用 SEBS 制造的避孕套，具有高弹性、高导热性、无味、低过敏反应等优点，但是临床试验证实其比乳胶避孕套的破裂率和滑脱率要高。Sensicon Corporation 生产的 SEBS 避孕套商品名为Tactylon®，它有 3 种设计样式，即标准套（standard condom）、睡袋式套（"baggy" condom）和小尺寸标准套（low-modulus standard condom）。

Gallo 等综合分析 3 种非乳胶避孕套（eZon®，一种由 Mayer Laboratories,Inc. 生产推广的合成热塑性弹性橡胶避孕套、Avanti®、Standard Tactylon®）的研究发现，eZon®避孕效果低于乳胶避孕套，而 Avanti®和 Standard Tactylon®避孕效果与乳胶避孕套无差别；3 种非乳胶避孕套临床破裂率高于乳胶避孕套，但是不良反应少，研究对象更愿意使用非乳胶避孕套或愿意将其推荐给其他使用者。

（周善杰）

16.3 阻断输精管

16.3.1 输精管结扎术

输精管结扎术（vasectomy）是阻断输精管使精子无法进入女性生殖道达到避孕目的的一种手术方式。目前主要限制输精管结扎术推广的两大障碍是：①需要切开阴囊皮肤，使受宗教意识影响的一些国家受术者难以接受；②手术复通困难，复通后生育能力难以保证。李顺强等发明了直视钳穿法输精管结扎术，使世界许多国家男性节育术的受术者人数大幅度增加，由于此手术方法不用切开阴囊，操作简洁而快速，由此解决了第一大障碍。第二大难点的方法是不切断输精管，靠腔内或腔外阻断使节育方法简便、效果明显，详细内容将在后续章节叙述。尽管输精管结扎术是一种简单、安全、有效的男性绝育手术，但输精管结扎术的发展历史却十分曲折。输精管结扎术引发了超过 1 个世纪的社会和医学争论，牵涉社会哲学、医学、人口统计学和法律等各个方面。这一手术的历史包含着不仅是对理想技术和良好结果的不断追求，还包含着对错误观念、错误信仰的不断纠正。

（1）手术方法

1）传统输精管结扎术：在阴囊皮肤用 15号手术刀做 1 cm 横行切口，切口一直切开至输精管鞘显露输精管。将输精管从输精管鞘中分离出来并将输精管伴行的血管、神经逐层分离，切断并切除一定长度的输精管，切除的输精管长度一般为 1～4 cm。如何关闭输精管断端，将在后面讨论。输精管结扎术完成后，用 5～0 可吸收缝线缝合阴囊皮肤。局部可涂抹抗生素软膏，敷料包扎。

2）直视钳穿法输精管结扎术：

输精管用左手三指法固定后，用尖部环

形的皮外固定钳在阴囊皮肤外将输精管钳住并固定输精管于钳环内。用尖端锋利的输精管分离钳从局部麻醉注针孔穿入阴囊皮肤并钝性分离、挑起输精管（图4－16－2）。固定的环钳松开再从裂口中将输精管提出（图4－16－3）。用分离钳将输精管周边包绕的组织分离，使输精管裸露出来（图4－16－4）。然后切除1 cm长的输精管并结扎输精管断端。在用分离钳将输精管挑出的过程中，固定环钳同时旋转180°帮助暴露输精管，使分离钳的尖端能够沿输精管壁穿出，并将输精管提出阴囊皮肤裂口外，即所谓的"外翻手法"。

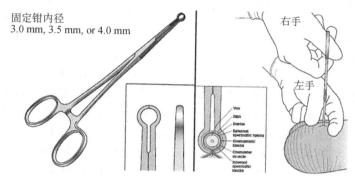

图4－16－2　环形尖端固定钳

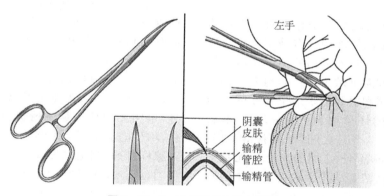

图4－16－3　尖端锋利的弯血管钳

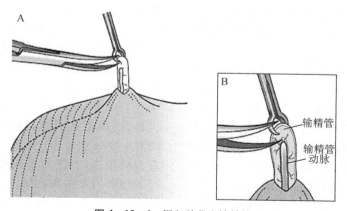

图4－16－4　提起并分离输精管

3）改良的直视钳穿法输精管结扎术：经典的直视钳穿法输精管结扎术通常采用外翻手法，但是这种手法初学者往往感觉难以掌握。Jones采用了一种简单的方式而无需外翻手法。他不采用环钳固定输精管，而仍使用三指固定法，用尖端锋利的分离钳穿透皮肤至输精管后，在输精管周边潜行分离后，用环钳直接将输精管钳出。

（2）输精管结扎术的并发症

1）血肿形成：输精管结扎术最常见的术后并发症是血肿形成。阴囊血肿发生首先导致美学上的不愉快和术后疼痛。术后发生阴囊血肿的概率很低，一般为2%（0.09%～29%），影响血肿发生的一个因素是手术方式的选择。两项随机对照研究证实，无论是采用直视钳穿法输精管结扎术还是传统的切开输精管结扎术，前者发生出血和血肿的概率要低于后者。

2）避孕失败：输精管结扎术避孕失败的定义为术后射精的精液中含有精子。目前推荐的是手术后3个月如果精液中存在活动精子即为手术失败需重做手术。非预期的怀孕是造成配偶烦恼和引起诉讼的主要原因。与手术失败相关的怀孕率为0%～2%。术后随访一般在2～3个月之间，至少获得一份、最好获得两份间隔4～6周的离心后无精子症精液样本。输精管结扎手术失败的主要原因还是手术失误与术后自然再通，如过多结扎了输精管外的其他组织、对输精管离断不完全、存在重复输精管未能发现及在同侧输精管做了两次结扎等。术后太早进行无避孕措施的性交也是导致节育失败的原因之一。

3）术后疼痛：通常被称为输精管结扎术后疼痛综合征（postvasectomy pain syndrome）。疼痛一般为钝性，呈间歇性或持续性，可在性兴奋或射精时加重。术后疼痛的病因较为复杂，可能存在的病因包括充血性附睾炎、输精管伴行神经被结扎、炎症或瘢痕等因素。疼痛的原因通常是机械性压力增高而不是感染。组织学发现，存在阴囊痛的患者有附睾充血、复杂性囊性改变及附睾炎样慢性改变。

从提取的附睾炎组织做培养并未发现存在有感染原。比较开放断端与关闭断端的输精管结扎术的研究发现，关闭断端的输精管结扎术发生充血性附睾炎的概率明显增加[6% vs 2%，相对风险3.0（95% CI：1.2～7.5）]。对精子肉芽肿是术后慢性疼痛的病因还是保护机制存在争议，有观点认为精子外溢至间质，诱发了神经周围的纤维化和炎症。病理检查见神经呈密集嵌入纤维组织内，伴扭曲、成角及淋巴浸润。

4）精子肉芽肿：是机体对外渗精子的炎性反应。输精管断端的精子肉芽肿内可形成多个上皮化微细管道，连接输精管两残端，重建精子通道，导致手术失败。绝大多数精子肉芽肿无症状，少数（2%～3%）通常在术后2～3周因精子肉芽肿产生疼痛。输精管炎性结节为一种良性反应性增生性病变，以腺管状增生为特征，可致弥漫性或局灶性结节性或筛状膨大。本症多见于输精管结扎术后或有输精管损伤史者，临床上很像精子肉芽肿。病变的输精管直径为0.4～1.2 cm不等，切面呈灰白色或棕色。镜下观察表现为潴留的精子和组织细胞构成的肉芽肿。此外，最明显的特征是输精管管壁间的上皮增生，增生的上皮可呈条索状、小腺泡状或不规则腺样排列，细胞立方或矮柱状，核染色质较均匀，核仁较大，增生的腺管可累及输精管周围神经。约一半的病例合并有精子肉芽肿。

5）术后感染：文献报道输精管结扎术后的感染并发症的发生率为3.5%左右。感染发生的概率与手术方式存在较大的关系、一项随机对照研究比较直视钳穿法输精管结扎与传统的结扎技术结果显示，直视钳穿法术式感染发生率为0.2%，而传统术式的发生率达1.5%。另一项研究则发现感染发生率较高，直视钳穿法术式和传统切开术式的感染发生率分别为7.1%和11.4%。大多数感染为局限性的，通常采用单纯抗生素治疗即可。感染的发生率高低也与手术医师对阴囊备皮消毒的重视程度有关。

6）抗精子抗体：输精管结扎术可引起精

子抗原的暴露,诱发机体免疫反应而导致自身抗精子抗体的产生。最近一项研究显示,272 例输精管结扎病例中,240 例(88%)血液中发现有抗精子抗体。另外,很多学者也致力于研究抗精子抗体免疫复合物与其他免疫学疾病的相关性。Massey 等随访了 10 590 例男性和配对对照组(平均随访 7.9 年),在系统性红斑狼疮、硬皮病、风湿性关节炎病例中未发现有抗精子抗体的异常,但在附睾炎和睾丸炎病例中抗精子抗体滴度显著增高。另一项 23 988 例输精管结扎术后的男性和 146 000 例对照组的研究,通过 12 年随访比较了输精管结扎术后与正常对照免疫复合物疾病的发生率。这项研究得出的结论是,输精管结扎术后不会引起免疫相关疾病,如哮喘、炎性肠病、强直性脊柱炎等的发病率,只是增加了附睾炎、睾丸炎的发生风险。虽然目前的研究说明抗精子抗体的产生不会增加其他免疫相关疾病的风险,但对于输精管复通术的患者可能会影响精子功能而导致继发不育。

(张 茨)

16.3.2　其他输精管阻断技术

(1)输精管粘堵术:输精管粘堵术属于输精管化学绝育的一种,是向输精管腔内注射化学制剂(高分子化合物石炭酸与 α-氰基丙烯酸正丁酯混合剂),造成局部无菌性炎症反应致使管腔纤维化而闭锁,实现输精管道阻断的一种节育方法。1972 年由我国学者李顺强教授解决了经阴囊皮肤直接穿刺输精管腔的技术,首次将输精管粘堵术应用于临床男性节育术。输精管粘堵术不做皮肤切口,不游离、切断及结扎输精管,组织损伤小,并发症发生率较低,在心理上的可接受性优于传统输精管结扎手术。

(2)输精管注射栓堵术:是在经皮输精管注射粘堵法的基础上对药物的改进,1983 年应用于临床。采用医用聚氨酯弹性体(MPU)为栓堵材料,MPU 化学性质稳定,生物相容性良好,注入管腔后迅速固化形成栓

子,堵塞管腔阻断输精管道。另外,通过阴囊和输精管小切口将栓子取出,便可恢复输精管通畅(恢复输精管功能),无须再做输精管吻合。输精管栓堵术因其非手术性质和潜在的可复性而受到广泛关注。

(3)输精管硬化法:是指从阴囊提出输精管,经阴囊皮肤直接向输精管壁注射小剂量的化学硬化剂,使输精管硬化,从而达到与输精管结扎术一样的节育目的。曾用过几种化学硬化剂获得良好结果,其中有乙醇、10%硝酸银、36%醋酸、3.6%甲醛、鱼肝油酸钠等。最终选用含有 3.6%甲醛的 90%乙醇,是因为此两种化合物都很简单,容易被代谢,不致留下任何能引起不良反应的残余物。此外,鱼肝油酸钠也被用于临床试验。

(4)电凝法:经皮穿刺输精管电凝绝育术,是将特制的绝缘电凝针头通过皮肤插入输精管管腔内,利用高频电流的作用使输精管变性、凝固、组织增生而阻塞管腔,以达到绝育目的。电凝术不仅具有止血、灭菌作用,还降低了对输精管肌壁的损伤和输精管切除部位精子肉芽肿的形成。但是,不能阻止附睾内精子肉芽肿的形成。附睾内的精子肉芽肿可能导致睾丸疼痛、炎症,并降低再通手术成功的机会。

(5)激光输精管节育术:是指向输精管内导入激光光纤,照射输精管管腔,导致部分管壁发生凝固、坏死,愈合后发生纤维化闭塞,精子不能通过的一种男性节育新方法。动物实验及临床应用提示节育有效率达到结扎术的效果。优点是效果可靠,在非手术穿刺下进行,比开放手术节育法并发症明显减少。受术者易接受,技术容易掌握,便于推广应用。

(6)超声输精管节育术:在美国,已经证明高能聚焦超声对于输精管永久避孕可以作为一种非外科阻塞方法。简要过程是将一个小的超声传感器钳夹在输精管和阴囊皮肤上(图 4-16-5),使超声波集中到输精管腔,不对阴囊皮肤产生热损伤,小规模动物实验已经建立了合适的能量级别(7 W)和所需的时

间长短(为 40~60 秒),且这个装置在临床上已经用于治疗心脏病。这种技术经过改进后是一个较好的非侵入性方法,但需要进一步的临床试验研究。

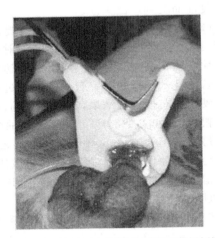

图 4-16-5   高能超声仪放置在狗阴囊输精管处

引自:Roberts WW. High intensity focused ultrasound ablation of the vas deferens in a canine model. J Urol, 2002,167;2613~2617

(7)输精管内节育装置:输精管解剖结构相对表浅,是便于实施男性节育术的部位。输精管结扎术虽然是可靠的男性节育方法,但是其对输精管的损伤相对较重,输精管的修复又比较困难,因此促发了一系列堵塞性输精管内节育装置(intra-vas device,IVD)的研制。然而,输精管结扎术另一个弊端在于其长期堵塞输精管造成的一些急、慢性损害,如附睾淤积、痛性结节、精子肉芽肿及对睾丸生精功能的潜在影响。这些又促使科研人员研制了非堵塞性输精管内节育装置,以便降低输精管内压力升高所造成的短期和长期损害。

自 20 世纪 60 年代,国内外学者对输精管内节育装置的研制付出了大量努力,先后尝试了一些材料,如缝合线、纤维、铜丝、铜管等节育装置。但由于多种局限,这些装置目前一直处于动物实验或小样本临床试验阶段。20 世纪 60 年代末 70 年代初,詹炳炎等制成了一种以硬膜外导管为外壳,内填尼龙毛的非堵塞性输精管内滤过装置,经动物实

验得到了良好的节育效果和复通再孕率,同时有效减少了术后并发症的发生。在此基础上,叶阳等研制成一种以聚四氟乙烯材料作为外壳,内填医用尼龙毛的非堵塞性输精管内节育器,进行小样本临床试验,结果表明,此种 IVD 有着良好的节育效果。但是制作外壳的聚四氟乙烯组织相容性差,质地较硬,易损伤甚至穿破输精管管壁,且不易标准化生产。鉴于此,陈振文等采用聚氨酯材料作为外壳制作了一种 IVD。在"十·五"科技攻关期间,他们对此聚氨酯 IVD 的有效性、安全性和可复性进行多中心随机对照临床试验。与输精管结扎术组相比,两者成功率(无精子症和精子浓度<300 万/ml 且无活动精子)相似,术后 3 个月分别为 85.4% 和 97.2%;术后 12 个月时分别为 94.3% 和 97.2%。相对于结扎组,IVD 置入组复通手术简单、成功率高(90% vs 70%)且并发症发生率低(11.4% vs 22.5%)。

由于铜离子具有较好的杀精子效果,因此研制含铜输精管内非堵塞性节育器成为另一种研究思路。有人单纯采用铜丝或铜管制成 IVD,实验表明其有一定的节育效果。由于这些节育器制作工艺简单,生产工艺不够标准,且所用材料金属铜置于体内后尚存在铜离子爆释和被氧化产生一氧化铜等副产物的缺陷。能否达到滤过与杀伤精子的作用,亦未见后续临床研究报道。阎勇等研制出一种非堵塞性镀银铜输精管内节育栓,动物实验研究表明此节育器置于兔输精管内后,精液中的铜离子含量明显升高,术后 4~6 周达高峰,同时精液中精子浓度、活动率明显下降。这一实验表明,其设计的非堵塞性镀银铜输精管内节育栓具有一定的节育效果,但此节育器也存在含铜 IVD 的缺陷。吴伟雄、陈振文等先后用聚丙烯和聚四氟乙烯材料作为外壳,内填医用尼龙线制成了两种非堵塞性输精管滤过装置节育器,并进行了 II 期临床试验,获得了较好的节育效果和安全性,产品已经完成了技术转让,具有良好的临床应用前景。2006 年,黄勖彬等开始采用络合铜

纳米高分子复合材料研制了一种过滤型IVD,其复合材料中络合铜的使用能缓慢而持久地释放铜离子,避免了普通含铜IVD存在的铜离子"爆释"或产生氧化铜等副产物的形成。该材料配方含有成孔剂,通过成孔剂的高温挥发,在IVD管壁形成大量微孔,达到过滤精子的作用。动物实验表明,置入IVD后精液中精子浓度及活力明显下降,术后6个月内由严重少精子症转变为无精子症。检测此IVD置入前后精浆中性 a-糖苷酶含量并无明显差别,表明此IVD达到了预期"通而不育"的效果。纵观上述各种IVD的研究方法,均以节育效果作为研究的重点。然而,有关装置材料的生物相容性和生殖毒理学研究极为欠缺。作为新型的体内植入物,显然相关研究需要加强和完善,才有望开发出广泛应用的产品。

（夏　伟　宋黎明　黄勋彬）

参考文献

[1] 白寿昌,邹淑荃,罗自强,等.猕猴输精管注射高分子聚合物HFMC的抗生育试验初报.动物学研究,1991,12(4):375～380

[2] 陈国军,杨全力.避孕套材料的研究进展.中国计划生育学杂志,2009,17(3):190～192

[3] 封棣,程雪莲,张苓俐等.中国市售天然乳胶避孕套中亚硝胺迁移量的检测分析.中国卫生检验杂志,2009,19(3):483～484,581

[4] 付海洋,奚廷斐.避孕套的体外细胞毒性检测实验.中国计划生育学杂志,2008,16(7):408～410

[5] 郭应禄,胡礼泉.男科学.北京:人民卫生出版社,2004

[6] 郭应禄,胡礼泉.男科学.北京:人民卫生出版社,2004.1121～1125

[7] 国家人口计生委科技司编译.世界卫生组织计划生育服务提供者手册.北京:中国人口出版社,2009.307

[8] 和桂红.屏障避孕法应用效果的临床研究.中国当代医药,2009,16(20):195～196

[9] 李国光,黄聘,孙涛,等.男性避孕材料——水凝胶HFMC的生物相容性评价.生殖与避孕,1992,12(2):56～59

[10] 李海宁,王雯,肖忆梅.天然胶乳橡胶避孕套专项检查及抽验情况分析.中国医疗器械信息,2007,13(7):22～25

[11] 李顺强,刘小章.男性避孕节育.北京:中国人口出版社,1990

[12] 刘小章,岳焕勋.避孕套应用的现状.国外医学·计划生育分册,2003,22(2):75～77

[13] 刘小章,岳焕勋.全球男性节育方法的应用现状.中国计划生育学杂志,2012,20(4):228～232

[14] 罗自强,曾怀德,向大昌,等.输精管注射高分子聚合物HFMC的非堵塞化学避孕及其生育可复性的动物实验研究.生物医学工程杂志,1990,7(3):179～186

[15] 马素文.加强避孕套生产质量及应用管理.中国计划生育杂志,1998,6(1):28～29,46

[16] 史时燕,Steinmetz N,Pensel J,等.低功率YAG激光凝堵输精管.男性学杂志,1994,8(1):17～19

[17] 孙朝晖,刘东华,师其智,等.Ar$^+$激光与Nd:YAG激光凝堵大白鼠输精管对比实验研究.生殖与避孕,1997,17(2):102～106

[18] 唐文豪,谷翊群,陈振文.男性节育方法研究回顾与展望.中国计划生育学杂志,2002,10(5):312～316

[19] 王翀.我国避孕套市场存在的问题与思考.中国当代医药,2009,16(17):139～140

[20] 王叔桥,陈齐英,张丽宏,等.天然胶乳避孕套的体外细胞毒性试验研究.预防医学情报杂志,2012,28(3):197～200

[21] 夏振开,刘素英,孙朝晖.输精管激光凝堵技术的研究现状及展望.中华泌尿外科杂志,1996,(17)11:697～698

[22] 肖新民,罗顺文,崔玉川,等.经皮穿刺激光凝堵输精管节育11例报告.男科学杂志,1997,1(4):18

[23] 徐红,王春鹤.我国橡胶避孕套市场、现状、存在的主要问题及原因分析.中国医疗器械信息,2007,13(6):56～59,76

[24] 徐晋勋.屏障避孕.生殖与避孕,1996,16(2):149～152

[25] 徐晋勋.屏障避孕法的不良反应及其防治.实用妇产科杂志,2008,24(3):139～141

[26] 徐晋勋.外用避孕药具研究进展.中国实用妇科与产科杂志,2001,17(9):525～527

[27] 徐若璞,黄华惠,程玲妹.非阻断男性避孕材料HFMC及其杀精能力.合成化学,1993,1(3):263～267

[28] 徐若璞,张文传,李桂兰,等.具有杀精子功能的生物材料甲基丙烯酸乙酯—甲基丙烯酸—甲基丙烯酸梭乙酯与动物实验.生物医学工程学杂志,1985,2(4):246～250

[29] 杨娟,袁伟,高尔生.避孕套可接受性的影响因素.生殖与避孕,1998,18(5):313～317

[30] 岳焕勋,刘小章,张志红,等.聚氨酯避孕套临床前使用可行性和可接受性分析.四川医学,2004,25(11):1194～1195

[31] 曾宪森,程怡民. 聚氨酯女用和男用安全套的研发进展. 中国计划生育学杂志,2008,16(10):634~637

[32] 张文满. 激光封闭输精管的实验报告. 中华外科杂志,1981,30(19):565

[33] 赵生才. 可复性输精管经皮穿刺注射栓堵法. 太原:山西科学技术出版社,1991

[34] Acker DE. Personal communication about HIFU and vitality medical products, 2005

[35] Aitken RJ, Baker MA, Doncel GF, et al. As the world grows: contraception in the 21st century. J Clin Invest, 2008,118(4):1330~1343

[36] Altkofer W, Braune S, Ellendt K, et al. Migration of nitrosamines from rubber products — are balloons and condoms harmful to the human health? Mol Nutr Food Res, 2005,49(3):235~238

[37] Art KS, Nangia AK. Techniques of vasectomy. Urol Clin North Am, 2009,36(3):307~316

[38] Barone MA, et al. A prospective study of time and number of ejaculations to azoospermia after vasectomy by ligation and excision. J Urol, 2003,170(3):892~896

[39] Barone MA. ed. No-scalpel vasectomy: an illustrated guide for surgeons. 3rd ed. New York: Engender Health, 2003.49

[40] Barone MA. Vasectomy in the United States, 2002. J Urol, 2006,176(1):232~236

[41] Berry AR, Watt B, Goldacre MJ, et al. A comparison of the use of povidone-iodine and chlorhexidine in the prophylaxis of post-operative wound infection. J Hosp Infect, 1982,3(1):55~63

[42] Biaudet H, Mouillet L, Debry G. Migration of Nitrosamines from condoms to physiological secretions. Bull Environ Contam Toxicol, 1997,59(6):847~853

[43] Bridging the Gap Foundation. Choices: condoms work! Contracept Technol Update, 2001,22 (Suppl 2):3

[44] Brooks JD. Anatomy of the lower urinary tract and male genitalia. In: Wein AJ. ed. Campell-Walsh Urology. 9th ed. Philadelphia: Saunders, 2007.38~77

[45] Caesar RE, Kaplan GW. Incidence of the bell clapper deformity in an autopsy series. Urology, 1994,44(1):114~116

[46] Chaki SP, Das HC, Misro MM, et al. A short-term evaluation of semen and accessory sex gland function in phase Ⅲ trial subjects receiving intravasal contraceptive RISUG. Contraception, 2003,67(1):73~78

[47] Chaudhury K, Bhattacharyya AK, Guha SK, et al. Studies on the membrane integrity of human sperm treated with a new injectable male contraceptive. Hum Reprod, 2004,19(8):1826~1830

[48] Chaudhury K, Sharma U, Jagannathan NR, et al. Effect of a new injectable male contraceptive on the seminal plasma amino acids studied by proton NMR spectroscopy. Contraception,2002,66(3):199~204

[49] Chen ZW, Gu YQ, Liang XW, et al. Safety and efficacy of percutaneous injection of polyurethane elastomer (MPU) plugs for vas occlusion in man. Int J Androl, 1992,15(6):468~472

[50] Chen, Z, Gu Y, Liang X, et al. Morphological observations of vas deferens occlusion by the percutaneous injection of medical polyurethane. Contraception, 1996,53(5):275~279

[51] Cook LA, et al. Scalpel versus no-scalpel incision for vasectomy. Cochrane Data base Syst Rev, 2007,(2):CD004112

[52] Cook LA, et al. Vasectomy occlusion techniques for male sterilization. Cochrane Data Base Syst Rev, 2007,(2):CD003991

[53] Cooper TP. Use of EMLA cream with vasectomy. Urology, 2002,60(1):135~137

[54] Dassow P, Bennett JM. Vasectomy: an update. Am Fam Physician, 2006,74(12):2069~2074

[55] Elaine AL. Frontiers in nonhormonal male contraception: the next step. Male Contraception Information Project,2006

[56] Freeman C. Preliminary human trial of a new male sterilization procedure: vas sclerosing. Fertile Sterile, 1975, 26 (2): 162 ~ 166 [57] Fried NM, Sinelnikov YD, Pant B, et al. Noninvasive vasectomy using a focused ultrasound clip: Thermal measurements and simulations. IEEE Trans Biomed Eng, 2001,48(7):1453~1459

[58] Fu H, Darroch JE, Haas T, et al. Contraceptive failure rates: new estimates from the 1995 National Survey of Family Growth. Fam Plann Perspect, 1999,31:56~63

[59] Gallo MF, Grimes DA, Lopez LM, et al. Nonlatex versus latex male condoms for contraception (Review). The Cochrane Library, 2008. Issue 4

[60] Goldstein M. Vasectomy reversal. Compr Ther, 1993,19(1):37~41

［61］ GriffinT, et al. How little is enough? The evidence for post-vasectomy testing. J Urol, 2005,174(1):29～36

［62］ Guha SK, Anand S, Ansari S, et al. Time-controlled injectable occlusion of the vas deferens. Contraception, 1990,41(3):323～331

［63］ Guha SK, Ansari S, Anand S, et al. Contraception in male monkeys by intra-vas deferens injection of a pH lowering polymer. Contraception, 1985,32(1):109～118

［64］ Guha SK, Singh G, Anand S, et al. Phase I clinical trial of an injectable contraceptive for the male. Contraception,1993,48(7):367～375

［65］ Guha SK, Singh G, Ansari S, et al. Phase II clinical trial of a vas deferens injectable contraceptive for the male. Contraception, 1997,56(4):245～250

［66］ Guha SK, Singh G, Srivastava A, et al. Two-year clinical efficacy trial with dose variations of a vas deferens injectable contraceptive for the male. Contraception, 1998,58(3):165～174

［67］ Gupta AS, Kothari LK, Devpura TP. Vasoclusion by tantalum clips and its comparison with conventional vasectomy in man: reliability, reversibility, and complications. Fertil Steril, 1977, 28(10):1086～1089

［68］ Haws JM, et al. Clinical aspects of vasectomies performed in the United States in 1995. Urology, 1998,52(4):685～691

［69］ Holton PD, Leveille RJ, Patzakis MJ, et al. Antibiotic prophylax is for urological patients with total joint replacements. J Urol, 2003,169(5):1796～1797

［70］ Howards SS, Jessee S, Johnson A. Micropuncture and microanalytic studies of the effect of vasectomy on the rat testis and epididymis. Fertil Steril, 1975,26(1):20～27

［71］ Jones JS. Percutaneous vasectomy: a simple modification eliminates the steep learning curve of no-scalpel vasectomy. J Urol, 2003,169(4):1434～1436

［72］ Khan AB, Conn IG. Use of EMLA during local anaesthetic vasectomy. Br J Urol, 1995, 75(5):671

［73］ Kiddoo DA, Wollin TA, Mador DR. A population based assessment of complications following outpatient hydrocelectomy and spermatocelectomy. J Urol, 2004,171(2Pt1):746～748

［74］ Kost K, Singh S, Vaughan B, et al. Estimates of contraceptive failure from the 2002 National Survey of Family Growth. Contraception, 2008, 77(1):10～21

［75］ Koul V, Srivastav A, Guha SK. Reversibility with sodium bicarbonate of styrene maleic anhydride, an intravasal injectable contraceptive, in male rats. Contraception, 1998,58(6):227～231

［76］ Labrecque M, et al. Vasectomy surgical techniques in South and South East Asia. BMC Urol, 2005,5:10

［77］ Labrecque M, et al. Vasectomy surgical techniques: a systematic review. BMC Med, 2004,2:21

［78］ Labrecque M, Hoang DQ, Turcot L. Association between the length of the vas deferens excised during vasectomy and the risk of postvasectomy recanalization. Fertil Steril, 2003,79(4):1003～1007

［79］ Lee HY. Experimental studies on reversible vas occlusion by intravasal thread. Fertil Steril, 1969,20(5):735～744

［80］ Li PS, et al. External spermatic sheath injection for vasal nerve block. Urology, 1992,39(2):173～176

［81］ LiSQ, et al. The no-scalpel vasectomy. J Urol, 1991,145(2):341～344

［82］ Lohiya NK, Manivannan B, Mishra PK, et al. Preclinical evaluation for noninvasive reversal following long-term vas occlusion with styrene maleic anhydride in langur monkeys. Contraception, 2005, 71(3):214～226

［83］ Lohiya NK, Manivannan B, Mishra PK, et al. Vas deferens, a site of male contraception: an overview. Asian J Androl, 2001,3(2):87～95

［84］ Lohiya NK, Manivannan B, Mishra PK. Repeated vas occlusion and non-invasive reversal with styrene maleic anhydride for male contraception in langur monkeys. Int J Androl, 2000,23(1):36～42

［85］ Lohiya NK, Manivannan B, Mishra PK. Ultrastructural changes in the spermatozoa of langur monkeys Presbytis entellus entellus after vas occlusion with styrene maleic anhydride. Contraception, 1998,57(2):125～132

［86］ Manivannan B, Bhande SS, Panneerdoss S, et al. Safety evaluation of long-term vas occlusion with styrene maleic anhydride and its non-invasive reversal on accessory reproductive organs in langurs. Asian J Androl, 2005,7(2):95～204

［87］ Manivannan B, Mishra PK, Lohiya NK. Ultrastructural changes in the vas deferens of langur monkeys Presbytis entellus entellus after vas occlusion with styrene maleic anhydride and after its reversal. Contraception, 1999,59(2):137～144

［88］ Mishra PK, Manivannan B, Pathak N, et al. Status

of spermatogenesis and sperm parameters in langur monkeys following long-term vas occlusion with styrene maleic anhydride. J Androl, 2003,24(4):501~509

[89] Misro M, Guha SK, Singh H, et al. Injectable non-occlusive chemical contraception in the male. Contraception, 1979,20(5):467~473

[90] Monoski MA, et al. No-scalpel, no-needle vasectomy. Urology, 2006,68(1):9~14

[91] Mosher WD, Martinez GM, Chandra A, et al. Use of contraception and use of family planning services in the United States:1982~2002. Adv Data,2004, 350:1~36

[92] Myers KR. WB Yeats's Steinach operation, Hinduism, and the severed-head plays of 1934~1935. Lit Med, 2009,28(1):102~137

[93] Potts JM. Patient characteristics associated with vasectomy reversal. J Urol, 1999,161(6):1835~1839

[94] Proksch E. Review: Toxicological evaluation of nitrosamines in condoms. Int J Hyg Environ Health, 2001,204(2~3):103~110

[95] Repp KK, Nielson CM, Fu R, et al. Male human papillomavirus prevalence and association with condom use in Brazil, Mexico, and the United States. J Infect Dis, 2012,205(8):1287~1293

[96] Roberts WW, Chan DY, Fried NM, et al. High intensity focused ultrasound ablation of the vas deferens in a canine model. J Urol, 2002,167(8):2613~2617

[97] Sanders SA, Yarber WL, Kaufman EL, et al. Condom use errors and problems: a global view. Sex Health, 2012,9(1):81~95

[98] Sandlow JI, Winfield HN, Goldstein M. Surgery of the scrotum and seminal vesicles. In: Wein AJ. ed. Campell — Walsh Urology. 9th ed. Philadelphia: Saunders, 2007. 1098~1103

[99] Santos NC, Figueira CJ, Martins SJ, et al. Multidisciplinary utilization of dimethyl sulfoxide: pharmacological, cellular, and molecular aspects. Biochem Pharmacol, 2003,65(7):1035~1041

[100] Schmidt SS, Minckler TM. The vas after vasectomy: comparison of cauterization methods. Urology, 1992,40(5):468~470

[101] Schwingl PJ, Guess HA. Safety and effectiveness of vasectomy. Fertil Steril, 2000,73(5):923~936

[102] Sethi N, Srivastava RK, Nath D, et al. Preclinical

toxicity study of a male injectable antifertility agent (styrene maleic anhydride) in rhesus monkeys, Macaca mulatta. J Med Primatol, 1991,20(2):89~93

[102] Sethi N, Srivastava RK, Nath D, et al. Teratological evaluation of an injectable male antifertility agent styrene maleic anhydride in rats. Int J Fertil, 1992,37(3):183~187

[103] Sethi N, Srivastava RK, Singh RK, et al. Chronic toxicity of styrene maleic anhydride, a male contraceptive, in rhesus monkeys. Contraception, 1990,42(3):337~347

[105] Sethi N, Srivastava RK, Singh RK, et al. Long-term toxicity studies of styrene maleic anhydride in rats. Biomed Environ Sci, 1990,3(4):452~457

[106] Sethi N, Srivastava RK, Singh RK. Safety evaluation of a male injectable antifertility agent styrene maleic anhydride in rats. Contraception, 1989,39(2):217~226

[107] Shakti N, Upandhyay, suman D, et al. antifertility effects of Neem (azadirachta indica) oil in male rats by single intra-vas administration: an alternate approach to vasectomy. J Andrology, 1993, 14(4): 275~281

[108] Sharlip ID. What is the best pregnancy rate that may be expected from vasectomy reversal? J Urol, 1993,149(6):1469~1471

[109] Sharma U, Chaudhury K, Jagannathan NR, et al. A proton NMR study of the effect of a new intravasal injectable male contraceptive RISUG on seminal plasma metabolites. Reproduction, 2001, 122 (3):431~436

[110] Sheynkin YR. History of vasectomy. Urol Clin North Am, 2009,36(3):285~294

[111] Silber SJ. Vasectomy reversal. N Engl J Med, 1977, 296(15):886~887

[112] Sokal D, et al. A comparative study of the no scalpel and standard incision approaches to vasectomy in 5 countries. The Male Sterilization Investigator Team. J Urol, 1999,162(5):1621~1625

[113] Sokal DC. Recent research on vasectomy techniques. Asian J Androl 2003, 5(3):227~230

[114] SokalD, et al. A comparison of vasocclusion techniques: cautery more effective than ligation and excision with fascial interposition. BMC Urol, 2004,4(1):12

[115] Song L, et al. A phase II randomized controlled

trial of a novel male contraception, an intra-vas device. Int J Androl, 2006,29(4):489~495

[116] Steiner MJ, Dominik R, Rountree RW, et al. Contraceptive effectiveness of a polyurethane condom and a latex condom: a randomized controlled trial. Obstet Gynecol, 2003,101(3):539~547

[117] Thomas AA, et al. Topical anesthesia with EMLA does not decrease pain during vasectomy. J Urol, 2008,180(1):271~273

[118] Trussell J. Contraceptive failure in the United States. Contraception, 2004,70(2):89~96

[119] Weiss RS, Li PS. No-needle jet anesthetic technique for no-scalpel vasectomy. J Urol, 2005,173(5):1677~1680

[120] Wolf JS Jr, et al. Best practice policy statement on urologic surgery antimicrobial prophylaxis. J Urol, 2008,179(4):1379~1390

[121] Xiao X, Zhao Q, Zhou S, et al. study of laser vas deferens occlusion. Contraception, 2001,64(5):249~253

[122] Zhao SC, Lian YH, Yu RC, et al. Recovery of fertility after removal of polyurethane plugs from the human vas deferens occluded for up to 5 years. Int J Androl, 1992,15(6):465~467

[123] Zhao SC, Zhang SP, Yu RC. Intravasal injection of formed-in-place silicone rubber as a method of vas occlusion. Int J Androl, 1992,15(6):460~464

[124] Zhao SC. The Chinese experience with elastomer vas deferens occlusion for reversible contraception. Fertil Steril, 2001,75(3):644~647

[125] Zhao SC. Vas deferens occlusion by percutaneous injection of polyurethane elastomer plugs: clinical experience and reversibility. Contraception, 1990, 41(5):453~459

17 抑制精子发生

17.1 概述

目前,有多种途径的药物用于女性避孕,包括口服避孕药、注射针剂及皮下埋植剂等,具有避孕效率高、不良反应小、可接受性好、廉价及易获得性等特点,博得了广大育龄女性的青睐,有着较高的市场占有率,取得了令人瞩目的成就。由于男性生殖生理的特性,男性药物避孕的研究发展缓慢。近20年来,男性药物避孕的临床研究多集中在利用外源性类固醇雄激素或与孕激素合用通过干扰下丘脑-垂体-睾丸轴系调节,从而达到阻碍睾丸精子发生的避孕目的。由于激素避孕药的起效时间及恢复时间均需要3个月以上,且使用者经常需要接受超生理剂量的雄激素制剂,对心血管、血脂代谢等可能引起潜在的不良影响,目前尚不能对类固醇雄激素制剂用于男性避孕的长期安全性做出评估。

迄今为止,世界上尚无一种临床实际应用的男性避孕药。以干扰附睾精子成熟阶段为靶点的非类固醇小分子药物则具有一定优越性,它具有不影响精子发生过程、不存在遗传风险、不会造成不可逆的精子发生抑制、起效时间及恢复时间均较快等特点,将是一条理想的男性抗生育途径。但是由于研究进展缓慢,多停留在动物实验阶段。

目前,可被采用的男性避孕方法仍是20世纪就已沿用的方法,包括性交中断(体外排精)、阴茎套和输精管绝育术。体外排精是目前已知的最古老的避孕方法,在《圣经》、《古兰经》和《塔木德经》中均有记载。阴茎套最初是为了预防性传播疾病,用于避孕已有250年历史。输精管切除术产生于19世纪,但一直被滥用,直到20世纪60年代,它才真正成为人类控制自身繁衍的一种避孕方法。在上述3种避孕方法中,除输精管绝育术存在一些改良术外,并未出现新的男性避孕方法。此外,更多的研究揭示可供选择的避孕措施与避孕使用率呈正相关,与总和生育率呈负相关。因此,为控制我国的人口规模和保持目前的低生育水平,开发安全、有效和可逆性的男性避孕方法是迫在眉睫的任务。近年来,国内外研究人员对激素类制剂与非激素类制剂用于男性避孕研究进行了不断探索,取得了一些突破性进展。

17.2 激素类避孕制剂

17.2.1 精子发生的内分泌调控

下丘脑促性腺激素释放激素（GnRH）的脉冲式释放引发脑垂体黄体生成素（LH）和卵泡刺激素（FSH）的分泌。LH 通过其在睾丸间质（Leydig）细胞上的受体刺激睾酮（T）分泌，使睾丸内的睾酮浓度达到外周血液浓度的数十倍至数百倍，睾酮与 FSH 共同作用于睾丸支持细胞和管周细胞，从而在青春期间接地始动精子发生过程并维持精子发生过程。McLachlan 等在动物模型的研究结果表明，使用 GnRH 拮抗剂治疗的雄性大鼠或垂体切除术后的雄性大鼠，LH 与 FSH 迅速下降至可测定水平以下，睾丸内睾酮浓度大幅下降，精子发生停滞。此时，如果单纯补充 FSH，在缺乏足够量的睾丸内睾酮浓度情况下，大鼠的精子数量可恢复，但发育过程只能恢复到精子变态的圆形精子细胞阶段，说明睾酮在精子变态过程中发挥重要作用。在睾酮撤退大鼠模型，精原细胞和精母细胞数量降至总数的 60%，精子发生停滞；如果单纯补充睾酮，睾丸重量和总精子数只能恢复到原来的 85%。给予正常男性超生理剂量的外源性雄激素可抑制 GnRH、LH 与 FSH 的分泌和造成精子发生停滞。然而，外源性超生理剂量的雄激素造成的精子发生停滞，单独补充 FSH 只能使生精细胞发育至圆形精子细胞阶段，但同时补充 FSH 与睾酮可使生精细胞发育为成熟精子，完成正常精子发生过程。由此可见，FSH 在精子发生的量化方面发挥了重要作用。FSH 与睾酮协同作用才能诱发或维持正常数量的精子发生过程。

17.2.2 激素类男性避孕药的作用机制

（1）雄激素单方制剂的避孕机制：当通过各种途径给予超生理剂量的外源性雄激素（包括睾酮衍生物和睾酮酯），能够抑制下丘脑-垂体系统的促性腺激素分泌或功能障碍，抑制并耗尽睾丸内睾酮，从而引发精子发生障碍或完全停滞，达到避孕的目的。同时，外源性雄激素可替代内源性雄激素的生理作用。

（2）雄激素与孕激素复方制剂合用的避孕机制：雄激素与孕激素合用可通过其各自独立的负反馈机制来抑制下丘脑-垂体系统促性腺激素的分泌，继而使精子发生停滞。这种抑制作用具有协同或叠加作用效果，这种配伍可减少联合用药中雄激素的剂量，而生理水平的雄激素浓度可替代内源性雄激素的生理作用，这样可使受试者避免暴露于超生理剂量的雄激素水平。无论是减低雄激素暴露量，还是增加用药间隔都可减少与雄激素有关的不良反应，减低大剂量雄激素长期应用的风险。此外，某些孕激素具有抗雄激素特性。一方面，其可抑制下丘脑-垂体系统促性腺激素的分泌；另一方面，其可通过竞争抑制睾酮和双氢睾酮（DHT）与雄激素受体的结合发挥抗雄激素作用，导致精子发生停滞。

（3）雄激素与 GnRH 类似物合用的避孕机制：GnRH 类似物包括激动剂（GnRH-A）和拮抗剂（GnRH-At）两类，通过垂体促性腺细胞膜上的 GnRH 受体发挥作用，但是两者的作用机制截然不同。与内源性 GnRH 不同，给予外源性 GnRH-A 后，可在初始的 1～2 周内刺激促性腺激素的释放，继而导致 GnRH 受体下调节，抑制 LH 和 FSH 的合成与分泌。然而给予 GnRH-At 后，即刻与内源性 GnRH 竞争结合受体，抑制促性腺激素的合成与释放。作为避孕药，两种 GnRH 类似物均使 LH 分泌降低及睾酮合成受阻，从而使精子发生停滞。但要适量和适时补充雄激素，不宜补充大剂量雄激素，也不宜与 GnRH 类似物同时给药，应延迟补充雄激素，否则会减弱类似物抑制精子发生作用的效果。

17.2.3 雄激素单方制剂避孕效果的临床评估

睾酮是 20 世纪 30 年代人类第一个发现

并合成的雄激素。为此，Butenandt 和 Ruzicka 分享了诺贝尔奖。此后，睾酮和睾酮酯主要用于睾丸功能低下的雄激素补充/替代治疗或骨质疏松症的治疗。尽管早在 20 世纪 30 年代就已知摄入外源性睾酮可以抑制精子数量和影响睾丸功能，但直到 70 年代后期国外才开始对睾酮作为激素类男性避孕药物进行系统研究。研究者发现，每天睾酮丙酸酯 25 mg，肌内注射，60 天可使正常男性受试者全部达到无精子症，并且在停止用药后精子发生可恢复正常，未见严重不良反应。但是，缺乏针对睾酮丙酸酯单方用药的临床避孕效果评估。

（1）睾酮庚酸酯（testosterone enanthate，TE）：TE 是较睾酮丙酸酯作用时间更长的雄激素制剂。目前已知，外源性雄激素、睾酮衍生物或睾酮酯可通过负反馈调节抑制促性腺激素的分泌，使精子发生停滞；与此同时，又可维持性功能和替代雄激素在心理、肌肉、骨、蛋白质的同化作用及矿物质平衡和造血功能等方面的重要作用。与其他激素避孕方法相比，单方雄激素避孕的主要优点是无需再补充外源性睾酮。为了从临床上客观评估睾酮酯的实际避孕效果，美国国立卫生研究院（NIH）和一些国际组织曾资助了大量临床课题，研究 TE 的男性抗生育作用。通过对数百名志愿者的研究证明，每周 TE 200～250 mg，肌内注射可使 90%～95% 的男性达到严重少精子症（<500 万/ml）和 40%～60% 的男性获得无精子症。当延长注射间隔至 2 周，严重少精子症和无精子症的百分率分别下降至 45%～60% 和 20%～30%。当每周 TE 200 mg，肌内注射，诱导出无精子症或严重少精子症后，在维持期每 2～4 周肌内注射 TE 200 mg，只能使少数人获得无精子症和同等水平的严重少精子症。每周 TE 200 mg，肌内注射，是最佳诱导和维持剂量，不良反应很少。增加注射剂量并不增加男性抗生育效果。停止注射 TE 后 3 个月精子发生可恢复至基线值水平。

基于 TE 的早期研究结果，WHO 于 1986～1995 年组织赞助支持了两项不同人种间的多中心临床试验，研究每周肌内注射 200 mg TE 的避孕效果、安全性和可逆性。271 对志愿夫妇参加了第一项临床试验，其分布在 7 个国家中的 10 个研究中心。这些志愿者经过筛选及对照期后进入抑制期，每周肌内注射 TE 200 mg，直到获得无精子症（连续 3 次精液中未查到精子），抑制期最长为 6 个月。受试者获得无精子症后进入 12 个月的避孕有效期。在此期间，TE 肌内注射避孕是唯一可采用的避孕方法，并观察避孕失败例数与精子发生出现反跳的例数。此后，志愿者进入恢复期，直至精子计数达到用药前水平或正常生育力水平。6 个月累积生命表法统计结果显示，64.5% 的白种人和 91% 的我国志愿者达到无精子症。在累计 1 486 个月的避孕有效期中，只发生了 1 例妊娠；若以比尔指数计算，相当于 0.8/100（人·年）。亚洲人获得相对较高无精子症率的机制目前尚不清楚，可能与种族背景有关。由于 TE 的药代动力学不理想，肌内注射后出现早期爆破性峰值释放，随后很快进入低于正常血药浓度的谷值，造成血液中睾酮浓度的极大波动，使志愿者产生身体不适的症状。

WHO 于 1989 年开始实施了第二项临床研究，试图检测每周肌内注射 TE 200 mg，导致精子计数<300 万/ml 时的避孕有效性。共有来自 9 个国家 15 个中心的 399 对志愿夫妇参加了此项临床试验。357 例志愿者完成了抑制期的研究，349 例（98%）达到无精子症或严重少精子症（<300 万/ml）。在 12 个月的避孕有效期中，当累积暴露 49.5（人·年）时，严重少精子症志愿者发生了 4 例妊娠。若以比尔指数计算，相当于 8.1/100（人·年）。无精子症志愿者在累积暴露了 230.4（人·年）后，未发生妊娠。将无精子症和严重少精子症两者的比尔指数合并计算，结果为 1.4/100（人·年），其远远低于阴茎套第一年的避孕失败率，即 12/100（人·年）。志愿者在停药后精子发生 100% 可逆。

志愿者接受 TE 200 mg,每周肌内注射未出现严重不良反应;但是由于睾酮的同化作用,可出现体重略有增加并可能出现油性皮肤和痤疮,以及血红蛋白浓度在正常范围内增加。TE 200 mg,每周肌内注射,可明显减低总胆固醇、高密度脂蛋白和低密度脂蛋白浓度,但是未发现肝、肾毒性及前列腺特异抗原(PSA)浓度的变化。在恢复期结束时,所有这些参数变化都返回到基线或正常参考值水平。此项临床研究结果显示,如果雄激素注射能够使大多数志愿者达到无精子症,其余人获得严重少精子症,将会获得与女性口服避孕药相似的避孕有效性和提供一个安全、稳定和可逆的男性避孕方法。此项研究还表明,如果 TE 作为避孕药长期使用,每周肌内注射 1 次是难以被接受的,急需开发长效睾酮酯制剂,这样才能提高其可接受性和持续使用率。

(2) 19 -去甲基睾酮(19 - nortestosterone,19 - NT):是睾酮衍生物。曾被考虑用做 TE 的潜在替代品。19 - NT 除具有较强的雄激素特性之外,还兼有睾酮 10 倍强的孕激素活性,因此 19 - NT 比 TE 对垂体激素有更强的抑制作用。早期的一些小规模临床试验发现,19 - NT 与孕激素合用能使 80%~90% 志愿者达到无精子症。WHO 曾资助印度尼西亚进行多中心临床研究,比较每周肌内注射 19 - NT 或 TE 与孕激素(长效甲羟孕酮,DMPA)合用的男性抗生育效果。结果证明,在无精子症率方面,19 - NT 与 TE 对亚洲人有同样的效果。但是,19 - NT 是睾酮的衍生物,不具有睾酮对靶器官的全部特性或生理作用,可能不是一个理想的用于替代 TE 或用于单方雄激素避孕研究的雄激素衍生物。

(3) 7α-甲基 19 -去甲基睾酮:美国人口理事会研制的 7α-甲基 19 -去甲睾酮(7α - methyl - 19 - nortestosterone,MENT)是一个人工合成的 19 - NT 衍生物,其最大特点是在代谢过程中转化为雌二醇(E₂),在维持认知功能、骨密度方面具有重大作用;但不转

化成双氢睾酮,具有一定程度的组织特异性;这些特性使 MENT 产生避孕效益之外的健康益处。去势大鼠体内生物等效性比较实验结果表明,MENT 对于大鼠前列腺及精囊增重效果是睾酮的 4~5 倍,对于球海绵体肌和肛提肌的增重效果以及对促性腺激素的抑制作用是睾酮的 10 倍。去势猴的实验结果同样证明,MENT 对促性腺激素的抑制作用是睾酮的 10 倍,但不增加对前列腺的刺激作用。因此,能发挥对垂体的更强抑制作用和减少雄激素不良反应带来的风险。目前,国外已研制出 MENT 的皮下埋植剂,希望能够获得一个高效、低剂量、长周期的男性皮下埋植剂型的雄激素药物,用于性腺功能低下患者的雄激素补充/替代治疗。临床试验结果显示,MENT 的 2 根长效皮下埋植剂能够维持性腺低下患者的性功能与情绪状态,但是在维持腰椎骨密度方面效果欠佳,这与 MENT 转化为雌二醇的剂量过低有关。此现象提示,在设计雄激素制剂时要考虑新的合成雄激素可能与自然雄激素转化为雌二醇的比例和效率不同,需引起重视。MENT 长效皮下埋植剂能够以剂量依赖方式抑制正常人的促性腺激素释放,乙酰 MENT 单方皮下埋植剂已用于抑制精子发生有效性的探索。一项研究显示,35 例白种人志愿者被纳入临床课题研究并分别接受 1、2 和 4 根 MENT 皮下埋植棒。结果表明,精子发生抑制程度呈现剂量依赖关系,2 根剂量组的精子发生抑制程度不理想,4 根组 12 例中的 8 例达到无精子症。研究过程中也发现,红细胞压积与血红蛋白浓度出现可逆性的增加,血脂出现一过性变化。MENT 也考虑用于与孕激素或 GnRH 类似物合用于男性激素避孕研究。

(4) 十一酸睾酮酯(testosterone unde-canoate,TU):最早是荷兰欧加侬药厂生产的雄激素口服制剂,商品名为安特尔。口服后部分药物可经胃肠道的淋巴管吸收入血,躲避了肝脏的首过灭活作用。安特尔已在临床上用于雄激素补充/替代治疗 20 余年。

Meriggiola 等曾将安特尔与具有抗雄激素特性的孕激素(乙酸赛普隆,CPA)合用,测试其抗男性生育作用。尽管 CPA 与安特尔合用显示出明显的抑制精子效果且无严重不良反应,但是所用剂量较大且价格昂贵,每天需要多次顿服,不适合发展成为男性口服避孕药。由于男性口服避孕药应具有自我控制、摄入方便及不需要忍受注射痛苦或创伤性植入释放系统的特点,因此亟待开发一个具有优良生物活性、长效及易于剂量搭配的口服雄激素酯制剂。

TU 注射剂是目前临床上唯一可用于避孕研究的长效睾酮酯。我国浙江仙琚制药有限公司生产的 TU 是以茶籽油为溶剂,含量为 125 mg/ml。TU 单用或与其他药物长期合用治疗再生障碍性贫血,未发现严重不良反应。Partsch 等(1995 年)在去势猴开展的药代动力学与药效学研究结果表明,TU 与 TE 相比存在明显优越的药代动力学特性。TU 的峰值浓度较 TE 明显降低,TU 的曲线下面积增大,达峰时间、平均滞留时间与清除半衰期较 TE 明显延长。在美国 Mellon 基金会的资助下,张桂元等(1998 年)对原发性性腺功能低下(克氏综合征)患者进行的临床药代动力学研究结果显示,500 mg 和 1 000 mg TU 单次肌内注射可维持正常血清睾酮浓度长达 50~60 天,不存在明显早期爆破性峰值释放,并且能够明显抑制促性腺激素的分泌。在 WHO 的资助下,张桂元等(1999 年)将 TU 用于男性避孕药的剂量研究,发现 TU 500 mg 和 1 000 mg 每月肌内注射 1 次能够有效、可逆抑制精子发生。在 500 mg 剂量组,6 个月抑制期内,11/12 例志愿者达到无精子症;在 TU 1 000 mg 剂量组,12 例志愿者全部达到无精子症,且精子发生抑制的时相明显比 500 mg 剂量组早。但是当 TU 500 mg 在 45 天注射间隔时,精子发生抑制出现反跳,可能是由于促性腺激素的抑制出现逃逸所致。在更长效的睾酮酯问世之前,TU 单独使用于男性避孕时,1 个月注射间隔可能是一道不可逾越的屏障。一些研究表明,在同等有效性的前提下,增加注射间隔将会提高男性避孕方法的可接受性。

基于 TU 的前期临床研究工作进展顺利,在 WHO 与我国政府的资助下,张桂元等(2003 年)随后在国内开展了一项有关 TU 肌内注射剂的多中心临床避孕有效性 II 期临床研究。此项研究涉及 308 例志愿者,分布在全国 6 个省市。在筛选合格后,志愿者继续使用或改换成屏障避孕方法,每月接受 TU 肌内注射,初始剂量为 1 000 mg,随后采用 500 mg 作为维持量使用。每月进行精液常规检查,一旦精子计数连续两次达到无精子症或严重少精子症(<300 万/ml),即表示志愿者进入避孕有效期。在此期间,每月继续接受 TU 500 mg 肌内注射,但不能采取任何其他形式的避孕方法。296 例志愿者进入了 6 个月的避孕有效期,其持续使用率达 95%。避孕有效期 6 个月累积生命表法统计结果显示,98% 志愿者获得无精子症。达到无精子症或严重少精子症的志愿者没有造成配偶怀孕,在这个时期内有 6 例男性出现精子反跳,其中有一人配偶因为精子反跳而怀孕。因此,总失败率为 5.2%,有效率为 94.8%。常见不良反应包括出现油性皮肤和轻微的痤疮,以及血红蛋白浓度在正常范围内增加。对于血脂代谢的影响,TU 肌内注射引起总胆固醇和低密度脂蛋白在正常范围内增加,高密度脂蛋白在正常范围内降低。在治疗期体重明显增加,未发现肝、肾毒性及其他严重不良反应。在恢复期结束时,所有这些参数变化都恢复到正常水平。除 1 例志愿者在停药 2 年后精子发生才恢复正常之外,全部受试者的精子发生在停止 TU 注射后 1 年内恢复到基线水平或正常参考值水平。对于我国男性,首次注射 TU 1 000 mg,然后每月肌内注射 500 mg 作为维持量,能够有效、安全且可逆地阻断精子发生而不引起严重不良反应。这些研究结果表明,TU 500 mg,每月肌内注射是安全、有效、可靠及可逆的男性避孕方法。与此项研究同期开展的每月 TU 500 mg,肌内注射作为男性避孕

药的可接受性调查数据证实,每月肌内注射1次避孕药能被大多数志愿者所接受。如能开发出3个月或更长肌内注射间隔的男性避孕药,将会大大提高该方法的可接受性和持续使用率。

为了增大样本量和TU的暴露时间进一步评价肌内注射TU的长期安全性、避孕有效性和服务可行性以及增加TU的使用时间,为计划生育政策制定者和服务提供者在男性激素避孕药推广应用方面提供有价值的信息,在WHO和我国政府共同发起与资助下,谷翊群等(2009年)在我国开展了TUⅢ期临床试验。这项研究是按照WHO监控标准实施的前瞻性、多中心男性激素类避孕药的有效性、安全性、服务可行性与精子发生可逆性的临床试验。它包括2个月的对照期、30个月的治疗期(6个月的抑制期和24个月的有效期)以及12个月的恢复期。在30个月的治疗期内,首先使用TU 1 000 mg的初始注射剂量,随后改为每月肌内注射500 mg作为维持剂量。此项研究共招募了来自我国10个中心的1 045例志愿者,其中856例进入避孕有效期,733例完成治疗期并进入恢复期。参加的1 045例中有312例由于各种原因退出试验,其中18例是由于不良反应,持续使用率为85%。在男性激素避孕方法的长期避孕有效性试验中,这个续用率可以接受且在预期范围内。此项研究数据显示,其方法学失败率为6/100(人·年)。在有效期内有16例出现精子反跳,其中6例配偶被诊断为怀孕(精子浓度200~800万/ml),另外3例被诊断怀孕时的精子浓度为(≤100万/ml),避孕失败率为1.1/100(人·年)。没有报道严重的不良反应,常见的不良反应表现为注射局部疼痛及颜面部、背部痤疮。已有文献报道,TU与孕激素作为复方制剂使用时可以更有效抑制精子发生。

德国先灵制药有限公司(目前已合并至拜尔公司)生产的TU注射液是以蓖麻油为溶剂,含量为250 mg/ml,单次注射可维持血液中睾酮浓度在正常范围长达12周。这种制剂已在欧洲上市,在临床上用于性腺功能低下患者的雄激素补充/替代治疗。目前,拜尔公司正在积极筹划以蓖麻油为溶剂的TU在国内进行上市前的准备。蓖麻油为溶剂的TU长效注射剂与孕激素合用于抑制精子发生的临床试验结果表明,雄激素与孕激素合用比单方使用具有更好抑制精子发生的效果。TU注射液所使用的溶剂不同是否会影响其溶解度或药代动力学与药效学特性,尚缺乏实验数据。2004年Wistuba等在WHO的资助下,在德国开展了一项旨在进行溶于不同溶剂的TU药代动力学与药效学特性的比较性研究。此项研究使用了15只已先期进行睾丸切除的食蟹猴,分为3组,每组5只。分别接受单次10 mg/kg剂量的TU注射,溶剂分别为蓖麻油、茶籽油与黄豆油。注射后定期取血进行生殖激素测定,体重、前列腺重量与射精量测量与评价。结果表明,TU的药效学与药代动力学参数在3组之间无显著差异,且与所使用的溶剂无关。因不同的国家药典对使用的溶剂规范不同,应参照本国药典允许采用的溶剂。

(5)十酸睾酮酯:又称癸酸睾酮酯(testosterone decanoate, TD),其在脂肪酸侧链上比十一酸少了一个碳原子。相关文献上未见到TD用于性腺功能低下患者雄激素补充/替代治疗的报道。但是,有文献报道TD 400 mg每4周间隔肌内注射与2根孕激素(etonogestrel)的皮下埋植剂合用于男性避孕的研究。在此项研究中共招募了20例志愿者,16例志愿者在12周时达到无精子症。增加注射间隔是否影响抑制精子发生的效果尚未有定论,相关研究正在进行中。

(6)睾酮环丁酯(testosterone Buciclate, TB):TB是WHO与NIH合作研制的长效睾酮酯。在灵长类动物进行的药代动力学实验显示,TB在各项参数上超过了以往的睾酮酯。在性腺功能低下患者进行的药代动力学试验显示,一次性肌内注射TB 600 mg,可维持正常血清睾酮浓度长达12周。给予正常人TB 600 mg,一次性肌内注射,不能使LH

和 FSH 降至正常范围以下对精子发生产生影响。然而,增加剂量至 1 200 mg 能够明显抑制 LH 和 FSH 的分泌:8 例受试者中的 3 例获得无精子症。非常奇怪的是,这些人的血清睾酮浓度在正常范围之内,而血清双氢睾酮浓度升高至超生理水平。此项研究表明,高剂量 TB 单方用于特定人群(如亚洲人)或与促性腺激素抑制剂(如孕激素、GnRH 类似物)合用可能会导致较高的无精子症率和提供足够量的雄激素补充/替代治疗。尽管 TB 在药代动力学方面显示出优越性,但在初步临床研究阶段发现了包括配方和溶解度在内的一些问题。因此,TB 的临床研究暂时终止。虽然在 TB 的研制过程中出现一些挫折,但科学家们正在努力解决这些问题,期待能在近期内有所突破,并发展成 3 个月注射间隔的男性激素类避孕剂。

(7)其他雄激素制剂:棒状晶体融合的睾酮皮下埋植剂在局部麻醉下可植入腹壁前皮下组织,产生与睾酮几乎完全相同的生物等效性与稳定的零级释放。已知 TE 肌内注射引起的血中睾酮浓度波动可诱发停滞的精子发生而出现反跳。与 TE 相比,棒状晶体融合的睾酮皮下埋植剂减少了血清睾酮的峰值释放量,具有较好的药代动力学特性,在临床上用于性腺功能低下患者的补充/替代治疗已经很多年,并且显示较好的可接受性。Handelsman 等曾在高加索白种人中单独应用棒状晶体融合的睾酮皮下埋植剂 6 根×200 mg 抑制精子发生,产生了与 TE 相近的避孕效果。睾酮皮下埋植剂可维持血清睾酮在正常范围的上限达 20 周,并且比每周 TE 注射产生的不良反应少。但是需要一个小的外科手术将睾酮皮下埋植剂进行皮下植入,并需要对施术者提供培训。此外,睾酮皮下埋植剂偶尔会发生折断,大约 5% 出现自发性穿孔,引起睾酮吸收与代谢紊乱。由于这些原因,对棒状晶体融合的睾酮皮下埋植剂是否作为男性避孕药常规使用,尚存在争论。

通过注射可生物降解的装载睾酮的微球,能够维持性腺功能低下患者的血清睾酮在正常范围达到 10 周,也可作为雄激素、孕激素复方男性避孕中的雄激素组方。为了确保产品批次间的一致性和质量,微球的颗粒大小、装载睾酮的程度等在制作过程中都需要严格控制。由于出现了长效肌内注射剂型睾酮酯,一次注射可维持血清睾酮浓度在正常范围长达 12 周,睾酮微球注射在临床使用的实用性受到挑战。目前,已发表的相关文献却寥寥无几。

利用膜控制释放技术,睾酮也可透过皮肤吸收入血。其优点为使用相对方便及无痛、无创伤性。具有自我控制并能模拟睾酮的昼夜分泌规律。目前,已有两种类型的商品化睾酮皮肤贴剂用于性腺功能低下患者的补充、替代治疗。一种为阴囊皮肤睾酮贴剂,由于该处具有丰富的血管,故吸收效果好。但是相当部分睾酮被转化为双氢睾酮(较睾酮作用更强的雄激素),使睾酮/双氢睾酮比值减低,可能对前列腺有一些潜在风险。此外,对皮肤的局部刺激和使用前需要备皮是影响阴囊睾酮皮肤贴剂使用的主要因素。另一种为躯干型睾酮皮肤贴剂,与增强剂共同使用,可产生与阴囊型睾酮皮肤贴剂相同的血清睾酮吸收效果。目前,一些临床试验正在探讨将睾酮皮肤贴剂单独使用或与孕激素合用于男性避孕的可行性。临床研究结果表明,睾酮皮肤贴剂单独使用不能产生对垂体促性腺激素的完全抑制,而达到与睾酮注射剂型或睾酮皮下埋植剂型相似的抑制精子发生效果。此外,频繁使用睾酮皮肤贴剂可对皮肤产生刺激作用,由此导致使用依从性降低。睾酮凝胶剂型较睾酮皮肤贴剂对皮肤刺激性小,主要用于性腺功能低下患者的补充、替代治疗,未用于男性抑制精子发生效果的探索。但睾酮凝胶剂型可能会因皮肤吸收不全,在贴皮处出现睾酮残留,出现交叉污染导致其性伴侣沾染睾酮制剂。经颊黏膜吸收的睾酮制剂也能够避免肝脏的首过效应,较早期的睾酮自控制剂存在明显的优点。如果经颊黏膜吸收的睾酮制剂与口服孕激素制剂合用,有可能成为一个自控的复方男性口服避孕药。

17.2.4 激素类联合用药的男性避孕效果临床评估

（1）孕激素、雄激素合用:从女性避孕的机制可知,孕激素单独通过对下丘脑的负反馈调节抑制促性腺激素的分泌,并且能够有效增加雌激素水平。在男性激素避孕研究中,与雄激素相比,孕激素是 LH 和 FSH 释放的较强抑制剂。孕激素与雄激素联合应用,两者可分别通过对下丘脑-垂体的负反馈调节,抑制促性腺激素的分泌,这种抑制作用具有叠加效果,进而导致精子发生停滞。然而,雄激素能补充或替代体内雄激素的生理作用。此外,孕激素还可能作用于睾丸水平直接影响精子发生。在过去的 30 年中,科学家们将雄激素与多种孕激素进行了配伍临床避孕有效性试验,但是目前尚没有一种男性激素类复方避孕药形成商品上市。*Cochrane Review* 尚有一些文章对已发表的男性激素类复方避孕药的临床试验进行了述评。概括如下:①一些临床试验没有遵循临床药物试验的基本指南要求;②一些临床试验样本例数较小,不能区分出组间的显著性差异;③一些临床试验缺乏随机分组、盲法与统计学的把握度。近年来,这些问题已得到改善和纠正,现将一些男性激素类复方避孕药的临床试验结果汇总如下。

1）长效甲羟孕酮（DMPA）+雄激素:孕激素与雄激素合用于男性复方激素避孕的研究始于 20 世纪 70 年代初。DMPA 是一个来自 17-羟孕酮衍生物的孕激素,单独使用能够抑制精子发生,但也可造成雄激素缺乏症状。因此,DMPA 需与雄激素合用于男性激素避孕研究。DMPA 与 TE 联合用药开创了男性复方激素避孕研究的先河,具有划时代的意义。美国人口理事会资助实施了 5 项 DMPA 与 TE 合用研究,旨在发现最佳的抑制精子发生效果的剂量组合。在这 5 项研究中,总共大约有 100 例志愿者参加,每月接受 DMPA 100～300 mg 肌内注射和 TE 100～250 mg 的剂量组合,治疗周期为 4～16 个月。大约有半数受试者达到无精子症,其余人达到严重少精子症,9 例受试者的配偶妊娠。不良反应很轻微。当 TE 的剂量成倍增加后,避孕有效性的增加并未产生实质性变化。恢复期相对较长,可能与 DMPA 在脂肪组织中的贮存有关。DMPA 与 TE 的最佳剂量组合与 TE 单独使用相比,高加索白种人在有效性上并未呈现优越性。然而,亚洲人对雄激素诱导精子发生抑制较高加索白种人敏感。一项在 20 例印度尼西亚人中进行的 DMPA＋TE 试验,全部受试者获得无精子症。DMPA＋TE 在高加索白种人导致的较低无精子症率可能与联合用药中 TE 非全量使用有关;TE 100～250 mg/ml 的用量可能太低,难以在联合用药中发挥抑制精子发生的作用。

Handelsman 等曾在白种人中单独应用 6 根 200 mg 棒状晶体融合的睾铜皮下埋植剂探索抑制精子发生的效果。结果显示,5/9 例志愿者达到无精子症,与 TE 产生的避孕效果相近。将睾铜皮下埋植剂量从 1 200 mg 减至 800 mg,维持 6 个月,并与 300 mg DMPA 每 3 个月注射剂合用,结果显示 9/10 例志愿者达到无精子症,10/10 例志愿者达到严重少精子症,未见严重不良反应。Turner 等已开展棒状晶体融合的睾铜皮下埋植剂药效研究,观察长达 4～6 周的睾铜皮下埋植剂与 DMPA 每 3 个月肌内注射的合用对精子发生抑制的临床扩大试验。55 例志愿者中的 53 例达到无精子症,并且进入长达 1 年的避孕有效期。在 426 个（人·月）周期中未发现志愿者的配偶发生妊娠。尽管避孕效果显著,但是存在一些悬而未决的问题,如避孕效果起效慢且精子发生的恢复也较慢;大约有半数志愿者在避孕有效期中由于与试验有关的原因或个人原因而中途退出。也有研究报道,棒状晶体融合的睾铜 400 mg

皮下埋植剂与孕激素合用可产生长达 12 周的抑制精子发生效果。不同研究人员在棒状晶体融合的睾铜皮下埋植剂与孕激素合用的试验中所使用的睾铜剂量不同,有的相差数倍。反映出缺乏稳态测量的、可靠的生物学标记来判断血清中睾铜水平。尽管如此,棒状晶体融合的睾铜皮下埋植剂与孕激素合用于男性避孕能够减少雄激素的使用量,减少高剂量雄激素使用带来的不良反应。谷翊群等(2003 年)开展了注射 TU 与 DMPA 合用于我国男性激素避孕的临床研究,目的是比较两种剂量的 DMPA 用于男性避孕的药代动力学特性,以及抑制精子发生的效果,推荐进一步临床试验的配伍剂量和注射间隔。此项研究共招募了筛选合格的正常志愿者 30 例并随机分成 3 组,每组 10 名。A 组:DMPA 150 mg + TU 1 000 mg;B 组:DMPA 300 mg + TU 1 000 mg;C 组:TU 1 000 mg,单独注射,为对照组。以 8 周为间隔接受指定的配伍剂量或 TU 单独注射,直至完成 24 周的治疗期,并按要求定期随访进行精液分析及其他安全性指标监测,最后完成 24 周的恢复期随访。研究结果表明,除雄激素单用组中有 2 例出现精子浓度反跳外,在治疗期内所有志愿者都获得持续的无精子症或严重少精子症。所有志愿者都能忍受配伍注射,未见严重的不良反应。尽管 B 组较 A 组有相对较高的血药浓度,但药代动力学的各项参数在两组之间无显著性差异。A、B 和 C 组抑制精子发生的起效时间分别为(80±5)天、(83±8)天和(92±6)天,各组间没有统计学差异。尽管雄激素、孕激素合用比雄激素单用有更持久地抑制精子发生的趋势,但各组之间没有统计学差异。雄激素、孕激素合用能更加有效抑制促性腺激素的分泌,与雄激素单用相比有显著性差异。但是,促性腺激素的抑制程度与配伍中的 DMPA 剂量无关。推荐使用低剂量 DMPA 配伍 TU 进行临床避孕有效性的研究,DMPA 150 mg 与 TU 1 000 mg 或更长效的雄激素联合应用,可能成为 2~3 个月肌内注射 1 针的男性避孕

药的最佳剂量组合。

2)左炔诺孕酮(levonorgestrel,LNG)+雄激素:LNG 是 19 - NT 衍生物。其特点为,与 DMPA 相比是较强的促性腺激素抑制剂,但仍保留了一些雄激素特性。LNG 女性皮下埋植药物避孕已获得广泛临床应用。在 20 世纪 80 年代初,研究人员将口服 LNG 与 TE 肌内注射合用对精子发生的抑制作用进行了评估。LNG 剂量为每天 250~500 μg,与女性口服避孕药日用量相似。TE 剂量为每月肌内注射 200 mg,选择这样的剂量配伍是为了减少睾铜的剂量,并最小化睾铜引发的精子发生,同时最大化 LNG 介导的垂体 LH 和 FSH 释放抑制。结果提示,半数受试者获得少精子症,但未达到无精子症。原因可能与联合用药中雄激素用量少有关。因此,这样配伍中的 LNG 对垂体的潜在抑制效果并未充分表现出来。但是,在既往研究中没有人直接比较使用孕激素、雄激素合用与雄激素单用。

20 世纪 90 年代中期,Bebb 等一项类似的研究显示,使用 TE 100 mg,每周 1 次(垂体的抑制全量)与 LNG 500 μg/d 合用比 TE 单独使用可增加避孕效果(无精子症率 + 严重少精子症率,94% vs 61%),并减少起效期时间(9 周 vs 15 周)。但孕激素、雄激素合用比雄激素单用产生相对较明显的高密度脂蛋白胆固醇 - C 下降和体重增加。由于 LNG(特别在高剂量时)可呈现雄激素活性,一方面可增加雄激素的不良反应;另一方面过高的外周血雄激素水平可阻止精子发生停滞。所以,同一组研究人员试图减少联合用药中的 LNG 日用量,从 500 μg 减至 250 μg 和 125 μg,获得了相似的避孕效果,并减少了不良反应。2000 年 Kamischke 等将溶于蓖麻油的 TU 长效制剂与口服的 LNG 合用于精子发生抑制有效性的研究。该研究为一项随机、安慰剂对照的临床试验,所有志愿者均达到无精子症或严重少精子症。尽管 TU 与 LNG 合用对于垂体促性腺激素的抑制程度较好,但精子发生抑制的范围相似,未体现出

添加 LNG 的优越性。

由于 LNG 必须每天口服，易造成血液中 LNG 浓度波动。这样的波动对代谢影响的冲击力较恒速释放强。我国科研人员首次将 LNG 皮下埋植剂与 TU 注射引入男性避孕临床研究领域，即 TU 250 mg，每月肌内注射 1 次，与国产 LNG Ⅱ型皮埋（2 根）合用于精子发生的抑制试验。在 6 个月治疗期中，累积无精子症率与严重少精子症率（＜300 万/ml）仅为 44％（7/16 例），5 例精子浓度明显降低接近 300 万/ml，另有 4 例精子浓度虽下降，但是持续维持在正常范围（2 000 万/ml）以上。此研究证明该方案是安全、有效的。但是，所用的国产 LNG Ⅱ型皮下埋植剂释放量可能太低，使用皮下埋植剂者血液中 LNG 浓度较口服者血液中 LNG 浓度低。应考虑加大 LNG 皮下埋植剂和（或）TU 的剂量。2006 年 Wang 等报道了一项 LNG 皮下埋植剂与睾铜皮下埋植剂合用或单用的研究结果，并比较了我国男性与国外男性精子发生抑制有效性的研究。该研究结果表明，在睾铜皮下埋植剂单用组精子发生抑制的种族差异明显，90％以上我国男性达到严重少精子症。添加 LNG 在我国男性没有进一步增加精子发生抑制效果，而国外男性的精子发生抑制效果明显，严重少精子症率从睾铜皮下埋植剂单用的 59％达到添加 LNG 后的 89％。

3）炔诺酮（norethisterone，NET）＋雄激素：炔诺酮有两种制剂，一种是注射剂型，为庚酸炔诺酮（NETE）；另一种是口服制剂，为乙酸炔诺酮（NETA）。长效注射用 NETE 是临床上应用的女性避孕药之一。1988 年 Guerin 等首先尝试了男性使用口服 NETA、TU，或双氢睾酮贴皮制剂合用于精子发生抑制的研究。该研究的大多数志愿者达到无精子症，其余达到严重少精子症。药代动力学研究结果显示，NETE 能够快速起效、较好地维持垂体促性腺激素的抑制，并且能够被很好耐受。此外，NETE 的注射间隔能够维持 8 周，与长效注射 TU 的注射间隔匹配。因此，研究人员将注射型 NETE 或口服 NETA 与注射 TU 进行了剂量配伍临床精子发生抑制试验，结果显示，两者配伍使用比单独使用存在明显的精子发生抑制效果与优越性，在口服剂型与注射剂型之间没有显著差异。注射剂型 NETE 有可能成为一个与雄激素制剂（TU）在一个注射针筒内的真正的复方男性激素避孕制剂。目前，WHO、世界银行与美国避孕研究开发署（CONRAD）共同资助了一项世界多中心、有 400 多对夫妇参加的 Ⅱ 期临床试验，验证注射 TU 与注射 NETE 配伍应用于男性避孕的有效性、安全性和可复性。此项研究正在进行中。

4）第三代孕激素：近年来合成了一些生物学特性较为理想的孕激素，称为第三代孕激素，包括去氧孕烯（地索高诺酮，desogestrel，DSG）、孕二烯酮（gestodene，GSD）及肟炔诺酮（norgestimate，NGM）。它们的结构与 LNG 类似，是 LNG 的衍生物。它们保留了相同的孕激素活性，但具有较少的雄激素作用。在女性激素类避孕方面，孕二烯酮是第三代孕激素中第一个获得广泛临床应用的药物。口服孕二烯酮联合 TE 注射已用于男性激素类避孕研究。孕二烯酮的剂量为每天 $100 \sim 300\ \mu g$，TE 的剂量为每周 $50 \sim 100$ mg，分成 3 组剂量组合。研究结果发现，孕二烯酮 $300\ \mu g$ 与 TE 50 mg 合用或孕二烯酮 $150\ \mu g$ 与 TE 100 mg 合用可使无精子率达到 50％。然而，孕二烯酮 $300\ \mu g$ 与 TE 100 mg 合用的无精子症率为 75％。3 种不同剂量组合均引起相似的高密度脂蛋白降低，但未见其他明显的不良反应。孕二烯酮与睾铜的皮下埋植剂合用于我国及高加索白种人的精子发生抑制试验结果表明，高剂量孕二烯酮抑制精子发生的效果显著。另一项在非洲实施的相同试验获得了类似的结果。

孕二烯酮的活性代谢产物 etonogestrel［依托孕烯（ENG）］有口服剂型与皮下埋植剂型，ENG 的皮下埋植剂（Implanon）已广泛用于女性避孕临床实践。2002 年 Anderson 等使用 ENG 的皮下埋植剂与睾酮的皮下埋植剂合用于男性精子发生长效抑制的研究。

共有 28 例志愿者加入此项研究并被随机分成两组，一组（A 组）接受 1 根 Implanon 与睾酮 400 mg 皮下埋植剂，另一组（B 组）接受 2 根 Implanon 与睾酮 400 mg 皮下埋植剂。研究数据表明，两者合用能够显著抑制精子发生，A 组与 B 组中的无精子症率分别为 64% 和 75%，B 组中除 1 例外全部达到严重少精子症。2004 年 Brady 等报道了使用 ENG 的皮下埋植剂与睾酮的皮下埋植剂合用于男性精子发生长效抑制的研究。结果显示，所有 15 例志愿者在 8～28 周内均获得无精子症，未观察到体重增加与高密度脂蛋白-胆固醇（HDL-C）降低。两种皮下埋植剂抑制精子发生的效果可以持续 1 年，应进一步探索用于男性长效避孕的可行性。2005 年 Hay 等报道了使用口服 ENG 与肌内注射长效 TD 用于精子发生抑制的临床试验。112 例志愿者参加此项研究并分成两组：一组接受 ENG 300 μg，口服，与 TD 400 mg，每 4 周肌内注射 1 次；另一组接受 ENG 300 μg 口服，与 TD 400 mg 每 6 周肌内注射 1 次。结果显示，除长间隔组 1 例外，全部志愿者的精子浓度达到严重少精子症，短间隔组起效更快，不良反应较小。在恢复期内所有志愿者的精子发生恢复至用药前水平。2006 年报道了一项国际多中心探索 ENG 的皮下埋植剂与肌内注射长效 TD 配伍抑制精子发生的临床试验。该研究共招募了 130 例志愿者并随机分成 3 组：第 1 组，Implanon 2 根与 TD 400 mg 每 4 周肌内注射 1 次合用；第 2 组，Implanon 2 根与 TD 400 mg，每 6 周肌内注射 1 次合用；第 3 组，Implanon 2 根与 TD 600 mg 每 6 周肌内注射 1 次合用。结果表明，第 1 组与第 3 组垂体激素与精子发生抑制的效果较好；第二组可能由于雄激素剂量较低出现垂体激素抑制逃逸现象。血红蛋白与体重无明显增加，HDL-C 无明显变化。一项由德国先灵制药有限公司与荷兰欧加农制药公司（已并入默沙东制药公司）共同资助的在欧洲实施的多中心研究纳入 354 例志愿者参加双盲、安慰剂对照临床试验，验证注射长效 TU

与 ENG 皮下埋植剂配伍应用于男性避孕的有效性、安全性和可逆性。志愿者接受 Implanon 皮下埋植与 TU 肌内注射各种剂量配伍与注射间隔组合。除 3% 的志愿者外，全部治疗组的受试者均获得严重少精子症，并且 91% 的受试者精子发生抑制一直维持到治疗期结束。全部受试者精子发生在恢复期内达到正常水平。绝大部分受试者能够忍受肌内注射与皮下埋植剂治疗。治疗组不良反应报道较多，如体重增加、痤疮、多汗、情绪与性欲改变等。在精子发生抑制与安全性方面，各治疗组之间没有显著差异。尽管 Implanon 皮下埋植剂与肌内注射 TU 合用于男性避孕是一个能够耐受的方法，并能提供安全、有效和可逆性的精子发生抑制，但是仍有很多空间来调整剂量配伍组合。

5）"杂交孕激素"：孕激素制剂分为孕烷（羟孕酮衍生物）及 19-去甲睾酮衍生物（睾酮衍生物）。另一类融合了上述两类孕激素的典型特性，并可产生独特的药效学作用，称为"杂交孕激素"。来源于 19-去甲睾酮衍生物的 Dienogest（DNG）属于这一类孕激素药物。其特点为不存在雌激素和雄激素或盐皮质激素样的不良反应。灵长类动物实验表明，DNG 有可能被发展成为一种男性避孕药。一项研究结果表明，口服不同剂量的 DNG 或安慰剂与 CPA 合用 21 天，观察对人体生殖激素与代谢参数的影响，由于服药时间较短，精子发生无明显变化，但垂体激素抑制程度较为明显，且未见与雄激素等有关的不良反应。尽管目前 DNG 作为男性避孕的临床报道较少，但是由于它们独有的生物学特性，预期 DNG 将会比目前使用的其他孕激素产生更高的避孕效果和更少的不良反应。

（2）抗雄激素与雄激素合用：既往的研究显示，不同受试者对外源性睾酮或孕激素存在不同敏感性。因此，精子发生抑制存在明显个体差异；同时一些研究也表明，当额外添加一个垂体激素的抑制剂时获得完全和持续的无精子症。最近的研究结果提示，睾丸内雄激素浓度在维持精子发生中发挥关键作用。睾酮在 5α-还原酶作用下能转化成具有更强生物活性的双氢睾酮。但是当内源性睾酮被抑制后,睾丸内残余雄激素,特别是双氢睾酮可能在维持精子发生中起重要作用。Anderson 等曾报道 TE 200 mg 每周肌内注射后少精子症者较无精子症者存在较高浓度血清双氢睾酮。Anawalt 等曾发现,大剂量 TE(每周 300 mg 肌内注射)较低剂量(每周 100 mg 肌内注射)导致更强烈的垂体抑制,然而在抑制精子发生中未发现不同。该发现提示 TE 每周 300 mg 肌内注射可能会造成较高的睾丸内雄激素水平,从而对精子发生存在刺激作用,因此抵消了大剂量 TE 对精子发生的更强烈抑制作用。

乙酸赛普隆(CPA)是一个合成的、能口服的类固醇激素,其兼有孕激素和抗雄激素特性。体内和体外实验均显示,CPA 可通过竞争抑制睾酮和双氢睾酮与雄激素受体的结合发挥抗雄激素作用。Prasad 等在 20 世纪 70 年代提出,附睾较睾丸需求较高阈值水平的雄激素发挥功能。因此,可通过给予低剂量的抗雄激素药物 CPA 选择性干扰附睾内精子的成熟,而不影响其他雄激素依赖性器官的生理功能。临床试验只发现中等程度的精子发生抑制,偶见无精子症,未见明显精子成熟抑制。但是雄激素缺乏症引起人们关注这个药物的长期安全性和可接受性。

此后,研究人员设想将 CPA 与雄激素合用,可克服 CPA 产生的不良反应,并可发挥雄激素、孕激素对垂体的协同抑制作用。之后的灵长类动物实验和初步临床试验证明,CPA 与雄激素合用能够非常有效地抑制精子发生;当外周血睾酮浓度维持在正常范围内,不出现性欲、性功能及代谢参数的改变。但是,这个工作未引起人们足够的重视。Meriggiola 等重新使用雄激素与 CPA 合用评估精子发生的抑制作用。一方面假设,CPA 作为一个孕激素与雄激素配伍可发挥对垂体的协同抑制作用;另一方面,CPA 可直接作用于性腺水平,阻断雄激素对精子发生的刺激作用。结果表明,10 例 TE＋CPA

受试者全部出现无精子症;TE 单用 3/5 例受试者获得无精子症,并且精子从精液中消失的速度比以往的任何一种激素类避孕方法都快(6～8 周)。其机制可能为:一方面 CPA ＋ TE 对促性腺激素造成更强的抑制;给药 4 周后,LH 和 FSH 达到低于检测阈值;另一方面,阻断了睾丸内雄激素对精子发生的刺激作用和减少了钙黏连蛋白(CAM)浓度,使精子成熟过程受到干扰。CAM 是连接圆形精子细胞与支持细胞的蛋白质,受雄激素调控。CPA 可通过阻断睾丸内睾酮作用降低 CAM 浓度,使不成熟的精子细胞从精曲小管上皮脱落进入精液中,这可能是 CPA 缩短起效期的作用机制。不良反应轻微,包括轻微体重下降。血红蛋白和红细胞比容的下降似乎与 CPA 存在剂量依赖关系。一些体外培养结果证明 CPA 对肝功能有影响,但临床上(文献或患者自述)尚未发现相关报道。Meriggiola 等也曾试图将口服 CPA 与口服 TU 合用,研发出一种男性口服复方激素类避孕药,但由于 CPA 较强的抗雄激素作用导致失败。此后,Meriggiola 等开展了另一项临床研究,探讨 TE 100～200 mg,每周肌内注射,与 CPA 5 mg,每天口服,配伍对精子发生的抑制程度。结果显示,尽管垂体促性腺激素水平的抑制程度几乎相同,但增加配伍中的雄激素用量后精子发生的抑制程度有所降低。2003 年 Meriggiola 等报道了每 6 周肌内注射 TU 1 000 mg 与 CPA 20 mg 每天口服的配伍,随后降为每天 CPA 2 mg 维持量或安慰剂对精子发生抑制程度的研究。结果表明,CPA 与 TU 联用较单独使用 TU 在维持精子发生抑制程度上未呈现出优越性,但较低的 CPA 维持剂量在防止长期风险方面存在益处。

(3)GnRH 类似物与雄激素合用:1979～1992 年国际上已开展 12 项涉及 106 例健康自愿者接受 GnRH 类似物与雄激素合用的避孕效果研究。结果发现 5～500 μg 3 种不同类(decapeptyl、buserelin 和 nafarelin)的 GnRH 激动剂(GnRH－A)用药时间为 6～

60周时，只能引起少数受试者出现无精子症，余下多数人为少精子症，甚至部分人精子发生不受影响。由于GnRH-A与雄激素合用存在较低的避孕效果，Behre等为研究是否GnRH-A与雄激素合用比雄激素单用存在优点而进行了对照性比较研究。他们设置了3个试验组，每组8例。前两组给予皮下长效释放的GnRH-A(buserelin)，剂量分别为3.3和6.6 mg，第三组给予安慰剂。在注射GnRH-A前1周给予突击剂量(400 mg)19-NT注射，随后每3周给予200 mg维持量。在GnRH-A试验组，每组中只有2例达到无精子症。而安慰剂组，雄激素单用可使半数受试者获得无精子症。血清激素测定发现，GnRH-A试验组受试者的血清LH持续被抑制在较低的水平，而受试者血清FSH在5周后已经恢复到正常水平，并且血清FSH与精子浓度存在较强的正相关关系。该研究表明，要想获得避孕效果，必须使LH和FSH都被抑制。目前，尚不清楚是否使用极量的GnRH-A能够长效抑制血清FSH。但是，当前所使用的GnRH-A和剂量尚不能应用于男性避孕。

与GnRH-A不同，GnRH拮抗剂(GnRH-At)能够快速抑制血清LH和FSH。尽管GnRH-At用于男性避孕的临床试验时间比GnRH-A晚10余年，GnRH-At的Ⅰ期临床试验却发现其抑制精子发生的作用明显高于GnRH-A，并与补充睾酮的时机有关。如果两者同时给予，无精子发生率为83.3%(15/18例)，而延缓补充睾酮可使无精子发生率升高至90.9%(20/22例)，平均为88%(35/40例)，远高于白种人单用睾酮的无精子发生率(3个月内为43%，6个月内67%)。在美国和德国分别进行的GnRH-AtⅠ期临床研究呈现出喜人的态势，一项美国进行的研究共有8例，使用的是第一代GnRH-At(Nal-Glu)，参加者全部达到无精子症。在德国进行的研究中共有6例，使用的是第三代GnRH-At(Cetrorelix)，6例全部获得无精子症。此外，引起平均精子

发生完全抑制的时间为6~8周，短于睾酮单用抑制精子发生所需的17周。近年来，这方面的研究报道较少。2005年Matthiesson等，报道了一项在睾酮与LNG合用于精子发生抑制基础上加用5α-还原酶抑制剂或长效GnRH-At(Acyline)的研究。结果表明，进一步添加Acyline并不能增加对垂体激素或精子发生的抑制作用。

GnRH-At＋睾酮避孕法的最主要问题是必须用多种非天然氨基酸作为GnRH-At合成原料，造价昂贵。此外，GnRH-At需每天皮下注射且剂量较大(20 mg/d)，注射部位可能会产生类似组织胺样的过敏反应，因其产生无精子症的比例较高、避孕效果好，欧洲科学家仍在积极改进剂型和给药方法。在抑制期内连续数天给予突击量GnRH-At(20 mg/d)，进入有效期后可改为>2 mg/d，可维持对促性腺激素的抑制。德国已研制成功长效GnRH-At(depo Cetrorelix Pamoate)用于抑制期后的维持量，肌内注射一次后对促性腺激素及睾酮的抑制作用达3周。目前，正在通过受体结合分析法来筛选更便宜和能口服的长效GnRH-At，并与长效睾酮或睾酮酯合用，可望成为有前途的高效、安全、可逆和实际可用的男性激素类避孕方法。

(4) 激素类避孕效果的种族差异性：几项独立的大样本临床研究显示，亚洲人比高加索白种人对单独睾酮或睾酮＋孕激素导致的精子发生抑制十分敏感，90%以上的亚洲人可达到无精子症；只有40%~70%的高加索白种人达到无精子症，而严重少精子症率并未呈现种族间的差异。体重或体表面积差异不能对上述现象作出合理解释。通过对TE(每周200 mg)肌内注射后少精子症与无精子症受试者血清双氢睾酮的比较，发现少精子症受试者较无精子症受试者存在较高的双氢睾酮水平和5α-还原酶活性，因此推理5α-还原酶活性较高者的精子发生抑制难以达到无精子症。此后，有人假设高加索白种人较亚洲人的5α-还原酶活性高。但最近在国人(包括美籍华人)与美国白种人之间的比

较性研究结果表明,国人的总体 5α-还原酶活力并不比白种人低。单独测定国人包皮中的 5α-还原酶Ⅰ型和Ⅱ型酶活性与高加索白种人没有区别。环境、饮食,而不是遗传因素主要影响了雄激素的产生和代谢,并可能解释这些差异。目前尽管亚洲人对激素类避孕药易感的机制尚不清楚,但有一点是明确的,一些对高加索白种人作用弱的激素类避孕药可能会对亚洲人,或国人发挥相对较强的作用。

2006 年 Liu 等荟萃了世界上 1990～2005 年实施的 30 项雄激素单方或雄激素、孕激素复方男性避孕药的研究,包含 1 549 例志愿者的个体数据,对精子发生抑制后影响恢复速率与程度的协变量进行了整合分析。结果表明,停止治疗后精子发生恢复到 2 000 万、1 000 万和 300 万/ml 的平均时间分别为 3.4、3.0 和 2.5 个月。精子发生恢复较快与年龄较大、亚洲人种、短治疗周期、短效睾酮制剂、较高精子浓度基线值、精子发生抑制较快及较低血清 LH 基线值有关联。精子发生恢复到 2 000 万/ml 在 6、12、24 个月的典型概率分别为 67%、90% 与 100%。精子形态学与活力随着恢复期精子浓度增加而有所改善。一些协变量只影响精子发生恢复的速率,但不影响恢复的程度。

2008 年 Liu 等荟萃了全球 1990～2006 年实施的 30 项雄激素单方或雄激素、孕激素复方男性避孕的研究,包含 1 756 例志愿者的个体数据,对影响精子发生速率与程度的协变量进行了整合分析。结果表明,雄激素、孕激素复方摄入能够增加精子发生抑制速率与程度,平均精子发生抑制的中位数值为 10 周,高加索白种人的精子发生抑制初始时较快,但最终较非高加索白种人的精子发生不完全抑制程度要高。在同一组内,年龄较小、较低的血清睾酮或精子浓度基线值与较快的精子发生抑制有关联;男性激素类避孕药可应用到更加广泛的人群,添加孕激素制剂能够更早、更完全地抑制精子发生。然而,雄激素、孕激素男性避孕制剂的配伍需要更进一

步的优化。

(5) 激素类男性避孕药物的展望:通过 40 多年的男性激素类避孕药的临床研究与实践,目前相关科研人员已经达成共识。一个理想的男性激素类避孕药应当满足以下条件:①能够使人的睾丸内精子发生在一个生精周期(约 74 天)或更短的时间内出现停滞,并在射出的精液中达到无精子症或严重少精子症(<100 万/ml);②在一个生精周期或更短的时间内恢复正常的精子发生,精液常规检查各项参数都在正常范围内;③能够维持稳定状态的循环生理睾酮水平;④不影响性欲及性功能;⑤在雄激素摄入后,不发生严重的不良反应和对代谢的影响;⑥长效,注射间隔以 3 个月左右为宜;⑦便于使用;⑧价格便宜。只有这样,才能增加本方法的实用性、可接受性及续用率。

目前,世界上正在规划男、女避孕研究的"第二次革命",希望通过分子生物学和生殖生物学及多学科合作研制满足各种对象,在不同年龄段或不同情况下的多种需求的高效、安全、可复和较少不良反应的避孕方法。Hess 等(1997 年)的动物实验结果显示,单独雌激素受体敲除可影响精子发生和精子成熟。临床上已有男性雌激素受体和芳香化酶出现畸变的病例报道(Carani,1997 年),但未阐述对男性生育力的影响。如果这些人出现不育,提示阻断雌激素的作用将会是潜在的男性激素类避孕药的新靶标。当然,这样的雌激素阻断剂需要避免阻断雌激素带来的不良反应,如骨质疏松、长骨干骺端不融合等。

随着雌激素 β 受体的发现,Paech 等(1997 年)研究发现两种雌激素受体根据特殊基因、启动子、激动剂的不同,可触发或抑制受体后的转录作用。这些发现可解释为什么某些抗雌激素药物阻断了一些组织的雌激素作用,而同时触发了另一些组织的雌激素作用。根据两种雌激素受体的特性,科学家们合成了一些被称为"选择性雌激素受体调节剂"的药物,目前已进入临床应用阶段。这

样的药物既可治疗乳腺癌，又可作为绝经后妇女的雌激素替代药物。由此也可以推测，不远的将来，可能会研发出既可阻断雌激素对精子发生和精子成熟，又可维持其对周围靶器官功能的选择性雌激素受体调节剂。

当前，国外已针对男性避孕制定出具体战略措施和规划。最根本的战略思想是，首先需要通过分子生物学和生殖生物学的基本研究，回答以下两个问题：①哪些基因产物是在各种生殖细胞组织和器官中特异表达的？②在这些特异表达的产物中，哪些产物是受孕所必需的？只有在这个基础上才能进一步继续研究，最终开发出新一代男性避孕药物与方法。这项工作需要严密的组织规划及大量经费投入，并多方合作，长期艰苦奋斗。

17.3　植物提取物与非激素类避孕制剂

17.3.1　天然植物药物

许多植物中具有避孕作用的有效成分，如棉籽、雷公藤、昆明山海棠、紫金藤、番木瓜籽、Sarcostemma acidum stem 等，这些抗生育作用的机制多为直接影响精子发生，但都因存在难以克服的不良反应而无法临床应用。天然植物药物一直是避孕研究的热点，WHO 曾在南美和亚洲实施一项特别计划，旨在寻找符合避孕要求的天然植物药物，但迄今尚无突破性进展。

（1）棉酚：是棉籽油的提取物，20 世纪 20～30 年代就发现食用粗棉籽油可影响男性生育力。1972 年证明棉酚对大鼠和人的抗生育作用。1978 年报道棉酚能够通过阻断精子发生来诱发不育，此后引起国际上的普遍兴趣。棉酚有两个旋光异构体。最初分离的为消旋体，后来又分离出右旋体和左旋体，后者为抗生育的有效旋光异构体。棉酚的 I 期临床试验始于 1972 年，以后逐步开展了 II、III 期临床试验，受试者达 8 000 多人，研究确定了最佳常规起效量和维持量，此剂

量的抗生育有效性可达 98.5%。因此，棉酚被认为可以作为潜在的男性避孕药，常见不良反应有乏力、消化道症状、性欲减低、丙氨酸转氨酶（ACT）升高、心悸等。严重不良反应包括 0.75% 受试者出现严重的低钾血症（表现为疲劳与乏力），以及约有 9.90% 的志愿者停药后 1 年出现不可逆性精子发生抑制，这些严重不良反应可能与每天及总服药量有关。在 20 世纪 90 年代后期，国内开展了一项国际合作的多中心临床避孕有效性的研究，目的为评估不同人种口服小剂量棉酚作为避孕药是否会产生低钾血症以及不可逆性精子发生抑制。研究招募了来自巴西、尼日利亚、肯尼亚和我国的 151 例寻求进行输精管切除术的健康志愿者，在手术前参加棉酚避孕研究。其中有 77 例我国男性加入该项研究并分为 3 组：对照组 22 例，棉酚 10 mg 剂量组 29 例和 12.5 mg 剂量组 26 例。治疗处理组中，受试者每天服用棉酚 10 mg 或 12.5 mg，直至精子浓度＜400 万/ml。然后，棉酚 10 mg 组继续隔天服用相同的剂量，不使用其他避孕措施直至所有周期达到 16～18 个月以检测避孕有效性。结果表明，平均精子浓度和活力在用药治疗后 2 个月末开始大幅度降低。在治疗 6 个月后，棉酚 10 mg 组 69% 的志愿者和 12.5 mg 组 73% 的志愿者达到不育水平（精子浓度＜400 万/ml）。在维持用药期间，治疗组的配偶没有一例发生妊娠。血钾，血清 FSH、LH 和睾酮没有明显改变，无肌无力症状。停止给药后，精液指标达到用药前水平。结果表明，每天给予棉酚 10 mg 或 12.5 mg 的初始量，以及 35 mg 或 43.75 mg 作为每周维持量，能够导致男性抗生育作用，且不会产生低钾血症或不可逆的精子发生。

（2）雷公藤多苷：雷公藤（TWH）是一种常见的中草药植物。从这种植物根部得到的粗提取物雷公藤多苷（GTW）已经被广泛用于临床治疗风湿性关节炎、红斑狼疮等自身免疫性疾病。1986 年在雄性大鼠模型中证实了雷公藤多苷能够引起可逆的抗生育效

应。临床上也发现生育力正常的患自身免疫性疾病的患者在使用雷公藤多苷治疗后出现精子发生抑制、精子形成及附睾的精子成熟障碍。此后，开始了寻找其抗生育有效成分的分离和筛选研究来寻找有效的抗生育成分。至今，已从雷公藤多苷中提取和分离出一系列的单体，如雷公藤甲素（T13）、雷公藤氯内酯醇（T4）、雷醇内酯（T9）、雷公藤羟内酯（T15）和 16-羟雷公藤羟内酯（L2），这些提取物具有部分阻断钙离子通道防止精子获能的作用，但不影响生殖激素水平，几乎没有遗传学风险。随后，开展了临床前动物实验来研究这些单体的安全性、不产生免疫抑制的有效抗生育剂量、作用机制、毒理和抗生育的可逆性。对于不同的单体，动物实验研究的结果是不同的，且在抗生育效果上存在争议。Lue 等报道雷公藤甲素在大鼠并未产生可靠的抗生育作用。尽管一些发表的文章报道了自身免疫性疾病患者在使用雷公藤多苷后出现了抗生育效应，但也存在由于免疫抑制出现的胃肠道不适等不良反应。目前，缺乏一个针对我国健康男性具有良好设计的、前瞻性的、有效性的临床避孕试验。

（3）苦瓜提取物：早在 20 世纪 70 年代，印度科学家就开始研究苦瓜提取物对成年雄性大鼠生育力的影响，国内研究人员从 80 年代开始也在进行类似的研究。结果表明，给予大鼠口服苦瓜粗提液可引起 83% 的大鼠丧失生育力，附睾尾部精子活力降低、畸形精子数增加。约 8% 的精曲小管内可见多核巨细胞，晚期精子细胞出现退行性改变。停药 2 周后生育力开始恢复，至第 8 周末已趋正常。尽管鲜苦瓜汁与苦瓜粗提液具有可逆的抗大鼠生育作用，但毒理实验结果表明，α、β_2 苦瓜素有致流产、致畸胎作用。

（4）番木瓜籽氯仿提取物：2002 年印度科学家 Lohiya 等报道，连续给予叶猴口服番木瓜籽氯仿提取物 50 mg/（kg·d）长达 1 年，观察其抗生育作用。服药 30～60 天后，射出精液中的精子浓度逐渐降低，伴随精子活力降低出现异常形态精子数量的增加，90

天后出现无精子症，并维持至治疗结束。停止治疗后，上述检测指标逐渐恢复，停药 150 天后基本恢复至治疗前水平。对射出精子的光镜和扫描电镜的形态学观察显示，精子，特别是其中段发生损害性改变。精子功能试验，包括精子线粒体活性试验、顶体完整性试验和低渗膨胀试验的各项指标在用药期间均维持在不育范围，而停药 150 天后均恢复至正常水平。睾丸组织学观察显示，精曲小管管腔缩小，生精细胞萎缩，而间质细胞正常。睾丸超微结构分析显示，支持细胞和生殖细胞细胞质中有空泡形成，精母细胞和精子细胞中有明显的细胞器缺失。圆形精子细胞高尔基体和外周线粒体丢失，细胞质空泡形成，出现精子成熟停滞。间质细胞功能试验显示类固醇合成轻微抑制，但血清睾酮水平未受影响。血液学和血清生化分析未发现明显改变。番木瓜籽提取物的作用机制可能为通过支持细胞介导，选择性地影响发育中的生精细胞，引发无精子症。

（5）芹菜：泰国研究人员发现，健康成年男性每天摄食芹菜 75 g，连续 6 周，精子浓度可以从 1 亿/ml 锐减到 3 000 万/ml，停食芹菜后 4 个月精子浓度可恢复到基线水平。近年来，国内研究人员开展了一系列芹菜汁对雄性小鼠生育力影响的研究。结果表明，芹菜汁灌胃能够显著降低精子浓度，并且呈现剂量依赖关系；同时还能影响精子活力与运动参数。电子显微镜形态学研究结果表明，间质细胞核质间隙略有增宽，线粒体扩张，基膜不平整增厚，精原细胞、支持细胞和初级精母细胞溶解坏死，少数精子细胞坏死，大量精子细胞核内有空泡形成。上述损伤也呈现剂量依赖关系。一些研究表明，芹菜汁中的芹菜素是一种植物性雌激素，能够抑制睾酮生成过程中的 17β-羟甾体脱氢酶活性，从而影响精子发生。芹菜汁的抗生育实验结果不令人乐观，各实验剂量组与对照组比较，在雌鼠受孕率，着床数，胎鼠身长、体质量方面差异均无统计学意义，对胎鼠生长发育亦无明显影响。

（6）鹿霍：是我国女性避孕验方中的一味主药。2006年，徐惠敏等用鹿霍根水煎液进行研究，发现其主要作用于雄性大鼠中晚期的生精细胞，对精原细胞的增殖功能与超微结构无明显影响，停药后精子发生可恢复。此外，鹿霍根水煎液还能降低附睾尾部精子存活率，对雄性大鼠有抗生育作用及抗菌作用，但不影响体内生殖激素水平。随后，王建刚等又进一步探索了鹿霍根乙醇提取物的抗菌及体外杀精子作用。结果证实，鹿霍根乙醇提取物对小鼠和人有一定的体外杀精子作用，对临床常见致病菌有比较强的抗菌作用。2007年王建刚等，报道了鹿霍根4种提取物抗雄性小鼠生育作用的比较性研究。结果显示，4种鹿霍根提取物均有抗雄性小鼠生育的化学成分，但水溶物作用较强且对睾丸组织及睾丸精子发生影响较小。既往研究结果表明，生物碱类的鸭嘴化碱有临床抗生育作用；皂苷类的果篱樵皂苷能使顶体酶释放提前而影响生育；三叶草、苜蓿、羽扇豆等含异黄酮类成分，在绵羊具有抗生育作用。鹿霍根提取物含有以上相似成分，因此推测鹿霍根提取物的抗生育作用靶点在于抑制睾丸精子发生及干扰附睾精子成熟。对鹿霍根提取物化学成分的进一步分析及抗生育作用的深入研究，有可能发现比较理想的男性避孕药。

（7）其他：南非的科学家发现丁香中的提取物石竹酸在大鼠与猴体内具有可逆性的抗生育作用，并且在猴体内通过了初步安全性检测。从中草药植物紫金藤中提取的化合物，仍停留在临床前实验阶段，尚需研究调查其作用靶点、可能的作用机制、单体分离、安全性的鉴定包括毒理学和遗传风险、抗生育的有效性和精子发生的可逆性。

17.3.2 人工合成药物

（1）硝苯地平（nifedipine）：是钙离子通道阻断剂，能够产生抗高血压作用。它可能阻断精子膜钙离子通道，影响男性生育力，但不影响生殖激素水平。但是，目前缺乏硝苯地平的抗生育效果与可靠性的系统研究。有

文献报道，2例男性服用钙离子通道阻断剂作为避孕药使用未获得抗生育效果，配偶发生妊娠。

（2）NB-DNJ：研究发现，药物直接作用于附睾精子起效快、恢复时间短，并且不干扰激素平衡，不影响精子染色体或基因完整性，无遗传风险。由于附睾液的分泌量大、浓缩效率高，目前一些研究侧重点在于使药物特异性集中到附睾精子周围发挥作用，以便提高药效，减少药物用量，降低毒性。

2002年，英国牛津大学的研究人员van der Spoel发现，口服3周烷化亚氨基糖（N-butyldeoxynojirimycin，NB-DNJ）通过抑制葡糖苷（脂）酰鞘氨醇的生物合成，可以引起小鼠附睾精子顶体缺失、头部畸形、线粒体结构异常等改变，导致精子活力下降和失去与卵子结合的能力，产生抗生育作用。这些作用具有可逆性，停药4周后小鼠生育力可以恢复。NB-DNJ不影响精子基因的完整性、不存在遗传风险与避孕失败造成出生缺陷的担忧。2004年，NB-DNJ通过了美国与欧盟的药物安全性评审，用于治疗Gaucher病（一种罕见的遗传病）。但是，目前缺乏系统研究证明：①NB-DNJ能否在人体产生类似小鼠体内的抗生育作用；②正常人口服NB-DNJ后对全身各个系统是否存在不良影响；③正常人能否耐受口服NB-DNJ的不良反应，如胃胀气、腹痛、腹泻、体重降低、身体虚弱、震颤与外周神经病变；④是否抗生育作用的剂量远低于治疗Gaucher病的剂量；⑤NB-DNJ价格昂贵，是否正常人群能够承受。这些研究吸引了美国NIH关注。目前，美国西雅图华盛顿大学正在招募志愿者进行抗生育临床试验，用于确认其抗生育的有效性与安全性。

（3）AF-2364和AF-2785：氯尼达明（lonidamine），即1-（2，4-二氯苯）-吲唑-3-羧酸［1-（2，4-dichlorobenzyl)-indazole-3-carboxylic acid］，属于吲唑羧酸类化合物，最初是作为抗癌药使用，对浓集线粒体的肿瘤细胞作用较强，同时也发现存在较强的抑

制精子发生的作用。作为肿瘤化疗药,烷化剂的毒副作用可以被忍受或忽视,但不适合作为避孕药长期使用。Cheng 等以 1-(2,4-dichlorobenzyl)-indazole-3-carboxylic acid 为核心结构合成了两种新型吲唑羧酸衍生物,分别命名为 AF-2364 和 AF-2785。AF-2364,即 1-(2,4-二氯苯)-吲唑-3-碳酰肼,其抗生育效能较 AF-2785 更强,作用可逆。动物实验研究表明,AF-2364 通过干扰破坏生精细胞与支持细胞间的黏附连接功能,可逆性地使未成熟的生精细胞从精曲小管中过早脱落,但不影响精原细胞分裂与更新,导致给药大鼠不育,从而产生抗生育作用。该药物不影响生殖激素平衡,不存在肝、肾毒性,是一种很有潜力的男性避孕药候选化合物。

(4) CatSper:是英文 cation channel of sperm(精子阳离子通道)的缩写,是离子通道蛋白大家族之一。研究人员发现,精子前向运动时需要尾部快速摆动,一个精子阳离子通道特异蛋白作为"阀门"掌控精子尾部钙离子电荷内移。这些钙离子作为精子运动的燃料可引起精子尾部的纤维样蛋白快速收缩,使精子超活化。目前,科学家已获得 CatSper 基因缺陷小鼠,这些小鼠的精子既缺乏泳动能力,也失去穿透卵子外膜能力。如果一个药物能够特异阻断 CatSper 的功能,可能会产生男性抗生育作用。这些研究工作刚刚起步,处于非常早期概念阶段。美国哈佛大学的研究人员已经成立了一个 Hydra Biosciences 公司,专门从事寻找特异性阻断 CatSper,而不阻断其他离子通道蛋白的药物,从而避免引起低血压的不良反应。

(5) 顶体酶抑制剂:在精子与卵子识别、结合与穿透过程中,精子的顶体酶需要消化包被在卵子外膜上的糖基。2005 年美国诺福克州立大学的研究人员发现,给雄性大鼠喂食卵子外膜上的包被糖基类似物,其能够在附睾中与精子结合从而使精子失去与卵子结合的能力,由此能够获得 92% 的避孕成功率。研究人员正在进行计算机辅助药物设计,希望获得更强效的顶体酶抑制剂。

(6) CDB-4022:早在 20 世纪 70 年代,科学家们在筛选一系列抗组胺药物的毒性实验时,偶然发现这些化合物具有抗精子发生作用。较具有代表性的化合物为 indenopyridine(Sandoz 20-438),给予大鼠或狗口服后能导致生精细胞从精曲小管上脱落,在大鼠停药后 10 周或狗停药后 12 周出现可逆作用。Indenopyridine 不影响勃起与射精功能,不抑制下丘脑-垂体-睾丸轴系,未显示出遗传毒性或其他明显毒副作用,曾被考虑作为潜在的男性避孕药候选化合物。随后,科学家们合成了一些 indenopyridine 的类似物如 CDB-3632,在小鼠实验中具有较好的抗生育作用,且不影响小鼠性欲与交配。但是,在大鼠的抗生育实验中发现 CDB-3632 具有类似肿瘤放疗或化疗后产生的睾丸形态学变化,A 型精原细胞大量脱落,大部分精子出现不可逆样变化。1997 年 Cook 等合成了一个新型的具有较强抗生育作用的 indenopyridine 类似物,代号为 CDB-4022。随后开展了一系列雄性大鼠实验研究 CDB-4022 的口服抗生育剂量、量效关系、作用机制、毒理实验与促进生育力恢复实验等。基于前期的令人鼓舞的小动物实验结果,2007 年 Hild 等在灵长类猕猴体内进行了药代动力学与抗生育实验。猕猴(每组 4 只)口服 CDB-4022 或溶媒 12.5 mg/kg,17 天后精子浓度降至 <100 万/ml。24 天时取左侧睾丸与附睾进行病理形态学检查,结果表明,精曲小管中只存在精母细胞与圆形精子细胞,而睾丸输出管与附睾管中可见大量未成熟的生精细胞。停药后 16 周,精子浓度、精子活力和每次射精中的总精子数稳态恢复,CDB-4022 治疗组与溶媒组没有显著差异。停药后 17 周,右侧睾丸与附睾的形态学检查已经恢复正常。在治疗期间,生殖激素无明显改变,也未见其他严重不良反应。2008 年,同一组科研人员也报道了 CDB-4022 的抗生育机制。发现在口服 CDB-4022 后,血清抑制素 B 下降,FSH 升高,血清激活素 A、睾酮与 LH 没有变化。进

一步对治疗大鼠睾丸碎片开展的 Western 分析结果显示,细胞外信号调节激酶 1 或 2(ERK1/2)在 4 小时后出现磷酸化,使连接素黏附分子/丝状肌动蛋白结合蛋白(nectin/afadin)复合物在治疗后 48 小时失去功能,但在治疗 24 小时后 β1-整合素(integrin),钙黏蛋白(N-cadherin),α 与 β-环联蛋白(catenin)水平增加。在治疗 8 小时后,Fas 配基与受体表达增加。细胞膜与可溶性干细胞因子 mRNA 比值下降。治疗大鼠睾丸切片的免疫组化分析结果表明,精曲小管支持细胞网络结构明显紊乱。这些结果揭示 CDB-4022 激活了丝裂原活化蛋白激酶(MAPK)信号转导途径,促凋亡因子与 Fas 表达增加,减少了促存活(prosurvival)因子。例如,细胞膜干细胞因子的表达,改变了支持细胞-生精细胞黏附连接蛋白的表达,使精曲小管支持细胞结构紊乱,最终使生精细胞从精曲小管上皮脱落。

尽管非激素类避孕药物研制的初衷是避开激素药物对机体的不良反应,但其同样存在不良反应。除棉酚与雷公藤多苷进行过人体试验外,上述抗生育候选化合物只停留在动物实验阶段,还需经过长期、大量、细致的考证与研究。

(谷翊群)

参考文献

[1] 刘秀英,胡怡秀.苦瓜毒性研究概况.国外医学·卫生学分册,2006,33(4):227

[2] 孙冉,刘鹏,成倩倩,等.芹菜对小鼠生育力及胎鼠生长发育的影响.中国实用医药,2009,4(2):33

[3] 王建刚,熊承良,王淑英,等.鹿藿根 4 种提取物抗雄性小鼠生育作用比较.中华男科学杂志,2007,13(10):871

[4] 王建刚,熊承良,王学廷,等.鹿藿醇提取物的体外杀精及抗菌作用.时珍国医国药,2007,18(10):2387

[5] 徐惠敏,胡廉,熊承良.中药鹿藿的抑菌实验研究.天然产物研究与开发,2006,18(3):435

[6] Alvarez-Sanchez F, Faundes A, Brache V, et al. Attainment and maintenance of azoospermia with combined monthly injections of depot medroxy-progesterone acetate and testosterone enanthate.
Contraception, 1977, 15(6):635～648

[7] Anawalt BD, Bebb RA, Bremner WJ, et al. A lower dosage levonorgestrel and testosterone combination effectively suppresses spermatogenesis and circulating gonadotropin levels with fewer metabolic effects than higher dosage combinations. J Androl,1999, 20(3):407～414

[8] Anawalt BD, Herbst KL, Matsumoto AM, et al. Desogestrel plus testosterone effectively suppresses spermatogenesis but also causes modest weight gain and high-density lipoprotein suppression. Fertil Steril, 2000,74(4):707～714

[9] Anawalt BD, Herbst KL, Matsumoto AM, et al. Desogestrel plus testosterone effectively suppresses spermatogenesis but also causes modest weight gain and high-density lipoprotein suppression. Fertil Steril, 2000, 74(4):707～714

[10] Anderson RA, Kinniburgh D, Baird DT. Suppression of spermatogenesis by etonogestrel implants with depot testosterone: potential for long-acting male contraception. J Clin Endocrinol Metab, 2002, 87(8):3640～3649

[11] Anderson RA, Van Derspuy ZM, Dada OA, et al. Investigation of hormonal male contraception in African men: suppression of spermatogenesis by oral desogestrel with depot testosterone. Hum Reprod, 2002, 17(11):2869～2877

[12] Anderson RA, Zhu H, Cheng L, et al. Investigation of a novel preparation of testosterone decanoate in men: pharmacokinetics and spermatogenic suppression with etonogestrel implants. Contraception, 2002, 66(5):357～364

[13] Barfield A, Melo J, Coutinho E, et al. Pregnancies associated with sperm concentrations below 10 million/ml in clinical studies of a potential male contraceptive method, monthly depot medroxyprogesterone acetate and testosterone esters. Contraception, 1979, 20(2):121～127

[14] Bebb RA, Anawalt BD, Christensen RB, et al. Combined administration of levonorgestrel and testosterone induces more rapid and effective suppression of spermatogenesis than testosterone alone: a promising male contraceptive approach. J Clin Endocrinol Metab,1996, 81(2):757～762

[15] Begg C, Cho M, Eastwood S, et al. Improving the quality of reporting of randomized controlled trials. The CONSORT statement. J Am Med Assoc, 1996,

276(8):637~639

[16] Behre HM, Baus S, Kliesch S, et al. Potential of testosterone buciclate for male contraception: endocrine differences between responders and nonresponders. J Clin Endocrinol Metab, 1995, 80 (8):2394~2403

[17] Behre HM, Kliesch S, Lemcke B, et al. Suppression of spermatogenesis to azoospermia by combined administration of GnRH antagonist and 19-nortestosterone cannot be maintained by this non-aromatizable androgen alone. Hum Reprod, 2001, 16 (12):2570~2577

[18] Bhasin S, Swerdloff RS, Steiner B, et al. A biodegradable testosterone microcapsule formulation provides uniform eugonadal levels of testosterone for 10－11 weeks in hypogonadal men. J Clin Endocrinol Metab, 1992, 74(1):75~83

[19] Brady BM, Amory JK, Perheentupa A, et al. A multicentre study investigating subcutaneous etonogestrel implants with injectable testosterone decanoate as a potential long-acting male contraceptive. Hum Reprod, 2006, 21(1):285~294

[20] Brady BM, Walton M, Hollow N, et al. Depot testosterone with etonogestrel implants result in induction of azoospermia in all men for long-term contraception. Hum Reprod, 2004, 19(11):2658~2667

[21] Buchter D, Von Eckardstein S, Von Eckardstein A, et al. Clinical trial of transdermal testosterone and oral levonorgestrel for male contraception. J Clin Endocrinol Metab, 1999, 84(4):1244~1249

[22] Carani C, Qin K, Simoni M, et al. Effect of testosterone and estradiol in a man with aromatase deficiency. New Engl J Med, 1997, 337:91~95

[23] Cheng CY, Mo M, Grima J, et al. Indazole carboxylic acids in male contraception. Contraception, 2002, 65(4):265~268

[24] Cheng CY, Silvestrini B, Grima J, et al. Two new male contraceptives exert their effects by depleting germ cells prematurely from the testis. Biol Reprod, 2001, 65(2):449~461

[25] Fogh M, Corker CS, McLean H, et al. Clinical trial with levonorgestrel and testosterone enanthate for male fertility control. Acta Endocrinol (Copenh), 1980, 95(2):251~257

[26] Gao ES, Lin CH, Gui YL, et al. The Clinical Study on Sino-implant plus testosterone undecanoate (TU)

administered in Chinese men. Reprod Contracep, 1999, 19(3):158~162

[27] Grimes DA, Gallo MF, Grigorieva V, et al. Steroid hormones for contraception in men: systematic review of randomized controlled trials. Contraception, 2005, 71(2):89~94

[28] Guerin JF, Rollet J. Inhibition of spermatogenesis in men using various combinations of oral progestogens and percutaneous or oral androgens. Int J Androl, 1988, 11(3):187~199

[29] Gu YQ, Liang XW, Wu WX, et al. Multicenter contraceptive efficacy trial of injectable testosterone undecanoate in Chinese men. J Clin Endocrinol Metab, 2009, 94(6):1910~1915

[30] Gu YQ, Tong JS, Ma DZ, et al. Male hormonal contraception: effects of injections of testosterone undecanoate and depot medroxyprogesterone acetate at 8-week intervals in Chinese men J Clin Endocrinol Metab, 2004, 89(5):2254~2262

[31] Gu YQ, Wang XH, Xu D, et al. A multicenter contraceptive efficacy study of injectable testosterone undecanoate in healthy Chinese men. J Clin Endocrinol Metab, 2003, 88(2):562~568

[32] Gu ZP, Mao BY, Wang YX, et al. Low dose gossypol for male contraception. Asian J Androl, 2000, 2(4):283~287

[33] Hair WM, Kitteridge K, O'Connor DB, et al. A novel male contraceptive pill-patch combination: oral desogestrel and transdermal testosterone in the suppression of spermatogenesis in normal men. J Clin Endocrinol Metab, 2001, 86(11):5201~5209

[34] Handelsman DJ, Conway AJ, Boylan LM. Pharmacokinetics and pharmacodynamics of testosterone pellets in man. J Clin Endocrinol Metab, 1990, 71 (1):216~222

[35] Handelsman DJ, Conway AJ, Boylan LM. Suppression of human spermatogenesis by testosterone implants. J Clin Endocrinol Metab, 1992, 75(5):1326~1332

[36] Handelsman DJ, Conway AJ, Howe CJ, et al. Establishing the minimum effective dose and additive effects of depot progestin in suppression of human spermatogenesis by a testosterone depot. J Clin Endocrinol Metab, 1996, 81(11):4113~4121

[37] Handelsman DJ, Mackey MA, Howe C, et al. An analysis of testosterone implants for androgen replacement therapy. Clin Endocrinol, 1997, 47(3):311~

316

[38] Hay CJ, Brady BM, Zitzmann M, et al. A multicenter phase Ⅱb study of a novel combination of intramuscular androgen（testosterone decanoate）and oral progestogen（etonogestrel）for male hormonal contraception. J Clin Endocrinol Metab, 2005, 90 （4）：2042～2049

[39] Hess RA, Bunick D, Lee K, et al. A role for estrogens in the male reproductive system. Nature, 1997, 390(6659)：509～512

[40] Hild SA, Marshall GR, Attardi BJ, et al. Development of l-CDB-4022 as a nonsteroidal male oral contraceptive：induction and recovery from severe oligospermia in the adult male cynomolgus monkey （Macaca fascicularis）. Endocrinology, 2007, 148 （4）：1784～1796

[41] Hild SA, Meistrich ML, Blye RP, et al. Lupron depot prevention of antispermatogenic/antifertility activity of the indenopyridine, CDB-4022, in the rat. Biol Reprod, 2001, 65(1)：165～172

[42] Kamal R, Gupta RS, Lohiya NK, et al. Plants for male fertility regulation. Phytother Res, 2003, 17 （6）：579～590

[43] Kamischke A, Diebacker J, Nieschlag E. Potential of norethisterone enanthate for male contraception：pharmacokinetics and suppression of pituitary and gonadal function. Clin Endocrinol（Oxf）, 2000, 53 （3）：351～358

[44] Kamischke A, Heuermann T, Kruger K, et al. An effective hormonal male contraceptive using testosterone undecanoate with oral or injectable norethisterone preparations. J Clin Endocrinol Metab, 2002, 87(2)：530～539

[45] Kamischke A, Ploger D, Venherm S, et al. Intramuscular testosterone undecanoate with or without oral levonorgestrel：a randomized placebo con-trolled feasibility study for male contraception. Clin Endocrinol(Oxf), 2000, 53(5)：43～52

[46] Kamischke A, Ploger D, Venherm S, et al. Intramuscular testosterone undecanoate with or without oral levonorgestrel：a randomized placebo-controlled feasibility study for male contraception. Clin Endocrinol(Oxf), 2000, 53(1)：43～52

[47] Kamischke A, Venherm S, Ploger D, et al. Intramuscular testosterone undecanoate with norethisterone enanthate in a clinical trial for male contraception. J Clin Endocrinol Metab, 2000, 86 （1）：303～309

[48] Kinniburgn D, Zhu H, Cheng L, et al. Oral desogestrel with testosterone pellets induces consistent suppression of spermatogenesis to azoospermia in both Caucasian and Chinese men. Hum Reprod, 2002, 17(6)：1490～1501

[49] Koduri S, Hild SA, Pessaint L, et al. Mechanism of action of l-CDB-4022, a potential nonhormonal male contraceptive, in the seminiferous epithelium of the rat testis. Endocrinology, 2008, 149(4)：1850～1860

[50] Liu PY, Swerdloff RS, Anawalt BD, et al. Determinants of the rate and extent of spermatogenic suppression during hormonal male contraception：an integrated analysis. J Clin Endocrinol Metab, 2008, 93(5)：1774～1783

[51] Liu PY, Swerdloff RS, Christenson PD, et al. Rate, extent, and modifiers of spermatogenic recovery after hormonal male contraception：an integrated analysis. Lancet, 2006, 367(9520)：1412～1420

[52] Lohiya NK, Manivannan B, Mishra PK, et al. Chloroform extract of Carica papaya seeds induces long-term reversible azoospermia in langur monkey. Asian J Androl, 2002, 4(1)：17～26

[53] Lue Y, Sinha H, Wang C, et al. Triptolide：a potential male contraceptive. J Androl, 1998, 19(4)：479～486

[54] Matthiesson KL, Amory JK, Berger R, et al. Novel male hormonal contraceptive combinations：the hormonal and spermatogenic effects of testosterone and levonorgestrel combined with a 5alpha-reductase inhibitor or gonadotropin releasing hormone antagonist. J Clin Endocrinol Metab, 2005, 90(1)：91～97

[55] McLachlan RI, Wreford NG, O'Donnell L, et al. The endocrine regulation of spermatogenesis：independent roles for testosterone and FSH. J Endocrinol, 1996, 148(1)：1～9

[56] McLanchlan RI, McDonald J, Rushford D, et al. Efficacy and acceptability of testosterone implants, alone or in combination with a 5-reductase inhibitor, for male contraception. Contraception, 2000, 62(2)：73～78

[57] Melo JF, Coutinho EM. Inhibition of spermatogenesis in men with monthly injections of medroxyprogesterone acetate and testosterone enanthate. Contraception, 1977, 15(6)：627～635

[58] Meriggiola MC, Bremner WJ, Paulsen CA, et al. A

combined regimen of cyproterone acetate and testosterone enanthate as a potentially highly effective male contraceptive. J Clin Endocrinol Metab, 1996, 81(8):3018~3023

[59] Meriggiola MC, Costantino A, Bremner WJ, et al. Higher testosterone dose impairs sperm suppression induced by a combined androgen-progestin regimen. J Androl, 2002, 23(5):684~690

[60] Meriggiola MC, Costantino A, Cerpolini S, et al. Testosterone undecanoate maintains spermatogenic suppression induced by cyproterone acetate plus testosterone undecanoate in normal men. J Clin Endocrinol Metab, 2003, 88(12):5818~5826

[61] Meriggiola MC, Costantino A, Saad F, et al. Norethisterone enanthate plus testosterone undecanoate for male contraception: effects of various injection intervals on spermatogenesis, reproductive hormones, testis, and prostate. J Clin Endocrinol Metab, 2005, 90(4):2005~2014

[62] Moeloek N, Pujianto DA, Agustin R, et al. Achieving azoospermia by injections of testosterone undecanoate alone or combined with depot medroxyprogesterone acetate in Indonesian men (Jakarta centre study). Proceeding of the 7th International Congress of Andrology. Canada: Montreal, 2001, poster 1/2~133

[63] Moher D, Schulz KF, Altman D. The CONSORT statement: revised recommendations for improving the quality of reports of parallel-group randomized trials. J Am Med Assoc, 2001, 91(8):437~442

[64] Mommers E, Kersemaekers WM, Elliesen J, et al. Male hormonal contraception: A double-blind, placebo controlled study. J Clin Endocrinol Metab, 2008, 93(7):2572~2580

[65] National Coordinating Group on Male Antifertility Agents. Gossypol—a new antifertility agent for males. Chin Med J(New series), 1978, 58:455~460

[66] National Coordinating Team on the Clinical Study of Gossypol as Male Antifertility Drug. The clinical study of gossypol in 8 806 men. Reprod Contracep(in Chinese), 1985,5(1):5~11

[67] Nieschlag E, Kamischke A, Behre HM. Hormonal male contraception: The essential role of testosterone. In: Nieschlag E, Behre HM. eds. Testosterone: Action, Deficiency, Substitution. 3rd ed. 2004. 685~714

[68] Nieschlag E, Zitzmann M, Kamischke A. Use of progestins in male contraception. Steroids, 2003, 68 (10–13):965~972

[69] Paech K, Webb P, Kuiper GG, et al. Differential ligand activation of estrogen receptors ERα and ERβ at AP1 sites. Science, 1997, 277(5331):1508~1510

[70] Partsch CJ, Weinbauer GF, Fang RY, et al. Injectable testosterone undecanoate has more favorable pharmacokinetics and pharmacodynamics than testosterone enanthate. Eur J Endocrinol, 1995, 132(4):514~519

[71] Qian SZ, Zhong CQ, Xu Y. Effect of Tripterggium Wilfordii Hook. f. on the fertility of rats. Contraception, 1986, 33(2):105~110

[72] Quill TA, Ren D, Clapham DE, et al. A voltage gated ion channel expressed specifically in spermatozoa. Proc Natl Acad Sci USA, 2001, 98 (22):12527~12531

[73] Schurmeyer T, Knuth UA, Belkien L, et al. Reversible azoospermia induced by the anabolic steroid 19-nortestosterone. Lancet, 1984, 25(8374): 417~420

[74] Segal SJ. ed. Gossypol: A potential Contraceptive for Men. New York: Plenum, 1985,271~274

[75] Sundaram K, Kumar N, Bardin CW. 7α-methyl-19-nortestosterone (MENT): The optimal androgen for male contraception. Annals med, 1993, 25(2):199~205

[76] Sun HC, Wang XX, Jia TH, et al. Studies on effect of Tripterygium Wilfordii Hook f. on human spermatogenesis—morphological observation of cells in semen and testis. Chin J Family Planning, 1996, 4 (4):204~206

[77] Suvisaari J, Moo-Young A, Juhakoski A, et al. Pharmacokinetics of 7 alpha-methyl-19-nortestosterone (MENT) delivery using subdermal implants in healthy men. Contraception, 1999, 60(5):299~303

[78] Swerdloff RS, Bagatell CJ, Wang C, et al. Suppression of spermatogenesis in man induced by Nal-Glu gonadotropin releasing hormone antagonist and testosterone enanthate (TE) is maintained by TE alone. J Clin Endocrinol Metab, 1998, 83(10):3527~3533

[79] Turner L, Conway AJ, Jimenez M, et al. Contraceptive efficacy of a depot progestin and androgen combination in men. J Clin Endocrinol Metab, 2003, 88(10):4659~4667

[80] van der Spoel AC, Jeyakumar M, Butters TD, et al.

抑制精子发生

Reversible infertility in male mice after oral administration of alkylated imino sugars: a nonhormonal approach to male contraception. Proc Natl Acad Sci USA, 2002, 99(26):17173~17178

[81] Von Eckardstein S, Nieschlag E. Treatment of male hypogonadism with testosterone undecanoate injected at extended intervals of 12 weeks: a phase Ⅱ study. J Androl, 2002, 23(3):419~425

[82] von Eckardstein S, Noe G, Brache V, et al. A clinical trial of 7 alpha-methyl-19-nortestosterone implants for possible use as a long-acting contraceptive for men. J Clin Endocrinol Metab, 2003, 88(11):5232~5239

[83] Wang C. Clinical studies using androgens alone for male contraceptive development. In: Rajalakshmi M, Griffin PD. eds. Male Contraception: Advances and Future. New Age International Publishers, 1999. 189~200

[84] Wang C, Swerdloff RS, Iranmanesh A, et al. Transdermal testosterone gel improves sexual function, mood, muscle strength, and body composition parameters in hypogonadal men. Testosterone Gel Study Group. J Clin Endocrinol Metab, 2000, 85(8):2839~2853

[85] Wang C, Wang XH, Nelson AL, et al. Levonorgestrel implants enhanced the suppression of spermatogenesis by testosterone implants: comparison between Chinese and non-Chinese men. J

Clin Endocrinol Metab, 2006, 91(2):460~470

[86] Wistuba J, Luetjens CM, Kamischke A, et al. Pharmacokinetics and pharma codynamics of injectable testosterone undecanoate in castrated cynomolgus monkeys (Macaca fascicularis) are independent of different oil vehicles. J Med Primatol, 2005, 34(4): 178~187

[87] World Health Organization Task Force for the Regulation of Male Fertility. Contraceptive efficacy of testosterone-induced azoospermia and oligozoospermia in normal men. Fertil Steril, 1996, 66(5):821~829

[88] World Health Organization Task Force for the Regulation of Male Fertility. Contraceptive efficacy of testosterone-induced azoospermia in normal men. Lancet, 1990, 336(8720):955~959

[89] World Health Organization Task Force on Methods for the Regulation of Male Fertility. Comparison of two androgens plus depot-medroxyprogesterone acetate for suppression to azoospermia in Indonesian men. Fertil Steril, 1993, 60(6):1062~1068

[90] Zhang GY, Gu YQ, Wang XH, et al, A clinical trial of injectable testosterone undecanoate as a potential male contraceptive in normal Chinese men. J Clin Endocrinol Metab,1999, 84(10):3642~3647

[91] Zhang GY, Gu YQ, Wang XH, et al. A pharmacokinetic study of injectable testosterone undecanoate in hypogonadal men. J Androl,1998, 19 (6):761~768

18 抑制附睾精子成熟

附睾为细长迂曲管道组成的一对器官，位于睾丸的后上方，分为头部、体部和尾部。附睾具有重吸收和分泌功能，为精子成熟、转运和贮存等提供适宜的液态微环境。附睾的结构、生理和功能发生改变或异常，会影响精子成熟，使得精子功能发育异常，从而导致男性生育力下降，甚至不育。

在自然生殖过程中，精子必须经历附睾成熟阶段才具有完成生殖活动的能力。在附睾环节通过抑制精子成熟实施抗生育，不影响睾丸精子发生、不影响睾丸间质雄激素的产生、不影响男性第二性征与性功能，对机体其他器官系统不会引起严重的毒副反应。

18.1 附睾精子成熟

附睾由输出小管和附睾管组成。输出小管是组成附睾头的主要成分，管壁为单层柱状上皮。附睾管构成附睾的主体部分，即附睾体部和尾部，其管壁为假复层柱状纤毛上皮。精子从附睾头迁移到附睾尾部的过程，受上皮分泌蛋白和管腔微环境的修饰，发生了一系列生理生化的改变，从而获得运动和受精能力，达到精子发育成熟。

18.1.1 附睾精子成熟的一般概念

附睾精子成熟（epididymal sperm maturation）的概念由 Benoit（1926 年）和 Young（1931 年）提出，20 世纪 60 年代 Bedford（1967 年）和 Orgebin-Crist（1967 年）则明确指出，附睾具有精子发育成熟和贮存的作用。随着生殖医学的发展，近 30 年来对附睾与精子成熟的相互关系有了深刻的认识。

附睾精子成熟是指睾丸产生的精子进入附睾后，在循附睾头部向尾部迁移和在附睾的贮存过程中,精子发生了形态结构、物质代谢、精子膜和生理功能等方面的变化,最终获得运动能力、固着于透明带的能力、精卵识别的能力和与卵子结合的能力。这是人类生理状态和条件下进行生殖活动所必需的一个复杂的生理过程,随着对附睾精子成熟的深入认识,附睾已作为男性避孕的潜在靶器官。

18.1.2 附睾精子成熟的变化

精子在附睾内成熟需经历复杂的变化,包括形态结构的改变、运动能力的形成、膜结构与功能的完善、代谢类型的转变等,尤为重要的是获得受精能力。

(1)附睾精子形态结构和生化变化:随着精子循附睾头部向尾部迁移,胞质小滴逐渐向末端移行脱落,顶体内容物致密度逐渐提高,顶体面积逐步缩小。精子核 DNA 与鱼精蛋白的结合越来越紧密,鱼精蛋白分子内和分子间的巯基($-SH$)逐渐被氧化成二硫键($-S-S-$),精子核更趋浓集,对精子核结构和基因的稳定起保护作用。同时,精子尾部锌成分减少了 60%,使尾部外周坚硬的致密纤维变得柔软,这一结构的变化可影响精子运动方式,与精子前向运动的形成有关。

精子在附睾中迁移,精子膜对 K^+ 离子内流的通透性逐渐增加,并逐步获得排 Na^+ 能力,造成精子膜内高 K^+,而精子膜外高 Na^+,这种精子膜内外离子浓度的差异有利于提高精子酶活性及代谢作用。随着精子的逐渐成熟,精子膜上的膜脂总量逐渐减少,胆固醇/磷脂比率和饱和脂肪酸/不饱和脂肪酸比率明显提高,这些膜脂成分的改变造成精子膜脂流动性随精子成熟而下降,稳定性增加,使精子膜保持适当的流动性。另外,附睾上皮合成和分泌的蛋白质附着或整合于精子膜,使某些蛋白质成分修饰,起到稳定膜蛋白的作用。如附睾分泌的带负电荷的唾液酸糖蛋白覆盖在精子表面,使精子膜表面的负电荷逐渐增加,从而使精子在附睾内贮存时,由于同性电荷相斥,不至于发生精子凝集。

(2)附睾精子运动能力和受精能力的获得和发育:附睾精子运动的启动与发育与精子自身结构上的变化密切相关,其中精子尾部鞭毛内轴丝中微管间的相对滑动和致密纤维改变精子尾部的弹性等均可影响精子的运动方式。精子成熟过程中精子膜结构的变化也参与了附睾精子运动发育的调节。附睾精子能量系统的发育对附睾精子运动有较大影响,精子线粒体功能的发育是附睾精子成熟过程中主要环节之一,附睾体部的精子比头部的精子表现出较活跃的运动能力,这与附睾体部精子线粒体功能已得到很大程度的增强和足够的发育有关。附睾精子在迁移过程中,从附睾液中摄取和积聚肉碱,有利于产生 ATP 供能给精子运动。精子成熟过程中,精子运动形式从绕圈变为前向运动,钙调蛋白、cAMP、Ca^{2+}、K^+、Na^+、Mg^{2+} 等参与了调节。

附睾精子受精能力的获得和发育是附睾精子成熟的核心,表现在精子对卵丘细胞层的穿越作用,以及对卵透明带的黏附和识别作用。精子膜中磷脂、脂肪酸及巯基等的改变是精子成熟过程中膜结构改变的关键,其结构的成熟表明精子已达到能完成受精作用的程度。另一方面,附睾精子要在射出以后转运到输卵管才真正发挥受精作用,故精子膜在成熟的同时还被覆盖一些物质,使之暂时不能发挥作用。简言之,精子成熟过程中膜有两方面改变,一是为受精做好准备;二是暂时阻抑其受精功能。

18.1.3 附睾微环境及其对精子成熟的调控

在附睾中,附睾液构成了精子成熟液态流动的外环境,附睾液来自睾丸网产生的睾网液,附睾头部是睾网液重吸收的主要区域。附睾上皮分泌的蛋白质超过 100 种,它们直接或间接参与了附睾管腔内精子成熟所需微环境的形成。附睾上皮蛋白质的合成和分泌依赖于头部管腔液中雄激素的调控。雄激素一方面在与 5α-还原酶作用下形成双氢睾酮；另一方面也在芳香化酶的作用下形成雌激素。输出小管雌激素受体缺乏则严重减弱附睾头部重吸收水分的功能，其结果是附睾内水分增多，附睾精子浓度稀释，而且使附睾所分泌涉及精子成熟的很多生物活性物质也被稀释，从而干扰附睾精子的成熟（图4-18-1）。

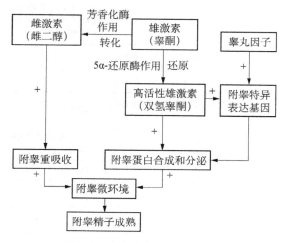

图4-18-1　附睾微环境的调控

附睾特异表达的基因对附睾功能和精子成熟起到一定的调控作用。附睾基因的表达表现为高度区域化分布，因而造成了一个从头部至尾部逐渐变化的微环境。虽然附睾精子发育成熟主要在附睾体部，但从调节角度看附睾头部起着主要作用，是蛋白合成和分泌非常活跃的区域，有不少基因仅在附睾头部表达，如B/C、HE2、EAPI、GPXS、CRES、SC-384、SC-513等，有些基因则主要表达在附睾体部和尾部，如HE4、HE1、HE5、O/E、SC-177、SC-461等。附睾基因的表达主要受雄激素调控，少数受睾丸因子的调控，如附睾起始段表达的CRES和脑啡肽原基因。

18.1.4　附睾精子成熟与抗生育的关系

在男性节育方法中，抑制附睾精子成熟具有以下优点：①附睾精子成熟是生理状态下精子获得运动能力和受精能力的唯一途径，阻断此途径会显著影响精子成熟，可使精子功能降低或丧失，导致不育；②精子进入附睾前的基因转录已停止，在附睾的成熟过程中无细胞分裂活动，故通过此途径作用于精子，不涉及精子的基因活动，导致受精后发生胚胎异常或畸胎的可能性很小；③附睾的生理功能及与其他器官的联系相对独立，干扰附睾精子成熟不致引起全身性严重的不良反应；④附睾不是内分泌器官，干扰附睾精子成熟不会造成机体内分泌紊乱；⑤与药物直接作用于睾丸相比，附睾不存在药物屏障，许多小分子物质可以自由出入，用药剂量不必太大；⑥起效快，停药后附睾功能恢复也较快。

抑制附睾精子成熟的作用途径有两种：①直接作用于附睾精子，干扰其正常的成熟过程；②改变附睾的生理状态，进而改变附睾内环境，使精子成熟发生障碍。如改变与精子成熟密切相关的附睾蛋白的基因表达、选择性抑制附睾上皮的合成及运输功能、免疫攻击附睾特异蛋白质，以及阻断附睾特异的雄激素作用等。

精子在女性生殖道中获能发生的变化，在一定程度上是精子膜在附睾发生的某些变化的逆转，这主要涉及附睾分泌的一些特异蛋白质，这些蛋白覆盖于精子膜表面，精子获能时这些蛋白质将被移除。因此，以附睾作为攻击目标，可使附睾内精子膜结构或表面蛋白发生改变，从而使精子进入女性生殖道后因不能获能而不能受精，故可考虑用免疫的方法改变或拮抗这些蛋白质的分泌。

精子与卵子的识别是受精的关键步骤。精子成熟过程中精子膜上与卵子识别的特殊装置要逐步发育完善，这是一个精子膜分子结构演变的过程，主要涉及精子膜糖基化反应，其中包括一些糖基转移酶（glycosyl transferase）的转糖基反应。未来的男用节育药可考虑干扰这个精细过程。

附睾还具有贮存功能，即将精子贮存于附睾尾部。精子为何能较长期地生存在附睾尾液中，以及附睾尾部如何清除多余的衰老精子的机制尚未完全了解。若能设法攻击附睾尾部贮存的精子并加速其自然清除过程，可能成为一种男用节育方法。

18.2 附睾分泌蛋白及其功能

附睾形成了精子成熟和贮存的微环境，这主要有赖于附睾上皮的吸收、分泌和浓缩功能。附睾上皮能分泌多种物质，包括离子、小分子有机物、糖蛋白等，它们与维持附睾腔内渗透压及精子成熟有关，其作用受雄激素等因素的调节。

18.2.1 附睾细胞吸收、分泌的特点

人类附睾上皮的细胞有主细胞、基细胞、晕细胞和狭细胞，偶可见游离进入的巨噬细胞。随着附睾管道区段的不同，可逐次辨认出上皮的细胞类型、数量、功能、组化变化，以及管腔直径等方面改变的区段性差别。

睾丸支持细胞产生大量的睾网液流入附睾，附睾液有着非常复杂的理化特性，而且在附睾的头部、体部和尾部 3 段也不尽相同。从睾丸流入附睾的液体，在到达附睾体之前，已有 $\geqslant 90\%$ 被附睾上皮主细胞重吸收，且液体成分也出现改变，如离子、小分子物质、L-肉碱和蛋白质，其中以 Na^+ 的吸收最为明显。

从附睾头-体区段开始，主细胞的吸收功能逐渐下降，合成和分泌功能则相应出现，并逐渐加强。附睾液中 K^+、P^{3+}、小分子物质及糖蛋白等的含量均显著升高，如甘油磷酸胆碱、附睾特异蛋白（前向运动蛋白、特异性附睾糖蛋白、α-糖苷酶、糖基转移酶等）、唾液酸、肉碱、肌醇等均增多，但 pH 值及含氧量则均下降。

18.2.2 与精子成熟相关的主要蛋白质

附睾分泌的蛋白质众多，其中不少蛋白质功能尚待阐明。附睾蛋白可以直接或间接参与精子膜的构成和重塑，或直接参与附睾管腔内精子成熟微环境的形成。一般可将附睾蛋白的功能分为三大类：①直接修饰精子

膜表面或其成分，重塑精子质膜；②与精子膜结合，整合入精子膜表面；③被覆于精子膜表面，保护精子免受氧自由基和细菌、病毒等微生物的损伤（表 4-18-1）。

表 4-18-1 附睾特异表达的部分蛋白及功能

分类	名称	功能
重塑精子质膜的蛋白	丛生蛋白（clusterin）	转运脂类，调节脂类在精子质膜上的重新分布
	视黄酸结合蛋白前体（E-RABP、ESP-I、LCN5、LCN6）	转运视黄酸
	前列腺素 D2 合成酶（PGDS）	转运雄激素
	人附睾蛋白-1（HE-1）	参与精子成熟过程中质膜的重塑
	糖苷酶和糖基转移酶	参与精子成熟过程中质膜表面糖基修饰变化
整合入精子膜的蛋白	谷胱甘肽过氧化物酶-5（GPX-5）	遮蔽受精过程中会进一步被激活的位点，防止其受有害氧化物的损伤
	酸性附睾蛋白（AEG）	抑制精子膜表面蛋白的酪氨酸磷酸化过程，抑制顶体反应，参与精卵融合
	HE5/CD52	使精子表面高度唾液酸化形成
	人精子表面蛋白 P34H	参与精子-卵透明带识别
覆盖精子膜的蛋白	谷胱甘肽（GSH）	保护精子免受氧自由基损伤
	乳铁蛋白（Lf）	限制微生物摄取金属离子，而起到抗菌、抗真菌、抗病毒效应
	人附睾蛋白 4（HE4）	抗菌、抗真菌、抗病毒、抗炎症作用
	HE2/EP2	抵抗微生物侵袭
	附睾特异的抗菌肽 Bin1b	抗微生物作用

（1）前向运动蛋白：前向运动蛋白（forward motility protein，FMP）为相对分

子质量 3 700 的酸性糖蛋白,它由附睾上皮细胞分泌。当 FMP 与附睾中精子表面的 FMP 受体结合后,可促使精子产生前向运动。附睾中未成熟精子,在同时加上 FMP 与茶碱时才能使精子有完善的前向运动能力。FMP 中含有甘露糖与葡萄糖,其糖基影响 FMP 的作用,当给予 β-半乳糖苷酶、α-甘露糖苷酶、半乳糖氧化酶、唾液酸酶处理后,FMP 活性明显减弱。

(2) 人附睾蛋白:人附睾蛋白(human epididymis protein, HE)是人类特异的、由附睾上皮分泌的蛋白,有 HE1、HE2、HE4~HE6,其中对 HE1 和 HE4 的研究较多。

1) HE1:是人附睾中的一种分泌性糖蛋白,参与精子脂质转运。它聚集于附睾尾部液中,也存在于射出的精子上,但只是疏松地覆盖在精子膜表面。HE1 可能是去(获)能因子,当精子在附睾中运输和贮存时,它可维持精子的胆固醇量,在精子获能时 HE1 丢失,同时伴随胆固醇的丢失。

2) HE4:是附睾远端的分泌性糖蛋白,是乳酸蛋白(WAP)结构域家族蛋白中的一员,WAP 结构域编码的产物为多种不同功能的小分子分泌性蛋白。HE4 mRNA 编码的分泌蛋白与细胞外蛋白酶抑制剂有同源性,它被覆在精子膜表面可保护精子不受白细胞或顶体蛋白酶的损伤。在体外获能的条件下,HE4 从精子表面上脱落下来。HE2 与 HE4 相似,它们均覆盖在精子膜表面,与精卵融合有关。

3) Gpr64:又称为 HE6。为 G 蛋白偶联受体 LNB-7TM 亚家族特异性成员,分布于输出小管,在小鼠中敲除这一基因引起输出小管内重吸收功能失调,造成睾丸内液体蓄积,精子在输出小管淤滞,不能经历附睾精子成熟。目前,Gpr64 为精子睾丸后男性避孕较有前景的靶标之一。Gpr64 基因敲除小鼠长期被抑制 Gpr64 活性,未出现因输出小管液体聚集和睾丸压力增高所引起的生殖道上皮细胞完全萎缩的不良反应。

4) HE5:与淋巴细胞抗原 CD52 为同一物质,HE5 可通过糖基磷脂酰肌醇(glycosyl phosphatidyl inositol, GPI)锚定于精子膜上发挥作用。HE5/CD52 参与精子功能的成熟。

(3) 抗氧化酶类:谷胱甘肽过氧化物酶 5 (glutathione peroxidase 5, GPX5)是从小鼠 cDNA 文库中克隆出来的一种分泌蛋白,它是 GPX 家族新成员,低亲和力结合至精子膜表面,遮蔽受精过程中可能被激活的位点,以免精子膜受脂质过氧化损伤,该酶缺乏可导致受精能力降低。相应的 mRNA 主要表达在附睾头部,其转录受雄激素的调控。

附睾还可以产生多种抗氧化酶类,附睾中有 $Cu^{2+}-Zn^{2+}$ 超氧化物歧化酶(SOD)、分泌性超氧化物歧化酶(E-SOD)、磷脂过氧化物酶(PHGPx)等酶的 mRNA 表达。这些酶可以清除附睾中氧化反应所产生的超氧化物、自由基等有害产物,以保护精子不受氧化损伤。E-SOD mRNA 主要表达在附睾的体部,这些酶分布的区域特异性与附睾功能的区域性有关,同时也表明附睾各段对抗氧化酶的需求是多样化的。

(4) 特异性附睾糖蛋白:酸性附睾糖蛋白(acidic epididymal glycoprotein, AEG)是一种主要由附睾头部上皮细胞分泌的酸性糖蛋白,为富含半胱氨酸分泌蛋白(cysteine-rich secretory protein, CRISP)家族的成员。AEG 结合到精子膜表面的头部背侧面,顶体反应后转移到赤道区域,能增强精子黏附于卵透明带的能力,在精卵融合过程中发挥作用。

(5) 糖基转移酶与糖苷酶:糖基转移酶能将糖基转移到精子表面糖蛋白的糖链上,而糖苷酶则可将精子表面的末端糖基去除,从而改变原来的末端糖基,使精子质膜重塑。精子在附睾成熟过程中,质膜表面固有蛋白会发生特异性结构域(domain)的改变,在一些附睾分泌的蛋白酶水解作用下,精子膜表面固有蛋白,如精子膜表面固有的受精素(fertilin)、原始型血管紧张素 I 转化酶

(germinal form of the angiotension-I converting enzyme，gACE)、α-D-甘露糖苷酶和透明质酸酶（PH20/2B1）等，在附睾内移行过程中发生特异性结构域的改变，这种改变是精子受精过程不可缺少的环节。α-糖苷酶在附睾上皮细胞顶部胞质内显示较强的活性，附睾功能受损时其活性降低，从而导致不育。

（6）丛生蛋白（clusterin）：是附睾中表达量较多的一种分泌型异二聚体糖蛋白，又称为睾酮抑制性前列腺信使-2（TRPM-2）或硫化糖蛋白。马的丛生蛋白占附睾总分泌蛋白的25%～30%，具有转运脂类功能，参与调节脂类在精子质膜上的重新分布。附睾丛生蛋白分泌异常可使蛋白或脂类与精子质膜发生交换紊乱，影响精子膜本身固有蛋白的修饰，改变精子质膜的特征，导致精子功能降低。

（7）乳铁蛋白（lactoferrin）：是附睾中一种分泌量较大的蛋白，主要在附睾尾部分泌。乳铁蛋白可以结合到精子表面，参与免疫保护和抗微生物的作用，表现出强大的抗细菌、抗真菌、抗病毒效应，同时还具有抗肿瘤和抗炎症作用。乳铁蛋白分泌不足或异常不利于保护精子在男性和女性生殖道迁移的过程中抵御微生物的侵袭，从而引起精子在迁移过程中降解。

此外，一些有机酸和生物活性物质对附睾精子成熟起到一定的调节作用。

涎酸（saliva acid）是附睾上皮分泌的一种多糖，其结构中含有羧基，带负电荷，从附睾头部到尾部附睾液内涎酸的量逐渐增高，与附睾液离子平衡的维持有密切关系。精子在附睾中迁移并成熟的过程中，膜表面的涎酸逐渐增多，负电荷逐渐增强。涎酸还可掩盖精子表面的特异性抗原，使精子在附睾中迁移和成熟时不被自身免疫细胞识别而产生自身免疫反应。涎酸与精子结合，有利于维持精子的细胞膜稳定性和完整性，特别是稳定了精子顶体区的细胞膜，以保证精子在附睾内不释放顶体酶类、不发生类顶体反应。

肉碱（carnitine）又称为维生素 Bt，是一类维生素，主要在肝内合成，是脂肪酸和辅酶 A 代谢的重要因子，细胞质中形成的脂酰辅酶 A 不能透过线粒体内膜，必须以内膜上的肉碱为载体才能进入线粒体基质。附睾头部远端和体部的上皮细胞能将血液中的肉碱转运入附睾液，且附睾液内肉碱含量从附睾头部向尾部逐渐升高。进入附睾的精子持续从附睾液内摄取肉碱，故精子细胞内的肉碱含量也随着精子向附睾尾部迁移而不断增加。肉碱位于精子线粒体内膜中，具有乙酰转移作用，参与能量代谢产生 ATP，为精子运动等提供能量。附睾肉碱含量低，精子活力弱。

18.3 影响附睾精子成熟的可能途径

附睾精子成熟受多种因素的影响，如激素、药物和化学制剂等可直接作用于附睾精子，或通过改变附睾管腔液微环境，或通过干扰附睾上皮蛋白分泌的调控机制，影响精子结构和功能。因此，阻断附睾精子生理过程中的某一环节或多个环节，可能抑制附睾的精子成熟，达到避孕目的。

18.3.1 激素影响附睾精子成熟途径

附睾上皮结构和功能的维持、附睾精子的成熟依赖于局部高浓度的雄激素。外源性超生理剂量雄激素除抑制睾丸精子发生外，对垂体促性腺激素具有负反馈作用，当血液中雄激素升高到一定水平时，垂体促性腺激素分泌下降，从而抑制雄激素依赖性靶组织的功能。由于附睾是雄激素作用的靶器官之一，故垂体促性腺激素水平的降低也影响附睾精子的成熟。另外，长期超生理使用雄激素还可抑制睾丸和附睾中雄激素受体基因表达，导致睾丸精子产量和附睾尾部精子活力下降。

给受试者每周庚酸睾酮 200 mg，共注射 3 个月，分别对注射前和注射后的 1、2、3 个月和恢复期的精浆蛋白质组分进行 SDS -聚丙烯酰胺凝胶电泳动态分析。注射庚酸睾酮 1 个月后，精子动力学参数、人精子去透明带仓鼠卵穿透试验等检测值降低，提示精子在附睾的成熟过程受到影响。附睾 5α -还原酶在附睾头部的活性最强，可将睾酮转化为活性更强的双氢睾酮，抑制 5α -还原酶活性可阻断双氢睾酮的产生，显著影响精子成熟。

18.3.2　直接作用于附睾精子成熟途径

精子是高度分化的细胞，具有明显的结构异质性，精子膜的生化特征也有显著的区域性差异。精子在附睾移行期间，其膜结构发生变化，包括膜成分的修饰或暴露、原有组分的重新分布，以及附睾分泌物与精子膜表面的特异结合等。某些能定向进入附睾液的抗精子化合物可直接作用于精子膜，增加精子膜的脂质过氧化反应，引起精子膜损伤；另外还可导致附睾上皮功能改变，造成一个不利于精子成熟的附睾微环境。

磺胺水杨嗪（SASP）为磺胺哒和 5 -氨水杨酸（5 - ASA）的偶氮化合物，用于治疗风湿性关节炎、溃疡性结肠炎，经口服后在结肠内裂解为磺胺吡啶和 5 - ASA。患者每天服用 SASP 2～4 g，2～3 个月后精子浓度偏低、不活动精子和畸形精子增加，精子头尾断裂、顶体和赤道后区水肿，引起不育。但对黄体生成素（LH）、卵泡刺激素（FSH）、睾酮（T）及泌乳素（PRL）的水平无影响，提示 SASP 的抗生育作用靶位在睾丸和附睾，可损伤附睾精子的结构，引起精子成熟障碍。患者停药 2 个半月后精子参数恢复，说明 SASP 的抗生育作用具有可逆性。但是，SASP 抗生育剂量的毒性较大，不良反应有恶心、呕吐、溶血性贫血、药源性发热和皮疹、对光过敏及剥脱性皮炎，临床上尚不能长期和大剂量给药以达到男性避孕。

人精子活动和代谢与- SH 基团有关，人精子膜的稳定性是由于- SH 不断转化为-S - S-，这种转化主要发生于附睾精子成熟过程。兔精子膜上- SH 转化为- S - S-键的过程能被 CPhM［N -（4 -羧基- 3 -羟基-苯基）- malemide］阻断，引致精子膜功能发育异常。

18.3.3　影响精子能量代谢途径

随着附睾精子成熟，精子膜上的磷脂、胆固醇、脂肪酸、不饱和脂肪酸等的含量和比例发生有序改变，干扰精子膜上的生化过程，可影响精子的能量代谢，降低精子活力，造成精子的功能性不育。

（1）α -氯代甘油（α - chlorohydrin）：是一种在结构上与甘油相似的化合物，小剂量氯代甘油（每天 2.5 mg/kg）能干扰精子糖酵解活动或抑制 Na^+ 及水在附睾重吸收，造成精子不活动。其作用机制可能与下述因素有关：①通过其代谢物右旋氯乳醛选择性干扰精子头 3 -磷酸甘油醛脱氢酶而影响糖酵解过程，使精子的 ATP 含量下降，进而精子活力下降；②通过抑制精子内硫酸酯酶干扰精子的活力；③阻断特异蛋白与精子结合。长期用药可使精液输出管道发生不可逆的阻塞，甚至附睾坏死，毒性较大。

（2） 6 - 氯 代 去 氧 糖 类 （ 6-chloro- deoxysugar，6 - CD 糖类）：如 6 - CD 果糖、6 - CD葡萄糖、6 - CD 甘露糖和 6 - CD 半乳糖等，可作用于附睾，降低葡萄糖的氧化分解，快速降低细胞的 ATP 含量，使精子的活力降低。雄性大鼠口服这些 6 - CD 糖类后均能通过干扰精子 3 -磷酸甘油醛脱氢酶，使附睾尾精子葡萄糖利用率和 ATP 降低，精子浓度不变而活力与活动率下降，导致不育，停药后较快恢复，其中以 6 - CD 果糖活性最高。但这些氯化糖苷类化合物与 α -丙二醇和 α -氯丙二醇一样都对神经系统有一定程度的致毒作用，难以在临床应用。不过这些结果说明，抑制附睾精子糖酵解活动，能产生抗生育作用。

（3）α -丙二醇油：对仓鼠、牛、羊和猴等均可引起不育，但不影响动物交配能力，也不降低精子浓度，只使精子活动丧失，异常精子增多，而且起效快，停药后迅速恢复生育能力。大鼠口服 5～7 mg/kg,1 次/天,1 周后起效,停药 1 周即可恢复。氯丙二醇可能抑制糖分解,降低氧积蓄和 ATP 浓度,对琥珀酸脱氢酶、β-葡萄糖醛酶、磷酸丙糖异构酶、醛缩酶、磷酸甘油醛脱氢酶等也有抑制作用,进而影响精子成熟过程的能量代谢。

18.3.4 影响附睾微环境与精子活力途径

附睾精子成熟微环境形成的主要机制在于附睾上皮蛋白质的合成和分泌、附睾上皮分泌小分子有机物,以及附睾上皮的吸收和离子转运功能等。其中一些蛋白是属于精子的生存因子或具有特异功能,可防止精子活力的消失或延长精子的存活。一些有机酸和生物活性物质与维持附睾液的渗透压有关,而附睾上皮对电解质和水分的转运为精子成熟提供了一个良好的液态微环境。

睾丸支持细胞合成与分泌的雄激素结合蛋白(androgen binding protein)可在睾丸网及附睾内贮存,这些雄激素结合蛋白在转运与浓缩雄激素过程中起重要作用,而附睾局部高浓度的雄激素对精子成熟与活力是必需的。故可考虑用雄激素结合蛋白抑制剂(如双环己烷衍生物,dicyclohexane),或抗雄激素化合物(如 CPA-cyproterone acetate,SKF7690)来破坏精子成熟所必需的微环境。给大鼠皮下植入雄激素拮抗剂醋酸赛普隆(释放率为 232 g/d),4 个月后可造成不育。小剂量醋酸赛普隆可选择性抑制附睾糖蛋白的分泌及改变涎酸水平,减弱精子活动能力,因而影响精子成熟。该药小剂量时无毒性,大剂量可减少精液量及抑制性欲,并使乳房增大。

人精浆中提纯出一种钙精液蛋白(calsemin),它是一种酸性糖蛋白,与精子膜受体结合后能激活精子尾部质膜上的 Ca^{2+}、Mg^{2+} 依赖 ATP 酶的活性,促使精子释放 Ca^{2+},这是精子成熟与运动的必要条件之一。故任何一种能阻断精子受体与特异蛋白质结合的措施,都有可能通过抑制精子功能来产生抗生育作用。

将含 10 mg 铜粉的蓖麻油单剂量分别注射于大鼠双侧附睾头,能够诱发不育,同时不影响动物的性功能和交配行为,也不影响血清睾酮水平。处理 5.5 个月后,动物的生育能力逐步得到恢复。金属铜粉诱发不育主要是铜在附睾头的间质部聚集,直接结合至附睾上皮导致损伤性改变。同时,也损伤了睾丸精曲小管,导致精子发生减少。

雷公藤单体 TW19(每天 400 μg/kg)给予大鼠用药 5 周,附睾尾部精子活力和数量明显下降,附睾尾部液体中肉碱含量明显降低,表明附睾功能受到显著影响。肉碱是脂肪酸和辅酶 A 代谢的主要辅助因子,肉碱水平下降使精子摄取能量减少,从而导致代谢紊乱。TW19 作用后,精子头部质膜局部破坏或碎裂,与顶体间隙加宽,顶体弯曲波折或断裂,细胞质中线粒体明显空泡化、扩张,核膜间隙明显扩张,有的呈囊泡状。精子超微结构改变,不可避免导致精子功能改变。

在附睾精子成熟过程中,最显著的事件之一是精子运动能力的发育,充分成熟的精子表现出主动的前向运动。临床上有些不育患者精液中的精子活动率极低,甚至所有的精子都缺乏运动,透射电镜显示睾丸精子未见明显的降解,但射出精子的质膜、核等结构表现显著的降解变化,表明精子不活动发生在附睾阶段。精子在附睾转运或(和)贮存过程发生了降解,导致精子丧失活动性,其原因可能是由于附睾坏死或附睾功能衰竭所致。这些患者除不育外,身体健康,内分泌、代谢和性功能正常。深入研究这类不育患者的附睾精子坏死和精子降解的原因,有助于增进抑制精子活力途径的认识,也可能发展出一种附睾节育的方法。

18.3.5 影响附睾分泌蛋白及其靶基因途径

阻断附睾蛋白来抑制精子成熟和精-卵结合的方法,可以通过免疫学途径实施。免疫避孕常常面临引起自身免疫的风险、不同个体引起自身免疫反应严重程度和持续时间的差异、避孕的可逆性等问题。免疫避孕近年虽然取得一些进展，目前尚未有以附睾为靶标或附睾某种成分研制成的避孕疫苗在临床应用。

附睾蛋白酶抑制蛋白（epididymal protease inhibitor，Eppin）基因是2001年克隆的一种人类和小鼠附睾和睾丸中特异性表达的基因，Eppin是一种富含半胱氨酸同时含WAP和Kunitz型基因结构域的分泌蛋白，它参与了精子成熟和调节精子运动。人精子表面存在Eppin受体，顶体和尾部都被覆Eppin，其抗体能显著抑制Ca^{2+}载体A23187诱导的顶体反应。研究发现Eppin的功能被抗体阻断后，精子的前向运动能力减弱，精液的黏稠度下降。用重组Eppin对成年雄猴进行免疫，能产生针对Eppin的高滴度抗体，并使所有产生高滴度抗体的雄猴表现为不育。停止免疫后恢复生育力。Eppin蛋白是研制避孕疫苗具有应用前景的候选抗原之一。

鼠附睾蛋白DE与精子成熟过程中膜表面蛋白相关，参与精-卵融合的调节。用该蛋白免疫雄鼠，其特异抗体升高，生育力显著下降，生育水平与抗体水平相关。如ELISA方法测定的DE抗体滴度<0.5，则表现为高的生育力；抗体滴度≥0.5，则生育力极低，甚至为零。间接荧光免疫分析和ELISA表明，这些抗体并不干扰DE合成和分泌，组织学未见附睾炎、关节炎、输精管炎。精子活力、存活率、获能及顶体反应能力均无改变，但与卵透明带结合能力下降，表明对附睾蛋白DE的免疫应答可特异性地干扰精-卵结合，使生育力下降。

目前，已有几种敲除睾丸和附睾表达基因的商品化模型小鼠，其中一些模型小鼠具有雄性生育缺陷的特征。这些基因调控下合成的因子和蛋白包括Spam1和乳脂小球-EGF因子8（Mfge8，又称为SED1和乳黏素）。如Spam1与另外两种睾丸透明质酸酶HYAL1和HYALP1有分散卵泡细胞的作用；而Mfge8基因敲除雄性小鼠生育力低下，出现精-卵透明带结合的缺陷。因为在睾丸精子已经存在这些精子膜表面蛋白，这些蛋白缺失是否为出现附睾功能障碍表型的原因尚不清楚。因此，需要应用条件性基因敲除技术（Cre-loxP）鉴别睾丸与附睾中这些蛋白的功能差异。

对附睾特异表达蛋白基因的研究已有20余年，迄今为止，有10多个附睾特异蛋白的全长cDNA被克隆。相继又鉴定出10余个附睾特异基因，并获得特异新基因的全长cDNA克隆，其中有2个在大鼠附睾头部、4个在猴附睾头部、4个在猴附睾体部、3个在猴附睾尾部。对附睾区域分布、雄激素调控的研究表明，其中4个是人同源的，它们是SC342、SC177、SC112、SC165，其中SC342是附睾高度特异，SC177在人附睾丰富。大鼠Binlb基因在附睾头部上皮细胞特异表达，在生育期表达最高，因而可能与生育有关，有望成为干扰附睾精子成熟的新靶点。

随着附睾精子成熟机制的深入研究，尤其近年来高通量分析方法，如基因或蛋白表达谱分析、定向突变等，有望加快对精子成熟过程中关键分子的鉴定，并认识其功能。干扰附睾激素调控、附睾特异表达基因调控及改变附睾微环境，将是未来发展男性附睾节育方法的重要方向。然而，精子在附睾转运过程中所发生的表面修饰，仅有少数对精子功能有直接的影响，也只有少数附睾蛋白显示参与了附睾精子成熟，且多数情况下引起精子表面修饰的分子事件还不清楚。有些影响附睾微环境的药物毒性较大，可引起全身的系统毒性或局部坏死等。不同途径影响附睾精子功能的药物还远未能进入临床应用，免疫避孕距离临床研究和实际使用还很遥远。总之，今后抑制附睾精子成熟发展为男性节育方法，尚需睾丸和附睾等多途径、多环节结合才能提高抗生育的效果。

（王玉霞　朱伟杰）

参考文献

[1] 郭应禄,胡礼泉.男科学.北京:人民卫生出版社, 2005. 157～178,1111～1114

[2] 吕家驹,徐衹顺,王法成.实用临床男科学.山东:山东大学出版社,2005. 718～729

[3] 朱伟杰,Tzvetkova P,Tzvetkov D,等.附睾降解性不活动精子症的研究.生殖与避孕,2002,22(4):208～211

[4] 李伟涛,朱伟杰,潘善培.磷脂过氧化氢谷胱甘肽过氧化物酶与精子成熟.中华男科学,2001,7(2):109～112

[5] 陈晓丽,朱伟杰,潘善培.附睾环节的节育研究现况.中华男科学,2000,6(4):262～265

[6] 张永莲.附睾功能基因研究进展.中国科学院院刊, 2002,1:34～36

[7] Belleannée C,Thimon V,Sullivan R. Region-specific gene expression in the epididymis. Cell Tissue Res, 2012. 18

[8] Cooper TG,Yeung CH. Physiology of sperm maturation and fertilization. In: Nieschlag E,Behre HM,Nieschlag S. eds. Andrology. 3rd ed. Berlin: Springer,2010. 61～85

[9] Cooper TG,Yeung CH. Pharmacological approaches to male contraception. In: Nieschlag E,Behre HM, Nieschlag S. eds. Andrology. 3rd ed. Berlin: Springer,2010. 589～599

[10] Damm OS,Cooper TG. Maturation of sperm volume regulation in the rat epididymis. Asian J Androl, 2010,12(4):578～590

[11] Davies B,Baumann C,Kirchhoff C,et al. Targeted deletion of the epididymal receptor HE6 results in fluid dysregulation and male infertility. Mol Cell Biol, 2004,24(19):8642～8648

[12] Hinton BT,Cooper TG. The epididymis as a target for male contraceptive development. Handb Exp Pharmacol,2010,198:117～137

[13] Hinton BT,Cooper TG. The Epididymis as a target for male contraceptive development. In: Habenicht UF,Aitken RJ. eds. Fertility Control. Berlin: Springer,2010. 118～137

[14] Kopf GS. Approaches to the identification of new nonhormonal targets for male contraception. Contraception,2008,78(4 Suppl): S18～S22

[15] Ni MJ,Hu ZH,Liu Q,et al. Identification and characterization of a novel non-coding RNA involved in sperm maturation. PLoS One,2011,6 (10):e26053

[16] Nieschlag E,Hermann Behre. Approaches to hormonal male contraception. In: Nieschlag E,Behre HM,Nieschlag S. eds. Andrology. 3rd ed. Berlin: Springer,2010. 577～581

[17] Nishimura H,Kim E,Nakanishi T,et al. Possible function of the ADAM1a/ADAM2 Fertilin complex in the appearance of ADAM3 on the sperm surface. Biol Chem,2004,279(33):34957～34962

[18] O'Rand MG,Widgren EE,Wang Z,et al. Eppin: an effective target for male contraception. Mol Cell Endocrinol,2006,250(1～2):157～162

[19] Roberts KP,Ensrud KM,Wooters JL,et al. Epididymal secreted protein Crisp-1 and sperm function. Mol Cell Endocrinol,2006,250(1～2): 122～127

[20] Saez F,Ouvrier A,Drevet JR. Epididymis cholesterol homeostasis and sperm fertilizing ability. Asian J Androl,2011,13(1):11～17

[21] Sipilä P,Jalkanen J,Huhtaniemi IT,et al. Novel epididymal proteins as targets for the development of post-testicular male contraception. Reproduction, 2009,137(3):379～389

[22] Sullivan R,Legare C,Thabet M,et al. Gene expression in the epididymis of normal and vasectomized men: what can we learn about human sperm maturation? J Androl,2011,32(6):686～697

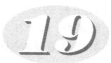 **抑制精子的活动与获能**

20 世纪 40 年代,人们为寻找外用杀精子避孕药进行了大量药理与临床研究,先后发现螯合剂(如 Cu－EDTA、8－氢喹啉、硫酸氧化喹啉等)、重金属(如 Cu、Fe、Hg 等盐类)、酶抑制剂(如氰化物、2,4－硝基苯酚、丙二酸等)、有机金属化合物(如醋酸苯汞、亚碘酰苯、氯化苯汞等)、弱酸(如醋酸、硼酸、酒石酸等)均有一定的杀精子作用,但其中某些药物储存期短,易失效或毒副反应大,使临床应用受限。20 世纪 50 年代,口服避孕药炔诺酮、宫内节育器(IUD)等相继问世,为更多育龄妇女所使用。1960 年前后,口服避孕药的应用已占优势。但是,口服避孕药多仿照人体激素制成,经常服用会影响激素代谢;IUD 则因异物长期存于体内,也使人心存疑虑。随之科技人员又从外用避孕药着手,研制成一类杀精子效力强的新型表面活性剂。20 世纪 70 年代我国开始研制有关非离子型表面活性剂外用杀精避孕药。

目前,外用杀精避孕药已有 100 多种不同产品。国外应用比较多的是非离子型表面活性剂,如壬苯醇醚、辛苯醇醚等,剂型主要为药膜、栓剂、乳化剂、泡沫剂、凝胶剂与气雾泡沫剂等。国内目前已过渡到壬苯醇醚制成的药膜、栓剂与环形片为主。外用杀精避孕药已成为一种安全、经济、效果良好的外用避孕方法,但尚有一些缺点,如容易弄污及不方

便使用,有些女性对杀精剂较敏感,使用时需要 10～15 分钟预备,有效时间只有 1 小时;另外预防性传播疾病(STD)的能力又比较低。鉴于杀精子剂的缺点,未来寻找新的高效药物,要求能迅速有效地杀灭精子或使精子失去受精能力;同时对生殖道黏膜无刺激性、对胚胎发育无不良影响,还能起到防止STDs 的作用,仍旧是研究的方向。

19.1　对精子的直接作用

杀精子剂的主要作用机制是破坏精子膜,改变精子的渗透压,使精子丧失活动能力。研究最多的是非离子表面活性剂,如壬苯醇醚－9(N－9)。杀精子剂多与屏障工具合用,单独使用时有效率不高,可能系化合物在阴道内不能充分与精子接触并迅速发挥作用有关。体外研究发现,N－9 分子在穿入精液 5 mm 后便不再前进,与宫颈黏液混合后,效力下降 50%。如果增大药物用量,又有可能导致阴道问题。

外用杀精子剂通常由活性成分和惰性基质两部分组成。目前市售杀精子剂中,活性成分大多是壬苯醇醚,并因惰性基质的不同而分为栓剂、膜剂、胶冻剂、海绵剂和凝胶剂等。不同制剂使用方法有所不同,但均应事先置入女性阴道。

外用杀精子剂的应用范围很广,对于慢性肝和肾疾病患者、哺乳期妇女、不适合放置IUD和不能使用甾体激素避孕制剂者,均能使用。但是,有下列情况则不宜使用:对壬苯醇醚过敏;可疑生殖道恶性肿瘤;不明原因的阴道流血。近绝经期或哺乳期妇女阴道分泌物减少,不宜将片剂和膜剂作为首选,因为片剂与膜剂不易溶解;子宫脱垂、阴道膨出、直肠膨出、子宫Ⅲ度后屈、阴道纵隔或有中毒性休克综合征病史者不宜使用海绵制剂。单独使用外用杀精子剂避孕,报道的非意愿性妊娠率差异颇大。避孕失败的原因主要是未严格按要求使用或未能坚持使用所致。因此,当妇女不能暴露或不宜暴露存在较高非意愿性妊娠危险时,外用杀精子剂应与屏障法联合应用或采用其他避孕方法。这些情况包括高血压、血管疾病、严重糖尿病、缺血性心脏病及脑卒中、有合并症的心脏瓣膜病、乳腺癌患者、HIV/AIDS、严重肝硬化、血吸虫性肝硬化、恶性肝脏肿瘤、恶性滋养叶细胞疾病、镰状细胞疾病和结核病等。

多种具有杀精子活性的杀菌剂也被用于阴道避孕,包括类似N-9的非离子表面活性剂、阳离子表面活性剂、非表面活性剂等。大多数杀精子剂都具有抗病毒或抗微生物性质,可以预防STD的传播。但是目前看来,抗微生物制剂的长期、频繁使用可扰乱正常阴道菌群,增加阴道感染的机会,并可损伤阴道黏膜或宫颈上皮细胞,反而可能增加HIV感染的风险。为了开发既有杀精子作用,同时有抗STD作用的杀精剂,通常有两种策略:一是设计安全有效的杀精子剂,这个杀精子剂同时具有干扰微生物的作用;二是用已知的具有抗HIV/STD药物,来测试它们对精子的杀伤效果。

N-9是一种非离子型的表面活性剂,用作阴道杀精子剂已有30多年的历史,中国及美国市场均有供应,包括多种剂型并用作安全套的表面润滑剂。体外研究表明,N-9有杀灭多种导致STD细菌和病毒的活性。N-9的研究一度成为热点,然而近年临床研究表明,经常使用N-9会损伤宫颈及阴道黏膜细胞,增加生殖器官溃疡的产生,提示N-9可能使女性更易感染病毒。喀麦隆的Ⅲ期临床试验也证实N-9不能有效地阻止HIV、淋病奈瑟球菌及衣原体的感染。

19.2 蛋白酶抑制剂抗精液液化

科研人员发现蛋白酶抑制剂对精液中蛋白酶有抑制作用,利用蛋白酶抑制剂抗精液液化是一项崭新的设想。精液在凝固与液化因子的作用下,先后发生凝固与液化的变化过程。精液液化可能是由于精液中纤维蛋白的降解,其中蛋白酶系起关键作用。目前已发现与精液液化有关的酶有:透明质酸酶、胰蛋白酶、糜蛋白酶样酶、氨基肽酶、胶原酶样酶、溶菌酶、唾液酸转移酶、淀粉酶及尿激酶9种。精液不液化或精液液化迟缓是导致男性不育的重要原因之一。在未液化精液中,精子活动受限,从而阻碍受精。若能找到一种既能抑制精液液化,又能抑精和杀精,而且使用方便、痛苦小的方法,将为避孕开辟出一条新路。若蛋白酶抑制剂具备有效的抗液化功效,制成栓剂或药膜对男性节育是一项重大创新。其优点是不影响正常性生活,不破坏正常生殖解剖及内分泌正常运行机制。利用酶抑制剂发展新的避孕药目前仍处于实验阶段,但已成为一条引人注目的途径。

19.3 干扰精子的获能与受精

为了增加避孕效力,减少对阴道的刺激,利用其他机制干扰精子功能,而不杀死精子的化合物已受到关注。最感兴趣的是顶体蛋白酶的抑制剂。这个酶在精子穿透卵子的包被中起重要作用,能抑制其活性而阻断受精。

对精子的生化研究揭示,精子中至少存在两类酶:一类存于精子的中段和尾部,参与化合物在细胞膜上的转运、糖酵解、三羧酸循环和氧化磷酸化等代谢过程,提供精子运动所需的能量,如果这类酶受到干扰,便直接影响到精子的活动。另一类存在于精子头的顶体部位，如透明质酸酶和顶体蛋白酶，其功能为消化卵子外周的卵丘、透明带和卵黄膜，便于精子穿入卵子。如果这类酶受到抑制，便能直接影响精-卵细胞融合。由于天然的及合成的丝氨酸蛋白水解酶抑制剂能与人精子顶体蛋白酶相结合，使顶体蛋白酶失活，从而影响受精。顶体酶系抑制剂，如一些植物（大豆、南美扁豆）、人工合成的甲苯磺酰-左旋赖氨酸-氯甲基酮盐酸盐（TLCK）皆证明能使精子失去受精能力。对顶体蛋白酶抑制剂的研究比较多，如 A-gen 53 已在欧洲上市，初步研究表明其毒性和失败率都很低。

凝集素（PHA）是一种非免疫原性蛋白或糖蛋白，在动物、植物及微生物（如细菌、病毒）中广泛存在。豆科植物的凝集素由 2 个或 4 个单体组成，每个单体的相对分子质量为 25 000～30 000，有一个糖基结合位点。1989 年 Mori 等首次报道人卵透明带表面含有大量甘露糖残基，用刀豆凝集素封闭透明带表面的甘露糖基，或用 D-甘露糖预处理精子，均可特异阻断人类精-卵的识别和结合。Macedo 等也发现，凝集素可抑制海兔的受精。凝集素不仅具有凝集诸如血细胞、淋巴细胞、精子细胞等作用，还参与生物体内的一些重要生理过程。近来还报道某些凝集素对 AIDS 病毒等也有抑制作用。在自然条件下精子的运动能力是完成受精的一个最重要的前提。在 PHA 作用下，精子由于相互凝集而失去单独的运动能力，有效精子浓度大大降低，成为 PHA 的一种独特作用方式。低浓度 PHA 对羊精子发挥凝集作用非常慢，即使在 PHA125 $\mu g/ml$ 浓度下作用 1 小时后，仍然还有单个精子活动；但在高浓度（PHA≥250 $\mu g/ml$）作用下，实验所用的人、小鼠、牛、羊和兔的精子均发生不可逆的制动（致死）作用，这也是外用杀精子剂要达到的效果。有研究发现，高浓度 PHA 对精子致死作用方式与其他杀精子剂的作用方式可能不同。推测可能高浓度 PHA 占据了精子细胞膜表面的相关糖蛋白和其他受体，以及一

些膜通道，导致精子不能正常代谢而死亡。因为在低浓度条件下，精子虽然被凝集在一起，但仍然可以存活数小时。其具体机制还有待进一步研究。

20 世纪 70 年代末，国外学者合成的一些小分子化合物，如对硝基苯-对胍基苯甲酸盐（NPGB）和 TLCK 等，动物实验已显示其抗生育能力，但这两种化合物因毒性等因素而影响了其应用。Kaminski 和 Zaneveld 用酚基取代对硝基苯，合成了一系列芳香族 4-胍基苯甲酸盐，经体外及动物体内抗生育研究表明，其具有低毒和高效的抗生育作用（1～10 mg/ml）。研究认为它能与精子顶体蛋白酶不可逆地结合，形成酶-抑制剂复合物使顶体蛋白酶失活。KF-950 为 4-胍基苯甲酸的衍生物，它具有高效抑制顶体蛋白酶的活性，稳定性、水溶性较好。由于其基本结构为 4-胍基苯甲酸，它对顶体蛋白酶的抑制作用可能仍是以与精子顶体蛋白酶不可逆地结合为主。

（夏　伟）

参考文献

［1］王昌梅，张丽芬，杨明洁，等.白芸豆植物凝集素对不同物种精子的凝集作用与抗孕效果研究.中国计划生育学杂志，2010，5：272～276

［2］周述芳.外用杀精子避孕药研究概况.四川医学，1983，4：375～376

［3］Cross NL. Effect of methyl-beta-cyclodextrin on the acrosomal responsiveness of human sperm. Mol Reprod Dev, 1999. 53, 92～98

［4］Hughes LM, Griffith R, Aitken RJ. The search for a topical dual action spermicide/microbicide. Curr Med Chem, 2007. 14, 775～786

［5］Marta B, Joao RS. Spermicides, microbicides and antiviral agents: recent advances in the development of novel multi-functional compounds. Mini-reviews Med Chem, 2009. 9, 1556～1567

［6］Ramalho SJ, Moreno RD, Sutovsky P, et al. SNAREs in mammalian sperm: possible implications for fertilization. Dev Biol, 2000. 223, 54～69

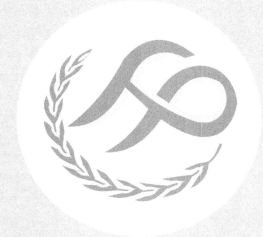

第五篇

计划生育诊疗技术和辅助生育技术

20 超声技术在计划生育临床的应用

超声医学的应用在我国已有50多年的历史。随着超声医学的进步,超声技术在计划生育领域内的应用也越来越广泛。从孕前卵泡监测、早孕确诊、宫内节育器观察、疑难人工流产术监护及辅助生育等,都有超声技术的参与。各类超声新技术的出现也为临床明确诊断、保障医疗安全起了很大的支持作用。

20.1 超声检查技术的类型

超声检查主要是应用声阻抗差别反射和多普勒差频效应原理进行医学诊断。目前应用于计划生育范畴内的主要检查类型和新的技术,都是基于上述原理而发展的,目的是使获得的图像更易于理解或质量更加提高以有利于明确诊断。

(1) 二维超声:二维超声诊断的原理是声反射。由于声在介质内的传播速度不一样,介质对声传播的阻力也有所不同,因而会产生不同的声阻抗。二维超声检查的基础是应用各组织、脏器之间声阻抗差别所形成的界面反射进行诊断,是一种非侵入性的检查,可以重复进行,因而深受广大医务工作者的欢迎,也是计划生育领域不可缺少的诊断技术之一。在计划生育领域内检查应用中最为

广泛的超声检查类型是二维超声,也就是通常所称的B超。以二维切面的形式表现,通过声阻抗差别的强弱反射以灰阶的形式在监视器上显示。由于超声在各器官脏器组织之间传播的速度不同,因而形成了不同的声阻抗界面。声阻抗差别大反射强,声阻抗差别小反射弱。界面多反射多,界面少反射少。反射强弱不一、分布疏密不等的二维灰阶图像显示了所检查部位切面解剖结构的物理特性。因而超声也是一项形态学的检查。

二维超声图像的质量与检查时使用的探头频率有关,探头频率高分辨率好,但穿透力差;探头频率低分辨率差,但穿透力好。当分辨率好时,图像显示脏器组织解剖结构清晰,容易得出较准确的诊断;当穿透力差时,距探头较远部分的解剖结构显示不清晰,难以得出诊断。一般高级仪器都具有变频和二次谐波功能。变频是指探头发出的频率可以根据需要在一定范围内调节,计划生育范围内使用的腹部探头频率大都为2.5～5.0 MHz,阴道探头频率为5～8 MHz。二次谐波的技术是指探头接收声反射时,接收频率发生变化,等于发射时的2倍。简单地说,当探头发出的频率是3 MHz时,运用二次谐波技术,接收频率是6 MHz,这就部分克服了分辨率与

穿透力的矛盾,改善了图像的质量。一般在选择检查使用方法和频率时,应考虑适宜兼顾的检查方法。如观察盆腔内近阴道处的子宫、卵巢时适宜用阴道探头检查,中位子宫的宫底距阴道探头远,宫底图像不清晰时,应降低探头的频率以保证穿透力。怀孕 3 个月以上的子宫或增大的卵巢已达腹部时,应使用腹部探头。同时,还应当根据所检查的部位及受检者的身体透声情况适当调整探头频率,合理应用二次谐波技术,将穿透力和分辨率调节到最佳配合状态,使需要观察的全部信息能达到最清晰显示。

(2)M 型超声:是以时间曲线的形式来表现活动脏器的一种检查方法。在二维图像上将取样线置于活动的脏器部位,可见到取样时间内取样线所经过脏器解剖结构部位的活动痕迹(图 5 - 20 - 1)。横坐标代表时间,纵坐标代表脏器活动时的振幅。该方法主要用于心脏检查,也可用于有明显搏动的大血管的观察。

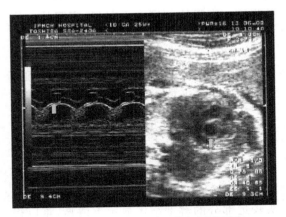

图 5 - 20 - 1 胎儿心脏二维和 M 型超声

(1)M 型曲线图可以观察到取样时间内的心脏舒缩运动和主动脉瓣的启闭活动;

(2)图右为二维超声,箭头所指处为胎儿左心室流出道主动脉瓣环处的短轴切面,静态图像不能观察到瓣膜的启闭活动;

(3)图左为 M 型超声,箭头所指处为心脏收缩期主动脉瓣开放时形成的特有的方匣子图像

(3)三维超声:是在二维超声基础上,将二维图像叠加通过计算机处理进行三维重建的一种技术。二维图像采集方式有两种:

①通过容积探头来完成二维图像的扫描采集;②应用手动二维探头连续依次采集。带有容积探头的超声仪器属高档超声仪,计算机的运算速度快,图像采集操作简单,只要将容积探头置于所检部位即可。手动二维探头采集复杂,要求检查操作者采图时必须施力均匀、快慢得当,才能较为成功地进行三维重建,因使用不太方便而较少应用。带有容积探头的超声仪随着计算机技术的进步,已由静态发展到动态,成像速度也在不断提高。现今的三维成像形式已越来越多,如表面三维、血管三维、透明模式、切片模式、反转技术、空间时相融合技术、血管容积指数计算技术等。三维超声技术在计划生育领域内的应用也日渐增多。

三维图像直观,容易理解。通过计算机技术处理,能补充显示二维图像切面中难以显示的另一维切面图像。使超声检查医师对所检部位脏器的立体形态、空间关系和内部回声能给予较直观的解释。同时,临床医师学习理解超声图像也更为容易。

三维超声检查的基本原理是以二维超声检查为基础。它的成像原理离不开超声的特性,因此对于二维超声不能进行检查的脏器,三维超声同样不能进行检查。如含有气体的脏器肺、肠等也都不宜使用三维超声检查。当盆腔内脏器组织受肠腔气体干扰时,二维超声难以显示的图像,三维超声同样也难以显示。

(4)多普勒超声:是应用多普勒差频效应原理来了解血管内血液流动情况的一种检查方法。探头发出固定频率,当探测到血液流动的频率与探头的频率不同时,会产生频率差。因此,多普勒超声只能用于流动的血液或运动的脏器检查,不能用于静止物体的检查。常用的表示方法有多普勒频谱图和彩色多普勒两种(图 5 - 20 - 2)。多普勒频谱图是以时间-流速曲线来表现血流情况,可通过血流速度及血流指数来了解血供情况;在流速限定的情况下,彩色多普勒是以颜色的变化来表现血流的快慢以了解局部血供情况,又分为低速血流检测和高速血流检测两种方

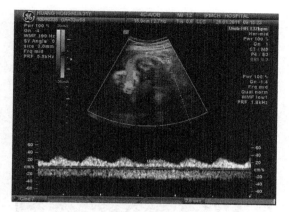

图5-20-2 胎儿脐带血流彩色多普勒和频谱多普勒图

（1）图下半部分是多普勒频谱图，横轴为时间，纵轴为血流速度；

（2）基线以上是流向探头的血流（脐动脉频谱），基线以下是背向探头的血流（脐静脉频谱）

式。心脏和大血管血流的观察需应用高速血流方式检测，周围血管和盆腔内血流情况的了解应使用低速血流方式来观察。在进行血管血流速度检查的同时，还应了解血流的方向是否正常，有无反流。在彩色多普勒图像中通常将血流的方向人为设定为流向探头的血流为红色，背向探头的血流为蓝色。多普勒频谱图中基线以上显示的曲线是对着探头的血流，基线以下显示的曲线是背向探头的血流。血流指数是用来表示被测血管点远端的血管床对该血管点的阻力。有A/B比值、脉搏指数（PI）、阻力指数（RI）3种表示法。

此外，能量多普勒超声也能进行周围组织的血流检测，尤其对低速血流灵敏度较高。以往由于没有方向性，难以观测流速及血流方向，因而使用较少。现在该技术有所进步，高档彩超仪器上已有方向能量显示，对流速很慢的周围血管显示敏感性高。

彩色多普勒与计算机三维重建结合，形成了血管三维图像，有助于盆腔血管分布的了解。曾有学者运用三维血管容积指数进行子宫峡部妊娠出血量评估预测，以指导吸刮术前是否需要介入性子宫动脉止血的报道，对于保障手术医疗安全有一定的参考价值。

多普勒空间时相融合技术是动态三维技术的一种。随着计算机技术的进步，现正在

以多种模式形态出现，并在逐步发展中。这将有助于胎儿心脏的检查，降低心脏缺陷儿的出生，对我国优生事业有着重要的意义。

（5）超声造影技术：是利用超声造影剂使后散射回声增强，明显提高超声诊断的分辨率、敏感性和特异性的技术。超声造影的原理是造影剂通过静脉注射进入人体血管后，造影剂中所含的大量微气泡随血流运动，通过仪器装置使微气泡爆破，在超声图像上形成流动的云雾状回声反射，隐蔽造影剂尚未到达区域的图像，达到了血管显影效果。超声造影可了解受检脏器组织的血流灌注情况，通过局部云雾状回声出现和消退的时间，以及回声强度来分析推测该脏器血管状况及组织病变的种类和程度。该技术最早用于心脏检查，以后逐步发展到距心脏较近的肝脏肿瘤检查等。近年来，也有关于子宫肌瘤治疗后随访局部血供观察的报道。

另一种超声造影技术是管腔内造影。应用声学特性，将使声反射改变或增强的超声造影剂进入食管、胃或子宫腔、输卵管等，可以与周围组织鉴别时用以观察了解管腔或空腔脏器内的情况。

（6）介入性超声：包括手术超声和各种腔内超声。介入性超声的特点是在实时超声的监视或引导下，完成各种检查诊断治疗的操作。术中超声检查、腹腔镜超声检查、宫腔超声检查、宫腔超声造影、各类经阴道宫腔内手术的超声监护及经阴道、经腹壁超声引导下囊肿穿刺术等都属于这个范畴。

术中超声、腹腔镜超声和宫腔超声检查需要特殊形态的高频探头，检查前探头必须消毒灭菌。各类经阴道宫腔内手术超声监护的方式大都是经腹部超声。在腹部超声的监护下完成经阴道宫腔内手术，整个过程中需要有适度充盈的膀胱作为透声窗。宫腔超声造影可通过腹部超声监护，也可通过阴道超声监护。一般行超声引导下穿刺术的探头都配有特殊的穿刺架，术前必须经过消毒处理。特殊情况下，也可由腹部超声探头先定穿刺点、进针方向、进针深度，待穿刺针进入穿刺

部位后,超声探头可放置于其旁进行穿刺监护。超声监护手术中使用的穿刺针最好是经过声反射信息放大处理工艺的专用穿刺针。否则,太细的针会由于声的绕射特性使超声监护者看不见针的反射而找不到穿刺针的位置,失去了监护的意义。

20.2 超声检查方式

进行超声检查前应详细了解病史及盆腔检查情况,然后根据检查目的要求选择超声检查方式和检查类型。

(1)经腹部超声检查:腹部超声探头使用频率一般为 2.5~5 MHz。在进行腹部超声检查前,应使膀胱适度充盈。充盈膀胱的目的在于推开肠腔,以形成良好的透声窗。使位于膀胱后方的子宫及附件能清晰显示。受检者取仰卧位,在下腹部体表涂以超声耦合剂,使探头与皮肤表面紧密接触,以减少声的发散。然后检查者手持探头在受检者皮肤表面稍加施压进行滑行扫查。并根据检查所需在受检脏器的体表部位进行各种切面的检查分析。检查手法可使用探头声束垂直于体表的横切、纵切、斜切的检查方法,还可加用探头声束倾斜于体表的横切、纵切、斜切的检查方法。必要时可延伸滑行到中上腹进行检查。尤其是对于巨大盆腔肿块及较长时间平卧的宫外孕破裂腹腔积血者,使用该检查手法可减少漏诊。

腹部超声检查时,通常对图像方位有所规定。

1)矢状切面:图像的左面表示受检者的头端,图像的右面表示受检者的足端,图像的上端表示受检者的腹侧,图像的下端表示受检者的背侧。即正常子宫矢状切面观时,图左为宫底,图右为宫颈,图上至图下依次为腹壁、膀胱、子宫、直肠、骶部。

2)横断切面:图像的左面表示受检者的右侧,图像的右面表示受检者的左侧,图像的上端表示受检者的腹侧,图像的下端表示受检者的背侧。当正常盆腔横切面观时,图左显示为子宫右侧附件,图右显示为左侧附件,图上至图下依

次为腹壁、膀胱、子宫、直肠、骶部(图5-20-3)。

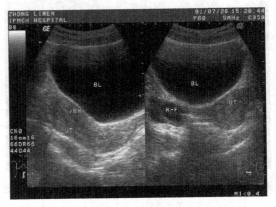

图 5-20-3 腹部超声盆腔子宫、卵巢切面图

(1)图左半部分显示的是子宫矢状切面,图左为宫底,图右为宫颈;

(2)图右半部分显示的是子宫和右侧卵巢的横断面,图左为右侧卵巢,图右为子宫;

(3)图上均为腹壁,图下均为骶部。BL 为膀胱,UT 为子宫,EN 箭头所指为子宫内膜,CX 为宫颈,ROV 为右侧卵巢,R-F为右卵巢内的卵泡

(2)经腔内超声检查:腔内超声探头使用频率一般为 5~8 MHz。分阴道超声检查和直肠超声检查。未婚无性生活者禁用阴道超声检查,必须使用腔内超声检查时可选用直肠超声检查,图像效果与阴道超声无明显差异。行腔内超声检查前,先在探头上涂以耦合剂,套上清洁消毒的探头套。我国大部分地区以避孕套替代阴道探头套,效果基本相同。避孕套前端有个小囊,囊内也应放入适量耦合剂,以驱除囊内的空气,使探头与避孕套紧贴。避孕套外有润滑剂,一般不需要再涂耦合剂,若一定要使用耦合剂,必须使用消毒无菌的耦合剂,以避免医源性感染。每次检查前床上需铺一次性薄膜垫,受检者应排空膀胱,取膀胱截石位。检查者戴一次性手套将套以探头套的探头轻轻放入阴道内,进行矢状切面及冠状切面的扇形扫查,还可加以旋转操作手法。必要时可使用阴道深处和阴道浅处的进退操作检查手法,尤其是对于高位卵巢或低于宫颈的低位卵巢时,应用此检查手法可减少卵巢的漏检率。直肠超声检查手法与阴道超声检查手法相同,将探头通过肛门进入直肠进行检查。检查完毕,使

用过的一次性手套、薄膜垫和探头套都必须丢弃,按医用废弃物集中销毁处理。

20.3　超声检查在计划生育的临床应用

妇科超声检查应根据受检者的不同情况、不同目的而选择不同的超声检查方式。一般情况下,盆腔内不含有气体及非骨性的脏器都可以进行超声检查。

阴道超声探头频率高,分辨率好,图像解剖结构显示清晰,因而对早早孕诊断、子宫内膜及卵泡的测量,较腹部超声图像要清晰、准确得多,更有益于临床医师及时有效地进行干预或对症治疗。对于肥胖、透声差及需了解盆后壁深部器官的受检者,阴道超声检查也同样优于腹部超声检查,而且不需要充盈膀胱,更方便受检者。由于阴道探头频率高,穿透力就差,因而对于达盆腔以上的大月份怀孕子宫或>10 cm 的盆腔肿块则不宜采用阴道超声检查。因为距阴道探头较远的解剖结构图像清晰度差,难以作出诊断,应改用腹部探头检查更为适宜。腹部超声检查与阴道超声检查的比较见表 5-20-1。

表 5-20-1　腹部超声检查与阴道超声检查的优、缺点比较

检查方法	腹部超声检查	阴道超声检查
图像清晰度	一般	好
检查范围	范围广,视野大	范围小,视野小
检查时间	任何时间	行经期和阴道大出血时不宜
检查前膀胱充盈	需要	不需要
盆后壁深部肿块	欠清晰	较清晰
盆腔肿块大小、位置	不受限制,均适宜	盆腔以上、巨大肿块不宜
受检者婚姻情况	无关,均适宜	未婚者不宜,但可改用直肠检查
体态肥胖透声差者	图像欠清晰	图像较清晰
检查完善后工作	无特殊	需将丢弃的探头套等集中销毁处理

盆腔超声检查通过声像图的外形观察、内部结构了解、生理变化随访等可了解内生殖器的生长、发育情况,监测子宫内膜及卵巢的功能变化,观察宫内节育器位置或受孕妊娠的胚胎情况等,通过多普勒超声还可了解受检部位的血供情况。

(1)正常子宫和附件:位于盆腔内的正常子宫,似一个前后略扁的倒置梨形。在腹部超声检查时,可依据宫底和宫颈与腹壁皮肤距离的远近分为前位子宫、中位子宫和后位子宫。宫底较宫颈与腹壁皮肤近者为前位子宫(图 5-20-4),反之为后位子宫(图 5-20-5),同等距离为中位子宫。由于受充盈膀胱的挤压,有时后位子宫也会表现为前位子宫的图像。阴道超声检查中,矢状切面有时会错判前位和后位子宫,若使膀胱内稍有液体可作鉴别,紧邻膀胱者为前位子宫(图 5-20-6),远离膀胱者为后位子宫。在冠状切面从前往后的扫查中,依据探头扫查方向及宫底较宫体出现的先后亦有助于判断子宫位置。探头由后往前扫查,先显示宫体、后显示宫底的为前位子宫,反之为后位子宫。中位子宫的阴道超声检查,有时宫底部分会显示不清,建议降低超声探头频率,使其穿透力增加就可以显示宫底部分了。

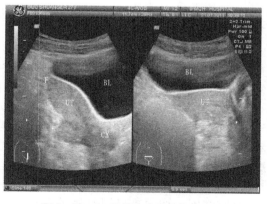

图 5-20-4　腹部超声的前位子宫图

(1)图左为矢状切面,宫底较宫颈距图像上方的腹壁皮肤近,可判断为前位子宫;

(2)图右为横切面,横切面图像一般不能判断子宫位置;

(3)BL 为膀胱,F 为宫底,UT 为宫体,CX 为宫颈

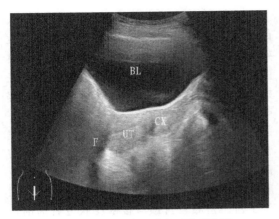

图5-20-5　腹部超声的后位子宫图

子宫矢状切面,宫底较宫颈距图像上方的腹壁皮肤远,可判断为后位子宫

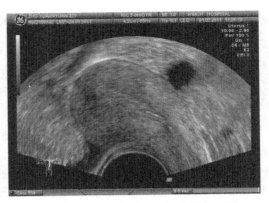

图5-20-7　阴道超声的子宫矢状切面图

子宫正中矢状切面图像中可同时显示子宫内膜和宫颈管

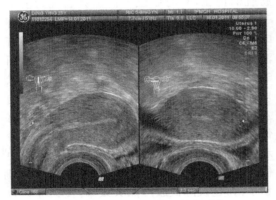

图5-20-6　阴道超声的前位子宫

(1)图像的左侧均可见子宫附件解剖图的探头置放切面示意图;

(2)图左为矢状切面,膀胱内稍留液体,紧邻膀胱的为前位子宫;图右为横断切面

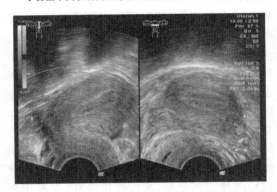

图5-20-8　子宫呈左倾、左旋位时的阴道超声图

(1)图左为矢状切面,显示子宫内膜时不能同时显示宫颈管,只能显示部分宫颈;

(2)图右为冠状切面,可见到排卵期子宫内膜呈三线状,宫颈位于宫体的右下方,宫颈管分离

也有极少部分屈位子宫,表现为宫底位置低于宫颈水平线,分为前屈子宫和后屈子宫,后屈子宫相对多见。

大多数正常位置的子宫在超声检查时,子宫内膜和宫颈管可以在同一个矢状切面显示(图5-20-7),由于手术史、宫体旋转或盆腔内其他脏器的影响等各类原因,子宫位置也可以出现左前、左后、右前、右后等倾斜位置,有时在同一切面难以同时显示宫颈管和子宫内膜(图5-20-8)。扫查时应循序检查宫颈管和子宫内膜,依据宫腔形态、相应解剖位置出现的前后不同分别作出相对准确的判断。正确判断子宫位置对于部分宫腔介入手术的成功,以及子宫发育畸形、盆腔相邻脏器占位等异常发现有着重要的意义。

超声检查子宫畸形如有三维超声的配合,将使部分图像更直观,易于理解。三维超声通过容积探头取像,将子宫矢状切面、横断面及同等深度的冠状切面都能得以显示。然后依据宫腔方位调节,将需要观察的子宫内膜形态呈现于三维立体图上,使宫腔形态更清晰(图5-20-9)。较二维超声直观而更有利于正确诊断。尤其对于子宫畸形的分类将更准确(图5-20-10)。需要注意的是,应用三维超声检查宫腔形态与二维超声一样,需要有相对较厚的子宫内膜才能使图像清晰显示,因此应用超声检查了解子宫腔形态应在分泌期子宫内膜增厚时进行较为适宜。另

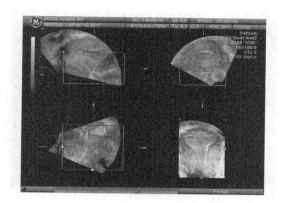

图 5-20-9 阴道三维超声正常宫体图像

图右下部分为依据宫腔方位调节后的三维立体宫腔平面，形态显示更清晰，更为直观

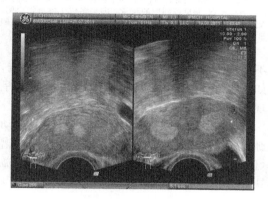

图 5-20-10(1)

完全纵隔子宫畸形二维经阴道超声图，图左显示为宫颈内口上方横断面子宫内膜图像，图右显示为宫体近宫底部横断面子宫内膜图像，外形似为单宫体。图左右下方均显示子宫解剖结构探头置放位置示意图

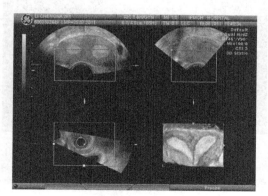

图 5-20-10(2)

同一病例三维经阴道超声图，右下部分为依据宫腔形态调节后的图像，显示两完全分隔的宫腔，宫底中央浆膜层未见明显分离，符合完全性纵隔子宫畸形图像

外，由于探头扫查角度的限制，如果双子宫畸形两宫体相距稍远，一张图像内不能存放全部信息，则应增加其他切面图像加以补充说明（图 5-20-11）。

子宫动脉的血流信号受超声特性的影响，距离探头近的部分血流信号较多，距离较远部分血流信号减少（图 5-20-12）。一般中档仪器的彩色多普勒只能显示子宫动脉和弓状动脉的血流信号，高档仪器才能部分显示螺旋动脉的血流信号。子宫动脉的血流频谱多呈现为高阻中低速血流频谱，舒张期血流平坦，舒张早期见切迹（图 5-20-13）。弓状动脉和螺旋动脉的血流频谱多为低阻低速血流频谱，有时会表现为舒张期末血流缺失。

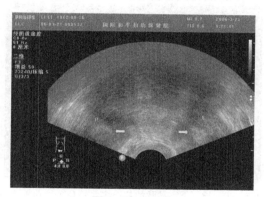

图 5-20-11(1)

双子宫经阴道超声横断面图，因阴道探头角度关系，两相距稍远的宫体不能在一张图上完全显示。箭头所指分别为两子宫内膜。L 为左侧宫体，R 为右侧宫体

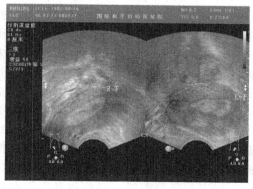

图 5-20-11(2)

同一病例经阴道超声双子宫畸形的矢状切面图，两图下方均有探头置放部位示意图。图左为右侧宫体矢状切面，图右为左侧宫体矢状切面。R-F 为右宫底，L-F 为左宫底，CX 为图左宫颈相应部位

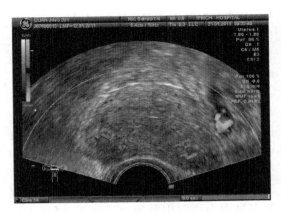

图5-20-12 阴道超声宫体横断面图

由于超声特性的影响,位于探头近侧宫体肌层血流信号明显多于远侧肌层的血流信号

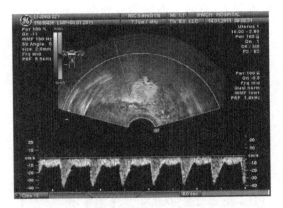

图5-20-13 子宫动脉的超声多普勒和多普勒频谱图

图上部分为子宫动脉彩色多普勒血流图;图下部分为入子宫动脉的血流频谱,呈高阻中低速血流,舒张早期见切迹

附件包括输卵管和卵巢,左右各一,位于宫体两旁。正常输卵管为一管状结构,一般情况下难以与周围肠段鉴别。若给予宫腔输卵管通液等检查,使用分辨率高的仪器探头即时跟踪扫查,有时可看到管内液体流过而可鉴别之。卵巢呈扁椭圆形结构,多位于髂血管内侧(图5-20-14)。当宫体两旁找不到卵巢图像时,在髂血管内侧有时可发现卵巢的声像图,内见卵泡样无回声是卵巢声像图的特点。如果卵巢内无典型的卵泡无回声,有时可与肠段混淆。切莫将肠段横截面误认为无排卵者的卵巢。将探头置于该区域稍长时间,如发现肠蠕动即可鉴别。亦可将探头旋转90°,若呈现为管道状结构即可确定

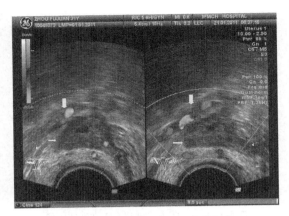

图5-20-14 经阴道超声卵巢图像

图左为右卵巢的冠状切面,左下角显示的是探头置于子宫、卵巢解剖图的位置;图右为右卵巢斜切面,左下角显示的是探头置于子宫、卵巢解剖图的位置。卵巢多位于髂血管内侧,大箭头所指为髂血管,内见彩色血流信号,小箭头所指为右侧卵巢

不是卵巢,也可以在该部位慢慢向两侧扫查,如发现截面积逐渐缩小至消失,连续切面呈现椭圆状图像时,可以认为卵巢可能。

卵巢的血供由卵巢动脉和部分子宫动脉供给,血流频谱呈现为高阻低速血流频谱(图5-20-15),有时也会呈现舒张期血流缺失。

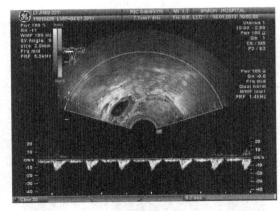

图5-20-15 入卵巢动脉的血流多普勒图像

图下半部分为入卵巢动脉血流多普勒频谱图,呈高阻低速血流频谱,舒张期平坦,舒张早期见切迹

子宫内膜、卵泡的生理监测以阴道超声检查为好,阴道超声探头分辨率高,图像清晰,测量相对准确。卵巢随月经周期的变化,

图像形态可以有所不同。月经结束后的卵巢为增生期,内有一至数个卵泡,慢慢长大,其中一个会长得较快,为优势卵泡(图 5 - 20 - 16)。子宫内膜也会随着月经周期而有所变化,增生期子宫内膜较薄,至排卵期逐渐增厚。排卵期的子宫内膜呈现三线状,宫颈腺体分泌增加,宫颈管分离(参见图 5 - 20 - 8),优势卵泡因排卵后张力有所降低或塌陷,卵泡液的随之排出还会使盆腔内伴有少量积液。排卵后子宫内膜上的螺旋动脉继续发育卷曲生长,并更丰富,因而分泌期子宫内膜的回声多高于子宫体肌层,分辨率高的仪器能看到子宫内膜螺旋动脉的血流信号及多普勒血流频谱。

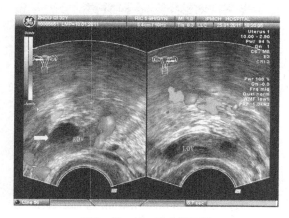

图 5 - 20 - 16　增生期卵巢

两图左上部分均显示子宫、附件解剖结构探头置放位置示意图。图左箭头所指无回声为右卵巢内的优势卵泡,张力较高;图右为左卵巢,内见多个无回声小卵泡。ROV 为右卵巢,LOV 为左卵巢

卵泡监测应于月经第 10 天起进行,一般情况下子宫内膜和卵泡应同步检测。可根据卵泡的生长情况适当调整监测随访时间。排卵前的正常成熟卵泡可通过形态、部位、大小等主要特征来推断:①卵泡无回声区形态近似球状或椭圆状,卵泡边缘张力高,卵泡壁很薄;②卵泡无回声区位于卵巢表面,或部分边缘突出于卵巢表面;③卵泡无回声区最大直径＞20 mm。

一般正常情况下,正常的子宫内膜也应在同步监测中逐步增厚达 10 mm。如果出现

以下情况,则有可能是不孕症的原因之一:①卵泡＜17 mm 即排出;②卵泡位于卵巢中央难以排出;③子宫内膜未能同步增厚或不能达到 10 mm 者。

应用经阴道彩色多普勒观察卵巢血管有助于发现排卵前的卵泡。通常在优势卵泡周围有广泛的毛细血管网,在排卵前 2～4 天更易于显示。多普勒频谱图检测时呈现血流指数逐渐降低。当黄体生成素达高峰时,RI、PI 值最低,呈明显低阻状态。黄体血管的生成和血流阻力与妊娠有关,如果排卵后 3 天内受精,黄体周围逐渐血管化。围绕黄体周围显示一血管环,频谱图检测血流指数很低,明显低阻,并且持续至整个妊娠早期。如果未受精,黄体血管呈中等或稍低阻力特征,以后血流指数逐渐升高直至下一个月经周期的第 1 天。如果受孕后,黄体血流阻力增高,或血流减少甚至消失。这提示黄体功能异常,往往是习惯性流产的原因之一,有可能导致不孕。

三维超声检查卵泡,明显优于二维超声,尤其是应用三维超声中的反转功能(图 5 - 20 - 17),对卵巢内卵泡的个数和卵泡容积测量有一定的作用。

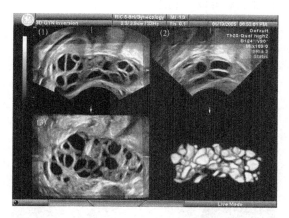

图 5 - 20 - 17　三维反转功能监测卵泡(该图系 GE730 仪器内存图)

注:图(1)为卵巢长轴切面;图(2)为卵巢短轴切面;图(3)为超声同等深度的卵巢平面。图右下部分为计算机处理后的三维反转图像,将原来无回声反射的卵泡由黑色变为灰白色,将有回声反射的卵泡周围结构由灰白色变为黑色隐去,为突出卵泡图像的显示

（2）IUD 的检查：超声检查对 IUD 有一定的敏感性，可与 X 线摄片互补。二维超声能以切面的方法显示子宫与宫腔内节育器的关系。因此，对前屈或后屈位子宫的 IUD 位置的判断优于 X 线。但对部分 IUD 的显示不如 X 线摄片，尤其当 IUD 游离于子宫外时，由于受到肠腔气体的干扰，超声无法得出结论。

超声检查无放射线、无创伤、简便、安全，已逐步取代了放射检查。超声对全金属 IUD 的反射敏感，图像显示清晰，对硅胶加金属等材料制成的 IUD 敏感性相对减低，IUD 内有金属的部分回声增强，而塑料部分则回声相对减弱（图 5 - 20 - 18）。一般情况下使用二维超声检查，通过几个切面扫查，结合操作者的工作经验即能大致了解 IUD 的情况。如果发生 IUD 异常，取器困难，需要明确证实或进一步定位时，二维超声则较难以在一个平面上显示完全的 IUD 图像。尤其在子宫位置前倾或后屈时，二维超声只能以切面的形式显示部分 IUD 的形态（图 5 - 20 - 19）。国外也曾有报道在一个平面上完整 IUD 的显示率仅为 36%。三维超声有较为明确的超声图像来证实异常 IUD 的形态和位置，使取器手术得以顺利进行。

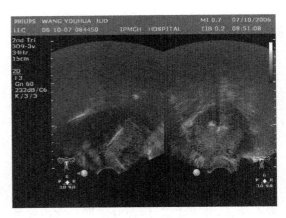

图 5 - 20 - 18(2)

同一病例阴道二维超声图像，左侧为矢状长轴切面，显示"T"形 IUD 纵臂，有铜丝缠绕，图右为冠状切面图像，显示 IUD 横臂两端有铜套，回声增强，中间材料为塑料，回声减弱

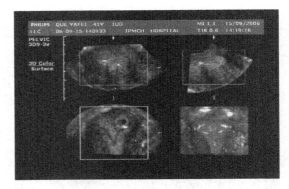

图 5 - 20 - 19(1)

三维超声显示"V"形 IUD 横臂搭扣松，左角见妊娠囊。较厚的宫内膜衬托出 IUD 位置正常

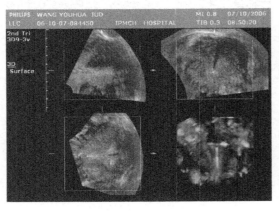

图 5 - 20 - 18(1)

"T"形 IUD：材料为塑料＋金属套（横臂两端）、金属丝（纵臂），三维立体图像显示完整 IUD 形态

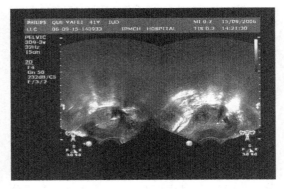

图 5 - 20 - 19(2)

同一病例阴道二维超声怀疑前倾 IUD 异常，但难以完整显示 IUD，图左为冠状横切图像，显示 IUD 横臂搭扣松，图右为矢状略左长轴切面图像，显示部分 IUD 和妊娠囊

三维超声图像直观、易理解,能客观反映IUD的形态、位置。合适选用好三维超声的各种模式(图5-20-20),能熟练调节旋转好图像所需显示的部分是超声工作者的基本功。尽管三维图像操作较为繁琐,仪器价格昂贵,但对于明确诊断IUD的形态结构是否异常,特别是取器术后部分节育器残留嵌顿的诊断远较二维超声可信度高。鉴于我国国情,首选三维超声检查IUD不太合适,但在有条件的医院,部分复杂疑难情况使用该技术将为保障医疗安全,维护健康起到很重要的作用。

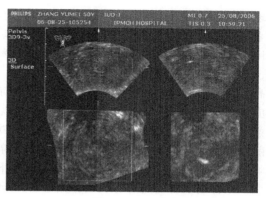

图5-20-20(3)

三维超声表面模式显示部分IUD残端嵌入子宫肌层

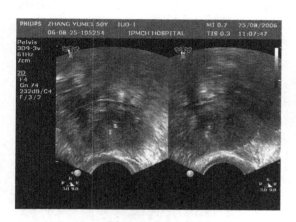

图5-20-20(1)

二维超声图像显示点状的增强回声怀疑IUD残留嵌顿可能,图左为宫体长轴稍右侧切面,图右为宫体短轴切面

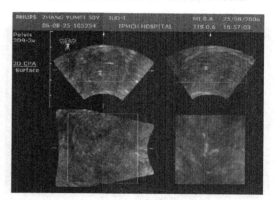

图5-20-20(4)

三维超声透明模式完整显示残留的“V”形IUD残端形态,因无子宫内膜的衬托,难以明确提示嵌顿

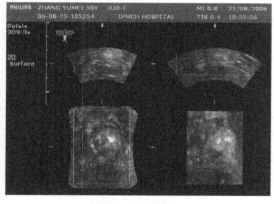

图5-20-20(2)

同一病例的三维超声表面模式显示子宫内膜中部分IUD图像,尽管有子宫内膜衬托,但仍难以显示完整客观的IUD残端图像

(3)早期妊娠的诊断:宫内早期妊娠应是在宫腔内侧壁见到带有卵黄囊特征的孕囊才能作为明确诊断的依据(图5-20-21)。卵黄囊是紧贴于孕囊内的直径为2~5 mm的球状无回声。一般正常月经周期的育龄妇女,停经40天时宫内见到带有卵黄囊特征的孕囊,尿HCG阳性,宫内妊娠可以确定。停经50天时可以见到胚芽及轻微的原始心管搏动(图5-20-22),可用“M”形或频谱多普勒记录,这是超声诊断胚胎当时存活的特异性图像。有时尽管尿HCG阳性,宫腔内也见到胚囊样回声,但未见卵黄囊,需高度警惕假孕囊,存在异位妊娠的可能。也有胚囊迟发者,停经40天时宫腔内未见到孕囊回声,宫旁似见低回声,而误认为异位妊娠,立即给予干预处理,结果1周后超声复查,宫腔内出

现孕囊,此类情况的发生率约为 5%。近年来随着辅助生育技术的发展,促排卵药的应用,宫内宫外同时妊娠(图 5-20-23)的比例也有所上升。因此,准确诊断宫内早期妊娠,高度警惕异位妊娠的发生非常重要。检查前应详细询问病史,检查时仔细扫查、认真观察。为保障医疗安全,在决定进行医疗干预前应该密切结合血、尿 HCG 及孕妇体征等临床情况,不能单凭超声图像即确诊为宫外孕。只有当子宫外见到有胚胎原始心管搏动的"M"形或多普勒图像(图 5-20-24)时,超声诊断才可以作为宫外孕的唯一诊断。

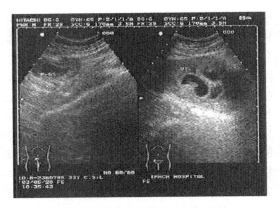

图 5-20-23　宫内、外同时妊娠

图右见宫腔内 3 个孕囊,图左为输卵管间质部妊娠孕囊。所有孕囊内都探及极轻微的原始心管搏动。R-GS 为右侧输卵管间质部的孕囊,UT 为宫体

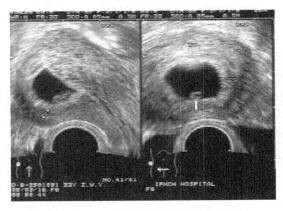

图 5-20-21　经阴道超声宫内早期妊娠图

停经 40 天的宫内妊娠孕囊,着床于宫腔前壁,箭头所指为紧贴孕囊壁的球状卵黄囊。图左为矢状切面,图右为孕囊处宫体斜冠状断面

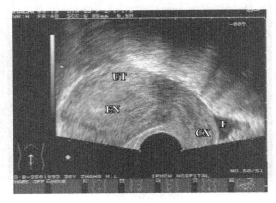

图 5-20-24(1)

停经 45 天时的子宫,子宫内膜最厚处约 8 mm,内未见孕囊。UT 为宫体,EN 为宫内膜,CX 为宫颈,F 为盆腔积液

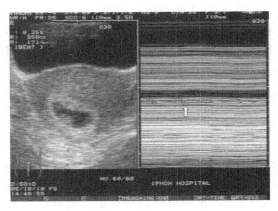

图 5-20-22　腹部超声宫内早期妊娠显示胎心搏动图

停经 50 天的孕囊,着床于腔内后壁,内见胚芽极轻微的原始心管搏动,"M"形取样线置于该处,图右可见到振幅很小的有规律的曲线图。箭头所指处即为心管波动的曲线

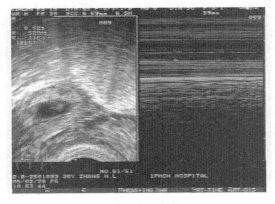

图 5-20-24(2)

为同一病例同时间宫体右侧的图像,图左为输卵管内妊娠的孕囊二维图像,将"M"形取样线置于胚胎原始心管搏动处,图右为"M"形图像上的"+"号为测量标记,两个标记之间为一个心动周期,图左显示心率测量值为 116 次/分

此外,在进行早期妊娠的超声检查时,子宫内着床的位置亦需注意。矢状切面必须注意在一个切面上应同时显示宫体和宫颈管,如果不能同时显示,需注意宫颈管及子宫下部的图像(图5-20-25)。由于剖宫产率的增加,导致子宫峡部、剖宫产切口处妊娠的发病率有所增加,子宫峡部妊娠和剖宫产切口处妊娠的鉴别主要依据临床病史,超声图像会有所不同(图5-20-26、图5-20-27)。在横切面或冠状切面须注意宫腔底部的两角及宫底外形。超声检查是一种形态学检查,超声图像不能显示子宫圆韧带。当孕囊着床于宫底一角时,超声难于明确诊断是宫角妊娠还是输

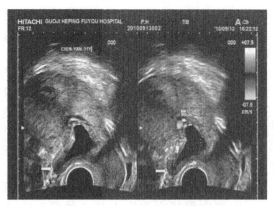

图5-20-27 剖宫产切口处妊娠图

经阴道子宫矢状切面图,停经40天,有剖宫产史,子宫峡部见孕囊回声,箭头所指处为孕囊已从菲薄的剖宫产切口处外凸。图左为单纯二维灰阶超声,图右增加了彩色多普勒显示,孕囊壁上见血流信号

卵管间质部妊娠。如果无子宫畸形存在,宫底外形异常应该引起高度重视。正确诊断子宫内、子宫峡部、宫颈管、宫角妊娠的位置对临床使用干预方法的选择具有重要的意义。

(4)超声介入手术

1)腹部超声监护下经阴道宫腔内手术:各类经阴道子宫腔内手术的腹部超声监护应该有充盈的膀胱作为透声窗,以推开子宫前方的肠腔气体干扰,使子宫的图像清晰显示。超声监护者手持腹部探头,声束应紧随手术者操作的宫腔内手术器械而移动。手术者需不断告知宫腔内手术器械的方位,以便于超声监护者探头声束的跟踪。超声监护者亦需随时报告图像显示中宫腔内手术器械的位置。如果手术器械脱离了声束,使图像上没有手术器械的显示,将失去监护的意义。所以,腹部超声监护下经阴道宫腔内手术的术者与监护者的密切配合是非常重要的。手术中当空气进入宫腔时,由于超声遇到空气即散射的特性,将难以观察宫腔内情况。若必须超声了解宫腔内信息,则应根据具体情况使用吸管将宫腔内气体吸除干净。

2)阴道超声引导下经阴道盆腔内穿刺术:穿刺术前准备同一般经阴道盆腔内穿刺术。阴道超声引导下经阴道盆腔内穿刺术所使用的阴道探头上有一个放置穿刺架的装

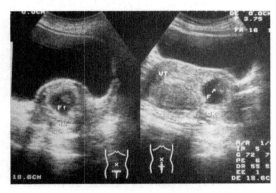

图5-20-25 腹部超声宫颈妊娠图像

停经50天宫颈妊娠,图右为矢状切面,宫颈管内见孕囊;图左为宫颈部横切面,内见孕囊回声。UT为宫体,CX为宫颈,F箭头指向胚胎

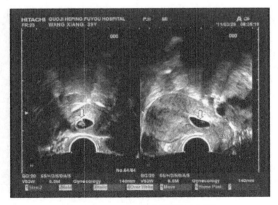

图5-20-26 子宫峡部妊娠图

停经40天的子宫峡部妊娠,无剖宫产史,子宫峡部箭头所指处为孕囊。图右为子宫矢状切面图;图左为经孕囊处子宫峡部斜冠状切面图

置。术前该装置需经消毒灭菌处理，并根据穿刺架的材料使用合适的消毒灭菌方法。阴道探头可使用消毒液浸泡消毒灭菌，也可套上无菌的探头隔离套。在超声仪器上设置好穿刺引导线的位置。将灭菌隔离准备好的阴道探头装上穿刺架，然后放入阴道内。选择使用长度合适已消毒灭菌的专用穿刺针，即可在超声引导下进行所需要的穿刺手术（可直接对异位妊娠部位进行 MTX 注射杀胚）。

3）经阴道子宫输卵管超声造影术：经阴道子宫输卵管超声造影术是一种管腔内造影，而非血管内造影。所使用的造影剂有各种类型，从早期的过氧化氢至近年来的 Sonovie 等，作用原理不尽相同。主要目的是利用声的特性使造影剂所通过的管腔内回声增强，与邻近组织脏器的回声有所不同而宜于辨认。使用双腔管将超声造影剂缓慢注入宫腔，同时超声观察造影剂所通过的宫腔输卵管畅通情况。曾有学者报道应用二维超声，该技术的结果与传统的 X 线输卵管碘油造影结果进行比较，统计学无显著差异。由于二维超声造影图像不能在静止状态时全部显示所有信息，不像子宫输卵管碘油造影的 X 线摄片可以保存，并可以多次读片会诊，因此二维超声造影技术尚难以让临床医师和患者接受。随着超声计算机三维技术的发展，超声造影过程全部信息可以留存，通过立体静态图像得以显示，而且更为直观、更易于读片会诊。该技术无放射性，碘过敏者适宜应用，将会有所发展。

（李丽蟾）

参考文献

［1］ 蔡爱露,王弱,杜丽敏,等.三维超声冠状面对先天性子宫畸形的诊断价值.中国医学影像技术,2004,20（6）：818～820

［2］ 曹泽毅.中华妇产科学.北京：人民卫生出版社,2000,2416

［3］ 高建津,刘洁华,聂明辉,等.经阴道超声诊断节育器异位宫外的体会.临床超声医学杂志,2011,13（10）：701～702

［4］ 吴钟瑜.实用妇产科超声诊断学.天津：天津科技翻译出版公司,2003.109

［5］ 胡兵.B超及 X 线检查对判定异常节育环的价值比较.中国医学影像技术,2003,19（3）：358～359

［6］ 乐杰.妇产科学.7 版.北京：人民卫生出版社,2008.364,366

［7］ 李丽蟾.应用经阴道三维超声检查宫内节育器分析.上海医学影像,2007,16（1）：3～5

［8］ 刘静华,郑洪平,黄祝兰.经阴道三维超声对节育器异常的诊断价值.北华大学学报（自然科学版）,2011,12（4）：422～424

［9］ 师红丽.腔镜联合 B 超下异位宫内节育器取出 32 例分析.中国实用医刊,2012,39（6）：88～89

［10］ 徐智章.现代腹部超声诊断学.北京：北京科学技术出版社,2000.548～549

［11］ 毓星,吴乃森.计划生育超声诊断学.北京：北京科学技术出版社,2006.54

［12］ 张燕阳,贾志媛,李芸.超声检查子宫内假孕囊 4 例.中国实用医学杂志 2010,20（10）：64～65

［13］ 周永昌,郭万学.超声医学.第 4 版.北京：北京科学技术文献出版社,2004.652,1251

［14］ Antoine Watrelot. Advances in the assessment of the uterus and follopian tube function. Best Practice & Research Clinical Obstetrics & Gynaecology, 2003, 17（2）：187～209

［15］ Antonia Carla Tasta, Gabriella Ferrandina, Erika Fruscella, et al. The Use of Contrasted Transvaginal Sonography in Diagnosis of Gynecology Disrases. J Ultrasound Med, 2005,24；1267～1278

［16］ Dialani V, Levine D: Ectopic pregnancy: a review. Ultrasound Q, 2004,20；105

［17］ Kinkel K, Frei KA, Balleyguier C, et al. Diagnosis of endometriosis with timaging: a review. Eur Radiol, 2006,16；285

［18］ Seow KM, Huang LW, Lin YH, et al. Cesarean scar pregnancy: issues in management. Ultrasound Obstet Gynecol, 2004,23；247

21 X线在计划生育临床的应用

21.1 子宫输卵管造影术

在女性不孕症中,子宫、输卵管因素是女性不孕症最常见的原因之一。近年来,随着性传播疾病、宫内感染、人工流产及药物流产的增多,子宫、输卵管因素导致不孕的发生率有逐年增加的趋势。目前,子宫输卵管(碘油)造影(hysterosalpingography, HSG)已成为诊断宫腔疾病及输卵管疾病最简单方便的检查方法。

(1) 适应证:①了解不孕症患者的子宫及输卵管有无病变及病变情况;②了解生殖道有无畸形及明确畸形的类型;③对于习惯性流产的患者,了解其宫颈功能状态;④了解生殖器结核感染后形成的内生殖器官瘘管间的关系。

(2) 禁忌证:①对造影剂过敏患者;②急性盆腔炎及慢性盆腔炎急性发作者。

(3) 术前准备

1) 造影时间选择月经干净后第4～7天;月经周期较长者可适当推迟;周期短者可测量基础体温安排在排卵前造影。

2) 月经干净后至造影前不能有性生活。

3) 阴道内滴虫、真菌检查阴性及宫颈管清洁度的脓细胞在"+"以内方可进行造影检查,必要时需做支原体、衣原体检查。

4) 习惯性流产者若为了解宫颈功能情况,需测量基础体温,当基础体温上升第3天方可进行造影检查。

5) 术前需有当月妇科检查记录。

6) 对每例患者需有手术谈话记录并签名。

7) 若所用造影剂须做过敏试验者(如泛影葡胺等),需提供过敏试验阴性记录。

8) 手术当天测量体温,若>37.5°不能进行造影检查。

9) 术前排空小便,不宜空腹造影。

(4) 造影步骤

1) 造影前先摄X线盆腔平片一张(图5-21-1),摄片体位及位置要准确,包括小骨盆上下、左右缘及其周围需特别观察的部位。

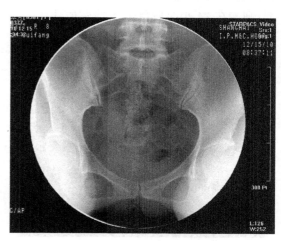

图5-21-1 盆腔X线平片

2) 常规消毒外阴、阴道，铺手术消毒巾。

3) 妇科检查了解宫颈、子宫位置及有无子宫和附件区的阳性体征。

4) 消毒阴道及宫颈。

5) 将充满造影剂的造影头置入宫颈口。

6) 在透视下缓慢注入造影剂，见子宫和输卵管形态、轮廓能清晰显示，造影剂自输卵管伞端溢出，即拍摄X线造影片（图5-21-2）。

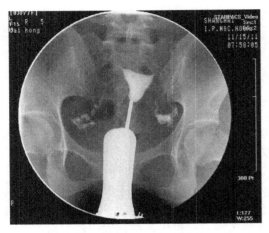

图 5-21-2　造影时子宫、输卵管显示

7) 如检查宫颈功能情况及宫腔内疾病，需用宫颈钳将子宫拉成中位后再注入造影剂。术中如发现异常应及时X线摄片，必要时摄左右斜位X线片，使病变部位显示更为清晰。

8) 造影剂如为水剂，造影后15～20分钟需摄X线弥散片（图5-21-3）；如为油剂，则需在24小时后再摄X线弥散片。

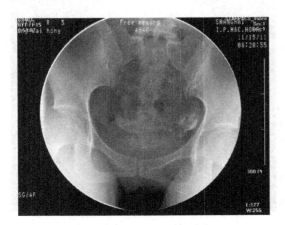

图 5-21-3　造影后造影剂在盆腔内弥散状况

（5）操作中可能发生的意外及处理

1) 造影剂过敏：轻者有恶心、潮红等，常用地塞米松5～10 mg推注；严重的可出现支气管痉挛、休克、喉头水肿、惊厥等，须立刻给予肾上腺素、地塞米松、氨茶碱等处理。

2) 腹痛，阴道流血：腹痛可在30分钟内缓解，阴道流血在2～5天内症状可消失，一般无需处理。

3) 盆腔感染：预防使用抗生素，避免多次宫腔操作，减少感染机会。如发生感染则按急性盆腔炎处理。选用抗生素原则为广谱，应覆盖常见盆腔炎致病菌，（需氧菌、厌氧菌、淋病奈瑟菌、沙眼衣原体和支原体）。

4) 肌壁淋巴显影及静脉逆流：操作时注意动作轻柔，如推造影剂压力过大时可损伤子宫内膜，术中若发现有造影剂逆入间质或血管，需立即停止造影并去除造影器械，减少宫腔内的压力。若患者感胸闷、呛咳等症状，应嘱患者右侧卧，并给予吸氧，必要时给予地塞米松5 mg，肌内注射、止咳药、抗生素等对症处理，严重者可住院观察。

5) 心脑综合征：在造影术中或造影结束时，如患者出现心动过缓、心律失常、血压下降、面色苍白、出汗、头晕、胸闷，甚至发生昏厥和抽搐等心脑综合征症状，宜让受检查者就地平卧，并按压人中穴；测量脉搏、血压，严重者可予以吸氧。心脑综合征大多在1～2分钟后可完全缓解。

（6）术后处理：术后观察15分钟，患者无不适方可离开，并嘱半月内禁性生活及盆浴。如造影过程困难或操作时间过长者，可常规应用抗生素预防感染。

（7）结果观察：HSG 优点在于无创伤性。Khalaf 等认为，HSG 对输卵管阻塞诊断的敏感度为65%、特异度为83%，既显示输卵管的情况，也提示宫腔内的情况。

1) 正常子宫、输卵管：宫腔呈倒三角形，双侧输卵管显影形态柔软（图5-21-4），24小时后 X线摄片盆腔见造影剂均匀弥散（图5-21-5）。

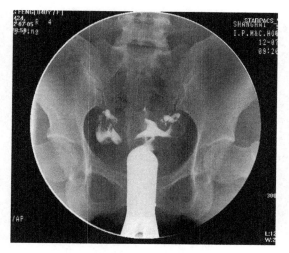

图 5-21-4　正常子宫腔、输卵管

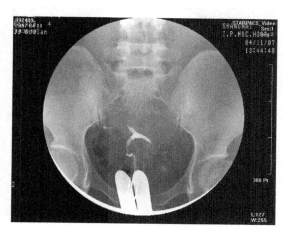

图 5-21-6　子宫结核

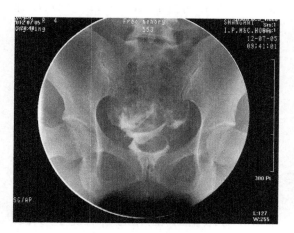

图 5-21-5　造影剂均匀弥散

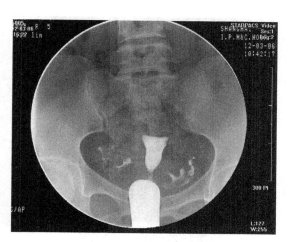

图 5-21-7　宫腔左侧黏膜下肌瘤

2）宫腔异常：不同的病变可观察到相应的宫腔形态、子宫内膜、宫腔内充盈密度的改变，如患子宫结核时，子宫可失去原有的倒三角形态呈三叶草状（图 5-21-6）；患子宫黏膜下肌瘤时可见宫腔充盈缺损（图 5-21-7）；子宫畸形时有相应显示（图 5-21-8～图 5-21-10）。

3）输卵管异常

● 根据输卵管的柔软度同时结合弥散片输卵管内造影剂的残留量进行判断。

输卵管柔软伴少量造影剂残留为输卵管通而不畅（图 5-21-11）；多量造影剂残留为输卵管通而极为不畅（图 5-21-12）；如果弥散片未见入造影剂涂抹，则为输卵管不通。

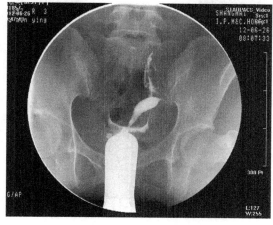

图 5-21-8　单角子宫畸形

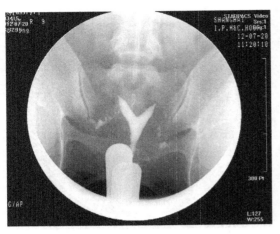

图 5 - 21 - 9　不全纵隔子宫畸形

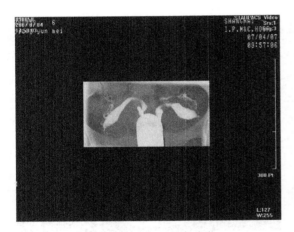

图 5 - 21 - 10　双子宫畸形

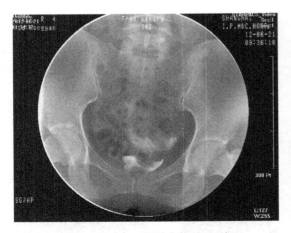

图 5 - 21 - 11　双侧输卵管通而不畅

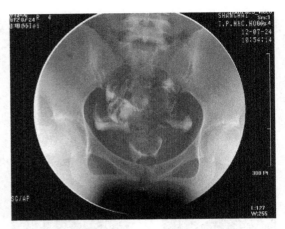

图 5 - 21 - 12　双侧输卵管通而极为不畅

● 根据输卵管显示的部位进行判断,阻塞可以发生在间质部(图 5 - 21 - 13)、峡部(图 5 - 21 - 14)、壶腹部(图 5 - 21 - 15)、伞部(图 5 - 21 - 16)各个部位。

Kitilla(2006 年)在 294 例行 HSG 检查的患者中,以腹腔手术及通液检查为标准,显示 HSG 对双侧输卵管阻塞的诊断阳性率达89%,但 25%HSG 诊断的近端阻塞最终证明是畅通的,14%HSG 诊断为畅通者在输卵管术中证实仍存在病变,假阴性率为 10%。HSG 在诊断输卵管畅通与否时虽然存在一定的缺陷,如假阳性率偏高,尤其是在诊断近端输卵管阻塞时,但作为一种筛查手段,HSG 便捷、无创、价廉,仍然是目前国内公认的首选筛查方式。

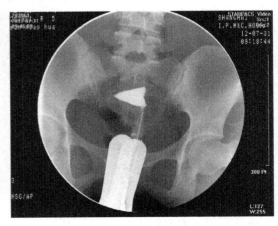

图 5 - 21 - 13　双侧输卵管间质部闭塞

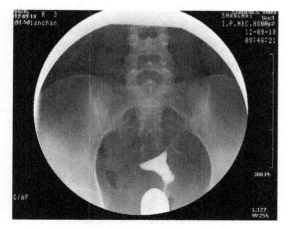

图 5－21－14　双侧输卵管峡部闭塞

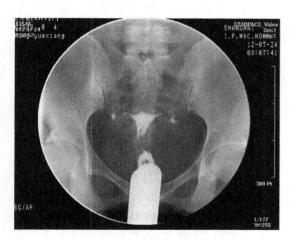

图 5－21－15　双侧输卵管壶腹部闭塞

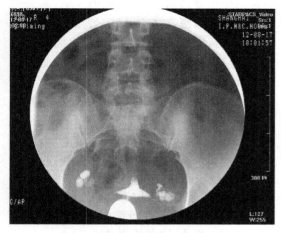

图 5－21－16　双侧输卵管伞部闭塞

21.2　输卵管介入治疗

近年来，随着性传播疾病的发病率上升、宫腔操作次数增多、环境污染日趋严重等诸多因素的影响，女性不孕患者呈逐年上升趋势，其中输卵管阻塞性不孕症是常见的主要因素，占女性不孕的30％～40％。最近10余年，输卵管介入诊疗技术的出现和发展，使得输卵管阻塞性不孕的诊疗效果得以显著提高。输卵管再通术有助于确定是否真性阻塞、阻塞的确切部位、阻塞的严重程度，并能对阻塞部位直接再通。同时，计划生育输卵管栓塞术疗效肯定，并可以避免腹腔镜或剖腹手术复杂、创伤性大等特点，且操作简便、安全、并发症少，现已得到推广和应用。

21.2.1　介入性输卵管再通术

（1）适应证：①各段输卵管阻塞均可进行输卵管选择性造影；②至壶腹部近端的各段管腔完全阻塞需再通者；③辨别输卵管间质部阻塞的真伪性。

（2）禁忌证：①输卵管积液；②壶腹部远端、伞端阻塞不宜行导丝再通术；③结扎输卵管吻合术后阻塞者、确诊为结核性输卵管阻塞者或严重子宫角闭塞者；④输卵管有大量憩室、窦道形成及结节性输卵管炎；⑤合并严重内科疾病者；⑥生殖道急性炎症或慢性炎症急性发作者；⑦发热或月经期。

（3）术前准备：①常规妇科检查排除生殖道炎症。②介入手术的时间选择在月经干净后4～7天进行。③月经干净后至手术前禁止同房。④术前用HSG初步评价输卵管通畅程度。⑤术前30分钟萘普生栓0.4 g或消炎痛栓100 mg，肛门塞入，以缓解疼痛；术前15分钟给予山莨菪碱10 mg，肌内注射（有青光眼者禁用），以缓解子宫、输卵管痉挛。

（4）操作中可能发生的意外及处理

1）子宫、输卵管穿孔：原因是操作前未查清子宫位置或用力不当。因此宫腔探查前必须查清子宫位置；探查宫腔及插管时切莫过度用力，遇宫颈管狭窄探腔困难可行宫颈管扩张术后下次月经干净后行再通术。若发现子宫穿孔，必须立即停止手术，给予催产素注射液 10 U，肌内注射；密切观察 2 小时，2 小时后 B 超检查无盆腔积血征象，留院观察 24 小时无异常，再让患者回家；并预防性应用广谱抗生素。导丝引起输卵管穿孔一般无特殊处理，观察 2 小时无症状即可回家。

2）肌壁淋巴显影及静脉逆流：导管推送时损伤子宫内膜所致，操作时应注意动作轻柔。

3）发生心脑综合征：术中患者出现心动过缓、心律失常、血压下降、面色苍白、出汗、头晕、胸闷，甚至昏厥和抽搐等心脑综合征症状时，宜就地平卧，按压患者人中穴，测量脉搏、血压，严重者可予以吸氧。心脑综合征症状大多在 1～2 分钟后完全缓解。

4）轻微下腹痛、少量阴道流血：腹痛可在 30 分钟内缓解，阴道流血一般在 2～5 天内症状消失。

5）感染：如发生感染则按急性盆腔炎处理，原则选用广谱抗生素，应覆盖常见盆腔炎致病菌（需氧菌、厌氧菌、淋病奈瑟菌、沙眼衣原体和支原体）。为避免感染，也可预防使用抗生素；同时注意避免多次宫腔操作，以减少感染机会。

（5）术后处理：术后应注意以下几个方面：①观察 1 小时，患者无不适后方可离开；②常规应用抗生素预防感染；如有发热等不适，应给予对症处理；③可采用中药内服或外敷，作为协同治疗；④禁房事 1 个月，月经恢复后可择期试孕。

（6）临床疗效：对输卵管阻塞介入治疗的评价，各家报道不一，输卵管近端阻塞再通率为 86%～95%、宫内妊娠率为 25%～56%、宫外孕发生率为 1.2%～10%。这种疗效上的差异，主要与病例的选择标准、操作技术、术后是否配合其他相关治疗有关。

上海国际和平妇幼保健院对介入性输卵管再通术 1 006 例（其中 315 例完全性阻塞）随访 1 年，总再通率为 87.9%、宫内妊娠率为 39.9%、宫外孕发生率为 2.7%；其中，不完全阻塞 691 例，再通率达 97.1%、宫内妊娠率为 53.6%、宫外孕发生率为 1.4%；提示再通率和妊娠率随输卵管梗阻的程度不同而不同。

21.2.2　介入性输卵管栓塞术

（1）适应证：①体外受精胚胎移植（IVF-ET）术前或曾行 IVF-ET 失败需再次 IVF-ET 术前，经 HSG 或 B 超明确有双侧或单侧输卵管积液者，特别是年纪较大、卵巢功能较差、术前已经腹部手术或腹腔镜手术的患者；②育龄妇女，已有健康子女，夫妻双方同意绝育者。

（2）禁忌证：①碘过敏者；②输卵管积脓；③合并严重的内科疾病者；④生殖道急性炎症或慢性炎症急性发作者；⑤发热或正值月经期。

（3）术前准备：①常规妇科检查排除生殖道炎症（阴道分泌物检验，滴虫、霉菌、支原体、衣原体等阴性，宫颈管清洁度的脓细胞在"+"之内）；②宜于月经干净后排卵前进行，绝育者手术时间还需在分娩后 4 个月以上或取环后 3～7 天；③月经后手术前需禁欲；④术前通过 HSG 或 B 超初步评价了解宫颈管及宫腔情况，以及输卵管走向及积液的程度；⑤术前 30 分钟，萘普生栓 0.4 g 或消炎痛栓 100 mg，肛门塞入，以缓解疼痛；术前 15 分钟给予山莨菪碱 10 mg，肌内注射（有青光眼者禁用），以缓解子宫、输卵管痉挛。

（4）操作步骤：该装置由 3 根同轴导管和两根导丝组成。3 根同轴导管：①直径为 9.0 F聚四氟乙烯导管，不透 X 线，长 32 cm，尾部带有活瓣；②直径 5.5 F聚乙烯导管，长 50 cm，前端为 45°角的弯曲，长 3 cm；③直径 3 F导管，长 65 cm，尖端带有透视下可见的金属环标志。2 根导丝：0.035 英寸"J"形头导丝和 0.018 英寸超软头导丝。

栓塞剂：采用美国 COOK 公司 MWCE-18S 型微弹簧圈。此弹簧圈由铂金合金制成，直径 0.018 英寸，拉直长度 20～50 mm 不等，卷曲后直径为 3～5 mm，钢丝上有绒毛。

患者取膀胱截石位,仰卧于数字血管减影(DSA)机下;常规外阴消毒,行妇科检查了解子宫位置;用灭菌手术单遮盖患者的下腹部和下肢,以保证导管、导丝无菌操作。

窥阴器显示宫颈后,用碘伏球擦洗消毒干净。X 线透视下行 HSG,显示双侧输卵管的位置、形态和积液程度(图 5-21-17)。再行输卵管阻塞再通术(SSG 加 FTR):通过选择性输卵管插管,将内有 0.018 英寸导丝的 3 F 导管插入输卵管腔内间质部,导丝可到达输卵管壶腹部和伞部;刺破积液囊,退出导丝;通过导管注入含有抗生素的生理盐水,将积液冲入腹腔(如为绝育,则无需该步骤)。通过微导管将栓塞剂送入输卵管间质部及峡部,以此阻断输卵管腔内的通路(图 5-21-18)。同样方法行对侧输卵管栓塞。最后常规行 HSG,以证实输卵管栓塞的部位及程度(图 5-21-19)。

(5) 操作中可能发生的意外及处理

1) 子宫、输卵管穿孔:发生子宫、输卵管穿孔的原因主要是未查清子宫位置或用力不当。所以,探查宫腔前一定再次核查子宫位置。宫腔探查及插管时切莫过度用力,遇宫颈管狭窄宫腔探查困难者,可行宫颈管扩张术,待下月再行再通术。若发现子宫穿孔,必须立即停止手术,用缩宫素注射液 10 单位,肌内注射,密切观察 2 小时。2 小时后,B 超检查无盆腔积血征象,再留观 24 小时,让病员回家,并预防性使用广谱抗生素。导丝引起输卵管穿孔一般无特殊处理,观察 2 小时,无症状者即可回家。

2) 微导管不能插入输卵管:多为反复插管刺激引起宫角或输卵管痉挛所致。要熟练掌握操作技术,动作须轻柔。

3) 微弹簧圈脱落到宫腔或进入输卵管壶腹部或伞端:微导管插入输卵管腔长度需合适,头端达峡部为宜;及时观察缓慢释放弹簧圈,以便及时调整深度。如微弹簧圈脱落至宫腔,可取出弹簧圈重新放置;如进入输卵管过深至壶腹部或伞端,可在其近端间质部及峡部重新放置。

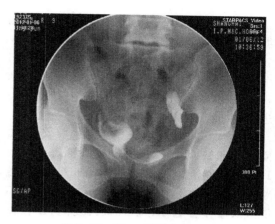

图 5-21-17　双侧输卵管积液

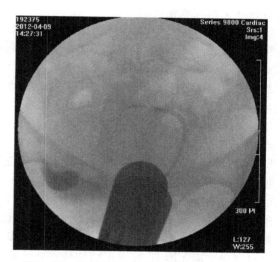

图 5-21-18　经微导管推送微钢圈至栓塞部位

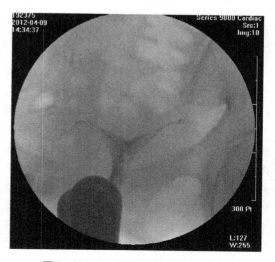

图 5-21-19　观察栓塞后微钢圈位置

4）其他注意事项及处理：同"介入性输卵管再通术"。

5）栓塞效果的评价和临床疗效：术后1个月常规行HSG，观察栓塞剂的位置与栓塞程度，并观察对比剂是否可以通过栓塞部位进入到输卵管的远端。

（6）评价栓塞效果：①效果显著：微弹簧圈在输卵管内，近端距离子宫输卵管开口＜10 mm；②有效：微弹簧圈在输卵管内，近端距离子宫输卵管开口20～50 mm，造影剂不能进入输卵管远端；③无效：微弹簧圈在输卵管内，造影剂可进入输卵管远端，或微弹簧圈脱落至宫腔或输卵管伞端。

国内报道46例输卵管积液栓塞患者，插管均一次性成功。输卵管栓塞后1个月行子宫输卵管造影术，显示有效者为100%。栓塞后患者行IVF-ET术的平均获卵数、受精率、临床妊娠率均高于对照组，但差异无统计学意义；输卵管妊娠率、流产率均低于对照组，差异有统计学意义。该报道认为，对欲行IVF-ET的输卵管积液患者，行微弹簧圈置入近端阻塞积液输卵管，至少是除输卵管其他手术（切除术、结扎术、远端造口术、积液抽吸术等）外的另一种有效、可供选择的治疗方法，而且具有无手术麻醉并发症、简便、安全、经济，以及对卵巢功能无影响、妊娠率增加和可杜绝输卵管妊娠发生等优点，具有良好的发展前景。

21.3　切口妊娠的介入治疗

近年来，随着助孕技术的发展，切口妊娠的发病率有所上升，文献报道的发生率为1∶2 500～1∶20 000。切口妊娠的发病原因不明，可能与子宫内膜受损或瘢痕形成、孕卵游走速度过快或受精卵发育迟缓、子宫变形、内分泌失调等因素有关。由于孕囊附着处子宫肌层薄弱处，肌层收缩力弱，常发生术后难以控制的大出血；若抢救不及时，可危及患者生命；故切口妊娠一经确诊，应尽快中止妊娠。由于子宫动脉介入栓塞治疗的止血疗效明显而快捷，故很快被广泛运用，现已成为治疗这类疾病的一种有效方法。

（1）适应证：①术前影像诊断明确的切口妊娠患者；②切口妊娠搔刮术后大出血患者。

（2）禁忌证：①妇科急、慢性炎症未得到控制者；②重要脏器严重功能损害，凝血机制异常；③生命体征不稳定、无法搬动的患者。

（3）术前准备：①术前检查三大常规、出凝血时间、肝肾功能、心电图等；②常规备皮；③术前一天进食易消化少渣食物，术前4～6小时禁食；④对情绪紧张者可用一些镇静剂（口服或肌内注射苯巴比妥0.1 g，地西泮10 mg）；⑤留置导尿管，建立静脉通道；⑥其他术前常规事项，如与患者及其家属充分沟通，告知患者拟定的治疗方案、目的等，以及操作过程中可能出现的不适反应和签署手术同意书。

（4）操作步骤：患者仰卧位，术区消毒、铺巾。局部麻醉下运用Seldinger技术行右股动脉穿刺，置入5 F动脉鞘，用4 F Cobra2导管依次行左侧和右侧子宫动脉超选择性插管。造影确认导管进入子宫动脉后（图5-21-20），沿导管缓慢注入甲氨蝶呤各50 mg，再用适量明胶海绵颗粒或用明胶海绵条栓塞双侧子宫动脉。至再造影时，子宫动脉未见显影（图5-21-21），栓塞成功。

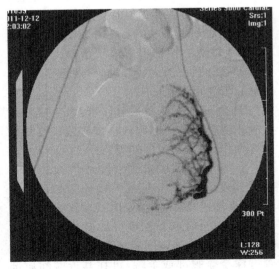

图5-21-20　左侧子宫动脉造影显示子宫动脉明显增粗

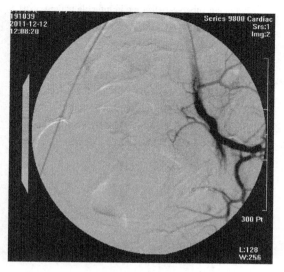

图 5 - 21 - 21 栓塞后左侧子宫动脉消失

（5）操作中可能出现的意外及处理

1）造影剂等过敏反应：轻者有恶心、面色潮红等，给予地塞米松 5～10 mg 静脉推注；严重者可出现支气管痉挛、休克、喉头水肿、惊厥等，须立刻给予肾上腺素、地塞米松、氨茶碱等处理。

2）出血：包括局部出血和末梢动脉破裂出血，大多由于术后压迫止血不当或导管插入过深且造影剂推注速度过快所致。一般无需处理，1 周后可自行吸收。

3）栓塞后综合征：术后患者自觉疼痛，并伴发热、呕吐等。一般对症处理后可缓解。

4）动脉损伤：包括动脉内膜损伤、夹层动脉瘤，甚至动脉破裂等。操作中应正确运用导管、导丝，操作必须轻柔。

5）导管意外：有发生导管断裂、打结等情况，应注意预防，如正确选择和使用导管等。如发生导管打结，需请有经验的医师进行解襻，必要时可动脉切开。

6）非靶器官栓塞：为介入治疗严重的并发症。大多是误插进入非靶器官动脉或栓塞剂逆流所致，往往引起组织或器官坏死或功能改变。栓塞前必须明确位置，推药时不可用力过猛。

（6）术后处理：术后穿刺点加压包扎 6

小时，平卧 24 小时；穿刺侧制动，必要时留置导尿管；观察足背动脉搏动、肢体温度和颜色，观察局部有无出血和血肿。随访血常规、肝肾功能、心电图等，了解用药后的不良反应。术后患者都有不同程度的下腹疼痛、坠胀感等不适反应，部分患者有恶心、呕吐等症状，可进行止痛、止吐等对症治疗；一般症状可在 3 天内消失及康复出院。

（7）结果观察：由于明胶海绵于栓塞后 14～21 天开始吸收，甲氨蝶呤的杀胚作用在 24 小时内达到高峰、3～4 天作用发挥较为完全，故通常应于栓塞术后 24 小时至 1 周内，在超声引导及监视下行清宫术。多数情况，清宫术中出血量很少，仅为 10～15 ml。根据笔者至 2012 年累计 8 年的临床观察，在 184 例该类手术中无一例发生大出血、穿孔等并发症；术后随访血 HCG 浓度，一般在术后 1 周明显下降，2～4 周完全消失。

（钱朝霞）

参考文献

［1］陈春林，陈萍主编. 妇产科介入治疗学. 北京：人民卫生出版社，2003. 253～260

［2］范光升，刘欣艳. 金力，等. 介入技术在终止剖宫产后子宫下段疤痕早期妊娠的应用. 中国计划生育学杂志，2005，13（9）：545～546

［3］李强，匡延平等. 输卵管栓塞术在体外受精—胚胎移植前处理输卵管积水中的应用. 中华妇产科杂志，2008，6：414～417

［4］李群英，周雪莲，秦惠萍，等. 选择性输卵管造影和再通术 1006 例随访分析. 中华妇产科杂志，2004，39（2）：80～82

［5］Exacoustos C, Zupi E, Carusotti C, et al. Hysterosalpingo — contrast sonography compared with hysterosalpingographyand laparoscopic dye pertubation to evaluate tubal patency. J Am Assoc Gynecol Laparosc, 2003, 10(3):367～372

［6］Jurkovic D, Hillaby K, Woelfer B, et al. First trimesterdiagnosis and management ofpregn ancies implan ted into thelower uterine segment cesarean section scar. Ultrasound Obstet Gynccol, 2003, 21(3):220～227

［7］Khalaf Y. ABC of subfertility Tubal subfertility, BMJ, 2003, 327(7415):610～613.

［8］Kitilla T. Tubo peritoneal infertility: comparision of pre 482 operative hysterosalpingography and laparotomy findings (Tikur Anbessa Hospital, 1995 - 2002). Ethiop Med J, 2006,44(2):167～174

［9］Lang, EK, Dunaway, HH. Recanalization of obstructed fallopian tube by selective salpingography and transvaginal bougie dilatation: outcome and cost analysis. 1996,66:210～215

［10］Masatoshi Hayashil, Kazunori Hoshimoto and Takeyoshi Ohkura. Successful conception following Fallopian tuberecanalization in infertile patients with a unilateral proximally occluded tube and a contralateral patent tube, 2003,(18)1:96～99

［11］Rosenfield RT, Stones RE, Coates A, et al. Proximal occlusion of hydrosalpinx by hysteroscopic placement of microinsert before in vitro fertilization — embryo transfer. Fertil Steril, 2005,83(5):1547

［12］Shah SM, Towobola OA, Masihleho M. Diagnosis of fallo — pian tube patency. East Afr Med J, 2005,82 (9):457～462

22 宫腔镜和腹腔镜技术在计划生育临床的应用

近年来，微创的宫腔镜、腹腔镜技术在各级医院中陆续开展，应用范围也不断拓宽。由于具有创伤小、出血少等优点，赢得了患者和医务人员的青睐。本节就宫、腹腔镜技术在计划生育领域的应用情况简述。

22.1 宫腔镜技术在计划生育临床的应用

宫腔镜技术可用于诊断和治疗宫腔及子宫颈管的病变。诊断性宫腔镜可以直视子宫颈管、宫腔和输卵管开口。手术性宫腔镜结合机械、电外科及激光等不同形式的能源用于治疗宫腔内病变，还能进行宫腔镜下绝育术。

22.1.1 宫内节育器迷路的处理

宫内节育器（intra-uterine device，IUD）是一种国内应用最为广泛的避孕方法。随着IUD的广泛使用，一些相关问题也随之浮出

水面，如 IUD 嵌顿或断裂导致取出困难、IUD 放置后不规则阴道流血等。特别是 IUD 迷路（missed IUD），可分为 IUD 尾丝迷失、粘连、断裂、嵌顿和穿入（或穿出）子宫等，致使常规取出 IUD 困难。

所谓 IUD 迷路，系指 IUD 离开正常位置或虽 IUD 位置正常但子宫颈管狭窄或阻塞，致使取器困难，亦称为"难于取出的 IUD"、"IUD 异位"。

IUD 迷路的病因十分复杂，且因病情而异，通常可以分为急性和慢性两种。

（1）急性：是指在放置 IUD 时未掌握好子宫的位置、大小、质地，或用力过大，致使 IUD 部分或全部穿破子宫壁，造成损伤、感染、粘连或包块；

（2）慢性：由于①放置 IUD 时损伤子宫内膜或部分肌层；②IUD 尺寸与宫腔大小不相符；③IUD 放置位置不当；④哺乳期或绝经期雌激素水平低下，子宫内膜萎缩，致使 IUD 逐渐嵌入子宫肌层，向腹腔侧穿出子宫

肌壁。

亦有认为急性与慢性原因两者兼有，如手术时IUD穿透部分子宫肌层，随后由于子宫收缩，使IUD穿透子宫壁，而此类穿孔通常为隐匿渐进，患者和医务人员难以及时发现。

迷路IUD造成取器困难，因情况不同可分为下述几种：①子宫位置过度倾屈，子宫颈管狭窄或弯曲，或子宫颈管硬化造成取器困难；②IUD尾丝迷失：IUD上留有尾丝是为了随访和取器方便，一旦尾丝迷失，可能IUD尾丝断脱、脱落、在宫内打转使尾丝上游至宫腔内、穿破子宫进入腹腔等；③IUD断裂：可能自然断裂或取器时牵拉后断裂；④IUD植入（IUD黏着）：由于IUD与宫腔不适应，子宫内膜炎或绝经后子宫体萎缩致使部分IUD植入子宫内膜纤维素膜；⑤IUD穿出子宫：指放置IUD时穿破子宫壁，或因部分IUD植入后子宫收缩而导致部分或全部IUD穿出子宫。

以往，对于开放型惰性无症状的腹腔内IUD多主张观察，不予处理，而闭合型活性IUD应及时取出。鉴于我国广泛使用闭合环形IUD，一旦异位到腹腔，常造成带器者精神紧张，甚至危及生命，如IUD穿出子宫后引起乙状结肠穿孔、肠梗阻、嵌顿或坏死、膀胱穿孔等严重并发症，甚至引起死亡。活性IUD，如铜"T"形、盾形IUD，可刺激腹膜引起炎症。因此，一经诊断明确，应设法取出。

宫腔镜下取环时宜用液体膨宫的宫腔镜，其备有操作孔。宫腔镜手术时间一般于月经干净后5天内为宜；通常不需麻醉，必要时可行子宫颈旁神经阻滞麻醉或静脉麻醉。宫腔镜检查可明确：①宫腔内有无IUD，若未见IUD，常示IUD脱落、完全穿入子宫肌层或进入腹腔；②确定IUD类型，有无嵌入子宫肌壁。

宫腔镜手术操作方法：视迷路IUD类型不同而异。

1）借助宫腔镜判明迷路IUD情况，如遇粘连或轻度嵌顿，可退出镜体后应用器械（取环钩、取环钳等）取出。

2）对于IUD断裂、嵌顿、碎片残留者，可在宫腔镜下依不同情况采用不同方法，如用微型剪刀、异物钳经操作孔分离粘连、暴露残留或嵌顿IUD，夹持取出迷走IUD。

3）对穿入子宫肌层的IUD，可借助B超定位或腹腔镜监视，宫腔镜下查明IUD位置，酌情处理，如肌层内IUD靠近宫腔表面，可通过操作孔用微型剪刀剪开浅肌层，暴露IUD后换用异物钳取出。

B超监护十分有用，优点包括：①由于膨宫液充盈宫腔，有利于判明宫腔与IUD关系；②可判明IUD位置，指导取出IUD的操作过程；③可看清有无IUD断片残留和有无子宫壁损伤及其程度。临床上曾有这样一个病例：女性，35岁，放置金属环5年，取环困难。在宫腔镜下定位后，大部分IUD片段都被取出了。但是，B超提示仍有1.5 cm长的IUD片段残留于子宫后壁，距最近的子宫内膜层有3 mm。用微剪刀剪开覆盖IUD片段的浅表肌层，鳄鱼嘴样钳取出断裂片。

22.1.2 在人工流产及人工流产近期并发症中的应用

（1）漏吸或吸宫不全：有些较为困难的人工流产，如因子宫畸形（如纵隔子宫伴一侧子宫底妊娠）、胚囊过小或着床于子宫角处等，常可使吸管未触及绒毛而导致术后继续妊娠（漏吸），可经宫腔镜检查，发现孕囊着床部位后再次吸宫，即可成功。临床上常见吸宫后仍有部分妊娠物遗留于子宫腔内（吸宫不全），有时虽反复采用吸、刮术也难完全清除。对此，宫腔镜检查往往能即刻明确诊断，并经直视或定位后清除那些宫腔内残留的妊娠组织物。

（2）人工流产后宫内胚胎物残留或胎儿骨片残留：人工流产后宫内胚胎物残留常导致阴道出血淋漓不尽，手术可在出血期进行。由于长期出血，宫口比较松弛，术前不需要放置海藻棒扩张宫颈。宫腔镜进入宫腔后，首先全面观察宫腔各壁，尤其是双侧子宫角部，以明确妊娠残留物的部位和范围。对于残留物比较新鲜并且较为疏松地附着于子宫肌壁时，可在宫腔镜定位下刮宫。对于陈旧和已经机化的残留组织，要在宫腔镜电切镜下使用环形电极切除。操作过程中注意尽量不损伤周围正常内膜，以免造成术后发生感染和宫腔粘连。对于附着在子宫内膜表面的胎骨碎片，可通过微型抓钳取出。值得注意的是，这类手术操作必要时可在B超或腹腔镜的严密监护下进行。B超介入定位可以提高手术成功率，腹腔镜监护则能及时发现和处理子宫穿孔，并在腹腔镜下通过电凝止血或缝合处理穿孔。

胎儿骨骼子宫内残留的临床表现主要是继发不孕和月经失调，且既往均有过3～6个月妊娠的流产刮宫史。B超能清晰显示胎骨残留，若经宫腔镜确诊并取胎骨，往往能成功妊娠和足月分娩。宫腔镜检查前不应盲目、反复诊刮，以免破坏子宫内膜或使胎骨嵌入肌层过深。疗效（即子宫内胎骨取尽否）与残留胎骨的胎龄和病期有关。胎龄越大，病程越长，由于胎骨大、硬且嵌入宫壁越深而越难予以取尽。若胎骨碎片部分或全部埋入子宫内膜或嵌入子宫肌壁，要通过宫腔镜电切划开被覆在胎骨表面的子宫内膜或肌壁组织，然后取出胎骨。

22.1.3　宫腔镜输卵管绝育术

经宫颈途径输卵管绝育方法可分为非直视和直视两大类。前者多凭经验和手感操作；后者随着宫腔镜及其器械的发展而得以改进和提高。阻断输卵管的方法也可分为两类：破坏性手术和非破坏性手术。前者如应用电灼、粘堵剂或冷冻等；后者用机械性阻塞法，如栓条或输卵管内节育器等。宫腔镜下宫角或输卵管口电烙或电凝术，因成功率低和严重并发症多，现已禁止推广。国内研制的苯酚糊剂作为输卵管粘堵绝育药，若经培训且严格按规程操作，其效果可靠且尚安全；对于手感操作困难或失败者，也可再应用宫腔镜直视下插管输卵管内注药（补注），从而提高粘堵绝育成功率。若个别患者粘堵剂注入过多而逸入盆腔可引起化学性盆腔腹膜炎和炎性包块，处理比较困难；此外，现虽已有输卵管壶腹部子宫角植入术的成功经验，但一般粘堵绝育后欲再复通仍颇麻烦。20世纪80年代初，国外研制的"注液成形"输卵管硅胶栓，能阻塞输卵管（形成宫角栓和壶腹部两端粗大、中间细的栓条以利于固定在输卵管腔内），并可取出。取出后尽管输卵管管腔通畅，但由于栓条压迫输卵管上皮致纤毛功能破坏，仍会丧失受孕能力。不过，"注液成形"的设计思路还是值得借鉴的。近20年来，有许多类机械性阻塞输卵管栓相继设计和试验，但均因阻塞不全和固定不易而告终，包括亲水性膨胀胶栓（hydrogelic uterotubal plug）和尼龙节育器（nylon intratubal contraception device）等。当今，对经宫颈途径破坏性绝育方法的研究兴趣似趋低落，而对于可逆性方法的探索，尽管宫腔镜技术也渐完善，但输卵管栓的问题尚未完全解决。高分子材料栓条的固定和优化有待改进；机械性阻塞栓取出后可逆性虽高，但同样存在固定困难以及潜在的并发症，特别是宫外孕的危险。

（1）Essure永久性节育系统：Essure永久性节育系统（美国Conceptus公司生产），2001年得到欧盟认可；2002年11月，获美国食品药品管理局（Food and Drug Administration，FDA）许可，已在美国和欧洲广泛应用。在宫腔镜直视下，将可扩张的微粒栓置入输卵管近端。微粒栓由外部的镍钛线圈和内部可弯曲的不锈钢线圈组成，由白色的聚乙烯对苯二酸酯（polyethylene terephthalate，PET）纤维包绕（图5-22-1）。该纤维接触组织时可以引起良性组织长入。在扩张状态下，植入物长达4 cm，直径为2 mm。一次性的传送系统包括一条镍钛合金传送导丝，一根释放导管，一根亲水传送导管，一个可以撤回释放导管和传送导管的操作把手。不锈钢镍钛线圈在子宫输卵管交界处起锚定作用，确保聚乙烯对苯二酸酯纤维在正确的位置诱发内生反应。PET

纤维在局部诱发良性的炎性反应,该反应在置入后2~3周达高峰,10周左右逐渐消退。

放置 Essure 微线圈需要有操作管的硬镜。常用的宫腔镜有外径为 5.5 mm 的操作鞘,有让膨宫介质流入和流出的接口。通常用温盐水膨宫。先用宫腔镜检查,确认双侧输卵管放置的可行性,然后在直视下将导管置入一侧输卵管。撤回传送和释放导管,线圈扩张以锚定于输卵管内。将植入物从导丝分离后,微线圈嵌入子宫与输卵管交界处。部分微线圈位于宫腔,其余的则存留于输卵管内(图 5-22-2)。

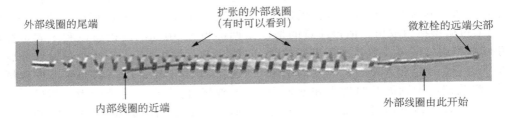

外部线圈的尾端　　扩张的外部线圈(有时可以看到)　　微粒栓的远端尖部

内部线圈的近端　　外部线圈由此开始

图 5-22-1　Essure 永久性节育系统

引自:Smith RD. Contemporary hysteroscopic methods for female sterilization. Int J Gynecol Obstet, 2010, 108:80

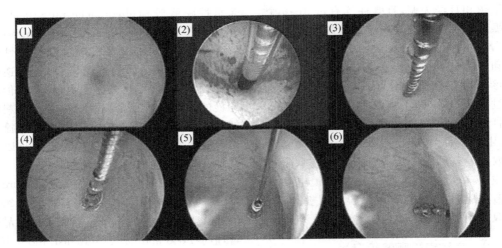

图 5-22-2　Essure 放置过程

图中(1)暴露输卵管开口;(2)直视下将导管置入一侧输卵管开口;(3)撤回传送和释放导管;(4)线圈扩张以锚定于输卵管内;(5)将线圈与导丝分离后,微线圈嵌入子宫与输卵管交界处;(6)部分微线圈位于宫腔,其余的则存留于输卵管内

本图引自:Smith RD. Contemporary hysteroscopic methods for female sterilization. In J Gynecol Obstet, 2010, 108:80

放置的操作安全,可在门诊完成,无需静脉或局部麻醉,相比腹腔镜下绝育术,可节约大量成本。正确的放置是 Essure 绝育术成功的关键。在后续随访中,运用诊断性的影像学检查确认放置正确有着重要的临床意义。FDA 对 Essure 的准入条件中就包括在放置术后 3 个月进行 HSG 以记录微粒栓的位置和输卵管的阻塞情况(图 5-22-3)。如果微粒栓放置成功,患者可以有效避孕。在设备定植前,还需采用其他的避孕方法。为提高双侧成功置入率,2007 年 FDA 批准 ESS305 模型。该模型的主要设计变化见(图 5-22-4)。器械设计和操作步骤的简化可以使新手与操作熟练人员之间的差距缩小。平均操作时间 9 分钟(±7 SD),熟练的医师平均 7.9 分钟(±5.8 SD),新手平均 10.7 分钟(±8.3 SD)完成。

(2) Adiana 永久节育系统:Adiana 永久

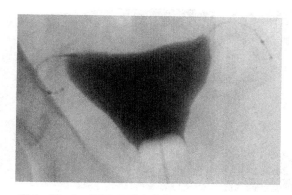

图5-22-3　HSG 显示安装位置适当且双侧输卵管阻塞

本图引自：Smith RD. Contemporary hysteroscopic methods for female sterilization. Int J Gynecol Obstet, 2010, 108:81

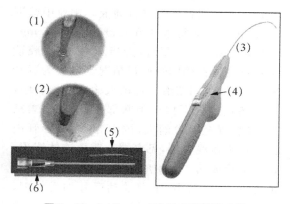

图5-22-4　Essure 305 设备所做的改进

　　图中(1)新的金制的安装带与内部导管之间对比更明显；(2)传送设备上的安装标记(带)可视性增强；(3)改良的分离机制；(4)关键的 Essure 安装操作步骤改进为紫色传送手柄；(5)除去了外圈近端的锥形物，传送系统不再螺旋穿过外部线圈带；(6)带阀门的插入器

　　本图引自：Levie M, et al. A comparison of novice and experienced physicians performing hysteroscopic sterilization: an analysis of an FDA-mandated trial. Fertil Steril, 2011, 96(3):644

节育系统（美国 Hologic 公司生产）于2009年1月获得欧盟认可；同年7月，美国 FDA 批准上市。它由3个主要部分组成：硅胶植入物、宫腔镜传送导管（图5-22-5）和无线电频率发送器。在导管的远端是双极电极鞘设备，内置预装入的设备。主要的操作步骤是在宫腔镜下将导管远端插入输卵管间质部约1.5 cm，用无线电频率（radiofrequency，

RF）发送器将电能通过管道传入（60 秒＜3 W，温度达到 64℃）。在内镜凝固术后，将带孔的硅胶圆柱基质（长 3.5 mm，直径1.5 mm）（图5-22-6）放置在预处理过的位置，再将导管移除。组织长入基质的孔中，从而导致输卵管阻塞。术后3个月行 HSG 检查确认输卵管阻塞，患者完成可靠的避孕。Adiana 的硅胶基质不能通过 X 线显像；可以用超声来观察，并定位，但不能确定输卵管是否堵塞。Adiana 仅作用于输卵管黏膜层，不对周围组织或器官产生明显或潜在的不良反应。在Ⅲ期临床试验中，有 645 名妇女参与，两侧输卵管的放置率达到 95%。其中，570名妇女（88.4%）遵从随访，并最终以此为避孕方式。约 3% 参与者至 6 个月时才在 HSG 检查时显示输卵管阻塞。在最初 15 个月的随访中，有 11 名妇女妊娠。其中，6人按规定随访时被告知避孕是有效的；另外 5 人因放置失败或者在 HSG 检查前没有采用其他的避孕措施。1 年失败率为 1.1%。目前尚无长期观察的数据，但提交到 FDA 的数据显示，Adiana 已实现安全避孕的人中又有 4 人妊娠，总人数达 10 人；2 年失败率为 1.8%。患者大多对 12 分钟的门诊手术时间表示满意。

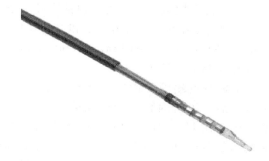

图5-22-5　Adiana 导管。透过外部的塑料膜可以看到内部的基质，4 条银带是双极电电极

　　本图引自：Vancaillie TG, et al. Mechanism of action of the Adiana device: a histologic perspective. Contraception, 2011, 84:300

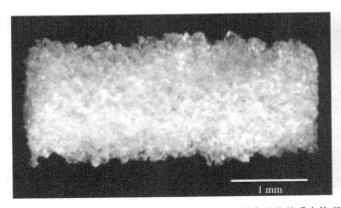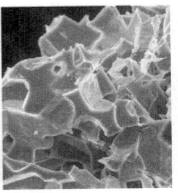

图 5-22-6 Adiana 的硅胶基质。左图为硅胶基质大体观;右图为硅胶基质电镜显像

引自:Ogburn T, et al. Transcervical sterilization: past, present, and future. Obstet Gynecol Clin North Am, 2007,34:66

长期数据有助于明确 Adiana 在避孕中的有效性。它似乎是一种安全、有效、可门诊实施的经宫颈绝育方法。但是,与腹腔镜绝育术及 Essure 相比,Adiana 的初期数据尚不令人满意。而其潜在优势包括宫腔内没有突出物体以及输卵管内没有金属残留。因为只有近 1.5 cm 长的输卵管被导管插入,子宫穿孔的风险降低。

22.1.4 计划生育手术后远期并发症的处理

(1)输卵管近端梗阻:输卵管近端梗阻,通常在 HSG 中发现造影剂进入输卵管的间质部或峡部后梗阻。治疗措施包括宫腔镜下输卵管插管、输卵管宫角吻合术和体外受精-胚胎移植(*in vitro* fertilization and embryo transfer,IVF-ET)。

输卵管近端管腔内径仅 1 mm 或更小,易因炎症或子宫内膜碎片形成粘连或堵塞。有些患者在 HSG 检查中发现的输卵管近端阻塞可能为输卵管痉挛或少量组织、分泌物堵塞所造成的假象。在宫腔镜下输卵管插管通液的过程中,膨宫液持续的压力及插管通液时给予输卵管局部高于常规通液压力的几倍,有助于输卵管痉挛的解除,以及排出少量组织、分泌物,同时可分离输卵管腔部分粘连,从而疏通输卵管。

宫腔镜下输卵管插管通常于月经干净

3~7天行宫腔镜检查,寻找双侧输卵管开口,分别插入输卵管导管进行通液。用亚甲蓝混合液(内加庆大霉素 8 万 U、地塞米松 5 mg,α 糜蛋白酶 4 000 U)作为指示剂,在腹腔镜下观察液体在输卵管通过情况。确诊为近端阻塞者,继之用超滑导丝插入输卵管导管中,在腹腔镜监视下推至阻塞部位,来回轻柔推拉几次,直至阻力消失,拔出导丝,从导管内注入亚甲蓝混合液,见伞端有蓝色液体流出,证实治疗成功。术中应注意用均匀的力量向前推进,遇有阻力,来回抽动后并加大力度,直到镜下见导丝通过导管腔 3~4 mm,或感阻力时拔出导丝,再向导管内注药,检查输卵管通畅情况,直至通畅为止。

对于严重输卵管病变,僵硬、积液严重,管腔黏膜已破坏者,建议切除,尽早实施辅助生殖技术,如 IVF-ET 治疗,提高妊娠率。

(2)宫颈及宫腔粘连:人工流产时过度吸引损伤子宫内膜基底层是导致外伤性子宫内粘连的主要原因,感染可能促进其形成。若粘连仅限于宫颈管或内口,则往往造成宫腔积血、周期腹痛伴继发闭经;采用探针或 Hegar 宫颈扩张器插入颈管通过粘连区即有克服阻力后突破感,然后见暗红色血液从颈管流出;若无血流出(非经期)者,宫腔镜检查时可清晰见到颈管上段有松解的组织索带漂浮。对于宫腔内粘连,虽然 HSG、B超、宫腔探针检查有助于诊断,但唯有宫腔镜检查最为准确可靠,且能对粘连的部位、范围以及组织类型作出评估。子宫内粘连的治疗,应包括完全、准确地分离粘连和防止分离后再粘连和促进被损子宫内膜的修复。一般轻度中央型内膜粘连或肌性粘连经用宫腔镜前端锐缘、鞘套、锐缘活检钳等断离即可。重度肌性或结缔组织性粘连,尤其是周围型致密粘连,宜在腹部 B 超(必要时腹腔镜)监导下用微型剪刀或双极气化电极予以仔细分离,直视下既能较精准、完全地分离粘连又能较少损伤周围正常内膜。子宫腔粘连分离的标准是整个宫腔恢复正常大小和形态,双侧输卵管口展示清晰。术后酌情放置宫内节育器,给予适当雌、孕激素治疗以预防粘连和促进内膜再生。宫腔镜检查随访对其疗效和预后评估很有价值,一般来说术后月经恢复正常者其生育功能恢复率也高。但需要注意的是,在已经分离宫腔粘连后妊娠的妇女中,流产(包括过期流产后难以清除宫腔内孕物者)、早产、胎盘粘连或植入、产后出血率等明显增加,应予关注。

22.1.5　特殊部位妊娠诊疗中的应用

(1)剖宫产切口妊娠的诊治:剖宫产切口妊娠是一种少见的异位妊娠,占所有异位妊娠的 1% 左右。可分为两种,第一种:孕囊种植于瘢痕,向宫颈和峡部空间或宫腔生长,可发展为正常妊娠;第二种:孕囊种植于剖宫产术后瘢痕缺损深处,进展为早孕期破裂、出血。超声诊断的标准:①宫腔无内容物;②子宫颈管无内容物;③由于羊膜囊的影响,矢状面观察峡部前壁不连续;④峡部前壁发现妊娠囊。切口妊娠若得不到及时诊治,可能导致子宫破裂、大出血,甚至需要切除子宫。即使得到及时干预,也有术中、术后大出血的可能。

治疗的方法多种多样,大多倾向于保留子宫。因为子宫破裂的风险,通常不建议期待疗法。最好在早孕期通过药物或者手术方式终止妊娠,以降低侵入膀胱和其他周边器

官的风险。大多数文献建议对血 β-人绒毛膜促性腺激素(beta-human chorionic gona-dotropin,β-HCG)<5 000 IU/L 者采用药物治疗。手术方式包括人工流产术、宫腔镜下孕囊去除术、腹腔镜下切除术、剖腹切除剖宫产瘢痕或全子宫切除术等。

宫腔镜下孕囊去除术:全身麻醉后,30° 操作镜下找到肌层缺损中的孕囊,在直视条件下冷刀切除,不采用电灼。孕囊可在直视下整块或分块取出。持续此过程直到去除所有妊娠物,看到肌层。肌层缺陷的最前部不能暴露时,可以用 70°宫腔镜协助操作。必要时可用 30 ml Foley 氏导尿管颈管插入球囊导管,术后压迫止血。每周复查血 β-HCG 和临床表现。术后 3 个月复查 B 超无残留。血 β-HCG 水平平均 30 天(14～45 天)降至正常。该类手术方式需要对宫腔镜器械的良好控制、宫腔内的良好定位以及清晰的视野,不是轻易就能达到的。另外,近期一项研究发现,宫腔镜下异位组织切除时,若对瘢痕组织采用了热能,则有潜在的膀胱损伤和穿孔风险。

(2)宫角妊娠的诊治:宫角妊娠是指孕卵附着在输卵管口近宫腔侧,或在输卵管间质部但向宫腔侧发育而不在间质部。临床较为少见,常于妊娠 3 个月左右发生流产或破裂,一旦破裂,出血凶险,短时间内可导致休克甚至死亡。因此,宫角妊娠的早期诊断、早期治疗尤为重要。

宫角妊娠可见双侧宫角及输卵管开口不对称,患侧宫角明显抬高,变深变大,内有大量组织物,亦可表现为患侧宫角因组织物堵塞,使宫角变浅消失。组织块粗糙,呈半透明白色或暗褐色。通过宫腔镜确诊为宫角妊娠的患者,如病程较短,组织物新鲜,粘连较疏松,当时即可手术治疗。宫腔镜定位,吸刮妊娠物后再次宫腔镜检查,镜下摘除微小残留,确认妊娠物已彻底清除。如病程长,组织物陈旧,粘连致密,则取活检,下次手术。术前用己烯雌酚 2 mg,每天 2 次肌内注射及米索前列醇片 400 μg 塞肛,每天 2 次,共 3 天。

必要时备血,做好腹腔镜或开腹手术的准备。根据妊娠物大小及手术难易程度,采用骶部麻醉或静脉麻醉,4%甘露醇膨宫,膨宫压力110 mmHg,B超监护宫腔镜介导下反复负压吸宫。如妊娠物粘连十分致密,必要时宫腔镜下电切妊娠组织,待B超检查提示宫腔内妊娠物残留,最后再于宫腔镜下钳夹微小残留,彻底清除妊娠物。手术时间长、创面大者,术中给予静脉推注呋塞米10～20 mg,防止水中毒,并密切监测电解质情况,必要时对症处理。如妊娠物多,粘连致密,难以一次清除彻底者,可分次手术。

在未排除输卵管间质部妊娠及妊娠滋养细胞疾病前进行宫腔镜检查,应注意低压膨宫,防止病灶破裂或将滋养细胞压入血管。术中尤其注意观察两侧宫角,部分患者由于反复宫腔操作,宫角部可形成粘连带,表现为宫角变浅,甚至仅残留一小孔。镜下分离粘连,即可进入深大的宫角,犹如另一小宫腔,内充满妊娠物,活组织检查即可明确诊断。如估计手术时间长,最好采取骶部麻醉,使患者处于清醒状态,术中便于观察有无水中毒表现。手术应于B超严密监护下进行,反复吸刮病灶,必要时宫腔镜下进行电切,再于宫腔镜下以活检钳摘除微小残留组织,以彻底清除妊娠物。大部分患者宫角部肌层菲薄,术中应注意操作轻柔,适可而止,严防子宫穿孔,必要时分次手术。术中密切监测电解质情况,防止水中毒。

22.1.6　在特殊病例诊断中的应用

胎盘部位滋养细胞肿瘤(placental site trophoblastic tumor,PSTT),是妊娠滋养细胞疾病中相对少见的一种,最早由Marshand在1895年描述。这种肿瘤起源于种植部位的中间型滋养细胞,分泌HCG和人胎盘生乳素(human placental lactogen,HPL)。其表现多种多样,从局限于子宫的良性病变到全身转移的高度侵袭性病变。与其他妊娠滋养细胞疾病不同的是,PSTT对化疗并不敏感。因此,手术切除是主要的治疗方法。对于肿瘤局限于子宫的患者,主要采用全子宫切除术治疗。

宫腔镜可以用于PSTT的诊断,能取得足够的组织用于病理学检查而不致引起子宫穿孔。也有报道将其用于PSTT患者的治疗。Machtinger等报道一例患者,当时26岁,G1P1,因自然分娩后4个月阴道不规则流血于2001年11月入院,有保留生育功能的要求。血β-HCG 175 IU/L,B超提示宫腔内36 mm×28 mm的包块,符合胎盘残留。诊刮术后病理提示PSTT,每10个高倍视野有17个核分裂象。血β-HCG水平从诊刮术后的108 IU/L迅速上升至2周后的576 IU/L。再次B超检查,提示宫内有一21 mm×20 mm的肿块,位于子宫前壁突向宫腔,没有侵入子宫肌层的表象。肺部CT未发现转移,淋巴结无肿大。腹部和盆腔CT显示肿瘤的血供不太丰富,没有侵犯子宫肌层。宫腔镜下见子宫前壁突向宫腔一20 mm×20 mm含血管的组织。肿块看起来像子宫内膜病变。完整切除肿块,包括肿瘤基底部以下的子宫肌层。术后病理提示切缘阴性。患者术后接受了3个疗程的EMACO方案化疗,第一个疗程结束时血β-HCG降至正常。术后29个月无复发迹象。

宫腔镜下手术切除结合化疗可能成为少数经过严格选择的要求保留生育功能的妇女的治疗措施。宫腔镜下切除可以用于肿瘤小且局限于子宫内膜层,无肌层浸润的患者。

22.2　腹腔镜技术在计划生育临床的应用

腹腔镜技术在妇科领域的应用日趋广泛,从简单的卵巢囊肿剥除、输卵管切除到复杂的恶性肿瘤手术,如子宫内膜癌分期手术、广泛全子宫切除术、盆腔淋巴结清扫术等,均可在腹腔镜下完成。它具有创伤小、恢复快的优点,较易被患者接受。

(1)腹腔镜技术在处理计划生育并发症中的应用

1) IUD迷路：IUD是一项安全、有效且方便的技术。全球大约有1亿妇女使用IUD避孕。IUD迷路可能在放置时即发生，诊断却往往延后。可以采用B超和腹部平片进行检查。IUD迷路的常见位置包括道格拉斯陷凹、大网膜、膀胱、子宫后壁、附件区及直肠浆膜层等。腹腔镜下可明确IUD的位置、周围是否有粘连、是否穿入周围其他脏器（如大网膜、肠管）等。国外有学者认为无症状的IUD迷路不需要手术治疗。但是，与之相反，WHO建议所有异位IUD在明确诊断后都应尽快取出。主要原因是可能引起周围组织粘连，从而导致慢性盆腔疼痛、肠梗阻和不孕。另外，异位IUD可能进一步游走，并损伤周围脏器，手术难度也随之加大。曾有报道IUD穿入髂静脉或后腹膜的。这些手术都成功地在腹腔镜下完成。在尝试取出嵌入组织中的IUD时要格外小心，因为可能引起周围组织损伤及出血。因此，建议在IUD完全可见的情况下将其取出。

2) 输卵管结扎术后腹痛：输卵管结扎术后腹痛，是术后较常见的并发症，自术后1～14个月开始，腹痛最长达10余年。一般常规检查，有时很难得到确切的诊断，对少数患者只能剖腹探查来明确诊断和治疗。腹腔镜检查可以观察到盆腹腔各脏器的形态学变化，还能在腹腔镜下进行处理。根据镜检结果，术后进行针对性治疗，可取得较理想的效果。经腹腔镜检查可发现盆腔静脉淤血综合征，表现为盆腔血管怒张、子宫略大；盆腔粘连，包括大网膜粘连于前腹壁切口瘢痕处，即大网膜综合征；子宫内膜异位症；陈旧性黄体出血；盆腔淤血；部分可能无法检查出异常情况。经此并可做相应的手术治疗，如粘连分解、双极电凝盆腔子宫内膜异位病灶等；若盆腔内无异常发现，也宜对症治疗。

3) 子宫穿孔的诊疗：很多宫腔操作，如人工流产、放环、取环等都有子宫穿孔的风险。据报道，放置IUD时发生的子宫穿孔就达到了每1000人中0～1.3人。在穿孔的当时，患者可表现出明显的腹痛等不适。小的穿孔可以通过静脉滴注催产素等保守治疗、观察，等待伤口愈合。若穿孔创面较大，可能引起较大量的出血、急腹症，严重者甚至危及患者生命，需要紧急手术处理。腹腔镜在子宫穿孔的诊治方面发挥重要的作用。高度怀疑子宫穿孔时，可以及时在全身麻醉下行腹腔镜检查，观察子宫是否有破口，准确找到出血点，予以双极电凝止血；大的破口可以在腹腔镜下缝合修补，术后予以催产素静脉滴注治疗促进宫缩，减少出血。

（2）腹腔镜输卵管绝育术：腹腔镜绝育术由于腹部不留较大的瘢痕和操作相对简便而颇受欢迎，选用的麻醉（局部麻醉术前安定镇痛剂、静脉麻醉等）、手术方式以及阻断输卵管的方法，依设备、条件、绝育对象状况和手术者经验而异。

绝育方法有：①热毁坏输卵管绝育术，包括电凝术、内凝术或激光等；②机械性输卵管绝育术，包括硅胶环（Yoon或Falope环），各类输卵管夹如Hulka夹、Filabie夹等，内套圈结扎术等。绝育后再妊娠率约0.24%，包括宫内孕和宫外孕，以前者为主。主要失败原因为方法或技术不当、子宫腹腔瘘形成等。若技术不当（是指操作虽按规范要求进行，但误扎圆韧带或夹扎输卵管不完全等）则宫内孕机会多；而方法不当（指绝育方法本身的缺陷，如现已弃用的热毁坏输卵管绝育术等）则易发生宫外孕。输卵管毁坏程度和存留组织长度影响绝育后复孕的效果，如输卵管夹损伤组织最少，仅5～7 mm，吻合术易成功；硅胶环次之；电凝绝育后复孕效果较差。腹腔镜输卵管绝育术在女性绝育术中占据重要地位，若经验丰富，双极电凝绝育的效果也颇满意；但毁损组织较少的输卵管绝育夹或硅胶环可能提供更高的复孕概率，故对年轻、孩子少的欲绝育妇女应多考虑采用此方法。

各种绝育方法都有其本身的优缺点，如输卵管夹绝育后妊娠率较高，但宫外孕率很低，术中出血率也最低；硅胶环绝育后妊娠率比输卵管夹绝育低些，但短时的一过性疼痛较多见;双极电凝绝育后妊娠率虽低、术后疼痛极少,但有出血或偶尔电灼伤的危险,且宫外孕发生较多;激光绝育装置昂贵,技术要求较高,然而绝育成功率并不十分突出。有一点是肯定的,除单极电凝术(现已弃用)外,任何绝育方法的并发症都主要取决于手术者的经验和技术。

(3)输卵管复通术、造口术:引起输卵管中段阻塞最常见的原因是之前所行的输卵管结扎术。有1%~2%的妇女对此表示后悔。过去输卵管复通方法是剖腹显微镜下输卵管复通术。现在,很多医师开始采用腹腔镜手术的形式。显微镜下输卵管复通术后妊娠率为45%~82%,而腹腔镜下复通术后妊娠率为25%~73%。

输卵管积液可能是输卵管最严重的病变形式之一。输卵管积液患者的胚胎种植成功率及妊娠率明显低于其他输卵管病变患者,且更易发生流产及异位妊娠。多数学者将输卵管积液的情况分为4级,其中Ⅰ、Ⅱ级妊娠率较高,Ⅲ、Ⅳ级则更易发生异位妊娠。因此,如果腹腔镜下诊断输卵管积液为Ⅰ、Ⅱ级,可以同时行输卵管造口术。

(4)子宫下段剖宫产切口妊娠的诊治:剖宫产切口妊娠在腹腔镜下可以得到安全、有效的诊治。腹腔镜下可明确定位剖宫产切口处的异位孕囊,并手术切除。

Lee等对7例患者进行腹腔镜手术,孕周平均为7.9周(7~10周),孕囊直径平均3.7 cm(2.0~5.0 cm),血β-HCG水平平均51 674 mIU/mL(28 625~93 994 mIU/mL)。直视下或探针探子宫峡部确认剖宫产切口瘢痕处的异位包块。在异位包块周围注射30~60 ml稀释的垂体后叶素(1.0 ml垂体后叶素稀释于100~200 ml生理盐水中)以减少切割时的出血。横向切开膀胱腹膜反折,小心向下分离膀胱,以暴露异位妊娠包块。30 W单极电凝剪在包块顶部切开,用钳子和吸引器从异位孕囊中去除滋养细胞组织,并用取物袋取出。瘢痕边缘的多余组织用剪刀切除以暴露收缩的子宫肌层。40 W双极电凝钳用于种植点周围的止血。1-0薇乔线间断缝合修复切口瘢痕缺陷。平均手术时间98分钟(30~210分钟),术后第3天血β-HCG较术前平均下降86.9%(83.3%~93.4%)。术后平均6.3周(4~8周)血β-HCG降至正常。

如果异位包块太小,突起不明显,则很难在腹腔镜下明确定位,因此选择性的腹腔镜手术最好等到包块>3 cm再进行。

(肖凤仪 隋 龙)

参考文献

[1] 冯缵冲.宫、腹腔镜在计划生育临床和科研中的应用.生殖与避孕,1997,17;52~54

[2] 冯缵冲,邵敬於等.实用宫腔镜学.上海:上海医科大学出版社,1999.117~122

[3] 刘颂平,薛敏.宫腔镜诊治宫角妊娠的临床应用.实用妇产科杂志,2007,23;246~247

[4] Andrea Tinelli, Raffaele Tinelli, Antonio Malvasi. Laparoscopic management of cervical-isthmic pregnancy: a proposal method. Fertility and Sterility, 2009,92(2);829. e3~e6.

[5] John NB, Theodoros D. Theodoridis Laparoscopic Management of Hydrosalpinx. Annals New York Academy of Sciences, 2006,1092;199~210

[6] Jung HL, Seong HK, Sam HC, et al. Laparoscopic surgery of ectopic gestational sac implanted in the cesarean section scar. Surg. Laparosc. Endosc Percutan Tech, 2008,18;479~482

[7] Mark Levie, Scott G. Chudnoff. A comparison of novice and experienced physicians performing hysteroscopic sterilization; an analysis of an FDA-mandated trial. Fertility and Sterility, 2011,96(3); 643~648

[8] Osman B, Alaa S, Mahmoud MC, et al. Diagnosis and management of intra-abdominal, mislocated intrauterine devices. Arch. Gynecol Obstet, 2010, 281;1019~1022

[9] Rebecca Deans, Jason Abbott. Hysteroscopic management of cesarean scar ectopic pregnancy, Fertility and Sterility, 2010,93(6);1735~1740

[10] Reyftmann L, Vernhet H, Boulot P. Management of massive uterine bleeding in a cesarean scar pregnancy. Int J Gynecol Obstet, 2005,89;154~155

[11] Roger D. Smith. Contemporary hysteroscopic

methods for female sterilization. International Journal of Gynecology and Obstetrics, 2010, 108:79~84

[12] Rotas MA, Haberman S, Levgur M. Cesarean scar ectopic pregnancies: etiology, diagnosis and management. Obstet Gynecol, 2006, 107(6):1373~1381

[13] Sadeghi H, Rutherford T, Rackow BW, et al. Cesarean scar ectopic pregnancy: case series and review of the literature. Am J. Perinatol, 2010, 27(2):111~120

[14] Seow KM, Hwang JL, Tsai YL. Ultrasound diagnosis of a pregnancy in a cesarean section scar, Ultrasound Obstet Gynecol, 2001, 18(5):547~549

[15] Tagore S, Teo SH, Chua SY, et al. A retrospective review of uterine scar pregnancies: single centre experience. Arch Gynecol Obstet, 2010, 282(6):711~715

[16] Thierry G. Vancaillie, Douglas C. Harrington, James M. Anderson. Mechanism of action of the Adiana device: a histologic perspective. Contraception, 2011, 84:299~301

[17] Tony Ogburn, Eve Espey. Transcervical Sterilization: Past, Present, and Future. Obstetrics and Gynecology Clinics of North America, 2007, 34:57~72

23 辅助生育技术

近40年来,辅助生育技术得到蓬勃的发展,成为治疗不孕不育的行之有效的工具。1978年,Patrick Steptoe 和 Robert Edwards 合作,世界上第1例试管婴儿 Louis Brown 在英国出生。Robert Edwards 由于在辅助生育方面的贡献,获得了2010年的诺贝尔医学奖。

早期辅助生育技术多采用自然周期监测排卵和取卵。20世纪80年代后,临床上开始使用氯米芬和HMG促排卵,以获得更多的卵子。1983年,第1例冷冻胚胎移植的试管婴儿成功;同年,供卵试管婴儿出生。1992年,单精子卵泡浆内注射术(intracytoplasmic sperm injection,ICSI)受孕;2000年,首例来自冷冻卵子和冷冻精子的婴儿降生。我国大陆地区,1988年首例试管婴儿在北京医科大学第三医院诞生,1996年首例ICSI婴儿诞生于中山医科大学。

辅助生育技术是一个基于多种学科的交叉学科,主要包括了人工授精(artificial insemination)和体外受精-胚胎移植,并由此衍生出很多新技术、新方法。本章节主要就这两大类技术及重点涉及领域进行阐述。

23.1　人工授精

人工授精是通过非性交方法将处理过的精液置入女性生殖道内,根据精子的来源不同,分为夫精人工授精(artificial insemination by husband,AIH)和供精人工授精(artificial insemination donor)。其前提条件是经过子宫输卵管造影或其他检查证实输卵管通畅。随着精子处理和冷冻、促排卵技术的发展,人工授精的临床应用和成功率得到很大改善。目前临床妊娠率可以达到10%~20%。

23.1.1　人工授精的适应证

（1）男方因素

1）男方存在解剖异常，使得精子不能进入阴道，如严重尿道下裂、逆行射精等。

2）精神神经因素使得性生活不能正常进行，或有早泄、不射精等。

3）男方免疫因素，如出现血液或精液抗精子抗体阳性。

4）精液中度异常：如精子密度$< 15 \times 10^6$/ml，活动率减低，严重精液量减少，精液液化时间长或不液化等。

（2）女方因素

1）生殖道异常阻碍精子运行，如阴道与宫颈狭窄，性交时阴道痉挛导致性交困难等。

2）宫颈因素包括宫颈黏液异常、反复性交后试验异常等。

3）女方免疫因素，如出现抗精子抗体阳性等。

（3）不明原因不孕

23.1.2　常用人工授精方法

（1）宫颈周围或宫颈管内人工授精（intracervical insemination，ICI）：将处理后的精液$0.5 \sim 1.0$ ml缓慢注入宫颈管内，其余精液置入阴道前穹窿。此法常用于宫腔内人工授精困难者。

（2）宫腔内人工授精（intra-uterine insemination，IUD）：人工授精前需将精子洗涤优化，然后将$0.5 \sim 2.0$ ml精液通过导管注入宫腔，术后仰卧$10 \sim 15$分钟。此法的成功率较前者高。

23.1.3　人工授精诱发排卵方案

（1）自然周期：如排卵正常，在月经周期第$10 \sim 12$天开始B超监测卵泡发育及子宫内膜增长情况。当主导卵泡达到$18 \sim 20$ mm、血雌二醇（E_2）水平达$270 \sim 300$ pg/ml、黄体生成素（LH）上升高于基础值2倍以上，可以考虑安排在$12 \sim 36$小时后进行宫腔内人工授精。

（2）氯米芬促排卵：适用于多囊卵巢综合征、继发性低促性腺激素（或正常促性腺激素）闭经等患者。氯米芬是一种非类固醇激素，临床常作为促排卵的首选药物。氯米芬的化学结构与己烯雌酚类似，半衰期为5天，进入血液循环后与雌激素受体结合力低于雌二醇，但在靶细胞的细胞核内作用时间更加持久；具有雌激素和抗雌激素作用，并以抗雌激素作用为主。氯米芬的作用机制依赖下丘脑-垂体-卵巢轴的正反馈和负反馈，主要是与内源性雌激素竞争结合雌激素受体，可能是通过竞争性结合下丘脑细胞内的雌激素受体。与此同时，抑制雌激素受体的补充，从而使靶细胞对雌激素不敏感，解除雌激素对下丘脑的负反馈作用，下丘脑释放更多的促性腺激素释放激素（GnRH），刺激垂体释放更多的卵泡刺激素（follicle stimulating hormone，FSH）和LH。FSH可以促使卵泡发育成熟，雌二醇水平的上升引起正反馈作用，促进下丘脑释放大量GnRH，引起垂体释放LH和FSH达到峰值，最终诱发排卵。

氯米酚促排卵从小剂量开始，月经第5天起每天50 mg，连续服用5天。如$1 \sim 2$个周期无效，可以加至每天100 mg，连续服用5天。为了提高排卵和妊娠率，可以联合使用其他药物。

1）氯米芬联合人绒毛膜促性腺激素（human chorionic gonadotropin，HCG）：适用于氯米芬有卵泡生长，但不能自发排卵的患者。在服用氯米芬后，通过B超检测排卵，待卵泡成熟时，一次性给予HCG $5\,000 \sim 10\,000$ IU，诱发排卵，$24 \sim 36$小时后宫腔内人工授精。

2）氯米芬联合雌激素：适用于单用氯米芬子宫内膜较薄、宫颈黏液量少而稠者，在卵泡发育过程中适当加用戊酸雌二醇每天$1 \sim 2$ mg。

3）氯米芬联合人绝经后促性腺激素（human menopausal gonadotropin，HMG）/FSH＋HCG：在超促排卵中联合应用氯米芬和 HMG/FSH,可以提高氯米芬的效率,同时降低 HMG/FSH 的费用。该治疗使用方法灵活多样,如氯米芬第 5 天起每天 50 mg,5 天后应用 HMG/FSH 每天 75 IU,待卵泡成熟时,给予 HCG 诱导排卵。

(3)促性腺激素促排卵:为提高妊娠率,对于排卵功能障碍使用氯米芬几个周期无效者,可以使用促性腺激素促排卵,以提高周期中卵子质量。促性腺激素包括 FSH、LH 和 HCG。FSH 和 LH 由垂体产生和释放,在绝经期妇女的血中水平很高,尿中有大量的 FSH 和 LH,临床上使用的是从绝经妇女尿中提取的 HMG 和 FSH,之后有纯化和重组的 FSH,以及重组的 LH。

FSH、LH 和 HCG 都是糖蛋白激素,由两个非共价结合的含糖相同 α 亚单位和不同 β 亚单位组成,LH 和 HCG 的 β 亚单位有 80% 的同源性。FSH 的作用是促进卵泡募集和生长,促进颗粒细胞芳香化酶的活性,使雄激素转换为雌激素。FSH 和 LH 有协同作用,可以刺激卵泡各种细胞的增殖和分化,LH 刺激卵泡膜细胞产生雄激素,用以作为芳香化酶的底物。HCG 结构和生物学上与 LH 相似,模仿 LH 峰诱导排卵,并促进黄体功能。临床上,促性腺激素主要用于下丘脑-垂体功能衰竭的替代治疗、下丘脑-垂体功能不全的刺激治疗等。

促性腺激素的使用方法灵活多样,临床上根据患者的不同情况,制订具体的治疗方案,常规从低剂量开始,即每天 75 IU。同时在使用过程中,通过 B 超监测卵泡生长状况和血中激素水平,随时调整剂量。

23.1.4 精液标本的分析处理

在宫腔内人工授精前 2 小时获取新鲜精液供处理,以得到符合要求的活动精子密度。将装有标本的容器放在摇动的工作台上,在室温或 37 ℃ 下等待液化,一般需要 5～30 分钟。抗精子抗体阳性的患者需收集在含 50% 血清的 HEPES-HTF 液 5 ml 中,立即进行检查和处理,减少或去除精浆内前列腺素、免疫活性细胞、抗精子抗体、细菌及碎片,降低精液的黏稠性,促进精子的获能,改善精子的授精能力。

冷冻精子技术为一些患者提供了保障生育的条件,包括需要进行放疗和化疗的患者、长期分居的夫妇等。人工授精也可以使用冷冻精子。冷冻精子解冻后需要达到以下标准:精子密度 > 20×10^6/ml、存活精子 > 20%、活动力为 ≥ 2 级,梯度离心后精子回收在 20 万活精或以上,活动力为 ≥ 2 级。在冷冻过程中可能对精子细胞膜造成一定程度的损伤,但有研究认为与新鲜精液宫腔内人工授精相比,使用冷冻精子的临床妊娠率没有差异。

23.1.5 人工授精的并发症

(1)卵巢过度刺激综合征:在宫腔内人工授精过程中发生率较低,中度卵巢过度刺激综合征发生率为 1%。在使用促排卵药物时,需根据患者情况适当调整药物,特别是多囊卵巢综合征的患者,要控制用药起始剂量(具体的预防和治疗措施,详见"体外受精和胚胎移植"章节)。

(2)异常的妊娠结局:据报道,在促排卵周期进行宫腔内人工授精时,多胎妊娠率约为 20%,自然流产率为 20%。

(3)盆腔感染:较为少见,操作时需掌握无菌技术。

23.1.6 供精人工授精

供精人工授精是通过非性交的方法,将供精者的精子在合适的时间置入女性生殖道内,以达到受孕目的的技术。供精人工授精适用于各种原因所导致的无精子症,特别是非梗阻性无精子症、睾丸穿刺未见精子者,或男方有遗传性疾病如精神病、癫痫等,或者夫妇因特殊血型导致严重母婴血型不合经治疗无效者。供精人工授精因涉及道德、法律和伦理等问题,需进行严格的随访和管理,我国规定必须按照相关管理条例严格执行。

23.2　体外受精和胚胎移植

体外受精和胚胎移植(*in vitro* fertilization and embryo transfer，IVF－ET)，是将不孕症夫妇的卵子和精子在体外受精，发育成胚胎后再移植到子宫腔内继续生长发育的辅助生育技术，又称为"试管婴儿"。随着 1978 年世界上首例试管婴儿 Louis Brown 的出生，IVF－ET 技术得到了全世界的广泛关注。近 30 多年来，辅助生育技术蓬勃发展，在传统 IVF－ET 技术的基础上，不断有更多新的内容和技术问世，如显微受精技术、胚胎冷冻和种植前遗传学诊断等。

23.2.1　适应证

(1) 输卵管性的不孕症：输卵管性不孕症在临床上较为常见，是 IVF－ET 治疗的主要适应证之一。所谓输卵管性的不孕症，是指由于输卵管炎症、输卵管周围特别是输卵管伞端周围病变、输卵管妊娠或结扎术后引起的机械原因等，阻碍了精子的运送、卵子的摄取、卵子与精子的受精以及将受精卵运送到宫腔，或者由于输卵管积液产生的细胞因子影响精子和卵子受精的环境及胚胎的发育等所引起的不育状况。输卵管性不孕症患者可以选择手术治疗，但在手术难以奏效时，如双侧输卵管阻塞、严重盆腔粘连、输卵管整形或复通术后仍未受孕的患者，IVF－ET 提供了一个妊娠的机会。不过需要注意的是，输卵管积液可能会对子宫内膜容受性产生影响，对胚胎产生毒性作用，从而降低 IVF－ET 的成功率。

(2) 男性因素：因少、弱、畸形精子而行多次宫腔内人工授精未孕的患者，可以行IVF－ET 治疗；或者因严重的少弱精症或梗阻性无精子症，可以采用 ICSI。ICSI 的产生和发展，为传统方法不能解决的男性不育症提供了生育的可能。

(3) 子宫内膜异位症：严重的子宫内膜异位症，经药物和手术治疗无效者，可以通过

IVF－ET 技术助孕。在 IVF－ET 治疗过程中，严重的子宫内膜异位症会影响卵巢组织结构，从而可能增加超促排卵促性腺激素的剂量和使用时间，同时可能对获卵数和卵子的质量产生一定的影响。

(4) 多囊卵巢综合征治疗无效者：排卵障碍、顽固性多囊卵巢综合征经多次促排治疗和宫腔内人工授精未孕者，可以选择IVF－ET 治疗。

(5) 原因不明的不孕和免疫性不孕：原因不明的不孕及免疫性不孕患者经其他治疗无效时，特别是经多次宫腔内人工授精而未孕者，可以选择 IVF－ET 治疗。治疗过程中有可能发现卵子质量问题，或者出现受精障碍。

23.2.2　治疗前准备

在辅助生育治疗前，应详细询问夫妇双方病史，包括既往疾病史、家族史等。同时，夫妇双方接受系统的全身检查，明确 IVF、ICSI 适应证，排除内科、外科疾病及肿瘤。

(1) 女方检查

1) 血内分泌检查：月经第 3 天血内分泌检查，包括 FSH、LH、雌二醇、孕酮(P)、睾酮(T)、催乳素(PRL)、促甲状腺激素(TSH)等，了解卵巢储备功能，排除高泌乳素血症、高雄激素及甲状腺疾患等。近些年也有一些新的指标，如抑制素(inhibin)和抗苗勒管激素(Anti-Mullerian hormone，AMH)等。

2) B 超检查：了解子宫及双侧卵巢情况，排除肿瘤、内膜息肉、输卵管积液等，观察卵巢基础窦卵泡数，必要时测量卵巢血流情况，了解卵巢储备功能。

3) 全身检查：包括血尿常规、肝肾功能人类免疫缺陷病毒(HIV)、RPR、乙型肝炎、丙型肝炎、染色体、心电图、乳腺检查、宫颈涂片、白带常规、支原体、衣原体、淋病等。

4) 宫腔镜：B 超疑有子宫内膜息肉、宫腔粘连或疑有子宫内膜结核者，以及反复IVF－ET 失败者，建议行宫腔镜检查。

5) 腹腔镜检查及治疗：检查中发现有子

宫肌瘤、卵巢囊肿、输卵管积液等需要手术时,在 IVF - ET 前行腹腔镜手术。

（2）男方检查

1) 精液检查:在辅助生育前需行常规精液检查 1～2 次。

2) 全身检查:包括血尿常规、肝功能、HIV、RPR、乙型肝炎、丙型肝炎、染色体、支原体、衣原体、淋病等。

23.2.3 超促排卵

（1）超促排卵方案:早期的 IVF - ET 治疗采用自然周期取卵,每个周期生长的卵泡只有一个,最终形成胚胎的机会及移植的数目都受到严格的限制,因而早期的成功率较低。随着超促排卵技术的应用和发展,目前大多数 IVF 中心使用不同的超促排卵方案以获得多个卵子和胚胎,提高了获卵数和有效胚胎数,从而极大提高了辅助生育技术的成功率。超促排卵技术为现代辅助生育技术的发展奠定了基础,成为现代辅助生育技术的常规和基础技术之一。超促排卵,即能控制的卵巢刺激（controlled ovarian hypersti-mulation）,也就是使用促排卵药物,有控制地促进卵巢多个卵泡的生长、发育和成熟。超促排卵方案的选择需要综合考虑多种因素,通过评估患者卵巢储备功能决定方案和超促排卵药物剂量。其中,评估卵巢储备功能需要考虑患者的年龄、基础内分泌水平、B 超窦卵泡数,并包括近年来一些新的指标,如 inhibin 和 AMH 等。目前使用的超促排卵方案主要有以下几种。

1) 长方案:是较常用的方案,适用于大部分卵巢功能基本正常的患者,可以达到满意的妊娠率。长方案需要使用 GnRH 激动剂。GnRH 是下丘脑脉冲式分泌的 10 肽激素,通过与垂体促性腺激素细胞表面的 GnRH 受体结合,作用于腺苷酸环化酶和钙离子,促进 FSH 和 LH 的合成和释放。GnRH 的稳定性差,体内的半衰期很短,仅为 2～4 分钟。通过取代第 6、10 位的氨基酸,人工合成的 GnRH 激动剂稳定性增强,半衰

期延长,生物学效应增加。目前临床上有多种药物可以使用,如 Triptorelin、Goserelin、Leuprolide 等。

在 IVF - ET 的超促排卵中,GnRH 激动剂的作用机制是:大剂量的 GnRH 激动剂与 GnRH 受体结合,使得未结合的受体数量减少,垂体不能对内源性或外源性 GnRH 进一步产生反应,从而使 FSH 和 LH 的分泌减少。一般用药后 5～7 天开始减少,14 天作用降低至基础水平以下,达到降调节的作用,从而减少早发 LH 峰的发生,抑制内源性 LH 峰的出现。一般从前次月经黄体期给予 GnRH 激动剂,可以使用长效制剂一次性注射,也可以使用短效制剂每天注射,在月经第 3 天起开始使用促性腺激素进行超促排卵。促性腺激素的剂量根据患者年龄、体重、卵巢储备功能等决定,超促排卵过程中须严密监测,并根据需要增加或减少促性腺激素的剂量,直到 HCG 注射日。

2) 短方案:一般在月经第 3 天开始每天给予短效 GnRH 激动剂,同时使用促性腺激素进行超促排卵,直到 HCG 日。Cochrane 于 2011 年综述了 GnRH 用于长方案和短方案的随机对照研究,发现长方案的临床妊娠率明显升高（OR 1.50, 95%CI:1.16～1.93）,其获卵率明显升高,但促排卵药物的用量也明显增加,约增加 12.9 支药物,由于短方案有激发效应,目前短方案通常用于反应不良、卵巢储备功能较差的患者。短方案可以引起卵泡早期雌二醇、孕酮水平暂时升高,可能影响到子宫内膜容受性。亦有研究认为,对于卵巢低反应的患者,GnRH 激动剂短方案的临床继续妊娠率没有 GnRH 拮抗剂方案高。

3) 超短方案:适用于卵巢储备功能差的患者。在月经第 3 天每天给予 GnRH 激动剂和促性腺激素,GnRH 激动剂仅使用 5～6 天即停止。

4) 超长方案:适用于患有子宫内膜异位症的患者。治疗前给予 2～3 次长效 GnRH 激动剂,在最后一次给药的 4 周后进行超促

排卵。由于注射多次 GnRH 激动剂，可能影响卵巢功能，必要时可以增加促性腺激素的起始剂量。

5）拮抗剂方案：GnRH 拮抗剂是较新应用于临床的药物。与 GnRH 激动剂不同，GnRH 拮抗剂对 GnRH 10 肽的 1、2 位氨基酸进行修饰，与 GnRH 受体结合后，不产生信号传导，因而阻止 GnRH 对垂体的作用。其特点是即刻产生抑制作用，没有 GnRH 激动剂使用开始时的激发现象，同时可以减少卵巢过度刺激综合征的发生率。IVF - ET 临床常用的有 Centrorelix 和 Ganirelix 等。目前一般使用连续给药方法，即在超促排卵的月经周期第 7～8 天或主导卵泡≥14 mm 时开始使用 Centrorelix 0.25mg/d，直到 HCG 注射日。这种方法舒适方便。研究表明，GnRH 激动剂与拮抗剂方法的妊娠率相当，但也有认为拮抗剂的妊娠率稍低，但其优点是对于多囊卵巢综合征或其他卵巢高反应的患者，可以明显降低卵巢过度刺激综合征的发生率。

6）微刺激方案：月经周期第 3 天起使用氯米芬，然后使用 HMG，这种方法用药费用低，对于卵巢储备功能差或为多囊卵巢综合征的患者是一个有效的选择方案。但有研究认为，由于氯米芬的使用使子宫内膜容受性不良，可以联合使用冷冻胚胎移植的方法。

（2）超促排卵的监测

1）超声监测：在使用 GnRH 激动剂和促性腺激素前，以及使用促性腺激素 3～5 天后，定期对子宫、卵巢、卵泡发育情况进行监测，卵泡大小测量是取其最大断面互相垂直的两个径线的平均值。超声监测特点是方便、即时、无创、可重复。

2）血清 LH、雌二醇、孕酮水平：雌二醇水平间接反映卵泡数量和大小，以及卵母细胞的质量。LH 的监测是预防提前出现的内源性 LH 峰。多个卵泡发育成熟时可产生孕酮，孕酮水平的升高影响卵母细胞的质量和子宫内膜容受性。

3）HCG 使用时机：需要根据超声监测和血液中激素水平来决定 HCG 使用时机。使用长方案、短方案等，在 3 个卵泡直径≥18 mm 时可以注射 HCG；使用微刺激方案，可以在 1 个卵泡直径≥18 mm 时注射。如果内源性 LH 峰提前出现，可以考虑适当提早注射 HCG 的时间。

（3）卵巢过度刺激综合征的防治：卵巢过度刺激综合征是超促排卵的并发症之一，一般发生率为 20%，中度、重度的发生率为 1%～10%。妊娠者卵巢过度刺激综合征的发生率是非妊娠的 4 倍，且持续时间较非妊娠者长。高危患者包括年纪较轻、多囊卵巢综合征、雌二醇≥4 000 pg/ml 等。

1）发病机制：尚不清楚，可能与多种因素有关。有人认为，与 LH 及 HCG 激活卵巢肾素-血管紧张素-醛固酮系统、促进毛细血管通透性有关。HCG 能调节血管内皮因子、增加血管通透性。同时，各种炎性介质及细胞因子可能也有一定作用。另外，卵巢过度刺激综合征一般发生在高雌激素水平的患者。

2）临床表现：由于毛细血管通透性增加，大量体液外渗引起腹腔积液、胸腔积液、血容量降低、少尿甚至无尿，伴有水和电解质紊乱、血黏度增加、凝血功能障碍，甚至血栓形成。根据病情可以分为以下 3 度。

轻度：出现下腹不适、胃纳差等，雌二醇 <5 500 pmol/L，卵巢直径达 5 cm。

中度：有明显的下腹胀痛、恶心等，体重增加≤3 kg，腹围明显增大，雌二醇<11 000 pmol/L，卵巢直径达 5～10 cm，腹腔积液<1.5 L。

重度：腹腔积液明显增加，腹胀加剧，甚至无法进食，乏力、虚弱、呼吸困难、不能平卧等，卵巢直径<10 cm，体重增加<4.5 kg，出现血液浓缩，电解质紊乱，肝、肾功能受损。

3）预防：由于病因不明，目前缺乏针对性强的治疗方法，应以预防为主。预防措施包括在超促排卵治疗时需要特别警惕高危对象，对于年轻、BM1 偏小、多囊卵巢综合征等患者,促排卵药物起始剂量需相应减少,或者使用拮抗剂、微刺激方案等,治疗过程中密切监测,必要时降低促排卵药物的剂量。对于出现卵巢过度刺激倾向的患者,必要时考虑使用 coasting 疗法,即停用促性腺激素 1～5 天,减少 HCG 剂量至 5 000 IU,微刺激或拮抗剂方案使用 GnRH 激动剂诱导排卵等。

4)治疗:由于发病机制不明,目前尚缺乏针对性的治疗方法。对于轻度患者需要密切观察,中、重度患者给予精神鼓励、建立信心;建议高蛋白饮食,少量多餐;使用低分子右旋糖酐等纠正低血容量,注意电解质平衡和血凝状态,可以使用前列腺素拮抗剂如吲哚美辛降低血管通透性;严重腹腔积液时可在 B 超引导下腹腔穿刺引流腹腔积液,改善患者症状;合并肾衰竭者,可以静脉滴注多巴胺。

(4)超促排卵的黄体支持:使用降调节的超促排卵方案,体内促性腺激素的分泌较低,加之穿刺取卵同时吸出了大量颗粒细胞,一般在胚胎移植后需要给予黄体支持。黄体支持的时间各 IVF 中心不同,从 2 周至 3 个月不等。

23.2.4 B超引导下穿刺取卵

目前广泛使用的 B 超引导下穿刺取卵术是一项安全、简便、有效的技术,也是 IVF 常规收集卵子的方法。

(1)麻醉:术前 30 分钟肌内注射哌替啶 50～100 mg;术时一般采用芬太尼静脉麻醉,由麻醉医师进行动态心电等监测。

(2)设备:B 超、阴道探头及穿刺适配器、穿刺针、负压吸引器和一次性试管等。

(3)手术操作

1)阴道准备:患者术前排空膀胱,取膀胱截石位;用生理盐水反复冲洗阴道,消毒纱布擦干,铺消毒巾。

2)取卵:B 超阴道探头涂耦合剂,套消毒的乳胶薄膜套;调出 B 超穿刺引导线;检查穿刺针与负压仪的连接,调节负压至适当压力;B 超探头插入阴道后检查子宫、卵巢、盆腔情况,观察是否有异常排卵及盆腔是否有异常液性暗区。然后,将 B 超探头和穿刺引导线固定在穹窿组织与穿刺卵巢间最近距离,尽可能避开宫颈、子宫肌层和宫旁血管网;穿刺时进针快而准确,进入卵泡时启动负压吸引;B 超尽量显示卵泡最大平面,针尖可以旋转,需彻底吸取卵泡内的卵泡液,直至卵泡完全塌陷。

同一穿刺线的卵泡由浅入深一次完成,然后将针退至卵巢表面,但不退出阴道壁;改变穿刺方向,穿刺另一条穿刺线的卵泡,尽可能穿刺所有 10 mm 的卵泡;一侧卵巢穿刺结束后再穿刺另一侧卵巢。

穿刺时观察负压情况,注意盆腔是否有出血,同时监测患者的生命体征;穿刺过程中需与实验室及时交流,了解术中检卵数与穿刺卵泡数是否一致,发现差异较大时应及时寻找原因。如果穿刺卵巢位置不能避开子宫肌层时,尽量避开穿过子宫内膜,以免影响移植。

穿刺取卵结束后,检查盆腔是否有出血、穿刺点是否有活动性出血;如无特殊情况,擦拭阴道,结束手术。若发现穿刺点有出血,可用棉纱填塞压迫止血,血止后取出,术后平卧休息,经手术医师检查正常方可离开医院。

23.2.5 体外受精

(1)卵子收集:在加热的显微镜平台上观察卵泡抽吸液;找到卵丘复合物时冲洗卵子,将血块与颗粒细胞分离;迅速将卵子移入 37℃培养箱内。在收集卵子过程中,还需评估卵子成熟度和质量。

1)生殖泡:卵子未成熟。卵子周围有致密的颗粒细胞,有时可见生殖泡,一般无卵丘,放射冠比较致密。

2)减数分裂中期:卵子被放射冠细胞紧密包围,颗粒细胞间隙增大,卵泡浆中生殖泡消失,无第一极体排出。

3)减数分裂中期Ⅱ

● 排卵前卵子:放射冠细胞在卵子周围向四周放射性扩散,颗粒细胞扩展呈半透明的不定形体,第一极体出现。这种卵子成熟度最佳,容易受精。

● 卵子过熟:卵子呈苍白的球体,放射冠细胞数少或已经脱落,颗粒细胞仍较多。也可以发展到卵子周围颗粒细胞形成小而黑的滴状物。

● 黄素化卵子:卵子苍白,颗粒细胞裂解,形成胶状体包裹在卵子周围这时的卵子受精能力较低。

● 闭锁卵子:颗粒细胞破裂,呈花边状包围卵子,卵子较黑,较难确认。

(2) 精子处理:精子的处理可以使用直接上游法或不连续浮力密度梯度法。一般推荐使用直接上游法,这种方法适用于精液常规正常的精液标本,在整个处理过程中只使用培养液,没有其他化学物质。

(3) 体外授精(IVF):一般按照每毫升 10 万条正常活动精子受精,200～250 μl 制成一个小滴,内放置 1 个卵子,即每个卵子加 2 万～2.5 万条活动精子;亦有每个卵子加 2 万～5 万条活动精子。通常采用微滴培养法或四孔板培养法。

(4) 观察受精、胚胎发育情况:常规 IVF 的卵子需将颗粒细胞剥离后观察受精两原核的存在。剥离方法有针剥法和细管吹打法。原核观察在受精 17～20 小时进行。在受精的第 2 天和第 3 天,继续观察胚胎发育的情况;受精 39～60 小时可以观察到有活力的 4 细胞胚胎;72 小时前观察到 8 细胞期胚胎。3、5 和 7 细胞胚胎也很多见,特别是在有丝分裂过程中观察胚胎时。移植和冷冻前需对胚胎进行评分,根据评分选择良好的胚胎进行移植和冷冻。根据形态学参数,可以将早期胚胎分为 0～Ⅵ级。

0 级:未受精、未分裂。

Ⅰ级:同等大小分裂球,同质细胞质,无细胞质碎片(图 5 - 23 - 1)。

Ⅱ级:有下列 3 种之一者,细胞质变黑,细胞大小不一或碎片<20%(图 5 - 23 - 2)。

Ⅲ级:碎片为 20%～50%(图 5 -23 - 3)。

Ⅳ级:碎片>50%(图 5 - 23 - 4)。

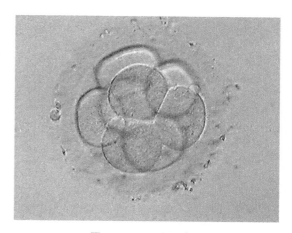

图 5 - 23 - 1　Ⅰ级胚胎

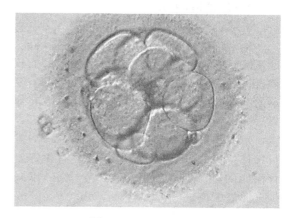

图 5 - 23 - 2　Ⅱ级胚胎

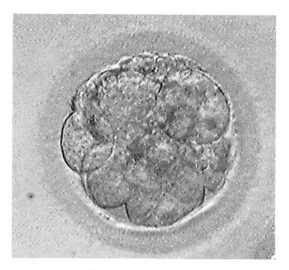

图 5 - 23 - 3　Ⅲ级胚胎

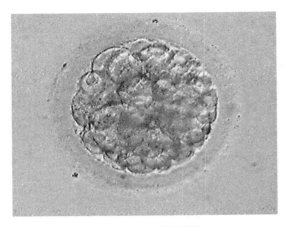

图 5-23-4　Ⅳ级胚胎

Ⅴ级:受精,未分裂。

Ⅵ级:全部都是碎片。

通常,Ⅰ级和Ⅱ级胚胎有良好的发育潜能,Ⅲ级胚胎发育潜能下降,Ⅳ级胚胎发育潜能较差,很难着床。胚胎评分手段是辅助生育中复杂的问题,目前多数采用形态学评分,但其他方法如培养基的代谢水平也日益受到关注。

也有将胚胎培养至囊胚(图 5-23-5)进行移植。目的是形成比卵裂阶段具有更好发育潜能的胚胎,一般移植 1~2 个囊胚,以减少三胎妊娠率。

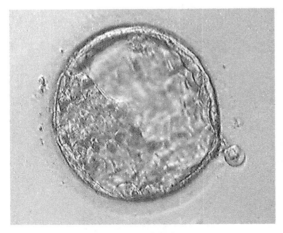

图 5-23-5　囊胚

23.2.6　胚胎移植

取卵后于 2~5 天进行胚胎移植。根据卫生部《人类辅助生殖技术规范》的规定:"每周期移植卵子、合子、胚胎总数不超过 3 个,如行辅助生殖技术第一周期,患者年龄小于 35 岁,移植胚胎总数不超过 2 个。"胚胎移植过程通常在 B 超监测下进行,步骤如下。

患者摄取一定容量水后,取膀胱截石位,铺无菌巾;阴道窥器充分暴露宫颈,干棉纱拭净阴道和宫颈分泌物,用培养液拭净宫颈口分泌物;在 B 超监测下置入胚胎移植外管,一般外管末端与移植管内芯相聚 1.5 cm,移植管内芯距宫底为 0.5~1.0 cm。

移植管内芯接至 1 ml 注射器上,装好胚胎后,通过外套管将移植管内芯向宫腔送入,将胚胎与移植液注入宫腔内。取出外管与内芯,显微镜下观察是否有胚胎存在,移植后让手术者休息一段时间即可离开医院。术后给予黄体支持。

IVF-ET 的妊娠率与胚胎质量、评分、数量等有关,但盲目增加移植数量并不增加妊娠率,反而增加多胎的风险。移植后应注意各种并发症的发生,包括卵巢过度刺激综合征、多胎妊娠、宫外孕、宫内合并宫外妊娠等,如发现三胎或三胎以上妊娠,需要进行减胎术。

23.2.7　影响体外受精-胚胎移植成功率的因素

不同中心 IVF-ET 的妊娠率有所不同,主要是每个中心纳入的患者标准不同,从而使年龄、基础 FSH 值、以往 IVF 次数均不相同。同一中心影响 IVF-ET 成功的因素主要包括女方年龄、对超促排卵方案的反应、获得卵子数量和质量、精子质量、胚胎移植数量和质量等。

23.2.8　胚胎冷冻

人类胚胎冷冻技术起源于 20 世纪 80 年代,经过不断发展,这项技术已越来越完善,解冻后胚胎的存活率从原来的<20%达到如今的 90%左右,同时冷冻胚胎移植妊娠率也

达到新鲜胚胎移植妊娠率的水平。目前,冷冻胚胎技术已经成为 IVF 治疗的重要部分,其不仅减少了患者费用,而且最大限度地提高了每次超促排卵和取卵周期可以利用的胚胎数,提高了单次取卵周期的妊娠率,降低了卵巢过度刺激新鲜胚胎移植的风险。在有些患者子宫内膜不同步或患者有突发情况时,胚胎冷冻也是一个选择方案。

(1) 胚胎冷冻方法:以往的冷冻方法称为慢速冷冻法。在室温下,胚胎于低浓度的冷冻保护剂溶液中预平衡;再放置在终浓度的冷冻液里,在冷冻仪内预设的程序下逐渐降温;然后浸入液氮中。

目前很多中心已经使用玻璃化冷冻法,即在快速冷冻中由液态直接转为黏稠的玻璃状态或无冰晶结构的固态。这种方法操作简单,只需将细胞放入 CPA 中,然后置入液氮中即可。该过程细胞快速越过玻璃化临界点(水为 -130℃),原来的液相液体转变为无定型的玻璃化固状,有效排除了细胞外冰晶形成阶段,减少了冷冻的损伤。解冻时根据冷冻速率和方式不同,采用适宜的复苏速率,减少冰晶的形成及溶质性损伤。冷冻速率越快,复温速率越快,反之亦然。

(2) 冷冻胚胎移植周期的内膜准备

1) 自然周期:月经规则的患者可以监测排卵和血中 LH、雌二醇、孕酮的水平,在 LH 峰出现时,即比基础值上升 2 倍时,准备在 72 小时解冻移植胚胎。

2) 垂体降调节加激素替代法:在患者前次周期黄体期使用 GnRH 激动剂进行降调节。月经来潮后 B 超检查,内膜<5 mm 时口服戊酸雌二醇或类似物,B 超监测子宫内膜,同时观测血液中 LH、雌二醇和孕酮水平。内膜<8 mm 可以增加戊酸雌二醇剂量,同时也可以加用阿司匹林等;周期第 13 天,内膜≥8 mm 时可以考虑准备移植胚胎;移植前 2 天开始使用黄体酮;通常在周期第 15～21 天进行移植。

(3) 冷冻胚胎的安全性:研究表明,精子和胚胎冷冻 5 年不会发生退化。同时随访的数据表明,通过冷冻胚胎移植分娩的孩子先天性缺陷的发生率未明显增加。

23.2.9　单精子卵泡浆内注射术

(1) 适应证:①严重男性少弱精症、畸形精症;②前次 IVF 受精失败或受精率<30%;③植入前遗传学诊断(PGD)治疗周期;④无精症经睾丸活检有精子者,或附睾穿刺的精子。

(2) 操作过程

1) 卵子处理:常规 IVF 卵子是被卵丘复合体包围受精的。在 ICSI 前,需要去除卵子周围的卵丘和放射冠细胞,这对评估卵子的成熟度和准确进行精子注射非常重要。去除卵丘和放射冠第一步是将卵子放于含有 80 Iμ/ml 透明质酸酶的 HEPES 缓冲液中,用 Pasterur 吸管反复吹打卵子;第二步是将卵子转移至无透明质酸酶的容器内,使用细长吸管进行机械裸化。裸化后的卵子进行观察评估细胞核成熟度。

2) 精子处理:精子来源于新鲜射精、冷冻精子、附睾穿刺或睾丸活检等。新鲜射精的精子通过密度梯度离心法处理,极度少精症可以通过简单洗涤以减少精子损失,附睾穿刺的精子同极度少精症的处理,睾丸活检后需移去组织碎片。

3) 显微注射:在带有显微注射操作仪的倒置显微镜下进行。首先选择一条活动形态正常的精子,用注射针将精子尾巴压在操作皿上进行制动,使用注射针从尾部吸入精子。然后对成熟的卵子(MⅡ期)进行固定,使得第一极体对准 12 点或 6 点位置。将精子调节到注射针顶端,从卵子 3 点处进针,轻轻回吸确定卵膜已经破裂,使用最小液体量将精子注射入卵子里,小心退出注射针,显微注射后可以看到卵浆中央有一个精子(图 5-23-6)。

4) ICSI 的结果:在 ICSI 后卵子转移至表面覆盖轻质液状石蜡的培养微滴中,放入培养箱。在 ICSI 16～18 小时观察胚胎受精情况;ICSI 的第 2～3 天,发育至 4 细胞和 8

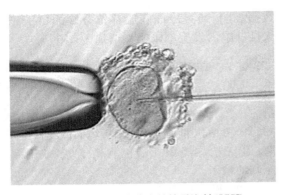

图 5 - 23 - 6 卵胞浆内单精子注射(ICSI)

细胞期的为优良胚胎。胚胎移植策略同 IVF 周期,也有选择第 5 天囊胚期移植,特别是胚胎植入前遗传学诊断。随访数据表明,ICSI 出生的婴儿与 IVF 出生婴儿相比,新生儿畸形和并发症并不增高。

23.2.10 植入前遗传学诊断

植入前遗传学诊断（preimplantation genetic diagnosis, PGD)是辅助生殖技术与遗传学相结合的诊断技术,通过检测辅助生育中胚胎,挑选出无遗传缺陷的胚胎以供移植。

PGD 可以通过 3 种途径检测,即检测第一和第二极体、卵裂期卵裂球活检和囊胚活检,目前常用的是卵裂球活检。获取的材料可用聚合酶链反应（polymerase chain reaction, PCR)分析检测单基因缺陷,或者使用荧光原位杂交（fluorescence *in situ* hybridization, FISH)检测染色体异常。FISH 的优点是污染概率较低,检测快速,可以检测染色体倍数,排除非整倍体的胚胎。PGD 用于检测染色体异位的患者如罗伯逊异位,可使染色体异位携带者获得健康的后代。另外,PGD 还可以用于高龄孕妇,筛选正常倍体的胚胎以供移植,排除染色体倍体异常的胚胎,提高辅助生育的成功率,减少流产率。目前的数据表明,PDG 出生婴儿先天缺陷的发生与正常人群相同。虽然 PDG 方法是安全的,但仍需要长期随访,确定其长期安全性。

另外,一些新技术和新方法也应用于 PGD 临床上。

(1) 比较基因组杂交（comparative genomic hybridization, CGH)：其原理是提取待检测的单卵裂球或第一极体的 DNA,同对照基因组 DNA 一起标记不同荧光后按 1:1 比例混合,与正常染色体杂交,根据荧光不同判断基因组中相对应序列拷贝的变化。CGH 的优点是可以检测所有染色体的数目,以及每条染色体全长的具体情况,能够检测出不常见的异常,如 5 号或 9 号染色体三体。CGH 在 PGD 的应用方向是 array - CGH,其杂交所需时间不到 24 小时,可以检测全基因组水平,以及更小范围的 DNA 变化,如染色体不平衡异位、纯合、杂交、缺失等。

(2) 胚胎植入前遗传学筛查（preimplantation genetic screening, PGS)：主要用于高龄夫妇核型正常但反复自然流产、多次 IVF 失败、严重男性不育因素等患者。

23.2.11 辅助生育的其他方法

(1) 未成熟卵的体外培养：Veek 等于 1982 年首先成功获得人类未成熟卵体外培养后经体外受精发育的胚胎；1992 年 Cha 等报道未成熟卵体外培养通过 ICSI 后形成胚胎,移植后获得临床妊娠。由于常规的 IVF 方法需要大剂量促性腺激素进行超促排卵,对于多囊卵巢综合征患者来说,卵巢过度刺激征的发生率增加,严重者需要入院治疗,甚至威胁生命安全。另外,有少数患者对于促排卵药物不敏感,或者不能接受促性腺激素治疗,未成熟卵的体外培养（*in vitro* maturation, IVM)为她们提供了希望。IVM 临床上可以使用非刺激周期,或者仅使用低剂量促性腺激素的周期。在卵泡直径达到 5～12 mm 时,注射 HCG 10 000 IU,36 小时取卵。取卵时使用双腔针,每个卵泡反复冲洗 2～3 次。取卵前或取卵日开始口服雌激素,使子宫内膜达到 8～10 mm,ICSI 日给予黄体酮 40～60 mg。未成熟卵的体外培养还有一些问题尚需解决,包括卵胞浆发育不成熟、子宫内膜与胚胎发育不同步及长期安全性等。

（2）卵母细胞的冷冻：在 IVF 治疗中，胚胎冷冻已经成为常规治疗的一部分。然而，有些情况需要冷冻卵母细胞，如取卵当天男方不能提供精子、为建立卵子库以备供卵、未婚妇女要求储备生育力（特别是化疗和放疗前）等。

卵母细胞是体内最大的细胞，其冷冻过程与胚胎冷冻有所不同。卵子细胞膜在受精前通透性差，在冷冻过程中应注意细胞脱水。另外，MⅡ期卵子核膜已经溶解，染色体处于纺锤体上；纺锤体对环境变化非常敏感，在外界环境剧烈变化及不适合的环境中，卵母细胞可以发生自发激活，影响其发育潜能。目前，卵子冷冻的稳定性不如胚胎冷冻，卵母细胞冷冻的研究和临床应用尚需进一步的探索。

（3）卵巢组织冷冻：卵巢组织冷冻为需要手术、放疗和化疗的恶性肿瘤患者提供了保存生育能力的希望。然而，卵巢组织冷冻比胚胎和卵子冷冻均要复杂得多。如何保持移植后卵巢组织的血供以维持其活力，如何选择最佳移植位点以及长期安全性等问题尚需解决。

（4）赠卵：卵子捐赠为原本根本不能妊娠的妇女提供了希望，适用于卵巢早衰、Turner 综合征、X 性连锁疾病、反复 IVF 失败的患者。2006 年我国卫生部发布了《人类与人类精子库校验实施细则》要求："一、已经审批开展人类辅助生殖技术的各机构应严格控制赠卵技术的实施，严格掌握接受卵子赠送的适应证；二、赠卵者仅限于接受人类辅助生殖治疗周期中取卵的妇女；三、为保障赠卵者的切身利益，应当在其每周期取成熟卵子 20 个以上，并保留 15 个以上的基础上进行赠卵；四、应当在赠卵者对所赠卵子的用途、自身权利和义务完全知情同意的基础上进行；五、对赠卵者应参照供精者筛选的程序和标准进行相关的健康检查及管理；六、对实施赠卵技术而获得的胚胎必须进行冷冻，对赠

卵者应在半年后进行艾滋病抗体和其他相关疾病的检查，获得确定安全的结果后方可解冻相关胚胎；七、对接受赠卵的患者要依据病情和就诊时间进行排队；八、严禁任何形式的商业化赠卵和供卵行为。"

根据卫生部的规定，赠卵者为正在进行辅助生育治疗的患者。受卵者根据卵巢是否有功能而决定冷冻胚胎移植方案，卵巢无功能者需行几个月的激素替代治疗，有卵巢功能者可以使用自然周期冷冻胚胎移植方案或激素替代周期的胚胎移植方案。

（5）赠胚和代孕：对于双方配子发生能力均有严重障碍的夫妇，接受捐赠胚胎治疗是一个有效的选择。而对于无子宫但有卵巢、因癌症行子宫切除、反复流产的妇女，代孕是一个可行的选择。但是目前在我国大陆，由于涉及复杂的伦理社会问题，尚不允许开展赠胚和代孕。

23.2.12 辅助生育技术对妇女健康/子代健康的影响

23.2.12.1 辅助生育技术对妇女健康的影响

激素是妇科肿瘤的病因之一，因此生殖医学中使用的促排卵药物对这些肿瘤发生的风险是否有影响进行了相关的研究。很多研究由于缺乏对照或者随访时间短，而未获得定论。卵巢癌是危害妇女健康的癌症之一，其中 90% 的卵巢癌来源于上皮细胞。一些因素影响卵巢癌的发生，如基因、环境和内分泌等。自 20 世纪 80 年代以来，在各大洲报道了不孕症治疗后几十例恶性或交界性肿瘤患者。在病例-对照研究中，发现只有一种促排卵药物与卵巢癌有关，这是一个综合分析了美国的 12 个病例-对照研究，比较了 2 197 例卵巢癌患者和 8 893 例对照。另外，使用促排卵药物还增加了卵巢上皮交界性细胞瘤的发生。但是，也有很多其他研究没有发现促排卵治疗与卵巢癌有关联。有研究发现使用氯米芬≥12 个周期可以增加卵巢癌的风

险,无论有无生育史。其他大部分研究并没有发现其中存在关联,包括大样本量研究。同未接受 IVF 治疗的不孕症妇女相比,其他妇科肿瘤如乳腺癌、子宫内膜癌在接受 IVF 治疗的妇女中发病率并无升高,资料显示不孕妇女的子宫内膜癌发生率比正常人群有所升高。

综合上述,建议临床上在促排卵治疗前排除已经存在的卵巢癌,告知患者可能存在的风险,尤其是高发人群,以及避免长期使用促排卵治疗,如氯米芬。另外,病例-对照研究和队列研究各有优缺点,尚需要更进一步的大样本量和长期随访的队列研究来得出明确结论。

23.2.12.2 辅助生育技术对子代健康的影响

辅助生育对子代的健康影响一直以来都受到关注,特别是由于男性因素而行卵胞浆内单精子注射(ICSI)后生育的男孩健康更为引起关注,这是由于男性不育可由基因导致,包括 Y 基因微缺失、X 染色体和长染色体异常等,或者由于基因缺陷而导致精子超微结构异常。理论上 ICSI 的男性后代可能异常的发生率升高,但目前的数据还不能获得最后结论。

国内外研究表明,辅助生育技术出生的婴儿先天畸形发生率与一般自然受孕人群无显著差别。虽然来自辅助生育技术儿童的早产率和低出生体重发生率高,但可能与多胎妊娠发生率高有关。来自不同辅助生殖方式包括 IVF、ICSI 和 FET 出生单胎儿童与自然受孕出生儿童体格和精神运动发育亦无差异。目前得出的结论是辅助生育技术对子代的健康无不利影响,但需控制多胎的发生率,减少多胎造成对子代健康的影响。

23.2.13 辅助生育对人员、场地和设备的要求

根据卫生部 2003 年《人类辅助生殖技术规范》,对从事辅助生殖的人员、场地和设备有以下要求。

(1)在编人员要求:机构设总负责人、临床负责人和实验室负责人,临床负责人与实验室负责人不得由同一人担任。

生殖医学机构的在编专职技术人员不得少于 12 人,其中临床医师不得少于 6 人(包括男科执业医师 1 人),实验室专业技术人员不得少于 3 人,护理人员不得少于 3 人。上述人员须接受卫生部指定医疗机构进行生殖医学专业技术培训。

外籍、中国台湾地区、香港和澳门特别行政区技术人员来内地从事人类辅助生殖诊疗活动须按国家有关管理规定执行。

1)临床医师:①专职临床医师必须是具备医学学士学位,并已获得中级以上技术职称或具备生殖医学硕士学位的妇产科或泌尿男科专业的执业医师。②临床负责人必须由从事生殖专业具有高级技术职称的妇产科执业医师担任。③临床医师必须具备以下方面的知识和工作能力:掌握女性生殖内分泌学临床专业知识,特别是促排卵药物的使用和月经周期的激素调控;掌握妇科超声技术,并具备卵泡超声监测及 B 超介导下阴道穿刺取卵的技术能力,具备剖腹手术的能力;具备处理人类辅助生殖技术各种并发症的能力。④机构中应配备专职男科临床医师,掌握男性生殖医学基础理论和临床专业技术。

2)实验室技术人员:①胚胎培养实验室技术人员必须具备医学或生物学专业学士以上学位或大专毕业,并具备中级技术职称;②实验室负责人必须由医学或生物学专业高级技术职称人员担任,具备细胞生物学、胚胎学、遗传学等相关学科的理论及细胞培养技能,掌握人类辅助生殖技术的实验室技能,具有实验室管理能力;③至少一人具有按照 WHO 精液分析标准程序处理精液的技能;④至少一人在卫生部指定的机构接受过精子、胚胎冷冻及复苏技术培训,并系统掌握精子、胚胎冷冻及复苏技能;⑤开展 ICSI 的机构,至少有一人在卫生部指定机构接受过本技术的培训,并具备熟练的显微操作及体外

受精与胚胎移植实验室技能；⑥开展植入前胚胎遗传学诊断的机构，必须有专门人员接受过极体或胚胎卵裂球活检技术培训，熟练掌握该项技术的操作技能，掌握医学遗传学理论知识和单细胞遗传学诊断技术；所在机构必须具备遗传咨询和产前诊断技术条件。

3）护士：必须有护士执业证书，受过生殖医学护理工作的培训，护理工作的负责人必须具备中级技术职称。

（2）场所要求

1）场所须包括候诊区、诊疗室、检查室、取精室、精液处理室、资料档案室、清洗室、缓冲区（包括更衣室）、超声室、胚胎培养室、取卵室、体外受精实验室、胚胎移植室及其他辅助场所。

2）用于生殖医学医疗活动的总使用面积≥260 m²。

3）场所布局须合理，符合洁净要求，建筑和装修材料要求无毒，避开对工作产生不良影响的化学源和放射源。

4）工作场所须符合医院建筑安全要求和消防要求，保障水、电供应。各工作间应具备空气消毒设施。

5）主要场所要求：①超声室使用面积≥15 m²，环境符合卫生部医疗场所Ⅲ类标准。②取精室与精液处理室邻近，使用面积≥5 m²，配有洗手设备。③精液处理室使用面积≥10 m²。④取卵室，供B超介导下经阴道取卵用，使用面积≥25 m²，环境符合卫生部医疗场所Ⅱ类标准。⑤体外受精实验室使用面积≥30 m²，并具备缓冲区。环境符合卫生部医疗场所Ⅰ类标准，建议设置空气净化层流室。胚胎操作区必须达到百级标准。⑥胚胎移植室使用面积≥15 m²，环境符合卫生部医疗场所Ⅱ类标准。

（3）设备条件：主要包括以下设施：2台B超：（配置阴道探头和穿刺引导装置）、负压吸引器、妇科床、3台超净工作台、解剖显微镜、生物显微镜、倒置显微镜（含恒温平台）、精液分析设备、CO_2培养箱（至少3台）、CO_2浓度测定仪、恒温平台和恒温试管架、冰箱、离心机、实验室常规仪器（如 pH 计、渗透压计、天平、电热干燥箱等），以及配子和胚胎冷冻设备包括冷冻仪、液氮储存罐和液氮运输罐等。

申报开展 ICSI 的机构，必备具备显微操作仪1台。

（陈军玲）

参考文献

[1] 庄广伦. 现代辅助生育技术. 北京：人民卫生出版社，2005. 148～164

[2] Al-Inany HG, Youssef MA, Aboulghar M, et al. Gonadotrophin-releasing hormone antagonists for assisted reproductive technology. Cochrane Database Syst Rev, 2011, 11(5):CD001750

[3] Amorim CA, Curaba M, Van Langendonckt A, et al. Vitrification as an alternative means of cryopreserving ovarian tissue. Reprod Biomed Online, 2011, 23(2):160～186

[4] Blake DA, Farquhar CM, Johnson N, et al. Cleavage stage versus blastocyst stage embryo transfer in assisted conception. Cochrane Database Syst Rev, 2007, 17(4):CD002118

[5] Brinsden PR. Textbook of In Vitro Fertilization and Assisted Reproduction. The Bourn Hall Guide to Clinical and Laboratory Practice. 全松，陈雷宁译. 北京：人民卫生出版社，2010，211～277

[6] Cobo A, Diaz C. Clinical application of oocyte vitrification：a systematic review and meta-analysis of randomized controlled trials. Fertil Steril, 2011, 96(2):277～285

[7] D'Angelo A, Brown J, Amso NN. Coasting（with holding gonadotrophins）for preventing ovarian hyperstimulation syndrome. Cochrane Database Syst Rev, 2011, 15(6): CD002811

[8] Domingues TS, Rocha AM, Serafini PC. Tests for ovarian reserve：reliability and utility. Curr Opin Obstet Gynecol, 2010, 22(4):271～276

[9] Herrero L, Martínez M, Garcia-Velasco JA. Current status of human oocyte and embryo cryopreservation. Curr Opin Obstet Gynecol, 2011, 23(4):245～250

[10] Loh JS, Maheshwari A. Anti-Mullerian hormone — is it a crystal ball for predicting ovarian ageing? Hum Reprod, 2011, 26(11):2925～2932

[11] McLernon DJ, Harrild K, Bergh C, et al. Clinical

effectiveness of elective single versus double embryo transfer: meta-analysis of individual patient data from randomised trials. BMJ, 2010, 341:c6945

[12] Muasher SJ, Abdallah RT, Hubayter ZR. Optimal stimulation protocols for in vitro fertilization. Fertil Steril, 2006, 86(2):267~273

[13] Ozmen B, Diedrich K, Al-Hasani S. Hydrosalpinx and IVF: assessment of treatments implemented prior to IVF. Reprod Biomed Online, 2007, 14 (2): 235~241

[14] Reinblatt SL, Son WY, Shalom-Paz E, et al. Controversies in IVM. J Assist Reprod Genet, 2011,

28(6):525~530

[15] Sallam HN, Garcia-Velasco JA, Dias S, et al. Long-term pituitary down-regulation before in vitro fertilization (IVF) for women with endometriosis. Cochrane Database Syst Rev, 2006, 25 (1): CD004635

[16] Twisk M, Mastenbroek S, van Wely M, et al. Preimplantation genetic screening for abnormal number of chromosomes (aneuploidies) in in vitro fertilisation or intracytoplasmic sperm injection. Cochrane Database Syst Rev, 2006, 25 (1): CD005291

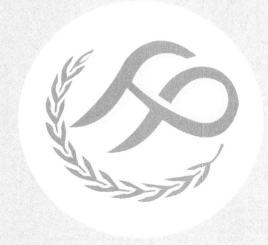

第六篇

避孕药具临床应用不良反应监测

24 避孕药具临床应用不良反应监测概述

药品和医疗器械是用于疾病防治必不可少的物质基础和技术手段,与人们的生活水平、生命质量及社会发展密切相关。药品和医疗器械对于机体具有有效和风险双重性。任何被批准上市的药品和医疗器械并不意味着绝对安全,只表明它是一个"风险可接受"的产品。它们的有效性是其使用价值最可利用的方面,但由于科技水平、人们认识等因素的局限,人们在利用其有效性的同时不可避免的承受着它们所带来的药品不良反应(adverse drug reaction,ADR)和医疗器械不良事件(medical device adverse event,MDAE)。药品不良反应是指合格药品在正常用法用量下出现的与用药目的无关的有害反应。医疗器械不良事件是指获准上市的质量合格的医疗器械在正常使用情况下发生的,导致或者可能导致人体伤害的各种有害事件。

避孕药具包括避孕药品和避孕器具,其使用对象是具有正常生育能力的健康人群,使用目的包括调节生育、提高家庭生活质量、履行计划生育义务;是正常健康生活要素之一;是提高自身生命质量、生活质量和生育质量的物质基础;具有服务人群广、使用周期长、技术标准高的特点。避孕药具与药品及医疗器械一样具有两重性,在预防和控制妊娠的同时,不可避免地存在相应的风险,可能给人体带来危害和不良后果。尽管避孕药具上市前都经过严格的安全性评价,经药政部门的审批注册才能上市应用,但避孕药具上市后的临床应用仍时有药品不良反应和医疗器械不良事件的发生。因为药品和医疗器械上市前的安全性评价研究结果相对于整个产品的生命周期和使用范围来说,仅是用于判断是否能够正式用于人体的阶段性结论,而一些发生率较低的长期效应只有在投入市场、大量人群长期使用后才可能被发现。因此,避孕药具上市前注册审批、质量保证体系及上市后监测三者互相联系,缺一不可,而避孕药具上市后临床应用不良反应/不良事件监测在确保药具使用安全方面起着非常重要的作用。

24.1 避孕药品不良反应监测

自20世纪40年代发现雌激素有抑制排卵功能,50年代人工合成孕激素,旋即应用于计划生育,避孕药使人类的避孕技术发生了革命性的变化,对于人类生育调节起着重要作用。避孕药是完全不同于临床预防、诊断和治疗疾病的普通药品的一类特殊药品,进行避孕药品不良反应监测,指导安全避孕,可避免药具不良反应引发的公众健康危害,维护群众生殖健康合法权益。

24.2 避孕药品不良反应相关定义

(1)药品不良反应:合格药品在正常用法用量下出现的与用药目的无关的或意外的有害反应。

(2)药品不良事件:是指药品治疗过程中出现的不良临床事件,它不一定与该药有明确的因果关系。

药品不良反应与药品不良事件含义不同。一般来说,药品不良反应是指因果关系已确定的反应;而药品不良事件是指因果关系尚未确定的反应,它在国外的药品说明书中经常出现,此反应不能肯定是由该药引起的,尚需进一步评估。

(3)新的药品不良反应:是指药品说明书中未载明的不良反应。说明书中已有描述,但不良反应发生的性质、程度、后果或者频率与说明书描述不一致或者更严重的,按照新的药品不良反应处理。

(4)严重药品不良反应:是指因服用药品引起以下损害情形之一的反应:①导致死亡;②危及生命;③致癌、致畸、致出生缺陷;④导致显著的或者永久的人体伤残或者器官功能的损伤;⑤导致住院或者住院时间延

长;⑥导致其他重要医学事件,如不进行治疗可能出现上述所列情况的。

(5)药品群体不良事件:是指同一药品在使用过程中,在相对集中的时间、区域内,对一定数量人群的身体健康或者生命安全造成损害或者威胁,需要予以紧急处置的事件。同一药品是指同一生产企业生产的同一药品名称、同一剂型、同一规格的药品。

(6)药品重点监测:是指为进一步了解药品的临床使用和不良反应发生情况,研究不良反应的发生特征、严重程度、发生率等,开展的药品安全性监测活动。

(7)避孕药品不良反应/事件:由于使用避孕药品引起的不良反应/事件。

(8)避孕药品不良反应监测:是指对上市后的避孕药品不良反应/事件的发现、报告、评价和控制。

24.3 避孕药临床应用的不良反应

目前我国使用的避孕药具包括口服、注射、皮下埋植、阴道用药、宫内用药、局部外用等类型,发生与此有关的药品的新的或严重不良反应如下。

24.3.1 避孕药品不良事件

(1)可疑避孕药品严重不良反应/事件:①严重头痛或偏头痛;②明显的血压增高[收缩压≥180 mmHg和(或)舒张压≥110 mmHg];③血栓性静脉炎或血栓栓塞症(胸部、腹部、大腿较严重的持续性疼痛);④心肌梗死;⑤脑卒中(出血型或梗死型);⑥急性视觉障碍(视力障碍、闪光、锯齿样光线、失明);⑦急性肝病(肝功能异常、黄疸);⑧良/恶性肿瘤(宫颈癌、乳腺癌、肝脏肿瘤)。

(2)可疑避孕药品不良反应/事件:恶心、呕吐、胃纳不佳、腹泻、腹胀、腹痛;乳房触痛、乳房增大、乳房胀痛、乳房肿块;月经改变(闭经、经量过少、点滴出血、突破性出血);发热、紧张、头痛、头晕、偏头痛、抑郁、乏力、嗜睡、失眠多梦、神经过敏;体重增加、高血压、

静脉曲张、毛细血管扩张;胸痛、严重腿痛;阴道炎、衣原体感染、性欲减退;肝胆系统疾病;复视、眼肿或眼痛、视力模糊、角膜水肿;痤疮、溢脂性皮炎、皮疹、荨麻疹、瘙痒、色素沉着、脱发、多毛;骨密度降低、糖代谢改变、脂代谢改变、过敏反应、平滑肌瘤生长等。

上述可疑避孕药品不良反应/事件如果对器官功能产生永久损伤,或导致住院或住院时间延长,均为严重不良反应。

24.3.2 皮下埋植剂不良反应/事件

(1) 皮下埋植剂可疑严重不良反应/事件:首次发生偏头痛型头痛;反复发生异常剧烈头痛;假性脑膜瘤;急性视觉障碍或失明;明显的血压增高〔收缩压≥180 mmHg 和(或)舒张压≥110 mmHg〕;急性肝病(肝功能异常、黄疸)。

(2) 皮下埋植剂可疑不良反应/事件:月经改变(少量出血的天数增加、闭经、大量出血的天数增加);贫血;头痛、头昏/头晕、嗜睡、抑郁、神经过敏;恶心、食欲改变;视力模糊、视神经乳头水肿;卵巢囊肿、卵巢增大、假性脑瘤;乳房触痛、乳腺纤维瘤、乳汁溢出;体重改变;胆石症、胆囊炎;异位妊娠;痤疮、色素沉着、毛发增生或脱落;糖代谢改变、异位妊娠、过敏反应等。

上述不良反应如果对器官功能产生永久性损伤或导致住院或住院时间延长,均为严重不良反应。

(3) 皮下埋植剂可疑不良事件:植入局部发炎或感染、局部麻木、活动受限、局部疼痛不适、埋植剂脱出、游走、取出困难等。

上述不良事件如果对机体功能结构永久性损伤或必须采取医疗措施以避免上述永久性损伤,均为严重伤害事件。

24.4 避孕药品不良反应程度与激素性能的关系

外源性人工合成激素对靶器官作用与内源性激素有所差异,可产生不良反应。类固

醇避孕药几乎对机体各环节都有不同程度的影响,不良反应的严重程度可能与配方中雌激素、孕激素、雄激素的性能和剂量有一定关系。

(1) 雌激素的作用:恶心、呕吐、乳房触痛、乳房增大(导管和脂肪组织)、体液潴留引起周期性体重增加、白带多、头痛、头晕等类早孕反应常在服药第 1~2 周期发生,随服药时间延长而改善。色素沉着、宫颈外翻或异位而容易引发感染甚至宫颈癌、高血压、胆囊胆汁中胆固醇增加、平滑肌瘤生长、毛细血管扩张和某些罕见不良反应如肝细胞腺瘤和肝细胞癌、脑血管意外、血栓栓塞和乳腺赘生物。

(2) 孕激素的作用:乳房触痛、头痛、乏力、嗜睡、体重增加、高血压、心肌梗死。

(3) 雄激素的作用:避孕药中孕激素具有雄激素的活性,如食欲增进、体重增加、抑郁、乏力、性欲或性快感减退、痤疮、脂溢性皮炎、乳房触痛、乳房增大、低密度脂蛋白(LDL)增加、高密度脂蛋白(HDL)降低、糖耐量减低、胰岛素抵抗增加、瘙痒等。

24.5 避孕药临床应用潜在健康风险的研究进展

24.5.1 避孕药临床应用与心血管疾病的关系

1960 年第一个商品名为 Enovid - 10 的口服避孕药(oral contraceptive, OC)经美国食品药品管理局(FDA)批准上市,由于其避孕效果近 100% 而广泛应用。目前全球范围内约 1 亿妇女在使用避孕药,占育龄女性的 8.8%。由于人工合成激素与内源性激素对靶器官作用有所差异可产生不良反应,OC 上市后不久即出现有关患静脉血栓栓塞(VTE)、脑卒中(stroke)和心肌梗死(MI)风险增加的报道。

(1) 低剂量 OC 与新型孕激素:OC 中雌激素含量被认为与其健康风险直接相关。为了降低与 OC 相关的健康风险,1969~1970

年 WHO、FDA 及国际计划生育联合会（IPPF）共同议定，每片避孕药中炔雌醇含量应该<50 μg。国际上将炔雌醇含量<50 μg 的 OC 称低剂量 OC。继降低雌激素后又开始低孕激素 OC 的研制，从开始的高剂量、中剂量直至低剂量 OC，以及多种新型孕激素出现。对孕激素的开发研制大致可分为第一、二、三代 3 个阶段。第一代孕激素为异炔诺酮（Enovid）、炔诺酮（Nor-Luten）和炔雌烯酮（Lynestrenol）；第二代孕激素为 dl-乙基炔诺酮（dl-norgestrel）和 d-乙基炔诺酮（Levonorgestrel）；第三代孕激素是在左旋 18 甲炔诺酮的基础上研制产生的去氧孕烯（desogestrel，150 μg/片）、孕二烯酮（Gestodene，每片 75 μg）和肟炔诺酮（Norgestimate，每片 250 μg）。

（2）新型孕激素与静脉血栓栓塞的风险：为了明确降低剂量或复合不同类型孕激素的 OC 是否降低心血管疾病的风险，WHO 流行病学专题组在欧洲、亚洲、非洲和拉丁美洲 17 个中心进行了一项大规模的有关静脉血栓栓塞、脑卒中和心肌梗死的病例-对照研究。主试验于 1989 年开始，至 1995 年完成该试验的病例-对照招募。研究表明，含第三代新孕激素（去氧孕烯、孕二烯酮等）的 OC 其脑卒中和急性心肌梗死的危险性低于第二代，但发生静脉血栓栓塞的风险几乎是第二代的 2 倍。

在欧洲 OC 当前使用者较非使用者静脉血栓栓塞的 RR 增加 4 倍，而在发展中国家增加 3 倍。第三代含有去氧孕烯的 OC，服用炔雌醇 20 μg 者发生静脉血栓栓塞的 RR 较服用 30 μg 者更高。

WHO 指出最近开始应用的去氧孕烯、孕二烯酮和肟炔诺酮可能增加静脉血栓栓塞发生的风险。这种风险可能在用药的第一年最高，然后下降，但在停药前这种风险的影响持续存在。

英国同期的研究也表明，含去氧孕烯和孕二烯酮的第三代 OC 使用者静脉血栓栓塞的 RR 较非使用者升高。第三代 OC 与第二代比较也升高，RR 为 1.5（95％ CI：1.0～2.2）。使用上市越晚的 OC，静脉血栓栓塞的 RR 越高。以 20 世纪 70 年代早期上市的含 18-甲基炔诺酮的 OC 为参照，静脉血栓栓塞的 RR 从 1981 年上市的含去氧孕烯及 30 μg 炔雌醇 OC 的 1.46 升至 1988 年上市的含去氧孕烯及 20 μg 炔雌醇 OC 的 2.84。但又有报道认为是处方偏差和资料处理不当引起静脉血栓栓塞的风险增高，控制混杂因素后未见风险升高。

近年来的研究认为在 OC 与静脉血栓栓塞关系中，遗传异常状态在其中起主要作用。一项国际多中心研究结果表明，在有静脉血栓栓塞家族史的妇女和带有凝血因子 V Leiden 突变的妇女中，OC 引起静脉血栓栓塞的危险性明显增高。Leiden 突变是一个腺嘌呤-鸟嘌呤单一位点的变异，使凝血因子 V 耐受 C 反应蛋白的降解而导致血液高凝。Vandenbroucke 等发现，携带凝血因子 V Leiden 突变的妇女发生静脉血栓栓塞的风险比正常者高 8 倍，若凝血因子 V Leiden 突变携带者服用 OC，则风险可升高 30 倍以上。

（3）脑卒中的风险因素：OC 与脑卒中关系的研究在不同国家得到的结论有所差异。多数研究认为 OC 增加了脑卒中的发病风险，RR 为 2～26。发展中国家 OC 当前使用者罹患出血型脑卒中的风险轻度升高[比数比（OR）1.76，95％ CI：1.34～2.30]，但在欧洲国家未发现 OC 与出血型脑卒中之间存在关联，且未发现第二代与第三代 OC 在出血型脑卒中风险方面的显著差异。尽管脑卒中的风险随着 OC 中雌激素含量降低和孕激素配方改变而有所下降，但是这一风险在 OC 使用者中依然升高。meta 分析结果显示，目前最常用的第三代低剂量 OC 使用者罹患梗死型脑卒中的风险仍然是对照人群的 2.03 倍（95％ CI：1.15～3.57）。

英国皇家全科医师协会的一项长达 25 年的队列研究结果表明，长期口服 OC 的妇女患各种脑卒中的风险明显增加，为一般人群的 2 倍以上，近期口服 OC 者不管吸烟与否,其发生各种脑卒中的风险亦为一般人群的2倍以上,其中不吸烟者多为栓塞型脑卒中,吸烟者多为出血型脑卒中。WHO的一项的病例-对照研究表明,在欧洲没有发现OC增加出血型脑卒中发病风险的证据(OR为1.38,95% CI:0.84～2.25)。OC与梗死型脑卒中的相关性较出血型更大,OC当前使用者发生梗死型脑卒中的比例增加($OR=2.7$,95% CI:2.2～3.3);轻度增加出血型脑卒中危险性的报道主要是在发展中国家($OR=1.76$,95% CI:1.34～2.30)。吸烟、高血压、肥胖、高胆固醇血症,以及有偏头痛的女性在使用OC后发生梗死型脑卒中的风险显著增加。

全球最大样本的中国11万健康妇女3年的前瞻性队列研究结果表明,国产低剂量OC当前使用者出血型脑卒中发病风险为非使用者的3.60倍(95% CI:1.73～7.53),停用5年以内发生出血型脑卒中的RR仍高达3.09,停用5年后RR明显下降。高血压是出血型脑卒中最重要的危险性因素,OC使用联合高血压使出血型脑卒中的发病风险增加18倍,表现为相加的交互作用。

对脑卒中遗传易感性的研究结果表明,OC暴露与血管紧张素I转换酶(angiotensin-converting enzyme,ACE)基因多态性位点ACE I/D,ACE 2350和血管紧张素原(angiotensinogen,AGT)基因多态性位点AGT A-20C的联合作用增加出血型脑卒中发病的风险大于OC暴露与单基因型联合作用;而OC暴露时间与ACE基因和AGT基因的联合作用显著增加脑卒中患病的风险,尤其是增加出血型脑卒中患病的风险。

近年来,分析遗传变异与疾病之间关联的全基因组关联研究(genome-wide association study,GWAS)促进复杂疾病遗传机制研究的开展,越来越多新的与脑卒中易感性相关联的单核苷酸多态性(single nucleotide polymorphism,SNP)位点被报道。Bilguvar等GWAS报道SNP rs700651、rs10958409和rs1333040遗传变异与出血型脑卒中风险

相关联。脑卒中GWAS报道的易感基因(如AGTRL1、CDKN2A)表达受雌激素调控。已知雌激素对血管内皮细胞生长和血管平滑肌细胞增殖起着重要的转录调控作用,与心血管疾病的发生密切相关。雌激素可调节参与细胞周期的SOX基因的表达。但是由于雌激素在脑卒中发生中的复杂效应以及GWAS发现的易感SNP机制不明,因此该联合作用的确切生物学机制尚待进一步阐明。

(4)OC与心肌梗死风险:OC与心肌梗死关系的研究结果同样存在着很大差异。20世纪70年代在护士健康研究中进行了OC与心肌梗死风险评价,8年队列研究结果表明,在OC当前使用者中心肌梗死风险显著升高(RR为2.5,95% CI:1.3～4.9)。一项meta分析的研究结果表明,使用低剂量OC者心肌梗死的RR为1.84(95% CI:1.38～2.44)。

WHO的病例-对照研究表明,与不使用OC者比较,患有高血压的OC使用者患心肌梗死风险明显升高。Tanis等的研究表明,使用含左炔诺孕酮的第二代OC妇女的心肌梗死风险明显升高,过去使用者RR为2.4(95% CI:1.6～3.6),当前使用者RR为2.7(95% CI:1.6～4.3);但使用含去氧孕烯和孕二烯酮的第三代OC妇女未见心肌梗死风险升高。近期的研究中,新一代OC的当前使用者中未见升高心肌梗死风险。

与从未使用OC的非吸烟者比较,当前使用低剂量OC并大量吸烟者心肌梗死的OR为32(95% CI:12～81),在OC使用者中吸烟会使心肌梗死风险显著升高。

(5)OC与高血压的关系:国际多中心的病例-对照研究显示,在十大脑卒中危险因素中,高血压对归因危险度的贡献最大,是公认的脑卒中独立危险因素;而治疗高血压可使脑卒中的风险下降40%。WHO的研究曾报道,与未患高血压且未服OC的妇女相比,患有高血压的OC当前使用者其罹患梗死型和出血型脑卒中风险的增加均在10～15倍。一项使用OC妇女高血压的干预试验结果表明,

妇女停用 OC 后收缩压至少下降 20 mmHg。国内的一项研究表明,OC 与血压存在剂量-效应关系,随着 OC 累积使用时间增加,妇女患高血压的风险逐渐增加(趋势检验 $P=0.004\ 3$);随着停用 OC 时间增加,妇女患高血压的风险逐渐减低(趋势检验 $P<0.000\ 1$)。

WHO 研究认为,在使用 OC 且年龄≥35 岁的妇女中,当她们同时吸烟或患有高血压时,其心血管病突发的危险性显著增加。2006 年 Curtis 等有关 OC 与高血压患者心血管疾病危险度的系统评价结果表明,使用 OC 的高血压患者发生脑卒中和心肌梗死的风险增大。使用 OC 前未测量过血压的妇女发生缺血性事件和心肌梗死的危险度大。中国妇女的研究结果显示,高血压升高出血型和梗死型脑卒中的风险,而且高血压和脑卒中家族史、高脂血症及服用 OC 在脑卒中发病中还存在相加作用。

WHO 多中心研究表明,含低剂量雌激素的 OC 仍然升高使用者的血压,而单孕激素 OC 使用者中未发现其对血压的影响。目前认为雌激素与血压升高有关,其机制可能有:雌激素有水、钠潴留的可能性;雌激素可使肝内血管紧张素原增加;已知胰岛素抵抗与高血压密切相关,而雌激素可使胰岛素抵抗增加,因此可能与血压升高有关。但在致高血压的众多危险因素中,OC 对高血压的影响至今尚未引起足够的关注。

近年来的研究表明,AGT 基因的某些遗传性状异常与高血压有关,具备这些遗传性状的妇女使用 OC 可能会增加发病危险性。多项研究表明,肾素-血管紧张素系统(rennin-agiotensin system, RAS)的重要组成部分 AGT、ACE 基因多态性与使用 OC 引起的高血压密切相关。早期有学者观察到有 5% 的 OC 使用者由于 AGT 浓度升高引起血压升高,还发现高血压患者血浆肾素浓度逐步增高,其转化血管紧张素 Ⅱ 的能力随着 AGT 水平升高而呈线性增加,这种效应是正常人群的 2 倍。

Mulatero 等于 2001 年首次探讨了 AGT M235T 与 ACE I/D 多态对 OC 介导的高血压(oral contraceptive-induced hypertension, OCIH)的影响,认为这两个基因位点的交互作用是使用 OC 妇女对 OCIH 易感的主要遗传病因。

体外实验研究证实 AGT 基因 A-20C 位点为 C 等位基因时,雌激素作用明显降低,因此认为 A-20C 多态能对雌激素调节 AGT 基因的表达产生影响。近期人群研究发现,一部分患者血压始终呈升高趋势,停药后也不能恢复,这意味着存在 OC 诱导的问题。近期对 OC 及 RAS 通路中 ACE/AGT 基因功能性 SNPs 与高血压发病风险的关系的研究提示,ACE 基因 I/D 位点 D 等位基因和 A2350G 位点 G 等位基因可能是长期服用 OC 妇女发生高血压的风险等位基因。但是否这就是 OC 所致升高血压而增加心血管疾病风险的分子机制,目前尚不明确。

(6) OC 与脂代谢紊乱:OC 中两种激素对脂代谢的影响是不相同的。雌激素可增加总胆固醇(TC)、三酰甘油(TG)、高密度脂蛋白胆固醇(HDL-C)浓度,降低低密度脂蛋白胆固醇(LDL-C)水平。而雌激素的作用又可被孕激素所拮抗,其拮抗程度依孕激素的结构与剂量而异。对各种 OC 来说,除了含肟炔诺酮的制剂外,几乎所有 OC 都能诱导 TC、LDL-C 产生明显变化,可以升高 TG 水平;而对 HDL-C 的影响,各种 OC 差异较大,如含左炔诺孕酮的 OC 可诱导降低 HDL-C,而含孕二烯酮特别是含去氧孕烯的 OC 可升高 HDL-C,从而对心血管产生良性影响。妇女激素使用与心血管健康的最新论点是,雌二醇一定程度上可减少内皮脂质沉积对脂代谢作用,从而减少早期动脉粥样硬化的损害。然而动脉粥样硬化一旦形成,雌激素可以增加间质金属蛋白酶(matrix metalloproteinase, MMP)的表达,促进血小板破裂,形成凝块使动脉腔闭塞。因此通过不同的机制,雌激素抑制了动脉粥样硬化的早期发展,但增加了动脉粥样硬化损坏的危险度,促进血栓形成。

中国妇女使用国产低剂量 OC 因其种类

和用药时间、剂量不同对脂质代谢的影响显著不同。国产低剂量复方炔诺酮在连续服用15年内因其对 HDL-C 的作用明显强于 TC 和 LDL-C，对 Apo A1 作用强于 Apo B，而提示其对血脂的影响有利于心血管系统。但服药时间≥15 年时，其对血清 Lp(a)的增高作用提示对心脑血管系统有不良作用。高脂血症和累积使用 OC≥15 年均是中国女性高血压的危险因素，两者在女性高血压的发病风险中存在交互作用。

国际多中心的脑卒中(INTERSTROKE)和心肌梗死研究(INTERHEART)指出，在脂代谢指标中，Apo B/Apo A1 比值能更好地预测梗死型脑卒中和心肌梗死的发生。国内研究结果也支持载脂蛋白比值较胆固醇比值在评价梗死型脑卒中风险方面更具有潜在的临床应用价值。

24.5.2 避孕药临床应用与乳腺癌和宫颈癌的关系

20 世纪 90 年代初由 WHO 协作组在 11 个国家进行的类固醇激素与肿瘤研究结论中提出，OC 可能升高乳腺癌和宫颈癌发病风险，当时社会对其关注的程度超过 OC 与心血管疾病的关系。

(1) OC 与乳腺癌：近期的多项研究结果表明，乳腺癌的遗传因素主要是 BRCA-1 和 BRCA-2 基因突变。Grenader 的研究提示，在 30 岁前服用 OC 或服用 OC 5 年以上可轻度升高携带 BRCA-1 突变基因妇女患乳腺癌的风险，但 OC 对携带 BRCA-2 突变基因妇女未见影响，还有潜在的降低卵巢癌风险的作用。

多数研究结果表明，OC 轻度升高乳腺癌风险。2005 年在 WHO 网站发布了国际癌症研究中心(IARC)专题工作组对包含 2 项随机临床研究、10 项队列研究和 7 项病例-对照研究的数据进行综合分析评价的结果：与从未使用 OC 者比较，当前使用者和新近使用者乳腺癌风险轻度升高。

IARC 专题组通过多项研究数据对激素致癌机制进行探讨：小鼠的研究结果显示，17β-雌二醇复合孕激素对乳腺细胞增生水平的作用比单纯 17β-雌二醇处理增强。使用复方雌-孕激素的绝经期疗法可升高绝经后人类乳腺细胞的增生率。组织学检测证明，共轭雌激素与醋酸甲羟孕酮联合增加乳腺上皮细胞增生的作用较单纯的共轭雌激素或单纯甲羟孕酮强；但是，共轭雌激素与醋酸炔诺酮联合却无上述作用。对雌激素及其衍生物遗传作用的研究数据表明，此类化合物会增加机体内代谢反应和活性氧而诱发 DNA 损伤。此类机制会促进由雌激素诱导癌症的发展。新的研究证据显示，在人类、动物、体外以及暴露于雌激素所致的活性氧，均发现由雌激素的代谢产物，儿茶酚雌激素所导致的 DNA 加合物生成。

目前的认知还不能对上述机制中主要的激素致癌因素下结论，这些机制很可能促进癌症的发生并且是癌症发生的必要条件。

(2) OC 与宫颈癌：已明确病毒感染[人乳头瘤病毒(HPV)]和性行为与宫颈癌患病风险高度相关。近期的一些研究认为，长期服用 OC 会增加宫颈癌的风险。2003 年在 *Lancet* 杂志发表的一篇对 28 项队列研究和病例-对照研究的系统评估发现：与未使用 OC 者比较，随着 OC 使用时间增加，宫颈癌发病风险升高，使用 OC<5 年者 *RR* 为 1.1 (95% CI:1.1~1.2)；使用 OC 5~9 年者，*RR* 为 1.6(95% CI:1.4~1.7)；使用 OC≥10 年者，*RR* 为 2.2(95% CI:1.9~2.4)。OC 使用时间越长，患宫颈癌风险就越大。在持续感染 HPV 的妇女中，服用 OC>5 年者可能增加子宫颈癌的风险。

24.6 避孕药临床应用的风险控制

24.6.1 正确认识口服避孕药非避孕健康益处与不良反应

(1) OC 的非避孕健康益处提高妇女的

健康水平:近期的多数研究结果表明,大多数妇女由于 OC 的许多非避孕健康益处预防了许多疾病的发生,降低了死亡风险而增加了期望寿命,提高了妇女的生活质量和健康水平。多数肿瘤和心血管疾病的发生是多种因素共同作用的结果,OC 作为其中的一个环境因素,单独服用不会引起疾病风险明显增高,只有在某些高危状态下,如 HPV 感染、不良性行为、吸烟、肥胖、脂代谢紊乱、高血压以及携带某些致病基因(如携带 BRCA-1 突变基因、凝血因子 V Leiden 突变、RAS 中 AGT 和 ACE 基因异常等)才可能增加肿瘤和心血管疾病的风险。

(2) OC 存在不良反应:OC 与药品一样具有两重性,在预防和控制妊娠的同时,不可避免存在相应的风险,可能因导致不良反应/不良事件而给人体带来健康危害。

(3) OC 不良反应监测

1) OC 不良反应监测内容:对上市避孕药进行监测,即对避孕药不良反应的发现、报告、评价和控制。OC 的严重不良反应涉及脑卒中、心肌梗死、血栓栓塞、肿瘤(良性和恶性肿瘤)、假性脑瘤、失明等。

2) OC 不良反应报告与处理:根据可疑即报的原则,发现可能与 OC 有关的不良反应需详细记录、调查、分析、评价、处理,由医师、护士和药师填写《药品不良反应/事件报告表》,通过登录国家卫生和计划生育委员会计划生育药具不良反应监测中心网站(www. scars. org. cn)实现在线报告。OC 的不良反应程度较轻,是指正常用法、用量时出现的与避孕目的无关的不适,一般不需要处理会自行缓解。不良反应较重者可停用避孕药观察或对症治疗。对某种避孕药有反应时可更换另一种避孕药或另一种适宜的避孕方法。严重不良反应发生率很低,比较罕见,一旦发生必须积极抢救,即使尚未确定与避孕药的关系,也应立即上报。

24.6.2 口服避孕药不良反应的预防策略与措施

(1) 预防策略:以一级预防和特异预防为主促进避孕安全和生殖健康,结合二级预防以实现早期发现、早期治疗。通过避孕药上市后的严密监测和系统报告获得不良反应信息,客观作出安全性评价;用特种方式告知医师和使用者,强化规范管理,指导安全使用避孕药,减少或避免不良反应发生。

(2) 预防措施

1) OC 提供者:熟悉 OC 的作用机制、优点和缺点、使用方法和注意事项等;掌握避孕药的适应证和禁忌证,按照 WHO《避孕方法选用的医学标准》中有关 OC 选用的分级情况(适用、慎用、不宜使用和禁用)指导妇女选用适宜的避孕药,实行定期随访服务;实施避孕药不良反应报告制度,及时发现并处理问题;加强专业培训,提高基层医务人员对避孕药不良反应的鉴别和防治能力。特别要掌握 OC 使用者严重危害健康的重大疾病预防措施。

2) OC 使用者:选择避孕方法时充分咨询有关事项,在医师的指导下根据自己的健康状况选择适宜的避孕方法;在有计划生育技术服务执业许可资格的机构接受有执业资格的医师、护士和药师提供的技术服务;有良好的自我保健意识,定期去计划生育门诊随访;重视自身健康权益,发现不适及时到计划生育技术服务机构或医院咨询、检查和治疗,在必要的情况下更换新的适宜避孕方法。

3) 避孕药生产企业:向群众提供的避孕药具应当安全、有效,符合国家规定的质量技术标准,应明示适应证、禁忌证和可能的不良反应。

(李 瑛)

25 宫内节育器不良事件的监测

宫内节育器(intrauterine device，IUD)具有安全、有效、简便、经济、可逆、长效、不影响生育等优点,成为我国育龄妇女最主要的避孕方法。我国目前约有 1.2 亿已婚育龄妇女使用 IUD 避孕,占全球妇女 IUD 使用总数的 70% 以上,对控制人口数量、提高人口素质起到了极其重要的作用。但是,IUD 作为控制妊娠的一类特殊医疗器械,置入健康人体,在控制妊娠的同时,不可避免存在相应的风险。若 IUD 置入人体后发生不良事件,如出血过多、疼痛、盆腔炎、异位妊娠、节育器异位或断裂至子宫穿孔等,其对人体的伤害很难自行消失,需要治疗甚至借助外科手术来减轻伤害。欧美、日本、澳大利亚和新西兰都将 IUD 作为第Ⅲ类医疗器械(植入人体,必须监测)列入全国性的医疗器械上市后监测项目。IUD 因数以亿计的使用人群,长达数十年的使用时间,其安全性直接关系到广大人民群众的身心健康,是人们始终关注的重大生殖健康问题和重要公共卫生问题。

25.1 宫内节育器的更新换代

25.1.1 惰性宫内节育器

20 世纪 60 年代后期发展了多种惰性 IUD,如 Saf-T-Coil，Lippes Loop 和 Dalkon Shield 等。我国自 1957 年起在全国范围内陆续开展 IUD 的科研工作,成功地研制了不锈钢单环、金属麻花环、塑料花环等类型 IUD。此期的 IUD 具有以下主要特点:制器以不锈钢、聚乙烯/聚丙烯、橡胶、硅橡胶等惰性材料为主,结构形态各异,以关闭型为主。

我国早期研制生产的置入宫腔内的不锈钢金属单环,理论避孕效果和临床试验避孕效果尚好,大规模推广应用后发现脱落率、带器妊娠率高致使很多妇女因避孕失败而人工流产。鉴于此,我国政府于 1993 年决定停止生产和供应所有惰性 IUD,代之以活性含铜

IUD,实现 IUD 的更新换代。

25.1.2　含铜宫内节育器

含铜 IUD 是以惰性材料为载体(支架),加有铜丝或铜套,以提高其避孕效果。含铜 IUD 有多种类型,各有不同的铜表面积、形态和材料。

自 1969 年有人证明在兔双角子宫一侧放置一根铜丝可以减少该侧子宫的着床数后,便将铜丝缠绕在"T"形 IUD 的杆上进行临床试验,经过几年的临床实践证实了绕有铜丝的 IUD 发生妊娠的概率较不绕铜丝的 IUD 要低,而且其避孕效果与铜丝表面积有关,于是产生了 TCu 200 - IUD,此后相继发展了 Cu7 和 NovaT 等 IUD。为了延长使用年限和提高避孕效果,TCu 220C、TCu 380A 和 MLCu 375 - IUD 等相继开发和投入使用。在 20 世纪 80 年代后期 Wildemersch 发明了新型固定式 Cu-Fix-IUD,便于产后应用。

我国目前广泛应用的含铜 IUD 主要有 TCu 220C、TCu 380A、MLCu 375、VCu 200、宫铜 IUD、金塑铜环、无支架 IUD、元宫铜 IUD、MCu 功能性 IUD 等。

25.1.3　释放孕激素的宫内节育器

释放孕激素 IUD 的开发是为了减少 IUD 使用者过多的月经量。1970 年 Scommegna 率先研制了释放孕激素 IUD,有 38 mg 和 52 mg 的载药量,避孕效果较好,但因其每天释放 65 μg 孕激素所致异位妊娠率明显增高,而于 1986 年停止销售。LNG-IUD 为释放左炔诺孕酮的 IUD,德国先灵(Schering)公司产品,聚乙烯支架,硅橡胶囊内含左炔诺孕酮 43 mg,置入宫腔后每天恒定释放 20 μg,有透明单股尾丝,在芬兰此 IUD 的有效期被批准为 5 年,目前包括我国在内的 20 多个国家正在使用,临床应用效果良好。

25.1.4　含吲哚美辛-铜宫内节育器

各种含铜 IUD 加含吲哚美辛(消炎痛)硅橡胶块或橡胶条,以防止置器后月经过多。主要有药铜环 165、活性 γ - IUD、药铜宫腔形 IUD、元宫药铜 220 - IUD、吲哚美辛 - VCu 200、吲哚美辛 - 吉妮致美 IUD 等。

25.2　宫内节育器不良事件相关定义

药品进入人体后,可以通过化学代谢或直接从体内排泄,大多数药物即使产生(不良反应)也会由于其代谢而减轻或者消失。而医疗器械则不同,在体内或者体外通过物理作用达到预防、诊断、治疗的目的,其对人体的伤害很难自行消失,有的 MDAE 需要治疗甚至借助外科手术来减轻伤害。

医疗器械严重伤害事件是指危及生命,或导致机体功能的永久性伤害或机体结构的永久性损伤,或必须采取医疗措施才能避免上述永久性伤害或损伤。在避孕药具中,IUD 严重伤害事件包括以下方面。

(1)危及生命:如 IUD 异位至腹腔及其他脏器导致的直肠狭窄、直肠穿孔、膀胱瘘、尿道瘘等;与 IUD 有关的大出血导致出血性休克、严重感染导致败血症或感染性休克等。

(2)导致机体功能的永久性伤害或机体结构的永久性损伤:"永久性"是对身体功能或结构的不可逆伤害,不包括小的伤害或损害。如因异位妊娠导致一侧或双侧输卵管切除;因 IUD 异位导致的子宫穿孔或子宫破裂无法修补而不得不切除子宫。

(3)必须采取医疗措施才能避免上述永久性伤害或损伤:如对 IUD 异位导致的子宫穿孔或子宫破裂进行修补;需要用宫腔镜处理的不良事件,如 IUD 断裂或残留的处理;需要用腹腔镜处理的不良事件,如 IUD 异位的处理等。

25.3　宫内节育器的不良事件与并发症

IUD 作为不良事件发生率最高的医疗器械,一直是全球关注的重点。20 世纪 70 年代，Dalken Shield IUD 因导致感染性流产和其后的死亡等不良事件被美国 FDA 停止销售。美国 FDA 医疗器械管理条例（Regulation of Medical Devices by the Food and Drug Administration）在器械条例立法史中提及一组死亡和伤害事件的数据大多数与 3 类器械相关：人工心脏瓣膜，512 例死亡，300 例伤害事件；心脏起搏器，89 例死亡，186 例伤害事件；IUD，10 例死亡，8 000 例伤害事件。与医疗器械使用风险相关的许多实例促使美国国会通过了医疗器械修正案，第一个制定了 IUD 上市后监测管理规范，并于 1984 年最早建立了医疗器械不良事件报告（medical device reporting，MDR）制度。

1985 年，由于发现与 IUD 使用有关的感染与不孕问题，当时美国销售最好的 Lippers Loop 和 Copper 7 - IUD 在 1 年内被停止使用。1992 年，FDA 颁布了《医疗器械安全法令修正案》，作为对《食品、药品和化妆品法案》的补充，其中涉及医疗器械不良事件的报告。

WHO 进行了一系列有关 IUD 安全性的国际多中心研究。近期的研究和临床病例报道表明，IUD 可能导致的严重不良事件，包括严重贫血、盆腔炎、异位妊娠、铜过敏致四肢皮肤溃烂、子宫穿孔、IUD 异位至腹腔及其他脏器，严重者导致直肠穿孔、膀胱瘘，甚至死亡，引起全球相关领域的高度关注。

25.4 宫内节育器临床应用的不良事件

25.4.1 宫内节育器与妊娠

（1）妊娠率：是评价 IUD 安全性、有效性的关键指标。1995 年，我国计划生育委员会成立的"宫内节育器指导委员会"，讨论"优选宫内节育器的标准"。

放置 1 年时：妊娠率≤2%，脱落率和因症取出率≤4%。

放置 2 年时：妊娠率为≤3%，脱落率和

因症取出率≤6%。

IUD 更新换代的明显效果是妊娠率不断降低。相关研究结果表明，不锈钢单环妊娠率为 10.6/100 妇女年，金塑环 5.8/100 妇女年，宫腔形 4.7%100 妇女年，VCu 2.1/100 妇女年，母体乐 375 1.33/100 妇女年，TCu 220C 0.97/100 妇女年，LNG-IUD 0.90/100 妇女年，TCu 380A 0.5/100 妇女年，吉妮 0.4/100 妇女年。

但是，不同研究的数据差别很大，WHO 使用 TCu 380A - IUD 的 12 年累积妊娠率仅为 1.9/100 妇女年，显著低于对照组 TCu 220C - IUD 的 7.0/100 妇女年。值得注意的是，多中心研究的中国协作中心妊娠率明显高于其他中心，中国 TCu 380A - IUD 使用者 12 年累积妊娠率为 4.8/100 妇女年，TCu 220C - IUD 为 13.9/100 妇女年。

（2）带器妊娠率：2007 年 Cochrane Database 随机对照研究结果表明，使用第 1 年 MLCu 375 与 TCu 380A - IUD 的带器妊娠率无显著差异。国内陈和平等报道，全国 7 个 IUD 临床应用中心对随机放置 2 699 例宫腔形 IUD（Cu 300）、TCu 220C - IUD 和 TCu 380A - IUD 10 年的临床效果进行评价，结果表明，使用 10 年的带器妊娠率 Cu 300 - IUD 最低（2.56/100 妇女），TCu 380A - IUD 次之（4.01/100 妇女），TCu 220C - IUD 最高（4.82/100 妇女）。TCu 220C - IUD 的各时期带器妊娠率与 WHO 报道相似，TCu 380A - IUD 的带器妊娠率高于 WHO 报道。

（3）异位妊娠

1）IUD 是否增加异位妊娠风险的争议：过去的一些研究认为，IUD 使用者并不增加异位妊娠的危险性。临床随访观察放置惰性和带铜 IUD 后，异位妊娠的发生率为 0～1.4/1 000 妇女年，低于未用避孕措施的妇女。WHO 进行的多国病例-对照研究和我国上海及北京的流行病学调查，均取得一致的结论，IUD 使用者与不避孕者相比，异位妊娠的危险性并不增加。

胡晓宇曾报道，使用 IUD 妇女可能增加

异位妊娠发生的风险,带器妊娠者的异位妊娠发生率为 2.9%～8.9%,而正常人群的异位妊娠率约为 0.85%。Lehfeldt 进行的一项大规模研究发现,1 046 例应用惰性 IUD 的妇女,有 45 例发生异位妊娠,而一般人群的发生率为 5/1 000 左右,因此应用 IUD 受孕者异位妊娠率约为一般人群的 9 倍,在 45 例异位妊娠中 5 例为卵巢妊娠,这一发生率明显超过一般人群,这是因为 IUD 能阻止 99.5% 的宫内妊娠、95% 的输卵管妊娠,但不能阻止卵巢妊娠。

2) 不同类型 IUD 异位妊娠发生率有一定的差异:Tatum 和 Edelman 回顾了使用不同 IUD 的异位妊娠情况得出:应用惰性 IUD 和含铜 IUD 的发生率比较低;应用含孕酮 IUD 异位妊娠发生率明显高于惰性 IUD 和含铜 IUD;LNG - IUD 的异位妊娠率与含铜 IUD 近似。Jean Bouyer 等人的病例-对照研究结果提示,自发性流产史、IUD 使用、输卵管损伤和使用含孕激素 IUD 等与异位妊娠有关。最近不同的流行病学研究和临床试验表明,TCu 380 - IUD 和释放左炔诺孕酮 IUD 能够最有效地防止意外妊娠,其中含铜 IUD 的含铜表面积越大,避孕效果越好。但是,与一般妇女相比,使用 IUD 的妇女发生意外妊娠时,异位妊娠发生率增加。

最近国内的一些临床研究表明,应用 IUD 引起盆腔炎症的风险升高可能是导致异位妊娠的一个危险因素,而并非与应用 IUD 直接相关。

25.4.2　宫内节育器与脱落

脱落是 IUD 意外妊娠和终止使用的一个重要原因。3 种国产 IUD 临床多中心 10 年随访比较性研究表明,脱落以不锈钢单环为最高、VCu 200 - IUD 次之、TCu 220C - IUD 最低。120 个月后不锈钢单环、VCu 200 - IUD、TCu 220C - IUD 累积脱落率分别为 21.70%、16.48%、8.28%。Cu 300、TCu 220C 和 TCu 380A - IUD 放置 10 年的脱落率分别为 4.54/100 妇女、5.46/100 妇女和 9.68/100 妇女,TCu 380A - IUD 显著高于其他两种 IUD。

25.4.3　宫内节育器与出血/疼痛

出血和疼痛是使用 IUD 最常见的副反应,也是 IUD 终止使用最常见的不良事件。Stanback 指出使用 IUD 者第 1 年内有 4%～14% 终止使用,主要原因是出血。对于不规则出血的发病机制目前还不完全清楚,因此解决阴道不规则出血非常困难,其可能原因包括子宫内膜毛细血管内皮机械性损伤、纤溶活性增加、非细菌性炎症、生物活性物质释放等。经期疼痛可能与前列腺素释放,刺激宫缩有关;非经期疼痛可能与 IUD 下降移位、扭曲和嵌顿刺激宫缩有关。必要时可取出 IUD 或重新放置。

不同的 IUD 所致月经量改变是不同的。我国正常人的经血量平均为 46.9 ml,80 ml 为正常月经量上限,超过此限为月经过多。据庄留琪报道,对放置金属单环、TCu 220C、VCu 200 - IUD 前后的各 200 例进行月经出血量测定。放置 IUD 后月经量均明显增加 74%～80%,第 2 年起逐年减少,在测定的 5 年内未能完全恢复至放置前的水平。江苏省农村已婚育龄妇女贫血的发生与避孕方法使用关系的研究结果表明,按照 WHO 贫血的诊断标准(血红蛋白<120 g/L),江苏省农村已婚育龄妇女贫血患病率为 41.52%,有明显地区差异;经产次调整后,IUD 使用者贫血率为 42.37%,显著高于避孕套使用者的 35.54%。

2006 年国家人口计生委科技司报告全国 12 万例 IUD 避孕效果回顾性调查结果显示,5 年累积因症取出率为 9.45%,其中因出血取出为 4.75%,因感染取出为 1.79%,因腹痛取出为 1.22%,因腰痛取出为 1.61%。与 20 世纪 80 年代初期的有关研究比较,副反应没有降低,有的甚至有所升高。

25.4.4　宫内节育器与盆腔感染

盆腔炎症是由多种微生物引起的内生殖器官炎症,包括子宫内膜炎、输卵管炎、卵巢囊肿以及内生殖器官支持组织炎症。在美国每个生殖年有1/10的妇女患盆腔炎症,其中1/4导致严重的后果(不育、异位妊娠或慢性盆腔炎)。

WHO的一项包含12项随机试验和一项非随机试验的研究,包括了22 908个IUD使用者和616 790妇女月的使用情况,结果如下。

(1)使用IUD者的盆腔炎症发生率:使用IUD者的盆腔炎症发生率为1.6/1 000妇女年,其中含Cu Multiload 250 - IUD使用者盆腔炎症发生率最高,为3.26/1 000妇女年,TCu 380A - IUD使用者最低,为0.59/1 000妇女年。

(2)IUD放置过程与盆腔炎症:在放置IUD后的前20天,盆腔炎症的发生率为9.66/1 000妇女年,20天后的发病率相对维持在1.38/1 000妇女年这样一个较低的水平。

(3)年龄与盆腔炎症的发生率:不同的年龄阶段盆腔炎症的发生率不同,其中最高峰在15~24岁。

(4)IUD应用者盆腔炎症与病原体:在美国与盆腔感染有关最常见的是奈瑟淋球菌,近年来也注意到沙眼衣原体、支原菌属及其他厌氧和需氧菌在盆腔炎症中也常见。在过去,使用IUD很少发生放线菌属的感染,近几年来放线菌感染的报道越来越多。盆腔放线菌病是一个慢性肉芽组织化脓性疾病,由革兰阳性厌氧杆菌引起。IUD的使用是放线菌病公认的危险因素,一项调查得出IUD使用者的放线菌累积感染率为5.9%(95% CI:3.8%~8.9%),最高发病率为使用的第2~3年。

我国放置IUD者盆腔炎发生率甚低,且临床无症状,而放线菌、支原体、病毒等病原体检测阳性者,IUD组明显高于对照组,提示有潜在感染危险性。

25.4.5　宫内节育器与生殖道感染

生殖道感染(reproductive tract infection, RTI)是由病原微生物引起,发生在生殖器官的一组感染性疾病。在妇科常见病中,生殖道感染的发生率最高。在对江苏省农村育龄妇女健康筛查中发现,生殖道感染率为52.55%,37%为无症状感染,盆腔炎症检出率为4.15%。

25.4.6　宫内节育器异位

IUD异位是指IUD离开正常子宫腔,包括IUD部分或全部嵌入子宫肌层或异位于腹腔、阔韧带者,包括部分异位、完全异位、子宫外异位。①部分异位:是指IUD部分嵌顿入子宫肌层;②完全异位:是指IUD全部嵌顿入肌层;③子宫外异位:是指IUD已在子宫外,处在盆、腹腔中。

IUD异位是手术并发症或医疗器械的严重伤害事件。IUD异位发生率虽然较低,但会给带器者造成严重后果。国外近期的几项研究报道放置IUD易发生嵌顿和穿孔,子宫穿孔常导致宫腔内IUD"丢失"而移位至其他器官内,其中有15%的穿孔可能导致严重并发症,如直肠穿孔、膀胱结石、膀胱瘘、尿道瘘等,甚至死亡。

国外报道带器者穿孔发生率为1/2 500~1/350,国内报道为0.2/1 000~8.8/1 000,可分为原发性和继发性。①原发性穿孔:可由于子宫探针、放置器、取环钩等器械造成,与操作技术、子宫位置及质地、放置器的材料有关,常见于关闭式IUD(如不锈刚圆形IUD);②继发性穿孔:可由于IUD的尖端部或断裂部穿透子宫壁所致,与IUD的类型、子宫敏感性和质地有关,常见于开放式IUD(如CuT和Cu7),因此医师放置技术和IUD的设计形状可影响子宫穿孔的发生。

来自国家人口计生委计划生育药具不良反应监测中心全国42个避孕药具不良反应监测试点上报的90例节育器异位数据分析表明:部分异位占>80%,主要涉及爱母型IUD、"T"形IUD(TCu 220C和TCu 380A)等IUD。哺乳期放置IUD、IUD的形状和不规范随访可能与IUD异位发生有关。建立医疗器械不良事件报告和监测管理制度,积极开展 IUD 不良事件自愿报告,可预防和减少 IUD 严重伤害不良事件的发生,提高 IUD 的安全性。

25.5 宫内节育器临床应用的风险控制

25.5.1 宫内节育器不良事件的预防

正确掌握适应证和禁忌证,选择适宜的放置和取出时期,做到术前准备规范化,放、取 IUD 的手术操作标准化,告知受术者注意事项,术后定期随访,及时报告不良事件,发现问题及时处理,才能减少副反应/不良事件发生。

25.5.2 宫内节育器副反应/不良事件的处理

(1)常见副反应/不良事件的预防

1)出血的预防和处理:放置 IUD 后月经过多、经期延长、不规则出血导致贫血较为常见。根据宫腔大小及形态,选择合适 IUD;月经量偏多者,可选择含吲哚美辛或孕激素 IUD;严格掌握适应证及禁忌证,根据"常用计划生育技术常规"选择对象;正确掌握放置技巧,稳、准、轻巧地将 IUD 放至正确位置,可预防 IUD 导致的出血副反应/不良事件。及时对月经过多者进行止血治疗,对经期延长、不规则出血者可进行激素药物周期治疗,对长期放置后出现异常出血者,应考虑 IUD 位置下移、部分嵌顿、感染或 IUD 质量问题等,若经保守治疗无效则应取出,同时进行诊断性刮宫,刮出物送病理检查,以减少出血对健康的损害。

2)疼痛的预防和处理:放置 IUD 后发生与 IUD 有关的疼痛包括下腹痛与腰背酸痛、性交痛。IUD 引起的疼痛是一种症状,可能是暂时性的反应或在病理情况下发生的疼痛。后一种疼痛可由于损伤、继发感染等原因引起。其发生率在 10% 左右。

做到放置前对使用者进行咨询和指导,

讲解放置过程能减轻因紧张而造成的疼痛;手术操作轻柔,防止损伤;选择大小、形态合适的 IUD,减少对宫壁的刺激;放置术时可用 2% 利多卡因等做宫颈局部麻醉,减少术时刺激,有利于减少术后疼痛;早期和延迟性疼痛可先用保守治疗,如放置 IUD 后持续疼痛,用药物治疗无效,可取出 IUD,视具体情况或更换 IUD 种类,或换用较小 IUD。

3)感染的预防和处理:术后出现腰酸、下腹疼痛、出血持续、阴道分泌物混浊有味、体温升高等征象。严重感染时,子宫增大、附件增厚压痛;盆腔炎时,可伴炎性包块;败血症时,可出现全身中毒症状。IUD 的放置是否会增加盆腔炎的发生率尚有争议。

做到正确选择对象,术前白带常规异常者必须治疗后再手术;坚持无菌技术,严格无菌操作;放置 IUD 后一旦有感染,可选用敏感抗生素治疗;感染控制后取出 IUD 为宜。

4)铜过敏的预防和处理:目前常用的活性 IUD 均带有铜丝或铜套,在宫腔、宫颈、输卵管液中有较高铜离子浓度。近年来常有个案报道,放置含铜 IUD 后出现与其他过敏原致敏相似的临床症状,多数出现皮疹、全身瘙痒,个别出现心慌、腹痛等。如临床上怀疑铜过敏者应及时取出 IUD,并给予抗过敏治疗,今后禁用含铜 IUD。

5)IUD 异位的处理:凡 IUD 部分或完全嵌入肌层,或异位于腹腔、阔韧带者,称为 IUD 异位。IUD 异位分为部分异位、完全异位和子宫外异位。部分患者有腰骶部酸痛、下腹胀坠不适或不规则阴道流血。如果异位于腹腔,可伤及肠管、膀胱等组织并造成粘连,引起相应的症状和体征。凡 IUD 异位,无论有无症状,均应及早取出。根据异位的部位不同,可以采取以下取器方法:经阴道取出、经阴道后穹窿切开取出、腹腔镜下取出及剖腹探查后取出 IUD,并做损伤脏器修补或部分切除。

6)IUD 断裂、变形、脱结的处理:IUD 变形的发生与节育器质量和放置操作技术有关。当 IUD 不适于宫腔形态时,常发生 IUD

变形,一旦发现宜及时取出。IUD断裂合并嵌顿,处理同IUD异位,常可宫腔镜下诊断,以宫内取物钳钳取或B超监护下钳取。在放置环形IUD时,环叉要避免叉在结头处,以防IUD脱结。

7) IUD下移的处理:IUD在子宫内位置下移,在临床上常无症状,有时可出现小腹胀痛、腰酸、白带增多、赤带等。IUD下移易发生带器妊娠。发现IUD下移,应及时取出。

(2) 微创技术处理不良反应事件:近年来由于各种内镜的发展及使用技术的进步,内镜已成为妇产科疾病检查的常用微创技术。常用的内镜包括宫腔镜、腹腔镜及阴道镜。

1) 宫腔镜处理:宫腔镜是一种纤维光源内镜,可直接观察宫腔内情况。近年来,由于宫腔镜器械的微型化,照明系统、能源系统、膨宫系统的进步,成像系统的应用,实践经验的积累和科学研究的深入,宫腔镜已经是安全、微创、易学、预后好的成熟技术。临床上遇到放置IUD后异常出血、位置异常(下移,嵌顿)、形态异常(变形、断裂、残留)、取器困难,可在宫腔镜直视和引导下进行操作。

虽然宫腔镜手术是微创技术之一,但也可能出现微创手术并发症,其发生率为0.28%～2.7%,常见的并发症有子宫穿孔、假道形成、空气栓塞、出血、感染、心脑综合征等;适应证掌握不恰当或治疗不全面,或无经验者施术则并发症多。因此,在重视宫腔镜临床应用进展的同时,还应重视宫腔镜基本理论和基本技术操作的学习和培训。

2) 腹腔镜处理:腹腔镜和宫腔镜手术均是有代表性的微创手术治疗方式,并已广泛应用于妇科领域。如腹腔镜下取异位腹腔的IUD具有损伤小、定位准确、恢复快、简便、快捷特点。

与宫腔镜一样,虽然腹腔镜手术是微创技术之一,但也可能出现微创手术并发症。有报道,腹腔镜手术并发症发生率为1.49%～3.0%,常见并发症为气腹、穿刺损伤、腹壁切口问题(感染、裂开)、心肺并发症、出血等。

正确掌握腹腔镜手术的适应证,把握适时中转手术的时机,培训手术医师熟悉或正确使用各种手术能源及器械,这是手术安全保障。

(李 瑛)

26 避孕药具不良反应/不良事件监测数据收集与评价

避孕药具不良反应/不良事件监测数据主要来源于病例报告。个案病例报告至今仍是早期发现罕见、急性事件最有效的方法。许多国家广泛采用自愿报告制度或自发呈报制度(spontaneous reporting system，SRS)，这是一种自觉自愿并有组织的管理制度，简便易行，监测面广，费用很低，而且不受时间限制，能够及时发现问题、提出假设，初步确定药具与所发生问题的因果关系，因此在发达国家被广泛采用。我国医疗器械生产企业、经营企业和使用单位应对本单位生产、经营、使用的医疗器械实施有效监测，对发现的可疑医疗器械不良事件(MDAE)详细记录、按规定报告。

26.1 避孕药具不良反应/不良事件监测资料收集

26.1.1 避孕药品不良反应/不良事件资料

(1) 报告基本情况：包括报告时序、报告类型、报告单位类别等。

(2) 对象基本情况：包括患者姓名、性别、出生日期或年龄、民族、体重等；原患疾病；家族药品不良反应/不良事件和既往不良反应/事件情况；相关重要信息包括吸烟史、饮酒史等。

(3) 使用药品情况：怀疑药品与并用药品批准文号、商品名称、通用名称、生产厂家、批号、用法用量、用药起止时间、用药原因等。

(4) 本次不良反应/不良事件过程描述(包括症状、体征、临床检验等)及处理情况。

结果：不良反应/不良事件的结果，包括痊愈、好转、有后遗症、死亡等。

对原患疾病的影响：包括不明显、病程延长、病情加重、导致后遗症，甚至死亡等。

(5) 关联性评价

1) 不良反应/不良事件分析：依据药品不良反应/不良事件临床资料和参考文献资料，对不良反应/不良事件分析项中的 5 个问题(时间、类型、减药、再激发、综合判断)进行核查，特别应注意对原患疾病病情进展及其他治疗等影响因素的分析。

● 用药与不良反应／不良事件的出现有无合理的时间关系？指是否在服用怀疑药品后的一定时间内出现了该不良反应／不良事件。

● 反应是否符合该药已知的不良反应类型？指该不良反应是否是说明书上已载明。

● 停药或减量后，反应／事件是否消失或减轻？根据实际情况选择停药后该反应／事件的情况是否减轻或消失。

● 再次使用可疑药品后是否再次出现同样反应／事件？根据实际情况选择。

● 反应／事件是否可用并用药的作用、患者病情的进展、其他治疗的影响来解释？根据该不良反应／事件的发生能否用合并药物的作用来解释进行选择。

2）关联性评价

● 肯定：用药及反应发生时间顺序合理；停药，反应停止，或迅速减轻或好转；再次使用，反应再现，并可能明显加重（即激发试验阳性）；同时有文献资料佐证；并已除外原患疾病等其他混杂因素影响。

● 很可能：无重复用药史，余同"肯定"，或虽然有合并用药，但基本可排除合并用药导致反应发生的可能性。

● 可能：用药与反应发生时间关系密切，同时有文献资料佐证；但引发不良反应的药品不止一种，或原患疾病病情进展因素不能除外。

● 可能无关：不良反应与用药时间相关性不密切，反应表现与已知该药物的不良反应不相吻合，原患疾病发展同样可能有类似的临床表现。

● 待评价：报表内容填写不齐全，等待补充后再评价，或因果关系难以定论，缺乏文献资料佐证。

● 无法评价：报表缺项太多，报告内容因果关系难以定论，资料又无法补充。

26.1.2　可疑避孕器具不良事件报告资料

（1）报告来源：包括报告性质、报告来源、单位名称、联系方式等。

（2）患者资料：包括患者的姓名、性别、年龄、预期治疗疾病或作用等。

（3）不良事件情况：①事件主要表现。②事件发生日期。③发现或知悉时间。④医疗器械实际使用场所。⑤事件后果，是指不良事件所导致的有害的或不幸的结果，包括死亡、危及生命、机体功能结构永久损伤，需要内、外科治疗避免上述永久损伤；取出器械、未取出器械、未完全取出器械等。⑥事件陈述，包括器械使用时间、使用目的及依据、使用情况、出现不良事件情况、对受害者影响、采取的治疗措施、器械联合使用情况等。

（4）医疗器械情况：①产品名称、商品名称、注册证号、生产企业名称、地址及联系电话。②产品型号规格、产品编号和批号、有效期、生产日期、停用日期、植入日期等。③事件发生初步原因分析：综合患者情况，医疗器械的设计、使用、性能，医护人员的操作使用情况及其他因素初步分析事件发生的可能原因。④事件初步处理情况：不良事件是否经过处理，结果如何。

（5）关联性评价：是指可疑不良事件与涉及医疗器械之间的关联性作出初步分析评价。

评价原则如下。

1）使用医疗器械与已发生／可能发生的伤害事件之间是否具有合理的先后时间顺序；

2）已发生／可能发生的伤害事件是否属于所使用医疗器械可能导致的伤害类型；

3）停用或取出后不良事件是否消失或减轻；

4）再次使用可疑避孕器具后是否再次出现同样的事件；

5）已发生／可能发生的伤害事件是否可用合并用药和（或）器械的作用、患者病情或其他非医疗器械因素来解释。

（6）可疑避孕器具不良事件免除报告范围。

1）完全是避孕器具施术者违反《临床技

术操作规范》导致的机体伤害。

2）术时并发症（如术时出血、术时子宫穿孔、周围脏器损伤、术时心脑综合征）。

3）术后感染，于置器后1周内发生的子宫内膜炎、子宫肌炎、附件炎、盆腔炎、腹膜炎或败血症等。

4）IUD超过使用有效期发生的不良事件。

5）绝经后1年以上因未取出节育器而发生节育器异位（部分、完全、子宫外），节育器变形、断裂、脱节、疼痛、出血以及取器时发生的问题。

6）完全是受术者个人行为导致的机体伤害。

26.2 避孕药具不良反应/不良事件监测资料分析评价

26.2.1 报告质量

根据避孕药具不良反应/不良事件报告的特点，可疑避孕器具不良反应/不良事件报告质量应符合以下基本要求。

（1）真实性：报告表中患者身份确认、避孕药具不良反应/不良事件真实可靠，确保报告的真实性与唯一性。

（2）及时性：数据统计分析显示许多来自临床应用的药品不良反应/不良事件报告超过时限。发生药品不良反应和可疑避孕器具不良事件时，应填写"药品不良反应/不良事件报告表"和"可疑医疗器械不良事件报告表"，并及时向国家卫生和计划生育委员会计划生育药具不良反应监测机构和有关部门报告。

1）避孕药品临床应用发现不良反应的报告时限：①新药监测期内的国产避孕药品应当报告该药品的所有不良反应；其他国产避孕药品，报告新的和严重的不良反应。②进口避孕药品自首次获准进口之日起5年内，报告该进口药品的所有不良反应；满5年的报告新的和严重的不良反应。③医疗机构

发现或者获知新的、严重的避孕药品不良反应应当在15日内报告，其中死亡病例须立即报告；其他药品不良反应应当在30日内报告。有随访信息的，应当及时报告。④医疗机构发现避孕药品群体不良事件后应当立即向相关部门报告并积极救治患者，迅速开展临床调查，分析事件发生的原因，必要时可采取暂停药品的使用等紧急措施。

2）避孕器具临床应用发现可疑不良事件的报告时限：①导致死亡的事件，使用单位应于发现或者知悉之日起5个工作日内报告。②导致严重伤害、可能导致严重伤害或死亡的事件，使用单位应于发现或者知悉之日起15个工作日报告。使用单位在完成以上报告的同时，应当告知相关医疗器械生产企业。③突发、群发避孕器械不良事件报告。

发现或知悉突发、群发医疗器械不良事件后，避孕器械使用单位应立即报告，并在24小时内填写并报送《可疑医疗器械不良事件报告表》。

使用单位应积极配合各级监管部门对"事件"的调查、处理，及时响应各级食品药品监督管理部门发布的应急预案。使用单位应主动配合避孕器械生产企业收集有关医疗器械突发、群发不良事件信息，并提供相关资料。

（3）准确性：监测数据准确性的两个核心概念为信度（reliability）和效度（validity）。①信度：又称可靠性，是指相同的个体在不同的时间或条件下是否会得到同一结果，反映了报告的一致性和稳定性。衡量信度高低的统计指标是信度系数，如重测信度（reproducibility）。②效度：又称真实性，反映报告真实和准确的程度。常用的效度指标有内容效度、结构效度和预测效度。信度和效度是衡量报告整体质量的重要指标，报告的效度为信度所制约，效度高的报告信度必定高，但信度高的报告效度则未必高。

避孕药具不良反应/不良事件判断失误会对避孕方法的合理应用和管理决策发生重要影响，因而要求监测信息必须准确。为了

保证监测信息的准确,要对上报的病例信息及时核实,尽可能地搜集核实相关临床资料(如病史、实验室检测报告、B超、X射线、CT报告等)。除了所获得资料本身的准确性外,正确输入数据也很重要。一份来自WHO国际药品监测项目的研究报告结果表明,由两位数据输入研究人员检验一个地方数据库的350份报告,大约10%的报告有1个错误,9份报告有1个涉及WHO-ART编码应用的错误,其中3份是严重错误。某些错误能够用一个好的输入程序来避免,但输入错误不能靠输入程序避免。

(4)完整性:信息收集的完整性对避孕药具不良反应/不良事件发生原因分析有重要影响。一些报告事件陈述中往往缺少临床诊断、实验报告、门诊或住院记录等附件;缺少药品通用名称、剂型、生产厂家、批号、用法用量、用药起止时间、用药原因以及器械的商品名称、注册证号、生产企业名称、批号、型号、规格、使用时间等重要信息;漏报严重伤害事件的情况时有发生。报告表中的项目要求填写完整,缺项(对某些问题未作回答)需做适当处理,漏项应及时补充。

(5)规范性:从获知避孕药具不良反应/不良事件、上报、初步评价、拟定处理措施到进行必要的全面分析调查,都应严格按照国家食品药品监督管理局《药品不良反应/不良事件报告表》和《可疑医疗器械不良事件报告表》及国家卫生和计划生育委员会计划生育药具不良反应/不良事件监测的相关要求实施,做到准确、及时。

(6)保密性:避孕器具不良事件监测统计资料必须严格保密,没有得到权威机构的允许不得引用和对外提供,以避免侵犯个人隐私和影响避孕节育措施的落实。

26.2.2 避孕药具不良反应/不良事件报告的评价

报告分析评价的过程一般包括两个步骤,即个例评价和集中评价。其中,个例评价通常在收到病例报告后即开始进行;集中评价一般在个案病例报告积累至一定数量时进行。

(1)报告的个例评价:是指对所收到的每一份不良反应或不良事件报告进行评价。

1)目的相关性:该不良反应或不良事件相关的避孕药具是否是新上市的药品或器械,其严重程度及它在科学和教育上的价值。

2)报告质量:是指报告填写的真实性、及时性、完整性、准确性、规范性。

国家人口和计划生育委员会计划生育药具不良反应/不良事件监测中心对2009年收集到的325例药品不良反应报告表进行质量评分,对表格的真实性、规范性和完整性进行分析。结果表明:报告表评分>80分的有303份,占总数的93.23%,其中主要问题有:不良反应过程描述不全、缺项漏项、ADR分析与关联性评价错误,以及未收到相关医学记录。325例药品不良反应报告中仅6例严重不良反应报告,原因是严重病例通常在医院就诊治疗,计划生育技术服务机构人员仅了解到事件的大致经过,难以获得住院病历、病程记录、临床诊断、实验报告、辅助检查等重要信息,直接影响到严重病例的信息收集和上报,导致严重病例报告占总报告数比例较低。避孕药品不良反应报告表填写的规范性和完整性对于不良反应信号的产生具有重要意义,只有不断提高不良反应报告质量,才能对避孕药品进行客观评价。

3)报告中项目的编码:在数据验证和不良反应/不良事件编码中,药学、病理学、疾病和有关健康问题的国际统计分类知识是很重要的,应不断对报告人员进行培训教育。由于医师经常用俗语来编码,因此在涉及不良反应/不良事件报告时正确使用术语特别重要。要按照规范的代码表(如WHO-ART、ATCC)对ADR和可疑药品分别进行编码。

4)因果关系评价:是ADR/MDAE报告个例评价的重要内容,但并不是唯一内容。是否可以作出恰当的因果关系评价,经常取决于个例报告的质量。

我国根据推理法的基本原理,是通过依次回答一系列标准化的问题来推理得出结论,采用"肯定"、"很可能"、"可能"、"可疑"和"不可能"五级分类法,并制定了相应的评定规则。在进行个例因果关系评价时,应当重点考虑以下因素。

● 联系的时间顺序:一般来说,在时间顺序上原因应该在结果之前,并且原因与结果的时间间隔应有其特性。在实际分析工作中,要注意不良反应/不良事件开始出现的时间,该时间与用药具时间的间隔要符合药物的动力学参数特点,不要将原患疾病的症状与不良反应/不良事件相混淆。同时,在不良反应/不良事件出现后所使用的药品,也可能与原来的药品产生相互作用引起新的不良反应/不良事件,或者使首次出现的不良反应/不良事件加重。

● 生物学合理性:要结合现有资料中其他类型的信息来观察因果联系的合理性,考虑与现有的生物学基础理论是否一致。如果某项发现能为已有的资料和理论所解释,一般更令人信服。

● 联系的一贯性:科学的标志之一是具有可重复性。如果一项发现是真实的,就应该可以以不同的研究方式在不同的时间、地点及人群中得到重现。

● 联系的强度:发生不良反应/不良事件后去激发和再激发的后果。在观察去激发反应时,如果去激发后不良反应/不良事件症状立即好转,要注意是否确实是去激发的作用?有无使用减轻症状的药物?患者机体是否因其他原因发生病理变化?撤药后不良反应/不良事件没有好转,要考虑不良反应/不良事件是否已经造成组织损伤?

在观察再激发反应时,应根据药具的动力学参数,确保药物/器械在体内完全消除后进行。要注意患者的病理状态、疾病自然进程和不良反应/不良事件是过敏反应型或致敏物耗竭型的可能性。对于严重不良反应/不良事件,再激发试验在伦理学上是不能接受的。

● 联系的特异性:虽然说原因与结果之间是一种特异性联系,即有因必有果,有果必有因,但实际上难以普遍适用。因此,必须注意到各种混杂因素的影响。与避孕药具同时使用的可能还有其他处方药、非处方药、减肥药/器械等,手术、放疗及疾病的自然进程,也可能影响不良反应/不良事件的发生和严重程度,安慰剂有时也能引起不良反应。

5)区分联系的强度和剂量-效应强度两个不同的概念:联系的强度指药品/器械与不良反应/不良事件之间关联的大小,联系强度大说明可能存在因果关系。一般认为相对危险度(RR)<2为弱联系。剂量-效应强度,是指药物剂量(器械铜面积)和持续时间与不良反应/不良事件的关联程度通常呈正相关关系。如果存在剂量-效应关系,则说明联系有因果性。剂量-效应关系对流行病学和临床药理学极为重要。

(2)病例报告的集中评价:集中评价是对一系列病例报告的系统研究和阐释,是在个例评价基础上进行的综合评价,其主要目的是发现风险信号,以便扩大信息交流或制定管理措施。具体如下。

1)联系的程度:同类不良反应/不良事件病例报告的数量有多少,它们在统计学上是否具有显著意义。

2)数据的一致性:同类报告中不良反应/不良事件的形式、特点是否相同。

3)ADR与暴露的相关性:发生不良反应/不良事件的部位、时间、剂量与暴露之间有无相关性。

4)生物学合理性:不良反应/不良事件的类型和趋势是否符合药理学、病理学原理。

5)试验结果的提示:有无再激发试验,其结果如何,血液或组织中药物浓度如何,有无代谢异常。

6)类似事件的比较:相关避孕药具有无相类似的反应?是否有已知事件曾因该药品/器械引起。

7)数据的特征和质量:不良反应/不良事件的特征性和客观性如何,证据的确定性和准确性如何,个例因果关系评价结果如何。

（3）风险信号:在进行不良反应/不良事件集中评价时,风险信号的发现至关重要。所谓风险信号,是指尚未完全证明的药品/器械与不良反应/不良事件相关的有关信息,是构成假说的一组数据,通常具有临床医学、药理学、病理学或流行病学性质。鉴别风险信号是不良反应/不良事件报告集中评价的主要目标,不良反应/不良事件报告集中评价往往在信号加强期行将结束时进行。

不同的不良反应/不良事件监测方法对风险信号的鉴别具有不同的灵敏度,而不同类型的不良反应/不良事件也具有各自不同的发生规律和特点。由于不良反应/不良事件发生率低、形式多样并且难以预测的内在特征,使得风险信号的发现和鉴别更易受各种因素的影响。

1）不良反应/不良事件发生率:不良反应/不良事件发生率越高,其风险信号越易被捕捉。

2）不良反应/不良事件报告率:不良反应/不良事件报告率与发生率并不总是呈现正相关。这与社会环境、药品监管政策、监测技术水平以及专业人员素质等密切相关。新上市的药品或器械,或已形成社会舆论热点的药品或器械,往往报告率较高,甚至出现过度报告的现象。

3）药品/器械使用频率:使用频率越高,用药人数越多,则发现不良反应/不良事件越多,风险信号越容易出现。

4）背景发生率:有时与不良反应/不良事件类似的临床症状在不使用某个可疑药品/器械时也有一定的发生率,从而出现混杂信号,不利于真正风险信号的鉴别。显然,背景发生率越低,风险信号越容易被发现。

5）临床事件的特征:如果一种不良反应/不良事件在临床上具有特征性或显著异常的体征或症状,在相似的一组患者(如同一地区、年龄、病史)中容易发生,在时间顺序和剂量上有相关性,或者符合一定的药理、病理机制,则该不良反应/不良事件容易引起警觉,从而形成风险信号。

26.2.3　避孕药具不良反应/不良事件监测数据的分析评价

避孕器具不良反应/不良事件的分析包括个案分析、群体分析和数据库分析。个案、群体和数据库信息主要来源于避孕器具不良反应/不良事件监测报告与专题流行病学研究。临床个案报告至今仍是早期发现罕见、急性事件最有效的方法。流行病学研究则在上述发现不良反应/不良事件信号的基础上提出假设,进一步检验它们的因果关系,并就影响因素、严重性乃至发生率作出可靠评价、拟订防治策略,进而提高人群健康的水平。

（1）临床个案报告数据的分析:自愿报告制度将大量分散的个案报告资料收集起来,并对收集的病例进行初步的关联性评价。SRS分为正式和非正式两种形式。前者是指国家和地区设置的专门不良反应/不良事件登记处或监测中心,收集、整理、分析自愿报告的资料,并反馈信息。非正式的自愿报告无正式登记处,也不设立监测中心等组织,是临床医务人员根据日常诊治工作中某药品或医疗器械出现可疑的不良反应/不良事件向医药刊物或医药杂志投稿后引起人们的注意和研究的。

1）正式的自愿报告制度:自愿报告制度在发达国家开展得比较早,在世界范围内也是一种主要的监测方法。优点是监测范围广,时间长,可将监测工作长期持续下去,且费用低,可快速获得早期不良事件资料,形成早期的病因假说,使不良反应/不良事件得到早期的预警信号。

但是具体做法不尽一致。它的最大缺点是资料偏差和漏报,很难确定可疑事件与药械之间的相关性,可通过主动监测来弥补这方面的不足。主动监测能够实现报告的正确性与完整性,使报告具有代表性。数据库的数据可以进行定性定量分析实现信号测定,这是自愿报告系统的主要目标。

2）非正式的自愿报告：主要由医师在临床实践中将观察到的现象综合起来，加以整理，基本上能排除其他原因，得出的结论较可靠，这是其优点。例如，*Eur J Obstet Gynecol Reprod Biol*、*Contraception* 等杂志在 2000 年报告了放置 IUD 易发生穿孔和嵌顿，子宫穿孔常导致宫腔内 IUD"丢失"而移位至其他的器官内，其中有 15% 的穿孔可能导致严重并发症，如直肠穿孔、膀胱瘘、尿道瘘等，甚至死亡。Kanil 报道了 1 例使用吉妮 IUD 而发生的子宫穿孔，对患者的年龄、社会经济地位，使用起始时间、使用年限以及穿孔发生的情况等加以详细报道，同时结合以前的病例，得出子宫穿孔与医师放置技术、IUD 的形状和类型及放置时间等相关。我国《北京医学》等期刊在 20 世纪 90 年代报告了 36 例 IUD 导致子宫穿孔的病例，其中 35 例行剖腹式取器，1 例行后穹窿切开术取器；16 例因 IUD 嵌顿取器，其中 1 例 IUD 完全嵌顿行全子宫切除术。

非正式的自愿报告的缺点是滞后性，不能及时得到不良反应/不良事件的早期预警信号。

（2）自愿报告率增长的前提下的定量分析方法

1）贝叶斯神经网络（BCPNN）：乌普萨拉监测中心（UMC）将按照需要在 WHO 的数据库中运行其数据挖掘程序，产生药物-事件相关的信号因子（IC）值。信号因子方程（IC）＝Log_2（后验概率 posterior probability/先验概率 prior probability），信号因子方程中如果后验概率大于先验概率即提示有问题。WHO 全球最大的药品不良反应/不良事件数据库乌普萨拉监测中心集聚了全球的经验，提示一个阳性信号的 IC 值将随着时间的推移和病例数的增加而更具显著意义。

2）比例报告率（*I*）：该方法应用软件来测量药物与某事件的关联报告比例，同时与数据库中该事件与其他药物间关联的比例作比较。若某种药物-事件关联的 PRR 显著升高，可能意味着某种信号。这种方法可运用

于中心的数据库。

3）加强信号的方法：这是对所有通过统计学程序，如 BCPNN 或 *I* 所确定的信号进行进一步的临床评估。可在中心数据库中寻找相关的临床事件，在文献中检索类似报道，了解制药公司类似报告、临床前研究和临床试验中类似事件，以及在进入市场后的队列事件监测（处方事件监测）研究中该事件或类似事件。

医疗器械不良事件可参考上述标准进行定性定量分析实现信号测定。

（3）建立中国的避孕药具不良反应/不良事件监测体系：我国育龄人群的综合避孕率为 86%，采取避孕措施的人数是 2.2 亿，1 亿多妇女使用 IUD，占全世界 IUD 应用总数的 70%，并呈上升趋势。由于避孕药具在我国计划生育中具有举足轻重的作用，其安全性成为关系使用者避孕安全与身心健康的重大问题。2001 年，避孕药具不良反应/不良事件监测纳入国务院 309 号令《计划生育技术服务条例》，进入依法管理阶段。

1）建立避孕药具不良反应/不良事件监测试点：2005 年，在避孕药具安全性研究与评价取得重大进展的基础上，国家人口和计划生育委员会采取正式自愿报告制度，在 10 个省选取计划生育基础工作较好的 10 个县，启动避孕药具不良反应/不良事件监测试点工作。2006 年，避孕药具不良反应/不良事件监测工作列入《全国人口和计划生育科学技术发展规划》。2007 年成立了省部共建"国家人口和计划生育委员会计划生育药具不良反应/不良事件监测中心"，承担全国 31 个省市计划生育药具不良反应/不良事件资料的收集、评价、反馈和上报工作。2008 年，国家人口计生委在全国 31 个省市建立 105 个避孕药具不良反应/不良事件监测试点，覆盖常住人口数 6 168 万，已婚育龄妇女 1 276 万，IUD 使用对象 700 多万。

2）建立网络在线的报告系统：网络在线报告的数量从 2005 年的 167 例逐年增加，至 2009 年 12 月 31 日，国家人口计生委计划生

育药具不良反应/不良事件监测中心共计收到 IUD 不良事件合格报告 42 444 例,其中,监测试点上报 IUD 不良事件合格报告 31 270 例,涉及 37 种 IUD。收到避孕药品不良反应合格报告 674 例,其中监测试点上报 521 例,涉及 10 多种避孕药品。2009 年全国 105 个避孕药具不良反应/不良事件监测试点上报 IUD 不良事件分类构成表明:意外妊娠 25.59%、脱落 2.90%、出血 26.33%、疼痛 6.08%、IUD 异位 0.42%、下移 38.00%;前 3 位的 IUD 不良事件为下移、出血和意外妊娠。

2009 年收到 IUD 严重伤害事件 297 例,其中试点上报 151 例(占 50.84%),涉及 18 种 IUD;医院监测上报 72 例(占 24.24%),涉及的 IUD 种类和排序与试点监测的明显不同,非试点上报 74 例(占 24.92%),基本同试点上报情况一致。

3) 监测数据与研究数据相结合的综合评价为政府决策提供科学依据:2004~2006 年,国家人口和计划生育委员会组织专家对《计划生育避孕药具政府采购目录》进行了系统评估,淘汰了 18 种激素含量高、不良反应大、失败率高的避孕药具。

2008 年,根据监测系统的监测数据、人群大样本对比研究结果和实验室研究结果,政府停止采购 TCu 380A - IUD,2009 年从《政府采购目录》撤出 TCu 380A - IUD。2009 年,因严重伤害事件发现 TCu 220C - IUD 数个批号有问题,对其停用、封存,并于 2010 年从《政府采购目录》撤出 TCu 220C - IUD。

目前已建立 105 个监测试点的基本信息库,实行基础信息季报和年报制度,收集到新用避孕药具人群 100 多万,监测试点不良事件报告率达每百万人口 300 例以上。进行不同类型避孕药具不良反应/不良事件发生率的排序,为《计划生育避孕药具政府采购目录》的修订、避孕药具荐优汰劣、避孕方法知情选择和优质服务提供科学依据。

4) 监测数据为临床安全应用避孕药具提供依据:对来自国家人口和计划生育委员会计划生育药具不良反应/不良事件监测中心的部分数据按品种进行典型个案报告评价和系列报告的分析,为临床和基层医务人员安全应用避孕药具提供指导。

● 2 例口服避孕药严重不良反应报告:2009 年 9 月报告 1 例 42 岁月经过多女性患者用去氧孕烯炔雌醇(妈富隆)治疗,10 多天后发现左下肢疼痛,行走时加重,未就诊;数天后因左下肢肿胀就诊,入院诊断左下肢深静脉血栓形成。

2009 年 11 月报告 1 例 44 岁女性因月经量多行诊刮术,术后予以口服炔雌醇环丙孕酮(达英-35)治疗,服药第 5 天感右腿肌肉酸痛,行走时加剧,后诊断双下肢静脉血栓形成。

此 2 例均为口服避孕药治疗出血而导致的严重药品不良反应,提示年龄>40 岁女性应慎用治疗剂量的口服避孕药,使用期间需加强观察,发现不适应立即停用口服避孕药以降低严重不良反应的风险。

● 31 例米非司酮不良反应分析:对 2008~2010 年服用米非司酮后发生的 31 例不良反应分析结果提示:对象年龄越大,停经时间越长,越易发生不全药物流产;对有分娩史的对象需加强药物流产后的观察及随访;医务人员应向对象强调最后一次服药后留院观察的重要性,并密切注意药物流产后的出血和胚囊排出情况。

● 19 例皮下埋植剂不良反应分析:19 例皮下埋植剂致体重增加伴月经异常的报告,还分别伴有其他不良反应,如色素沉着、乳房胀痛、乳腺小叶增生、下腹痛、上肢麻木等,经过观察和治疗未见明显好转。取出皮下埋植剂后,所有患者体重均无明显增加或有所减轻,月经情况逐渐恢复正常,其他问题逐步好转。

● 1 例带器复合妊娠的严重不良事件报告:2008 年报告,患者因"停经 44 天"首次入院,当时并无阴道出血、下腹痛、休克等症状,仅超声提示"左侧输卵管妊娠可疑",而且术中宫腔吸出物见绒毛,因此异位妊娠并未引起临床医师的重视,未加强术后的监测和随访,从而导致异位妊娠破裂后急诊入院。

复合妊娠是宫内妊娠与异位妊娠同时存在的一种病理妊娠,实质上也是双卵双胚着床在两个部位发育或多卵多胚着床在多个部位发育的一种特殊的多胎妊娠。复合妊娠在自然受孕妇女中发病率极低,为 1/万~2/万,在使用 IUD 妇女中发生率约为 1/600 万。鉴于带器后复合妊娠误诊、漏诊会引起出血性休克、死亡等严重不良事件,为确保广大置器妇女的避孕安全,在日常计划生育服务中需高度重视,及时发现风险、消除或降低风险。

● 30 例"T"形含铜 IUD(TCu 380A/TCu 220C-IUD)断裂不良事件:对 2005~2010 年 30 例 IUD 断裂报告的分析表明,TCu 380A-IUD 发生断裂 4 例,TCu 220C-IUD 发生断裂 26 例;30 例断裂其中 28 例断裂部位发生在横臂,2 例发生在纵臂。某企业生产的 TCu 220C-IUD 发生断裂事件的比例较高业(IC=0.40,95% CI 下限 0.02)。

(4)群体数据的分析与评价:监测信息需要达到一定数量和规模才会较科学、准确地提示某种联系的可能性,这就要求避孕药具 ADR/MDAE 监测信息应该符合一定的规范,能够进行处理分析。因为不良反应/不良事件监测工作是在群体监测水平上进行的,监测资料要在真实、有效、有代表性的基础上才能进行分析评价。

1)群体数据分析评价的影响因素:国际医学科学组织委员会(Counsel for International Organization of Medical Sciences,CIOMS)推荐评价药品不良事件发生频度的标准为:十分常见(≥10%)、常见(≥1%,<10%)、偶见(≥0.1%,<1%)、罕见(≥0.01%,<0.1%)、十分罕见(<0.01%)。医疗器械不良事件发生频度可参考上述标准。现有法规的效度,监测资料的可靠性,监测系统自身的敏感性、特异性、及时性、简单性、灵活性和可接收性都会影响群体信息的分析和评价。

在群体数据的分析评价中应考虑如漏报率高、报告来源不均衡、报告质量不高等问题。

2)群体监测数据分析与评价程序:ADR/MDAE 监测一般是在群体水平上,系统、连续地对药品或医疗器械不良反应/不良事件进行记录、收集、分析、评价和控制、处理的过程。监测的主要目的是早期获得信号并进行分析和评价,以便尽快采取措施预防和控制与其使用有关的不良后果。WHO UPPSALA 监测中心对自动信号测定的方法包括 BCPNN、报告比例比(reporting odds ratio,I)和 I 等。

3)群体数据分析评价的统计学方法

● 统计指标分析:利用监测资料描述事件发生的时间、空间和人群的差异,分析避孕器具不良事件和重大健康问题的发生和流行规律。监测数据通常只提供事件、疾病或伤害的病例数和死亡数,故使用有局限性。可将合适的普查数据作为分母,利用时间、地点及人群等参数计算事件、疾病或伤害的发生率,比较其危险性。在理想的数据库记录连接系统中,应当能够直接获得患者和健康人群的相关数据,进行率的计算和 RR 分析。

常用的统计学分析指标包括事件发生率、感染率、死亡率、病死率、治愈率、住院率、病残率等,有时也可用发生数、发生事件构成比、死亡数、死因构成或相对死亡比等。数据应用时要注意率与比的区别,粗率、专率及标准化率的应用。通过 RR 的测量、比值比和可信区间的计算及显著性检验,可以测定关联的强度。

● 统计图表分析:数据库中经过整理和计算的监测数据可用图表来表达分析结果。通过线条高低、面积大小,图形化展示事件发生的时间、空间和人群或高或低、或大或小的差异,反映事件与所用器械内在的规律性和关联性。常用的统计图有条图、直方图、线图、点图、圆图等。

一般按照计数性质分组的资料,如医疗器械种类、事件、疾病、伤害、病残、死亡的分类等间断性指标,可用条图和圆图表示;按照测量性质分组的资料,如时间、年龄、身高、体重、血压等连续性指标,可用直方图、线图表示,以表明一事物(事件或疾病)随另一事物(如时间或年龄)变动而升高或降低的情况。

而散点图可以表示两种事物间的相关性和趋势,根据点的分布情况推测使用某器械与某事件或疾病的发生是否相关。

统计地图表示事件在地理上的分布情况。如在地图上相应的位置用不同的线条、点、方格疏密和颜色深浅表示使用医疗器械数量的多少,事件、疾病、伤害发生率的高低。地理信息系统(geography information system,GIS)是一种越来越普及的技术,GIS提供的分布图试图反映大范围中的单个病例,挖掘更多的隐藏数据,它提供了一种更可靠的关于疾病分布和关联的判别分析方法(表6-26-1)。

表6-26-1 监测数据图示选择指南

图表类型	使 用
普通线图	病例数或率的时间趋势
半对数线图	(1) 强调率的时间变化 (2) 显示取值范围大于两个数量级以上的数值
直方图	(1) 连续性变量的频数分布 (2) 流行期间或全过程病例数(如流行曲线)的时间变化
频数多边形图	连续性变量的频数分布,显示组成成分
累计频数	频数的累积
散点图	两变量间的关联图
简单条图	比较单个变量的不同种类的样本大小或频率
成组条图	比较2~4列变量的不同种类的样本大小或频率
累积条图	显示不同组间总计的比较及说明总计的各个组成部分
偏差条图	说明来自基线的阴性与阳性差异
圆图	显示整体中的所有成分
点图	显示病例或事件发生的地点
地图式统计图	事件或率的地理化表现
箱式图	图示变量的统计学特征(如中位数、间距及偏度)

引自:Teutsch SM, Churchill RE. Principles and Practice of Public Health Surveillance. Oxford University Press,2000.142

4) 趋势分析:纵向监测中较长时间收集的数据将显示事件或疾病发生更为稳定的结果,明确其时间分布变异。比较不同时期、不同地点及不同人群中某事件或伤害的发生规律,建立预测分析模型,其结果将有利于制定将来的事件、疾病及伤害的控制和干预计划。

5) 风险评价(risk assessment):风险是危害发生概率与危害严重程度的结合,风险评价是对不良结果或非预期事件发生概率进行描述及定量系统分析的过程。通过获得数据对上市后医疗器械不良事件发生模式进行描述,测量发生的频率、分析发生的原因、预测发生的趋势,及时发现上市后医疗器械出现的新的、无法解释的安全问题。在风险评价的基础上进行风险管理,对无法有效控制、具有潜在扩散趋势的问题产品,制定相应有效的干预对策,避免同类事件再次发生,最大限度地保证上市后医疗器械的使用安全。

常用的风险分析方法,如失效模式和效应分析(FMEA,IEC 60812)、故障树分析(FTA,IEC 61025)、危害和可运行性研究(HAZOP);常用的风险预测方法,如贝叶斯法,BCPNN法(WHO)、GPS法(FDA);其他还有 I 法、MHRA标准、Yule's Q法。

Lynd等应用二次 Monte Carlo 概率模拟方法,探索建立适合不同的风险参数的风险效益可接受性曲线。通过净效益曲线来说明风险效益比并计算风险效益比95%可信区间,分析深部静脉血栓栓塞预防的风险效益。

(5) 数据库信息的应用与评价:由于自愿报告的数据不可以用来计算发生率,目前大型电子计算机数据库与记录连接的应用(Utilization of large computerized databases with record linkage)已成为上市后监测的发展方向。美国 FDA 药物评价和研究中心(CDER)不良事件报告系统(AERS)接受来自卫生保健服务的医务人员、消费者和美国制药企业法定不良事件报告系统的药物不良事件报告,报告数量超过200万份。澳大利亚 IRIS 对数据库中的个例报告进行分析,定期对数据库进行统计,在计算出事件发生频率和严重程度的基础上,建立不良事件的长期反馈机制,并定期对反馈机制进行审查,发布针对某一特定产品或者某类产品医疗器械的安全性警报。

1)数据库来源:评价避孕器具潜在的、严重的、罕见的、远期的不良事件,需要新的数据。计算机化数据管理系统和分析方法的改进将提高数据的使用率。医院住院患者和门诊患者的数据库、生命统计数据库(出生、婚姻、死亡登记等)、人口普查数据库、疾病报告数据库,增加了观察的人群数量。随着计算机和互联网的迅速发展,数据可以从药物安全性研究部门的数据库获得,也可以从医师的疾病诊断资料、处方记录、疾病报告、生命统计等获得,还可对上述资料进行记录联接获得有效信息。国际应用广泛的数据库包括 WHO 国际药品不良反应监测项目(WHO International Monitoring Programme for Adverse Effects),由各参加国用 WHO 统一制定印发的"药品不良反应报告表"或磁盘将药品不良反应事件报告 WHO 监测中心,中心及时将各国的资料进行储存、分析整理并反馈给成员国。美国计算机联网医疗补助计划药物分析和监测系统(Computerized On-line Medicaid Pharmaceutical Analysis and Surveillance System,COMPASS)是对低收入的个人和家庭提供医疗资助的计算机在线药品分析监测系统,汇集美国各州 600 万条信息资料而形成的一个大型数据库。美国医院专业活动调查委员会(the Commission on Professional and Hospital Activities Professional Activities Survey)在美国 35% 的医院建立计算机数据库,允许医师、医院和患者获得必须要的数据。美国南北加利福尼亚 Kaiser 长期医疗保障计划(Northern and Southern California Kaiser Permanente)由美国最大的医疗保险集团——健康保障组织(HMO)对 100 万~200 万例患者的门诊就诊和药物治疗情况建立计算机摘要报告体系。加拿大 Saskatchewan 健康计划(Saskatchewan Health Plan)在各省建立了具有 ICD-9 诊断编码的 100 万例门诊和住院患者计算机票

据数据处理系统,如此大的数据库为药物上市后监测提供了宝贵资料。

2)数据库记录联接(recorded linkage):记录联接可以将不同来源信息或记录联接到一起,对所获得的信息运用流行病学方法进行分析。人的一生可能发生很多事件,这些个人事件资料保存在不同的部门,如出生、死亡资料在地方公安部门或统计部门,疾病住院和治疗资料在医院,生育资料在医院或妇幼保健系统,避孕节育资料在计划生育部门。记录联接要求每个对象在数据库系统中有一个独一无二的标识符,在不同数据系统中搜索同一对象相同标识符即可将受检对象的事件资料与治疗,或出生、生育等信息进行联接。英国处方-事件监测(PEM)用处方联接的方法能对暴露和非暴露对象进行队列研究,粗略估计不同药物发生损害健康事件的风险,这可能是唯一适用于长期监测的方法。美国 Puget Sound 团体健康合作计划(Group Health Cooperative of Puget Sound)对健康保障组织 30 万例患者完成计算机的医院处方联接。记录联接的最大优点是基于人群的资料,有可能研究不常用的药品和罕见的不良反应;计算不良事件发生率;无回顾和访谈的偏倚,且花费少;可用于病例-对照研究,亦为队列研究提供方便;通过计算机医学数据库很容易获得合适的资料;同时调查多个产品,不需要医生或其他专业部门的配合。最大的缺点是需要依赖其他已成熟的系统和研究方法(如病例-对照和队列研究),且存在一些值得争议的问题,如药物暴露的定义、医疗记录不全、存在混杂因素等。

随着计算机信息产业的发展和医疗保险制度的健全,大型计算机数据库的使用将会逐步进入避孕器具不良反应/不良事件监测领域。局域网和广域网、互联网的应用,视频和计算机的整合,语音、手写输入及扫描技术的普及和软件的发展将促进从监测报告、分析、评价到控制的理想完整过程和网络体系的形成。

(李 瑛)

参考文献

［1］ 李瑛,高尔生,刘云嵘,等.中国妇女低剂量口服避孕药使用者中脑卒中发病情况的前瞻性研究.中华医学杂志,2002,82:1031～1017

［2］ 李瑛,高尔生,刘云嵘,等.炔诺酮口服避孕药与妇女出血型脑卒中的关系.中国计划生育学杂志,2003,92:345～348

［3］ 李瑛,李少丽.计划生育药具不良反应监测与防治指南.北京:中国科学技术出版社,2003

［4］ 国家人口计划生育委员会科技司.12万例宫内节育器避孕效果调查报告.中国计划生育学杂志,2007,137:132～136

［5］ 李瑛,王兰明,张世琨.避孕药具不良事件监测与防治.北京:人民卫生出版社,2007

［6］ 李瑛,李幼平,张世琨.避孕药具上市后安全性评价方法与实践.北京:人民卫生出版社,2010

［7］ Teutsch SM, Churchill RE. Principles and Practice of Public Health Surveillance. New York: Oxford University Press, 2000

［8］ Chyka PA. A review of its safety profile based on clinical trials and postmarketing surveillance. Am J Med, 2000,109:122～130

［9］ The Uppsala Monitoring Centre and WHO Collaborating Centre for International Drug Monitoring Centre. Safety Monitoring of Medicinal Products (Guidelines for Setting up and Running a Pharmacovigilance Center). London, UK, the UMC, 2002

［10］ Hussain SF. Progestogen-only pills and high blood pressure: is there an association? A literature review. Contraception, 2004,69:89～97

［11］ World Health Organization. Medical eligibility criteria for contraceptive use (IUDs). World Health Organization: Geneva, 2004. Available from URL: WHO

［12］ Milne RL, Knight JA, John EM, et al. Oral contraceptive use and risk of early-onset breast cancer in carriers and noncarriers of BRCA1 and BRCA2 mutations. Cancer Epidemiol Biomarkers Prev, 2005, 14:350～356

［13］ Lubianca JN, Moreira LB, Gus M, et al. Stopping oral contraceptives: an effective blood pressure-lowering intervention in women with hypertension. J Hum Hypertens, 2005,19:451～455

［14］ Curtis KM, Mohllajee AP, Martins SL, et al. Combined oral contraceptive use among women with hypertension: a systematic review. Contraception, 2006,73:179～188

［15］ Li Y, Zhou L, Coulter D, et al. Prospective cohort study of the association between use of low-dose oral contraceptives and stroke in Chinese women. Pharmacoepidemiol Drug Saf, 2006,15:726～734

［16］ van Rooijen M, Hansson LO, Frostegard J, et al. Treatment with combined oral contraceptives induces a rise in serum C-reactive protein in the absence of a general inflammatory response. J Thromb Haemost, 2006,4:77～82

［17］ ESHRE Capri Workshop Group. Hormones and cardiovascular health in women. Hum Reprod Update, 2006,12:483～497

［18］ Margolis KL, Adami HO, Luo J, et al. A prospective study of oral contraceptive use and risk of myocardial infarction among Swedish women. Fertil Steril, 2007,88:310～316

［19］ Kulier R, O'Brien PA, Helmerhorst FM, et al. Copper containing, framed intra-uterine devices for contraception. Cochrane Database Syst Rev, 2007,4: CD005347

［20］ Hata J, Matsuda K, Ninomiya T, et al. Functional SNP in an Sp1-binding site of AGTRL1 gene is associated with susceptibility to brain infarction. Hum Mol Genet, 2007,16:630～639

［21］ McQueen MJ, Hawken S, Wang X, et al. Lipids, lipoproteins, and apolipoproteins as risk markers of myocardial infarction in 52 countries (the INTERHEART study): a case-control study. Lancet, 2008,372:224～233

［22］ Bilguvar K, Yasuno K, Niemela M, et al. Susceptibility loci for intracranial aneurysm in European and Japanese populations. Nat Genet, 2008,40:1472～1477

［23］ Gudbjartsson DF, Holm H, Gretarsdottir S, et al. A sequence variant in ZFHX3 on 16q22 associates with atrial fibrillation and ischemic stroke. Nat Genet, 2009,41:876～878

［24］ Raish M, Dhillon VS, Ahmad A, et al. Promoter hypermethylation in tumor suppressing genes p16 and FHIT and their relationship with estrogen receptor and progesterone receptor status in breast cancer patients from Northern India. Transl Oncol, 2009,2: 264～270

［25］ Carswell HV, Macrae IM, Farr TD. Complexities of

oestrogen in stroke. Clin Sci（Lond），2009，118：375～389

［26］Gudbjartsson DF，Holm H，Gretarsdottir S，et al. A sequence variant in ZFHX3 on 16q22 associates with atrial fibrillation and ischemic stroke. Nat Genet，2009，41：876～878

［27］O'Donnell MJ，Xavier D，Liu L，et al. Risk factors for ischaemic and intracerebral haemorrhagic stroke in 22 countries（the INTERSTROKE study）：a case-control study. Lancet，2010，376：112～123

［28］Wei W，Li Y，Chen F，et al. Dyslipidaemia，combined oral contraceptives use and their interaction on the risk of hypertension in Chinese women. J Hum Hypertens，2011，25：364～371

［29］Li Y，Chen F，Zhou L，et al. COC use，ACE/AGT gene polymorphisms，and risk of stroke. Pharmacogenet Genomics，2010，20：298～306

［30］Yoshida T，Kato K，Yokoi K，et al. Association of genetic variants with hemorrhagic stroke in Japanese individuals. Int J Mol Med，2010，25：649～656

［31］Ovbiagele B，Nguyen-Huynh MN. Stroke epidemiology：advancing our understanding of disease mechanism and therapy. Neurotherapeutics，2011，8：319～329

［32］Zakharova MY，Meyer RM，Brandy KR，et al. Risk factors for heart attack，stroke，and venous thrombosis associated with hormonal contraceptive use. Clin Appl Thromb Hemost，2011，17：323～331

［33］Wang C，Li Y，Bai L，et al. General and central obesity，combined oral contraceptive use and hypertension in Chinese women. Am J Hypertens，2011，24：1324～1330

［34］Congrains A，Kamide K，Oguro R，et al. Genetic variants at the 9p21 locus contribute to atherosclerosis through modulation of ANRIL and CDKN2A/B. Atherosclerosis，2012，220：449～455

［35］Bellenguez C，Bevan S，Gschwendtner A，et al. Genome-wide association study identifies a variant in HDAC9 associated with large vessel ischemic stroke. Nat Genet，2012，44：328～333

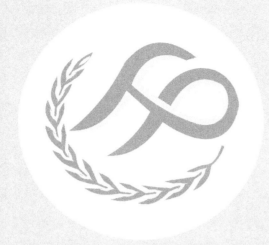

第七篇
计划生育优质服务和生殖健康

27 计划生育优质服务

27.1 概述

计划生育优质服务是新形势下人口计生系统坚持为人民服务宗旨开展工作的一种有效途径。它的核心是坚持"以人为本、以服务对象为中心"的理念,从群众的需求出发,提供以避孕节育为重点的避孕节育和生殖健康服务,维护公民计划生育和生殖健康权利,提高服务对象对计划生育管理和服务的满意程度,促进计划生育工作思路和工作方法的转变。

27.2 国际上计划生育优质服务概念的形成

早在20世纪50～60年代,人们就注意到全球人口增长过快。出于控制人口过快增长的考虑,一些先进的发达国家开展了计划生育工作,形成了计划生育萌芽,为控制人口的快速增长取得了成效。1974年和1984年召开的两次国际人口会议将人口问题上升为全球性的问题,人口问题得到前所未有的高度重视,各个国家都广泛开展了计划生育活动。

在长期的计划生育实践中,人们逐渐注意到服务质量的重要性。早在1966年美国人口理事会主席Bernard首次提出计划生育质量的重要性。他在讨论宫内节育器(IUD)的使用效果时指出:推行一种新的人们不熟悉的避孕方法时,服务质量极为重要。1976年美国学者Davis指出:一个仅有良好组织的计划生育项目未必能完成既定的人口目标,原因在于,有些项目仅仅简单地帮助育龄人群控制生育孩子的数量而没能重视服务的质量,结果实际生育率比预想的要高得多。他还指出:必须将社会的目标与个人的目标相结合,通过宣传教育和咨询影响育龄夫妇的生育意愿,使他们认识到自己的生育行为对人口稳定负有责任。

1985年美国Hermalin和Enturise在研究了发展中国家初级卫生保健后提出了计划生育服务质量的3个重要方面:①计划生育服务的范围;②能提供的避孕方法种类;③提供服务的质量,包括就诊时间、培训、服务人员的能力、对服务对象的态度、保密原则和手术时间等。

1990年美国人口理事会著名学者Judith Bruce在对100多个发展中国家计划生育活

动调查研究的基础上，提出了著名的评估计划生育服务质量的"六要素"框架学说。他将难以量化的计划生育服务过程分解成6个基本要素，并按重要性和逻辑性排列为：①避孕方法的知情选择；②介绍避孕知识和服务内容；③服务人员胜任的技术能力；④服务人员与服务对象的人际关系；⑤鼓励续用的机制；⑥适当的综合服务。这6个要素直接影响着育龄人群的避孕接受率和避孕续用率，从而影响生育率的高低。

1992年Bruce的同事，美国人口理事会Anrudh Jain提出：国际社会不应该将那些只降低了生育水平却忽视了个人福利的项目评估为"成功"项目，计划生育项目的成功与否应以服务质量和内容为根据，即一项高质量的项目应该是以服务对象为导向，帮助他们达到生殖意愿或目标。通过满足对象现有的需求，帮助他们产生新的需求。

1994年9月，在埃及开罗举行的国际人口与发展大会（ICPD）上，将"生殖健康"作为重要的内容而载入其重要文件《行动纲领》中。该纲领指出："应确保综合的、实际的信息和全范围的生殖健康保健服务，包括计划生育服务，对于全部使用者是可及的、经济上可负担的、可接受的，并且是方便的。"ICPD会议呼吁要更加关注服务质量，极力主张以服务对象为中心来开展计划生育和其他生殖健康服务。

ICPD大会引起了世界各国对传统的计划生育服务提供模式的深入思考。作为生殖健康领域的重要部分，提高计划生育服务质量已成为各国生殖健康工作的重点。人们认识到计划生育的服务对象不仅仅是被动接受服务的客体，同时也是服务的主人，他们有权了解所获得服务（如避孕）的优缺点、禁忌证、适应证，有权选择自己满意的避孕节育方法，有权获得相关的生殖健康服务。服务对象的需求、参与、选择和责任应成为服务的重点，服务对象的利益、满意程度和身心健康等指标是设计、评估计划生育项目的重要依据。因此，ICPD大会后开展计划生育/生殖健康

优质服务成为不可逆转的时代潮流。

计划生育优质服务运动兴起的时间很短，其理论仍有待发展，甚至一些基本的定义还没有被标准化，但是优质服务运动是广阔的、多样的，而且不断变化的。

27.3 国内开展计划生育优质服务的进程

1995年初，国家人口和计划生育委员会选择了6个县/区作为首批计划生育优质服务试点地区，包括辽宁省辽阳县、吉林省农安县、上海市卢湾区、江苏省盐都县、浙江省德清县和山东省即墨市。试点项目的主要目的有两个方面。①探索道路：如何在我国实现计划生育工作的"两个转变"？②做出示范：告诉大家什么是"以服务对象为中心"的计划生育优质服务。优质服务试点项目的具体目标有3个。①想服务：转变思想观念，树立"以人为本、以服务对象为中心"的理念；②会服务：提高服务技能，围绕群众需求开展优质的、规范的综合（计划生育/生殖健康/家庭保健）服务；③能服务：改进服务条件，改善服务设备，营造有利的环境，建立优质服务的工作机制。

同年10月，在国务院召开的全国计划生育"三结合"（即计划生育与发展经济相结合、与帮助群众勤劳致富奔小康相结合、与建设文明幸福的家庭相结合）经验交流会上，国家计划生育委员会提出了计划生育要实现工作思路和工作方法的"两个转变"，即"由以往的仅就计划生育抓计划生育向经济社会发展紧密结合，采取综合措施解决人口问题转变；由以社会制约为主向逐步建立利益导向与社会制约相结合，宣传教育、综合服务、科学管理相统一的机制转变"，从而进一步明确了试点的方向和目标。1997年又增加了4个城区和1个县（北京市宣武区、天津市和平区、南京市玄武区、湖南省株洲市和浏阳县）。试点地区的工作取得了显著的进展，在1998年由国家计划生育委员会组织中外专家对试点地

区进行的评估中,获得了一致好评。至2000年,全国优质服务试点地区已扩大到820多个县市,我国避孕方法构成也发生了变化(表7-27-1)。

表7-27-1 国内避孕方法构成及变化(%)

避孕方法	1995	2000	2005	2010(年)
女扎	39.9	37.6	33.8	30.8
男扎	10.9	8.9	7.0	5.2
上环	41.4	46.3	50.6	53.5
避孕套	3.8	4.2	6.3	8.9
避孕药/针剂	2.9	2.1	1.5	0.9
皮埋	0.3	0.4	0.4	0.3
其他	0.8	0.5	0.4	0.4

Resources:SFPC/CPIRC

优质服务试点工作的主要成果:①引入了知情选择,改变了避孕构成;②改进了宣传教育的内容与方式,提高了宣传教育的效果;③提高了技术服务的质量,开展了咨询服务和随访服务;④拓展了服务内容,从避孕节育服务到生殖健康服务;⑤改革了行政管理措施,使服务对象更容易接受。

1999年11月,在国家人口和计划生育委员会的主持下,在北京举办了"计划生育优质服务国际研讨会"。会议总结交流了计划生育优质服务工作的理论和实践,研讨了计划生育优质服务工作进一步发展和深化的方向,推广了计划生育优质服务工作经验,广泛宣传了中国人口与计划生育工作的新进展。云南省根据贫困地区开展工作的特点,提出5点建议:①加强与贫困妇女的交流和沟通,了解她们的需求;②注意男性在计划生育工作中的性别角色作用,取得男性参与和配合;③加强服务人员的技术能力和人际交流技巧培训;④加强上级部门对基层的管理和监督;⑤提供综合服务,如妇女生殖道感染的防治、儿童保健等。青岛市计划生育委员会在探索优质服务体制方面开展了"两结合"(即计划生育与卫生部门结合在一起)试点,既有计划生育宣传、培训、药具供应,又有妇幼保健技术服务,既合理利用了资源,也满足了群众生殖健康方面的各种需求。

27.4 优质服务的重要意义

服务质量是影响服务效果和效益的一个重要因素,也影响着人们对服务的利用。研究表明,即使是在卫生服务已经可获得和能负担得起的地方,如果服务质量欠佳,妇女也不会去使用这些服务。服务质量改善时,人们对服务的利用增加,甚至在贫困的国家也如此。提供优质的服务的效果,包括以下几个方面。

(1)安全性和有效性:优质服务能使避孕更安全也更有效。如果计划生育手术质量低,可能导致感染、损伤和其他并发症,且在某些情况下可导致死亡。低质量的服务也会导致人们不愿坚持和不正确使用避孕方法,从而导致意外妊娠。优质服务是安全有效的。因为:①项目在人力、物力、技术和财力上能保证安全提供各种避孕方法;②使服务对象充分知情,包括可能的不良反应和并发症等;③筛选出医学上适用的人群;④帮助服务对象选择适合个人情况的避孕方法;⑤指导服务对象如何正确使用避孕方法;⑥当服务对象遇到问题或决定转换方法时能给予支持。

(2)服务对象的满意度及续用率:优质的服务项目能通过所提供的服务、避孕药具、信息和情感支持来实现服务对象的生殖健康目标。因此,它能吸引和留住服务对象,服务对象的满意度得到提高。相反,质量差的服务可能会导致计划生育服务对象停用避孕方法或停止利用计划生育服务。如在乌干达的服务对象接受了关于避孕原理和不良反应等信息的彻底咨询后,更愿意继续使用针剂避孕药,在1年中接受过良好咨询的妇女退出率仅为11%,而只接受过有限咨询的妇女退出率高达42%。计划生育服务对象在以下情况下可能停用避孕方法或同时停止利用避孕服务:①对如何使用避孕方法未作解释或避孕失败发生;②对可能的不良反应未作预先解释,或者不良反应发生而未给予重视或未作出合适的处理；③避孕药具供给不足；④服务人员粗暴对待服务对象；⑤服务对象不能获得想要的避孕方法或相关的服务。

（3）避孕方法的普及率和有效性：服务质量影响避孕方法的普及率和有效性吗？到目前为止，证据还是有限的，但回答是肯定的。最近在秘鲁开展的一项研究表明，某一地区避孕方法的使用水平与服务质量有关。对不想怀孕的女性进行随访，29个月后观察她们是否怀孕，结果发现在服务质量不好的地区女性意外妊娠发生率是得到优质服务地区的2倍（22%：11%）。其他一些研究是讨论对象使用避孕方法与服务质量其他方面的关系，包括详尽的指导，是否获得所喜欢的方式，服务的可得性等。

（4）服务人员对工作的满足感：当服务人员能够提供优质服务，并且感到他们的工作是有价值的，他们自己也可以从工作中获得更多的个人满足感和工作满足感。如在乌干达，诊所和社区的服务人员都认为他们对工作最令人满意的方面就是帮助服务对象解决问题，并获得服务对象的高度认可。像许多其他改善服务质量的方法一样，给予服务人员解决问题和改善服务的自主决定权，可以提高服务人员的积极性。WHO报道一些地方鼓励卫生服务人员寻求自己解决当地计划生育问题的方法，在乌干达可以减少工作人员的缺勤率，在尼日利亚可以增加工作人员的积极性。相反，一旦服务人员感觉到条件限制了他们提供优质服务，他们会变得对计划生育工作消极，并且会把更多努力投入到其他工作中。

（5）更好的项目形象和竞争力：优质服务的项目能吸引和留住服务对象，并在开展的众多服务中具有竞争力。如坦桑尼亚25%以上的孕妇在得知母亲保健服务质量得到提高后，选择去Kigoma地方医院分娩。尼泊尔的一项研究表明，结扎和放置IUD后引起多种感染比较普遍，以至于村民认为这些感染是现代避孕方法所特有的不良反应，而不会认为是质量差的服务所导致的。

（6）确保服务的可及性：可及性不仅仅是指有一个就近的服务工作者或机构。如果一个服务场所缺乏训练有素的人员、不定期开放、药品和材料供给短缺、收费高昂、存在不必要的医学限制或得到服务的时间和地点不可及，那么社区的人不可能获得充分可及的优质服务。提高服务质量有助于促进计划生育服务的广泛性和可及性。

（7）降低服务的成本：在资源有限的地方，优质似乎是不能负担的奢侈品，组织者会担心好一点的服务可能会提高成本，以至于他们的项目只能为较少的人服务。在发展中国家，一些大规模提高计划生育服务和其他生殖健康服务质量的项目需要很大的人力、物力和财力，这是不争的事实。然而，质量不仅仅取决于资源的可获得性，还包括资源被如何有效使用。而且，较差的服务也有其自己的成本：它不但限制服务对象的数量，浪费资源，减少收入，而且影响服务人员的积极性。

27.5　优质服务的要求

最简单的质量定义是受工业质量运动先驱——W. Edwards Deming的工作启发而产生的。在Deming看来，"好的质量"最根本的定义就是"把该做的事情做好"。对于卫生保健和计划生育服务而言，优质服务意味着提供一系列安全有效的服务并且能满足服务对象的需求和愿望。

优质服务也意味着不是只要达到适当服务的最低标准，而是要达到优秀的高标准。质量可以指服务技术方面的质量，也可以指提供服务的非技术方面如服务对象等待的时间、服务人员的态度，还可以指项目要素如政策、基础设施、可及性和管理。由于资源、文化背景的差异，对计划生育而言没有统一的服务质量定义或标准存在，或没有一个定义标准在所有的时间内适合所有的背景。此外，不同的组织和个人对优质服务的内涵也有着不同但合理的理解。

中国计划生育优质服务已经成为一种科学的管理理念,它的核心是以人为本,以群众的需求为出发点,开展以避孕节育为重点的性与生殖健康服务,维护公民生殖健康权益,稳定低生育水平,提高人口素质,促进计划生育工作思路和工作方法的转变。下面将分别从服务的服务人员、服务的利用者以及计划生育研究方面专家的角度阐明优质服务的内涵。

(1)服务人员的观点:从历史上来看,对于卫生服务人员而言,质量意味着服务的临床质量——提供技术上合格、有效和安全的服务。对项目管理者来说,支持性服务对开展服务的质量也很重要,如后勤工作、项目保存记录等。对于政策制定者和捐赠者来说,质量的重要构成要素包括成本、效益和整个人群的产出。WHO 对质量的定义包括了所有这些人群的观点:卫生服务的质量包括按照标准提供恰当的行为干预和适宜的服务,此干预不但是安全的,而且是现有社会条件可承担的,能够对死亡率、发病率、致残率和营养不良产生影响。

优质服务是以服务对象为中心的服务。作为"内部的服务对象"——第一线的服务人员和指导者,其需求也应得到满足。正如 Huezo 所指出,优质服务策略若不能满足服务人员,就不是一个具有实际意义的策略。服务人员的需求包括定期和不定期的培训、良好的信息设备和技术设备、有效的工作指南,以及来自管理人员和服务对象的支持、尊重和鼓励,还需要良好的意见反馈和自我意见及建议等的表达。只有项目的全体工作人员得到不断地激励和支持,才能持续提供优质服务。

(2)服务对象的观点:解决服务对象所关心的问题,如同技术胜任能力一样,同等必要。对于服务对象而言,质量主要取决于他们与服务人员的交流,如技术服务人员与服务对象的互动交流状况、服务对象等待服务的时间长短、隐私的保护、价格的高低、提供信息的个性化、针对性和易懂性、服务方法的

安全性和其他相关服务的可及性。而最根本的是她(他)们是否获得想得到的服务。

无论在发达国家还是发展中国家,服务对象有 7 个共同关心的问题,具体表述如下。

1)尊重:即重视、尊敬、敬佩、尊崇而敬重、听从、顺从、遵从,也包含庄重的意思。尊重即照顾他人的体面,不伤及或不严重伤及他人的不满足本性的行为。人的内心里都渴望得到他人的尊重,但只有尊重他人才能赢得他人的尊重。尊重他人是一种高尚的美德,是个人内在修养的外在表现。尊重他人是一个人思想修养好的表现,是一种文明的社交方式,也是顺利开展工作、建立良好社交关系的基石。尊重性原则,在咨询过程中每一个来访者都是一个独特的个体,咨询员必须一视同仁地尊重每一个来访者的人格。服务对象希望被尊重并被友好地对待。服务对象认为,礼貌、保密性和隐私权是服务人员平等对待他们的表现。

2)理解:又称为领会、了解、懂得、思维作用,是指一种心理过程,与诸如人、情形或信息之类的某种抽象的或有形的对象相关,借此一个人能够对其加以思考,并且运用概念对该对象加以适当的处理。理解是概念表达的界限。理解某一事物,也就是已经对该事物实现了一定程度的概念表达或者说概念化。服务对象很在乎个性化的服务,更喜欢能够尽力理解他们特殊情况和需求的服务人员。他们希望服务人员能认真倾听,用他们能理解的术语解释,并且保证他们的问题被考虑,并得到解决。一旦服务人员不做出任何反应,失望的服务对象会轻率地退出服务。因此,呼吁管理人员和服务人员要加强计划生育的个性化服务。

3)完整而准确的信息:信息是人们在适应外部世界,并使这种适应反作用于外部世界过程中,同外部世界进行互相交换的内容和名称。也可以理解为适合于通信、存储或处理的形式来表示的知识或消息。信息与约束、沟通、控制、数据、形式、指令、知识、含义、精神刺激、模式、感知及表达密切相关。服务

对象重视信息,他们有时会担心计划生育服务人员不告诉他们全部事实,尤其是关于避孕方法的负面信息。服务人员在让对象做出避孕节育方法的知情选择时,应该将方法的6个主题信息告诉对象:原理和有效性、特点(优点和缺点)、不良反应和并发症、如何使用、生殖道感染/性病/艾滋病的预防、随访或回访等,便于对象做出知情、自主、自愿和可行的决定,及时发现和解决出现的不良反应等。

4)技术胜任能力:是指技术服务人员对服务对象提供服务的过程中所需要的经验、知识和技巧。服务对象能够并且会对他们所获得服务的技术水平做出判断,并通过他们的各种个性化要求是否被满足,或多样化问题是否被解决来判断技术胜任的能力。

5)可及性:计划生育服务对象希望能通过简便的途径获得避孕药具及相关的服务。便利的地理位置、及时的服务具有重要性。无论对象是男性还是女性,是患者还是健康者,是已婚还是未婚,是成年人还是老年人等,服务人员应能正确地为服务对象提供可能的计划生育服务,必要时提供及时正确的转诊。这就意味着社区居民都能得到计划生育相关的服务。可及性还应该考虑方便可靠的计划生育相关的医疗设施、固定的医疗关系、有效的预约系统、下班后和节假日的服务,还包括地理位置上的接近、病情上的熟悉、心理上的情感支持程度,以及经济上的可接受、没有任何障碍的服务等。

6)公平性:是指生存机会或得到的服务分配应以服务对象的需求为导向,而不是取决于社会特权,体现人人平等的原则。平等原则是咨询工作中最重要的原则之一。它要求咨询师公正、平等、尊重地对待每一个成员,没有年龄、性别、婚姻、种族、道德、宗教、性取向以及其他因素的偏见,保持价值中立,并适宜地给予任何一个对象赞扬和鼓励。服务对象希望服务人员能平等地给每个人以同样详细的检查和解释。

7)结果:大部分的服务对象已经对采用

何种避孕方法有些想法,或是为了一个特定的目的来寻求服务。当被要求另外一天再来咨询室或诊所,或去另一个诊所或咨询室时,或者服务人员不重视他们提出的要求,他们就会感到失望和不满。然而,当给予对象探究深层次需求,提供更综合的服务时,大部分服务对象会更加满意。

(3)以人为本:我国古书中最早明确提出"以人为本"的是春秋时期齐国名相管仲。在西汉刘向编成、汇辑管仲众多思想观点的《管子》一书"霸言"篇中,其中有一段这样说:"夫霸王之所始也,以人为本。本理则国固,本乱则国危。"这里的"人"是可以理解为"民",很简单就是要注重民生,得民心者,得天下!以上是指政治和社会生活上的含义。也可以理解为以人为本是一种对人在社会历史发展中的主体作用与地位的肯定,强调人在社会历史发展中的主体作用与目的地位;它是一种价值取向,强调尊重人、解放人、依靠人和为了人;它是一种思维方式,就是在分析和解决一切问题时,既要坚持历史的尺度,也要坚持人的尺度。随着对服务对象、对优质服务的认识不断深入,计划生育和卫生服务的质量应该是全方位的,是一个系统工程。当服务人员迫切需要做到"以人为本",将服务对象放在首位,那么他们提供的服务不但符合技术标准,而且在质量的其他方面使服务对象满意,如尊重、提供相关信息、服务可及性和公平。

优质服务的核心是以人为本,以群众的需求为出发点,开展以避孕节育为重点的生殖健康服务。①规范化的服务:它突出了以技术服务为重点的规范服务,强调避孕节育和生殖健康服务的内容、服务人员和设备的质量;②人性化的关爱:它突出了对人的关爱和理解、对公民生殖健康权利的尊重与维护,强调"以人为本、以服务对象为中心"的服务提供体系,包括管理系统和工作机制,以及对待服务对象的方式方法。

以服务对象为中心的优质综合服务应包括:①推进避孕方法知情选择;②改进宣教

的内容与形式；③提供优质的技术服务；④拓展服务领域/扩大服务对象；⑤开展群众维权活动；⑥建立良好的人际关系；⑦改革行政管理措施。现将上述 7 点分别简述如下。

1）推进避孕方法知情选择：知情选择是指通过宣传教育、培训和咨询，提供充分及时的、科学准确的、通俗易懂的有关信息和多种可供选择的避孕方法及规范的技术服务，使广大育龄群众了解相关的法律法规，掌握常用避孕方法的基本知识和注意事项，从而自愿的、有能力的选择并采取适合自己的、安全有效的避孕方法。知情选择的三要素是对象对所采纳的避孕方法或接受的服务的知情、选择和自主。知情选择的核心是赋权。是让服务对象得到服务过程中的十大权利，即信息权、可及权、知情权、选择权、安全权、隐私权、保密权、尊严权、舒适权、表达权等（图 7 - 27 - 1）。

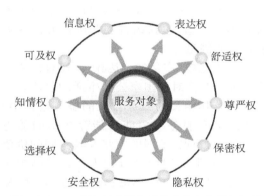

图 7 - 27 - 1 服务对象服务过程中的十大服务权利

讲人权，归纳起来，不过是生存权、尊严权、自由权。实现了这三个基本权力，人权也就落实了，全部落实了。

18 世纪末的法国大革命时期，发起患者权利运动，诞生《纽伦堡法典》，首次确立了人体试验的知情同意原则。在 20 世纪 60 年代，美国发起了患者权利运动，催生了卫生法学、生命伦理学等医学人文学科的产生和发展。1973 年，美国医院协会：通过《病人权利法案》，成为世界上第一个有关患者权利的法

案。继后，其他国家效仿该法案并实施。在 1981 年，世界医师协会发表了《里斯本宣言》，标志着保护患者权利成为世界各国的共识。

实现对象权利保护，是一个系统工程。方法手段多样，有行政、伦理道德、思想政治教育及其法律等手段。通过行政手段，快速高效，但难以持久；通过道德手段，则表现为细致、无处不在，又和风细雨，但内容模糊，不具强制性；通过法律手段，则具明确性、强制性和稳定性，成为权利保障中重要手段之一。

作为计划生育的服务人员或咨询人员，必须了解上述服务对象的十大权利，简述如下。

a. 信息权：服务对象有权得到及时、准确、针对性强、个性化和易懂信息，这些信息是关于生殖健康、性行为及健康等的相关信息，而且所有卫生保健机构都应该提供符合服务对象需求的健康资料等。

b. 可及权：避孕方法或相关的性与生殖健康的服务必须是负担得起，在时间和地点上是便利的。服务中心没有任何设施上的障碍，也不存在任何不恰当的服务。在整个服务过程中，没有建立在性别、年龄、婚姻情况、孕产、民族、种族、社会阶级、等级地位或性取向基础上的歧视，保持价值中立，对每一个服务对象要做到尊重、赞扬和鼓励。

c. 知情权：知情权是指知悉、获取信息的自由与权利。前提条件是有供各种服务对象选择的避孕方法和相关的服务，并可以提供避孕方法或相关服务的及时、准确、针对性强、个性化和易懂信息。让服务对象知情自主自愿地决定所需的避孕方法和服务，没有任何的强迫，包括来自计生干部、服务人员、配偶、性伴和家属等。《中华人民共和国人口与计划生育法》明确规定：避孕节育知情选择是育龄群众的权利；《执业医师法》第 26 条明确规定：医师应当如实向患者或者其家属介绍病情，但应注意避免对患者产生不利后果。医疗机构及医务人员在履行告知义务时，要讲究语言艺术和效果，注意说话方式和态

度等。

d. 选择权：个体是在选择、信息和理解的基础上做出自愿、深入考虑的选择。其前提条件是服务对象对信息的理解，服务对象选择的权利受到尊重，且服务人员不带有任何的偏见。

e. 安全权：安全的服务要求有经验的卫生服务人员，而且要注意避免感染和提供适当并有效的医学服务，且服务对象能适当地享用服务及服务设施。服务机构应该具有高质量的仪器设备，并为服务对象进行综合的咨询与指导，并认识和处理与医疗和手术过程有关的并发症，必要时，及时和正确地转诊。要加强计生卫生的联手服务与转诊。

f. 隐私权：指自然人享有私人生活安宁。私人信息秘密依法受到保护，不被他人非法侵扰、知悉、收集、利用和公开。它是一种人格权，权利主体人对他人在何种程度上可以介入自己的私生活，对自己是否向他人公开隐私及公开范围和程度等，均具有决定权。隐私权具有特殊性。服务对象负有协助配合的义务，向服务人员说明病史、问题及其相关的信息，对服务人员提出的问题尽可能给予详尽的回答，并能够积极配合可能涉及隐私的体格检查，因治疗和咨询的需要，不构成对对象隐私权的侵害等。服务人员不能故意或避免过失地披露对象的隐私问题，如：披露、散布、利用患者的隐私；使者在一定的范围内遭受名誉损害、精神痛苦、经济损失等不良影响等。若做不到，即构成对患者隐私权的侵犯。

g. 保密权：服务人员与服务对象间关系具有其特殊性，在服务人员和对象关系中，对象往往处于脆弱和依赖的特殊关系；服务人员在治疗及咨询过程中必然会了解病人的隐私，对象求医行为隐含着对服务人员的信任。服务对象的隐私权和保密权息息相关，服务人员有对所有服务对象医疗信息、咨询信息和其他个人信息保密的义务。

h. 尊严权：一个人的自尊心得到了满足，他就认为自己有了尊严。从这个意义上说，尊严有六个特征：即个性、普遍性、私有性、见微性、区域性、虚伪性特征。任何人，只要他的尊严满足公认性、公益性的特征，应当得以实现，否则，他就是没有尊严权，他就是丧失了尊严权。如果人们的正当的尊严不能实现，不能受到保护而被践踏，这个社会就是一个不允许人们有尊严的社会，就是保护反动的道德意识猖獗的社会，就是保护为非作歹行为的社会，就是一个黑暗的社会。人们为实现自己的尊严权，采取任何形式的斗争，都是符合道德要求的，都是不受谴责的，都是应当得到保护的，都是适应社会进步的，都是促进社会进步的。尊严权是人的基本人格权，所有服务对象在服务过程中都有被尊重的权利。

i. 舒适权：舒适即给人以安乐舒服的感觉。舒适是指个体的身心处于轻松、满意、自在，无焦虑、无疼痛的健康和安宁状态的一种自我感觉。包括身体舒适、心理舒适、环境舒适及其社会舒适等。服务人员应尽量使服务对象感到舒适，包括语言和非语言方面的舒适权利的满足。

j. 表达权：广义的表达权：公民有权依照法律表达自己对于国家公共生活的看法。在为避孕及其相关的服务对象的服务过程中，服务人员和服务对象间可能存在不同的思想、不同的观点、不同的主张及其不同的价值观等，要让服务对象充分地表达自己的想法和自己的愿望，可能能够达到双方部分的相互了解、相互协调，为解决对象的避孕和性与生殖健康问题打下良好的基础，让对象自己做出知情自主自愿和可行的包括避孕在内的性与生殖健康的决定。

2) 改进宣传教育的内容和形式：拓宽了宣传教育的内容，宣传教育的内容从单纯的避孕节育拓展到性与生殖健康的知情选择、生殖道感染防治、性病艾滋病预防、出生缺陷干预等。宣传品的质量有了明显提高：以群众需求为导向，通过预试验，提高了宣传品制作的质量。宣传教育形式由简单生硬变得丰富多彩；图文并茂的宣传品、宣传包、宣传展板和展台;知识丰富的科教影片、录像、VCD、网站;喜闻乐见的文艺节目、知识竞赛、才艺表演等。加强了管理部门、技术服务部门和服务人员的交流互动,提高了宣传教育的效果,并和非人际交流的宣传教育与面对面人际交流的咨询相结合。

3) 提供优质的技术服务:经过几十年的努力,中国的优质计划生育技术服务的特征如下:规范化与标准化,包括采纳 WHO 和中国的规范与标准;人性化、个性化,包括服务环境人性化,语言行为人性化,器械设备人性化;通过个性化服务满足服务对象的多样性需求;方便的、可及的,从服务的地点上看,包括县乡村三级网络;流动服务车(船)。从服务的时间上看,开门时间较早,候诊时间非常短。从服务的价格上看,是免费、低价和优惠的服务。

4) 拓宽服务领域,扩大服务对象:针对基本群众的需求、根据自身的能力开展当地群众所要的避孕节育服务和相关的生殖保健服务。从单纯的避孕节育服务,拓展为生殖道感染防治、查环查孕查病、不孕症检查与治疗或转诊、出生缺陷干预(一级)、性病艾滋病的预防、男性生殖健康服务、相关的妇幼保健、家庭保健、生产与生活服务等。从人群的角度,也有了很大的拓展:从已婚育龄妇女,拓展为未婚女性;从女性拓展为男性、从成年人拓展为青少年、从育龄拓展为全人群;从常住人口拓展为流动人口及弱势人群等。

5) 开展群众维权活动:在宣传、教育、倡导和服务过程中,积极宣传服务对象的权利,包括:依法生育的权利、实行计划生育男女平等的权利、获得计划生育/生殖健康信息和教育的权利、获得避孕节育技术和生殖保健服务的权利、获得知情选择安全、有效、适宜的避孕节育措施服务的权利、获得法律、法规和政府规章规定的奖励、优待、社会保障权利和平等发展的权利、公民实行计划生育,享有其人身、财产权不受侵害的权利、获得法律救济的权利等。特别强调国际计生联提出的服务

对象的十大权利:即知情权、获得权、选择权、安全权、隐私权、保密权、尊严权、舒适权、续用权、表达权。并积极利用项目了解影响权利的因素。

6) 建立良好的人际关系:宣传"己所不欲,勿施于人"的理念。树立了亲民、爱民的观念;服务环境人性化;语言行为人性化;设备器械人性化。由为育龄群众制定行为规范,变为管理者和服务人员为自己制定服务规范;管理服务规范"十要十不要";医务人员提出"十心"服务。广泛深入开展"争当新时期最可爱的人"的活动。并通过中国计划生育/生殖健康咨询能力建设办公室,积极倡导、培训和实施"性与生活健康综合咨询的四大理念、两个框架和五大技巧",使党群关系、服务人员和服务对象的关系发生了巨大的改变,促进了计划生育事业的发展。

7) 改革行政管理措施:寓管理于服务之中。各地纷纷响应国家的号召,汲取先进单位的经验,发生了以下重大的变化,收到育龄群众的热烈欢迎。取消一孩申请:使用《服务证》代替《准生证》;简化办证手续,提高行政审批的效率:一站式服务,代理服务,上门服务;弱化行政前置:变孕前领证为孕后领证;改革合同管理,取消了一些惩罚性的行政措施:如对不参加孕检的、不参加培训班对群众采取扣押金和其他处罚措施等。

27.6 优质服务的影响因素

WHO 人类生殖调节、发展和培训特别规划署(WHO/HRP)提出了影响避孕节育效果的"技术、服务对象及服务人员"三要素理论,国家人口与计划生育委员会从宏观角度改进为优质服务的"人群、技术及系统"三要素理论(图 7-27-2)。

以人为本的概念根本上就是从人群的需要出发,从人的发展出发。因此,计划生育的根本任务就是满足广大人民群众的需要。从计划生育出发,处于生育力高峰的已婚育龄妇女是避孕节育服务的核心目标人群。但要

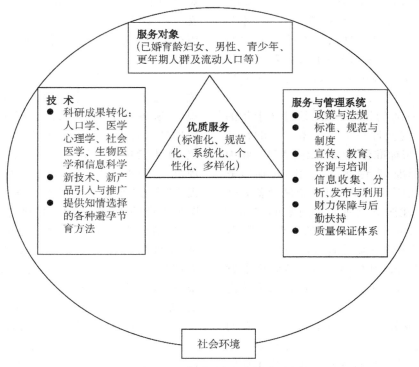

图 7 - 27 - 2　优质服务 3 个因素理论框

考虑特殊人群的特殊情况及其需要,如流动人口的特点与性病、艾滋病患者的特殊需要。对弱势人群应给予特别的关注,如为未婚青少年提供必要的性教育和为贫困人口提供必需的性与生殖健康服务等。在满足重点目标人群需求的同时,还应满足群众的个性化和多样化要求。

（1）优良的技术是优质服务的手段：良好的技术能力包括：①计划生育机构能提供足够多种类的节育方法供知情选择,以满足不同特征、不同层次人群的需要；②计划生育服务提供人员要有深广的避孕节育知识、良好的咨询技巧、胜任的技术能力和熟练的服务手段；③技术要与服务相结合,新技术必须能用于服务,开发、引入和推广各种可用的新技术；④对避孕节育措施进行严格的监测与评估,促进避孕节育技术与方法的改进,确保避孕节育方法的方便、经济、有效及长期安全性。

（2）与技术结合的管理和服务体系是优

质服务的保障：①良好的政策环境：全社会、全系统都要确定以优质服务为方向,所有的管理和服务部门都要以优质服务为其奋斗目标；②标准化的服务程序：标准化、规范化的服务程序保证所有服务对象在服务点都能得到良好的、满意的服务；③胜任的服务人员：服务人员的技术能力十分重要,而服务人员正确的服务观念、良好的服务意识、诚恳的服务态度和尽力的服务行为更重要；④良好的信息系统：群众的需要从信息系统获得,而服务系统的活动状态及群众的满意程度也要从信息系统中获得,良好的信息系统是优质服务的先导、监察和评估保证；⑤完善的评估系统：计划生育评估必须坚持以优质服务为导向,以群众的满意程度为核心。

27.7　优质服务的评估

20 世纪 90 年代以来,服务质量成为计划生育和生殖健康领域关注的焦点。随着对服务质量关注的增加，人们对研究与开发优质服务评估技术的兴趣也越来越浓。这是因为：首先，服务人员与服务对象的相互作用过程可被看作是满足生育调节需求以及产生新需求的因果链的一个中间环节。了解这些作用过程对于开展旨在改善服务质量的项目具有指导意义。其次，许多项目已采取了措施以改进计划生育质量。没有进行测量，就不可能知道这些措施是否已达到预期的目标。此外，通过评估使得管理部门及其工作人员意识到"服务质量是重要的"，因而可增强改善服务质量的动力。

要对优质服务进行评估，除了要对优质服务的概念充分理解外，还必须具备对优质服务的每一要素进行测量的可操作性指标。美国国际开发署的下属机构"优质服务委员会"在这方面作出了贡献，该组织采用了Bruce的优质服务"六要素"理论框架并为每个要素提供了一个示范指标，他们鼓励该领域的同行们"百花齐放"，即试用各种方法对优质服务进行评估。1992 年初，在 The EVALUATION Project 的召集下成立了SDWG 工作组（Service Delivery Working Group)，该工作组根据 Bruce 的理论框架给出了 42 个可测量的核心指标。至此，以Bruce 和 SDWG 工作组的两个主要研究成果为基础，优质服务的评估工作陆续在各国开展起来，尤其是在非洲、亚洲及拉美等地区的发展中国家。

计划生育优质服务的评估技术和方法也得到了较快的发展，有关优质服务评估及其方法学研究的文献报道逐渐增多。但是，对优质服务的评估多为集中于优质服务过程中的某一个或某几个要素的评估，或为对某一地区、某一服务提供点的评估，而对优质服务的全面评估和对某一国家或更大范围的评估则罕见报道。其最主要的原因可能为：①优质服务的定义尚不明确，无统一的标准；②缺少一个合理的、系统的评估框架体系；③无一套全面的、可操作性强的评估指标体系；④缺乏一个成熟的、快速有效的和简单

易行的综合评估方法。这些都是有待于进一步深入研究并亟待解决的问题。

与国外相比，中国优质服务试点的开展相对较晚，但优质服务评估方案已经完备。目前，全国 80％ 的县、区开展了优质服务。我国优质服务的整体状况如何，在城市与农村，在东部、中部与西部地区有何差距，与其他国家相比存在哪些优势和不足，这些都是值得研究的课题，都依赖于对优质服务的评估。

然而，由于长期以来我国计划生育工作的开展是以强有力的行政干预为特色，对计划生育的评估主要是考察人口统计指标，强调数量特征，而忽略了对服务质量的评估，所以在中国开展优质服务的评估工作就显得更加艰巨。目前，各个试点地区在优质服务的评估方面进行了一些有益的探索，寻求一套成熟的评估指标体系和一套快速有效、简单易行、便于推广的科学评估方法。2002 年，国家计划生育委员会在全国启动"优质服务先进县创建活动"。2003 年，国家计划生育委员会制定并下发《优质服务先进县（市、区）评估指标体系》(33 项指标)作为评估验收先进县的标准。同年 12 月，组织专家组评估验收了全国首批 99 个优质服务先进县。此后，国家计划生育委员会每年派出评估专家组到各地开展评估验收活动，使我国计划生育和生殖健康优质服务评估越来越完善。

按评估目的，可分为现状评估、进展评估和目标评估。

现状评估：是了解某一地区计划生育、生殖健康服务质量现状。现状评估用于为政策规划的制定、实施和修改、资源分配和使用提供决策依据，是管理决策的基础和前提。

进展评估：是在计划生育工作和项目的不同阶段，将已取得的进展与预期的目标进行比较，评定成绩，找出问题及原因，并提出改进意见；或者评论该项目的进度是否恰当，为进度过慢的项目找出原因，提出可行的措施。进展评估是实施决策规划的中间环节，是保证顺利实现预期目标的重要手段。

目标评估：是评估某一地区在某一时期内既定目标的实现程度。由于评估的结果常作为评判工作好坏的依据，并用于奖惩兑现，它对基层的工作具有较强的导向性与约束力。

（1）按工作过程评估：可分为投入评估、过程评估和产出评估。

1）投入评估：是评估计划生育/生殖保健服务的组织和结构，即产生工作活动的相应条件，如机构设置、设备供应、人员分配使用及素质等。投入评估一直被认为非常重要，因为人们相信资源缺乏是发展中国家服务质量低的原因。然而，事实并不如此。评估组织和结构的优点是信息易于提供，但是它与工作活动及结果的关系往往不易确定。

2）过程评估：评估是否为群众提供了普及的高质量的计划生育/生殖保健服务。如提供服务的范围和对象、候诊时间是否合理等。过程评估的目的在于了解服务的详细过程，便于管理部门监测机构的活动，及时发现问题，并提出解决方案，指导每天的决策。

3）产出评估：是评估项目活动对服务对象或一般人群产生的影响程度。测量项目可以是项目水平的产出量，如服务对象的数量、成功治疗性传播疾病病例的百分比；也可以是对全人群的短期效应和长期影响，如避孕率、生育率等。产出评估的优点是指标具体，易于精确测定，指标的有效性和肯定性是明确的，但由于这些指标可能会受项目所不能控制的因素（如研究对象的社会和经济特征）的影响，评估者在使用产出指标时要慎重考虑指标的适宜性和影响结果的各种因素，特别在设计阶段，做到在控制条件下对照研究，即在相同条件下对比使质量评估建立在科学的基础上。

（2）按评估主体评估：可分为内部评估和外部评估。

1）内部评估：是指由部门或组织内部相对独立的评估机构实施的评估，也可以是个体的自我评估。内部评估一般用于单位（或项目）内部阶段性评估，评估资料主要来源于日常统计资料及年报。内部评估的优点是评估者对情况熟悉，能发现局外人不易发现的问题。其不足在于当评定结果用作绩效考核时，评估者常带有一定的主观偏性。

2）外部评估：是由部门或组织外部的独立评估机构实施的评估。外部评估的优点是评定结果比较客观，能给被评估单位造成一定压力，对工作的促进作用较强。但由于评估机构来自外部，需要大笔的经费开支。在进行外部评估时，要特别注意质量和经费控制，防止被评估单位弄虚作假。

（3）按评估客体评估：可分为针对管理者的评估、针对服务人员的评估和针对服务对象的评估。

1）对管理者的评估：主要是考察4个方面。①是否有计划制订，开展群众需求评估，运用逻辑框架法制订计划并确定评估考核指标：按照"目标、效果（产出）、活动和投入"分解项目活动的层次，确定各层次的活动内容、测量指标、测量方法和风险假设等。②计划实施，是否根据"以人为本"的理念清理各项制度，组织人员培训，加强检查指导等。③考核评估，是否以改进工作为目的，改革评估考核体系（包括指标与方法）等。④信息系统，是否建立信息引导服务的信息管理系统（MIS）等。另外，还包括管理者允许提供什么样的服务以及对服务提供保障的支持力度和组织协调水平，如允许提供的避孕方法的种类数、避孕药具的供应、技术人员的培训和考核监督等。

2）对服务机构和服务人员的评估：主要是考察技术服务人员的观念转变、严格执行技术标准和规范，并加强检查和指导、参与技术人员的培训、服务机构的服务能力建设的加强、服务环境的改善，服务的方便和可及性的提高等。还包括服务人员提供了什么样的服务、服务态度和服务技术胜任能力及是否尊重服务对象的权利、遵守无菌操作等。

3）对服务对象的评估：主要考察服务对象实际获得了什么样的服务。如是否获得了所需要的避孕方法和所需的服务，对服务机构的管理和服务的满意程度如何,接受服务后知识、态度和行为的改变等。

(4) 按评估采用的主要方法:可分为定量评估和定性评估。

1) 定量评估:是用定量的测量手段(如问卷调查等)对服务质量进行测量,并得出数字化结论的评估方式。定量评估的优点在于能按设定好的回答种类对调查结果进行列表和数据分析,但只能评估研究者所感兴趣的有限几个因素。

2) 定性评估:是用定性的测量手段(如个人深入访谈和小组访谈等)对服务质量进行测量,并得出定性结论的评估方式。定性评估的优点在于在调查过程中可以在原先设定的基础上根据调查对象的个人见解、想法或关注进行扩展,但数据的收集与分析较为困难。

在实际工作中,比较理想的做法是将定量与定性两种方法密切结合,相互补充且相互验证。如在问卷调查之前进行定性研究,可根据其提供的信息对调查表的内容作修改;也可在问卷调查之后进行定性研究,帮助解释调查的结果;或将两者综合,同时应用,如情景分析法。

(5) 按评定结果评估:可分为排名评估和等级评估。

1) 排名评估:是指明各被评估单位在所属群体中排列的次序。排名评估的结论较精细,有较强刺激性,但易造成对薄弱单位的打击。

2) 等级评估:是使用数字、字母或文字来表达评估对象的等级特征和评估结论。等级评估的优点是用简明的等级概念(如好、中、差)表达评估的结论,集中而明确便于决策者使用。此外,由于评估结论较粗略,对后进者伤害较轻。在进行等级评估时,对于综合性的、敏感的问题,要尽可能避免使用极端的等级,如"无效"、"很差"等。

在进行优质服务评估时,为便于实施分类指导和规划资源配置,对各地工作水平的划分也是有必要的。但不宜排名太细,最好是按服务质量水平分成若干个等级,并指出各方面的优劣。

(武俊青)

28 避孕方法的知情选择

28.1 避孕方法知情选择概念的提出

知情选择概念的提出最早可以追溯到18世纪后期,当时美国的几位著名医师建议消除医学神秘感,给人们提供更多的医学信息,使患者能了解自身的情况。他们认为知情的患者会更加遵循医师的嘱咐。

20世纪50年代,随着人们对疾病治疗方案自我决定权力的要求不断提高,出现了知情同意。它是由接受治疗者的两个基本权力构成的:①决定自己是否接受某种治疗的权力;②在决定前获得有关治疗的适宜信息以便可以权衡选择的权力,特别是了解和明白接受或不接受治疗可能存在的危险，以及可能出现的后果。到 20 世纪 60 年代后期，美国国际开发署首次提出计划生育项目应重视避孕节育的自愿性。20 世纪 70 年代初，知情选择第一次出现在计划生育文章中，其目的在于增加计划生育的可接受性。1984 年由世界健康联盟促进自愿绝育机构举办的国际研讨会上，首先提出在绝育手术时应实行自愿选择。其后，这一原则逐渐拓展到其他避孕节育方法中。

1994 年，179 个国家在埃及开罗通过了《国际人口与发展大会行动纲领》，这个纲领将指导世界各国 20 年的行动。《国际人口与发展大会行动纲领》指出："这些（生育）权利的基础在于承认所有夫妇和个人均享有自由、负责任地决定生育数量、生育间隔和时间，并获得这样做的信息和方法的基本权利……"，"人口教育和计划生育方案在各种环境下取得的成就表明，各地知情的个人都能够并愿意负责任地根据本身及其家庭和社区的需要行事。要使计划生育方案获得长期成功，知情的自由选择原则是必不可少的。"由此提出了两个知情选择：①生育知情选择，夫妇和个人能自由和负责任地决定其生育数量和生育间隔；②避孕知情选择，男子和妇女有权获得有关的信息，并获得他们所选择的安全有效的计划生育方法。避孕措施的知情选择是西方国家提出的生育健康项目与传统计划生育项目的一个主要区别，是夫妇生育权利的一个重要方面。它表明夫妇有权利和能够对避孕措施进行选择，而计划生育部门应保证夫妇能够得到各种安全有效的避孕措施。

1995 年国家人口与计划生育委员会率先在计划生育优质服务试点县推行避孕方法的知情选择。2001 年国务院颁布的《计划生育技术服务管理条例》中第一章第三条规定：公民享有避孕方法的知情选择权；2002 年实施的《中华人民共和国人口与计划生育法》第三章第九条规定：国家创造条件，保障公民知情选择安全、有效、适宜的避孕节育措施。自此国家的法律、法规明确规定了知情选择作为公民实行计划生育的一项合法权益。

28.2 性与生殖健康的基本概念

性，是体验一个人作为男性或女性的方式。它主要包括了一个人的 3 个特征，即生物学特征、情感特征和社会特征。①生物学特征：如月经来潮、遗精、怀孕和性交等；②情感特征：如被他人吸引、喜欢他人、性取向等；③社会特征：如按照社会所期望的行为方式做事、按照女性或男性的方式做事，包括性别角色等。这些特征不仅与个人的先天遗传因素有关，还与其后天的社会、文化等因素相关。这里特别需要指出的是，性不仅指男女之间的性活动，也包括各种同性之间的性活动；不仅指人们普遍认为是"正常"的现象，也包括所有被认为是"反常"或"不像话"的性现象。

性健康，这一术语包括性与性行为的各个方面，而不仅仅是指生殖健康。性健康是指人们具有与性相关的心理健康、身体健康和社会适应能力。人们不但为了繁殖而性交，而且可以为了获得性快感而性交，同时人们具有与性活动有关的健康需求，这些需求也会随着社会、文化、经济，尤其是性教育和性相关的咨询状况等因素的变化而发生改变。

国际妇女健康联盟有关性健康的定义是：性健康意味着人们有负责任的、满意的和安全的性生活。获得性健康要求人们用一种积极的态度对待人类的性行为，并且性伴之间要互相尊重。通过认识性健康、性权利、性保健、性教育和性相关的咨询有助于预防和处理性暴力、性强迫和性歧视等，确保人人都能享受健康的性活动，并作为人们幸福生活的一部分。

生殖健康，是指生殖系统、生殖功能和生殖过程中所涉及一切心理健康、身体健康和社会适应状态，而不仅仅是指没有疾病；人们能够有满意的、安全的和负责任的性生活；人们应该有生育能力，可以负责任地、自由地决定是否生育、何时生育和生育多少；男女均有权获知并能实际获取他们所选择的安全、有效、负担得起和可接受的计划生育方法，以及他们所选定的、不违反法律的调节生育率方法；育龄男女有权获得适当的保健服务，并使妇女能够安全怀孕和生育。

性健康与生殖健康两者的定义，既有交叉、重叠的部分，也有不完全相同的部分。为了避免混淆和确保涵盖所有的内容，许多咨询服务者、项目策划者、政策制定者及研究人员都使用了一个新的术语"性与生殖健康"（sexual and reproductive health，SRH），它综合涵盖了性健康和生殖健康的两个内容。性与生殖健康这个术语，是指一种与性和生殖相关的身体健康、心理健康和社会适应状态，是一种与性和生殖相关的健康和幸福的状态。通过性与生殖健康的咨询，服务对象可以得到及时、准确、个性化、针对性强和易懂的信息，并得到适宜的服务类型或方法，最终满足其基本需求和深层次需求，提高服务对象的性与生殖健康水平。

28.2.1 服务对象的性与生殖健康相关的健康和幸福的状态

服务对象的性与生殖健康相关的健康和幸福的状态，主要包括以下方面：①与性行为和生殖有关的身体健康、心理健康和社会适应的完好状态；特别需要强调的是要关注服务对象的社会适应能力，关注其社会背景对其性与生殖健康的影响及影响程度。②没有怀孕、疾病、性滥交、性强迫或性暴力的恐惧，而自由地享受性行为的状态。③无论生理性别如何，发生性关系双方的性与生殖相关的决策能力是平等的状态。④发生性关系的双方都能够互相尊重对方性与身体的完整性，尊重对方的性及生殖的支配权利。

28.2.2 与服务对象的性与生殖健康相关的服务类型和服务方法

服务对象包括已婚与未婚、男性与女性、

正常人群与"性主流文化不接纳人群如同性恋人群"、健康人群与亚健康人群及疾病人群等。服务的类型和方法主要包括：①与性及生殖相关的服务；②与婚姻相关的服务（婚前保健、新婚保健及各种人群的婚育保健等）；③与怀孕有关的服务（产前的、产后的和紧急分娩的案例咨询及其相关的保健，流产后咨询及其保健等）；④与计划生育、不孕不育和优生优育的相关服务；⑤与生殖道感染、性病/艾滋病的预防和治疗相关的服务；⑥与计划生育生殖健康相关的政策咨询服务；⑦综合服务，如计划生育与艾滋病和性病预防的结合，性病患者的性伴通知、同治与同咨询服务的结合，性教育与安全套推广及促进的结合，孕前教育、培训、倡导与出生缺陷预防相结合的服务等。

28.3 根据国情对知情选择的理解

"知情选择"这一术语描述了服务对象在生殖保健方面做出决定的动态过程。我国在引进和介绍知情选择的国际观点时，结合中国国情，做出适当的调整，提出了符合中国国情的避孕方法知情选择的概念。

"避孕方法知情选择"是指通过广泛深入的宣传、教育、培训和咨询，让广大育龄民众了解国家人口状况、计划生育政策和当地的服务条件，将多种常用避孕方法介绍给民众，使他们了解各种避孕方法的特点、可能遇到的问题及注意事项，帮助、指导群众选择安全有效的避孕方法，从而有效地实现避孕节育活动。

"知情"的意思是指服务对象充分了解各种避孕方法的特点及性与生殖健康相关知识与信息，了解自己的身体状况与避孕节育需求。这些知识与信息，可以通过咨询、培训、宣传教育、大众传媒等渠道获得。

"选择"的意思是能够提供一系列避孕节育方法，供服务对象选择。优质的计划生育服务机构应提供多种避孕节育方法，以满足不同人的不同需要。如果无法提供所需的方法或服务,应将服务对象介绍到有这种方法或服务的诊所及服务中心去。服务对象应在知情的基础上自己做出知情、自主、自愿和可行的决定。服务人员可以帮助服务对象仔细考虑他们的选择,但不能给服务对象施加压力,使他们做出某个特定的选择,或使用某种特定的方法或服务。

知情同意:以医学、法律和权利为基础,表明服务对象在掌握充分信息的基础上同意接受某项医学治疗、使用计划生育方法或参与研究等。

知情自主决定:强调个体在性与生殖健康领域做出决定的重要性,在某些情况下,当选择有限而他们的需求迫切的时候,也应该提供知情选择。人们关于性与生殖健康的决定的例子很多,在计划生育领域包括是否使用避孕措施来推迟怀孕、当出现避孕不良反应时是否继续使用该避孕措施、对目前的避孕方法不满意时是否转变其他方法、是否要伴侣参与做出有关计划生育相关的决定。

28.4 知情选择的重要意义

推行知情选择是国际社会形成的共识。两大人权构成了知情选择的基础:一是,有权自由地决定生育多少孩子及何时生育;二是,有权获得计划生育信息和服务。这些权利源自1986年德黑兰国际人权大会宣言。1994年《世界人口与发展大会的行动纲领》指出:"计划生育项目的目的在于能使夫妇和个人自由地、负责地决定生育多少个孩子及生育间隔,并能获得信息和方法,同时要确保知情选择,以提供全面的、安全的、有效的避孕方法。"在国际文件上签字的各国政府承诺要达到这些原则。知情选择的倡导者们迫切希望各国政府能履行承诺,鼓励人们行使自己的权利,使服务人员尊重他们的权利。我国作为世界人口与发展大会参加国之一,当然也遵循该行动纲领。

推行知情选择是维护妇女权益、促进生殖健康的需要。我国与许多发展中国家一样,在20世纪60年代末70年代初开始实行计划生育。在开展计划生育初期,从我国人口增长过快的实际出发,在避孕方法的推广与落实上,一直提倡"一孩上环,二孩结扎"。在群众生育意愿与国家的要求距离较大,农村医疗卫生条件和妇女的避孕节育知识、自我保健意识较差的情况下,各地农村避孕节育方面实际上普遍实行的是较为单一的政策,育龄群众没有更多的选择。避孕措施的单一化和工作方法的简单化,使一些育龄妇女个性化的需求受到忽视,生殖健康的目标未得到充分的实现。随着我国经济、社会的迅速发展,人民生活水平的提高,以及多年来计划生育工作的成效,一部分群众,特别是城市和东部经济比较发达地区年轻一代妇女,已经逐步形成了少生优生、生男生女都一样的生育观念;维护自己合法权益意识和要求自己选择避孕节育方法的呼声日渐增强。推行知情选择,让妇女成为计划生育活动的主人,将有助于提高人们的满意度,促进避孕方法的使用和续用,保护妇女的生殖健康。

推行知情选择是做好新时期人口与计划生育工作,稳定低生育水平的可靠保证。30年来我国的人口状况发生了很大的变化。在控制了高生育率的同时,我国人口数量仍呈快速上升的趋势。尽管出生率由1970年的33.43%下降至1999年的15.23%,总和生育率从1970年的5.81下降至目前的2左右,但由于我国人口基数大,近几年我国每年净增人口仍在1 300万左右。据估计,我国这种"低生育率和高生育量并存"的局面将会持续到21世纪中叶。面对这些形势变化,我国计划生育工作中将育龄群众当作对象,单纯依靠行政手段的传统工作方式,已越来越不适应形势的发展和工作的需要,势必使计划生育的路子越走越窄,不但不能达到控制人口数量的目的,而且会对计划生育工作造成负面影响。

在我国推行知情选择不是对原有的计划

生育方案的否定,而是顺应历史潮流,适应我国形势发展的需要,对原有的方案进行改革和完善。我国在推行知情选择时要始终坚持"计划生育既要抓紧,又要抓好"的方针。推行知情选择并不是否定或放弃对避孕措施的管理,只是转变管理模式,改进工作方法。实行知情选择对促进计划生育工作两个转变的作用主要体现在以下方面:①计划生育工作目标从单一的目标向多元化目标转变,从以往单纯控制人口数量转变为同时关注群众的生殖健康和生殖权利等多个目标;②工作机制的转变,将指标控制的避孕管理方式转变为国家指导与群众自愿相结合;③工作中心的转移,将以"管理为中心"转变为"以服务为中心",寓管理于服务中,建立一种宣传教育、综合服务和科学管理相统一的新工作机制。

中国和许多其他发展中国家的知情选择实践表明,知情选择可增强人们对生活的驾驭能力,激励人们对健康更负责,建立并促进使用者与服务人员间相互信任的关系。知情选择能刺激避孕方法的使用,使人们更容易地选择他们喜欢的方法和变更方法,从而促进避孕方法的持续使用。如果是人们自己选择的避孕方法,他们会更长久地使用。避孕方法知情选择,提高了避孕使用的有效性,减少了意外妊娠和人工流产。知情选择是计划生育优质的一个核心内容,在优质服务的框架中,优质的两个特征,即方法的选择和信息的提供是知情选择的要素。对计划生育而言,提供优质服务能吸引顾客,对顾客提供其所需要满足的服务、供应、信息和感情支持,会增加顾客的满意度。

28.5 知情选择的基本原则

28.5.1 国家指导与群众自愿相结合的原则

知情选择是贯彻国家指导与群众自愿相结合原则的有效手段,国家指导与群众自愿相结合是我国推行计划生育的基本原则。国家指导,即国家对广大群众实行计划生育,落实避孕节育措施进行科学指导,通过广泛深入的宣传和咨询,将各种避孕节育方法和家庭保健知识原原本本地交给群众,让群众充分地了解这些避孕节育方法和家庭保健的功能,并指导帮助其选择适合自身特点的避孕节育方法和保健措施,以此达到避孕节育和家庭保健的目的。群众自愿,即充分尊重群众落实避孕节育措施和家庭保健的个人意愿,选择什么样的避孕节育和家庭保健措施、怎样选择,由群众自己决定。在选择和落实时,尽可能地为其提供高效优质的服务,让群众满意。提倡知情选择,既强调群众自愿选择,又不放弃国家指导,提高了落实措施的及时率和有效率。

在贯彻国家《人口与计划生育法》时,强调公民在行使生育权利和履行计划生育义务时享有接受教育、培训和得到避孕和节制生育知识的权利,但需要强调的是实现避孕节育"知情选择"的条件则绝不是任自己随意决定,必须在国家的指导下有序进行。

28.5.2 知情选择与优质服务相结合的原则

避孕方法知情选择是优质服务的核心,也是优质服务的重要标志,集中体现了服务对象应享有的知情权、选择权和自主权。知情选择是优质服务的重要内容,与优质服务密不可分,只有将知情选择融于优质服务之中,才有深厚的基础,才能健康、持续发展;同样优质服务的内容才能更加丰富,水平才能不断提高。

28.5.3 避孕方法及服务的提供与选择相结合的原则

向服务对象提供足够选择的避孕方法和适宜的家庭保健信息,热情耐心地与服务对象进行双向交流,使服务对象知情、自主、自愿地选择满意放心的避孕方法、家庭保健措施和其他相关的服务,为群众提供高质量的服务,提高群众的满意程度。要以服务对象为中心,在充分知情和技术人员指导基础上进行自主选择,而不是在计划生育干部引导下被动选择。特别是提供计划生育服务时,确保服务对象有足够的避孕方法可供选择。将每一种避孕方法通过不同的宣传方式提供给所需对象;将每一种避孕方法的适应证、禁忌证、特点(优缺点)、不良反应及其可能的并发症等介绍给服务对象,让服务对象做出知情自主自愿和可行的决定,必要时可给予帮助。以服务对象满意作为知情选择最基本的出发点,要让服务对象知道怎样选择、为什么选择,实现真正意义上的知情选择。

28.5.4　管理与评估相结合的原则

提高计划生育和家庭保健的服务质量,应该建立和完善一套合适、全面、科学的考核指标体系。使计划生育和家庭保健走向规范化管理的同时必须建立评估制度来改善和评价知情选择的服务质量。

28.6　知情选择的 3 个要素

避孕节育知情选择的内涵是:帮助需要避孕的育龄群众获得充分的有关信息,指导不同需要的对象自愿、自主地选择,并及时、方便地获得一种安全、有效、适宜的避孕措施,以健康的方式实现生育调节。

知情选择的最终目的是要帮助广大育龄群众实现生育调节的愿望,因此不是不要计划生育,恰恰是要更好地实现计划生育;不是不要避孕,恰恰是要更有效地避孕,最终要使每一对需要避孕的夫妻都能选择和获得一种安全、有效、适宜的避孕措施。要做到这一点,必须具备 3 个要素,即充分知情、自主选择、优质服务,三者缺一不可。

28.6.1　充分知情

知情选择的首要任务是让避孕的对象——育龄夫妻做到充分知情,其是做出正

确选择的必要条件。要让育龄夫妇全面地、正确地、客观地了解实现正确选择所需要的信息和知识,并帮助他们正确分析认识自己的身体状况。计划生育部门需要采取多种措施帮助育龄群众充分知情,如提供有关资料,开展培训、咨询、指导等。

知情是一种双向的知情,即避孕的使用者和服务人员都需要知情。避孕的使用者应当知道 4 个情:①自己在生育调节方面的权利和义务;②避孕方法的种类、基本原理、适应证和禁忌证等,强调所采用方法的 6 主题知识的掌握;③自己在避孕和生殖健康方面的实际需要;④可供选择和可以获得的避孕方法和如何获得服务。

服务人员还应当知道 4 个情:①服务对象的知情程度,特别是服务对象对避孕知识掌握的程度;②服务对象的生育意愿和对避孕的态度;③服务对象的婚育状况、健康状况和与避孕有关的其他情况;④服务机构能够提供服务的种类和质量。

要让育龄群众做到充分知情,需要开展避孕节育知识的普及和信息服务,包括各种形式的宣传(宣传栏、宣传折页、广播、电视、VCD 等)、培训(婚前培训、新婚期培训、生育后培训等)、群体咨询、面对面的个别咨询(服务机构、乡村干部的咨询)等,还可以采用同伴教育和社区健康促进的方式。通过上述措施,让育龄群众较为全面地了解现有的各种避孕方法的基本常识,学会根据自身的情况选择适宜的避孕措施,同时要让群众知道避孕不只是为了响应国家的号召,同时也是一种保护妇女健康的有效措施,提高避孕保护和生殖保健的意识。要让群众知道居住地有哪些服务资源,可以提供哪些服务。将以往那种"说教式"的宣传转变为"服务式"的宣传,提高服务对象的积极性和宣传效果。

28.6.2　自主选择

知情选择的最高境界是计划生育成为育龄夫妇的内在需求,寻求避孕保护成为他们的主动追求,而不再是被动的服从和仅仅"响

应号召"。

衡量知情选择的重要指标就是看育龄夫妻是否真正做到了自主的选择。在选择避孕方法的过程中，他们的自主选择权是否受到充分的尊重，选择避孕方法的决定由谁做出。由于许多育龄夫妻缺乏避孕节育的专业知识，他们需要专业的技术人员给予指导和帮助。服务人员应当根据服务对象个人的实际情况评估他们的实际需求，在充分提供知识和信息的同时提出选择适宜避孕措施的建议。但是，尊重育龄夫妻自己做出的决定，并协助他们实现自己的选择，避免服务人员代替他们做出决定。

28.6.3　优质服务

这里所说的优质服务是狭义的优质服务，是指提供优质的技术服务。知情选择避孕措施从字义上讲有 3 个关键词：知情、选择、避孕。并由此衍生出 3 个要素，即充分知情、自主选择及获得避孕保护。获得避孕保护就需要提供避孕服务，可以用布鲁斯提出的优质服务六要素对避孕服务进行评价：①要提供多种可供选择的避孕方法，以便夫妇根据自己的需要和喜好进行比较和选择。如果没有选择的余地，也就谈不上知情选择。对个体来讲，育龄夫妇的需求是个性化的，从群体来说需求是多样化的。因此，提供的避孕方法也应当是多样化的才能满足群众的需求。②对每种避孕方法都提供充分的信息，为育龄群众提供选择的依据。一般而言，要求给服务对象提供各种避孕方法的"六主题"知识。③提供的技术服务应当保证质量，必须是安全的、有效的、便宜和可接受的，并符合国家标准，提供服务的机构应当有胜任的技术能力。④要有良好的服务态度，尊重服务对象，建立良好的人际关系，即提供亲情化的服务。⑤要进行跟踪服务，对服务对象使用避孕措施的效果和反应进行适宜的随访。对不适应现用避孕方法者，建议改用其他避孕方法，对要求改换方法的给予改换措施服务。⑥在避孕服务的同时，提供相关的生殖

保健综合服务。

28.7　知情选择的影响因素

知情选择的基本原则是由人们自主做出选择。但人是社会活动的主体，作为家庭、社区、社会中的一员，其计划生育决定不可避免地受到众多外部因素的影响。影响避孕选择的直接或间接因素包括：①政府的政策、公共信息、服务的可及性；②社区和家庭因素；③个人的状况和价值观；④服务对象与服务人员的交流；⑤服务提供中的组织管理将会进一步影响他（她）的决定。

28.7.1　政府政策、公共信息和服务的可及性

政府可以通过政策、法律、信息系统和服务系统等，直接或间接地影响人们的避孕方法选择，如通过法律影响妇女自主选择能力，通过政策调控影响避孕信息、药具供应和服务的可及性。大众媒介和人际交流所传递的信息和价值观影响着人们对计划生育的了解程度及兴趣。避孕方法的可及性，即可获得的避孕方法种类数及获得的容易程度，影响着人们对所喜爱的避孕方法使用。

28.7.2　社区和家庭因素

社会规范和文化背景、性别作用、社交网络、宗教和当地风俗均可影响人们的决定。在很大程度上，社区规范决定着社区内个人的生育观念及性和生殖行为。社区文化影响着个人对计划生育的态度、子女性别偏好、理想的家庭规模、生育压力及避孕方法是否符合当地风俗和宗教信仰。社区规范同样决定了个人自主选择避孕方法权力的大小。社会环境对其避孕方法选择的影响常常超过某种避孕方法本身特点对他（她）的决定的影响。

个人的婚姻状况、婚姻的稳定程度、与伴侣的沟通及在家庭中的地位都影响着避孕方法的选择。一些妇女认为，使用避孕方法不

是由个人而是由夫妇或整个家庭来决定。也有许多妇女认为使用避孕方法是个人的事情，没有必要让伴侣和家庭其他成员参与。对一些妇女而言，选择使用或不使用某种避孕方法反映了来自家庭成员的压力。当妇女没有自主权时，丈夫、婆婆或家庭的其他成员就会为她们做出决定。计划生育男、女性一样有着共同的责任和义务。我国从 2000 年开始，每年 10 月 28 日开展"男性健康日"宣传活动，促使男性参与计划生育和关注男性生殖健康。这一活动不仅要求男性参与计划生育，承担责任，同时关注男性，让男性享有性与生殖健康的权利。

28.7.3　个人状况和价值观

人们的生育意愿、可察觉的怀孕风险、对避孕的态度、自主选择的能力和其他影响避孕方法选择的因素存在很大的差异。此外，人们的文化背景和宗教信仰也有很大的不同，某些价值观或宗教信仰使得一些人根本不用或避免使用某种避孕方法。

人们对避孕措施的偏爱在不同的育龄期有所不同，这些偏爱反映了他们的性经历、生育经历和避孕经历，以及家庭结构和家庭经济情况。个人的性关系，无论是长期的一夫一妻制的婚姻还是偶尔的性接触，都将影响避孕方法的选择。例如，性活跃的未婚青年或有多个性伴的人偏爱避孕套，因为避孕套是唯一能预防 HIV/AIDS 和性传播感染的避孕方法。经常会碰到来领取或咨询安全套的人，他们同时会面临一些风险，如多性伴、生殖道感染、同性恋等，此时服务人员必须坚持四大理念，特别是价值中立的理念非常重要。

28.7.4　服务对象与服务人员的双向交流

许多计划生育服务对象做出避孕选择的经验较少，而这些选择要求将个人具体情况与现有技术信息结合起来。服务人员应该根据服务对象的个人情况，有针对性地提供数种避孕方法，以完整、准确的信息，帮助服务对象评估并比较其选择。许多研究表明，与

服务对象建立良好的人际关系可以增加服务对象对服务人员的信任感、增强他们进行知情选择的能力和信心。这种人际关系通常受到服务人员人际交流技巧、年龄、性别、掌握的信息量、主观偏见等的影响。例如，许多国家的妇女公开表示她们宁愿选择女性技术人员为其提供服务。

28.7.5　服务提供的组织管理

管理者对知情选择的承诺，对服务人员起着重要的导向作用。项目管理者如果设置数量考核指标或限制某些方法的提供，将会影响服务人员实施知情选择。另外，管理者能否合理地安排服务程序、保证基本设施和设备的合理配置、保障充足的药具供应，以及建立健全的转诊系统等，对服务对象在选择避孕方法和确定可产生直接的影响。

28.8　知情选择的策略

人们要真正实现知情选择，社会、政策、性别和社区规范必须支持群众个人的选择。计划生育服务人员和计划生育系统有责任帮助人们实现知情选择。一项完整的知情选择策略应包括 5 个方面，即政府政策、宣传和交流、避孕方法的可及性、领导和管理，以及服务对象与服务人员之间的交流。

28.8.1　政府扶持性的政策

各国政府可以通过将知情选择原则写入法律来确保人们的知情选择权利。知情选择的标准一旦由政府纳入法律，法庭实施就有法可依。有了政府官员的支持，知情选择的国家法律和其他政策才能达到最佳状态。此外，政府在制定和实施公立和私立机构卫生服务标准（包括服务提供）中举足轻重。

通常由政府决定在国内提供哪些避孕方法，并决定如何使这些方法易于获得。相关政策包括避孕药具的批准和登记、处方要求、基本药物清单组成、销售、分配和服务条例、对私人医疗机构的限制及广告要求。政府对

服务提供的限制会导致避孕药具不易为人们获得。如避孕药为处方药;避孕套只能从药店购买。阻止某种避孕方法使用与销售的政策会完全限制人们的选择。如有国家禁止使用口服避孕药,直到女权倡导要求提供妇女更多避孕选择,才成功废除了该禁令。

在计划生育政策和项目中的人口目标、鼓动和阻碍政策不是令人满意的,因为它们强调达到数量目标,而不是满足人们的个性化需求。目前,明令禁止选择避孕方法的政策已少于从前。然而,这类问题仍会时不时地产生,需要引起关注。一些统计数字如服务接受人数、夫妻年保护率、续用率等,有利于管理、计划和项目实施的需要。但是,如果过分强化这些目标,则可能对育龄群众的知情选择产生影响。

一些社会和经济政策将促进人们知情选择的能力,尤其是妇女的能力。提高妇女地位的政策能帮助妇女抛开年龄、社会阶层、种族或教育水平的影响自主决策。针对妇女自主权的法律可以使她们当家做主,如决定是否避孕。一些国家尽管有严格的法律,但要求妇女顺从丈夫、父亲或儿子。教育政策和规划对服务对象的读写能力和解决问题的技能培养至关重要。当少女们接受了教育,这些政策和规划将令她们产生新的观念和技能,也就提高了她们在人生各方面的知情选择,其中包括避孕。通常受过良好教育的妇女自主性更强。同时通过教育,人们能够阅读有关计划生育和避孕药具的印刷材料。鼓励向妇女提供经济机会的政策也能促进避孕药具的知情选择。

《中华人民共和国人口和计划生育法》于2001年12月29日第九届全国人民代表大会常务委员会第二十五次会议通过,第十九条明确规定:实行计划生育,以避孕为主。国家创造条件,保障公民知情选择安全、有效、适宜的避孕节育措施。

28.8.2　宣传与交流

宣传教育在确保避孕知情选择中起着重要的作用。有效的宣传教育可帮助人们寻求适合自身健康状况的卫生服务及行使获取优质卫生服务的权利。人们有权自主决定生育及选择避孕方法。为了做出知情选择,大多数人需要了解许多避孕知识。全球每天有上百万人通过大众传媒获得避孕知识,有时大众传媒是人们获得避孕知识的主要途径。对希望获得避孕服务的人而言,宣传教育是对避孕咨询服务人员所提供信息的补充。避孕使用者想了解有关信息,又担心服务人员不告诉他们真实情况。通过一次咨询不可能使避孕使用者获得做出知情选择所需的全部信息。

应用多种多样的宣传教育渠道,使更多的人获得避孕信息。很多宣传交流项目通过各种媒体途径,如广播、电视、印刷品、街头表演、社区集市、互联网、重要日的宣传活动(如每年7月11日"世界人口日"、10月28日我国"男性健康日"、12月1日"艾滋病日")等,传播避孕及其他生殖健康信息,并提供咨询,促进人们包括避孕在内的性与生殖健康行为。大众传媒,以娱乐性和记忆深刻的方式向人们提供生殖健康知识。宣传交流项目也可依托社区网络和其他社区渠道的人与人交流的方式传播信息,与一些组织或社区中有影响的人协作,使其了解更多的避孕知识,并鼓励他们传播这些知识。

为了帮助人们做出避孕知情选择,宣传教育项目要帮助人们逐步形成保护自身生殖健康的意识,即提高健康认知能力。在建议人们做出选择和形成某种意识时,宣传交流往往比直接告诉他们做什么、想什么更有效,有时,知情选择原则不为人们所了解和应用。每个避孕服务机构应该提供几种避孕方法,供人们需要和应用,便于做出知情选择。

28.8.3　提供多种避孕方法

提供尽可能多的避孕方法的目的是帮助人们实现避孕方法知情选择,调查发现许多人所用的避孕方法并不是他们最喜欢的。一项9个国家的调查表明,11%～48%的育龄妇女没有使用自己喜欢的避孕方法,而选择了其他避孕方法。主要原因是,她们喜欢的避孕方法价格太贵、难以获得或使用无效,以及有禁忌证和家庭不赞同等。

随着越来越多避孕方法的获得性不断提高,越来越多的人希望选择适合自己的方法。为了确保更多的人有更多的选择,需要开发更多的新的避孕方法。WHO建议:应该提供多种类型的避孕方法,以满足不同个体和夫妇的不同需要。还有其他专家建议提供避孕方法时,需要考虑以下的几个方面:①既要有男用的避孕方法,又要有女用的避孕方法;②既要有短效的又要有长效的,有激素类和非激素类的避孕方法;③有可以供给的避孕方法和生育力自知的避孕法;④有服务人员控制的方法和使用者控制的避孕方法;⑤有哺乳期妇女使用的方法,包括哺乳期闭经法(LAM);⑥必要时可提供紧急避孕法。

扩大提供服务的类型可以提供更多的选择,尤其是对那些很难获得常规服务的妇女,包括低收入的、家住农村的、家庭主妇和其他一些希望能保密使用者。许多人对避孕方法的选择主要依靠某种方法的可得性如何,特别是是否需要长途跋涉才能获得服务,附近是否有服务提供点对避孕使用情况也是完全不同的。提供避孕方法可以通过以社区为基础的销售网、社会营销和计划生育服务站(所),也可以通过计划生育门诊和医院。在以社区为基础(CBD)的项目中,社区工作人员访问每一个家庭妇女或利用社区组织和机构提供避孕。CBD项目以促销品和给予津贴的价格出售避孕药具,通过商店、药店和其他零售商使避孕方法广为人知、容易负担得起和更容易获得。社区营销项目通过培训药店店主、零售店老板、社区卫生服务者和其他参与社区营销者给顾客提供更多的避孕方法选择的信息和咨询技巧。药店、私人开业医师和其他个体服务人员有时也成为避孕供给和服务的新渠道。

28.8.4 领导和管理

对计划生育项目而言,改进计划生育管理有助于提高服务对象做出知情选择的能力。推行知情选择需要得到领导层的承诺及营造一个能满足服务对象需求的环境。为确保服务对象能做出知情选择,在管理方面要从以下几方面努力。

(1) 发现问题,改进工作:从管理途径上识别问题的来源以及形成解决问题的方案有助于提高服务对象做出知情选择的能力。方法之一,完善工作法:即不断发现计划生育管理和服务的现实与理想之间的差距,并找出导致这种差距的根本性原因;方法之二,系统法:即由计划生育管理者考察服务提供过程中每一环节所起的作用,以及它们是否影响服务对象做出知情选择及其影响的程度。也可以采用问题树法。避孕相关的管理与服务是非常复杂的,除了管理因素、服务因素外,还与服务对象个人、家庭、社区因素、医学因素及其社会因素有关。可以采用"问题树"的方法,综合分析避孕管理和服务中所面临问题的原因、后果及危害性,并及时讨论出解决这些问题的策略。问题树是将所出现的问题写在"树干"上,该问题的各种可能原因写在"树根"上,而该问题如果不被解决所出现的各种可能结果,表达在"树枝和树冠"上。然后,详细找出解决这些问题的策略。

(2) 加强培训,能力建设:加强对服务人员的培训对知情选择也是很重要的。由于服务人员直接面向服务对象,他们的数量和技术胜任能力直接影响到计划生育服务的质量。避孕知情选择的开展要求技术人员对计划生育和生殖健康方面的知识全面掌握,并能掌握避孕节育新方法、新技术。除了技术技能外,对服务人员的人际交流和咨询技巧的培训也很重要。在服务人员与服务对象交流时,除了了解对象的避孕相关的一般需求外,评估相关的知识、态度和行为,并根据评估的结果提供及时、正确、针对性强、个性化和易懂的知识和信息外,咨询还可以提供个性化的信息和服务、提供情感支持,在消除服务对象疑虑、担忧和解决一些敏感性问题有着不可取代的作用。许多研究表明,接受过培训的服务人员能更好地让服务对象参与决策,提供更为完整、准确的避孕信息,能充分考虑服务对象的特定状况和需要,妥善处理特定避孕方法的不良反应和并发症等。

(3)有效监督,评估发展:培训后的服务人员需要得到管理者和监督者的连续性支持和强化,以提供实施知情选择的动力。监督检查不仅要注意检查工作记录和工作设备,更重要的是注意观察技术服务是否规范,随访机制是否健全,管理者要不断探索知情选择的评估考核机制。过去的计划生育考核主要重"数量"、重"结果",相应的指标主要有人口出生率、计划生育率、避孕节育措施落实率和及时率。旧的评估考核机制不改革,知情选择只能成为一句空话。在考核指标中增加诸如宣传教育普及率、随访率、知情选择率、群众满意度一类的指标将有利于促进服务机构开展知情选择。

计划生育服务项目必须特别负责,以确保所有的服务对象在知情的前提下选择使用结扎、IUD及皮下埋植剂。值得提出的是,上述这些长效避孕节育方法只有在服务人员的帮助下才能停用。提供知情选择咨询对每个服务人员而言是职责,但对项目的管理者而言可建立一些管理和服务的系统或机制来帮助服务对象做出知情选择。

在资源缺乏、工作人员较少、避孕方法供应不足以及信息材料不充分的地方,要特别加强对避孕节育知情选择的管理。尽管开展知情选择需要有一定数量的人力、物力和财力的投入,但许多国家的实践表明,知情选择的成功并非仅仅依赖于充足的资源。各国的学者、研究者和基层服务人员均积极探索出一些富有创新性的方法。如避孕机构和基础设施的重复构建;提供服务人员的技能和工作效率;制订规范的服务流程;建立有效的监督和奖励机制;通过门诊客流量,有效地安排服务人员和时间,培训计划生育门诊辅助人员;开展同伴教育,将服务对象作为有效的信息来源;采用覆盖面广的宣教活动方式等。

28.8.5 社会动员和责任

知情选择是指个人自己做出选择,最终的选择权属于服务对象,然而计划生育管理者、服务人员,政策制定者,计划生育捐助者及大众媒体在推进知情选择中可起到重要作用。

在实行知情选择的过程中,政策制定者必须为知情选择提供有力的政策支持,消除政策上不必要的人口学目标的限制,去除各种不合理的激励和惩罚措施,确保所制定的规范不会限制服务对象对避孕方法的选择。同时,应该消除大众媒体中有关避孕方法和计划生育项目的广告限制,使服务对象了解各种避孕方法以及获得的时间、方式和场所。建立国家性的技术指导规范,减少避孕方法使用上的医学障碍,组织有关专家定期更新,确保其适应避孕节育技术的最新发展。通过制定有效的政策,保证所有的儿童都能得到高质量的教育,群众能在生活的各个方面贯彻知情决策的原则,而不是将知情决策局限在计划生育领域。

项目管理者是计划生育政策的贯彻者和执行者,应该建立有效的政策体系,确保每位服务对象都能得到他们所想要的避孕方法,使他们了解这些方法,并能在选择过程中有效排除医学禁忌证。在政策上,应贯彻公平的原则,保证每位服务对象都能平等地获得各种避孕节育方法。项目管理者应通过对服务过程的经常性评估,保证服务对象满意,并能真正做出知情选择。在评估过程中,应通过与其他机构的联系,发展切实有效和针对性强的指标体系以保证满足服务对象的计划生育需求。应通过社区发放、社会营销和门诊以外的其他计划生育途径发放书面的宣传材料,以保证服务对象及时、正确地了解避孕方法,并能正确使用。

服务人员在服务过程中,应尽量满足服务对象的需求,排除医学上不适宜的情况,给予他们所需的计划生育药具,在服务对象选择避孕方法的过程中,应准确提供各种避孕方法的六主题知识,特别是方法的特点(优、缺点),这种信息应该没有任何个人偏见和喜好。对服务对象已经选定的避孕方法应该解释正确的用法及其注意事项,并且帮助对象记忆要点,以保证正确使用。在对象选择过程中,服务人员应根据每位服务对象的需求和自身情况给予适宜的咨询和建议,解释对象提出的各种问题。同时,对每位对象应一视同仁,避免因人而异。服务人员应尊重服务对象的选择,即使他们选择的方法的有效性比所建议的方法要差,也应尊重服务对象的选择。同时尊重服务对象对避孕方法的变更选择,即便他们经常更换避孕方法,也应该尊重他们的选择。更重要的是,在服务对象拒绝任何避孕方法时,也应尊重他们的决定。

传播媒体在群众的避孕节育知情选择中应发挥喉舌作用,使广大服务对象知晓他们在计划生育方面拥有的十大权利,增强群众的权利意识。通过报道,鼓励计划生育服务人员尊重人们的知情选择权,同时应在避孕知识的宣传普及中发挥重要作用,提供各种避孕方法的来源、费用、有效性、安全性、可逆性和正确使用详细、正确和公正的信息,使广大育龄群众充分知情。

28.9 知情选择的评估

知情选择的全面开展迫切要求计划生育评估机制做出相应的调整。长期以来,中国的计划生育工作主要靠强有力的行政干预来推动。为保证计划生育这一基本国策有效实施,各级政府和计划生育部门都对所辖区域的计划生育工作进行定期考核评估。由于考核的结果是评定政绩的重要依据,考核的内容与方式对基层的工作有较强的导向性与约束力。毫无疑问,它在实现低生育水平与计划生育工作的不断深入发展方面起到举足轻重的作用。但现行的责任考核制度总的来说是过分强调了对上级负责,忽视了群众的需求;过多强调结果指标,忽视了服务过程和质

量。绝大部分地区未将知情选择纳入考核目标中。尽管各级计划生育部门都认识到改革评估机制的重要性,但由于许多干部习惯于那些比较简单的、强制的工作方法,往往对评估机制的改革谈论的多,实践的少。即使评估上有所变动,以人口计划指标为主的指标框架仍未发生格局性的转变。此外,在评估信息来源上,计划生育部门主要依靠日常的统计报表、各省的年度考核和全国性的抽样调查。计划生育统计报表的数据质量随工作水平的高低而有较大的地区差异。

抽样调查的质量一般高于统计报表,但基层自行组织的调查在指标的设立、样本的代表性、数据的质量监控上常缺乏系统性和科学性,难以由此得出公正、客观的评估结论,对实际工作指导的意义也不大。由于各地在指标设置和评估方法上差异较大,难以进行地区间的横向比较,甚至同一地区相同指标在不同时间计算方法和公式不一致,纵向比较也缺乏可比性。因此,作为推行知情选择的配套措施,计划生育评估体系改革如不同步发展,则以避孕节育知情选择为核心的优质服务很难落到实处,传统的计划生育评估体系就会成为制约计划生育工作发展的瓶颈。

知情选择是以自主权和人权为基础,确保服务对象在接受计划生育时做出自己的决定。避孕方法知情选择是通过信息咨询和技术服务所营造的氛围,使服务对象自由地行使自己的决定权,选择适合自己的避孕方法。

28.9.1 充分知情是知情选择的前提条件

充分知情意味着让服务对象全面地、正确地、客观地了解实现正确选择所需要的信息和知识,还要帮助他们正确认识自己的身体状况。知情是一种双向的知情,即服务对象和服务人员都需要知情。

评估服务对象是否知情,主要考察服务对象是否了解人口形势及政策;是否知道自己在生育调节方面享有的权利和应承担的义务;服务对象能了解多少种避孕方法;能否准确理解这些避孕方法,包括避孕的基本原理、

适应证、禁忌证和可能的不良反应;是否知道所需方法的获得途径;是否知道从何处可获得计划生育信息;是否了解自己避孕和生殖健康的实际需要等。

评估服务人员是否知情,主要考察服务人员是否清楚服务对象的知情程度、是否了解服务对象的生育调节意愿和选择、是否了解服务对象婚育状况和健康状况、是否知道服务提供条件和能力、服务人员本人所掌握的避孕知识是否全面和准确等。

28.9.2 自主选择是知情选择的基本原则

自主选择就是由服务对象本人根据自身情况做出是否避孕及采用何种避孕措施的决定。自主选择,既要提倡男性参与,也要充分保证妇女的选择权。自主选择并不意味着不需要指导,尤其是文化程度较低,对知识和信息掌握还不充分的服务对象,更需要技术人员的指导和帮助。但更重要的是,最终的选择必须由使用者本人做出决定。自主选择的评估包括3个方面,即可获得性、可及性和公平性。

(1)可获得性:是自主选择的基本前提。它要求所提供的方法的种类数能满足各类人群的需要,包括未婚妇女和男性。主要考察计划生育部门允许向群众提供多少种避孕方法、计划生育基层网络能向群众提供多少种避孕方法、服务站点是否能保证避孕药具的充足供应、服务人员是否向服务对象介绍本服务项目不能提供但在其他项目中可以获得的避孕方法等。

(2)可及性:是自主选择必要条件。可及性意味着服务对象能有效地获得所需要的避孕方法和服务,这种服务是无人为限制的、便利的、可负担的。首先要评估政策上的可及性,主要考察国家计划生育政策是否真正赋予群众知情选择避孕节育方法的权利;国家在政策上是否已经去除了有碍于知情选择进一步开展的数量目标和各种不合理的刺激或抑制性措施;计划生育部门是否已将知情选择作为部门的工作目标;在谁可以获得服务的问题上,是否清除了所有不必要的医学障碍和人为限制;能否保证避孕方法知情选择上的男女平等;计划生育培训中是否涉及知情选择。其次是评估地理和经济上的可及性,主要考察某一社区内服务站点的数量和地理分布如何;每个服务站点是否配备足够数量的工作人员;提供避孕服务的渠道是否多样化;服务站点的时间安排是否方便;服务对象的等候时间是否合适;避孕方法和服务的价格是否合理;服务对象在经济上是否可以负担等。

(3)公正性:是自主选择的根本体现。公正性意味着服务人员不存偏见,指导而不是诱导。公正性可以从两个角度进行评估。首先是评估服务对象是否真正参与了避孕方法的选择,主要考察存在的疑问是否得到了有效的回答;服务对象是否获得了她(他)所选择的方法;服务对象能否解释她(他)为什么选择该种方法等。其次是评估服务人员是否真正鼓励服务对象参与,主要考察服务人员是否鼓励服务对象提问;服务人员是否对服务对象的提问做出有效的反应;在选择过程中服务人员是否了解对象的个人喜好;是否向服务对象介绍了所选择的避孕方法的准确、详细的信息;是否告诉服务对象所选择的避孕方法能否预防包括艾滋病在内的性病;是否针对服务对象的特定需求提供关键性信息;是否告诉服务对象何时复诊;在服务对象就诊时,对象是否可以获得项目规定的方法中的任何一种等。

28.9.3 优质服务是知情选择的重要保证

此处的优质服务是指狭义概念上的优质服务。优质服务可从5个方面评估,即服务环境、服务态度、服务程序、服务技能、服务项目。

(1)服务环境的评估:主要考察服务环境是否整洁;服务环境是否安静;房间布局是否有利于保护隐私;房内的设置是否温馨,如家庭化布置等;是否配备必要的辅助教具,如男女生殖系统挂图或模型、避孕药具、宣传材料等。

（2）服务态度的评估：主要考察服务人员是否欢迎服务对象的到来；是否注意保护服务对象的隐私；是否愿意回答服务对象的提问；是否尊重服务对象的选择等。

（3）服务程序的评估：主要考察服务对象的等候时间是否合适；就诊记录是否完整；服务人员是否鼓励服务对象在必要时返回；随访的时间安排是否合适；是否提供必要的转诊指导等。

（4）服务技能的评估：主要考察服务人员是否表现出良好的咨询技巧（如提出信息、引出信息、回答问题）；服务人员对全部避孕方法能否给出正确而无偏性的评价；服务人员提供的信息是否具有针对性；服务对象是否避免了不必要的医学检查；服务人员的临床操作是否合乎技术规范的要求；服务人员能否识别避孕方法的禁忌证；服务人员是否为服务对象提供合理的避孕选择建议；服务人员能否提供服务对象选择的避孕方法，上环、结扎等。

（5）服务项目的评估：主要考察是否有足够的项目满足服务对象的需求；是否积极应用和引入安全、有效、便利的新技术和新产品等。

28.9.4 良好产出是避孕知情选择的最终目标

对服务产出可从 5 个方面进行测量，即避孕的有效性、避孕安全性、避孕普及率、避孕续用率、群众满意度。

（1）避孕有效性：越高意味着意外怀孕率和人工流产率越低。知情选择可以帮助服务对象选择适合其个人环境的避孕方法，并指导服务对象正确使用选择的避孕方法，从而减少避孕失败的危险。如根据子宫大小选择合适型号的 IUD，告诉服务对象口服避孕药的正确用法等。

（2）避孕安全性：越高意味着避孕并发症发生率和避孕所致的死亡率越低。知情选择过程中，通过了解服务对象的健康状况和进行必要的医学检查，可以充分识别各种避孕方法的禁忌证，避免选用不安全的方法。如生殖道肿瘤患者避免使用 IUD。知情选择还可以提高服务对象识别各种警示症状和及时处理各种并发症的能力，从而减少避孕并发症造成的危害。此外，服务人员规范的技术操作可防止对服务对象造成不应有的健康危害。如做盆腔检查或放置 IUD 时遵循无菌操作的程序，可避免引起宫内感染。

（3）避孕普及率：越高意味着存在避孕需求的对象中避孕方法的使用比例越高。良好的服务通过向服务对象提供帮助、信息和情感支持，帮助服务对象实现其避孕目标，可以吸引、满足服务对象，提高避孕普及率。

（4）避孕续用率：越高意味着避孕时间越长，避孕中断率越低。良好的服务可以使服务对象掌握包括不良反应在内的全部信息，增强服务对象的避孕能力和信心。当服务对象遇到问题时，周密的跟踪服务可及时判断这种现象是否危险，并提出继续使用原有的避孕方法或考虑更换新的避孕方法的建议，从而延长避孕使用时间，减少避孕中断率。

（5）群众满意度：越高意味着避孕需求得到满足的程度越高。知情选择赋予服务对象自主选择避孕方法的权利，使服务对象成为避孕的主体，这本身就可以增加服务对象的满意度。知情选择实施过程中的各种因素，如服务是否方便、服务人员的态度和人际交流水平如何等，都有可能对服务对象的满意度产生影响。

此外，避孕有效性和安全性也会影响服务对象的满意度。因此，服务对象的满意度是一个综合性的主观指标。它是从服务利用者的角度来考察知情选择效果，因而是一个十分重要的指标。服务对象的满意度有时并不能反映知情选择的真实状况。如由于经济、文化等因素的限制，育龄妇女，特别是贫困、落后农村地区的育龄妇女对服务的期望值可能不高，容易达到满足，从而表现出较高的满意度。另外，服务对象一般无法对服务人员的技术能力做出判断,他们常常不能区别服务的艺术与技巧。因此,不能仅仅因为服务对象没有抱怨就理所当然地认为提供的服务是充分的,即使对低到 5％的不满意率的报告也应引起重视。在评估服务对象的满意度时,应寻找各种不同的方法去衡量和分析服务对象的满意度。如访谈时要求对象说出咨询过程中所发生的事情,而无需评价它。深入访谈和关键人物访谈可以探究服务细节,而不要设置一些关于满意度的一般性的问题。还可采用神秘顾客法,让模拟者设身处地评估对服务的满意程度。

计划生育优质服务作为科学的管理理念,必须贯穿管理的全过程。工作计划的制订是实施管理的首要环节;计划实施是管理活动的主要过程;通过评估考核对管理的过程和效果做出客观的评价,并及时进行反馈,管理就会在一个新的起点上进入下一个循环,从而使管理活动实现螺旋式的上升,而不是简单的周而复始的重复。同时,计划的制订、实施和评估考核都离不开信息系统的支持。

(武俊青)

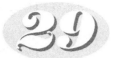 **避孕指导的咨询技巧**

推行避孕节育方法的知情选择,充分体现"以人为本"的原则。群众在选择避孕节育方法时,面对这些专业性极强,进展迅速的种类繁多的避孕节育方法和产品,向专业技术人员的咨询就显得十分必要。咨询是商讨的意思,是对服务对象所提出的问题给予解答,并提供有针对性的技术信息,供服务对象参考,以对避孕节育方法做出选择。对避孕节育的咨询服务与药具的提供或手术同样具有非常重要的作用。

29.1　避孕节育咨询的特点

避孕节育咨询的特点与其技术产品、使用人群和期限等密切相关,主要表现在以下几个方面。

29.1.1　专业性

经过几十年的探索和使用,避孕节育已成为涉及多个学科的专业性极强的特殊领域,其技术、产品的种类多,进展快。目前可供使用的避孕方法有八大类,其中类固醇激素避孕方法又根据不同的给药途径,分为口服、注射、皮下埋植、阴道环和透皮贴剂等。复方短效口服避孕药在上市后的50年间,其所含雌激素的剂量已从20世纪60年代的150 μg降至15 μg或20 μg。孕激素的成分也不断更新。技术产品的改进提高了避孕的有效性和安全性,并提供了更多的非健康益处。同时,避孕节育方法的适应证和禁忌证也随之变化。另外,避孕节育方法的一些不良反应和并发症也需要及时的医学处理,因此避孕节育的咨询应由有专业技术背景的服务提供人员,或经过专门培训的生殖健康咨询员提供。在计划生育技术服务机构进行的咨询应与临床检查和治疗相结合,必要时还应提供转诊,不要贻误诊断和治疗的时机。

29.1.2　指导性

避孕节育咨询通过向育龄民众提供有针对性的技术信息,解疑释惑,消除误解,发挥专业上的指导作用。对民众可能选用的避孕方法,在性能特点和使用方法、使用期限等方面进行比较并以此作为选择避孕方法的参考。咨询时,咨询员应善于使用简明通俗的语言,使服务对象能够理解和接受。咨询的作用是帮助服务对象做出决定,而不是代替或强迫服务对象做出决定。

29.1.3　特异性

不同的民族、文化背景和生活习惯,都会影响服务对象对避孕节育方法的选择,不同的个体和处于不同的生育阶段,人们对避孕方法的选择也会有不同的考虑,如未育的妇女更愿意选择短效和可逆的避孕方法;哺乳期妇女则需要选择对哺乳和婴儿无不利影响的避孕方法;高龄妇女由于心血疾病的危险因素有所增加,对避孕节育方法的安全性有更多的关注。因此,在提供咨询服务时,应充分尊重服务对象的意愿,并关注其具体情况,提供个性化的指导。

29.1.4　适时性和持续性

对避孕节育方法的咨询,特别是对可长期使用的避孕方法,将贯穿于避孕节育方法使用的全过程。但不同阶段咨询的内容和重点应有所不同。在选择避孕方法前,应主要介绍避孕方法的作用机制、如何使用和常见的不良反应;在使用过程中,应对不良反应的发生机制给予介绍,并对不良反应进行处理和做好随访;在停用后,应对该种避孕方法做客观的评价,以减少负面影响。

29.1.5　隐私性

避孕节育方法的使用往往与性生活及性传播疾病(STD)的防治相关联,在咨询中应注意尊重和保护服务对象的隐私,这并不意味着忽视或回避对其危险因素的关注和评估。在咨询过程中,咨询员应善于探究服务对象存在的不安全性行为的危险因素,并指导其改变态度和行为,从而降低风险。

29.2　避孕节育咨询的原则主题和步骤

在本部分内容中主要讨论对避孕方法咨询时应关注的主要问题和表述方式。根据聚集(GETHER)框架,强调避孕节育咨询的 6 个原则、6 个主题和 6 个步骤。

29.2.1　避孕节育咨询的原则

(1)善待每一位服务对象:服务人员有礼貌,尊重每一位服务对象,无论服务对象是男性或女性,是已婚还是未婚,是患者还是健康者,即便是 HIV 感染者、AIDS 患者、同性恋或吸毒者,也要尊重他们,欢迎他们来到诊所或咨询室,这样可以使服务对象对服务机构和服务人员产生信赖的感觉。服务人员要让服务对象感到,即使是敏感问题,也可以与服务人员坦率地谈论。服务人员自己也应坦率地谈论,同时要耐心而细致地回答所有问题。同时,服务人员要让服务对象确信,绝不会泄露他们的个人隐私。

(2)相互交流:在与服务人员的相互交流中,尊重服务对象尊严的个人权力。在许多文化背景中,对服务对象诚恳的赞扬和鼓励是对其个人努力解决健康问题的尊重,无论他们过去的努力可能是无知的或存在误导。另外,赞扬和鼓励在帮助服务对象认识和解决他们的问题时,通常也是有效的。如何交流信念和态度,包括语言和非语言的交流,是服务人员与服务对象相互交流的重要部分。服务人员的态度、情感、偏见和价值观影响如何处理服务对象的问题、需求和所关注的问题。如对服务对象的相貌、社会阶层、寻求卫生保健的原因或性行为的个人反应,可能会影响服务人员说话的语音、语调、语气、眼神、操作手法的轻柔或生硬,可能拖延了服务对象的服务提供以及不能满足每一个服务对象全部的卫生保健需求。服务人员倾听、了解，并对服务对象的谈论做出反应。每一位服务对象都是不同的，服务人员只有了解服务对象的需求、关注的问题和所处状况，才能选择帮助他们的方法。因此，服务人员应鼓励服务对象谈论和提问，克服以往服务人员的说教式方式。

（3）提供服务对象及时、正确、针对性强和个性化的易懂信息：倾听并与服务对象讨论后，服务人员能够知道每位服务对象的需求。同样，服务对象所处的年龄层也可能提示了最重要的信息。如一位新婚的妇女可能想知道间隔生育的暂时性节育方法；一位上了年纪的妇女可能更想了解女性和男性绝育方法的知识；一位年轻的未婚男性或女性可能更需要了解如何避免性传播疾病（STD）。服务人员应评估服务对象已有的知识或信息，并准确地用服务对象能理解的语言提供服务对象及时、正确、针对性强和个性化的易懂信息。同样，服务人员帮助服务对象了解，如何将这些信息运用于他（她）的实际情况和日常生活中。这样的信息填平了服务人员知识与服务对象理解之间的沟壑。

（4）避免太多的信息：服务对象需要信息才能做出知情选择，但是服务对象不可能掌握和使用每一种避孕方法的全部信息。太多的信息反而让人难以记住真正重要的内容，这种情况就是"信息超载"。同样，如果服务人员将全部的时间都用在介绍信息上，就没有什么时间给服务对象谈论她（他）的问题、关注点和看法，以及与他们进行讨论。

（5）提供服务对象需要的方法：服务人员帮助服务对象，使他们自己做出知情选择。即使是服务对象决定不使用避孕方法或放弃决定，也应尊重这些选择。大多数新来的服务对象脑海里早已有了一种避孕方法。好的避孕知情选择的咨询就从这种避孕方法开始。这样，在咨询过程中，服务人员就要核查服务对象是否有使用该种避孕方法的医学上不适合之处，以及对象是否了解该种方法和如何使用。服务人员的咨询重点应该放在说

明优缺点、对健康的益处、危险性及不良反应。服务人员也应帮助服务对象考虑其他类似的方法，并且进行比较。这样，服务人员就能确保服务对象做出了知情选择。在没有医学禁忌证的情况下，服务对象可以使用他们选择的方法。当服务对象使用了他们选择的方法，就能更长、更有效地使用这些方法。

（6）帮助服务对象了解方法：记忆要点，服务人员主动向服务对象出示避孕工具的样品，鼓励他们拿取、触摸，并向他们演示如何正确使用。同样，服务人员也要解释有关简表、海报、手册或印刷图片及折页，同时服务人员不时地核查对象是否已理解。在对象离开诊所或咨询室时，一定要确保对象掌握了方法使用的要点，必要时需要考核，或做角色扮演。

29.2.2　避孕节育咨询的6个主题

咨询的主题等对每位服务对象都适用。同样，大多数避孕方法的咨询包括6个主题。服务对象也可以从其他途径获得有关的信息，如从电视中、海报、手册里，或在社区集会中。如果服务对象在同服务人员见面前就获得了准确的信息，咨询工作将会变得很轻松，且服务对象也能做出正确的选择。当然，不同来源的信息应尽可能地一致。避孕节育咨询的6个主题如下。

（1）有效性：避孕方法能在多大程度上防止意外妊娠，在很大程度上取决于使用者对避孕方法的使用情况，如是否坚持、正确和全程使用，而不是其他的原因。通常避孕方法的失败率能给服务对象一个粗略的概念，帮助和促进他们坚持正确和全程使用避孕方法，出现问题能及时解决。长期坚持正确的、全程的使用，失败率较低，是一个最好的有效性概念。对于有些服务对象来说，有效性是其选择具体方法的重要原因。另外一些对象则因其他的原因进行选择，如安全套的便利、节育环的长效性。

（2）特点（优、缺点）：服务对象对他们使用的避孕方法的优点和缺点的适宜信息均需

了解。必须掌握的是:对一部分人而言,需了解更多的是缺点;而对另一部分人而言,需了解的却是优点。例如,一些妇女喜欢打针;另一些则不喜欢打针。对于咨询员而言,应该给予服务对象提供方法的6个主题,包括优、缺点、不良反应和可能的并发症,这样有利于对象及时发现可能的问题,也有助于保护咨询人员。

(3) 不良反应和并发症:如果一种方法有不良反应,服务对象应该在选择和使用前就知道。如果服务对象事先就知道了不良反应及其可能存在或持续的时间,他们会更加满意,使用时间更长。另外,不良反应是影响服务对象满意程度和继续使用的主要原因,但有些不良反应难以避免,如放置IUD和使用类固醇激素避孕方法后的不规则出血。对于这些情况,咨询往往会起到比药物治疗更重要的作用。对不良反应的咨询,可在对象使用前进行,如对释放左炔诺孕酮的宫内避孕系统,说明发生不规则出血或闭经的可能性,可显著提高使用者对月经模式改变的接受程度。对大多数避孕方法的不良反应,可在发生后给予咨询,并告知发生的机制、频率、程度,以及对使用者健康或心理的影响、转归及治疗的方法和效果,充分的咨询和必要的医疗检查及治疗,可提高使用者对不良反应的耐受性,减少过早或不必要的终止使用。

(4) 如何使用及其出现问题时的补救或处理方法:清晰且实用的使用说明具有重要性。说明中应包括服务对象如何使用、用错了怎么办(如忘记吃药);在出现问题时服务对象及服务人员如何进行处理,如恶心、呕吐和不规则出血等。同样,服务对象需要特殊帮助,如何坚持每天服药,或与性伴讨论避孕套之类的问题。例如,服务对象决定采用安全套后,必须确保他们掌握了该方法的6个主题,以及掌握紧急避孕药的应用。对于由服务对象自行使用的避孕方法,如口服避孕药、避孕套、外用避孕药等,在咨询过程中说明坚持和正确使用的重要性、使用要点及使

用失败后的补救措施非常重要。有效的咨询和指导可降低由于未能坚持和正确使用而造成的妊娠。对于由医护人员提供的避孕方法,也应该在事先介绍操作步骤,以使服务对象更好的配合。

(5) 性传播疾病的预防:包括艾滋病(HIV/AIDS)在内的许多STD,在很多国家传播,这是十分敏感的问题。服务人员可以帮助服务对象理解并估计他们患STD的危险度。避孕服务对象在可能患有STD的情况下,应掌握如何坚持正确全程使用避孕套,即使他们正在使用另一种避孕方法,也要强调安全套的使用(包括男用和女用安全套)。服务人员应向对象解释安全性行为基本原则是节欲、相互忠诚和避孕套使用。STD的防治与避孕节育方法的使用密切相关,在《WHO计划生育技术指南》中,对各种避孕方法与STD预防的相关性都给予充分的强调,除男女避孕套外,其他避孕方法对STD无预防作用。在咨询时,对存在STD高度风险的服务对象应给予特别的说明和指导。

(6) 随访:有很多需要回访的原因,有些方法需要回访以获得更多避孕药具的补充和指导。在咨询时需向服务对象说明其所使用的避孕方法的定期随访要求,使其了解随访的目的和内容,从而提高随访率。除此之外,应告知服务对象应随时返诊的征象和症状,如使用IUD后若发现尾丝变长、消失或IUD脱落,出现停经或其他妊娠征象,出血量明显增多伴有头晕、无力,发生严重的腹痛、白带增多、有异味甚至伴有发热时均应及时返诊,以便得到及时的诊治。

除上述的6个主题外,还需要根据服务对象的情况,介绍以下的一些信息。

1) 避孕效果:是服务对象选择避孕方法时非常关注的问题,咨询员应了解各种避孕方法的实际效果,并善于与服务对象所了解或目前正在使用的方法的效果进行比较,以使服务对象对拟选择的方法有更具体的了解。同时,要与对象讨论影响避孕效果的因素。如避孕套的避孕效果与是否坚持、正确

和全程使用避孕套密切相关,口服避孕药的效果还与每天服用的时间是否相对固定有关。评价避孕效果的通用指标为妊娠率,各种避孕方法的妊娠率可参考 WHO 编写的计划生育技术指南《避孕方法选用的医学标准》中提供的数据。咨询员应掌握这些数据,并将这些数据用于对不同避孕方法的比较。

2) 作用机制:向服务对象说明各种避孕方法的作用机制,有助于服务对象理解该方法的避孕效果和正确使用的重要性。非常重要的信息是,许多避孕方法不良反应的发生机制实际上与其作用机制是一致的。例如,类固醇激素避孕方法的作用机制之一是对子宫内膜的抑制作用,由此干扰受精卵的着床。但对子宫内膜的抑制作用也是发生不规则出血、月经血量减少或闭经的机制。向服务对象解释这些情况,可以提高她们对不良反应的耐受性。

3) 对健康的危险和益处:以人为本的避孕节育服务,在提供有效的避孕节育方法的同时,也关注该方法对使用者健康的危害和益处。带铜 IUD 所致的月经血量增多可导致妇女铁的负平衡状态,在咨询时应嘱咐妇女关注出血的情况和随访监测血红蛋白,必要时补充铁剂。类固醇激素避孕方法可给妇女带来诸多的健康益处,但多数妇女并不知晓,咨询时详细说明避孕方法对健康的益处,有助于服务对象对该种方法的选择,也可以充分体现对服务对象健康的关注。同时,在咨询和提供信息时,也应该告知对象该方法的可能不良反应、并发症及其发生概率,让对象心中有数。一旦发生这样的状况,有利于对象及时寻求服务,避免出现严重的不良反应和并发症。这也是对医务工作者和咨询员的保护。

4) 停用后生育能力恢复:未育或还有生育要求的夫妇,对避孕方法的可逆性及其对妊娠、胎儿的安全性特别关注,在咨询时应注意给予说明。在可逆的避孕方法中,除长效避孕针狄波普维拉停用后怀孕的时间有所延迟,停用长效口服避孕药后最好等待 3～6 个

月后怀孕之外,其他避孕方法的可逆性均非常理想,对下次妊娠及胎儿的生长发育亦无负面影响。

29.2.3 对新服务对象咨询的 6 个步骤

服务对象决定和使用一种避孕方法是一个逐步的过程。这个过程包括了解、比较选择、做出决定和实施。因此,对新的服务对象的咨询通常也是一个过程。这个过程包括 6 个步骤。这些步骤可以用 GATHER 这个单词来描述(详见下文)。

值得注意的是,良好的咨询是灵活多变的,它可以根据服务对象的不同需求和所处的情况而改变。不是每一位新的服务对象都需要全部这 6 个步骤,有些服务对象更需注意其中某一步。有些步骤可以在小组演示或讨论中进行,而一些其他步骤通常需要面对面地与服务对象讨论。

(1) G (greet clients):开诚布公而彬彬有礼地向服务对象打招呼,全力注意他们,尽可能地保护对象的隐私。确保是在私下的场合交谈,让服务对象对隐私感到放心。询问对象需要帮什么忙,服务人员可以为他们做些什么事情等,从而得到服务对象来诊所或咨询室的基本需求。

(2) A (ask clients about themselves):询问服务对象的具体情况,启发和帮助服务对象谈论他们的问题、要求或相关事情,如避孕和生殖健康的经验、他们的打算、关心的问题、希望及目前健康状况、家庭生活情况等。注意服务对象表述时的语音、语调和语气,注意他们的非语言动作,如手势及任何表情。尽量设身处地为服务对象考虑。评估或判断服务对象的知识、深层次的需求、风险种类及其程度,或对象相关的关注事宜,这样才能更好地帮助服务对象。

(3) T (tell clients about choices):将可供选择的避孕方法告诉服务对象,根据服务对象的需要,告诉服务对象自己可以做出的生殖健康选择,包括避孕方法的选择。同时,也要简述另外适宜和可行的避孕方法,解释

任何其他服务对象想知道的方法。

（4）H（help clients make an informed choice）：帮助服务对象做出知情选择，如哪套方案最适合他（她）的情况和避孕计划。鼓励服务对象陈述其观点和提问，具体全面而坦率地回答所有的提问。考虑服务对象感兴趣的一种或数种方法的医学适用标准。同时，询问服务对象其性伙伴是否支持其决定。如果可能，与性伴双方一起讨论方法的选择。

（5）E（explain fully）：详尽解释如何使用所选的方法，当服务对象选择了某种避孕方法后，如果合适应将避孕工具提供给他（她）们。通过通俗易懂的语言向对象解释避孕工具的使用及具体操作步骤，确保使用者掌握该避孕方法的6个主题，必要时采用模具、教具或挂图向使用者解释，并做必要的讨论。将避孕套交给有患 STD 危险人群，强调性伴的通知、同治和同咨询，鼓励他（她）们在使用其他避孕方法的同时要使用避孕套。对仅仅采用避孕套避孕的对象，必须说明若发生避孕套破裂、滑脱时，应及时正确地使用紧急避孕方法。咨询结束时，检查服务对象是否已掌握该方法的6个主题，提供服务对象适宜的宣传教育材料，便于记忆要点，与性伴或家人共享。

（6）R（return visits should be welcomed）：回访应受到欢迎，若有必要，与服务对象商谈何时、何地及找谁来随访，或补充更多的药具。同样，鼓励服务对象随时再来诊所或咨询室，也欢迎对象电话回访和网络回访。

29.2.4 续用服务对象的咨询

续用服务对象与新服务对象同样重要，他们应受到与新服务对象一样的重视。续用服务对象的咨询通常集中在与他们谈论其经验和需要上，特殊试验和体检通常是不需要的，除非服务对象有特殊情况。

与新服务对象的咨询一样，续用服务对象的咨询应灵活多变、轻松。例如，回访的服务对象可能需要更多有关避孕药具的信息，需要了解新方法，可能想取出皮下埋植剂或

IUD，需要给予诸如 STD 或不明原因的阴道出血等其他生殖健康问题的帮助。

通常，续用服务对象的咨询还包括探究服务对象的深层次的需求，然后给予解决。对需用对象的咨询，一定要注意以下几方面的问题：①如果服务对象有任何问题，尽量解决。包括提供一种新的方法或将服务对象及时正确地转诊到其他医疗服务机构；②如果服务对象有任何疑问，尽量向他（她）们解答；③如果服务对象需要更多的药具，尽量提供给他（她）们；④应确保服务对象正确地使用避孕方法，并及时提供帮助。

29.3 避孕节育咨询的常用技巧

避孕节育咨询以提供信息为主要目的，咨询员应熟练掌握语言表述的技巧，善于将专业的词汇用通俗易懂的语句解释给服务对象，使其明了并铭记在心。如在解释类固醇激素避孕机制时，可将子宫内膜比喻成土壤，将受精卵比喻成种子，对子宫内膜的抑制作用可比喻为使土壤贫瘠，种子无法生长。在讨论避孕效果时，对妊娠率的专业表述采用的是比尔指数，带铜 IUD 的妊娠率为 0.8/100 妇女年，皮下埋植的妊娠率为每百妇女年 0.5。咨询员在讲给服务对象时则可解释为，使用第一年时，每 100 位使用带铜 IUD 的妇女中有不到 1 位妇女怀孕，而每 200 位使用皮下埋植的妇女中，有不到 1 位妇女怀孕，以此说明皮下埋植的避孕效果优于 IUD。

由于避孕节育咨询的专业性很强，咨询员应注意有效地使用辅助材料。包括各种模型、模具、教具、挂图和折页等，一个结构简单的子宫冠状面模型，可以使服务对象了解子宫的形状、结构和大小，IUD 放置的步骤、位置及不良反应发生的原因、脱落等各种情况。除此之外，避孕工具来源比较充分，大多数的避孕药具是免费提供的，在计划生育药具中心、计划生育服务站（所、办公室）供应；有的是价格便宜的，可以在超市、药店获得。在咨询时可展示给服务对象，鼓励对象触摸或练

习操作,并同时强化该避孕方法的 6 个主题知识,非常方便、高效。

29.4　避孕节育咨询的作用

避孕节育咨询的主要目的是向群众提供有关的科学信息,解除疑虑,澄清误解,帮助服务对象选择或更换适合他们的避孕方法。对需要自行使用的避孕方法给予具体指导,使服务对象能够做到坚持和正确使用,并在一旦使用失败后及时采取补救措施,以此降低由于使用不当造成的失败,提高避孕有效率。通过咨询还可以帮助群众了解避孕方法的常见不良反应,提高对不良反应的耐受性,增加满意程度,降低终止率。

29.5　避孕节育知情选择的工作程序

29.5.1　个性化咨询与指导

技术人员与服务对象进行面对面的交流,根据每位育龄群众的实际情况进行个性化咨询与指导,有针对性地宣传避孕知识,解答群众提出的问题,帮助服务对象对避孕方法的安全性、适宜性进行充分比较,精心指导服务对象选择最适合自身特点的避孕方法和措施。

知情选择的第一步是服务对象要明白自己的实际需要、生育意愿和优先考虑的因素;服务人员询问服务对象的健康史、婚育史、避孕史等,并向对象解释其与避孕选择的联系。针对服务对象的具体情况结合实物图片等介绍相关避孕方法和知识,帮助对象缩小避孕的选择范围;最后详细讲解相关方法潜在的不良反应或注意事项。

如果计划生育回访对象对原用的方法不满意,服务人员可以提醒对象做出如下选择:①逐渐适应不良反应;②及时更换避孕方法;③停用现用避孕方法,但会有怀孕的危险。

29.5.2　健康检查和检验检测

根据需要对服务对象进行常规的身体检查,如拟选用 IUD 的妇女,应常规做阴道分泌物的检查;对疑有贫血的妇女,做血红蛋白的检测等,必要时做检验、B 超等其他辅助检查。

29.5.3　自主选择避孕方法

在相互知情和咨询服务的基础上,技术服务人员精心指导服务对象,自主选择安全、有效、适宜的避孕方法;服务对象在服务人员的帮助下,权衡不同选择的利弊后,根据自己的需求做出可行的选择。向服务对象详细介绍所选用方法的原理、优点和缺点、使用年限、正确使用方法、可能发生的不良反应及防治方法。为保证服务对象充分理解自己的选择,服务人员可向他们询问选用这种方法的原因。同样,服务人员可以鼓励打算更换方法的对象考虑另一种方法,并评估这种方法将如何更好地满足他们的需求或者增加他们的满意度。

29.5.4　落实避孕措施

常规身体检查无阳性体征,及时落实已选择的避孕方法。对使用避孕药具者详细指导使用方法,服务人员应与服务对象一起讨论如何正确使用,何时接受检查或再次获得避孕药具的供应,以及如何处理可能出现的不良反应或其他问题。服务人员对首次使用对象提供这些信息,对回访对象而言则是重申这些信息。

如系手术应介绍手术过程,以解除服务对象紧张心理,使其密切配合,按"节育技术常规"提供优质技术服务,确保受术者安全。同时向服务对象交代和讲清术后(使用后)注意事项及预约下次随访时间和地点等,必要时给予宣传教育材料,使其与家人讨论共享信息。

29.5.5　定期随访

随访是指医院或医疗保健机构对曾在医院就诊的患者以通讯或其他方式,进行定期了解患者病情变化和指导患者康复的一种观察方法。按规定做好避孕措施的随访服务。术后随访由技术服务人员按照各类手术的随访规范进行，对出现的不良反应或并发症及时处理并做好随访记录，对采用避孕措施的人群进行定期随访。就随访而言，有的是服务人员要求服务对象进行定时、定点的随访，有的是服务对象自己来随访。

对象回访的原因很多，如出现危险征兆和并发症、不良反应、对避孕方法或接受的服务有担心、服务人员要求的随访、出现其他的性与生殖健康问题（如感染、担心意外怀孕等）、其他健康问题、要求终止现用的避孕方法、转换现用方法、某种避孕方法的补给、希望怀孕、对避孕方法或服务的满意或感激、为了使性伴或其他人相信某种避孕方法前来咨询。

随访的主要内容：①避孕方法对选用者是否适宜、有效；②使用方法是否正确（如避孕套、口服避孕药）；③避孕不良反应和并发症的发生情况；④避孕方法选用者的感受、需求和建议等；⑤科学正确地解答服务对象的所有顾虑和问题，必要时给予正确及时的转诊；⑥必要时，帮助对象更换或停止使用避孕方法，并做好随访记录。如对节育手术随访、育龄妇女施行了上环或结扎手术后，随访时还要告知注意事项，注意休息和营养补充等，并对手术的有效性进行登记和上报等。

（武俊青）

30 不同时期的生殖健康教育保健服务

30.1 青春期生理卫生指导及疾病防护

30.1.1 青春期的性发育

青春期是指女孩从 11～12 周岁至 17～18 周岁,男孩从 13～14 周岁至 18～20 周岁的性功能逐渐发育成熟的时期。体现了男、女两性差别的生理和心理特征,称为性征,与生俱来的两性生殖器官的差异称为第一性征。幼年时期,男孩和女孩除了第一性征外,身体其他部分没有明显的区别。而且在青春期前,生殖器官的发育几乎处于停滞状态。进入青春期以后,生殖器官趋于成熟,且身体出现许多不同的特征,体现着男女的性别差异,称为第二性征。第二性征是性发育的外部表现,如男女在身材、体态、相貌、声音等方面的差异。

(1) 男性性发育:男性青春期的生理特征主要包括两点:生殖器官的发育和第二性征的出现。在青春期前,男孩生殖器官的发育迟缓,几乎处于停滞状态。睾丸的容积不足 3 ml。进入青春期以后,男性睾丸发育最早,17 岁左右睾丸的形态发育已达成人水平。在睾丸发育的同时,阴囊皮肤出现皱褶和色素沉着。睾丸发育约 1 年后,阴茎开始增大、增粗,17～18 岁达到成人水平。

生殖器官的功能发育主要表现为遗精,为一种生理现象,是指不因性交而精液自行泄出,有生理性与病理性的不同。青春期后,绝大多数健康男性都有遗精的现象。约在 10 岁睾丸的精细小管开始发育,管壁出现少量生精细胞。12 岁左右睾丸迅速发育,容积增至 12 ml 以上。初期的精液主要是附属腺体分泌的液体,有活力的成熟精子不多。青少年首次遗精的年龄平均在 15 岁左右,且大多数在睡梦中不知不觉发生。在正常情况下,遗精的频率一般是 1～2 个月 1 次,或多至 1～2 周 1 次。

男性第二性征的发育主要表现在毛发生长、变声及出现喉结等方面。毛发主要指阴毛、腋毛及胡须。一般阴毛最早长出,为 12～13 岁,在阴茎根部的两侧,可出现少量颜色浅而细的茸毛,以后逐渐向会阴部蔓延,颜色逐渐变黑而稠密。到了青春后期,其分布可扩展到大腿内侧及肛门周围,在耻骨联合部向上延伸至脐而呈菱形。有的人胸部还可长出粗黑的胸毛。据统计,男孩平均出现阴毛的年龄为 13.2 岁,不满 16 岁时约 98% 的人阴毛分布已呈菱形。腋毛一般比阴毛晚 1～2 年出现,18 岁时 96% 的男性有腋毛出现。腋毛出现 1 年以后,唇颜部开始出现胡须,前额变宽,额部发际后移,接近男性成人的面貌。喉结突起是男性特有的第二性征。约 12 岁开始出现,18 岁时有喉结突出者占 97%。继而喉结突起表现变声,这是由于喉部生长突增引起声带变长,声音便开始变得低沉。

(2)女性性发育:女性青春期的生理特征多数是乳房先发育,1～2 年后出现阴毛及月经初潮,即第一次月经,是青春期的主要标志。此后 1～2 年才有排卵,月经变得有规律,生殖器官也逐渐发育。女性在进入青春期前,生殖器官的发育非常缓慢,基本处于幼稚状态。随着青春期的发育,从 8～10 岁开始,卵巢在下丘脑-垂体分泌的促性腺激素作用下,发育逐渐加快。到出现月经初潮时,卵巢的重量可达成人的 30%。伴随卵巢的发育,子宫和阴道也迅速发育。在 10～18 岁,子宫的长度约增加 1 倍,宫体变宽、宫颈相对变短,子宫内膜随月经周期而呈周期性的变化。阴道在变长、变宽的同时,分泌物由碱性变为酸性,利于提高阴道的抗菌能力。外生殖器官也迅速发育,由幼稚型变为成人型,如阴阜隆起、阴毛发育、大阴唇变厚、小阴唇变大并有色素沉着等。随着女性生殖器官的形态发育趋于成熟,其生理功能也发生了显著的变化,尤其是卵巢的排卵和内分泌功能的发育成熟,导致了月经周期的形成。

乳房的发育是青春期女孩出现最早、最明显的第二性征。乳房发育往往是青春期发育的起点,在身高突增前一年,女孩的体型就已逐渐向女性化的方向发展。女性第二性征发育的一般顺序是:乳房增大、阴毛生长、腋毛生长、出现月经初潮等。

值得注意的是,由于每个人的先天和后天环境不同,生殖系统的形态和功能及其性心理发展等方面都不同。因此,即使在同性别、同年龄的群体中,每个人的发育水平、发育速度、体形特点、达到成熟的时间等方面各不相同。但是,如果男孩到了 15～16 岁阴毛、腋毛仍然稀少,也没有长出胡须,喉结不突、声音尖细,或阴茎、睾丸不见发育;女孩到了 14～15 岁仍无乳房以及外生殖器等发育的表现,可能是青春期延迟,应及早到医院咨询或治疗。

30.1.2 女性青春期卫生指导

白带是妇女从阴道里流出来的一种带有黏性的白色液体,它是由前庭大腺、子宫颈腺体、子宫内膜的分泌物与阴道黏膜的渗出液、脱落的阴道上皮细胞混合而成。白带中含有乳酸杆菌、溶菌酶和含有免疫球蛋白 A,有抑制细菌生长的作用。性行为过程中白带增多,对阴道有润滑作用,便于进行性生活。一般月经中期白带增多,为稀薄透明;排卵后白带变黏稠,混浊而量少。白带的量和性状随月经周期中雌激素含量的多少而变化,如幼女阴道无分泌物,青春期女子有分泌物渗出,成年女子在排卵期、妊娠期及口服避孕药时白带常增多。白带异常包括白带增多、变黄、带有异味等,往往与生殖系统炎症有关。白带呈豆腐渣样提示有真菌性阴道炎;白带稀薄或呈泡沫状黄绿色脓液提示滴虫性阴道炎。总之,如果白带的颜色、味、性状异常,则为疾病的表现,应该尽快到医院就诊。

女性的尿道与男性不同,只有 4 cm 长,比男性更容易引起尿道炎症。女性的阴部卫生非常重要，经常更换内裤和日常清洗阴部是必要的。尿道与膀胱相通，如果发生炎症可波及膀胱。

（1）月经期保健：月经，又称为月经周期，是生理上的循环周期，发生在一些具有生育能力的女性。育龄妇女每隔1个月左右，子宫内膜发生一自主增厚、血管增生、腺体生长分泌，以及子宫内膜崩溃脱落并伴随出血的周期性变化。这种周期性阴道排血或子宫出血现象，称为月经。简单地说，女孩到了8～10岁体内的卵子就会成熟。一般每隔28～35天有一次排卵，卵子由卵巢送出，经输卵管走向子宫。在雌激素和孕激素的作用下，子宫内膜增生，准备迎接受精卵的到来。排卵后卵巢的空白处由含有类脂质的黄色颗粒细胞填补。黄体主要分泌大量孕激素和一些雌激素，没有受孕，卵巢中的黄体就会萎缩而致雌激素和孕激素的分泌量急速减少，子宫内膜螺旋小动脉痉挛收缩，造成了子宫内膜缺血、剥落和出血。

由于月经期子宫内膜脱落出血，盆腔充血，各种细菌和病毒比平时容易侵入，因此要注意保护，讲究卫生。月经期可以照常工作学习，但不宜从事重体力劳动或剧烈运动，应避免洗冷水澡、游泳及下水劳动作业，要注意保持阴部的清洁卫生，经常清洗。清洗时应一人一巾一盆，洗脚与洗阴部用不同的洗具。禁止在公共浴盆坐浴。

（2）乳房保健：乳房是雌性哺乳动物孕育后代的重要器官。人类的乳房结构分为内、外部位，主要为乳腺和其他肌肉组织组成。对于女性而言，如何养护乳房是首要问题，如预防各种乳房疾病、及时及定期检查等。少女约在15岁乳房发育基本定型，乳房的大小因人而异，其发育的大小除了受雌激素的影响外，还受遗传、环境、营养条件、身体胖瘦、体育锻炼及其保健等多种因素的影响。

保护乳房和选择合适的乳罩是为了行动方便和保护乳房，少女在乳房发育基本定型后要选用合适的乳罩。在一般情况下，乳房的上缘经过乳头到下缘的垂直距离＞16 cm就可以佩戴乳罩。乳罩既可以凸显女性的美丽，也可以支托乳房，防止乳房下垂，并且能够预防乳房下部血液淤滞而引起乳房疾病，还能够保护乳头不受摩擦的伤害。在选择乳罩时要测量自己的胸围，一般是测量乳房下面的胸围后，再加13 cm，这就是合适的乳罩尺寸。当然也可以根据乳房发育的程度做出适当的加减。乳罩最好是棉质的，且透气、柔软。过紧的乳罩不利健康。

30.1.3 男性青春期保健

（1）外生殖器的卫生：①阴茎卫生：阴茎应该经常清洗，如有包皮过长应该翻开包皮，用水和中性肥皂清洗内侧去除包皮垢，保持龟头干净可以防止感染。此外，经常更换干净内裤，多喝水养成规则排尿习惯，可以冲走尿道中的细菌，避免尿道感染。同样，最好在性交前后排尿，性交后及时正确地清洗龟头和阴茎；②睾丸的保护：睾丸的主要作用是产生精子和雄性激素，在男性的性反应、性行为和生殖及其内分泌中起着重要作用。

睾丸在阴囊内，而阴囊是一个皮肤柔软、薄壁、富有弹性与韧性的"皮口袋"。阴囊的衬托和包被对睾丸起着机械性保护作用，能有效地缓冲由于走路和运动时睾丸受到的振动，对防止外伤有一定的意义。

凡是影响阴囊温度调节功能的因素均可能导致不育症，如阴囊脂肪过多、精索静脉曲张使血流速度减慢而不能及时将局部热量带走、睾丸未能降到阴囊内即隐睾症、过紧的内裤将睾丸紧紧压在会阴部而影响空气流通、经常使用电热毯和洗桑拿等都可提高阴囊的温度，从而影响睾丸的功能，有时可以导致不育。

（2）遗精

1）遗精：是指男性在没有性交或手淫的情况下发生的精液溢出现象。男性生殖器官功能发育成熟的主要表现为遗精，因此遗精是青春期后健康男性都有的正常生理现象。青春发育期的男孩多在早晨或夜晚发生遗精，这种现象合理的解释是"精满则溢"。

性成熟男性的睾丸、附睾、精囊腺、前列腺分泌各种液体，共同组织成精液。它在体内储存一定时间后，部分被身体吸收，但过多的部分以遗精的方式排出体外，从而解除体内的性紧张，形成生理和心理上的一种平衡。在睡眠过程中对性欲的主观抑制得到解除，这种性张力刺激中枢神经系统引起射精反射，导致遗精。首次遗精多数是在睡梦中发生的。男孩首次遗精年龄在 12～18 岁，平均 15～16 岁。一些人担心遗精过多会损伤身体，其实每月 1～2 次，甚至每周有 1～2 次遗精都是正常的。如果出现非常频繁的遗精应该去医院检查进一步诊治。

2）梦遗：一般人们将在睡眠做梦过程中出现的遗精称为"梦遗"，往往梦境的内容与女性有一定联系，也称为性梦。发生梦遗的主要原因是"精满则溢"，"日有所思，夜有所梦"也是原因之一。

30.1.4 月经相关疾病的防护

青春期女性最常见的是与月经相关的问题，影响生活质量或健康。此外，一些生殖器官发育不良疾病，尽管发生率极低，也应尽早得到诊断和适当的处理。随着青春期的到来，全身成长迅速，逐步向成熟过渡，月经初潮是青春期开始的一个重要标志。由于卵巢功能尚不健全，故初潮后月经周期也无一定规律，须经逐步调整才接近正常。月经相关疾病可能与下丘脑-垂体-卵巢轴的调节功能不健全有关，也可能与生殖系统器质性病变有关，因此青少年一旦出现月经紊乱及痛经等月经相关疾病的症状，可到医院专科门诊进行检查，以便及时准确地诊断和治疗，避免贻误最佳治疗时机，造成严重后果。

（1）痛经：或称为经期疼痛，是青春期女性的常见疾病。许多青春期女性在经期有轻度不适，而痛经是指经期的疼痛影响了正常的活动，并且需要药物治疗。周期性的经期疼痛是常见的，并且发生于大多数月经周期。痛经常为绞痛伴有下背部痛、恶心、呕吐、头痛或腹泻。疼痛轻微时多可忍受，对学习、生活干扰不大，中等程度则对生活学习有一定干扰。服药可以缓解重度疼痛，若服药后仍难以缓解，需要卧床休息，常影响工作和学习。发生于 13～19 岁的青春期女性且无生殖系统器质性病变的痛经称为原发性痛经。而由于生殖系统的器质性病变所导致的痛经，如子宫内膜异位症、盆腔炎等称为继发性痛经。导致痛经的原因很多，如①精神因素：对月经不理解，产生厌烦或恐惧心理，精神紧张或精神压力大、情绪波动或过度敏感者易患痛经。②子宫因素：子宫颈管狭窄或子宫位置过度后屈或前屈时，经血流通不畅，刺激子宫剧烈收缩；子宫发育不良时，经期子宫会产生不协调收缩而发生痛经。③内分泌因素：子宫内膜及经血中的前列腺素水平较高刺激子宫肌肉、血管产生强烈收缩；子宫内膜整块脱落，子宫强烈收缩促其排出，产生疼痛。④遗传和体质因素：如母亲及姐妹有痛经史；另外贫血、处女膜闭锁等其他疾病也会引起痛经。⑤经期无保健意识：经期进行剧烈的体力活动或不注意保暖而受寒，或在冬季接触凉水时间过长。

对中度以上的痛经应去医院诊治，进行妇科检查、B超扫描及相应的实验室检查，以排除生殖器官及盆腔的器质性病变所导致的痛经，避免贻误诊断和治疗。可遵医嘱采用药物止疼，还可以采用针灸治疗。短效复方口服避孕药通过抑制排卵可以有效缓解痛经。对于盆腔疾病导致的痛经，应积极治疗子宫内膜异位症、盆腔炎等原发疾病。

（2）青春期功能失调性子宫出血（简称功血）：青春期功血是由于月经初期患者下丘脑-垂体-卵巢轴功能建立尚不完善，无排卵，持续性处于低雌激素水平，缺乏孕激素对抗，内膜持续增生到一定程度导致雌激素突破性出血。青春期功血症状主要表现为月经周期紊乱、经期长短不一、阴道不规则出血、出血量多，甚至贫血。

各种月经异常情况的定义如下：①周期不规则，是指近 6 个月内月经周期无规律，时长时短；②月经稀发，是指月经规则，间隔时间＞42天；③月经频发，是指月经规则，时间间隔＜21天；④经期过长，是指经期出血时间＞7天；⑤经期不规则，是指月经量及持续时间不规则；⑥经量过多，是指经期失血量＞80 ml；⑦月经间期出血，是指两次月经间期的任何时候阴道出血；⑧闭经，是指停经＞6个月。

青春期功血的诊断应仔细询问病史及出血时相关症状，如第二性征、生长发育情况、是否有泌乳、体重、毛发变化及性生活情况等；进行妇科检查，以排除非生殖道（泌尿道、直肠、肛门）及生殖道其他部位（宫颈、阴道等）的出血。除外全身系统性疾病，如血液病、血小板减少性紫癜、再生障碍性贫血和白血病等。除外子宫、卵巢等生殖器官的器质性病变及内分泌腺体疾病等导致的月经紊乱，避免贻误诊断和治疗。应选择全身体检及盆腔检查、全血细胞分析检查，酌情选择凝血功能、血 HCG 测定、甲状腺功能测定和妇科超声检查，必要时进行诊断性刮宫或子宫内膜活检。

治疗原则是尽快止血、纠正贫血、调整月经周期并防止复发，必要时诱发排卵。

（3）闭经：是青春期女性的常见疾病。闭经原因错综复杂，有发育、遗传、内分泌、免疫、精神异常等多种问题，也可由肿瘤、创伤及药物因素导致。正常月经周期的建立有赖于下丘脑-垂体-卵巢轴之间的神经内分泌调节，以及子宫内膜对性腺激素变化的周期反应，因此无论上述哪一个环节发生变化都可导致闭经，所以对于闭经的诊断和治疗应针对病因。青春期闭经可以分为原发性闭经和继发性闭经两类。女性年龄＞16 岁，第二性征已经发育，或年龄＞14 岁，第二性征仍未发育，且无月经来潮者，称为原发性闭经。曾经建立正常月经周期，但以后由于某种病理性原因月经停止＞6 个月者，或按自身月经周期计算停经＞3 个周期者称为继发性闭经。

原发性闭经是指凡妇女年满 18 岁或第二性征发育成熟 2 年以上仍无月经来潮者。

常见于子宫发育不全或缺如等先天性生殖道发育异常、先天性卵巢发育不全或缺如，原发性垂体促性腺功能低下及先天性肾上腺皮质增生等疾病，少数应除外下生殖道闭锁引起的假性闭经。继发性闭经是指妇女曾已有规律月经来潮，但以后因某种病理性原因而月经停止＞6 个月者。常见原因有子宫内膜损伤或粘连，如多次刮宫及刮宫过度损伤子宫内膜、宫腔粘连、全身消耗性疾病、卵巢功能早衰及多囊卵巢、卵巢功能性肿瘤、环境改变、精神创伤及营养不良等外界因素变化等。

对于闭经的诊断，应询问其年龄、第二性征的发育、心理健康、身体健康、营养状况等，进行综合考虑。

（4）经前期综合征：是指女性在月经前期反复出现的以躯体、精神症状为特征的综合征，月经来潮后症状即消失。据统计约有 2/3 的女性在月经期出现各种身心症状，其中有一半发生于月经前期，其他发生于月经中期，又称为围月经期紧张综合征。本病涉及广泛，包括精神、神经及多脏器的功能失调症状。

经前期综合征的诊断主要依靠了解病史和家庭史。特别需注意有无情绪障碍及精神病症状等方面的情况。青春期少女经前期综合征的形成与不良的家庭环境、学校环境及社会环境等有关，也与少女的心理适应能力有关。家庭环境中的家庭暴力、父母离异、家庭成员中人际交流恶劣等，学校环境中的性骚扰、学习困难、同学间的人际交流恶劣等，社会环境中的性骚扰、暴力事件、人际沟通和交流的障碍等，均可导致经前期综合征的发生。症状主要表现为：①精神心理症状，包括情绪、认识及行为方面的改变，如焦虑、烦躁、易怒或者抑郁、忧伤、淡漠；②躯体症状，全身乏力、困倦、嗜睡、食欲下降、腰腹疼痛、面部水肿、头疼、腹泻、便秘等。

检查及诊断：①在前 3 个月经周期中，周期性至少出现一种精神神经症状或躯体症状；②症状在月经周期的黄体期反复出现，最晚在月经开始后 4 天内消失，至少在下次周期第12天前不再复发。

经前期综合征的治疗：①心理治疗，经前期综合征是一种心身相关的疾病，所以采用以心理支持为主，药物治疗为辅的综合治疗；②药物治疗：补充多种维生素、钙剂、性激素、镇静剂等，可以缓解症状；可以通过抑制排卵起到治疗作用，并在医师指导下服用避孕药等。

30.1.5 安全性行为

安全性行为，是指既能得到性的愉悦，又能避免性的风险［意外妊娠、生殖道感染、性传播疾病（STD）/艾滋病（AIDS）等］的性行为。安全性行为不仅仅是性生活卫生，预防STD，避免生殖器损伤，更是避孕，避免性功能障碍的必备观念和方法、行动。一般来说，性行为不会伤害身体，但性行为不当也会损害身体的健康，在过度劳累、醉酒后、月经期间、妊娠期、产褥期、生病期间的性行为，都可能损害身体健康。一方患性病时，则有感染对方的机会。不安全性行为的心理损害主要是不安全性行为后的心理后遗症，如担心染上性病、后悔、自责、忧虑等，从而损害健康。

安全性行为有3个层次，也有人将其称为ABC法，即A禁欲（abstinence），B忠于你的性伴侣（be faithful），C正确使用避孕套（condom）。性行为前，就应该考虑STD、AIDS预防问题；性伴越多，越容易感染AIDS及STD。最理想也是最安全的性结合方式是富有情感的"一对一"性结合关系；使用安全套可以保护自己不被可能带AIDS病毒的血液、精液感染，还可以保护自己不感染性病。应避免在使用毒品和乙醇制品后发生性行为。安全的性行为应贯穿于各年龄。

"安全的性"的原则：①禁欲：这是唯一绝对安全的。②忠于单一的性伴侣：保持专一的性伴的性关系，感染STD和AIDS的可能性相对少多了。如果只与单一的性伴侣发生性关系，且双方均无STD/HIV，那么，选择任何方式的性生活都是安全的。③控制性伴侣的人数：性伴侣越少，感染STD/HIV的

危险性也越低。④避免危险性行为：最危险的性行为莫过于无保护的肛交和阴道性交。如果对性伴侣的健康状况不明，任何接触到对方血液、精液/阴道分泌物、尿、粪及唾液的行为都是危险的。⑤充分了解性伴侣的情况：别人一般不会告诉你他们真正的性行为，对性伴侣的其他性伴了解得越多越好。⑥使用安全套：每次性行为，特别是与新的性伴侣时，应坚持正确、全程使用安全套。肛交每次都要使用有润滑油的安全套。⑦危险较小或无感染危险的性活动包括接吻（口腔有破口或有牙龈疾病时进行深吻除外）、拥抱、摩擦、相互手交（如果你的皮肤有破口或溃疡时，不要往上面射精）、性幻想及按摩。

如果每个人都能严格遵守这些原则，则既能预防AIDS的传播，同时又能避免染上其他STD。全世界10%的流产者为15～19岁的少女，每分钟有10名15～19岁少女遭受不安全流产。国内调查显示，高中生性行为的发生比例在5%左右，大学生在20%以上。大多数没有采用避孕方法，因此造成未婚人工流产。值得注意的是，青少年尽管能获得安全的人工流产服务，但是绝大多数女青少年仍感到紧张、害怕、苦恼，尤其是初次妊娠者更为明显。人工流产是避孕失败的补救措施，无论是手术流产还是药物流产，都可能由于妇女自身的情况或操作的困难，导致不同程度的并发症和心理障碍等。

人工流产术有可能导致继发性不孕，妇女人工流产后妊娠率下降的原因是由于人工流产后盆腔炎所致，手术创伤使宫腔自然防御功能下降，易导致生殖道感染、输卵管管腔粘连，形成输卵管阻塞而造成不孕。同时感染使局部发生非特异性免疫反应，抗精子抗体阳性，以及子宫内膜的基底层受损害后发生宫腔粘连，影响受精卵着床，这都是造成不孕的原因。即使能够妊娠，有人工流产史，特别是有并发症或多次流产的妇女，发生自然流产、早产或低出生体重胎儿及再妊娠发生分娩并发症的风险都会有所增加，威胁妇女的生育安全。

此外,妊娠以后,与生殖有关的各种激素都发生了较大变化,对下丘脑-垂体-卵巢轴系产生较强的抑制作用。人工流产后,这种抑制还会持续一段时间,青春期女性的恢复可能需要更长的时间,因此更容易出现月经失调、闭经等现象。流产后感染所致子宫内膜炎也是引起闭经的原因之一。人工流产还会导致子宫内膜异位症,引起痛经、性交痛,影响妇女的生活质量。

避免非意愿妊娠最简单、最有效的方法就是上述的 ABC。对青少年人工流产女性进行的调查发现,大多数人没有采取任何避孕措施,其中有 1/3 是心存侥幸,认为偶尔有性生活不会怀孕。还有一部分人是因为对避孕方法存在误解或顾虑,而没有采用避孕方法。

已有性生活的青少年,可酌情优先选用避孕套或类固醇激素避孕方法(详见本书有关章节)。

30.1.6 对青少年安全性行为的咨询要点

通过大量的定性访谈和研究表明,青少年迫切需要性与生殖健康的综合咨询和综合服务,他们有权利获得优质的性与生殖健康服务。服务人员应努力创造条件,满足青少年的个性化、多样化的需求。性与生殖健康的综合咨询是为青少年个体提供服务的一种最有效的方式。在对青少年进行咨询时服务人员有责任做到以下几点。

1) 服务人员必须保持"价值中立"、"坦诚谈性","以人为本"及"综合咨询"的四大理念:为服务对象提供与怀孕有关的服务(产前的、产后的、紧急分娩的保健和安全性行为等)、艾滋病和性病的预防和服务、计划生育服务、流产后的保健、综合性服务(如计划生育及艾滋病和性病的预防的结合、性心理健康、人际交流等)。

2) 贯穿以人为本、以服务对象为中心的新理念:咨询的过程始终在平等、尊重、和谐、诚恳、不评判的气氛中,充分考虑服务对象的文化、社会、经济和家庭背景,全面评估

服务对象在性和生殖健康方面的综合需求,帮助其做出知情自主的决定,以人性化和个性化的服务满足不同对象的性与生殖健康需求。

3) 一切的性与生殖健康的问题,都与"性"息息相关:要求服务人员以"性"为切入点,科学分析和解决青少年的性与生殖健康深层问题的方法。然而,以往的服务中都自觉不自觉地对性问题采取回避的态度,使生殖健康咨询服务如隔靴搔痒,不能解决本质问题,特别是对待青少年,更是以评判的方式提供咨询,使青少年不愿意接触服务机构,而失去了服务的良机,使性与生殖健康问题越来越重。

4) 精湛地采用聚集咨询框架(GATHER)和瑞迪框架(REDI)提供咨询,并注重采用了参与式讨论的方式,注重服务人员和服务对象间的平等交流、信息分享和密切合作,达到双方的理解和协调。

30.1.7 预防生殖道感染/性传播疾病/艾滋病

性传播感染(STI)是主要通过人与人的性接触而传播的感染。近 20 年来,青少年 STI 发生率明显上升,许多国家 STI 患者的第一群体都是处于性活跃期的青少年。WHO 的报道表明,在每年全世界新发生的 3.3 亿 STI 患者中,至少有 1.1 亿<25 岁的年轻人。根据联合国最新发布的两年一次的《全球艾滋病报告》,目前全球艾滋病感染人数已达 3 800 万,其中,2003 年新增 500 万艾滋病感染者,平均每天有 1.4 万人感染艾滋病病毒,在这些患者中有 1/3 是 15～24 岁的年轻人。

通过对我国未婚 STI 患者的调查发现,年龄<25 岁患者占 66%,主要 STI 为淋病、非淋球菌性尿道炎、尖锐湿统和梅毒。STI 的迅速上升也刺激了 HIV 传播的增加,中国正在经历世界上 HIV 流行最为迅速的增长时期,青少年艾滋病患者以每年 30%～50%

的速度递增。

STI严重危害青少年的身心健康,如不及时治疗,会在他们成年后造成严重的健康损害,特别是生殖健康方面的不良影响,如盆腔炎、输卵管堵塞及宫外孕、流产和下一代的先天性缺陷,STI患者感染艾滋病的机会也远远大于一般人群。女性比男性更容易感染STI,在与感染者发生一次无保护性生活后,少女感染HIV的可能性为1%,感染生殖道疱疹的可能性为30%,感染淋病的可能性为50%。少女早期性行为以及多个性伴侣是导致子宫颈癌发生的主要危险因素,感染STI最严重的后果是终生不育,影响今后婚姻家庭生活的稳定。

预防STI需要:①节制性生活:STI虽可经过多重途径传播,但占90%以上的STI是通过性交而直接传染的,因此避免STI的最有效方法是节制包括口交、阴道性交或肛交等各种形式的性交,或者只与有长期互相单一性关系且未受感染的伴侣进行性交。这也是国际上所提倡的ABC中的前两项,A是禁欲,B是忠诚,即只有一个固定的性伴侣。②坚持和正确使用避孕套:男用或女用安全套是较易获得、价格便宜和使用方便的好方法。它可以减少艾滋病和其他性传播病原体的传播感染,相对于其他方法对人体的健康影响更小。对STI的预防作用同样取决于是否能坚持和正确使用。对于预防感染,正确使用的含义之一是强调在性交全程使用安全套,即在阴茎与对方身体有接触前就应戴好。

(1)女性STI的早期症状

1)皮肤或黏膜损坏:疼痛性溃疡疑是软下疳,无痛性溃疡疑为一期梅毒硬下疳;有烧灼痛或者成簇水疱疑为生殖器疱疹;发痒、发红、糜烂,有乳白色奶酪一样分泌物的疑为念珠菌病。

2)尿路症状:在尿道口有烧热感,尿道内流出异样的分泌物,或出现尿频、尿急、尿痛、尿闭、排尿困难和终末血尿等症状,高度怀疑STI的可能。

3)腹股沟淋巴结肿大:疼痛较轻微时多考虑为STI淋巴肉芽肿;质地较硬而无疼痛时,可能是梅毒;全身淋巴结持续性肿大则可能是艾滋病等。其他女性STI的早期症状有:肛门直肠疼痛、发炎、便秘,直肠有分泌物,里急后重与发热疑为STI或者生殖器疱疹。

4)外阴部赘生物:无痛性乳头样、菜花样的疣状赘生物可能是尖锐湿疣;蜡样脐凹性丘疹多是传染性软疣;外阴瘙痒、阴毛上有灰黑色小结,并且看见会动的虱子则是阴虱病。

(2)男性STI的早期症状

1)尿道出现分泌物:若尿道口出现脓性分泌物,黏稠、量多、色黄,晨起尤甚,则可能为急性淋病;若尿道口有透明的黏性分泌物,量少,则可能为非淋球菌性尿道炎。

2)尿道有瘙痒感:男性出现此症状,多考虑为非淋球菌性尿道炎或淋球菌性尿道炎的早期反应。

3)出现尿频、尿急、尿痛和尿道口红肿:男性出现此症状,若伴有夜间阴茎痛性勃起者,多考虑为急性淋病性尿道炎。

4)外阴部赘生物:若在外阴或肛周处见多发性浸润性、灰白色、扁平隆起性丘疹或结节,且潮湿易糜烂,伴有臭味,多考虑为扁平湿疣;若在外阴或肛周处见淡红色或灰褐色,菜花状或鸡冠状且有蒂的疣状物,易出血,可能为尖锐湿疣;若在肛周或外阴部见米粒大的半球形丘疹,中央有脐窝,表面有蜡样光泽,顶端挑破可挤出乳酪样物质,可能为传染性软疣。

5)外阴部溃疡:若为圆形溃疡,软骨样硬,不痛,单发,多考虑为硬下疳(梅毒);若溃疡柔软,边缘如锯齿状,较浅,伴有疼痛,多发伴有脓苔,多考虑为软下疳;溃疡若由簇集水疱演变而成,质软且疼痛,可能为生殖器疱疹。

(3)诊治原则和注意事项:规范的诊断和治疗、早诊早治、彻底治疗与健康行为的配合都是青少年STI感染者应遵循的原则。一旦发现STI的可疑征象或症状,应尽快到正规的医疗单位咨询和就诊,向医师如实报告风险存在的情况,并配合临床和实验室检查。对所患的 STI,应抓紧时间彻底治疗。并在咨询和指导时,加强性伴的通知、同咨询和同治疗。

30.2 育龄人群的婚育保健和中老年期保健

30.2.1 婚前保健

(1) 婚前医学检查:是指医疗保健机构针对准备结婚的人进行的有关遗传性疾病、传染病、精神病等方面的检查。

1) 婚前医学检查项目:包括询问病史、体格检查、常规辅助检查和其他特殊检查。检查女性生殖器官时应做肛门腹壁双合诊,如需做阴道检查,须征得本人或家属同意后进行。除处女膜发育异常外,严禁对其完整性进行描述。对可疑发育异常者,应慎重诊断。常规辅助检查应进行胸部 X 线透视,血常规、尿常规、梅毒筛查,血转氨酶和乙型肝炎表面抗原检测,女性阴道分泌物滴虫、真菌检查。其他特殊检查,如乙型肝炎血清学标记检测、淋病、艾滋病、支原体和衣原体检查、精液常规、B 型超声、乳腺、染色体检查等,应根据需要或自愿原则确定。

2) 婚前医学检查的主要疾病:①严重遗传性疾病:由于遗传因素先天形成,患者全部或部分丧失自主生活能力,子代再现风险高,医学上认为不宜生育的疾病;②指定传染病:《中华人民共和国传染病防治法》中规定的艾滋病、淋病、梅毒及医学上认为影响结婚和生育的其他传染病;③有关精神病:精神分裂症、躁狂抑郁型精神病及其他重型精神病;④其他与婚育有关的疾病,如重要脏器疾病和生殖系统疾病等。

3) 婚前医学检查的转诊:婚前医学检查实行逐级转诊制度。对不能确诊的疑难病症,应由原婚前医学检查单位填写统一的转诊单,转至社区的市级以上人民政府卫生行

政部门指定的医疗保健机构进行确诊。该机构应将确诊结果和检测报告反馈给原婚前医学检查单位。原婚前医学检查单位应根据确诊结果填写"婚前医学检查证明",并保留原始资料。对婚前医学检查结果有异议的,可申请母婴保健技术鉴定。

4) 医学意见:婚前医学检查单位应向接受婚前医学检查的当事人出具"婚前医学检查证明",并在"医学意见"栏内注明:①双方为直系血亲、三代以内旁系血亲关系,以及医学上认为不宜结婚的疾病,如发现一方或双方患有重度、极重度智力低下,不具有婚姻意识能力;重型精神病,在病情发作期有攻击危害行为的,注明"建议不宜结婚"。②发现医学上认为不宜生育的严重遗传性疾病或其他重要脏器疾病,以及医学上认为不宜生育的疾病,注明"建议不宜生育"。③发现指定传染病在传染期内、有关精神病在发病期内或其他医学上认为应暂缓结婚的疾病时,注明"建议暂缓结婚";对于婚检发现的可能会终生传染的不在发病期的传染病患者或病原体携带者,在出具"婚前检查医学意见"时,应向受检者说明情况,提出预防、治疗及采取其他医学措施的意见。若受检者坚持结婚,应充分尊重受检双方的意愿,注明"建议采取医学措施,尊重受检者意愿"。④未发现前面的 3 类情况,为婚检时法定允许结婚的情形,注明"未发现医学上不宜结婚的情形"。

在出具任何一种医学意见时,婚检医师应当向当事人说明情况,并进行指导。

(2) 婚前卫生指导:是对准备结婚的男女双方进行的以生殖健康为核心,与结婚和生育有关的保健知识的宣传教育。

1) 婚前卫生指导内容:①有关性保健和性教育;②新婚避孕知识及计划生育指导;③受孕前的准备、环境和疾病对后代影响等孕前保健知识;④遗传病的基本知识;⑤影响婚育的有关疾病的基本知识;⑥其他生殖健康知识。

2) 婚前卫生指导方法:由省级妇幼保健机构根据婚前卫生指导的内容,制定宣传教

育材料。婚前保健机构通过多种方法系统地为服务对象进行婚前生殖健康教育,并向婚检对象提供婚前保健宣传资料。宣教时间不少于 40 分钟,并进行效果评估。

3)婚前卫生咨询:婚检医师应针对医学检查结果发现的异常情况以及服务对象提出的具体问题进行解答、交换意见、提供信息,帮助受检对象在知情的基础上做出适宜的决定。医师在提出"不宜结婚"、"不宜生育"和"暂缓结婚"等医学意见时,应充分尊重服务对象的意愿,耐心、细致地讲明科学道理,对可能产生的后果给予重点解释,并由受检双方在体检表上签署知情意见。

30.2.2　孕前保健

孕前保健以保证母婴健康及提高出生质量为目的,此期应重视并进行孕前体检及咨询指导。孕前保健重点就是选择最佳受孕时期,在选择妊娠时机时应当考虑夫妇双方的情况,尤其是女方的身体、精神心理、社会环境等方面是否处在最佳时期,否则当在孕期出现了不适宜妊娠的情况时,如患某些疾病、职业或生活中接触了某些不利于妊娠的有害因素,而此时不论是终止妊娠、治疗疾病或等待观察,均可能对孕妇或胎儿健康造成威胁。如果这些不利因素在孕前发现,就可以进行预防或预先处理,避免对妊娠造成危害,可以减少很多高危妊娠和高危新生儿的出现。

(1)选择最佳妊娠时间:为选择最佳妊娠时间做好准备,需了解以下几个方面。

1)了解夫妇双方,尤其是女方的身体状况如何,有无疾病,是否适合妊娠。

2)了解夫妇双方目前的精神心理状况、经济条件是否是最佳时期,目前是否适合妊娠。

3)了解夫妇双方目前所处的环境、职业是否有不利于妊娠的因素。

4)了解夫妇双方有关的家族遗传病史,对子代的影响度,能否妊娠。

(2)孕前保健:内容包括以下几个方面。优孕是一个全新的生育新理念:在精子和卵

子结合那一刻前的 3 个月,甚至 6 个月,就应开始孕育的准备。因此生命的孕育不只是10 个月。力求在达到优身、优时、优境的最佳状态下,让最健康、最富活力的精子与卵子在天时地利人和时,将父母双方的精良基因,如容貌、智慧、个性、健康,在受精卵中高度重新组合并表达。孕前保健,不仅要关注女性,也要关注性伴。

1)一般情况:①年龄:过小或过大都会对妊娠产生不利影响。目前认为年龄<18 岁或>35 的孕产妇更容易发生难产或胎儿发育异常。如 21 三体综合征的发病率就随着孕妇年龄的增大而增加。②吸烟:吸烟包括一手烟、二手烟和三手烟。一定程度的烟可以影响男性精液质量。孕妇吸烟或者经常被动吸烟可使胎儿生长受限、流产、先天性畸形的发生率增高,准备妊娠期间就应戒烟或脱离被动吸烟的环境。一定要戒烟和倡导"被吸烟,我不干"的理念和行动。③经常饮酒:酗酒的父亲可以影响男性精液质量。酗酒母亲可能生产酒精综合征的婴儿,并且流产、死胎、死产及小于胎龄儿发生率增高。妊娠期间应戒酒或少量饮酒。④生活方式和饮食习惯:不健康的的生活方式和饮食习惯,如不吃肉、蛋或厌食蔬菜,可能引起体内蛋白质、某些维生素和微量元素缺乏,如嗜好食用生肉可能引起某些寄生虫、原虫病,造成胎儿畸形。要宣传健康的生活方式,均衡饮食,合理搭配及适当的运动以保持合适的体重。⑤吸食毒品:吸食毒品不仅影响男性精液质量,还可引起妇女不孕,引起胎儿生长受限、流产、早产、胎死宫内、先天性畸形等。无论何时,都要倡导戒毒。⑥社会心理因素、生活工作压力以及亲友同事关系:应该选择男女双方的身体、精神心理、社会环境、经济条件等方面的最佳时期妊娠,否则暂时不宜妊娠。⑦电离辐射:是否接触及其接触的程度。若接触较多,暂时不宜妊娠。

2)现患疾病的处理原则:①不宜妊娠的疾病:女方患有重要脏器的严重疾病,如较严重的心血管、肾、肺、肝疾病等,不能承受整个

妊娠、分娩、产褥期过程者。男女一方患有严重遗传性疾病,医学上认为不宜生育者。②治疗中不宜妊娠的疾病:女方患有甲状腺功能异常、糖尿病、精神病、癫痫等疾病且正在治疗中。男女一方患有传染性疾病,如病毒性肝炎、肺结核和性传播疾病且正在治疗中。女性如患有良性肿瘤也应在孕前手术。以上疾病治疗后可酌情考虑妊娠。③在加强治疗和在医师指导监测下可以妊娠:女方患有重要脏器疾病,暂难治愈,经过专科医师评估,可耐受孕产期全过程者,可在严密观察下考虑妊娠。若男方有难以治愈的传染病,可在隔离以防止感染的情况下妊娠。

(3)职业和环境:注意夫妇双方的职业是否有长期接触对生殖细胞或胎儿有害的物质或环境,如有接触,应做相关的检查并脱离有害环境。至少数月或更长时间脱离有害环境,或检查体内毒物已完全排出,身体恢复正常,再考虑妊娠。

常见的职业有害因素如下:

1)高温:如果连续 3 天天气温度达到 35℃时,会发布高温黄色预警信号,如果当日气温达到 37℃时,会发布高温橙色预警信号,如果当日温度达到 40℃时,会发布高温红色预警信号。而某日最高气温达到 35℃称为高温日。高温作业几乎遍布于工业生产的所有行业,如炼钢、炼铁、造纸、塑料、水泥生产等。有的人从事高温作业,会出现一系列生理功能改变,这些变化在一定限度范围内是适应性反应,但超过范围则会产生不良影响,甚至引起病变。有的人是司机,不注意通风,不注意体位的变换等,对生殖功能可能产生影响,降低生育力,有研究证实可引起胎儿畸形、流产、死胎等。

2)噪声:是发声体做无规则振动时发出的声音。噪声污染主要来源于交通运输、车辆鸣笛、工业噪声、建筑施工、社会噪声(如音乐厅、高音喇叭、早市)和人大声说话等。噪声是引起人烦躁,或音量过强而危害人体健康的声音。妇女长期接触噪声可引起月经失调;孕妇生活在噪声中,也可能造成自然流产、早产、死产等。

3)有机溶剂:有机溶剂是一类由有机物为介质的溶剂,它存在于涂料、黏合剂、漆和清洁剂中。经常使用的有机溶剂,如苯乙烯、全氯乙烯、三氯乙烯、乙烯乙二醇醚和三乙醇胺,长期接触可引起妇女急、慢性中毒,导致造血系统、神经系统疾病。有机溶剂还可致流产、早产、低体重儿、胎儿畸形等。

4)重金属:重金属原义是指比重>5的金属,包括金、银、铜、铁、铅等。重金属在人体中累积达到一定程度,会造成慢性中毒。妇女从事铅作业,母血中铅可以通过胎盘对胎儿造成毒害,导致不孕、流产、早产、死产、婴儿死亡率增高,还可致婴儿发育迟缓及智力低下。甲基汞可引起胎儿中枢神经系统发育障碍,可造成胎儿畸形。

5)农药:可以用来杀灭昆虫、真菌和其他危害作物生长的生物。根据原料来源可分为有机农药、无机农药、植物性农药、微生物农药。此外,还有昆虫激素。农药种类繁多,若使用不规范,使环境(包括水、土壤和大气等)不可避免地受到污染,并以不同形式进入人体,可以对母体和胎儿造成伤害,甚至导致胎儿畸形。

6)电离辐射:是指波长短、频率高、能量高的射线。电离辐射可以从原子或分子里面电离出至少一个电子,分为电离辐射和非电离辐射。主要为职业接触核工业系统、工业和医用射线发生器、放射性核素的生产和使用等。短时间内接受一定剂量的照射,可引起机体的急性损伤,平时见于核事故和放疗患者。而较长时间内分散接受一定剂量的照射,可引起慢性放射性损伤,如皮肤损伤、造血障碍、白细胞减少、生育力受损等。另外,辐射还可以致癌和引起胎儿死亡和畸形。育龄待孕的妇女在围孕期要特别注意避免接触电离辐射。在必须行 X 线等检查前,应向医师说明,最好在 X 线检查 3 个月后再妊娠。

30.2.3 孕期和产褥期保健

1998 年 WHO 提出了"妊娠人生大事,

务使母婴安全"的号召,呼吁全球重视孕期保健。为了保障母婴健康,提高人口出生素质,《中华人民共和国母婴保健法》强调了孕期保健服务,内容主要包括卫生、营养、心理、咨询、定期产前检查、可疑先天性或遗传性胎儿异常的产前诊断及高危孕妇和胎儿重点监护等。

产后6~8周是产褥期。是产妇恢复身体、开始承担并适应母亲角色的重要时期。在此期间,母体各系统的变化很大,子宫内有较大的创面,身体未完全康复。因此,产妇要特别注意保健,以保障母婴身体健康。

孕期和产褥期保健要求对母子进行统一的保健管理。一旦妊娠,无论从母亲还是胎儿方面考虑,产前检查及保健均应从早孕期开始,因为假如母亲患有某些疾病而不宜继续妊娠或病情加重,可及时正确地采取相应措施。而胎儿保健也必须从卵子受精开始,因为从卵子受精开始,母亲体内外环境的变化,可能会影响孕卵的发育,如母亲患病、发热、中暑、缺氧、贫血、呼吸污染的空气、不良饮食、营养不良、不良职业环境等因素均可不同程度地影响胎儿的正常发育。因此,一旦发现妊娠,孕妇就应开始参加保健管理,直到分娩。

由于不同的妊娠阶段有不同的特点,因此必须针对各阶段特点给予不同的保健。临床上将妊娠全过程40周分为3个阶段。妊娠12周末之前为早期妊娠(或早孕期),第13~27周末为中期妊娠(或中孕期),第28周至足月为晚期妊娠(或晚孕期),分娩结束(胎盘娩出)至产后42天为产褥期。

目前,我国已普遍实行孕产期系统保健的三级管理,推广使用孕产妇系统保健册,重点是对高危妊娠的筛查、监护和管理。

在我国城乡对孕产妇均已开展系统保健管理,采用医疗保健机构的三级分工。城市开展医院三级分工医疗保健(市、区、街道)和妇幼保健机构三级医疗保健(市、区、基层卫生院),实行孕产妇划片分级保健,并健全相互间挂钩、转诊等制度。农村也开展三级分工保健(县医院和县妇幼保健站、乡卫生院、村妇幼保健人员)。通过三级医疗保健,基层医院或保健站负责对孕产妇进行管理,开展定期检查,一旦发现异常,及早将高危孕妇转至上级医院进行医疗和监护处理。

建立孕产妇系统保健册是为了加强管理,提高防治质量,降低孕产妇死亡率、围生儿死亡率和病残儿出生率。使用此册需从确诊早孕时开始,系统管理直至产褥期结束,记录主要病史、体征及处理情况,是孕产期全过程的病历摘要,每次产前检查时均应将结果填在保健册上,住院分娩时交卡册,出院时将住院分娩及产后母婴情况填写完整后将卡册交给产妇居住的基层医疗保健组织,街道卫生院接卡册后进行产后访视,最终将保健卡册汇总送至县、区妇幼保健所统计分析。使用保健册的优点在于能够使各级医疗机构和保健机构相互沟通信息,加强协作和管理,做到防治结合。

通过确诊早孕时的初筛及每次产前检查及时筛查出高危因素。常见的高危因素有孕妇本人的疾病史及基本情况、不良孕产史、妊娠合并症及产科并发症等。应及早识别和预防这些高危因素的发生与发展,评估其对母婴健康危害的严重程度。评估严重程度时要考虑有关社会因素,如经济、文化、交通、医疗卫生设施等。对高危孕妇,基层医疗保健机构要专册登记,并在卡册上做特殊标记。对高危因素复杂或病情严重者,应及早转送至上一级医疗单位诊治。上一级医疗单位应全面衡量高危因素对孕产妇影响的严重程度,选择对母儿均最有利的分娩方式和分娩地点,有计划地适时分娩,并进行积极地治疗。有妊娠禁忌证者,经会诊后尽早动员终止妊娠。

30.2.4 避孕节育

(1)新婚或未育夫妇:如考虑到不久将准备生育,可选择能够迅速恢复生育力的避孕方法,如男用避孕套,但需坚持和正确使用,新婚夫妇因性生活经验不足,需掌握正确方法。不打算短期内要孩子的夫妇,可采用口服短效复方避孕药,最好于结婚前的最后一次月经第 5 天开始;如果预先未能安排服药时间,也可先服探亲药。由于长效口服避孕药和避孕针停药后需过一段时间才能妊娠,打算近期怀孕的夫妇不宜选用。新婚期间,由于生活、情绪、身体状况等多方面的影响,妇女的排卵受影响,因此不宜采用安全期避孕。

(2)已有一个子女的夫妇:应首选长效避孕方法,如 IUD 或皮下埋植避孕剂。IUD 的使用期限一般>10 年,皮下埋植剂可使用 3 年或 5 年,两种避孕方法对今后生育均无影响。长效避孕针剂的避孕效果十分可靠,每年注射 4 次,也符合长效、高效的要求,停药后生育力恢复的时间稍长于 IUD 和皮下埋植剂。如能坚持每天服药,短效口服避孕药的避孕效果十分理想,也可作为已生育妇女的一种选择。已决定不再生育的夫妇或因身体情况不宜生育的夫妇除可选用上述避孕方法外,也可选择男性或女性绝育手术。

(3)哺乳期妇女:产后 6 个月内完全母乳喂养,并且月经尚未恢复的妇女可单纯依靠哺乳闭经避孕,避孕效果达 98%;3 个基本条件中只要有一条改变,即需马上改用其他避孕方法。可选择的避孕方法包括放置 IUD、皮下埋植避孕剂及长效单纯孕激素避孕针。后两种方法虽是人工合成的类固醇激素,但只含孕激素,对哺乳无影响。哺乳妇女不宜选用短效口服避孕药,因药中的雌激素对哺乳有不利影响。

(4)生育后的妇女:如原来使用 IUD 且无明显不良反应,可继续使用,直到绝经后 6~12 个月去医院取出。已使用口服避孕药或皮下埋植避孕剂的妇女,如不吸烟并具备定期检查的条件,可继续使用。避孕套与杀精剂合用,不仅可提高避孕效果,还因增加阴道的湿润度改善性生活质量,是高龄妇女较适宜的选择。

(5)患有其他疾病:患有疾病的服务对象应在计划生育技术服务人员/医师的指导下选择避孕方法,计划生育技术服务人员/医师应在了解病情、治疗,特别是用药情况,并进行临床检查后,根据患者的情况和对避孕方法的需求提出具体建议。服务对象再根据计划生育技术服务人员/医师的建议进行选择。

1)患有严重的心、肝、肾疾病,高血压,糖尿病的妇女:不宜用激素避孕药具。近期内有不规则阴道出血的妇女,在未明确诊断前暂不宜使用 IUD 或激素避孕药具,可临时采用避孕套(男/女用)配合外用避孕药,但由于这两种避孕方法因使用不当造成的失败率较高,不宜长期使用。对于不需再生育的夫妇,应待病情诊断明确或得到控制后尽快施行绝育手术。

2)性传播感染患者或易感染人群:无论采用何种方法避孕均应额外加用避孕套,因为除避孕套外,其他避孕方法均不能有效避免性传播感染。

30.2.5 中老年期保健

女性更年期是指女性 40~60 岁(围绝经期),是由中年向老年过渡的阶段。这一时期,机体的新陈代谢和内分泌功能,特别是性腺功能逐渐向衰老过渡,并处于一种不稳定阶段,这样便容易在精神因素或躯体因素的影响下出现一系列的内环境平衡失调。是以自主神经功能紊乱代谢障碍为主的一系列症候群。可持续至绝经后 2~3 年,仅少数人到绝经 5~10 年后症状才能减轻或消失。

(1)女性围绝经期保健

1)女性围绝经期激素分泌的改变:围绝经期的生理变化,妇女绝经前后性激素的分泌可发生波动或减少,导致一系列躯体及精神心理症状,又称为围绝经期综合征。绝经前后最明显的变化是卵巢功能衰退,随后表现为下丘脑-垂体-卵巢轴功能发生一系列的变化和激素分泌的改变。①雌激素:绝经过渡早期雌激素水平高于正常卵泡期水平,在卵泡停止生长发育时雌激素水平急速下降。②孕酮:绝经过渡期卵巢仍有孕酮分泌,但是孕酮分泌减少;绝经后无孕酮分泌。③雄激素：总体雄激素水平下降，其中雄烯二酮降低，睾酮水平较绝经前增高。④促性腺激素：绝经过渡期 FSH 水平升高，呈波动型，LH 仍在正常范围，FSH/LH 仍＜1。绝经后 FSH/LH＞1。⑤促性腺激素释放激素（GnRH）：绝经后 GnRH 分泌增加，并与 LH 相平衡。⑥抑制素：绝经后妇女血抑制素水平下降，较雌二醇下降早且明显，成为反映卵巢功能衰退更敏感的指标。

2）女性围绝经期的症状：①近期症状，主要表现为潮红、夜汗、发热、失眠、抑郁、情绪波动和性欲减退等；②中期症状，主要表现为生殖器萎缩、瘙痒、尿急、尿痛、尿失禁、尿路感染，细菌性尿道炎、阴道病等；③远期症状，则主要为心血管症状、骨质疏松等。

3）围绝经期保健：更年期保健的目的是能缓解近期症状，并能早期发现、早治疗，有效预防骨质疏松症、动脉硬化等系列老年性疾病。①一般保健：老年妇女应坚持锻炼身体，增加日晒时间，摄入足量蛋白质及含钙丰富食物，预防骨质疏松。睡眠不好时可选用适当的镇静药，如睡前服用艾司唑仑或谷维素调节自主神经功能，并保持身心健康。②激素替代治疗：绝经后妇女身体及心理的改变都与雌激素缺乏有关。对于有较明显血管舒缩症状及泌尿生殖道萎缩症状妇女，可以采用激素替代治疗，调整绝经过渡期已紊乱的月经周期；减轻或根除由雌激素低落引起的各种症状；预防骨质疏松及改善血浆脂蛋白组分，增加血高密度脂蛋白胆固醇（HDL-C）浓度，减低血总胆固醇及低密度脂蛋白胆固醇（LDL-C）水平。需在医师的指导下采用个性化的方案，如药物的选择、用药方案、治疗时间等。

（2）男性更年期保健：一般男性到了 50 岁后，雄性激素的功能会逐渐衰退，特别是睾丸酮分泌减少。由于体内性激素分泌的减少所产生的身心障碍，就是所谓的男性更年期。

男性更年期是人体由成熟走向衰老的过渡阶段，一般发生于 40～55 岁年龄段，也可以早至 35 岁或延迟到 65 岁。国外研究报道，约 40% 的中老年男性可能会出现不同程度的更年期症状，是以男性体内的激素水平和心理状态由盛而衰转变为基础的过渡时期。多数男性是在不知不觉中度过的，可以没有任何临床症状，部分中老年男性则出现与女性更年期综合征相似的临床症状和体征，对多器官系统的功能造成不良影响，并降低生活质量。

1939 年，Werner 首次提出男性更年期（male climacteric；andropause）的概念，根据＞50 岁的部分男性可以出现与女性更年期综合征相似的临床症状，如神经功能紊乱、抑郁、记忆力减退、注意力不集中、容易疲劳、失眠、潮热、出汗和性功能减退等，但当时并没有能力提供内分泌激素（雄激素）水平改变的证据。

目前，男性更年期综合征的定义为中老年男性生命过程中特定时期所出现的一种临床症候群，可伴有或无血清睾酮水平减低。症状主要表现体能的下降，如乏力、失眠、食欲下降、骨关节痛、瘦体量等；血管舒缩系统的变化，如潮热、出汗、心悸等；精神心理的变化，如健忘、注意力不集中、恐惧、易怒、无兴趣；性功能的变化，如性欲下降及勃起障碍等。

（3）男性更年期保健注意要点：为了延缓性功能的衰退，处于更年期的男性要特别注重性的保健，应注意以下几点。

1）保持有规律的性活动：有规律的性生活可以促进健康，延迟衰老进程。只要条件允许，不要停止性生活，以免使生理功能废用性退化。性关系不只限于性交，夫妇之间的爱抚、厮磨、拥抱等亲昵动作都是爱的方式和内容。长期没有性生活的男性，在想恢复性活动时，阴茎常常不能勃起。因此，有规律的性生活，可以防止性功能的废用性萎缩。

2）正确认识衰老：老年并不意味着性欲必然减退和性高潮的丧失。绝经对女性的性生活反应没有直接影响。同样，健康状况较好的男性，性兴趣依然不减，如果配偶也有同样的性兴趣，那么两者的性兴趣和性功能可维持到 70～80 岁,甚至 90 岁。

3)克服生理变化所带来的不利因素:人的衰老必然引起性生殖器官的变化,常使性生活变得不顺利。然而人类的性感受不仅仅是生理现象,更重要的是心理现象。随着年龄增大,情感上的相互需要与依赖都有所增加,并充分发挥视、听、触觉等感觉器官的作用,可以获得性的快感和享受,达到性生活的和谐满足。

4)查明有无影响性欲的疾病:某些人在 40 岁左右性欲便开始减退,应去医院检查,了解有无影响性欲的疾病(如脊髓结核、肿瘤、神经官能症、慢性前列腺炎、睾丸炎、糖尿病),并在医师指导下服药调理。

5)弄清某些疾病与性生活的关系(如冠心病、心肌梗死、高血压等):过去医学往往过高估计性生活给疾病带来的不利影响,性医学的发展使患者有可能在医师的指导下适当进行性生活。

男性更年期综合征在出现症状前通常有一个很长的潜伏期,因此在最早的时机内开始男性更年期综合征的一级预防是最为有效的方法。

(武俊青)

31 与避孕节育相关的性与生殖健康的综合咨询

31.1 概述

前面讲到的 GATHER 框架适合于避孕节育的咨询指导。但是,服务对象的避孕节育咨询往往与其性与生殖健康密切相关。因此,本节介绍的瑞迪框架适合于性与生殖健康综合咨询,强调服务对象做出决定并执行该决定的责任,为判断服务对象的性关系和社会背景提供指南。

在一般的性与生殖健康保健服务中,服务对象往往为了某个特殊的需求和问题寻求性与生殖健康服务,而服务人员往往也只针对服务对象的这个基本需求和问题而提供咨询。然而,服务对象往往还有一些与主要问题相关的其他深层次的需求和问题,一些家庭背景和社会背景等与其基本问题密切相关,但并没有完全被服务人员认识、探究和解决。由于咨询人员缺乏综合咨询的理念、知识和技巧,不能探究出对象的深层次需求或存在的其他相关问题,没有考虑引起基本问题的可能原因和可能后果,也不能针对对象的风险及种类进行评估,因此就可能错过了对该服务对象其他问题的评估和探究,可能会错过了改善该服务对象的性与生殖健康的关键时机。然而在现实的咨询服务中,由于文化、社会和个人及服务人员特征的影响,服务对象和咨询人员在讨论性与生殖健康的问题时往往都羞于启齿,不能坦诚谈性,不能保持价值中立,从而导致意外妊娠、高危妊娠、生殖道感染、性传播疾病、艾滋病。因此,性与生殖健康的综合咨询尤为重要。

性与生殖健康的综合咨询概念如下:在性与生殖保健及相关的健康服务中,服务人员针对服务对象提出的性与生殖健康相关的问题与困惑,通过与服务对象的平等、尊重和双向交流,确定服务对象的一般需求,探究服务对象的深层次需求,评估其相关的知识、态度和能力,评估服务对象的风险种类、风险程度及其影响因素,帮助服务对象认识风险和改变风险行为,让服务对象做出一系列性与生殖健康相关的知情自主、自愿和可行的决定,必要时提供帮助。如帮助服务对象制订一系列决定的具体可行的计划,必要时制订备用计划,这一过程称为性与生殖健康的综合咨询。

性与生殖健康综合咨询服务综合考虑了服务对象的急切需求或问题，以及他们的性与生殖健康状况，从而去解决与服务对象有关的问题或预防可能发生的有关性与生殖健康的问题，并提供综合的服务。在性与生殖健康综合咨询中，咨询服务人员的主要任务是：帮助服务对象评估自己及性伴对性与生殖健康服务、信息和情感支持的需求；了解服务对象相关的需求；探究服务对象及其性伴的性与生殖健康的深层次需求；在评估服务对象的知识后，提供性与生殖健康有关的（及时、正确、针对性强、个性化和易懂）信息；评估服务对象风险种类、程度及其可能的影响因素；必须帮助服务对象及其性伴等做出改变风险行为的一系列决定；帮助服务对象开发和练习一些执行决定时所掌握的技巧，如性伴协商技巧、安全套使用技巧等。

31.2　瑞迪框架

瑞迪框架共涉及 4 个阶段：①营造和谐氛围；②探究；③做出决定；④执行决定。各个阶段都有一些咨询的要点，4 个阶段共分 15 个要点（表 7 - 31 - 1）。

表 7 - 31 - 1　瑞迪框架的 4 个阶段和 15 个要点

阶段 1：营造和谐的氛围	阶段 3：让服务对象做出知情自主自愿和可行的决定
（1）欢迎服务对象 （2）做介绍 （3）引入性话题 （4）承诺保密	（1）明确服务对象通过咨询，需要做出哪些决定 （2）明确服务对象对每一个决定的可能选择 （3）权衡每一选择的利弊和后果等 （4）让服务对象做出知情自主自愿和可行的决定（必要时，给予帮助）
阶段 2：探究服务对象的需求性关系风险及社会背景	**阶段 4：制订执行决定的具体可行的计划**
（1）探究服务对象的深层次需求、风险、性生活、性关系、社会背景和周围环境 （2）必要时，估计服务对象的相应知识、态度和行为，并向其提供及时、正确、针对性、个性化的易懂信息 （3）让服务对象认识或判断出意外妊娠或感染 HIV 和生殖道感染的风险的种类和程度	（1）制订一个执行这些决定的明确具体的计划，为服务对象提供信息，实施决定 （2）明确服务对象执行这些决定所需要的技巧 （3）必要时在服务人员的说明下练习以上技巧 （4）制订具体可行的随访计划

31.2.1　探究服务对象的需求、风险、性生活、性关系、社会背景及周围环境

（1）探究服务对象内容：如需求、风险、性生活、性关系、社会背景及周围环境；探究步骤有以下 3 点。

1）估计服务对象自己认识到的性与生殖健康的状况、他们所关心或所关注的主要问题、他们通过本次咨询希望达到的主要目的。

2）探究服务对象性生活、性关系的背景。

3）必要时需要探究下述问题：①服务对象的妊娠史及其对计划生育方法的知识和使用情况，包括安全套；特别是对于人工流产和生殖道感染/性病的对象，要探究其对安全套的知识和使用状况，并了解其曾出现的问题、解决方案和结果等。②对于服务对象的避孕节育知识的 6 个主题做重点评估，并纠正错误信息。③探究服务对象和性伴各自的生殖道感染/性病/艾滋病的病史、目前的症状和预防治疗状况。④探究可能制约服务对象做决定能力和控制力的其他影响因素，如对伴侣的经济依赖性、家庭的紧张关系、对意外妊娠的担心及对人工流产、性暴力、性病/艾滋病的恐惧等。

（2）评估内容：必要时估计服务对象相关的态度和知识、行为等，并提供及时、正确、针对性、个性化和易懂的信息；评估阶段的注意要点如下。

1）必要时评估服务对象对妊娠保健、流产后保健、计划生育、HIV 与生殖道感染等的知识，了解服务对象对其可能风险的认识和行为改变的可能性。

2）必要时纠正其错误的信息,指导其正确面对风险的意识和态度,并提供及时、正确、针对性、个性化和易懂的信息。

（3）认识和判断:帮助服务对象认识或判断自身或性伴意外妊娠或生殖道感染、性病和艾滋病的风险及其风险的程度,注意要点如下。

1）通过询问,了解服务对象是否认识到自己的非意愿妊娠、生殖道感染、性病和艾滋病的风险,并分别探究这些风险的主要原因和可能结果,可以与对象采用"问题树"的方法进行讨论,使其对问题的可能原因和可能结果有所了解,便于促进对象风险行为的改变。

2）询问服务对象是否考虑到其伴侣可能存在非意愿妊娠或感染 HIV 与生殖道感染的危险,并探究其可能的原因。

3）必要时解释生殖道感染、性病和艾滋病传播风险和意外妊娠风险,并将这些内容与服务对象及其伴侣各自的性行为相联系。

4）帮助服务对象认识自己或性伴可能的生殖道感染、性病及艾滋病的风险及其风险的程度,可以将风险分为无风险、低风险、中风险和高风险 4 种程度。

31.2.2 让服务对象做出知情自主、自愿和可行的决定

（1）明确服务对象通过本次咨询需要做出的决定

1）帮助服务对象确定可能的优先决定,即判断离开诊所时应该做出哪些决定,以及需要优先的决定。

2）解释让服务对象做出知情自主、自愿和可行决定的重要性。

（2）明确服务对象对每一个决定的选择

1）有时许多服务人员和服务对象感到在性与生殖健康的大多数领域中,服务对象做出决定的选择是有限的。

2）服务人员或咨询人员的重要任务之一,就是通过与服务对象充分讨论,让其知道

有一系列的决定可以供其选择,并探究每一个选择的后果。这样,可以保障服务对象的知情权和选择权。

（3）权衡每一个选择的利弊、特点及其后果

1）要确保与服务对象的讨论集中在满足服务对象自身需求的选择上,并重视他们自己选择的优先权和所关注的决定内容。

2）必要时向服务对象提供所关注选择的详细信息。

3）对于服务对象尚没有关注的重要信息,没有关注到的"首要决定"的信息,通过沟通使对象改变自己的想法,真正认识到该决定的重要性。

4）需要与对象讨论,除了他（她）自己外,还有谁可能会影响他（她）做出决定或选择。

5）与服务对象一起探究,他（她）是如何考虑其伴侣或家庭成员对该决定（如建议使用安全套或与伴侣讨论性）的态度、反应及可能的对策。

（4）让服务对象做出知情自主、自愿和可行的决定（必要时给予帮助）。

1）再一次询问服务对象其意愿的决定。

2）要求服务对象用自己的语言解释做出这些决定的主要原因。

3）核查并明确这一决定是服务对象本人的选择,不受配偶、伴侣、家庭成员、朋友、干部或服务人员的压力影响（有些决定需要与配偶或性伴讨论后做出）。

4）帮助服务对象估计在其诸多关系、家庭生活和经济状况及其他因素的影响下是否能真正地执行这些决定。

31.2.3 帮助服务对象制订执行决定的可行性计划

服务对象做出决定后,并不意味着一定可以执行到位,特别是对一些需要做出一系列决定的服务对象,必须与其讨论执行每一个决定的具体可行的计划,必要时需要制订

备选计划,本阶段包括以下 4 点。

（1）制订执行决定的计划

1）具体化,如果服务对象说他（她）正准备采取一些措施,或执行一些决定,应明确每一种情况下,何时、何种环境下和他（她）下一步将做什么、如何做。例如询问服务对象:如果安全套发生破裂、滑脱,知道如何使用紧急避孕方法补救吗?

2）询问选择的计划可能产生的影响,伴侣的反应等问题。

3）询问家庭和社会支持情况,如在家庭或社会关系中,谁能帮助你实施这一计划?谁会反对该计划?

4）制订"B 计划",即如果这个计划行不通,要帮助服务对象做出另一种具体可行的计划;也可以让性伴和其他有使用经验者一起讨论,分享使用经验,促进他（她）接受该项计划等。

（2）执行计划:明确服务对象执行决定计划时所需要掌握的技巧（图 7-31-1）。

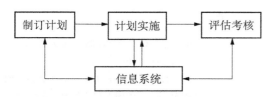

图 7-31-1 计划生育管理的主要环节

（3）掌握技巧:必要时在服务人员的帮助下练习这些技巧。

1）伴侣间交流和协商的技巧:探讨服务对象在与伴侣谈论安全套、计划生育、孕产保健、性及安全性行为时各自的感觉,若双方或一方担忧、害怕、恐惧,或需要更多的关注,要帮助服务对象提高和改进交流和协商的技巧,必要时与服务对象做角色扮演。

如果性伴双方中有一方为了预防 HIV 与生殖道感染而协商使用安全套,并在讨论时出现困境后,建议其与性伴讨论安全套使用时,以提高性生活质量或避免怀孕为理由,而不强调避免感染更容易让性伴接受。

2）安全套使用技巧:在一个阴茎模型上正确地演示安全套的使用,描述各个步骤,并要求服务对象重复以上演示,以确保其理解使用方法;并讨论如何让其伴侣更能接受安全套使用的策略;如有可能,应提供安全套,或告诉服务对象到哪里及如何获得更多的安全套。

（4）制订随访计划

1）邀请服务对象回到诊所做适宜的随访,并说明随访的主要目的是为服务对象提供在其做出决定后、在其与伴侣协商后、有行为改变后或其他任何服务对象出现问题的相关后续支持。

2）详细地说明医疗随访或再次提供避孕用品的时间。

3）必要时提供可能的转诊机构及转诊机构的信息。

系列研究、个人访谈、小组访谈及咨询现场观察提示,咨询常常不能满足服务对象对信息和情感的需求,原因如下:①信息缺损或信息超载;②缺乏或无视不良反应的信息;③对服务对象的恐惧和顾虑漠不关心。

同时,许多服务人员也缺少一些交流技巧和必要的知识:①良好的交流技巧;②服务对象为中心的理念;③有效咨询所需的知识;④坦然自如地讨论性与生殖健康;⑤恰当的检查和指导。

对包括避孕节育在内的性与生殖健康综合咨询的培训,倡导采用参与式方法。在过去的 10 年中,我国人口计划生育委员会成立了中国计划生育/生殖健康咨询能力建设办公室,在培训过程中教师和学员平等交流,分享经验和信息,教师和学员是合作者,案例讨论和角色扮演可贯穿到整个培训中。培训强调个人在工作场所能做到的作为培训的结果,关注达到标准的培训而不是与别人相比的成绩。

"生殖健康/计划生育咨询能力建设项目"培养了一批国家级的综合咨询培训师资,出版了一套培训的教材,如《性与生殖健康综合咨询技巧——学员手册》和《性与生殖健康综合咨询技巧——教员手册》。项目还形成了一系列教学和培训的方法,并在实践过程中不断完善,提出了综合咨询的"四大理念"。

1)"以人为本":其理念是性与生殖健康综合咨询能力建设项目一面鲜明的旗帜,教会咨询人员和服务人员如何将"以人为本"落实到日常的计划生育工作中。项目为所有服务人员提供了一个具体可行的"以人为本"的操作方案,指导相关工作人员如何以服务对象为中心提供服务,在服务环节的设计上,充分考虑人权(十大服务对象权利)要素,使服务人员和服务对象在平等、尊重、和谐的环境中互动,并特别强调尊重服务对象的隐私权和保密权。

2)"价值中立":是本项目传递的另一个明确信息。在性与生殖健康咨询中,工作人员必须克服任何道德评判的心理和行为,履行价值中立和不评判的法定义务,在充分考虑服务对象的文化、社会、经济和家庭等背景的基础上全面评估服务对象在性与生殖健康方面的综合需求,从而有针对性地为服务对象提供信息和服务,并尊重服务对象根据自身的生理、心理和所得利益做出的知情、自主、自愿和可行的决定或选择。

3)"坦诚谈性":是本项目的又一个突破。以往的计划生育服务人员都自觉或不自觉地对性问题采取回避的态度,忽视了服务对象在性与生殖健康方面的深层风险,服务局限性较大。项目倡导和培训计划生育工作人员等以"性"为切入点,使服务人员和服务对象可以坦诚地讨论性话题,科学分析评估服务对象在避孕节育、性健康、妇女保健、性病/艾滋病等诸多方面的风险,并提供有效的解决方案,使服务更加深入和全面,从而满足服务对象深层次的性与生殖健康相关的需求。

4)"综合咨询":是本项目的最终要求。通过将服务对象视为一个完整的人来关注并考虑影响服务对象做出有关性与生殖健康(SRH)决定的内因和外因,探究服务对象深层次的需求,综合评估服务对象的意外妊娠、生殖道感染/性病/艾滋病等方面的风险,满足服务对象的信息、做出决定以及情感等方面的综合需求,并帮助对象制订有效实施这些决定的计划。综合咨询不仅考虑了服务对象个人,还考虑到性伴、家庭及其他社会因素;不仅对服务对象的风险种类和程度进行评估,还帮助对象制订行为改变的计划,从而有助于全面综合地提高服务对象的健康水平。

到目前为止,已经在全国30个省、市、自治区开办了计划生育/生殖健康综合咨询能力培训班,培训了8 000多名计划生育/生殖健康综合咨询服务咨询师。国家人口计划生育委员会根据相关的要求和部署,从建立生殖健康咨询师的职业标准、教材学科体系、培训倡导体系、考核评估体系、组织管理体系和职业发展体系五大体系入手,实施好新职业的组织管理、培训、资格认证等工作,并以此为突破口,全面推进人口和计划生育干部队伍职业化建设。

(武俊青)

参考文献

[1] 埃文斯,林赛. 质量管理与质量控制. 焦叔斌译. 北京:中国人民大学出版社,2010.30~40

[2] 国家人口计划生育委员会科技司编. 计划生育技术服务质量管理规范. 北京:中国人口出版社,2006.55~63

[3] 国家人口计划生育委员会人事司组织编写. 生殖健康咨询师国家职业资格培训教材咨询技能(4~5级). 北京:中国人口出版社,2009.124~126

[4] 国家人口计划生育委员会组织编写. 生殖健康助理咨询员生殖健康咨询员专业技能指导手册. 长春:吉林大学出版社,2010.105~113

[5] 人口和计划生育部门艾滋病预防项目指南编委会. 人口和计划生育部门艾滋病预防项目指南. 北京:中国人口出版社,2007.151~154

[6] 人口和计划生育部门资格认证委员会. 生殖健康咨询师基础知识和技巧. 北京:中国人口出版社,2008.193~198

[7] 武俊青,陈锡宽. 人际交流与咨询技巧. 北京:中国人口出版社,2002.55~61

[8] 武俊青,高尔生. 避孕技术指南. 北京:中国人口出版社,2001.12

［9］武俊青,史远明,吴尚纯. 性与生殖健康综合咨询技巧——学员手册. 北京:中国人口出版社,2006. 120～134,172～175

［10］张世琨,武俊青主编. 中国避孕方法知情选择基层调研. 北京:中国人口出版社,2009. 72～75

［11］中华人民共和国国家计划生育委员会. 计划生育技术服务管理条例实施细则. 2001. 12. 29

［12］中华人民共和国国务院. 国务院关于修改《计划生育技术服务管理条例》的决定. 2004. 12. 10

［13］Engender Health. Counseling the postabortion client: A training curriculum. New York, 2003. 96～120

［14］Engender Health. Integration of HIV/STI prevention, sexuality, and dual protection in family planning counseling: A training manual. New York, 2002. 158～165

［15］Engender Health. Introduction to men's reproductive health services. New York, 2000. 70～76

［16］Gordon G, Gordon P. Counselling and Sexuality. London: International Planned Parenthood Federation, 1992. 210～217

［17］International Institute for Environment and Development (IIED). Helping NGO Staff (and the Community Groups) Analyse Reproductive Health and Gender Issue. London: PLA Notes, 2000. 31～37

［18］Jain AK. Fertility reduction and the quality of family planning services. Stud Family Planning, 1989, 20 (1):1～16

［19］Kim YM, et al. Self-assessment and peer review: Improving Indonesian service providers' communication with clients. Int Family Planning Perspect, 2000, 26 (1):4～12

［20］Pariani S, Heer DM, Van Arsdol MD. Does choice make a difference to contraceptive use? Evidence from East Java. Stud Family Planning, 1991, 22(6):384～390

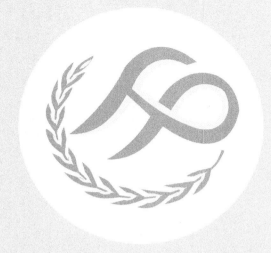

第八篇

计划生育药具临床研究

32 计划生育临床研究概述

　　临床研究的目的是为了有效地防治疾病，保障人民的健康和促进临床医学的发展及其水平的提高。计划生育临床研究是临床医学研究的一个分支，是将临床医学研究的方法学应用于计划生育领域，以提高计划育临床医学和避孕节育药具的有效性、安全性和可接受性。

　　我国是一个人口大国，2010 年全国人口已经超过了 13 亿。为有效控制人口的快速增长，30 年前计划生育开始作为我国的一项基本国策。30 年来，计划生育使我国人口少生了 4 亿，为国家的发展、人们物质和文化生活水平的提高以及环境的可持续发展作出了重大贡献。

　　计划生育国策顺利实施，离不开计划生育药具的成功应用，因此也离不开计划生育药具的开发和临床研究。

　　纵观我国计划生育药具研制历史，既有许多成功的经验，也存在一些不足。随着我国对科学技术以及对计划生育临床研究成果的重视，当初的不足得到了不断的修正。例如，历史上不锈钢金属单环是我国使用率最广的一种宫内节育器（IUD），后经过大规模临床试验发现其有效性远远低于含铜 IUD，而脱落率远远高于后者。1993 年国家计划生育委员会（现国家卫生与计划生育委员会）做出了停止使用不锈钢金属单环的决定。又如，2002～2004 年，上海市计划生育科学研究所的一个科研小组通过系统评估发现，含复方炔诺孕酮的长效口服避孕药的雌激素含量是短效口服避孕药的 4.8 倍，但避孕有效性低于后者，并且国内外无长效口服避孕药长期安全性临床资料。最终国家卫生与计划生育委员会 2004 年决定将其从国家计划生育药具采购目录中移除。可见计划生育临床研究对保障育龄群众健康的重要性。本篇将重点介绍计划生育临床研究的特点、研究方法学，以及自本世纪初方兴未艾的循证医学和荟萃分析基本原理及其在计划生育领域的应用。

32.1　计划生育临床研究的特点

32.1.1　研究对象以健康育龄人群为主

一般的临床医学研究对象是单个疾病患者或患者群体，所患疾病可能是由于机体内在的遗传和（或）机体之外的环境因素所导致。如降压药的临床研究受试对象可能是高血压患者，抗生素的研制受试对象可能是某种感染性疾病的患者。当然，在Ⅰ期和Ⅱ期临床试验中往往需要招募健康成人获得用药剂量和药代动力学等数据，最终的目标人群只能是患者。计划生育临床研究的对象则不然，避孕药具使用的对象绝大多数是身体健康的育龄人群。由于疾病会给避孕药具临床研究带来额外的复杂性，一般避孕药具Ⅲ期临床试验也只招募健康育龄人群。流产对象是一个特殊群体，特别是人工流产。妊娠（病理妊娠或妊娠并发症也仅占少数）被认为是一个正常的生理过程而不是一种疾病，因此在很大程度上可以认为是健康人群。

32.1.2　更高的有效性和安全性要求

由于一般临床医学研究的对象是患者，治愈和（或）缓解症状/疾病进程是其目的，因此能达到一定的有效性即可，即使出现一些不良反应也可以妥协。然而，计划生育药具和技术主要施用对象是健康人群，避孕失败是人们不愿接受的结局，因此对计划生育药具有效性要求更高。现代避孕方法，如IUD、绝育术、口服避孕药、皮下埋植、避孕针等，正确使用时避孕有效性可达99%以上。由于使用对象是健康人，且使用时间长，因此对这类药具提出了更高的要求。妇女一生中，需要避孕的时间长达30余年，使用人数广是因

为性是人类正常的生理需求之一，全世界几乎每一个人都必须面对避孕的问题。随着全球生育率的下降，人们需要避孕的时间更长，这些特点导致了人们对计划生育药具的安全性也提出了更高的要求，无论是近期的还是远期的不良反应要尽可能降到最低。即便是针对人工流产的临床研究，对其长期不良反应的关注，特别是对子代可能产生的影响，也多于一般的临床研究。

计划生育药具的研制，因其应用面广，使用期长，对象为正常健康人群，故对其有效性的要求比一般药具高，对其理化性质、生物学评价以及临床研究的每个环节要求更加严厉。

32.1.3　个性化要求和知情选择

从前面的描述可以看到，人们对计划生育药具的要求极高，使用对象极广，使用时间更长。此外，避孕药具的选择还受国家政策、社会经济，使用者教育水平、生理和心理等各种因素的影响，人们的避孕需求千差万别，至今没有一种避孕药具能够适用于所有的使用对象。为满足不同对象的计划生育需求，新的药具和技术不断涌现。当代我国对计划生育服务提出了知情选择的要求，计划生育药具和技术的临床研究不能只关心有效性和安全性，群众的可接受性也应是其中的重要研究内容。长期以来，由于人口增长的巨大压力，我国以推广医控型避孕药具为主，如男女性绝育、IUD。随着生育数量的下降以及知情选择的推广，选择IUD及避孕套的人群越来越多，但其他高效避孕方法使用率仍然很低。如我国已婚育龄妇女避孕针的使用率<1%，而在南非、肯尼亚、纳米比亚、马拉维和印度尼西亚等国，避孕针是育龄夫妇主要避孕方法之一，使用率高达20%～30%（联合国人口基金会，世界避孕率，2011年统计）。发展安全有效的、先进实用的避孕节育新技术和新产品是实现安全避孕、满足用药个性化、知情选择的基础。

32.2　循证医学基本原理及其发生和发展

自1992年,《美国医学会杂志》首次提出循证医学(evidence-based medicine)的概念以来,短短20年循证医学席卷了整个医学界,冲击了整个世界,成为近年来国际临床医学界倡导的学科发展的一个方向,被誉为是21世纪临床医学的革命。中国科学院韩启德院士指出"实施循证医学将加速低廉有效的医疗卫生措施的推广,淘汰现行医学实践中无效的干预措施,防止新的无效的措施进入医学实践,从而不断增加医学实践中有效措施的比例,充分利用有限的医疗卫生资源,提高医疗卫生服务的质量和效率。发展循证医学已成为21世纪世界各国提高医疗卫生服务治疗的重要举措。循证医学正在世界范围内引起医学科研方向和资助方式的调整、医学教育内容的改革和重组、医学教科书和信息的电子化、教学模式的革命,以及对医学继续教育、医师资格评定、服务质量评估方法的重新定位"。前卫生部副部长殷大奎教授认为:"循证医学是一场将知识转化成医疗卫生服务质量和效率的革命。"作为临床医学的一个分支,计划生育学也必然遵循这一医学发展规律。

32.2.1　循证医学的概述

循证医学,顾名思义,即遵循证据的医学,即是应用当前所能获得的最好的科学证据做出医学决策。循证医学的概念首次由加拿大McMaster大学David Sackett教授及其同事于1992年以"医学教学的新模式"在《美国医学会杂志》首次亮相,当初循证医学的核心内容是培养医师解读医学文献的能力。1996年,《英国医学杂志》对循证医学的定义做了进一步阐述。1997年,英国国家电子医学图书馆馆长、牛津大学卫生科学研究院第一任院长、循证医学与循证决策的奠基人Muir Gray教授在其《循证医疗卫生决策艺术》中奠定了现今循证医学的总体思想框架:循证医学是关于如何遵循科学证据进行一切医疗卫生实践活动的科学。具体地说,循证医学是基于现有最好证据,兼顾经济效益和价值取向,进行医学实践的科学。2000年David Sackett教授在《怎样实践和讲授循证医学》一书中将循证医学的定义修订为:"慎重、准确、明智地应用当前所能获得的最好的研究依据,结合临床医师的专业技能和临床经验,并考虑患者的价值和愿望,将三者结合起来做出对患者的治疗措施。"牛津大学循证医学中心将循证医学诠释为:"本着对患者个体的医护目的,将目前所能获得的最佳证据加以尽责的、明白的和明智的应用,即为循证医学。"韩启德院士将循证医学笼统地定义为"循证医学是关于如何遵循证据进行医学实践的科学,是如何遵循证据进行医疗卫生决策的学问"。

可见,循证医学强调最佳证据、专业知识/经验和患者需求三者结合,缺一不可,相辅相成,共同构成循证思维的主体,三者之间的关系可用图8-32-1表示。医学的循证化要求临床医师从更多方面来把握疾病、把握医患关系,其结果是医师和患者形成诊治联盟,使患者获得最好的临床结果和生命质量。

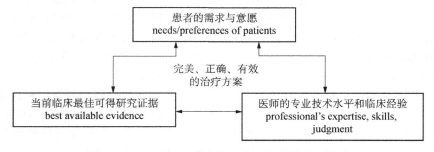

图8-32-1　循证医学患者、证据和医师关系示意图

当然,循证医学所指的实践活动不仅仅是临床上对个体患者的诊治,还包括医疗卫生法规和政策的制定、公共卫生和预防策略的制定、医疗卫生服务组织和管理、医疗卫生技术准入、新药审批、医疗保险计划的制定、临床指南和统一式服务流程的制定、患者对服务项目的选择、医疗事故法律诉讼等一切与医疗卫生服务有关的活动和行为。因此,广义的循证医学应包括一切医疗卫生服务的循证实践。

32.2.2 循证医学的起源

尽管循证医学在近 20～30 年迅猛发展,但其哲学思想可以追溯到公元前。例如,古希腊希波克拉底在其著述中已经将观察性研究引入医学领域,提出不仅要依靠合理的理论,还要依靠综合推理的经验,动物实验结果并不能证实在人体的效果。有学者研究发现,我国清朝时期的《考证》也可以看到循证思维的影子。1747 年苏格兰皇家海军医师、卫生学创始人 James Lind 通过对吃柑橘水果与坏血病的关系进行了早期临床对照试验。1898 年丹麦医师 Fibiger 进行了血清治疗白喉的半随机对照临床试验,验证血清治疗白喉的效果。1904 年,英国著名统计学家 Karl Pearson 为解决小样本研究统计效率低的问题,将一组研究结果整合起来,开创了将多项研究资料合计进行统计分析的先例。1948 年,英国著名医学统计学家、流行病学家 Bradaford A. Hill 设计了世界上第一项临床随机对照试验(randomized controlled trial,RCT),肯定了链霉素治疗肺结核的疗效。以后,RCT 在临床各学科迅速开展,根据临床研究依据来处理患者的观念逐步形成。再后,大样本、多中心的 RCT 取代了以往分散、个别的观察性研究和临床经验总结。上述这些事件是循证医学发展史上的里程碑,为后来循证医学的诞生奠定了理论基础。然而,循证医学之所以在 20 世纪后期产生,21 世纪之初蓬勃发展,与同时期社会发展和科学进步密不可分。与循证医学产生有关的

几个关键事件和技术进步,包括以下几个方面。

(1)疾病谱的改变:20 世纪中叶,随着经济文化的发展和医学科学技术的进步,传染性疾病被有效控制,发病率逐渐下降,但与社会、心理和环境因素有关的疾病显著增加,人类的疾病谱从传染病和营养缺乏为主,转向以肿瘤、心脑血管疾病和糖尿病等慢性非传染性疾病为主。病因呈多样化发展,疾病的发病机制、病理表现、临床预后也更为复杂,治疗更为困难。为此需要最新的临床证据应对疾病谱的变化,做出切合实际的临床决策。

(2)RCT:1948 年英国 Bradaford A. Hill 设计了人类第一项 RCT,证实了链霉素治疗结核的疗效。鉴于 RCT 研究方法严谨、可靠,其结果很快得到公认。从此,RCT 被确立为评价临床疗效的最有效方法。随着 RCT 方法的广泛应用,人们发现,不同研究者针对同一个问题的 RCT 研究得出的结果可能大相径庭,导致临床医师无从选择。于是,分析和评价临床研究的方法学应运而生,将应用相同干预措施处理相同临床问题的所有高质量研究整合起来进行分析,得出结论,解决临床医师无所适从的问题。大样本、多中心 RCT 研究迅速发展,并作为临床科研方法和标准被广泛接受。

(3)荟萃分析:1976 年心理学家 Glass 最早提出了荟萃分析的统计学方法,用于教育学研究领域中多个研究结果的定量分析。后来,这一方法被应用于医学领域,并日益重视。荟萃分析的基础是建立在全面、系统的文献收集和研究质量评价上,如果不经系统收集相关文献或不考虑研究质量,荟萃分析的结果很可能就是"垃圾进,垃圾出"。20 世纪 80 年代后,荟萃分析被逐步引入 RCT 研究,并成为系统综述的重要方法学,使循证医学有证可循。

需要指出的是,系统综述不等于荟萃分析,系统综述包含文献收集、评估、信息提取等一系列过程,荟萃分析只是用于综合多个研究结果的统计技术。一份系统综述可以含

荟萃分析,也可以不含,两者既有不同,也有交叉,其关系可用图 8-32-2 表示。

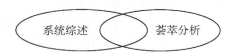

图 8-32-2 系统综述与荟萃分析关系示意图

(4)计算机和网络技术:计算机和网络技术的发展,使远距离通讯和信息传递成为可能。就循证医学而言,这些技术的发展对于临床试验结果的及时发布和文献的查新、查全起到了关键作用。而且,计算机和网络技术对国际 Cochrane 协作网和世界各国 Cochrane 中心网的建立与发展,为临床医师快速地从网络中获取循证医学证据,提供了现代化技术手段。

(5)临床流行病学:自 20 世纪 30 年代美国耶鲁大学 John R. Paul 教授提出临床流行病学的概念以来,该学科快速发展,通过在临床研究和医疗实践中将流行病学和卫生统计学的原理和方法与临床医学研究有机地结合。再后来,又将卫生经济学及社会医学融入其内,更加丰富和发展了临床研究方法学,深化了人们对疾病发生、发展和转归规律的认识,提高了对疾病诊断和治疗的水平。临床流行病学的发展,促进了 RCT 成果增多,增强了循证医学的基础。1996 年由一些临床流行病学家、统计学家及杂志编辑等成员共同制定的 RCT 研究结果统一报告标准(CONSORT 声明)被国际医学杂志普遍接受,客观上推动和提高了医学证据水平,为开展循证医学保证了高质量证据的来源。

此外,循证医学之所以能有今天的成就,英国医师、公共卫生学者 Archie Cochrane 的贡献功不可没。1972 年他发表了"效果与效率:对卫生服务随机化的深思"一文,提出 RCT 研究是检验卫生干预措施的最佳方法。1979 他又提出应将医学领域所有相关的 RCT 研究收集起来综合分析,并随着新临床试验的出现不断更新,以便得出可靠结论。1987 年 Cochrane 根据 20 多年对妊娠和分娩后随访的大样本 RCT 结果进行系统评价,获得了令人信服的证据,向世人揭示了循证医学的实质,也首次正式提出系统综述(systematic review)的概念,成为 RCT 和系统评价的里程碑。

32.2.3 系统综述的发展和作用

(1)系统综述发展历程:早在 1753 年,苏格兰医师 James Lind 已经意识到综合不同研究结果时减少偏倚的重要性。1979 年 Archie Cochrane 提出,应将医学领域所有的相关 RCT 研究综合分析,并随新的 RCT 研究成果出现而不断更新,以获得可靠结论。1983 年 Furberg 发表了世界上首篇 RCT 研究的系统综述"心肌梗死后抗心律失常药物对病死率的效果"。1987 年 Cochrane 首次提出系统综述的概念。这个思想和理念最终导致 Cochrane 图书馆 Cochrane Database of Systematic Reviews 的建立,也让 Cochrane 成了循证医学的代名词。1992 年底,英国国家卫生服务中心在牛津大学成立了英国 Cochrane 中心(http://www.cebm.net/)。1993 年,国际 Cochrane 协作网成立,致力于撰写、保存、传播卫生领域 RCT 系统综述,为临床治疗实践和医疗卫生决策提供可靠的科学依据,并定期发表于 Cocharne 图书馆。

(2)系统综述定义:1995 年由 Iain Chalmers 和 Dogulas G. Altman 主编的《系统综述》一书,将系统综述定义为:用系统的方法收集和分析资料以减少偏差和随机误差,得到可靠的结论。Cochrane 协作网给出的系统综述(又称 Cochrane 系统综述)定义更为详细:全面收集符合纳入与排除标准的经验性证据来回答某个研究问题,用清楚、明确的方法减少偏倚,提供可靠的研究结果以便得出结论和做出决定。系统综述可含也可不含荟萃分析。

(3)系统综述在中国:我国是世界上最大的发展中国家,拥有世界人口的 1/5,要以有限的资源满足 13 亿人口人人享有健康保健的巨大需求,正面临着极大挑战。合理高效地使用有限的卫生资源已成为急待解决的问题之一。中国循证医学中心（中国Cochrane中心）于1996年7月在四川大学华西医院（原华西医科大学附属第一医院）开始筹建，1997年7月获卫生部认可，1999年3月31日经国际Cochrane协作网指导委员会正式批准注册成为国际Cochrane协作网的第14个中心。

（4）系统综述与传统综述的区别：系统综述有别于一般意义上的综述，主要表现为其特有的6个特征：①研究目的和纳入与排除标准明确；②方法学清楚并可重复；③检索策略系统，能全面收集符合纳入与排除标准的研究；④评价纳入研究的真实性和评价偏倚风险；⑤纳入研究特征与结果的表达及合成系统；⑥定期更新，这种特征不仅适用于临床医学领域的科学证据，也适用于其他学科领域。

传统综述由1～2个人就可以完成，而Cochrane系统综述通常由一个团队合作完成。团队成员事先经过统一培训，由2名成员独立完成文章的筛选和信息提取。如果两人意见不一致，需有第3人加入，达成一致意见后决定文章的取舍。Cochrane系统综述团队最好包括流行病/卫生统计专家、专业医务人员、用户、临床医师以及与熟悉评价主题的特定相关人员等不同领域工作人员。

（5）系统综述的基本过程：系统综述基本过程可以概述为：①提出问题；②制订纳入与排除标准；③撰写计划书；④检索文献；⑤筛选文献；⑥评价纳入研究的偏倚风险；⑦提取数据；⑧分析资料，进行定性或定量分析（荟萃分析）；⑨讨论分析发表偏倚；⑩撰写全文。如果纳入研究间不存在临床异质性，且定量数据可获取时则进行荟萃分析；若纳入研究间存在异质性则不能直接合并分析。可考虑改变结果变量的指标，或选用随机效应模型，或探讨异质性来源，按亚组分析等措施。若研究数据不完整，无法进行荟萃分析，则只做定性分析。

（6）Cochrane系统综述：如果要撰写

Cochrane系统综述，其运作略显复杂。为保证系统综述设计的周密和科学性，Cochrane图书馆要求对综述题目、研究方案以及资料提取、分析和综述撰写全过程都实行注册。因此，Cochrane系统综述不但从入口处对设计质量把关，而且对实行过程进行监督，还规范发表格式，把关出口质量。Cochrane系统综述研究方案和全文均在RevMan软件中进行，内有统一的数据提取、分析、制图和写作格式。该软件为Cochrane系统综述作者提供了使用指南和标准以及完善的分析方法、在线帮助和自动纠错机制。为保证综述质量，Cochrane协作网成立了53个系统综述小组，涵盖了几乎所有的医学专业。每个小组负责一定主题范围内的系统综述评阅工作。为避免重复，系统综述作者需先将欲开展的系统综述的题目交其审阅，评阅小组会根据具体情况，为选题提供建议和咨询。为提高研究方法和研究过程透明度，题目注册成功后，评阅小组会要求作者在一年内提交研究方案。研究方案需通过评阅小组编辑审核和外审通过后对外公布。如果研究方案发布2年后仍未提交全文，将会被宣布退稿。

Cochrane系统综述必须严格按设计方案执行，如有改动，必须在文章中标明。全文没有篇幅限制，以便尽可能详细报告有关内容。系统综述完成后，仍会不断出现新的研究证据，可能会影响原综述的结论，因此Cochrane系统综述需要定期更新。目前一般要求每2年更新一次，但如果有重要或较多新证据出现时，更新的时间可能更短，以保障其时效性。因此，Cochrane系统综述被公认是最高级别的证据，已成为卫生干预措施最有价值的信息来源。

目前，Cochrane系统综述已经成为临床实践、医学教育、知证决策的证据基础。美国、加拿大、澳大利亚和荷兰等国制定卫生政策、疾病指南、医疗保险政策、确定国家基金优先资助项目均以Cochrane系统综述结果为重要依据。中国也利用Cochrane系统综述结果循证筛选基本药物，制定卫生改革政策。

32.2.4 循证医学的证据和证据分级

证据是循证医学的基石,遵循证据是循证医学的本质所在。循证医学强调应用最好的证据,其主要是指基于临床的研究,尤其是以目标人群为对象的临床研究,包括 3 个方面,即诊断性临床试验研究,预后指标的强度研究,治疗、康复、预防措施的有效性和安全性研究。临床研究新证据可能会否定过去的临床诊断性试验和治疗方案,同时也随时准备被新的、更好的证据所取代。因此,最好的证据是指当前最新的证据。临床专业技能是医师长期积累的对患者诊治和治疗反应的经验。然而,个人的经验是有限的,临床医师必须学会在浩瀚海洋般的临床证据中有效搜索和归纳所需要使用的最好证据。否则,个人的知识难以保持更新,原有的知识和经验也会过时。

然而,什么是最好的证据? 如何辨别证据的好坏与强弱? 如何根据证据的质量做出符合患者的最佳利益的临床推荐?

实际上,已经有不少专家、学者试图建立统一的证据分级标准。例如,1979 年加拿大定期健康检查特别工作组(Canadian Task Force on the Periodic Health Examination)就开展了对临床研究证据进行系统分级的工作,并给出推荐意见。此后,多个组织和机构也进行了类似的证据质量评价和推荐强度制订等工作,但各家证据评价方法和标准不一,甚至彼此矛盾,有些分级系统主要根据研究设计而不考虑决定证据质量的其他要素,有的分级系统则过于复杂。2000 年包括 WHO 在内的 19 个国家和国际组织共同成立了一个名为 GRADE 工作组(GRADE 即 Grading of Recommendations Assessment, Development and Evaluation 首字母缩写,意为"评估、制定与评价推荐分级",其网站见 http://www.gradeworkinggroup.org),循证制定了国际统一的证据质量分级和推荐强度标准,于 2004 年正式推出,并很快获得了广泛接受。

(1) 最好的证据:什么是现有"最好的证据"? 与医学实践相关的证据是多样、多层次的。有些证据可靠,有些不可靠;有些证据与医学实践直接相关,有些间接相关。基础科学提供的科学证据,如生理、生化和基因研究等,对医疗卫生决策有一定的借鉴意义,但往往不能直接用来指导医学实践活动。直接可以用于指导医学实践的证据来自以人为研究对象的疾病和健康一般规律的医学观察和研究,进行这类研究的方法学是流行病学。

随便翻开任何一部《流行病学》教科书,就可以发现,流行病学研究方法有很多,但是不同的研究方法所提供的证据质量和可靠性各不相同。就方法学而言,不同研究方法所获得的证据质量强弱的关系到底如何呢? 有学者总结了研究方法与证据质量金字塔(图 8－32－3)。处于金字塔顶端的是系统综述或资料收集全面的荟萃分析。实际上,这两种方法都不是原始研究,而是对原始研究数据的二次加工。基于多个 RCT 系统评估/荟萃分析所获得的证据的质量和可靠性最好。其后,根据研究方法对偏倚和混杂控制能力、因果关系判断能力的强弱,人们认为不同研究方法所获得的证据质量强弱依次为:RCT＞前瞻性研究/队列研究＞病例-对照研究＞病例回顾和临床经验＞个人主观意见＞动物实验和体外实验室研究。因此,所谓现有"最好的证据"就是现有的获得证据质量最强的临床研究证据。

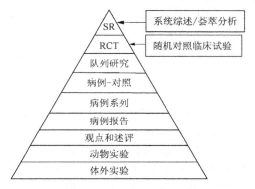

图 8－32－3 证据金字塔

引自:http://library.downstate.edu/EBM2/2100.htm

（2）GRADE 准则的临床证据分级和推荐强度：临床证据的分级必须便于临床工作。为此，GRADE 工作组将临床证据等级分为高、中、低、极低 4 级，证据推荐强度简化为强和弱 2 级。分级和推荐详细标准见表 8 - 32 - 1、表 8 - 32 - 2。

表 8 - 32 - 1　GRADE 证据等级

证据强弱	证据强弱判断依据
高	未来研究几乎不可能改变现有疗效评价结果的可信度
中	未来研究可能对现有疗效评估有重要影响，可能改变评价结果的可信度
低	未来研究很有可能对现有疗效评估有重要影响，改变评估结果可信度的可能性较大
极低	任何疗效的评估都很不确定

表 8 - 32 - 2　GRADE 推荐强度

推荐强度	推荐强度依据
强	明确显示干预措施利大于弊或弊大于利
弱	利弊不确定或无论质量高和低的证据均显示利弊相当

GRADE 证据分级系统具有以下显著特点。

1）明确定义了证据质量和推荐强度。证据质量指在多大程度上能够确信疗效评估的正确性；推荐强度指在多大程度上能够确信遵守推荐意见利大于弊。

2）突破了主要从研究设计角度考虑证据质量的局限性，综合考虑研究设计、研究质量、研究结果的一致性和证据的直接性。

3）从使用者而非研究者角度制定标准，拓宽了应用范围，并随时更新。

4）推荐意见将根据当前可得证据的 3 种结论（肯定、否定、不确定），简化为强和弱 2 级，既充分体现了循证医学立足于用，后效评价的思想，又为未来的发展和向其他领域拓展留下了空间和接口。

（3）增强或减弱证据强度的因素：研究设计和研究方法是评估可信度的决定性因素。RCT 研究证据的可信度较高，但有的 RCT 研究可能会发生严重问题，如研究对象

大量失访、对象分组隐匿性差、使用主观结局指标进行评价等，这些问题都易导致研究结果产生偏倚，致使证据质量降低。当 RCT 研究中的目标人群与实际应用人群不一致时，或者纳入患者数量很少或观察到的事件很少时，证据强度均应降级。各种结局的证据质量各不相同怎么办？一般来讲，总的证据质量取决于对决策有关键意义的结局中最低的证据质量。表 8 - 32 - 3 列举了一些有助于提高或导致降低证据质量的因素。

表 8 - 32 - 3　增强或减弱证据强度的因素

证据降级影响因素 *	研究质量有严重或极严重缺陷
	试验结果严重不一致
	证据直接性存在不同程度的不确定性
	数据不精确或为稀疏数据
	存在报道偏倚的高风险
证据升级影响因素	强相关证据：基于两个或多个观察性研究的一致性证据，相对危险度＞2 或＜0.5，有统计学意义，且无可能的混杂因素（＋1）
	极强相关证据：基于毋庸置疑的直接证据，相对危险度＞5 或＜0.2，有统计学意义（＋2）
	有量效关系的证据（＋1）
	所有可能的混杂因素都将削弱效应（＋1）

＊：任一标准都能将证据质量降低一级，如果非常严重甚至可降低两级。

引自：GRADE Working Group，2004。

（4）证据分级——GRADE 准则应用：GRADE 准则代表了当前对证据分级的国际最高水平。截至 2012 年 6 月，包括 WHO 和 Cochrane 协作网、BMJ 杂志等在内的 64 家国际组织和专业机构或协会已接受和采纳 GRADE 标准，使其成为当今世界上使用最为广泛的证据分级系统。但该系统以强调临床有效性证据为主，没有包括生物医学领域的全部证据。未来或许有修订的可能。

Cochrane 系统综述往往要求作者根据 GRADE 准则，对所评价的药品/产品给出证据分级和推荐强度。在什么情况下应该考虑"强推荐"或"弱推荐"，GRADE 小组均给出了建议，做出合理建议的基本原则是要综合权衡获益、风险、负担及潜在成本。基于可得证据，如果临床医师非常确定获益大于，或小于风险和负担，应做出强推荐；如果根据现有

证据,如果临床医师认为获益、风险和负担都差不多,或者获益与风险大小比较存在明显的不确定性,这种情况下应做出弱推荐的建议。由于患者意见对临床决策也有举足轻重的作用,在做推荐建议前,如果认为了解诊疗方案的不同患者做出的选择差异性可能性更大,就应给出弱推荐的建议。以下通过 2 个案例进一步说明如何制定推荐建议。

[案例 1] 阿司匹林与心肌梗死:临床研究明确表明,短期服用阿司匹林可使心肌梗死患者死亡率下降 25%,并且阿司匹林不良反应小,费用便宜。患者方面,有理由认为如果让患者自行选择,他们很可能会选择使用阿司匹林。综合上述因素,可对心肌梗死患者给出使用阿司匹林的强推荐。

[案例 2] 深静脉血栓与法华林:一例 40岁原发性深静脉血栓患者服用了某个剂量的法华林 1 年。临床研究表明,该患者如果按标准剂量继续服用,其下肢深静脉血栓复发的风险每年将下降 10%。但是,继续服用法华林也存在一定的风险和负担,如患者医药费用增加,需要在饮食中补充维生素 K,需要经常做血清抗凝试验,有一定程度的出血风险。患者方面,有的患者能够承担这些风险和负担,有些则未必。综合考虑,应对该患者使用法华林做出弱推荐的建议。

32.2.5 循证医学的应用和发展

(1)循证医学在计划生育领域中的应用:目前,WHO 已经开始运用循证医学的方法制定基本药物目录和基本医疗措施。在计划生育领域,WHO 于 1994 年 3 月和 1995年 5 月先后成立了两个专家组,运用循证医学的方法制定了《避孕药具使用医学指南》(简称《指南》),并于 1996 年发表。2000 年 3月,WHO 又重新组建了专家工作组,根据1994/1995 年后新的证据,对 1996 年版的《指南》进行修订。2003 年 10 月 WHO 召集了来自 18 个国家 36 名专家,对第二版使用《指南》再次进行了修订。第四版修订工作始于 2008 年,来自 23 个国家 43 名专家组成的专家工作组参与了本次《指南》修订工作。每次修订,专家工作组来源更广、代表性更强,参加第四次修订的每个专家都询问了是否存在与该《指南》修订相关的利益冲突。可见,每一次修订都使《指南》更严谨、更科学。第四版《指南》于 2009 年发布,其电子版可以从WHO 网站上免费获取。

(2)循证医学在卫生决策中的应用:循证医学已经成为许多国家政府卫生决策重要依据。如澳大利亚利用系统综述结果制定了《晚期乳癌治疗指南》;英国利用系统综述结果帮助制定了《防止骨质疏松的国家指南和医疗保险政策》;丹麦依据系统综述结果取消了孕妇进行常规超声检查的规定;加拿大根据系统综述结果修订了原定降低中风治疗费用及削减医务人员的计划;美国、荷兰、印度等国家都曾利用系统综述结果制定或修订《治疗指南》。我国也不例外,2004 年国家人口和计划生育委员会采纳了上海市科学计划研究所对我国常用口服避孕药和 IUD 系列系统综述的建议,将避孕有效性和(或)安全性欠佳或安全性证据不足的每月 1 次复方长效炔诺孕酮片和复方长效左炔诺孕酮片、双炔失碳脂探亲抗孕片(53 号探亲避孕片)、0号短效口服避孕药和药铜 165 - IUD 从政府采购目录中移除,有力保障了广大育龄群众的生殖健康。

(3)Cochrane 协作网及其对推广循证医学的贡献:自 1993 年成立了世界上首个Cochrane 协作网以来,世界上 100 多个国家超过 2.8 万人成为该网络的积极活动成员。目前,Cochrane 协作网已成为公认的有关临床疗效证据最好的二次加工信息源,是循证医学实践的可靠证据来源之一。Cochrane图书馆(*The Cochrane Library*)是该网络主要发行刊物,迄今已经出版了 5 000 多篇系统综述,并被广泛引用,其影响因子逐年上升。2010 年的影响因子为 6.186,在全球 151种综合及内科医学期刊中排名第 10,且呈增长趋势。

Cochrane 协作网为全世界范围的用户

提供信息、论坛和联络点,鼓励支持用户参与制作、保存、传播和更新医疗卫生领域的防治措施,以促进系统评价在医疗实践、健康保健、医疗决策者和用户中的广泛应用,促进21世纪的临床医学从经验医学向循证医学转变。据不完全统计,已经有20多个国家和地区成立了循证医学中心,包括英国、美国、法国、澳大利亚、加拿大、韩国、新西兰等,中国循证医学中心(中国 Cochrane 中心)于1996年7月在四川大学华西医院开始筹建,1999年3月加入国际 Cochrane 协作网,成为其第14个中心,在国内收集、翻译本地区发表的和未发表的临床试验报告,建立中国循证医学临床试验资料库,并提交国际临床试验资料库,为我国和世界各国提供国内的临床研究信息;开展系统评价,为临床医师、临床科研和教学、政府的卫生决策提供可靠依据;培训循证医学骨干,推动循证医学在我国的发展;传播循证医学知识、宣传循证医学学术思想,组织开展高质量的 RCT 及其他临床研究和相应的方法学研究,促进临床医学研究方法学的改善和提高。2002年经教育部批准,成立循证医学教育部网上合作研究中心,并在全国建立了10多个分中心。我国人口众多,但卫生资源有限,如何合理高效地使用有限的卫生资源,满足人人享有健康保健的巨大需求,已成为急待解决的问题之一。促进循证医学在我国的实践与发展,将帮助政府部门做出科学决策并改善临床实践,提高医疗服务的质量。循证医学在我国起步时间虽然短暂,但发展迅速。可以预见,其作用将在国内的医疗卫生实践中越来越大。

32.3　计划生育临床研究的医学伦理问题

32.3.1　医学伦理及其基本原则

医学伦理是运用伦理学原则解决医疗卫生实践和医学发展过程中的医学道德问题和医学道德现象,它是医学的一个重要组成部

分。《希波克拉底誓言》是早期医师遵循医学伦理的一种表达形式。公元7世纪我国孙思邈在《大医精诚》一文中也表达了类似的医者行为准则:"若有疾厄来求救者,不得问其贵贱贫富,长幼妍媸,怨亲善友,华夷愚智,普同一等,皆如至亲之想;亦不得瞻前顾后,自虑吉凶,护惜身命。"古代医学伦理准则至今仍不过时,并随着社会和技术的发展而发展,以《日内瓦宣言》中医生毕业宣誓誓词为例。

《日内瓦宣言》是1948年瑞士日内瓦举行的世界医学学会——日内瓦大会采用作为医师毕业时的宣誓誓词。该誓词在1968年8月、1983年10月、1994年9月、2005年5月、2006年5月先后进行了计5次修正。

从《日内瓦宣言》中可以体会到医学伦理中3个最基本的伦理学原则,即患者利益第一、尊重患者、公正。

(1)"患者利益第一"的原则:要求医师不仅在主观上、动机上,而且在客观上、行动效果上对患者确有助益,不伤害患者,即有义务不因疏忽或故意伤害患者。医师在医疗工作中起着家长一样的作用,患者不懂医学,患病后身心处于弱势地位,为了患者的利益,医师应从专业角度帮助患者做出正确的决定。

(2)"尊重患者"原则:尊重患者首先是尊重患者的自主权利(有权利就关于自己的医疗问题做出决定)。但有些患者由于年幼、无知、智力低下、精神不正常等,降低或缺乏自主决定的能力,这时医务人员应替患者做出合理决定,以便保护患者不受他们自己行动造成的伤害。

(3)"公正"的原则:是指对在有关方面相同的人要同样对待,对在有关方面不同的人应该不同对待。这些有关方面可以是个人的需要、能力、已经取得的成就,或已经对社会作出的贡献、对社会可能作出的潜在贡献等。

医学伦理三原则适用于所有临床研究,包括计划生育临床研究。

"患者利益第一"即根据现有的认识水平,临床试验的药品或技术对目标人群必须

利大于弊。

"尊重患者的自主权利"要求研究人员在试验前应取得受试者的知情同意。受试者在做出接受试验的决定前,应知道试验的性质、持续时间、目的、方法和手段;可能发生的不方便和危害,以及对其健康和个人可能产生的影响;受试者有随时退出试验的权利而个人权益不受影响。

"公正"的原则要求对受试者除受试因素外的其他待遇相同。

32.3.2　临床研究中的医学伦理

科学研究是为测试一种假设而采取的行动,以便获得或促进概括性的知识,是一种创造性的活动。人类社会的发展离不开科学研究,离不开创新,但科学研究有其底线,绝不能毫无节制。科研的底线是什么?科研的底线应该是伦理。科学讲的是"能做什么",伦理讲的是"可以做什么"。临床研究是一种科学研究,研究的对象是人,伦理底线的作用显得尤为重要。

历史上曾发生过严重违背医学伦理开展临床研究的事件。如第二次世界大战期间,臭名昭著的日本 731 部队在我国东北使用活体人类进行惨无人道的生物武器与化学武器的试验。另一个对医学伦理学发展起了重要作用的事件是塔斯基吉梅毒试验,它是美国在 1932～1972 年以免费治疗梅毒为名,在亚拉巴马州对 400 名非洲裔男子进行的一系列人体试验,并隐瞒当事人长达 40 年,使大批受害人及其亲属付出了健康乃至生命的代价。美国政府最终在 1997 年对受害者作出赔偿及道歉。为此,美国出台了《贝尔蒙报告》,并要求建立伦理委员会,保护受试者权益。

自此,临床试验通常在开始前,甚至在研究设计阶段要通过伦理审查,评审其技术、药品(食品)或治疗技术等具体措施是否可行,审查它们是否安全、效益比是否高、是否公平、是否无伤害;对某项政策进行审查时,就衡量其对医学事业发展是否有益。

32.3.3　临床试验与赫尔辛基宣言

1964 年芬兰赫尔辛基召开的第 18 届世界医学大会通过的《赫尔辛基宣言》(全称《世界医学协会赫尔辛基宣言》)是一个指导涉及人体生物医学研究的道德原则的国际规章,是由于在纳粹时代残忍地进行人体医学试验(如用俘虏做活体高空试验、冷冻试验和克隆人试验等)而促成诞生的,长期以来一直被看做是临床研究伦理道德规范的基石。自 20 世纪 70 年代末及 80 年代中期逐步在国际上发展起来的药品临床试验质量管理规范(GCP)则是赫尔辛基宣言的具体落实和发展。

(1)《赫尔辛基宣言》人体医学研究的伦理准则:1964 年的《赫尔辛基宣言》先后经 1975 年东京第 29 届、1983 年威尼斯第 35 届、1989 年香港第 41 届、1996 年南非第 48 届、2000 年爱丁堡第 52 届和 2008 年第 59 届世界医学大会 6 次修订。较之上一版,2008 年 10 月通过的《赫尔辛基宣言》第六次修正案扩展了宣言的适用对象,重申并进一步澄清了基本原则和内容,加强了对受试者的权利保护,同时还增加了临床试验数据注册和使用人体组织时的同意等新内容,修正案提高了人体医学研究的伦理标准。

1) 对临床试验进行注册:这一内容是自 1964 年以来首次规定在宣言中。宣言第 19 条规定,每项临床试验在招募第一个受试者前应当在公众可进入的数据库中注册。目前,美国等一些发达国家已经建立了临床试验数据库,公众可以通过互联网(如美国国家健康研究机构临床试验 www. clinicaltrials. gov)查询本国研究申办者在国内及世界其他国家进行的临床试验。临床试验数据库能够保证试验信息的公开透明,使潜在的受试者及公众更容易获得有关试验的准确信息。获取全面充分的试验信息是受试者做出知情同意的前提条件,临床试验的注册制度有力地保障受试者知情同意权的行使。

2) 加强对弱势群体的特殊保护:涉及贫

困人群或其他弱势群体的医学研究,必须是对这些人群的健康需求和优先事项作出的反应,并且有合理的理由相信这些人群能从研究结果中受益,只有符合上述条件的研究才被认为是正当的。受试者为无(或限制)行为能力人,如果其具有同意表示能力,医师除必须获得其法定代理人同意外,还应征得其本人同意。如果无(或限制)行为能力的受试者不同意的,该不同意的表示应当受到尊重。同时,宣言还对无(或限制)行为能力人参加的研究本身进行限制,要求研究只具有最低风险及最小负担。另外,宣言还指出,应当使医学研究中未被充分代表的人群,如儿童、怀孕妇女等,有适当机会参与研究。

3) 宣言的整体性:除了上述内容外,宣言还指出:"本宣言应当作为一个整体,它的每个段落的适用都应考虑其他相关段落"。另外,对研究方案的内容进行了补充,研究方案应包含对因参与研究而造成损害的受试者的治疗和(或)赔偿条款,以及研究后的安排说明。

4) 标本和数据的应用:宣言首次对使用人体组织及数据时的知情同意作出规定:"为医学研究而使用可辨识的人体组织(包括血液、器官组织和 DNA)或人体数据,医师通常应获得收集、分析、储存和(或)重新使用的同意"。

5) 安慰剂的使用:宣言第三十二条对安慰剂(placebo)的使用情形作了更具体的规定:安慰剂只能在极有限的情况下使用,即"仅当没有其他的治疗方法可资采用时,安慰剂才可以在新药的临床试验中被用来作为对照。"如果市场上已经有了一种合适的药物,那么临床试验就应该以这种已经在使用的药物来作为对照。这也就是说,参与临床试验的志愿者将不再冒仅得到安慰性治疗而可能导致病情加重的危险。接受安慰剂的患者不会遭受任何严重的或不能挽回的损害。这些新内容都是针对目前医学研究中出现的新问题和新形势作出的反应。

受试者个人利益优先原则、临床试验注

册制度和弱势群体的特殊保护制度,加强了医学研究中受试者的权利保护,它对医学研究的实施提出了更高的伦理要求。宣言既是一部伦理规则,又是人体试验的人权保护指南,它的修正必将带动世界人体医学研究伦理规则的发展,推动人体医学研究的制度化和规范化,还将促进人类医学研究的进步发展,有力地保障参与研究的受试者的权利。

(2) 中国对《赫尔辛基宣言》的贯彻:《赫尔辛基宣言》就其性质而言,并非一个在国际法上有法律拘束力的文件。然而,宣言(或宣言中的伦理原则)被无数的关于人体研究的国际和国内文件、伦理指南、法律法规等吸收或列为附件。例如,列入了 WHO《药品试验质量管理指导原则》、国际医学科学组织委员会(CIOMS)《人体生物医学研究国际伦理指南》,成为世界各国普遍接受的,从事人体医学研究应遵守的基本伦理规范。中国国家药品监督管理局 1999 年发布并实施的《药品临床试验管理规范》(以下称 GCP 规范)制定了关于临床试验设计、实施、执行和报告的具体标准,该规范一方面保障了受试者的权益,也保证了数据资料的客观性和真实性。2003年国家食品药品监督管理局对 GCP 条例进行了修订,其第四条明确规定:"所有以人为对象的研究必须符合《世界医学大会赫尔辛基宣言》(附录1),即公正、尊重人格、力求使受试者最大程度受益和尽可能避免伤害。"宣言全文作为我国 GCP 附录,被赋予了与 GCP 相同的法律拘束力。

目前我国除了遵循宣言的伦理规则外,还应根据宣言第六次修正案,建立以下两个制度。

1) 临床试验注册制度:即对临床试验进行注册登记。将试验研究进展和管理信息等内容向公众开放,实现临床试验设计和实施的透明化,从而对临床试验的质量加以控制,并保障受试者的知情权,还有利于公众监督并参与研究过程。

2) 受试者保护制度:近年来医学研究出

现了国际化趋势,发展中国家承担了越来越多的人体医学试验,随之也出现了一些侵犯受试者权利的问题。受试者权利保障问题应当得到政府及社会的广泛关注。美国的伦理审查、知情同意及特殊群体保护等制度值得借鉴。

32.3.4 伦理委员会及伦理审查

为保证临床试验贯彻《赫尔辛基宣言》,保证临床试验过程规范,保护受试者的权益及其安全,我国 GCP 管理规范要求各期临床试验、人体生物利用度或生物等效性试验,必须递交专设的伦理委员会审议,同意并签署批准意见后方可实施。

对伦理委员会的设置,GCP 规范也提出了具体要求。例如,伦理委员会的组成和一切活动应相对独立,不受临床研究组织和实施者的干扰或影响;其设立应向国家食品与药品监督管理局备案;伦理委员会至少由 5 人组成,并具有不同性别的委员,有从事医药相关专业人员、非医药相关专业的工作者(如法律专家),有来自其他单位的委员,委员中参与临床试验者不投票,非委员专家不投票。

伦理委员会必须具有相应的管理制度和工作程序,其成员需接受有关生物医学研究的伦理道德和科学知识培训;伦理委员会审核试验方案的审查意见应在讨论后以投票方式作出决定;签发书面意见并附出席会议的委员名单、专业情况及本人签名;所有会议及其决议应有书面记录,并保存至临床试验结束后 5 年。

从保障受试者权益的角度,GCP 规范第十二条规定了伦理委员会审议试验方案的具体内容:①研究者的资格、经验、是否有充分的时间参加临床试验,人员配备及设备条件等是否符合试验要求;②试验方案是否充分考虑了伦理原则,包括研究目的、受试者及其他人员可能遭受的风险和受益及试验设计的科学性;③受试者入选的方法,向受试者(或其家属、监护人、法定代理人)提供有关本试验的信息资料是否完整易懂,获取知情同意书的方法是否适当;④受试者因参加临床试验而受到损害甚至发生死亡时,给予的治疗和(或)保险措施;⑤对试验方案提出的修正意见是否可接受;⑥定期审查临床试验进行中受试者的风险程度。

因此,在开展临床试验前,研究者须向伦理委员会提交以下材料:①有关临床批件;②药检报告;③试验药临床前或临床有关资料的概述;④研究者手册及其修订;⑤知情同意书;⑥临床试验方案及其修订;⑦病例报告样本;⑧招募受试者的方法及其书面资料;⑨其他伦理委员会要求的资料。

为确保临床试验整个过程都遵循医学伦理,保障受试者权益,GCP 规范还规定,在试验期间,试验方案的任何修改均应经伦理委员会批准;试验中发生严重不良事件,都应及时向伦理委员会报告。因此,伦理委员会是保障受试者权益的主要措施之一。

32.3.5 知情同意书

《赫尔辛基宣言》提出的"知情同意"法则(informed consent),即受试者在知道所有事实的基础上作出的同意或不同意的决策。这是保障受试者权益的另一项主要措施。我国 GCP 规范明确要求,研究者或其指定的代表必须向受试者说明有关临床试验的详细情况,包括以下几个方面。

1) 受试者参加试验应是自愿的,而且有权在试验的任何阶段随时退出试验而不会遭到歧视或报复,其医疗待遇与权益不会受到影响。

2) 必须使受试者了解,参加试验及在试验中的个人资料均属保密。必要时,食品与药品监督管理部门、伦理委员会或申办者,按规定可以查阅参加试验的受试者资料。

3) 试验目的、试验过程与期限、检查操作、受试者预期可能的受益和风险,告知受试者可能被分配到试验的不同组别。

4) 必须给受试者充分的时间以便考虑是否愿意参加试验,对无能力表达同意的受试者,应向其法定代理人提供上述介绍与说明。知情同意过程应采用受试者或法定代理人能理解的语言和文字,试验期间受试者可随时了解与其有关的信息资料。

5)如发生与试验相关的损害时,受试者可以获得治疗和相应的补偿。

经充分和详细解释试验的情况后获得受试者的知情同意书,视受试者的行为能力,知情同意书的获得可以是以下几种情况中的一种。

1)由受试者或其法定代理人在知情同意书上签字并注明日期,执行知情同意过程的研究者也需在知情同意书上签署姓名和日期。

2)对无行为能力的受试者,如果伦理委员会原则上同意、研究者认为受试者参加试验符合其本身利益时,则这些患者也可以进入试验,同时应经其法定监护人同意并签名及注明日期。

3)儿童作为受试者,必须征得其法定监护人的知情同意并签署知情同意书,当儿童能作出同意参加研究的决定时,还必须征得其本人同意。

4)在紧急情况下,无法取得本人及其合法代表人的知情同意书,如缺乏已被证实有效的治疗方法,而试验药物有望挽救生命、恢复健康,或减轻病痛,可考虑作为受试者。但是,需要在试验方案和有关文件中清楚说明接受这些受试者的方法,并事先取得伦理委员会同意。

5)如发现涉及试验药物的重要新资料,则必须将知情同意书作书面修改送伦理委员会批准后,再次取得受试者同意。

知情同意书应同时由受试者保留一份。

知情同意书应包括的内容:①试验目的及试验的研究性;②试验内容及过程;③试验预期的益处与风险;④目前研究的疾病或处理其他可用的方法及可能的受益与风险;⑤试验分组;⑥参加试验的自愿原则;⑦受试者个人试验资料的保密;⑧受试者的补偿。

知情同意书示例

育龄妇女静脉栓塞发病率和危险因素流行
病学研究妊娠妇女调查知情同意书

静脉血栓是指由各种原因导致血液在静脉血管凝固,造成静脉血管不同程度堵塞的一类疾病。静脉血栓具有发病率高、涉及静脉层次广和发病危险因素多的特点。怀孕是目前公认的血栓高危因素,血栓可导致胎盘早剥、先兆子痫甚至孕产妇死亡。本研究的目的是了解我国孕产妇和非孕妇女静脉血栓发生率,并通过对病例和对照调查,了解我国妊娠与非妊娠妇女静脉血栓发病的危险因素,从而为妊娠和非妊娠妇女血栓性疾病的防治提出科学的建议和解决措施。

调查过程

您所在的医院是我们的观察点,由于(您发生了静脉栓塞/您所在的医院新发现了一位静脉栓塞患者,您被选作该患者的对照)。我们希望您参加该调查,回答问卷上的一些问题,包括您的一些基本情况及疾病情况,另外希望收集您少量血样,检测几种与血栓有关的指标。这些资料是匿名的,我们收集的信息也会严格保密,除了研究组成员,任何其他人都不能接触这些资料,在研究完成后这些资料将被完全销毁。

参加本研究的风险与获益

虽然您不能从本研究直接获益,但您提供的资料能够帮助我们深入了解我国妊娠妇女血栓性疾病的发病情况和危险因素。这些资料能够帮助我们为妊娠期妇女血栓性疾病的防治提出更科学的建议和解决措施。

您有权拒绝参加本研究,不影响您应获得的医疗服务。

保密　本研究收集的资料都将严格保密,所有资料都不会出现您的名字。

联系人　如果您有不明白的地方或问题,请告诉我,我很乐意回答您。您也可以向课题负责人xxx了解更多的情况。联系地址是:

　　　　×××单位,×××地址,邮编××××××

　　　　电话:021-××××××××

本项目已经通过了×××伦理委员会的审阅和批准,该委员会的职责是保证参加研究对象的权利和利益。如果您想了解该委员会,您可以与伦理委员会主席×××联系,地址是:×××,电话:0××-××××××××。

如果您同意的话,我将开始对您的调查。

自愿声明:

　　我知道本研究的目的是了解我国妊娠妇女静脉血栓的发病情况和危险因素。

　　我已经阅读了上述材料(或调查人员已经告诉了我上述内容)。我的问题得到了调查人员回答。我知道自己有权退出该研究而不影响今后的医疗服务。我自愿参加本研究。

自愿者签名:_____　　　　调查人员签名:_____

签名日期:_____　　　　　签名日期:_____

32.3.6　计划生育临床研究与伦理

　　毫无疑问,计划生育临床研究必须遵循临床研究的一般医学伦理原则,但是计划生育药具和技术的使用往往不仅牵涉受试者本人,还可能涉及配偶、子代,乃至更大范围的人类伦理学概念。例如,避孕、人工流产和绝育等,是使恋爱、性交与生殖生育分离的技术,受到很强的伦理约束,至今仍受到许多宗教以及非宗教权威的反对。产前诊断、遗传学检查、遗传学筛选、遗传咨询、基因治疗、基因工程等技术有利于人们及早发现遗传性疾病,但这些技术有可能引起是否应该限制严重遗传病患者的婚育、遗传信息是否应该保密、这些技术带来的利害得失如何权衡等伦理问题。

　　英国生理学家爱德华兹因成功诞生了世界上第一个试管婴儿而于2010年10月,获得诺贝尔生理学和医学奖。虽然1978年世界上首例试管婴儿诞生至今已隔30余年,但仍有不同伦理声音和争议。30多年来,世界上围绕着人类辅助生殖技术及其衍生技术的社会伦理争议从未停止过,反对声音不绝于耳。人工授精、体外受精、代理母亲等生殖技术给人类提供了非自然的生殖方式,引起一系列概念、伦理学,甚至法律问题。人工授精将有第三者参与的合子引入婚姻关系,可能会破坏家庭的基础;供体精子人工授精育成的孩子会导致孩子的法律地位问题;如何对待人类胚胎的研究等问题尚需进一步探讨。

　　　　　　　　　　　　　　　　(车　焱)

33 计划生育临床研究方法

　　临床试验(clinical trial)是指在研究者控制的条件下,开展药品、试剂、器械等对人群疾病或健康问题的安全性和有效性的试验性研究。1999年我国国家药品监督管理局发布并实施的 GCP 管理规范将临床试验具体定义为:"任何在人体(病人或健康自愿者身上)进行的药品系统性研究,以证实或解释研究药品的作用、不良反应及(或)药品的吸收、分布、代谢和排泄,目的是确定研究药品的疗效与安全性"。在 2003 年修订的《药品临床试验管理规范》(以下简称 GCP 规范)里,这一定义得到了保留。参加临床试验的受试者可以是健康人,也可以是患者[国外通常将参加临床试验的研究对象称为志愿者(volunteer),国内一般称为受试者]。选择什么样的受试者参加试验要根据试验的目的而定。多数临床试验的受试者是患者,目的是考察新药有无疗效和不良反应。由于参加试验的对象是人,临床试验最重要的一点就是必须符合伦理要求,必须尊重受试者的人格及其利益,只有在这种前提下才能开展临床试验。精心设计和实施的临床试验是提高人类健康,寻找新的治疗药物和方法的最好途径,也是新药研制和接受过程中必不可少的阶段,计划生育药具和技术也不例外。

33.1　计划生育临床研究

33.1.1　医学研究和临床研究的分类

　　图 8-33-1 简要概括了医学研究的分类。医学研究主要包括实验研究和观察性研究。实验研究是在非人体上进行,如各种动物模型、标本、细胞、细菌、病毒等,实验研究通常又称为临床前研究。

　　观察性研究是在人体上进行,属于临床研究。根据研究对象纳入的完整性,观察性研究又可分为普查法和选择性抽样。

　　(1)普查法:顾名思义,就是将所有的目标人群都纳入观察。但这种方法非常罕用,这是因为,一方面目标人群往往难以穷尽;另一方面这种方法耗时、耗力、耗钱。根据现代统计学原理和方法,通过对目标人群的合理抽样,可以通过样本推断总体,还可以估算总体的可信区间。在临床研究中,普查法往往没有必要。

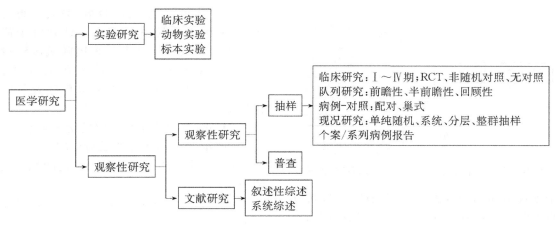

图8-33-1 医学研究分类简图

（2）选择性抽样：就是从目标人群中选择一个合理样本进行临床研究，其常见的研究设计有临床试验、队列研究（cohort study）、病例对照（case-control study）、现况研究（cross-sectional study）以及个案/系列病例报告（cases/series case reports）等。每一种研究方法还可以再细分，如按药物审批过程可分为Ⅰ、Ⅱ、Ⅲ、Ⅳ期临床试验，按是否随机、是否有对照可分为随机对照（randomized controlled）、非随机有对照（non-randomized controlled）、无对照临床试验；按队列建立时间可分为前瞻性（perspective cohort study）、半前瞻性（semi-perspective cohort study）和回顾性（retrospective cohort study）队列研究；病例对照也有1：n 配对病例-对照研究（matched case-control study）和巢式病例-对照研究（nested case-control study）；以及不同抽样方法的现况调查，如系统随机抽样、分层随机抽样、整群随机抽样现况调查等。下节将详细描述计划生育临床研究常用的设计方法。

文献研究是对原始研究的二次加工，包括一般叙述性综述和系统综述。原始研究主要来源是观察性研究。虽然文献研究是非原始研究，但系统综述所获得的证据强度处于证据金字塔等级的顶端，为最高级。一般的叙述性综述由于方法学不严谨等问题的可能

性较大，其证据强度显然较弱。

33.1.2 常用计划生育临床研究方法介绍

常用计划生育临床研究方法主要包括临床试验、队列研究、病例-对照、现况研究及个案/系列病例报告等。

33.1.2.1 临床试验

从方法学上划分，临床试验可分为随机对照临床试验（RCT）、非随机对照临床试验和无对照临床试验。从药物的研发和审批过程角度划分，通常临床试验分为Ⅰ期、Ⅱ期、Ⅲ期和Ⅳ期。本节首先对临床试验的方法学进行描述，然后简要介绍药物研发和审批所要求的4期临床研究。

（1）RCT：即采用随机分配的方法，将符合条件的研究对象分别分配到试验组和对照组，然后接受相应的试验措施，在一致的条件下或环境里，同步进行研究和观察试验效应，并用客观的效应指标对试验结果进行测量和评价。RCT研究流程参见图8-33-2简示。

RCT试验中的随机、对照和盲法

1）随机：是指每个受试者具有相同的机会进入试验组和对照组接受相应的试验药物/处理。目的是防止人为的主观因素干扰试验结果，使得研究组和对照组除试验因素外的其他因素在两组中均衡，以控制混杂因素对研究结果的影响。即便随机化没有使各

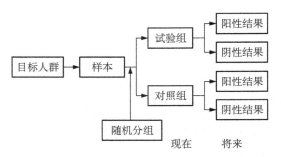

图 8-33-2 平行设计随机对照临床试验流程图

个处理组间的干扰因素达到均衡,在资料分析阶段可以利用适当的统计方法调控可测的混杂因素。但是,不可测的因素所产生的混杂不能被调整。

在有对照试验中,随机分配受试者是确保试验组和对照组可比性和减少产生选择性偏倚的较好方法。常用随机分组方法包括以下几种。

● 简单随机法:用随机数字表或计算器或计算机产生随机数字,除以分组数,根据余数进行分组。例如,如果研究设计仅考虑分试验组和对照组两组,在用随机数字除以 2,余数只能是 0 或 1,可以事先规定余数为 0 者分配到试验组,余数为 1 者到对照组。反之亦可。一般医学统计学教材附有随机数字表。许多统计软件,如 SAS、SPSS、STATA 等也可产生随机数字。一种比较简单的方法是利用 Office 软件中 Excel 表格的 Rand 或 Randbetween(n, m)程序,可以产生 0～1,或 n～m 之间的随机数字。

● 区组随机法:将研究对象编成含一定数目的一个个小组(block,区组),每个区组作为一个随机单位进行分组。这种随机方法常用于多中心临床试验,其优点是有利于维持各组数量上的平衡。每个区组内各处理组分配的数量可以相同,也可以不同,可视研究需要而定。一般区组大比小好,区组小容易预测下一个受试者接受什么处理,区组大就不那么容易预测。

区组随机法示例

某临床试验计划招收 600 名受试者,随机分成 3 组,一组为试验组,另设 2 组对照组,采用不同的对照药品。计划每个研究组招收受试者 200 名。采用随机区组设计,每个区组 3 人,3 个研究组各 1 人。STATA 软件编制的随机区组程序及其解释如下:

```
set obs 600(拟随机分组的受试对象)
gen no = _n(产生受试对象的序号)
set seed 8975467(设定产生伪随机数的种子数)
gen block = int((_n-1)/3)+1(产生区组序号)
gen a = uniform()(产生均匀分布的随机数)
sort block a(对每个区组内随机数排序)
bysort block：gen group = _n(产生每个区组内序号)
lab define group 1"试验组"2"对照组 1"3"对照组 2"
lab values group group
sort no(重新按受试对象排序)
drop a(删除中间变量)
list no block group(打印随机分组方案)
```

程序输出结果如下(仅列出前 60 名受试者编号),区组号(1～200),随机分配的研究组别(试验组、对照组 1、对照组 2)(表 8-33-1)。

如果上述试验在 10 家医院进行,每个医院招募 60 例受试者,随机分配到三组,每组 20 人,可试用以下 STATA 程序。

```
set obs 600(产生 600 个对象编号)
egen id=seq () (let the id=sequence)
egen hospital = seq (), b (60)(产生 hospital(医院)编号)
gen b=int((_n-1)/3)+1(创建区组(block))
set seed 1 000(产生随机种子数)
gen r=uniform ()(产生随机数字)
sort b r(将研究对象分配到各医院)
gen g=(mod(_n-1,3))+1
tab hospital g(输出结果)
```

表 8-33-1 区组随机设计 STATA 程序输出结果

编号	区组	研究组别	编号	区组	研究组别	编号	区组	研究组别	编号	区组	研究组别
1	1	对照组2	16	6	对照组1	31	11	对照组1	46	16	试验组
2	1	对照组1	17	6	对照组2	32	11	对照组2	47	16	对照组2
3	1	试验组	18	6	试验组	33	11	试验组	48	16	对照组1
4	2	对照组1	19	7	对照组2	34	12	对照组2	49	17	试验组
5	2	对照组2	20	7	试验组	35	12	试验组	50	17	对照组2
6	2	试验组	21	7	对照组1	36	12	对照组1	51	17	对照组1
7	3	对照组2	22	8	对照组1	37	13	对照组2	52	18	试验组
8	3	对照组1	23	8	对照组2	38	13	对照组1	53	18	对照组2
9	3	试验组	24	8	试验组	39	13	试验组	54	18	对照组1
10	4	对照组2	25	9	试验组	40	14	试验组	55	19	对照组1
11	4	对照组1	26	9	对照组1	41	14	对照组2	56	19	对照组2
12	4	试验组	27	9	对照组2	42	14	对照组1	57	19	试验组
13	5	对照组2	28	10	试验组	43	15	试验组	58	20	试验组
14	5	试验组	29	10	对照组1	44	15	对照组1	59	20	对照组2
15	5	对照组1	30	10	对照组2	45	15	对照组2	60	20	对照组1

SAS、SPSS 等软件也可实现如上述计算机辅助随机分组,读者可根据所拥有的软件和知识选择性使用,也可请有经验的流行病/卫生统计专业人员协助。

开展 RCT 研究时,需要注意随机化的隐匿性,以防止随机化方法的"不彻底",导致对象分组可以"猜中"。大型多中心 RCT 采用中心电话随机分组系统。中小型 RCT 可用药剂师控制随机分配方案,也可将随机分组编号装入避光信封密封,当接受研究对象时,对号启封入组等。

2)对照:是指 RCT 研究中未使用干预措施或测试药物的研究对象。这是 RCT 研究的另一个重要特征。使用对照的目的是将受试干预措施或药物给研究对象带来的结果如症状、体征、其他病状改变与其他因素如疾病的自然进程、观察者和患者的期望、其他治疗措施等造成的结果区分开来。

常用的对照有以下几种:空白对照、安慰剂同期对照、活性药物同期对照、量效关系同期对照、前后对照、历史对照。

● 空白对照:即对照组不使用任何药物和措施。由于空白对照产生观察、测量偏倚的可能性较大,Ⅲ期临床试验一般不采用。为避免这些情况的产生,可用外观与试验药物完全相同,但不含任何活性成分的安慰剂对照。

● 安慰剂同期对照:使用安慰剂同期对照的优点是:能可靠证明药物的疗效;检测"绝对"安全性,区分不良事件是否由于"背景噪声"所致;效率高,只要较小样本量就可以检测出疗效。

但安慰剂同期对照缺点也很明显,如伦理问题,只限于特定人群小样本的短期试验;患者和医师的实际顾虑。如果患者认为分配至安慰剂组可能会退出试验。

● 活性药物同期对照:为克服安慰剂同期对照的缺点,特别是伦理问题,可以采用活性药物同期对照。所用的活性对照药物必须是得到管理部门批准的对试验的适应证确有疗效。活性药物同期对照的优点是:减少伦理的顾虑,打消患者和医师的担忧;可进行大样本的试验,能提供更多的疗效和安全性方法的资料。活性药物同期对照也有一些缺点,如不能直接评价绝对作用大小;样本量可能很大。

● 量效关系同期对照:即比较不同剂量药物的有效性和安全性,如比较米非司酮 25 mg 与 10 mg 用于紧急避孕的有效性和不良反应研究就属此类。

● 前后对照和历史对照：顾名思义就是将研究对象参加试验的前后数据进行比较，或试验数据与既往资料进行比较。由于对象的可比性相对较差，特别是受试者特征可随时间产生变化，一般情况下不用，在特殊情况下也可能采用，例如，有比较可靠的公认的结局作为参考时。

3）盲法：是指研究人员、受试对象乃至资料分析人员都不知道哪一组是研究组，哪一组是对照组。以最大程度上保证研究结果不受人为因素影响。为保障 RCT 研究的客观公正，盲法往往与随机方法结合使用（表8－33－2）。

表8－33－2　RCT研究质量评价 Jadad 量表

● 随机序列的产生
1. 恰当：计算机产生的随机数字或类似方法（2分）。
2. 不清楚：随机试验，但没有描述随机分配方法（1分）。
3. 不恰当：采用交替分配的方法，如单双号（0分）。
● 随机化隐匿
1. 恰当：中心或药房控制分配方案，或用序列编号一致的容器、现场计算机控制、密封不透光的信封或其他使临床医师和受试者无法预知分配序列的方法（2分）。
2. 不清楚：只表明使用随机数字表或其他随机分配方案（1分）。
3. 不恰当：交替分配、病例号、星期几、日期、开放式随机数字表、系列编码信封及任何不能防止分组的可预测性的措施（0分）。
4. 未使用（0分）。
● 盲法
1. 恰当：采用了完全一致的安慰剂或活性药物或类似方法（2分）。
2. 不清楚：试验陈述为盲法，但未描述如何实施（1分）。
3. 不恰当：未采用双盲或盲的方法不恰当，如片剂与注射剂比较（0分）。
● 受试者退出
1. 描述了受试者退出的数量及理由（1分）。
2. 未描述受试者退出的数量或理由（0分）。
以上各项分数之和为 1～3 分的 RCT 研究视为低质量，4～7分视为高质量。

盲法又可分为单盲、双盲、三盲（也有研究者将三盲视为双盲的一种）。单盲通常是指仅受试对象处于盲态。双盲是指受试对象和研究执行人员均处于盲态。三盲是指受试对象、执行人员及数据分析人员均处于盲态。我国 GCP 规范将三盲归于双盲中。

盲法最大的优点是降低观察和测量偏倚，也就是保证了研究的客观和公正。但在

紧急情况下，有时需要揭盲，特别是当受试者出现严重不良反应时，无论该反应与受试药物是否相关，均需揭盲。揭盲的程序在研究设计阶段就应该考虑。

不是所有的 RCT 都能做到盲法。例如，比较男用避孕套与女用避孕套的有效性、安全性和可接受性，研究者和受试者肯定会知道采用何种方法。这种情况下，最好让随访人员不知道受试者采用了哪种避孕套（表8－33－2）。

连续处理设计 RCT：是将受试者随机分配到试验组和对照组中，每个受试者接受不止一种处理，每一组的处理顺序都是事先设计好的。这种设计最常见的形式是二阶段连续处理设计，特点是一种处理结束后，经过一段无处理时期（洗脱期），以使第一种处理的残留效应（carry-over effect）消失，再接受第二种处理。这种设计常见两种类型：一种称为转换设计；另一种称为交叉设计。

在转换设计 RCT 中，受试者从处理 A 转到另外两种处理（如处理 B 和处理 C）中的一种，其流程如图 8－33－3 所示。印度尼西亚曾做过一项 RCT 研究，比较标准剂量口服避孕药使用者转换成两种低剂量口服避孕药后的突破性出血等短期不良反应。该研究即采用了转换设计的方案。

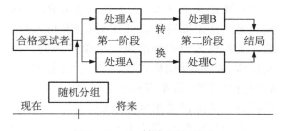

图8－33－3　转换设计 RCT

在交叉设计 RCT 中，第一组受试者第一阶段接受处理 A，第二阶段接受处理 B。第二组受试者接受处理的顺序正相反，第一阶段接受处理 B，第二阶段接受处理 A。其流程如图 8－33－4 所示。

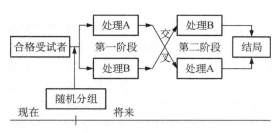

图 8-33-4 交叉设计 RCT

由此可见,连续处理设计是将自身比较与组间比较设计思路综合应用,可以控制个体间差异,同时减少受试者人数,随机分组可避免人为的选择性偏移。然而,在很多情况下,由于同一个受试者要在不同设计阶段接受不同处理,导致这种设计不适合,甚至不可能。例如,外科手术一般不适合连续处理设计,任何以妊娠或死亡作为结局的临床试验也不能采用这种设计。另外,连续处理设计还有其他一些缺点,如用药周期较长,失访、退出、依从性降低概率增加。第一阶段退出的受试者就不能用于第二阶段的评估。为了减少退出,研究者通常将连续处理设计的研究时间定为 3 个月甚至更短;若患者的症状不复发,第二阶段开始时间可远远超过洗脱时间,研究周期延长;个体前后数据相关,增加数据分析的复杂性。

多中心 RCT:在临床试验中,由一个或多个主要研究者总负责,多个单位研究者合作,按同一个试验方案同时进行的临床试验称为多临床中心 RCT。多中心 RCT 是被大家所接受的高效评价新药的研究方法,也是在某些情况下,在有限时间内收集足够多的研究对象的唯一方法。多中心 RCT 可为研究结果的推广与应用提供良好的依据。有时为使新药应用地域更广,试验可在一些不同的国家进行。

与在单个中心开展 RCT 比较,开展多中心 RCT 研究有一定复杂性。例如各中心试验组和对照组的比例应与总样本的比例相同,以保证各中心齐同可比;方案必须统一、方法标准化、统一培训,试验过程要有监控措施。当主要变量可能受主观影响时,必要时需进行一致性检验;要尽量使各中心间不均一性最小。如各中心各处理组的受试者分布尽量相同,避免各中心例数相差悬殊以及个别中心的病例数太少;当各中心实验室的检验结果有较大差异或参考范围不同时,应采取相应措施,如统一由中心实验室检测、进行检验方法和步骤的统一培训和一致性测定等。

因此,RCT 研究的优点主要为:随机化是已知控制选择性偏倚的唯一有效方法;随机化能平衡处理组之间潜在的混杂因素,数据统计分析简单;RCT 允许对受试者纳入标准、暴露和结局评价指标的标准化;由于已经控制了混杂因素,RCT 设计的把握度不会下降很多,从而提高了统计效率;试验组与对照组同期比较,外部时间和环境等因素对两组的影响相同,对结论影响小。

但是 RCT 研究也存在一些缺点,如 RCT 研究的设计和实施比较复杂,且费用较高;受试者为自愿参加,导致研究对象与一般人群或目标人群的特征上有质的差别,从而影响了研究结果适用广度和深度;RCT 研究受到医学伦理的限制;有时 RCT 设计不能实行。

RCT 研究示例

[案例 1] 人工流产后即时放置 3 种 IUD 安全性和效果的随机对照研究。(邹燕等,"十五"期间人口和计划生育科研成果论文汇编,2011.148~151)

◇ 研究设计:多中心 RCT

◇ 对象纳入标准:孕 8 周内负压吸宫术后即时自愿放置 IUD,且月经正常,血红蛋白>90 g/L,愿将 IUD 作为唯一避孕方法的 20~45 岁妇女。

◇ 对象排除标准:人工流产术后即时子宫>10 cm 或怀疑有吸宫不全或刮出妊娠物不新鲜,或怀疑有生殖道感染或怀疑有子宫穿孔等并发症者。

◇ 试验组和对照组:TCu380A、宫铜 200 和活性 γ-IUD,三者互为对照。

◇ 主要结局指标：IUD 使用相关的终止率（为带器妊娠、脱落相关终止、医疗原因取出 3 种原因的总和）。

◇ 随访：放置后 1、3、6 和 12 个月。

◇ 随机方法：每个中心独立使用一组由计算机产生的随机号。

◇ 盲法：未采取盲法。

◇ 随机化隐匿：将随机号装入不透光信封，使用前依次打开。

◇ 样本量估算：每种 IUD 受试对象 600 例，共计 1800 例。没有提供样本量估算方法。

◇ 对象退出：记录了退出数量和退出原因。

◇ 主要结论：活性 γ‑IUD 使用相关终止率显著低于其他两种 IUD。

［案例 2］ 国产 2 根和 6 根型皮下埋植剂随机对照临床试验（曾庆枝等，中国计划生育学杂志，2005，122（12）：739～742）

◇ 研究设计：多中心 RCT

◇ 对象筛选标准：①身体健康，无使用甾体类避孕药的禁忌证；②自愿以皮下埋植剂作为唯一避孕方法，并能按期随访者；③年龄 17～40 周岁；④已生育过 1 个以上子女；⑤非妊娠期；⑥不吸烟或吸烟＜10 支/天。

◇ 试验组和对照组：国产 2 根和 6 根型皮下埋植剂互为对照。

◇ 主要结局指标：避孕失败率、累积停用/续用率、出血/闭经等短期不良反应

◇ 随访：植入后 6、12、24、36、48、60 个月月末。

◇ 随机方法：未提及。

◇ 盲法：未采用盲法（2 根和 6 根型皮下埋植剂研究者和受试者均可见）

◇ 随机化隐匿：提供随机信封。

◇ 样本量估算：未提供计算依据，但总样本达 14 805 例，每组样本量约 7 400 例，属大样本多中心 RCT 研究。

◇ 对象退出：记录了退出对象总数，无具体退出原因。

◇ 主要结果：使用 36 个月后 6 根型避孕效果优于 2 根型，4 年和 5 年续用率 6 根型

高于 2 根型。

上述两项研究是国内开展的设计和实施较为规范的计划生育药具 RCT 研究，但就其报告内容，以现代标准评判，尚存在一些瑕疵。国际社会对如何报告 RCT 研究结果逐渐取得了一些共识。例如，许多国际性组织推荐按照 CONSORT 声明报告 RCT 结果，包括 *Lancet* 在内的众多国际期刊已经将其作为 RCT 研究是否发表的主要依据。CONSORT 声明从文题和摘要、引言、方法、结果、讨论 5 个方面对 RCT 报告进行规范，虽然主要针对的是两组平行设计 RCT 报告，但大多数条目适用于所有随机试验。执行 CONSORT 声明不仅能督促研究者按照严格标准设计和执行试验，注重临床试验的完整性和透明性，还能为读者评价已发表的 RCT 研究质量进行评判。该声明 1996 年首次发布，2001 年首次修订，2010 年修订发布的 CONSORT 声明具体内容见表 8‑33‑3。

CONSORT 声明推荐的受试者流程图示例

英国学者 Anna F Glasier 等在英国、爱尔兰和美国开展了一项比较新型紧急避孕药 Ulipristal acetate 与含 1.5 mg 左炔诺孕酮紧急避孕药有效性的比较研究。其报告的受试者流程见图 8‑33‑5。

（2）非随机对照临床试验：临床试验能做到随机和对照固然是好，由于种种原因，不是所有临床试验都能做到这一点。有的可以做到有对照，但做不到受试者的随机分配。有的甚至没有对照。从临床证据的强度来看，这样的研究所获得的证据强度比 RCT 研究要弱，但仍然有存在的价值。

非随机对照临床试验，即研究对象接受何种治疗由研究者决定，或根据患者及其家属是否愿意接受某种治疗分组，试验组和对照组同时随访。因此，非随机对照临床试验往往不能采用盲法，证据质量有所下降。这种设计常由于客观存在的问题及伦理道德因素，无法进行 RCT 研究时采用。

表 8－33－3 2010 版 CONSORT 声明（报告平行设计的 RCT 内容核查单）

段落/标题	条目号	对照检查的条目
文题和摘要	1a	文题能识别是随机试验
	1b	结构式摘要，包括试验设计方法、结果、结论部分
引言		
背景和目的	2a	科学背景和对试验开展理由的解释
	2b	具体目的或假设
方法		
试验设计	3a	描述包括方法与分配比例的试验设计
	3b	试验启动后方法上的重要改变及理由
受试者	4a	受试者合格标准
	4b	资料收集的环境和地点
干预	5	各组干预措施的详细情况以及实际实施方法和时间
结局	6a	完整定义事先确定的主要和次要结局指标，包括结果评价的方法和时间
	6b	试验启动后试验结局的任何改变及理由
样本量	7a	样本量如何确定
	7b	进行任何中期分析都应给予解释，并给出终止试验的原则
随机化		
顺序的产生	8a	用于产生随机分配顺序的方法
	8b	随机方法的类型，任何限定的细节
分配隐藏	9	用于执行随机分配序列的机制（如按序编码的封藏法），描述干预措施分配前为隐藏序列号所采取的步骤
实施	10	谁产生分配序列，谁入选受试者，谁将受试者分到各干预组
盲法	11a	如果使用了盲法，分配干预后谁处于盲态（如受试者、服务提供者和结局评估者）
	11b	如果相关，则描述干预的相似性情况
统计学方法	12a	比较各组主要和次要结局的统计学方法
	12b	其他统计分析方法，如亚组分析和校正分析
结果		
受试者流程	13a	每组被随机指定、接受预期治疗及分析主要结局的人数
（强烈推荐流程图）	13b	每组随机化后丢失或剔除的情况及理由
招募	14a	用日期来明确招募和随访时间
	14b	为什么试验结束或暂停
基线资料	15	用表格展示各组基线人口统计学资料和临床特征
分析的人数	16	提供纳入各组的受试者例数（分母），不管是否使用原来分组
结局和估计	17a	各组主要和次要结局的结果、估计的效应大小及其精度（如 95％可信区间）
	17b	对于二分类结局，建议同时提供相对效应值和绝对效应值
辅助分析	18	所做的其他分析结果，包括亚组分析和校正分析，指出哪些是预先设定的分析、哪些是新尝试的分析
危害	19	各组出现的所有严重不良反应和意外效应
讨论		
局限性	20	试验局限性，说明潜在偏倚、不够准确的原因，分析问题多样性
可推广性	21	试验结果的可推广性（外部有效性、适用性）
解释	22	给出与结果一致的解释，平衡损益，考虑其他相关证据
其他		
注册	23	试验注册的注册号和名称
方案	24	需要时在何处可以获取完整试验方案
资助	25	资助来源和其他支持（如药品供应），资助者角色

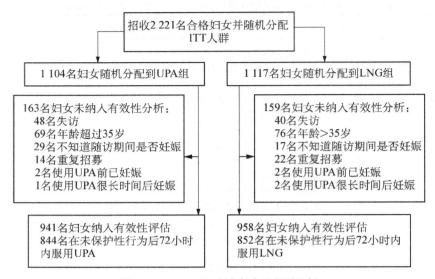

图 8 - 33 - 5 RCT 研究报告流程图示例

引自:Glasier A,2010

　　非随机对照临床试验的特点是:容易操作,不存在医学伦理问题,容易被医师和患者接受,依从性较高,但需严格控制入选条件,尽量保证各组间治疗前的可比性。其主要不足是难以保证各组间治疗前的可比性,治疗组和对照组在基本临床特征和主要预后因素方面很可能分布不均;易受偏倚影响,夸大或缩小治疗效果。因此,必须对非随机对照临床试验的设计、实施、数据分析、结论推导等各个环节加以严格质量控制,着力控制和识别偏倚。

　　由于非随机对照临床试验存在较多缺陷,人们设计了一些控制或减小非随机对照临床试验偏倚的方法,如配比、分层、第三方盲法和均衡等,具体操作如下。

　　1) 配比:对可能存在的混杂因素作配比设计,如性别、年龄等方面的配比。

　　2) 分层:按混杂因素分层,需要收集分层因素的资料以便于统计分析。

　　3) 第三方盲法:以不直接参与临床决策的研究者来进行病例报告表的填写,由不参与临床试验的人员进行临床数据分析。

　　4) 均衡:可与上述分层方法结合后来处理混杂因素的影响。首先应对临床试验进行

评价,包括分组方法、盲法、将所有病例纳入研究、研究基线、诊断标准、混杂因素等进行评价。如果评价结果提示两组或多组的基线资料不一致,就可能存在某些影响疗效/结果判定的混杂因素,可采用两因素方差分析(混杂因素为分类或计数资料)、协方差分析(混杂因素为计量资料)、Logistic 回归分析或Cox 分析等。这些方法可在均衡多个混杂因素的影响下较好地评价干预措施的真实效果。

　　非随机对照临床试验示例:

　　[**案例3**] 3 种不同类型的 OCs 对血脂代谢影响的比较性研究[杨培娟等. 生殖与避孕,1993,13(1):37]

　　◇ 研究设计:交叉设计非随机对照临床研究,A、B、C 3 种 OCs,组 1:ABC;组 2:BCA;组 3:CAB。每药连服 3 个周期,然后改用下一药,未提及洗脱期。

　　◇ 对象入选标准:27~37 岁,身体健康,3 个月内未服用任何甾体激素避孕药及其他可能影响血脂代谢的药物。

　　◇ 对象排除标准:未说明。

　　◇ 试验组和对照组:Microynon、妈富隆、中国 1 号片互为对照及自身前后对照。

◇ 组间对象可比性：未报告。

◇ 主要结局指标：血清脂类、脂蛋白、载脂蛋白浓度。

◇ 随访：分别在服药前、卵泡期、黄体期及服用每种药后第二、三周期第 23～26 天抽空腹静脉血。

◇ 随机、盲法、随机化隐匿方法：未提及，从文章内容判断为非随机（也未行随机隐匿）和未用盲法。

◇ 样本量估算：无资料。

◇ 对象退出：无退出。

◇ 主要结果：左旋 18 甲基炔诺孕酮在某种程度上可能会对心血管系统不利，而去氧孕烯和中国 1 号片对心血管系统有保护作用。

由于对象分组未随机以及未用盲法进行试验，该研究结果的可靠性有一定的存疑。此外，该论文未报告样本量估算、对象如何分组、研究对象特征的组间可比性，并且药物的转换未经洗脱期等，这些都影响研究结果的可靠性。

（3）无对照临床试验：受试对象只有一组，接受的处理或用药也只有一种，无同期，甚至无历史对照与之比较。这种研究设计在临床研究中并不少见，大量的Ⅰ期和Ⅳ期临床试验采用了无对照试验设计方法。这类设计的研究目的通常是药物疗效以外的指标，如药物的药代动力学或药物上市后安全性问题。有些罕见、严重的潜在不良反应，要在很大样本中才能被发现，或者只影响某些特殊人群，或在长期使用后才慢慢显现，这些问题在Ⅲ期临床试验中很可能不被发现。无对照临床试验的受试者一般不用随机的方法选择受试者，根据研究的目的可以对受试者设置一些纳入条件。药物上市后监测则需要尽可能广泛地纳入使用该药物的使用者。

（4）临床试验分期：在计划生育方面，临床试验主要针对避孕和生育有关药具和手术的有效性和安全性等进行考核，研究对象多为健康育龄人群。虽然在开展临床试验前需要经过大量的临床前研究，以表明新型计划

生育药具可以进入临床试验，但并不表明可以用于临床。临床前研究毕竟是在离体细胞、组织、器官及动物身上。实践证明，人与动物之间的药效学、毒理学及药代动力学都存在质和量的差别。一般认为灵长类的实验结果比较接近于人，但实际结果不一定一致。例如，长效醋酸甲羟孕酮（DMPA）临床前研究发现，DMPA 在 begal 小猎犬上可引起乳腺肿块，并因此导致该药停用了约 20 年之久，影响了甲地孕酮、氯地孕酮等这一类药物的应用。随后大量流行病学资料证实，小猎犬上的结果在使用 DMPA 妇女身上并不出现，从而使美国食品药品管理局（FDA）重新批准了这一类药物的应用。因此，新药在通过我国 SFDA 审批通过前，必须以临床前和临床资料作为科学依据，以人为对象，进行科学、规范的临床试验。

我国 SFDA 于 2007 年 6 月 18 日颁布的《药品注册管理办法》将临床试验分为Ⅰ、Ⅱ、Ⅲ、Ⅳ期。4 期临床研究依次进行，但有时也可能在同一时间两期同时进行。我国境内所有临床试验，必须在 SFDA 认可的具有开展相应临床试验资格的机构中进行。不具备资格的药物临床试验机构或专业，在突发性疾病、特殊病种确需要承担药物临床试验的，或疾病预防控制机构需要参加预防性药物临床试验的，须向 SFDA 提出申请。生物等效性试验要求在获得资格的Ⅰ期临床试验研究室进行生物样品的采集，在具备条件的分析实验室进行生物样品的测定。

根据我国 SFDA 的 GCP 指南，以下对Ⅰ、Ⅱ、Ⅲ、Ⅳ期临床试验略作描述。

Ⅰ期临床试验：是初步的临床药理学及人体安全性评价试验。观察人体对新药的耐受性和药代动力学，以便了解人体对新药的耐受程度并通过研究提出新药的有效给药方案。其主要研究内容包括测试人体对药物的耐受性（tolerance）、药代动力学（pharmacokinetics）、生物利用度和生物等效性（bioavailibility & bioequivalence）。

Ⅰ期临床试验设计必须由有经验的临床

药理研究人员和有经验的医师,根据临床前药理研究结果进行周密的试验设计和观察,并在有必要的设备条件下进行。必要设备通常包括Ⅰ期临床试验专用病房及专门的分析设备。

Ⅰ期临床试验受试者通常为正常成人,男女数最好相等。孕妇和儿童(除非特殊需要)一般不作为受试者。少数Ⅰ期临床试验直接在患者身上进行,如治疗艾滋病和肿瘤患者的药物,因药物本身具有一定的毒性或严重不良反应,用在正常人身上有违医德。计划生育药具使用者通常是健康人群,非特殊情况,不考虑用患者做Ⅰ期临床试验的研究对象。特殊情况下,通过严格的医学伦理学论证后可以考虑。

确定Ⅰ期临床试验的起始剂量应以保证安全为原则,由有经验的临床药理研究人员和临床医师参考动物实验结果,共同讨论估计出一个预测剂量,然后以该预测剂量的分数量(如预测剂量的1/10)作为人体使用的起始剂量。由于动物无主观反应,药物用在人体内可能更敏感。

最大耐受剂量或最大安全剂量的确定,需要通过试验不断探索,应事先规定耐受性试验的最大剂量。一般以临床应用该类药物单次最大剂量为限,超过了疗效范围就不能增加剂量进行试验。

确定Ⅰ期临床试验的剂量范围,从起始剂量至最大剂量之间设置几个剂量级别,需视药物安全范围大小和根据需要确定。在达到最大剂量仍无毒副反应,一般即可终止试验。如在剂量增加过程中出现了某种不良反应,即使未达到规定的最大剂量,应终止试验。耐受性试验时,每名受试者只能接受一个剂量的试验,不得对同一个受试者进行剂量递增与累积耐受性试验,以确保受试者安全。剂量间隔可先大后小,一般分为5～7级。

药代动力学试验:开展药代动力学试验首先要确定试验剂量,剂量一定要在耐受剂量范围内,可采用等差或等比方式确定。有

些Ⅱ期临床试验和改变给药途径的新药需要做药代动力学试验。

健康受试者的药代动力学内容常包括单次给药(线性药代动力学研究)、多次给药(稳态药代动力学研究)、高脂餐探讨食物对药物的影响、药物相互作用、代谢产物。

考虑特殊人群的药代动力学,如肝和肾功能不全、老年人、儿童、患者及不同种族。特殊人群的药代动力学要考虑调整给药剂量。

药代动力学一般在耐受性试验后开展。我国SFDA要求药代动力学试验至少采集9个时间点血样,并避免第一个取血点是药物的峰浓度(C_{max}),取血至少3～5个消除相半衰期或血药浓度降至峰浓度的1/10～1/20。

药代动力学临床试验基本过程为:知情同意、受试者筛选→受试者入院→给药→安全性评价、取样→药代动力学评价→血浆药浓度测定→受试者离院。

给药途径需要根据药物的药理作用及用药目的的选择。为安全起见,无论采用何种给药途径均须准备好相应的抢救措施。

生物等效性试验:生物等效性试验的目的是比较药物不同制剂的有效性。对于速释制剂通常采用开放、随机、交叉、单剂、两周期试验设计。而对于控释或缓释制剂,也可采用开放、随机、交叉、单剂、两周期试验设计,还可采用开放、随机、交叉、多剂、两周期试验设计。

在进行两种以上的剂型比较时,可以进行多周期试验设计。试验药物的半衰期过长时,应该进行平行试验设计。要做血药浓度达到稳态时的生物等效性,以观察制剂的控释或缓释特性是否一致。单剂给药和重复剂量给药试验可否使用同一组受试者取决于试验药物的半衰期,以及试验周期的长短。

对于生物等效性临床试验受试者数目,SFDA指导原则是18～24例,但需要根据统计学的把握度进行计算。一般相似性越好,需要的例数越少;病例数越多,把握度越大。生物等效性临床试验样本量目前尚无国际标

准。美国要求 24～36 例,欧盟为 >12 例,日本为 20～30 例。

确定标准参比药物原则上以原生产厂家的同类产品为标准参比药物,或以市场上公认的主导产品为标准参比药物。在原药代谢很快、药代动力学参数变异大导致血液浓度测定困难或受试者数目过大时,可以用主要活性代谢产物为基础进行等效性研究。

生物等效性对象一般以 18～40 周岁健康男性为受试者,体质指数(BMI)在正常范围内(19～25),并签署知情同意书。选择男性是为了消除性别间的差异,另外可避免女性经期及妊娠的影响。

生物利用度:是研究药物的活性成分被生物吸收入血液循环的速度和程度,是评价药物有效性和安全性的重要参数。一般包含以下 3 个重要参数:① 曲线下面积(area under curve, AUC):药物吸收程度;② 血药峰浓度(C_{max}):与疗效及毒性水平有关;③ 达峰时间(t_{max}):药物吸收速度。

当前一些大型统计软件均提供了一组命令进行药代动力学参数分析,如 Stata 中的一组 pk 命令,包括 pkexamine(计算药代动力学参数)、pskumm(药代动力学参数的描述性分析)、pkcollapse(产生药代动力学参数数据集)、pkshape(药代动力学数据格式转换为方法分析格式)、pkcross(交叉设计试验资料的分析)、pkequiv(交叉设计资料生物等效性检验)。

[案例 4] 含 nomegestrol acetate(NO-MAC)和 17β - oestradiol(E_2)与 dro-spirenone(DRSP)和 ethinylestradiol(EE)口服避孕药药代动力学比较(Duijkers 2010)

新西兰曾进行了一项比较含 NOMAC/E_2 与含 DRSP/EE OCs 药代动力学的随机、开放标签临床研究,该研究共招收了 48 名 18～35 岁,身体健康,BMI 为 17～35,参加试验前确认有排卵,愿意在试验期仅使用避孕套避孕的育龄妇女。但有使用类固醇激素或屈螺酮避孕药禁忌证、哺乳、过去 2 个月内曾使用肝酶诱导药物或参加了其他临床试验

者,以及过去 6 个月内宫颈涂片筛查异常或筛查时有实验室异常者除外。研究采用开放标签设计,以 2:1 随机分配,32 例对象使用 NOMAC/E_2,16 例对象使用含 DRSP/EE、OC。主要研究指标为血清雌、孕激素水平,FSH、LH 和超声下卵泡直径。结果表明,NOMAC/E_2 能够持续抑制排卵,其抑制排卵的效能至少与 DRSP/EE 相似。

[案例 5] 不同剂型 Ulipristal acetate(UPA)药代动力学和生物利用度比较

某制药公司研制了一种新型紧急避孕药 UPA,在推出 50 mg 晶体胶囊剂型后,该制药公司又开发了两种剂型:微粒化胶囊和微粒化药片,为此开展了剂量相同 3 种剂型间药代动力学比较研究。结果发现微粒化药片吸收速度比没有微粒化的胶囊快,且血浆峰浓度接近后者的 2 倍,生物利用度是后者的 1.44 倍。根据这些研究结果,制药公司将该紧急避孕药剂型由原 50 mg 晶体胶囊改为 30 mg 微粒化药片,且认为两者避孕的有效性和安全性相似。该研究结果随后获得了美国 FDA 和欧洲 EMA(European Medicines Agency)的认可。

Ⅱ期临床试验:是药物治疗作用的探索阶段。其目的是探索药物对目标适应证患者的有效性和安全性。通常在最大耐受剂量以下的剂量范围内,找出具有最佳疗效、无或轻度可接受的不良反应的相应剂量范围,进而确定最佳剂量及评价有效性。Ⅱ期临床试验也包括为Ⅲ期临床试验研究设计和给药方案的确定提供依据。

Ⅱ期临床试验是Ⅰ期的延续,研究设计是基于Ⅰ期的研究结果,并继续观察短期不良反应和补充药理学信息。Ⅱ期受试者人数较Ⅰ期多,少的可有 25～100 人,多的可达 500 人,SFDA 在《药品注册管理办法》附件中对不同类别药物申请资料的最小样本量提出了一些要求,研究者在试验设计阶段有必要仔细研读。Ⅱ期临床试验在适应证确立后,第一次将药物用于患者。患者的选择有严格的限制,如选择没有其他疾病只有适应证的

对象,以避免其他同期疾病影响有效性和安全性的评估。

此阶段也需要考虑治疗的可行性,如疗效受益是否大于可能产生的不良反应。另外,还要考虑用药方法、受试者征集的难易程度和是否符合医学伦理等,为开展Ⅲ期大型RCT研究做好铺垫。Ⅱ期临床试验的研究设计可以根据具体的研究目的,采用多种形式,包括RCT设计。

Ⅱ期临床试验示例

[案例6] 含nomegestrol acetate and 17β-estradiol(NOMAC/E$_2$)复方口服避孕药24天和21天方案比较的随机对照双盲研究。(Cristin-Maitre S,2011)

◇ 研究设计:平行RCT

◇ 对象纳入标准:健康、未妊娠、未闭经、月经周期在28±7天、18岁~38岁妇女。

◇ 对象排除标准:研究开始前2个月内使用OCs、IUD或皮埋的妇女。

◇ 试验组:使用含NOMAC OCs24天(含药)+4天(安慰剂)。

◇ 对照组:使用相同OCs 21天(含药)+7天(安慰剂)。

◇ 主要结局指标:卵泡发育大小(阴超下直径)、至少一个卵泡>10 mm妇女数、至少一个卵泡>13 mm妇女数。

◇ 次要结局指标:血清激素水平、宫颈黏液、子宫内膜厚度。

◇ 随访:用药前(月经周期第13天)、用药后第1周期第1和24天、第2周期第13天、第3周期第13天、试验结束后周期13天。

◇ 随机方法:随机区组设计,4个对象为一个区组,采用计算机随机化。

◇ 盲法:双盲。受试者、临床医生、统计人员、超声检查人员均不知对象分配在哪一组。药物制剂外形完全一致。

◇ 样本量估算:60例,每组30例。提供了详细样本量估计资料。

◇ 主要结果:含NOMAC/E$_2$口服避孕药24天方案比21天方案抑制滤泡生长效果更好,且撤退性出血时间更短。

Ⅲ期临床试验:是药物治疗作用确证阶段。目的是验证药物对预期适应证患者(可以是老年人、儿童等特殊人群)的有效性、安全性和受益/风险比,最终为药物注册申请获得提供充分的依据。

Ⅲ期临床试验设计更为严格,一般是具有足够样本量的RCT设计。样本量需要根据严格的统计学计算,并符合国家新药审批标准,试验组一般≥300例,因此Ⅲ期临床试验费用较高。在对照的选择上要特别注意伦理问题,通常用市面上公认的标准疗法作为对照。如果没有标准疗法,或存在一些特殊情况,可以考虑使用安慰剂对照。在具有显著疗效,足以排除偶然因素或偏倚等可能的潜在因素等极少数情况下,可以不用对照或采用历史对照。

Ⅳ期临床试验:是新药上市后由申请人自主进行的应用研究阶段。其目的是考察在广泛使用条件下药物的治疗和不良反应;收集长期安全性数据;评价在普通人群和特殊人群中(如老人、儿童、孕妇、肝和肾功能不全者)使用的利益与风险关系;改进给药剂量;发现其他未被发现的适应证等。还可以对不同给药方法、剂型、剂量、疗程及与其他药物的交互作用进行评价。此外,还将进一步考察药物对患者的经济与生活质量的影响。

Ⅳ期临床试验是上市后进行的试验,设计一般不做随机,也可不设对照组,但不排除根据需要对某些适应证,或某些试验对象进行小样本RCT。Ⅳ期临床试验要求的病例数较多,一般为上市前临床试验例数的5~8倍。《药品注册管理办法》规定Ⅳ期临床试验病例数应当符合临床试验的目的和相关统计学的要求,并且不得少于办法规定的最低临床试验病例数(Ⅳ期2 000例)。罕见病、特殊病种及其他情况,要求减少临床试验病例数或免做临床试验的,必须得到SFDA审查批准。避孕药的Ⅳ期临床试验应当充分考虑该类药品的可变因素,完成足够样本量的研究工作。此外,Ⅳ期临床试验方案设计应简明,指标少而精。过于复杂的实验室指标或研究表格会制约样本量,同时也会影响多中心临床试验的质量控制。

(5)临床试验的一般过程:一项临床试验从开始到结束一般包括计划阶段、撰写方案摘要、选择研究者、撰写及完善方案/病例报告表、试验前访视、伦理委员会批文、试验药供应、启动随访、试验中随访、试验结束随访、收集病例报告表、数据录入、解决数据质疑、统计分析、研究报告。上述阶段依时间次序先后发生,但有几个过程可以同时准备,如计划阶段就可以考虑选择合适的研究者,有经验的研究者可以帮助计划及撰写方案摘要,数据录入可以在随访阶段同时进行,还可以帮助发现调查表中的错误及时更正。

(6)临床研究设计方案的要求:SFDA在 GCP 规范中提出,临床试验开始前应制订试验方案,该方案应由研究者与申办者共同商定并签字,报伦理委员会审批后实施。GCP 规范第十七条指出,临床试验方案应包括以下内容。

a. 试验题目。

b. 试验目的,研究背景,临床前研究中有临床意义的发现和与该试验有关的临床试验结果、已知对人体的可能危险与受益,试验药物存在人种差异的可能。

c. 申办者名称、地址,进行试验的场所,研究者姓名、资格和地址。

d. 试验设计类型、随机化分组方法及设盲水平。

e. 受试者入选标准、排除标准和剔除标准,选择受试者步骤,受试者分配方法。

f. 根据统计学原理计算要达到试验预期目的所需的病例数。

g. 试验用药品的剂型、剂量、给药途径、给药方法、给药次数、疗程和有关合并用药的规定,对包装和标签的说明。

h. 拟进行临床和实验室检查的项目、测定次数和药代动力学分析等。

i. 试验用药品的登记与使用记录、递送、分发方式和储存条件。

j. 临床观察、随访和保证受试者依从性的措施。

k. 中止临床试验的标准,结束临床试验的规定。

l. 疗效评价标准,包括评价参数的方法、观察时间、记录与分析。

m. 受试者编码、随机数字表及病例报告表的保存手续。

n. 不良事件的记录要求和严重不良事件的报告方法、处理措施、随访方式、时间和转归。

o. 试验用药品编码的建立和保存,揭盲方法和紧急情况下破盲规定。

p. 统计分析计划,统计分析数据集的定义和选择。

q. 数据管理和数据可溯源性的规定。

r. 临床试验的质量控制与质量保证。

s. 试验相关的伦理学。

t. 临床试验预期的进度和完成日期。

u. 试验结束后的随访和医疗措施。

v. 各方承担的职责及其他有关规定。

w. 参考文献。

临床试验设计强调方案的伦理性和科学性。试验过程中,若确有需要,可以按规定程序对试验方案作修正。

(7)临床试验中的误差来源与控制:临床试验设计要求对试验产品/药品进行合理、有效的安排,严格控制非试验效应,最大限度地减小误差,使试验达到高效、快速和经济的目的。因此,识别和控制误差十分重要。以下是一些临床试验中可能遇到的一些误差及其控制方法。

试验过程中所获得的数值与真实值之差,以及统计量与相应参数之差称为误差(error)。在研究过程中,需要严格排除和控制除研究因素之外的其他各种因素对试验结果的影响,使误差得以排除或尽可能减小,保证试验的顺利和成功。根据误差产生的原因和性质,可以分为抽样误差、系统误差、随机测量误差和过失误差 4 类。

1)抽样误差:将由于抽样和进行随机分

组产生的误差称为抽样误差（sampling error），这是因为生命现象普遍存在个体差异，如人种、性别、年龄等。参加试验的研究对象的特征不可能完全等于总体特征，这就存在抽样误差。要使临床试验结果能较好地推论总体，应尽量控制和缩小抽样误差，但抽样误差总是会存在，不可能缩小为零。

控制抽样误差的有效办法是确保样本中每个研究对象都属于事先确定的同一个总体。如在口服避孕药有效性研究中，试验对象是 15～49 岁汉族健康已婚育龄妇女。研究对象是从总体中随机抽样获得，达到有效样本量，并将试验对象随机分配到试验组和对照组。

2）系统误差（systematic error）：是指偏向一个方向的误差。系统误差的来源可以是研究设计不当、抽样方法有误、检测仪器或试剂误差、受试环境，以及受试者或观察者思想、文化、心理、宗教等方面的影响所致的系统性偏差。如在 IUD 不良反应的研究中，如果农村受试者使用的是 A 型 IUD，城市受试者使用的是 B 型 IUD，结果很可能出现 B 型不良反应率更高，然而真实结果可能未必如此。这是因为城市妇女很可能对 IUD 不良反应的敏感性高于农村妇女，换句话说，农村妇女对 IUD 不良反应的耐受性大于城市妇女。再如，在某种疫苗的安全性研究中发现，医学生试验对象报告的红肿、疼痛、发热率远远高于农村接种对象。显然，医学生对疫苗可能产生的种种不良反应比农村对象更敏感。类似的事件也可能发生在观察者身上，尤其是当观察者对受试产品事先已经有好恶意见，在接下来的观察或测量时可能产生有利或不利于受试产品的结果。检测仪器和试剂同样可导致系统误差。

控制系统误差有效办法是随机抽样、随机分组，并采用盲法进行观察。这样试验组和对照组研究对象特征均衡，同时还可以避免受试对象和研究者的主观意识对研究结果产生的影响。有的研究实现盲法比较困难。如在 IUD 的有效性和安全性临床研究中，由

于 IUD 放置是可视的，并且必须告知研究对象相关事项，因此不能对受试者使用盲法，如果放置人员同时也是研究者，则对研究者也不能使用盲法。在这种情况下，起用不参与提供技术服务的第 3 方开展其后的随访工作，可以较好地降低人为因素导致的系统误差。至于实验环境，如季节、温度、室内灯光、湿度等所致的系统误差，可以尽量在相同试验条件下开展，并且将试验组和对照组的标本同时进行检测，让试验组和对照组除处理因素之外的其他因素保持均衡一致。

3）随机误差（random measurement error）：产生的原因是一些未知的因素。这种误差有时大、有时小，有时正、有时负，通常呈正态分布。缩小随机测量误差可对同一样品多次重复测定取均值，使其接近真值。

4）过失误差（gross error）：是由于观察者的失误所造成的，如数据填写错误、数据输入错误、度量衡单位用错、统计方法用错等。控制的方法主要是，加强对随访人员的培训、制作统一的培训手册、进行培训后考核、随访期间对随访质量进行督察，特别是项目开展的初期；对数据输入数据库进行输入限制，如限制输入的数字或大小，制作数据校对文件，编制数据校对程序，对数据进行双人双遍输入；保留统计分析程序，请资深统计专家对分析程序和结果进行把关等。

33.1.2.2 队列研究

从前面介绍可见，RCT 试验组和对照组的处理（如用药或不用药）受到人为控制，下面介绍几种临床研究设计，其处理（流行病学常用"暴露"一词）不为人所控制，或者说是"自然"暴露与非暴露。其中最严谨的设计是队列研究。

队列研究是一种分析性流行病学研究设计，研究对象按自然暴露于某种特定因素与否，分成暴露组和非暴露组。通过一段时间的随访，发现两组待研究事件/疾病的发生情况，比较它们在两组间的发生率，以揭示暴露因素与观察事件的因果关系。队列研究与 RCT 研究类似，研究过程都是从暴露到结

果。不同的是,RCT 研究对象的暴露状态是由研究者分配,而队列研究的暴露是自然形成。从暴露因素与结果发生的时间来看,暴露在前,结果在后,因而队列研究对因果关系的评估有重要的价值,其证据的强度仅次于RCT 研究。

"暴露"是流行病学研究常用一个术语,其含义非常宽泛,可以是研究对象曾经接触过某因素、具备某些特征,或者是所处的某种状态。这些因素、特征或状态可能与研究的疾病、健康状况有关。研究者所关心的任何因素都可以称为暴露因素。

根据建立队列的时机可将队列研究分为前瞻性、半前瞻性和回顾性(或称为历史性)队列研究。前瞻性队列研究从暴露刚开始建立队列,一直观察到结局发生与否。半前瞻性队列研究在建立队列时暴露已经发生,但结局尚未发生,一直随访到结局。回顾性队列研究在建立队列时结局已经发生,回顾过去暴露与否,因此是构建一个已经发生的队列。3 种队列研究的关系见图 8-33-6 所示。

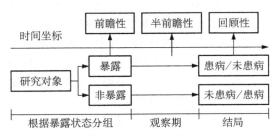

图 8-33-6 队列研究分类示意图

(1)暴露与非暴露组对象的选择:队列研究设计的关键问题,是如何选择合适的暴露组和非暴露组研究对象并保持较高的随访率。常见的暴露和非暴露组研究对象的选择有以下 4 种人群。

1)职业人群:通常用于研究某种职业暴露因素与健康状态或疾病的关系。暴露组为从事某种职业,有接触该暴露因素者;非暴露组可为同一单位非接触暴露因素者,或从事其他职业非接触该暴露因素者。如研究放射

对妊娠结局的影响,工作中长期接触视频或其他产生和使用放射仪器职业的人群组成暴露组,工作场所无放射环境,教师可组成非暴露组。

2)特殊暴露人群:通常是指暴露于某些罕见的特殊因素的人群。如 1984 年 12 月 3 日印度中央邦博帕尔市美国联合碳化物公司下属联合碳化物(印度)有限公司氰化物泄漏,除了导致数万居民死亡外,数十年内当地居民的患癌率及儿童死亡率远比印度其他城市高。前苏联切尔诺贝利核电站事故、日本福岛核电站核泄漏的受害者是核暴露的特殊人群。有研究显示,1991 年海湾战争以后,成千上万的老兵患上了海湾战争综合征,在开展相关疾病/症状研究时,参加过海湾战争的士兵就是一组特殊暴露人群。

3)一般人群:通常是指一定行政或地理区域内的全体居民,选择其中暴露于欲研究因素的对象为暴露组。如我国在江苏太仓开展了口服避孕药与心血管疾病的研究,使用口服避孕药的已婚育龄妇女作为暴露组,使用 IUD 的已婚育龄妇女作为非暴露组,随访若干年,比较两组高血压和脑卒中的发病率。

在一般人群选择暴露组通常有以下几个方面的考虑:①暴露组在人群中代表性好,研究结果更具有普遍意义,同时也有利于今后在人群中进行相关疾病的进行防治;②暴露因素的测量不是在个体,而是在一定行政或地理区域层面,如饮用水碘/氟含量、气温/气候与疾病或健康状况的关系;③所研究的暴露因素与疾病都是一般人群中常见的,不必要或没有特殊人群可用。保险资料也可以看做是一般人群资料的特殊形式。随着我国保险制度的完善,参保人数与日俱增,为开展有关研究提供了便利的数据。美国就曾利用保险数据库资料,研究和分析口服避孕药与静脉血栓的关系。

4)有组织的人群团体:可以看做是一般人群的特殊形式。如学校、部队、机关、企业、工会、行业学会/协会等。利用现成的组织系统,可以比较便利地收集暴露和结局资料。

如同样是口服避孕药与静脉血栓的关系,英国学者利用了全科医师数据库开展研究。

所研究的暴露因素是选择暴露组研究对象考虑的最主要因素,当然其他一些因素也需要慎重考虑。如暴露至发病的潜伏期长短,潜伏期长,则随访的时间要足够长。对于长潜伏期或潜伏期未知疾病,如口服避孕药与子宫内膜癌的关系,可考虑用半前瞻性或回顾性队列的研究方法。这种研究方法缩短了研究期限,但也牺牲了对部分偏倚的控制,如信息偏倚,一定程度上影响了证据的质量和强度。

非暴露组研究对象除了无暴露因素外,其他条件及疾病的诊断应与暴露组尽可能相似或相同,以控制潜在的偏倚和混杂对研究结果的影响。

(2)暴露的测量:在前瞻性队列研究中,招募研究对象的同时就要测量暴露。有时在对象被招募前暴露已经发生了一段时间,如研究口服避孕药与心血管疾病的关系,被招募的对象可能随访开始之前已经使用了口服避孕药,这时就要同时收集当时和过去的暴露资料。为了充分描述暴露与结局之间的关系,收集的暴露资料应包括暴露频率、持续时间、剂量和日期(如第一次和最后一次暴露时间)。有时在研究过程中暴露可能发生改变,如口服避孕药使用者在观察期内停用避孕药,而改用IUD。非暴露组可能出现相反的情况,如原来不用口服避孕药,现在使用了。出现这样的情况可使结果产生严重偏倚而导致研究结果无效。一种解决的方法是,记录研究对象暴露的时间和强度,分析暴露剂量与研究结局的关系。如口服避孕药使用的品种和时间,分析用药时间和剂量与心肌梗死、脑卒中的关系。

暴露组和非暴露组研究对象的选择示例

[案例7] 地中海贫血与死胎的关系(前瞻性队列研究)

该研究暴露组对象是第一次到医院进行产前检查发现患有地中海贫血的孕妇,非暴露组是第一次产检未患有地中海贫血的孕妇。两组对象同等对待,均随访致妊娠结束,观察和比较两组孕妇发生死胎发生率。

[案例8] 人工流产与不良妊娠结局的关系(半前瞻性队列研究)

WHO曾在中国开展了一项人工流产对其后妊娠结局影响的研究。暴露组是有过人工流产史的育龄妇女,非暴露组是无人工流产史的妇女。该研究的复杂性在于,有人工流产史的妇女可能还有其他妊娠结局,如活产、自然流产。这些妊娠史可能干扰研究结局,并且,人工流产有手术流产和药物流产之分。因此,暴露组对象选择之前要明确暴露的定义,可能的话,定义暴露的最小剂量。最终,该研究选择了仅有手术流产(仅有1次和1次以上两个研究组)且无其他妊娠史的孕妇妇女作为暴露组。对照组对象的选择面临同样的问题,选择怎样的对照能够清晰地反映手术流产对妊娠结局的影响呢?该研究最终选择了本次妊娠前无怀孕史初孕妇作为对照,这样做最大优点是避免了既往妊娠史对研究结果的影响。但同时又出现了其他无法调和的矛盾。有研究表明,首次妊娠并分娩婴儿的出生体重较轻,人工流产妇女非首次妊娠,这会不会影响研究结果呢?研究设计时无从而知。一般来说,对象纳入标准越严格,越难招到合格的研究对象,可能影响研究的进展。由于暴露组对象要求严格,导致有多次手术流产史的对象招收缓慢。

[案例9] 口服避孕药与静脉血栓的关系(Lidegaard,2009)(回顾性队列研究)

根据全国(丹麦)口服避孕药处方信息并链接国家数据库,识别使用和未使用口服避孕药或使用不同种类口服避孕药妇女组成暴露组和非暴露组。研究开始时,所有暴露对象和非暴露对象已经自然形成。

◇ 发病资料:国家数据库中所有第一次发生静脉血栓的患者(以出院诊断为判断依据),研究开始时,结局已经发生,追寻静脉血栓发生前口服避孕药的使用情况。

◇ 主要结果:与第二代口服避孕药(孕激素为左炔诺孕酮,LNG)相比,含屈螺酮的第 4 代口服避孕药致静脉血栓的风险介于第 2、3 代口服避孕药之间。

◇ 存在问题：LNG 使用者和屈螺酮使用者纳入时间存在差异，即大量 LNG 使用者出现的时间离现在远（因为这种口服避孕药出现的时间早），而几乎所有的屈螺酮使用者离现在近（因为这种口服避孕药出现的时间晚），因此本研究存在时间偏倚。其结果可能导致低估含 LNG 口服避孕药致静脉血栓的风险。此外，随着诊断技术的进步，VTE 发现率也会随着时间而上升，由此可能导致高估含屈螺酮口服避孕药对含 LNG 口服避孕药的风险。另外，由于使用的是现有的数据库，该研究缺乏体质指数及静脉血栓家族史信息，可能导致研究结果的偏差。

近些年来，北欧一些国家，包括丹麦、冰岛、挪威等国，由于拥有良好的全人群的社会和医疗等数据库，流行病学家利用这些数据库做了大量的回顾性队列研究。利用现成数据库做回顾性队列分析最大的挑战是如何避免混杂因素选择合适的暴露组和对照组，数据不全以及没有关键混杂因素信息也比较常见，因此研究的质量受到一定程度的影响。读者在阅读相关文献时需要加以关注。

[案例 10] 月经周期妊娠概率研究（无对照队列研究）（Wilcox，2001）

Wilcox 及其同事观察随访了 213 名年龄在 21～42 岁、打算怀孕，且无已知不育因素的妇女在月经周期中各天性生活及其妊娠概率，结果发现，月经周期的前 3 天妊娠概率为零，第 7 天妊娠概率约为 2%，此后迅速上升，在月经周期的第 12、13、14 天妊娠概率最高，单次性生活妊娠率分别达到 8.4%、8.6% 和 8.1%，随后快速下降，第 23 天至第 40 天保持在 1% 左右（图 8-33-7）。

1996 年丹麦建立了世界上第一个前瞻性出生队列，其最初目的是研究孕前即围产期暴露因素对人类疾病的影响。1996～2002 年该项目共招募了 101 042 名孕妇，涵盖了该国约 30% 妊娠妇女，全国约半数的家庭医师加入其中。该项目通过 3 种方法收集资

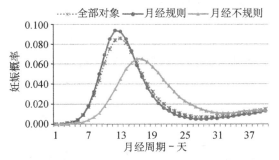

图 8-33-7　妇女月经周期中每天的妊娠概率

料：①对象自我报告，收集的信息包括生活习惯、饮食、社会环境、感染、用药和环境暴露因素；②生物标本，采集孕 12 周、24 周血样及脐带血等；③链接现有国家登记数据库，如全国患者登记及出生登记系统、处方登记系统、伤残登记系统、死亡登记系统等。随着研究的深入，该队列对医学研究的贡献已经远远超出了当初的设计，包括开展避孕药具长期安全性等在内。现在世界上许多国家，如美国、英国、德国、挪威、日本、韩国等已经建立了自己的出生队列，我国上海出生队列也刚刚开始建立，希望能在不远的将来对我国的计划生育相关临床研究能有所贡献。

（3）队列研究的优点和缺点

1）优点：①能清楚反映暴露与疾病的时间先后关系，验证病因假设能力强；②能获得暴露组和非暴露组的发病率或死亡率，并计算相对危险度和人群归因危险度等指标，反映暴露因素的致病强度和广度；③对结果有影响的因素可通过分层随访或配对分别纳入两组，进行对比分析，增强结果的可靠性；④有助于了解疾病的自然史，也可以同时研究一种暴露与多种疾病或结局的关系。

2）缺点：①历时长、样本量大、费用高；②对象依从性难以保证，干扰、失访增多，影响结果的准确性；③分组是自然形成，难以保证两组基线均衡可比，需要通过较为复杂的统计方法进行混杂因素的控制。

33.1.2.3　病例-对照研究

第二种常见的流行病学研究设计是病例-对照研究。病例-对照是一种回顾性研

究,通常是选择患有待研究疾病的一组患者作为病例组,另选一组未患该病的对象作为对照组,通过回顾并比较两组对象是否暴露于某种危险因素,探讨该暴露与待研究疾病的关系。其原理如图8-33-8所示。

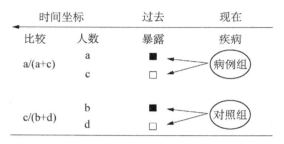

图 8-33-8 病例-对照研究原理示意图

病例-对照是一种观察性研究,研究者只是客观地收集病例组和对照组对象既往暴露史,而不施加任何干预措施。其次,它是一种纵向、回顾性、由果及因的研究,由于开始研究时结果已经发生,有时难以判断暴露因素是否发生在疾病发生之前,因此病例-对照研究的证据强度弱于队列研究。

进行病例-对照研究时,选择合适的病例组和对照组是研究成败的关键。以下介绍几种常用病例与对照选择方法。

(1)病例组选择原则:①要有明确、统一的疾病诊断标准。病例组的研究对象均要符合事先规定的诊断标准,最好用国际或国内统一使用的标准,必要时可自定标准,这时最好与有经验的专家进行探讨,采用灵敏度与特异度都比较好的检查方法作为疾病的诊断执行标准。②尽量采用新发病例。由于是新发病例,发病时间短,暴露史回忆信息可靠;各种医疗记录、病案资料等也易于获得,并且新发病例尚未明显受到决定生存因素的影响。与之相反的是,现患病例由于发病时间长,存在回忆偏倚的可能性更大;并且现患病例是新发病例的幸存者,经受住了影响生存因素的考验,因此其对患者人群的代表性不如新发病例,研究结果有可能产生错误结论。若以死亡病例作为研究对象,暴露史不能直接由研究对象报告,否则更容易产出信息偏倚。③病例特征限定。有时为了增加病例与对照非研究因素的均衡性,在选择研究对象时可对两者的其他特征,如年龄、性别、职业等进行限定。

(2)病例来源:①医院:在医院门诊或住院患者中选择。为提高病例组的代表性,常选择一家或几家医院一段时间内确诊的所有病例,或其随机样本,以降低研究者对患者的选择性偏倚。但患者对医院,或者医院对患者可能存在一定的选择性,因此来自多家医院病例的代表性通常好于来自一家医院。②人群:在一般或特定人群中一定时期内发现的病例作为病例组,其代表性好于来自医院的病例,但这样的病例往往不易收集,合作性较差,调查实施难度更大。③疾病/死亡报告、登记系统:我国有肿瘤、传染病、出生缺陷、死亡等报告和登记系统,其病例可作为病例-对照研究对象的来源。但是,要注意这些对象的代表性以及资料的完整性。

(3)对照组选择原则:①未患所研究的疾病:经过规定的诊断标准确认未患所研究疾病的对象可作为对照组。否则,将会缩小暴露因素与疾病的联系强度,甚至得出无意义的结果。②未患与研究因素有关的其他疾病:同样可缩小暴露因素与疾病的联系强度,甚至使本来有联系的因素得出无联系的结论。③能与病例组相同的方法获得暴露资料:暴露史资料来源渠道不同,可使资料的真实性不可比,影响研究结果的可靠性。④为提高统计效率,病例与对照除研究因素外的其他因素应具有可比性。其他因素主要是指可能存在影响研究结果的混杂因素,与研究因素和所研究的疾病均有关,如果在两组人群中分布不均,可以导致掩盖或夸大研究因素与疾病的关系。虽然在资料分析阶段,可以通过分层分析和多因素分析方法控制混杂因素,但样本量要足够大,病例-对照样本量的估算通常并不将混杂因素考虑在内。对关键的混杂因素,可考虑用配对的方法进行控制。⑤尽量设立多组对照:设立多组对照可以增加结果的说服力,但也增加了研究的难度。

对照来源:对照组研究对象的来源可参考病例组,以增强两组的可比性。表8-33-4列举了一些病例和对照的来源可供参考。

表8-33-4 病例和对照的来源

病例	对照
社区中诊断的所有病例(医院/他医疗机构)	社区一般人群的一个样本
一般人群中的一个样本中诊断的所有病例	一般人群或其样本中的一个亚人群的非病例
社区所有医院诊断的全部病例	社区所有医院中与研究疾病无关的其他患者
某几个医院诊断的全部病例	与病例同一医院的其他患者
几个医院诊断的全部病例	与病例同一街道或居委的个体
某个队列中的病例	与病例同一队列的非病例
上述任何一种病例	其配偶、同胞、同事,或其他意外事故受害者等

引自:乌正赉.病例对照研究.见:曾光主编.现代流行病学方法与应用.北京:北京医科大学中国协和医科大学联合出版社,1994.76。

(4)病例-对照研究的优点和缺点

1)优点:省时、省力、省钱,易于开展;适用于少见病研究;适用于潜伏期长的疾病研究;伦理问题少,对患者无危害;可以同时调查多种相关因素。

2)缺点:易发生各种偏倚;不能确定暴露与非暴露人群的疾病发病率,只能计算近似的危险度;对研究暴露比例低的疾病,样本量很大;合适的对照有时比较难以寻找。

(5)非传统病例-对照研究:随着流行病学的发展,特别是新的检测和诊断技术的出现,病例-对照研究方法有相应改进,以减少偏倚或提高研究效率等为目的,出现了一些非传统的病例-对照研究方法。医学研究中常见的非传统病例-对照研究有:①巢式病例-对照(nested case-control study);②病例-队列研究(case-cohort study);③病例-病例研究(case-case study);④病例-自身对照研究(case crossover study)。后两种设计未专设对照组,因此又称单纯病例研究。以

下对这几种非传统病例-对照研究方法的原理简要介绍。

1)巢式病例-对照研究:所谓"巢式"是指病例和对照均来自同一特定队列。其方法是在前瞻性队列研究的基础上,将随访过程中所发现的新发病例组成"病例组",在同一队列未发病对象中,按照设计的配比要求选择对照,然后参照病例-对照研究方法进行调查分析。该方法综合了队列研究与病例-对照研究的优点。如因在前,果在后,符合因果推论要求;选择和调查的偏倚少;标本收集于发病前,能反映发病前标记的状态;研究样本可较队列研究少,节省了人力、物力,利用已经建立的队列,无需长期随访。有学者认为,巢式病例-对照研究是一种低偏倚、高效益的研究方法,其证据强度接近于队列研究。利用现成队列,如监测队列、妇科疾病普查、药物不良反应监测、医院感染检测等,开展巢式病例-对照研究潜力巨大。

2)病例-队列研究:以暴露组队列发现的病例组成病例组,从暴露组非病例和对照组队列中用单纯随机或分层随机抽样的方法抽取一个有代表性的子队列为对照,进行病例-对照研究。这种方法提高了对照组的代表性,也降低了研究多项疾病转归时需要重复选取对照的麻烦。不过,这种方法使病例组与对照组某些因素不具可比性,可通过分层和多元统计方法来解决。

3)病例-病例研究:是一种仅通过对病例组中环境因素、易感基因型暴露与否的4种不同组合的病例数分析,来探讨遗传与环境因素的交互作用的研究方法。其前提假设是所研究的环境因素与易感基因型相互独立,即基因型不影响环境因素的暴露,反之亦然。该方法目前只能分析相乘模型的交互作用,不能分析相加模型的交互作用。病例对象的选择如同传统病例-对照研究,因无需设立专门对照,避免了对照选择不当所产生的问题,且样本量较传统病例对照少。

4)病例-自身对照研究:即患者既作为病例也作为对照,以患者处于疾病发生、发展

的不同时期分别视为病例或对照。该方法主要用于研究诱发危险因素与突发事件的关系（短暂暴露出发急性临床事件），如脑梗死、脑出血、猝死、消化道出血等。这种方法避免了选择对照的麻烦和偏倚，暴露因素外的其他因素具有较好的可比性。

（6）病例-对照和队列研究中的偏倚与控制：如果说病例-对照研究的关键在于病例和对照的选择，那么其难点在于偏倚的识别与控制。由于病例-对照是一种回顾性观察研究，容易产生各种偏倚，如果不能有效控制，可严重影响研究结果，甚至导致错误的结论。偏倚可发生在研究的各个阶段，包括设计、实施、分析及推断过程中；不但存在病例-对照，还存在队列研究等各种研究类型中。以下简要介绍偏倚的大致分类及控制方法。

1）选择偏倚：是指研究入选者与未入选者在对象特征上存在差异造成的偏倚。多见于现况研究、病例-对照研究、历史性队列研究。包括以下几个方面。

● 入院率偏倚（Berkson's bias）：是指利用医院门诊或住院病人作为研究对象时，由于入院率的不同而导致的偏倚。

● 现患病例-新病例偏倚（neyman bias）：病例对照研究中如选择现患病例作病例，他们是过去一段时间新发病例的幸存着，如果幸存者所反映的暴露情况比新发病例高或低，则会导致此种偏倚的出现。

● 检出偏倚：指某因素与某疾病无关联，但由于该因素的存在而引起某些症状或体征的出现，从而使患者及早就医，接受多种检查，导致该人群该病的检出率较高，以致得出该因素与该疾病有关联的错误结论。

● 易感性偏倚：观察结局除与暴露因素有关外，还与观察对象的易感性有关。有些因素可能直接或间接地影响暴露人群或对照人群对所研究疾病的易感性，导致偏倚的产生，这种偏倚称为易感性偏倚。

● 排除偏倚：在研究对象的确定过程中，没有按照对等的原则或标准，而从观察组或对照组中排除某些研究对象，这样导致该因素与疾病之间的错误估计，称为排除偏倚。

● 无应答偏倚：病例或对照组中的无应答者的患病状况，以及对某一或某些研究因素的暴露情况与应答者不同，由此产生的偏倚称为无应答偏倚。

● 失访偏倚：是一种无应答，主要发生在前瞻性队列研究和临床试验中。

● 志愿者偏倚：志愿者与非志愿者在关心健康、注意饮食卫生及营养食疗、戒烟戒酒、体育锻炼等方面有系统差别。如选择志愿者为对象，而非志愿者常落选，可能会产生偏倚。

● 时间效应偏倚：潜隐期的病人（特别是慢性病）被纳入健康对照组，容易得出暴露因素与疾病无关的错误结论。

选择性偏倚的控制主要应通过科学的研究设计和认真的实施，避免其发生。因为存在选择性偏倚的资料一般情况下很难纠正。降低选择性偏倚的发生，研究者应对整个研究中可能出现的各种选择性偏倚有充分的了解、掌握；严格掌握研究对象纳入与排除的标准；在研究中采取相应措施，尽量取得尽可能高的应答率；随机选择研究对象，或在多个医院选择研究对象，或同时选择医院和社区的对象；选择新发病例作为对象；采取严格科学的研究设计。

2）信息偏倚：是指在研究的实施阶段从研究对象获取研究所需信息时所产生的偏倚。信息偏倚可来自研究对象、研究者，也可来自测量的仪器、设备、方法等。其表现是使研究对象的某特征被错误分类，又称为观察偏倚或错分偏倚。包括以下几个方面。

● 回忆偏倚：指研究对象在回忆以往发生的事情或经历时，由于在准确性和完整性上的差异所致的偏倚。

● 报告偏倚：研究对象有意夸大或缩小某些信息而导致的偏倚。

● 诊断怀疑偏倚：研究者事先已经知道研究对象的暴露史，怀疑他们已经患某种疾病，于是在对暴露者和未暴露者作诊断或分析时，采取了不可比的做法，从而导致偏倚。

● 暴露怀疑偏倚:研究者事先知道研究对象的患病情况,而采用不可比的方法在病例组和对照组中探索可疑的致病因素导致的偏倚。

● 测量偏倚:指对研究所需指标或数据进行测量时产生的偏倚。

对信息偏倚的控制可以采取以下措施:制订明细的资料收集方法和严格的质量控制方法;尽可能采用盲法;尽量收集客观指标的资料;收集资料的范围适当有意识扩大,借以分散调查人员和研究对象对某项因素的注意力,减少某些偏见带来的偏倚;通过调查知情人或采用相应的调查技术,获取正确信息,避免报告偏倚;选择一个与暴露史有联系的鲜明的记忆目标帮助其联想记忆或选择新病例作为对象。

3) 混杂偏倚或混杂(confounding):当研究暴露于某一因素与疾病的关系时,由于一个或多个既与疾病有制约关系又与暴露密切相关的外来因素的影响,掩盖或夸大了所研究的暴露因素与疾病的联系,这些影响称为混杂偏倚。

混杂因素是指与研究因素和研究疾病均有关,若在比较的人群组中分布不均,可以歪曲因素与疾病之间真正联系的因素。混杂因素必须是既与所研究疾病有关又与研究因素有关,并且不是研究因素与研究疾病因果链上的中间变量。具备了这3个条件的因素如果在比较的病例与对照组中分布不均匀,即可导致偏倚。

混杂偏倚的控制方法主要包括:在设计阶段可采取限制、匹配和随机化分组加以控制;在资料分析阶段可采取对混杂分层分析,或采用多因素数学模型分析,也可进行标准化率分析。

病例对照研究示例

[**案例 11**] 上海人工流产与乳腺癌关系的研究

◇ 病例对照匹配方法:以人群的年龄频数进行病例和对照匹配。

◇ 病例来源:基于上海全人群的肿瘤发病报告系统以及计划生育计算机管理系统(含妇女人工流产登记信息)。

◇ 对照来源:通过上海市沪籍管理系统按年龄频数匹配(年龄频数分布和病例组相同)按 1:1 比例随机抽取获得。

◇ 研究对象限制:上海常住人口;参照日期(病例乳腺癌诊断日期,病例诊断日期经随机化后分配给对照,作为对照的参照日期)时健在;参照日期无乳腺癌患病史;无精神病史。

◇ 排除对象:非原发乳腺癌(包括复发、转移或其他并发症);参照日期地址无效;不在上海居住者;55 岁以上妇女。

◇ 样本量:人工流产史比例 $P = 0.65$,$\beta = 0.2$,$OR = 1.25$,应答率 95%,则 $N = 1556$。实际获得病例数 1495 人,应答率 95.1%;匹配对照 1573 人,应答率 87.7%。

◇ 暴露史测量:通过育龄妇女计划生育记录系统查获并结合问卷调查信息。

◇ 主要结果:多因素分析结果提示,在中国妇女中,人工流产不增加乳腺癌的风险。

[**案例 12**] 英国口服避孕药与静脉血栓的关系(巢式病例对照研究)

◇ 目的:比较目前服用含屈螺酮(DRSP)与含左炔诺孕酮(LNG)口服避孕药妇女静脉血栓发生的风险。

◇ 病例和对照来源:英国家庭医生数据库。2002 年 5 月至 2009 年 9 月服用含 DRSP 或 LNG 复方口服避孕药,无静脉血栓重要危险因素的 15~44 岁妇女。

◇ 研究指标:观察时间内发生的静脉血栓。

◇ 主要结果:静脉血栓发病率:含 DRSP 口服避孕药使用者为 23.0/10 万(95% Cl:13.4~36.9/10 万);含 LNG 口服避孕药使用者为 9.1/10 万,(95% Cl:6.6~12.2/10 万)。

◇ 年龄校正后发生率比(OR)为 2.7(95% Cl:1.5~4.7),校正 BMI 后 OR 为 3.3(95% Cl:1.4~7.6)。

◇ 存在的问题:缺乏静脉血栓家族史等危险因素信息。有 1/3 病例没有进行验证,

而用验证的病例分析在结果没有统计学差异
($OR = 4.0$，95% Cl：$0.9\sim16.5$）。病例数
少，暴露数据不可靠（回收处方）。

33.1.2.4　现况研究

现况研究又称现况调查或横断面调查，
是在某个时点或较短时间内调查和收集特定
人群疾病、健康状况及其他相关因素，获得疾
病或健康状况的现患率及其在时间、空间和
人群间的"三间"分布，以及与哪些因素存在
相关关系。由于相关因素与疾病或健康状况
在同一次调查中获得，分不清疾病与相关因
素在时间上的先后次序，因此一般不能完全
表明它们之间的因果关系。尽管如此，现况
调查可以为疾病的研究提供线索，建立研究
假设。如 20 世纪 80 年代初艾滋病的病因假
设及 2002 年我国 SARS 病因假设均是从现
况调查开始。

按方法学分类，现况调查有普查和抽样
调查两种。

这里所谓的"普查"有别于人口普查，主
要是指在限定人群中每个成员均做调查，普
查完成时间以短期内能完成为好，短的可在
数小时或数天内完成，大规模的应以 $2\sim3$ 个
月内能完成为限。我国曾开展过多种寄生虫
病、传染病、地方病的普查，对已婚育龄妇女
开展定期妇科疾病普查。过去以及现在，我
国许多省、市对已婚育龄妇女定期开展"查
环、查孕"也可视为普查的一种。普查对象的
面广，参与调查的人员多，非常消耗人力、物
力。由于面广人多，调查人员的技术和能力
可能参差不齐，会严重影响普查结果的可靠
性。对任何一项有意义的普查，最好事先开
展成本/效益评估，否则普查不可取。

抽样调查是指以抽样的方法，选取一部
分有代表性的对象进行的调查。根据调查结
果，可估计目标人群患病率和疾病分布的特
征。抽样调查的特点是及时、信息量较大，但
存在抽样误差，精确性低于普查。一般来说，
抽样调查准确性比普查好，省时、省力，且费
用比普查低廉，但最大弱点是缺乏对小区域
的代表性。抽样调查是现况调查的首选方

法。我国卫生部先后于 1993、1998 和 2003
年组织了全国第一、二、三次"国家卫生服务
调查"。国家人口和计划生育委员会也于
1997、2001 和 2006 年分别组织开展了全国
"已婚育龄妇女避孕节育率抽样调查"。在美
国国际发展署的资助下，全球 60 多个国家和
地区开展了 Demographic and Health Survey
(DHS)调查。这些调查为各国卫生和计划生
育事业以及全球的避孕节育和生育相关决策
作出了重要贡献。以下简要介绍抽样调查的
原则和方法。

（1）抽样设计的原则

1）应有科学的抽样方法。抽样的最基
本原则是随机抽样，即总体中的每一个元素
以"已知的非零概率进入样本"。常用的随机
抽样方法包括单纯随机抽样、系统抽样、分层
抽样、等比例分层抽样、非等比例分层抽样、
整群抽样（含分阶段整群抽样）。在研究的探
索阶段或者没有合适的抽样框时，也可采用
非随机抽样（总体中的元素进入样本的概率
是未知的）。不同抽样方法各有优缺点。研
究者要在充分权衡各种方法的利弊后慎重选
用，或者请有经验的专家参与设计。

2）尽量考虑自身加权，非自身加强样本
需要计算权重。计算权重有时是不可能的，
自身加权可以避免这个麻烦。如果采用非等
比例分层抽样，就需要考虑对样本进行加权，
以获得该样本对目标人群的代表性。加权的
方法和权重最好在报告中体现。

3）建立或使用一个较完整的抽样框。
抽样框是指可以用于选择样本的总体单位的
名册或排序编号，创建一个合适的抽样框可
能是一个非常辛苦的费时费力的工作。好的
抽样框应是对象完整、无重复且最接近调查
时状态的数据库。实际工作者常用现成的抽
样框。在利用现有的名单作抽样框时，要先
对该名录进行检查，避免有重复、遗漏的情况
发生，以提高样本对总体的代表性。

4）抽样设计应简单明了，便于制订计
划、收集资料和数据分析。

（2）现况调查示例

[**案例 13**] 上海市已婚育龄妇女避孕节育抽样调查

为掌握已婚育龄妇女避孕节育状况，上海市每年对常住已婚育龄妇女开展一次避孕节育抽样调查。调查时间选择在每年年中，即 6 月底。调查对象的抽样方法是以区、县分层的非等比例随机抽样。抽样框采用的是"上海市人口与计划生育综合管理信息系统"，该系统每年适时更新，是一个比较理想的抽样框。样本量是以上一年度每个区、县避孕节育率为计算依据，由于每个区、县已婚育龄妇女数不一样，导致每个区、县合格妇女抽样中的概率不相同。因此，在资料分析时必须对数据进行加权，权重的计算公式为：

$$wt_i = P_i \times N/n_i$$

式中 wt_i 表示各区、县调查对象的权重，P_i 为各年度各区、县半年度报表人口占全市人口比例，n_i 为各区、县抽取的样本量，i 代表各区、县，N 为该年度抽取的总样本量。该权重在数据库中作为一个独立变量，数据分析时使用非常方便。以 2011 年数据为例，加权后全市已婚育龄妇女综合避孕率为80.17%，比未加权综合避孕率高出 3.38 个百分点。这主要是因为中心城区妇女避孕率低，权重也低，而综合避孕率高的近郊和远郊权重高。

33.1.2.5　个案报道或系列病例分析报告

个案报道或系列病例分析报告是一种方法学较为简便易行的临床研究方法，但由于缺乏对照，其证据的可靠性较低。但如果能结合临床及其他流行病学资料，个案报道或系列病例分析可以为不明病因或患病危险因素的研究提供重要线索。个案报道著名的例子是反应停（一种缓解早孕反应的药物）与新生儿海豹畸形关系的研究。1959 年 12 月西德儿科医师 Weidenbach 首先报道了 1 例女婴的罕见畸形。1961 年 10 月在原西德妇科学术会议上，又有 3 名医师分别报道发现很多婴儿有类似的畸形。这些畸形婴儿没有臂和腿，手和脚直接连在身体上，很像海豹的肢体，故称为"海豹肢畸形儿"或"海豹胎"。医学研究表明，"海豹胎"的病因是妇女在怀孕初期服用反应停所致。从 1956 年反应停进入市场至 1962 年撤药，全世界 30 多个国家和地区共报道了"海豹胎"1 万余例，各个国家畸形儿的发生率与同期反应停的销售量呈正相关，如在西德就引起至少 6 000 例畸胎，英国出生了 5 500 例这样的畸胎，日本约 1 000 余例，我国台湾省也至少有 69 例。而美国，由于官方态度谨慎，没有引进这种药物，因此，除自己从国外带入服用者造成数例畸胎外，基本没有发生这样的病例（图 8 - 33 - 9）。

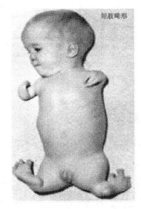

图 8 - 33 - 9　"反应停"药物
致婴儿畸形

引自：百度百科

随着互联网技术的发展，一种新型病例报告系统建立起来了。人们利用计算机技术每天自动从互联网络收集全球有关疾病的病例报道，交有关专家阅读和分析，并写成汇总报告，发布给系统成员。这样就能迅速地发现潜在高危疾病，如 H1N1 的暴发。现在世界上已经有几个比较成熟的病例收集系统，如 Project Argus（Argus）、Biocaster、Global Public Health Intelligence Network（GPHIN）、HealthMap、MediSys、ProMEDmail（ProMED）等。目前，这种系统主要用于急性传染病的监测，可以迅速发现疾病的暴发，提高人类对这些疾病的反应速度，降低这类疾病对人类健康的威胁。或许有一天这个系统会用于避孕药具不良反应监测。

图 8-33-10 为一假设情况,一种新型疾病的发生往往起始于个案报道,当个案报道比较多,引起更多人的关注,通过用流行病学的方法予以确认,找到病因,并能及时采用预防和(或)治疗措施,发病率便开始下降。如果不能认识该病,任其自行发展,则会产生更多的病例发生。

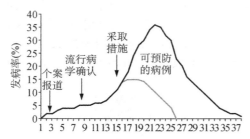

图 8-33-10 疾病识别与预防对疾病发展进程的影响

33.1.3 临床前研究

完整的医学研究包括两个阶段:第一阶段,实验研究,又称为临床前研究(preclinical study);第二阶段,临床试验。本章前文简述了临床试验的设计和分期,本节简要介绍临床前研究及其主要内容。

临床前研究主要包括体外实验、动物实验和标本实验。为申请药品注册而进行的药物临床前研究,包括药物的合成工艺、提取方法、理化性质及纯度、剂型选择、处方筛选、制备工艺、检验方法、质量指标、稳定性、药理、毒理、动物药代动力学等。中药制剂还包括原药材的来源、加工及炮制等;生物制品还包括菌毒种、细胞株、生物组织等起始材料的质量标准、保存条件、遗传稳定性及免疫学的研究等。临床前研究提供人体研究所需的药理和毒理学资料。

与其他药物一样,计划生育药具在进入临床研究前需要进行临床前实验室实验和临床前动物实验。利用细胞、组织、器官及动物等,对计划生育药具的临床前药理和毒理学评价,获得计划生育药具的药效学、药物动力学和毒理学等方面的初步信息,证明药具的

有效性和可能适用于人类,确定大概剂量后,才可以在人体进行临床研究。除了包括一般药理和毒理学要求外,对其生殖药理和生殖毒理评价显得尤为重要。

生殖药理学包括药效学研究和药代动力学研究。药效学主要研究药物对生殖过程,包括生殖细胞的产生、发育、精卵结合、着床和妊娠维持等一系列生理活动的影响及其调控机制。根据不同研究目的,可选用合适的动物模型,如用大鼠、仓鼠、豚鼠、兔、猕猴等。具体方法可按照卫生部门颁发的临床前研究指导原则的规定进行,主要研究方法包括抗生育活性测定和内分泌活性测定。

药代动力学研究目的是观察和了解实验药物或生物活性物质在动物体内的吸收、分布、代谢及排泄,为进一步临床研究提供药物的动力学参数、代谢类型,帮助合理选择适当的给药途径和给药方法。研究所用动物和性别应尽量与药效学或毒理学研究所用动物一致,给药途径尽量选用与临床一致。药代动力学研究项目主要有:药代动力学参数(如血药浓度-时间曲线、吸收峰值、达峰时间、半衰期曲线下面积、分布容积、廓清率等)、生物利用度、药物分布、药物排泄、药物与血浆蛋白结合等。

生殖毒理学实验是阐明药物对整个生殖过程是否会产生影响。药物可能引起生殖障碍,可影响配子的形成或生殖细胞受损,其结果可抑制受精卵着床导致不孕,还可影响胚胎和胎儿的发育。如果胚胎死亡可导致自然流产,还可导致胎儿宫内发育迟缓及胎儿畸形。药物对母体的不良影响,可出现妊娠、分娩和乳汁分泌异常、婴幼儿发育异常,甚至引发肿瘤等。

一般将生殖毒性实验分为 3 类:致畸实验(teratogenicity study)、一代生殖实验(single-generation reproduction study)、多代繁殖实验(multi-generation reproduction study)。

致畸实验是在动物妊娠后一定时期投药,检验药物是否具有使胎儿出现形态学上

的异常及功能上的异常。如果对出生后子代的体格发育和行为进行观察和研究,又可称为行为致畸实验(behavioral teratokgical study)。

一代生殖实验的目的是检验药物对动物受胎能力、胚胎发育或死亡、新生仔的发育、畸形,以及性功能、分娩、乳汁分泌等方面的影响,为进一步深入实验提供参考,但不能阐明发生影响的特定时期和原因。

多代繁殖实验的方法与一代繁殖实验相同,但进行传代实验,以检查药物对以后子代的综合影响。药物的投放自交配前开始,雌性动物自离乳后开始投以药物,60~100 天交配,并继续投以药物,直至获得预期的子代为止。根据实验的目的,可以进行两代、三代甚至更多代的繁殖实验。经典的多代繁殖实

验是三代两窝实验,基本过程是给予雄性和雌性动物连续喂饲染毒,交配后连产两窝。第二窝的子代从出生起喂饲染毒,至成熟后交配也连产两窝。让其第二窝子代染毒,至成熟后交配再产两窝。通过这一实验可以全面了解药物对三代动物的生殖发育的影响。

33.2 计划生育临床研究的统计分析

33.2.1 统计设计基本框架

任何临床研究都离不开统计设计。统计设计必须从研究设计阶段开始,不同专业的医学研究统计设计有相通性,其基本框架如图 8-33-11 所示。

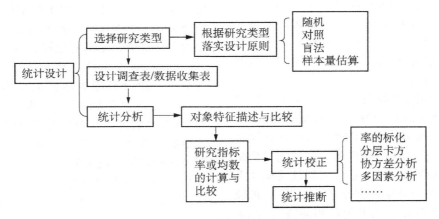

图 8-33-11 医学研究统计设计框架

(1)医学统计设计与研究类型:研究类型往往决定了随后资料的统计分析方法,选择合适的研究类型并采用正确的统计学方法分析,有利于研究成果的认可,并增加论文发表的概率。如平行 RCT 设计,研究组和对照组特征分布均衡,结果可能用 t 检验即可,而病例-对照研究就必须考虑控制潜在的混杂因素,需要采用分层分析或多因素分析。许多论文就是因为研究设计和(或)统计方法存在问题而退稿。在进行研究前应详尽了解相关文献后制订细致的研究和统计方案。

(2)医学统计设计中需要注意的几个问题

1)样本量和把握度的考量:临床研究要获得可靠的结果,就必须要有足够的样本量。临床研究的样本量应符合统计学要求(生物统计学指导原则)。国内许多临床科研论文中的样本量未经计算,且样本量一般偏小。如一种 IUD 与另一种 IUD 有效性比较,样本量仅为 100~200 例,观察时间只 1~2 年,出现有统计学差异的结果几乎没有可能。这样无统计学意义的结果不好下结论,可能是有效性相似,也可能是样本量太小。如果两药疗效实际有差异而结果无统计学意义,则导致假阴性。样本量太小还会导致误差加大,致使率或均数的可信区间变大。临床研究设

计一般将出现假阴性的概率定为 10％～20％。在统计学中,将实际上有差异而试验能得出阳性结果的可能性称为把握度或检验效能,样本量太小则检验效能差,不容易得到阳性结果而容易得出无统计学意义的结论。因此临床研究中,要使样本量足够大,这样如果两种药物疗效确有不同,得出有统计学意义的可能性就大(把握度大)。但是,样本越大则试验费用越高,操作难度也越大。因此,在开展临床试验前,研究者需根据现有资料给出可接受的把握度,把握度大则计算出的样本量大,把握度小则计算出的样本量小。一般要求把握度在 80％～90％,即如果两种药物疗效确有不同,将有 80％～90％ 的机会得出差异具有统计学意义的结论。因此,在试验方案和报告中要写明样本量大小的计算方法、依据及计算结果。样本量通常根据研究的主要指标进行计算,如果有几个主要指标,最好根据每个指标都计算一个样本量,取样本量最大者。

2) 随机化:是统计学的基础,随机化方法可以尽可能降低研究中可能发生的偏倚。随机化方法很多,现代多中心临床试验较常用分层随机化和动态随机化。分层随机化是在多中心试验中为各中心分别制订受试者随机分配表(中心分层),在登录中心登录,保证试验组中各中心受试者例数相同或接近,提高检验效能,并消除中心因素对疗效比较的影响,这就是以临床试验中心为"层"进行的分层随机化。对于其他重要因素进行分层可得到更均衡的结果。但分层因素过多,或每个因素的水平过多,会大幅度增加实施难度。动态随机化指在临床试验的过程中,每例患者分到各组的概率不是固定不变的,而是根据一定的条件进行调整。这种方法能有效保证各试验组间例数和某些重要的预后因素接近一致。在一些样本量不很大而基线的某些预后因素对治疗效果影响较大的临床试验中,动态随机化尤为必要。

3) 避免偏倚和盲法试验:临床上,疗效的确定性研究(Ⅲ期试验)一定要有对照。同时为了避免偏倚(医师、患者和评定者的偏倚)应采取盲法试验,在试验进行中可设有期中分析。期中分析可以确定试验是否继续进行,样本量是否要修改等。但考虑由于多次观察,需调整每次期中分析检验水准 α,以保持 α 为原来设定的水平(如 0.05)。为避免偏倚,期中分析需要由独立数据安全监察委员会来揭盲,试验是否进行期中分析要在方案中预先确定。

4) 统计检验结论的正确表述:在统计学检验中检验水准 α 一般设为 0.05,$P > 0.05$ 表示结果无统计学意义,$P \leqslant 0.05$ 表示结果有统计学意义。而当统计学检验得出 $P > 0.05$ 时,不能说两种药物的疗效相同,可以说两药疗效无统计学差异。当 $P < 0.05$ 时,推翻了两总体患病率相同的结论,可以认为两总体患病不同,但不能说两总体患病率相差很大。P 值越小越有把握认为两总体患病不同,但不能得出两总体相差越大的结论。推翻无效假设只能表示两组总体参数不相等,并不表明两组相差很大,两组相差是否很大,要对可信区间比较后才能得出。由于统计检验的结果不能得出差别大小,因而差异的统计检验结论就不能表述为"有明显差别"或"有显著差别",也不能表述为"差异非常显著"或"差别明显"。当 $P < 0.05$ 时,应表述为"组间差异有统计学意义(或高度统计学意义)",而不应表述为"组间具有显著性(或非常显著性)差异"。

统计方法作为一种获取信息和科学研究的工具与作出决策的依据,其在临床医学研究中的重要性正被越来越多的研究者所认识。统计学与医学科研实际相结合,注意统计知识的整体性与连贯性,将科研统计设计与数据统计有机结合,对于医学研究的顺利完成有着重要意义。

33.2.2 常用研究设计样本量计算和主要统计指标

(1) 样本量:样本量的计算是临床研究

设计最重要的问题之一。为了保证研究结论的可靠性，在临床研究设计阶段需要确定研究或调查所需的最低观察对象数量。样本含量少，研究结论不可靠。样本含量过多，造成人、财、物的不必要浪费。可以依靠统计理论来计算达到研究目的所需要的最小样本量。考虑到客观条件、研究性质和有效的资源，最终的样本量既要满足统计学要求，又要切实可行。

样本量大小与下列因素有关：①试验设计类型，如 RCT、队列研究、病例-对照研究、横断面研究等；②主要变量的性质，如数值变量、分类变量；③临床上认为有意义的差值 d，视研究指标和研究目的而定；④Ⅰ类（α）错误、Ⅱ类（β）错误大小。

在研究设计阶段，可以应用统计公式计算达到期望达到的统计把握度时所需的样本量。统计的假设检验是确定样本量和评价把握度的基础。

（2）假设检验：亦称显著性检验，它是根据原资料作出一个总体指标是否等于某一个数值，某一随机变量是否服从某种概率分布的假设，然后利用样本资料采用一定的统计方法计算出有关检验的统计量，依据一定的概率原则，以较小的风险来判断估计数值与总体数值（或者估计分布与实际分布）是否存在显著差异，判断样本与样本、样本与总体的差异是由抽样误差引起还是本质差别造成的统计推断方法。

假设检验的基本思想是小概率反证法思想，小概率思想是指小概率事件（$P < 0.01$ 或 $P < 0.05$）在一次试验中基本上不会发生。研究者首先提出检验假设（又称无效假设，符号为 H_0）和备择假设（符号为 H_1）。

H_0：样本与总体或样本与样本间的差异是由抽样误差引起的。

H_1：样本与总体或样本与样本间存在本质差异。

检验假设示例

[**案例 14**] 2 根型与 6 根型皮下埋植剂 1 年避孕有效性比较检验假设为：

H_0：2 根型皮埋 1 年避孕有效性与 6 根型皮埋 1 年避孕有效性相同。

H_1：2 根型皮埋 1 年避孕有效性与 6 根型皮埋 1 年避孕有效性不同（2 根型有效性可能大于也可能小于 6 根型，应该用双侧检验进行样本量估计）。

或 H_1：2 根型皮埋 1 年避孕有效性低于 6 根型皮埋 1 年避孕有效性（可以用单侧检验计算样本量）。

[**案例 15**] 两种口服避孕药静脉栓塞风险比较的队列研究

H_0：使用含屈螺酮口服避孕药与使用含左炔诺孕酮口服避孕药妇女的静脉血栓发病率相同。

H_1：使用含屈螺酮口服避孕药与使用含左炔诺孕酮口服避孕药妇女的静脉血栓发病率不同。

[**案例 16**] 口服避孕药与静脉血栓的关系病例-对照研究

H_0：静脉血栓妇女与对照妇女暴露于口服避孕药的比例相同。

H_1：静脉血栓妇女与对照妇女暴露于口服避孕药的比例不同。

（3）假设检验结果的判定：统计分析需要利用收集到的资料计算统计量，根据统计量推断出的概率大小来决定是接受还是拒绝无效假设。如果所得概率 $P > 0.05$，通常接受 H_0，拒绝 H_1，即认为两者间的差异无统计学意义，可以认为两者间的差异是由于抽样误差引起的。反之，如果 $P < 0.05$，则拒绝 H_0，接受 H_1，即认为两者间的差异有统计学意义，可以认为两者存在本质差异。而概率 $P = 0.05$ 则认为处于临界状态，下结论需要慎重。需要强调的是，多小的概率才可以称为小概率事件并无绝对的标准。视 0.05 为小概率判别标准是一种通用做法，也可以选择 0.01 或者 0.1。英国优生学家、遗传学家、生物进化学家兼统计学家 Ronald Aylmer Fisher 是世界上首个提出用 P 值判定无效假设成立与否的学者。但他也提出，不能仅依赖 P 值判定无效假设，还需要结合其他证据判断无效假设是否成立，如研究结果的合

理性、结果的强度等。

（4）单侧或双侧检验的选择：统计分析时还需要考虑使用单侧还是双侧检验。如果检验的目的是检验抽样的样本统计量与假设参数的差数是否过大（无论是正方向还是负方向），就将风险平分在右侧和左侧。如显著性水平为 0.05，即概率曲线左右两侧各占 0.025，此为双侧检验。但如果只关心估计值是否偏高或偏低：如只关心偏低，则临界值在左侧，称为左侧检验；如果只关心偏高，则临界值在右侧，称为右侧检验。两者均为单侧检验。

（5）Ⅰ类和Ⅱ类错误：假设建议的推断结论并非绝对正确，结论有时也可能有错误，错误分为Ⅰ类和Ⅱ类两类。①Ⅰ类错误（type Ⅰ error）是指当原假设 H_0 为真而拒绝原假设的错误（"去真"）。其概率通常用 α 表示。一般规定 0.05 或 0.01，其意义为：假设检验中如果拒绝时，发生Ⅰ类错误的概率为 5% 或 1%，即 100 次拒绝的结论中，平均有 5 次或 1 次是错误的，95 次或 99 次是正确的。可见 α 越小，犯Ⅰ类错误的概率就越小。②Ⅱ类错误（type Ⅱ error）是指不拒绝实际上不成立的 H_0（"存伪"），其概率通常用 β 表示。$(1-\beta)$ 又称为把握度或检验效能。如果两总体参数实际有差异（H_1 成立），按 α 水准，假设检验能发现这种差异的能力（真阳性）。表 8-33-5 显示了研究推论与真、假无效假设的关系。

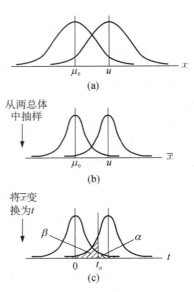

图 8-33-12　样本均数与总体均数比较假设检验示意图

表 8-33-5　假设检验和可能的结果

研究推论	无效假设	
	真	假
接受无效假设 H_0	推论正确	Ⅱ类错误
拒绝无效假设 H_0	Ⅰ类错误	推论正确

图 8-33-12 表现了两个均数（一个均数已知，一个未知）比较假设检验的关系。从未知总体中随机抽样，若为单侧检验，从图 8-33-12（c）中可以清楚地看出两条曲线下 α 与 β 的意义：即 H_0 成立，但被错误地拒绝的概率 α；H_0 不成立，但不被拒绝的概率 β。

根据统计量所做的统计推论，不管 α 和 β 多小，仍有可能下错结论。因此，接受无效假设并不能证明该假设为真；拒绝无效假设也不能 100% 的肯定该假设是假。需要从统计学的角度辩证地看问题。

为了减小Ⅰ类错误，显著性水平应该适当取小，如 $\alpha=0.05$，当样本量增大时，统计检验更容易检验出不同治疗或暴露水平结果之间的细小差异。因此，更容易拒绝无效假设。应该对样本含量加以限制，能够发现有实际意义的差异即可。如果无效假设实际为假，正确拒绝它的概率 $(1-\beta)$ 主要依赖于样本量，样本量越大，该研究的把握度越大。足够的把握度能检验出不同治疗或暴露水平结果间实际存在的差异。如果一项研究的把握度不大，所得结果没有显著性的原因既可能是无效假设实际为真，也可能是把握度不够所造成的。通常要求达到 80% 或 90%（即 $\beta=0.2$ 或 $\beta=0.1$），不要低于 75%。

把握度是解释两组治疗或暴露无临床重要差异的关键。多大的差异具有临床意义由研究者在研究开始之前确定。

（6）常见临床研究样本量计算公式：确定适当的样本含量，可节约资源，并防止因为样本含量过少引起的检验效能偏低，出现了非真实的阴性结果，这是当前医学研究中值得注意的问题。前面已经介绍了几个影响样本量估计的重要因素，以下介绍如何进行样本量估计。

有些统计学教材提供样本量便查表，但使用范围有限。使用建立在一定理论基础上的统计公式计算样本量更为常用。这对于临床医生而言可能会有一定的难度，如果没有把握，在课题设计阶段，最好请有经验的流行病学或统计学专家帮助解决。

样本量的估算方法很多，不同研究设计、不同统计指标类型等使用的计算公式也不一样，表 8 - 33 - 6 和表 8 - 33 - 7 所示分为临床研究常用计量和计数资料样本量计算公式。

表 8 - 33 - 6　临床研究常用计量资料样本量计算公式

分析目的	样本量计算公式	符号说明
总体均数估计	$n = \dfrac{u_a^2 \sigma^2}{\delta^2}$	σ 为总体标准差，一般用样本标准差 s 估计；δ 为允许误差，一般设为总体均数可信区间的一半；u_a 可通过查正态界值表得到
样本均数与总体均数比较	$n = \dfrac{(u_a + u_\beta)^2 \sigma^2}{\delta^2}$	u_a 和 u_β 可查 U 值表，α 有单、双侧之分；σ 为总体标准差，一般用样本标准差 s 估计；δ 为允许差值
配对资料	$n = \dfrac{(u_a + u_\beta)^2 \sigma_d^2}{\delta^2}$	u_a 和 u_β 可查 U 值表，α 有单、双侧之分；σ_d 为差值的标准差，一般用样本差值的标准差 s_d 估计；δ 为允许差值
两样本均数比较	$n = \dfrac{(u_a + u_\beta)^2 \left(\sigma_1^2 + \dfrac{\sigma_2^2}{k}\right)}{\delta^2}$	σ_1^2 和 σ_2^2 为两总体的方差；δ 为两总体均数之差；u_a 和 u_β 可以通过查正态界值表得到；试验组样本含量为 n，对照组样本含量为 kn，当 $k = 1$ 时，两组样本含量相等
临床非劣性试验和等效性试验样本量	非劣性试验：$n = 2(u_a + u_\beta)^2 (s/\delta)^2$ 等效性试验：$n = 2(u_a + u_{\beta/2})^2 (s/\delta)^2$	试验组和对照组样本量相等，为 n，s 是估计的共同标准差，u_a 和 u_β 是单侧标准正态离差界值，可查 U 值表，非劣性和等效性差别就在于前者用 u_β 后者用 $u_{\beta/2}$ 计算样本量（注意不是 $u_{a/2}$），因此等效性试验需要较大的样本量

表 8 - 33 - 7　临床研究常用计数资料样本量计算公式

分析目的	样本量计算公式	符合说明
抽样调查总体率的估计	目标事件发生率在 $0.2 \sim 0.8$（或 $0.3 \sim 0.7$）之间时，可用： $n = t_a^2 \pi_1 (1 - \pi)/\delta^2$ 目标事件发生率小于 0.2（或 0.3），或大于 0.8（或 0.7）时，应对率采用平方根反正弦变换，采用下式计算（式中角度均以弧度计算）： $n = u_a^2 / [4(\sin^{-1}\sqrt{p} - \sin^{-1}\sqrt{p_0})^2]$	δ 为容许误差；π 为某病现患率；t_a 接近 u_a，$\alpha = 0.05$ 时 t_a 取 1.96，常用 $t_a^2 = 4$ 进行样本量估计；p 为样本率，p_0 为总体率
样本率与总体率的比较	目标事件发生率为 $0.2 \sim 0.8$（或 $0.3 \sim 0.7$）之间，可用下列公式计算： $n = \dfrac{(u_a + u_\beta)^2 \pi (1 - \pi)}{\delta^2}$ 目标时间发生率小于 0.2（或 0.3），或大于 0.8（或 0.7），可用公式： $n = (u_a + u_\beta)^2 / [4(\sin^{-1}\sqrt{p} - \sin^{-1}\sqrt{p_0})^2]$	u_a 和 u_β 可查 U 值表，α 有单、双侧之分；π 为总体率；δ 为允许率误差；p、p_0 分别为样本率和总体率，α 有单、双侧之分
临床非劣性试验和等效性试验样本量	非劣性试验：$n = 2(u_a + u_\beta)^2 P(1 - P)/\delta^2$ 等效性试验：$n = 2(u_a + u_{\beta/2})^2 P(1 - P)/\delta^2$	试验组和对照组样本量相等，为 n，P 是阳性率 δ 为允许率误差，u_a 和 u_β 是单侧标准正态离差界值，可查 U 值表，非劣性和等效性差别就在于前者用 u_β 后者用 $u_{\beta/2}$ 计算样本量（注意不是 $u_{a/2}$），因此等效性试验需要较大的样本量

续　表

分析目的	样本量计算公式	符号说明
观测结果是二分类的实验组与对照组的样本含量	双侧检验 $$n = \left[\frac{2u_{\alpha/2}\sqrt{\pi_c(1-\pi_c)} + u_\beta\sqrt{2(\pi_1(1-\pi_1)+\pi_2(1-\pi_2))}}{\pi_1-\pi_2}\right]^2$$ 单侧检验 $$n = \left[\frac{2u_\alpha\sqrt{\pi_c(1-\pi_c)} + u_\beta\sqrt{2(\pi_1(1-\pi_1)+\pi_2(1-\pi_2))}}{\pi_1-\pi_2}\right]^2$$	$\pi_c = \frac{\pi_1+\pi_2}{2}$，$\pi_1$ 是实验组的阳性率，π_2 是对照组的阳性率；取实验组的样本量 $n1 = n/2$，对照组的样本量 $n2 = n/2$；在实际中，π_1 和 π_2 均是未知的，要通过预试验的结果来估计
队列研究暴露对照 1：1	$$n = \frac{(u_\alpha\sqrt{2p(1-p)} + u_\beta\sqrt{p_1(1-p_1)+p_0(1-p_0)})^2}{(p_1-p_0)^2}$$	p_1 与 p_0 分别代表暴露组与对照组的预期发病率，p 为两个发病率的平均值，u_α 和 u_β 为标准正态分布下的面积
病例对照 1：1	$$n = \frac{[u_{\alpha/2}+u_\beta\sqrt{p(1-p)}]^2}{(p-1/2)^2(p_0q_1+p_1q_0)}$$	p_1 表示病例组发病率，p_0 表示对照组发病率，RR 或 OR 表示相对危险度或比数比，$p = OR/(1+OR) \approx RR/(1+RR)$；$p_1 = p_0RR/(1-p_0+p_0RR)$，$q_1 = 1-p_1$，$q_0 = 1-p_0$
1：c 病例对照，对照组例数为 $c \times n$	$$n = \left[\frac{u_\alpha\sqrt{(1+\frac{1}{c})p(1-p)} + u_\beta\sqrt{\frac{p_1(1-p_1)}{c}+p_0(1-p_0)}}{(p_1-p_0)^2}\right]^2$$	p_1 表示病例组发病率，p_0 表示对照组发病率，RR 或 OR 表示相对危险度或比数比，$p_1 = p_0OR/(1-p_0+p_0OR)$；$\bar{p} = \frac{p_1+cp_0}{1+c}$
非配对病例对照研究	$$n = \frac{(1+\frac{1}{c})\bar{p}\,\bar{q}(u_\alpha+u_p)^2}{(p_1-p_2)^2}$$	p_1 表示病例组发病率，p_0 表示对照组发病率，RR 或 OR 表示相对危险度或比数比，$p_1 = p_0RR/(1-p_0+p_0RR)$；$\bar{p} = \frac{p_1+cp_0}{1+c}$；$\bar{q} = 1-\bar{p}$；对照数 $=c\times n$

在实际工作中有时很难用个体随机化进行抽样或干预，用整群抽样会随机比较合适。群体随机化设计随机单位不是个体，而是群（cluster），群可以是家庭、社区、工作单位等含多个个体的单位。由于同一个群内的个体可能存在某种程度的相关或相似性，用建立在个体是相互"独立"基础上的标准统计方法进行研究设计和资料分析并不适宜。这是因为存在关联的个体提供的信息比相互独立个体提供的信息量少。组内个体相互关联的程度通常用希腊字母 ρ 表示，$\rho = 0$ 表示无相关，即组内个体间相似性与组间个体间相似性没有差别；$\rho = 1$ 表示完全相关，表明组内个体间几乎没有差异。因此 ρ 值在 0～1 之间。

最简的群体随机化设计样本量计算方法是：

群体抽样设计样本量（C）＝个体随机化样本量（n）× 设计效应（deff）

设计效应（design effect，deff）实际上是群抽样变异度（variance）与个体随机抽样变异度之比，也即因群体抽样设计变异可能增加的程度。对于只有一个阶段的群体抽样调查，假定每个群大小相等，为 m，设计效应计算公式为：

$$\text{Deff} = 1 + (m-1)\rho$$

群体随机化设计需要同时考虑群的大小以及群的多少。我们先考虑需要多少个群的计算方法。已经有不少学者介绍了几种计算公式，有的利用了组内相关，有的利用了组间变异。这里介绍一种利用组间变异比较率或比例的群样本量计算公式。

率的比较：设 c 为治疗组所需群数，λ_0 和

λ_1 分别为干预组和对照组的期望率，y 代表每个群随访的人年数（假设所有的群大小相等），则有：

$$C = 1 + f[(\lambda_0 + \lambda_1)/y + k^2(\lambda_0^2 + \lambda_1^2)]/(\lambda_0 - \lambda_1)^2$$

比例的比较：设 c 为治疗组所需群数，π_0 和 π_1 分别为干预组和对照组期望比例，m 是每个群所含个体数量，则有：

$$C = 1 + f[\pi_0(1 - \pi_0)/m + \pi_1(1 - \pi_1)/m + k^2(\pi_0^2 + \pi_1^2)]/(\pi_0 - \pi_1)^2$$

上述 2 公式中，f 因子与研究把握度有关，当把握度为 80% 时，$f = 7.84$，如果将把握度定位 90%，$f = 10.50$。k 是组间率或比例的变异系数，可以用标准差除以均数计算（$CV = SD/mean$）。

示例：

在某非洲国家进行 HIV 干预试验，对照组 HIV 年发病率预计为 1%，样本量计算时把握度设为 80%，通过干预，HIV 发病率下降一半，每个社区人口为 1 000，随访 2 年，于是有：

$$\lambda_0 = 0.01, \lambda_1 = 0.005,$$
$$y = 2\,000, f = 7.84$$

k 值假设为 0.25，由于标准差 $SD = CV \times$ 平均发病率，相当于 SD 为 0.002 5，换句话说，相当于假设对照组社区 HIV 发病率在 0.5%～1.5% 之间，干预组 HIV 发病率在 0.25%～0.75% 之间。使用率的比较公式可得：

$$C = 1 + 7.84[0.015/2\,000 + 0.25^2(0.01^2 + 0.005^2)]/0.005^2$$
$$= 5.8$$

因此干预组和对照组各需要 6 个社区。

将群体随机化与个体随机化样本量进行比较，群体随机化每组样本量约为 5.8 × 2 000 = 11 600 个观察人年，用个体随机化估算的样本量为 4 704 人年，可得本群体随机化的设计效应为 11 600/4 704 ≈ 2.5。

33.2.3 统计分析

（1）临床试验数据的管理与准备：统计分析前一般首先进行查看每个变量（或称字段）的频数，特别关注异常数据和非正常数据缺失、差错。在此基础上进行逻辑校对，找出并纠正不符合逻辑的数据。例如，在一次避孕节育抽样调查中，某些未避孕的妇女在未避孕的原因中填写"已做结扎"，显然这些对象的避孕状况应修订为"已避孕"。但并非每个逻辑校对发现的错误都能进行纠正。如果出现这种情况，首先考虑这些错误数据能不能、有没有必要重新调查，尽量设法弥补。当不能弥补时，应将该数据视为缺失。缺失数据在一定的范围内可考虑根据现有数据的分布，对缺失数据进行弥补。但这仅是没有办法的办法，应尽量保证数据的正确无误。对于重要的数据，通常在数据输入前对建立数据库输入校对文件，设立数据输入范围以及数据输入时自动进行某些逻辑校对。所有数据由 2 人背对背独立各完成一遍输入。数据录入结束后（在录入过程中也可）进行 2 人输入的数据库一致性检验。挑出不一致的记录和变量进行核对和校正。

经过上述检查无误后，将数据库锁定，即可进行数据分析。规范的临床试验公司对数据管理与分析都有比较严格的制度，数据保管与质量比较安全、可靠。但是，一般临床医师很难做到这一点。因此，特别建议要对原始数据进行备份，在备份的数据库中进行数据质量检查和逻辑校对。数据库锁定后，对锁定的数据库再进行备份，在备份的数据库中进行数据分析。这样做是因为人性都存在弱点，很难做到数据库百分之百的正确和完整，在数据分析时经常需要根据原始数据产生新的分析变量，根据统计分析的习惯，有的将新产生的变量保存在数据库中，有的不保存。保存的好处是下次分析时可以直接用新生成的变量进行统计分析，但是如果不是保存在新生成的变量，就可能将原数据库信息替换，造成数据不可复原。

（2）临床试验数据分析集：RCT 试验采

用了随机和盲法,避免了可能出现的许多偏倚,但是由于种种原因,受试者可能失访、拒绝继续参加或缺席其中几次观察或检测等,造成中间结果甚至研究结局数据缺失。对于这些违反研究设计方案的受试者是否应纳入分析需要慎重。在研究的统计设计阶段,就应考虑如何减少失访、提高依从性,同时要阐述出现违反方案的具体类型、频度及其处理方法,以及对试验结果的可能影响等。根据是否纳入违反设计方案对象开展数据分析,通常将临床试验数据分析分为以下 4 种类型。

1) 意向性分析(intention-to-treat,ITT):是指分析应包括所有的随机化后的受试者,即原计划处理(治疗)的全部受试者。按这种原则所做的分析保持了随机化结果,符合随机原则,是最好的分析。每一位随机分到试验组或对照组的受试者都应完整随访,记录研究结果,如疗效、安全性评价,而不管依从性如何。

2) 全分析集(full analysis set,FAS):是指尽可能接近符合 ITT 原则的理想受试者人群。它应包括几乎所有的随机化后的受试者,只有在导入期中被排除而未入组或入组后没有任何随访数据才能从全分析集人群汇总排除。

可以从全分析集中排除的情况包括:①在筛选期中被排除而未随机化后入组的受试者;②在入组后没有任何随访记录的受试者;③不满足主要的入选标准。

3) 符合方案集(per protocol set,PPS):符合方案集是全分析集的一个子集,在这个数据集中每位受试者是依从性好,不违背设计方案。

可以从符合方案集中排除的情况包括:①主要指标治疗前无基线值;②严重违背方案;③依从性差。

4) 安全性数据集(safety set):安全性评价的数据集通常包括所有随机化后至少接受一次治疗的受试者。用于对安全性评价指标进行分析。

对于优效性假设检验,一般用全分析集作为主要分析集,检验结果较为保守,若使用符合方案集可能会高估疗效;而对于等效性或非劣性假设检验,使用全分析集的结果一般并不保守。

(3) 确定统计分析的指标:确定主要指标、次要指标等内容,对复合指标应说明量表的依据及计算方法,当其中某个单项指标具有重要临床意义时也可做单独分析。对全局评价指标,即根据症状、体征、临床检验、病原病理学检查的综合结果对药物疗效所做的全局评价,全局评价指标的等级划分应有充分的依据,自定的等级标准除非有充分依据,否则不宜使用。若该指标含有一定的主观成分,最好同时将其中的客观指标作为主要指标或重要的次要指标,单独加以分析。

(4) 数据类型:数据(data)是统计分析的基础,统计分析方法的选择首先取决于不同的数据类型。最常见的数据类型有两种,定量数据(或称为计量数据)和分类数据(或称为定性或计数数据)。定量数据又可分为连续性数据如年龄、身高、体重、血压,以及不连续性或称离散数据如妇女的产次、疾病的复发次数等。分类数据类型又分为无序、有序和多分类数据。无序数据如性别(男、女)、职业(白领、蓝领)、血型(A、B、O、AB 型)等。有序数据如教育水平(小学、初中、高中、大专、大学、研究生)、肿瘤分级(Ⅰ级、Ⅱ级、Ⅲ级)、疼痛程度(轻、中、重)等,以及在临床研究设计中,经常看到的"非常好"、"好"、"一般"、"差"这样的数据类型。

(5) 统计描述

1) 定量资料统计描述:图 8-33-13 概括了定量资料常用主要统计学描述方法。

这些方法的适用条件有所不同,介绍如下。

算数均数:适用于对称分布资料,尤其是正态分布或近似正态分布的资料。

几何均数:适用于原始资料不对称,但经对数转换后呈正态分布的资料或用于等比技术资料,如血清滴度资料分析。

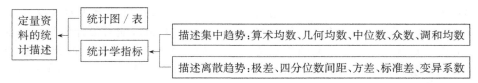

图 8-33-13 定量资料的统计学描述

算术均数和几何均数均未考虑抽样误差,为样本资料直接计算的总体均数的点估计。如果要使均数估计可信,就必须考虑抽样误差。通常根据抽样分布理论,计算总体均数的95%可信区间(其意义为:重复100次样本量相同的抽样,理论上有95个可信区间包含了总体均数)。准确性和精确性是可信区间最为关注的问题。准确性常与研究的问题和研究设计有关,研究的问题需要研究者自行判断,随机抽样或随机分配研究对象有利于提高研究结果的准确性。精确性与个体变异度和样本量大有关。个体变异度越大,区间越宽;样本量越大,区间越窄。

中位数:资料分布不限。常用于描述偏态分布资料的集中趋势,或无确切最大或最小值的开口资料,或有极大或极小可疑值的资料。

极差:资料分布不限,描述数据分布范围,极差大说明数据分布离散。

四分位数间距:四分位数是将数列等分成4个部分的数,四分位数间距是上四分位数与下四分位数之差,用以反映变异程度的大小。其应用资料分布不限,四分位数间距越大,说明数据离散程度越大。

方差、标准差、标准误:适用于对称分布资料,尤其是正态分布或近似正态分布资料。样本方差与总体方差常用 S^2 与 σ^2 表示,标准差为方差的平方根,表示个体数值与样本均数间的离散程度。方差或标准差越大,说明数据分布离散程度越大。标准误为均数的标准差,表示样本统计量与总体参数间的离散程度,标准误越小,总体均数的95%可信区间越窄。临床研究论文中常采用均数±标准差或均数±标准误来表示定量数据的分布特征。对于非对称数据只用均数±标准差或

标准误表达是不恰当的,可以采用中位数结合四分位数间距表示。

变异系数:常计为 CV,是标准差与算术均数之比,描述了数据变异相对于其平均水平的大小。适用于量纲不同的变量间比较或均数差别较大的变量间变异程度比较。

2) 定性资料统计描述:计数资料也可用统计图表进行描述,如描述计数资料的频数、构成比。其优点是直观,统计表信息量大。用一些相对数描述定性资料的价值往往比绝对数大,如比、构成比、率等。

比:可以是两个性质相同或不同指标之比。如人工流产活产比就是将人工流产数除以同一时期活产数所得的数值,表示某人群某时期人工流产与活产相对情况。往往年轻妇女人工流产活产比较小(一般<1),提示年轻妇女的妊娠多数以活产终止。年龄较大妇女,如年龄>40岁的妇女,人工流产活产比较大,提示该年龄组妇女的妊娠多以流产终止。

构成比:描述某事物内部各部分所占比重。计算方法为某组成部分观察对象数除以观察对象总数。例如,上海市 2012 年避孕节育抽样调查发现,已婚育龄妇女中 IUD 使用比例为 43.87%,男用避孕套使用比例为 25.27%,女性绝育比例为 6.82%,口服避孕药使用比例为 3.16%,1.45% 的妇女使用安全期避孕,外用药比例为 0.41%,男性绝育比例为 0.39%,皮下埋植比例 0.11%,避孕针比例 0.05%,其他避孕方法比例 0.08%,另有 18.38% 的已婚育龄妇女未避孕。

率:严格来讲,率是指观察一段时间后某事件在相应人群中发生的概率,用于说明某个事情某个事件发生的频率或强度。率一般具有时间概念,计算时,分子是某时期内发生

某事件的观察对象数,分母是同时期开始时的观察对象总数。在实际工作中,有一些"率"实际上是构成比,如避孕现况调查报道的已婚育龄妇女避孕率实际上是调查时点已婚育龄妇女中避孕对象的比例,是静态的。还有一些"率"实际上是比的指标,如婴儿死亡率,是当年死亡婴儿数与当年活产数之比,所以分子不一定都是来自分母,因为有的死亡婴儿可能是生于去年。后两种"率"不能简单进行可信区间的计算。进行总体率的比较需要注意构成比的差别,例如,两个人群避孕失败率或避孕措施停用率比较,如需要注意两个人群避孕措施使用的构成是否一致,因为长效避孕措施有效性更高,续用时间更长,此时可用标化率进行比较。临床研究中,样本量较少时不能仅报告率,因为其抽样误差较大,率的可信区间会很宽。

(6)统计推断:通过假设检验作出统计推断。假设检验与可信区间都是基于抽样误差理论,是对同一个问题两个不同角度进行的分析和报道方法。可信区间不但能回答假设检验的问题,还能提示差别有无实际意义,建议临床研究者尽量采用。用于统计学检验进行统计推断的方法有很多种,如定量指标(如均数比较)统计学检验方法有 t 检验、t' 检验、u 检验、方差分析、q 检验等,定性指标(率的比较)统计学检验方法有 χ^2 检验,定性和定量指标均可用秩和检验等。限于本书篇幅关系,不作详细介绍。以下就如何选择一些常用统计学方法进行简要介绍,其主要目的是帮助读者根据自己的资料选择适当的统计学方法,至于具体怎么应用,由于内容繁多,且统计理论对多数临床医生来讲比较复杂,本文不做详细介绍。感兴趣的读者可以参阅相关统计教材。

1)定量数据常用统计推断方法:单组资料数据如果呈正态分布,则采用单样本 t 检验(One-Sample t Test);如果数据呈非正态分布,可以采用相应的非参数统计方法 Wilcoxon 符号等级检验(Wilcoxon Signed-Rank Test)。两组资料的比较,如果数据分布特征呈正态,可选择两样本 t 检验(Two-Sample t Test),配对设计资料可以配对 t 检验;如果数据呈非正态分布,则选择 Wilcoxon 等级秩和检验(Wilcoxon Rank Sum Test)。

2)分类数据分析和统计推断方法:总体率的估计可用查表法(样本较小($n \leqslant 50$),且样本率(p)接近 0 或 1 时可用)。当 n 较大,且 p 和 $1-p$ 均不太小时(如 np 与 $n(1-p)$ 均 >5),样本率 p 的抽样分布近似正态分布,可按正态近似法求总体率的可信区间。

3)相关分析(Correlation analysis):许多临床研究涉及对一组研究对象 2 个连续性变量的相互关系的研究。如身高与体重的关系,用药剂量与血清中药物浓度的关系等。

4)生存分析(Survival analysis):生存分析的目的通常是为了描述研究人群的事件发生时间(suvival time,生存时间)的分布特征,比较不同组的生存时间或研究生存时间是否与研究变量有关。常见于分析一段时间后的生存或死亡,避孕药具的失败、停用或续用等,如比较不同类型 IUDs 失败率。

开展生存分析必须了解以下几个基本概念:

死亡概率:这里的死亡可以是单纯意义上的"死亡",也可以指任何研究者关心的某一事件的发生,比例避孕药具的失败。死亡概率是指某时间区间内观察对象死亡的可能性大小,常记为 p。

生存概率:与死亡概率相反,生存概率指某时间区间内观察对象生存的可能性大小,常记为 q,可见 $q=1-p$。

生存函数:又称生存曲线或累积生存概率。指观察对象在观察满时间 t 后继续生存的概率,常记为 $S(t)$。例如,OCs1 年续用率表示使用 OCs 超过 1 年的概率。如果以 1 个月为间距逐月分析 OCs 续用率,将所有时间点的续用率连成线,就可以反映 OCs 使用的动态过程。

截尾数据:也称为删失数据,指在观察对象在"死亡"或观察结束前丢失了。例如,观察 OCs 使用者的失败情况,但是由于观察对象搬家等原因失去联系造成失访，或因意外死亡或因患严重疾病停止使用 OCs，因此观察对象提供的信息不全。这类对象贡献的"观察时间"常打折扣。比如，OCs 使用者在随访满 9 个月后在第 10 个月期间失访了，第 10 个月可认为其贡献了 0.5 个观察人月。

估计生存率的方法有多种，在临床研究中常用估计生存率的方法有 Kaplan-Meier 法和寿命表法（Life Table）。在计划生育临床研究中常用珀尔指数（Pearl Index）和寿命表法。

5）多因素分析（Multivariable analysis）：临床研究与有严格实验条件控制的动物实验不同，除了研究的因素外，常需要控制许多混杂因素或协变量，统计分析可采用分层分析，或使用数学模型对协变量进行校正。分层分析，如 M—H 分层分析，受到样本量的限制，往往只能选择少数变量进行分层，分层变量越多或分层变量类别数（category）越多，则底层的样本量越少，样本量过少可导致数据的代表性下降，分析结果无意义。如果需要同时控制多个协变量，可借助数学模型进行多因素分析。多因素分析可以同时控制多个混杂因素，从而确定影响因素对研究结果的独立作用，还可分析不同因素间的交互作用。这类统计学方法很多，应用也比较复杂。常见的多因素分析模型有：应变量是连续型（定量）数据的协方差分析（ANOVA，Analysis of Covariance）、多重线性回归模型（Multriple linear regression），应变量是分类数据的 Logistic 回归（Logistic regression）、Poisson 回归（Poisson regression）、Cox 比例风险模型（Cox proportional hazards model）等。

多水平数据（Multilevel data）及重复测量数据（Repeated data）分析：在医疗卫生以及计划生育研究中，许多数据存在层次结构，此类数据的主要特征是应变量的分布在个体间不具备独立性，它们在一定的地理区域、行政区域、特定的空间或时间范围内可能存在聚集性（clustering）。例如，在临床试验中，医院可能选择病人，病人也可能选择医院，不同医院患者的特征就可能不一样，三甲医院重病患者比例可能较高，城市和农村医疗机构服务对象的文化水平和经济水平存在显著性差异等，因此一家医院自然就形成一个群（cluster），同一个群内患者的一致性可能要高于不同医院的患者。如果将患者个体视为水平 1，医院就是水平 2。在计划生育领域，不同地区避孕药具推广策略不一样，因此不同地区妇女避孕方法的选择就不一样，单个育龄妇女可视为水平 1，地区可视为水平 2。再如，任何妇女都不大可能一辈子只使用一种避孕方法，即使仅用一种方法，当发生妊娠时，必然会中断使用该方法。如果分析自然状态下避孕方法的有效性、安全性等问题，同一个人在第二次、第三次……第 n 次使用的方法必然会受到以前使用经验的影响，因此，同一个对象不同阶段的避孕资料也不具有独立性，这时每位育龄妇女可视为水平 2，每次使用的避孕方法可视为水平 1。重复测量资料也可视为多水平资料，如婴幼儿生长发育情况、临床试验中的自身对照或交叉对照实验数据、对同一批受试者连续多次随访，动态评价药物疗效等。同一个受试者所测得的数据存在相关倾向，可把每次测量资料视为水平 1，同一个体视为水平 2，还可视个体水平以上是否存在时空等聚集性划分出水平 3 等等。

应用多水平模型处理重复测量和多层次数据的重要性越来越受到广大学者的重视，多中心临床试验和 meta 也可使用该方法进行数据分析。不过，该项技术的熟练应用尚存在一定的技术门槛，本文仅仅是将该问题向读者提出，建议在有使用的需要时向有这方面经验的专家咨询。

（7）临床试验可比性分析常见内容：在分析和比较试验组和对照组主要和次要指标之前，需要先比较和确定用药前两组间是否具有可比性，内容一般包括：

1）人口学特征比较：性别、年龄、体重、身高等。

2）生命体征比较：体温、血压、脉率等。

3）疾病情况比较：病种、病型、病期、病程、病情轻重等。

4）治疗前影响因素分析：对可能影响本项临床研究疗效的因素如初诊、复诊等，也应进行组间可比性分析。

（8）临床疗效分析：确定试验组与对照组的可比性之后，再进行两组的临床疗效分析。主要包括以下几个方面。

1）主要指标分析：对主要指标可从多角度进行分析。如比较均数及标准差、中位数、最小值和最大值、达到某一规定值的百分比、出现疗效的时间等。对主要指标应列出各分中心数据，并进行多中心的方差分析。

2）次要指标分析：可列表逐项报告各组用药前后的数据（均数、标准差），并用变化值、变化率进行组间比较。各症状体征的缓解率、缓解程度及缓解时间等。

3）全局评价分析：由全局评价指标评出疗效等级，供临床判断总疗效而提供的统计分析。应列表报告各组各个等级的例数、有效率、痊愈率，并报告统计学分析结果。多中心临床研究应列表报告各中心的数据，并对各中心研究结果的一致性进行统计学分析。

4）治疗中影响因素分析：如合并用药情况、合并疾病情况等。

（9）统计分析结果表述：统计结果的表述应简洁、明了，辅以统计表、统计图。表格应有充分的自明性，包括简明的表题、检测项目、检测例数、统计参数（均数、标准差，或百分率及其 95% 可信区间）、统计量（如 t 值、卡方值等）、统计结果及统计意义。每张表格下应有简单的注释，说明对比的组别、统计方法及统计符号的意义。

（10）计划生育临床研究常用有效性评价统计方法介绍

1）珀尔指数（Pearl index）：珀尔指数是 1933 年由 Raymond Pearl 创立，很长时间以来它是临床研究中评价计划生育药具有效性的最常用指标，其基本定义为每 100 妇女观察满一年避孕失败例数。其意义为，假定研究者随访 100 名使用某种避孕药具的育龄妇女，在观察期内她们进行有规律的性生活，满 12 个月后这些妇女中避孕失败（怀孕）的例数。珀尔指数越小，表示避孕有效性越高。该指数计算简单，基本计算公式如下：

$$珀尔指数 = \frac{怀孕人数}{观察妇女数} \times 1\,200$$

从上述公式可见，计算珀尔指数需要从临床试验中获得以下 3 类数据：①研究中总的观察人月数或者妇女月经周期数；②观察期妊娠数；③避孕药具停用原因（如避孕失败或其他原因）。

因此有两种方法计算珀尔指数。一种是用观察到的妊娠数除以观察总人月数再乘以 1 200（表示 100 名妇女观察满 1 年）；另一种是用观察到的妊娠数除以观察期内妇女月经周期总数再乘以 1 300。方法二用 1 300 代替方法一的 1 200 是基于妇女的平均月经周期约 28 天，因此一名育龄妇女一年可有 13 个月经周期。

需要注意的是，评价避孕药具失败率存在两种情况，一种是正确使用（perfect use）失败率（method failure rate），在所有遵从避孕药具的使用方法并且坚持使用的对象中计算所得的避孕失败率；另一种是使用者实际使用（actual use）失败率（user failure rate），即包含研究中所有失败和观察人月（或月经周期），而不论使用者是否正确使用了该避孕方法。避孕失败受观察人群的特征影响较大，比较不同人群中获得的避孕失败率需要注意人口特征的不同。

珀尔指数存在一个较大缺陷，它假定避孕失败率在观察期内保持恒定。在避孕药具有效性的研究中该假设是无效的，因为生育力高的对象容易失败，因此生育力相对低的对象观察时间长。有经验的使用者不容易失败，使用时间越长，越不容易失败。所以，对于观察时间较长的临床研究，最好分时间段计算珀尔指数，如半年、1、2、3、4 和 5 年的珀尔指数。

珀尔指数也不能对避孕失败以外的影响

因素提供有价值的信息，如避孕药具的满意情况、不良反应、失访情况等。这些因素可以影响避孕有效性。因此，越来越多的统计学者逐渐放弃了珀尔指数而采用寿命表法评价避孕药具的有效性，因为后者不含避孕失败恒定的假设。

2）寿命表法介绍：寿命表最早用于生命与死亡的研究，随后逐渐发展到与时间有关的其他方面的研究，包括避孕失败和停用。经过多年的发展，人们已经开发出多种寿命表用于不同需求的资料分析。本文通过举例，详细说明单终止寿命表、多终止寿命表和去因单终止寿命表的计算方法及其应用。

● 单终止命表法（Single-decrement life tables）：寿命表法用于避孕方面的资料分析时，通常是将避孕药具使用时间按月进行分割，计算每个月使用某避孕药具的人月数，其中使用该药具满或超过该月的对象计为1，未满该月的对象，如失访对象，通常假定只观察了半个月，记为0.5，合计获得该月总的使用人月数。用此数据计算避孕失败率或停用率的分母，分子即为该月避孕失败或停用的人数。为便于理解，本文通过一个简单的例子说明 single-decrement 寿命表法的应用。

假定我们观察了100名育龄妇女口服避孕药的使用情况，在随访过程中，有7名妇女第一个月内停用了口服避孕药，另有3名妇女在第一个月内失访。第二个月5名对象停用，5名对象失访，以此类推，我们观察并记录了100名妇女6个月口服避孕药的停用和失访情况，具体数据见表8-33-8。

表中人月数的计算方法如下：

第1个月（起始月是0）观察人月数 $N_x = 100 - 3/2 = 98.5$。

100表示期初观察对象100名，3/2表示3名失访对象按观察半个月计算，因此第一个月观察人月数是98.5。

第2个月（起始月是1）观察人月数 $N_x = 90 - 5/2 = 87.5$。

90表示第2个月期初观察对象是90名（因为10名对象第一个月失访或停用），5/2表示第2个月有5名对象失访，观察时间只能减半计算，因此第2个月观察人月数是87.5。以此类推可获表中其他各月的观察人月数。

各月内口服避孕药的停用率计算方法为用该月的停用人数除以该月的观察人月数，即 $_1q_x = D_x / N_x$。1减停用率即是当月的续用率，即 $_1p_x = 1 - _1q_x$。例如：

第1个月内：停用率 $= 7/98.5 = 0.0711$，续用率 $= 1 - 0.0711 = 0.9289$

第2个月：停用率 $= 5/87.5 = 0.0571$，续用率 $= 1 - 0.0571 = 0.9429$

进一步我们可以计算累积续用率，其计算方法是将n个月内续用率连乘。

即 $_np_0 = \prod p_i = p_0 \cdot p_1 \cdots p_{n-1}$。n月累积停用率 $= 1 - _np_0$，例如：

第2个月：累积续用率 $= 0.9289 \times 0.9429 = 0.8759$，累积停用率 $= 1 - 0.8759 = 0.1241$

第3个月：累积续用率 $= 0.8759 \times 0.9211 = 0.8067$，累积停用率 $= 1 - 0.8067 = 0.1933$

通过类似计算，我们可以获得表8-33-9各栏数据。

● 多终止寿命表法（multiple-decrement life tables）：在现实生活中，避孕方法停用的原因有很多，例如，避孕失败、打算怀孕、严重副反应、无性生活等。当如果需要计算不同停用原因的停用率时，可以应用一种被称为多终止寿命表的方法进行。该方法起源于计

表8-33-8　单终止寿命表中育龄妇女口服避孕药停用和失访情况

观察起始月 x	开始使用人数 L_x	停用人数 D_x	失访人数 W_x	观察人月数 N_x
0	100	7	3	98.5
1	90	5	5	87.5
2	80	6	8	76.0
3	66	6	2	65.0
4	58	4	5	55.5
5	49	3	3	47.5

算不同死亡原因的研究,可以拓展用于避孕药具不同停用原因的停用率计算。我们仍然通过上述假设的例子介绍该方法的应用。

表8-33-9 单终止寿命表法累积停用率和累积续用率计算方法

观察起始月 x	月内停用率 $_1q_x$	月别续用率 $_1p_x$	累积续用率 $_xp_0$	累积停用率 $1-_xp_0$
0	0.0711	0.9289	0.9289	0.0711
1	0.0571	0.9429	0.8759	0.1241
2	0.0789	0.9211	0.8067	0.1933
3	0.0923	0.9077	0.7322	0.2678
4	0.0721	0.9279	0.6799	0.3205
5	0.0632	0.9368	0.6366	0.3634

假定表8-33-8中口服避孕药停用的人数不变,停用的具体原因如表8-33-10,例如,第1个月停用的7名妇女中,2人因避孕失败,3人因副反应,另有2人因其他原因停用了口服避孕药。失访人数也不变。

表8-33-10 多终止寿命表中育龄妇女口服避孕药各停用原因、失访情况

观察起始月 x	开始使用人数 L_x	避孕失败 D_x	不良反应 A_x	其他原因 O_x	失访人数 W_x	观察人月数 N_x
0	100	2	3	2	3	98.5
1	95	1	2	2	5	87.5
2	89	3	1	2	8	76.0
3	78	2	2	2	2	65.0
4	74	1	2	2	5	55.5
5	68	0	1	2	3	47.5

多终止寿命表不同停用原因停用率的计算就是将某月因该原因停用人数除以该月观察人月数。例如:

第1个月:避孕失败停用率 $=D_x/N_x=$ 2/98.5 $=0.0203$

不良反应停用率 $=A_x/N_x=3/98.5=$ 0.0305

其他原因停用率 $=O_x/N_x=2/98.5=$ 0.0203

第2个月:避孕失败停用率 $=1/87.5=$

0.0114

不良反应停用率 $=2/87.5=0.0229$

其他原因停用率 $=2/87.5=0.0229$

可见,各月合计停用率与单终止寿命表结果完全一样,这是因为合计停用人数相同。

计算因某种原因停用的累积停用率稍有复杂。以避孕失败为例,其计算公式为:

第 n 个月累积失败率 = 第 $(n-1)$ 个月累积失败率 + 第 $(n-1)$ 个月累积续用率 × 第 n 个月避孕失败率,即 $=_{x-1}D_0+_xp_0\times d_x$。以计算第二个月累积失败率为例:

第二个月避孕失败停用率 = 第一个月累积避孕失败停用率 + 第一个月累积续用率 × 第二个月避孕失败停用率 $=0.0203+0.9289\times$ 0.0114 $=0.0309$

第二个月因副反应的累积停用率 $=$ 0.0305 $+0.9289\times0.0229=0.0517$

第二个月因其他原因的累积停用率 $=$ 0.0203 $+0.9289\times0.0229=0.0415$

通过类似计算,可以获得表8-33-11中不同原因停用的累积停用率。

用多终止寿命表计算所得的概率也称为净停用率(net discontinuation probabilities),因为所得的是在其他停用原因同时存在时的停用率。

● 去因单终止寿命表法(Associated single-decrement life tables):去因单终止寿命表是一种较常用的分析避孕药具停用统计方法。它所获得的是因在无其他原因的情况下,某种特定原因所导致的避孕药具停用率。这种特定原因停用率又称为粗停用率(gross discontinuation rate)。这是一种假定其他原因都不存在,仅此停用原因存在的情况下的停用率,因此,该率不受其他停用原因的影响,特别适用于不同人群某种特定原因停用率的比较。

去因单终止寿命表法计算简单,在计算的时候将因其他原因停用的对象当做失访,其数据作截尾数据处理,仅留下所关注的停用原因用寿命表法进行统计分析。这里仍然采用上述例子,简要介绍去因单终止寿命表

表 8-33-11　多终止寿命表法累积停用率和累积续用率计算方法

观察起始月 x	月别续用率 $_1p_x$	月别停用率			累积续用率 $_xp_0$	累积停用率		
		避孕失败 d_x	不良反应 a_x	其他原因 o_x		避孕失败 $_xD_0$	副反应 $_xA_0$	其他原因 $_xO_0$
0	0.928 9	0.020 3	0.030 5	0.020 3	0.928 9	0.020 3	0.030 5	0.020 3
1	0.942 9	0.011 4	0.022 9	0.022 9	0.875 9	0.030 9	0.051 7	0.041 5
2	0.921 1	0.039 5	0.013 2	0.026 3	0.806 7	0.065 5	0.063 2	0.064 6
3	0.907 7	0.030 8	0.030 8	0.030 8	0.732 2	0.090 3	0.088 0	0.089 4
4	0.927 9	0.018 0	0.018 0	0.036 0	0.679 5	0.103 5	0.101 2	0.115 8
5	0.936 8	0.000 0	0.021 1	0.042 1	0.636 6	0.103 5	0.115 5	0.144 4

法的计算和应用。

我们所关心的是避孕失败停用率,因此将表 $x-1$ 中因不良反应和其他原因停用对象均当做失访,因此截尾对象数增加。各月的观察人月数发生了变化。计算公式为:$N_x = L_x - W_x/2$,例如:

第一个月观察人月数 $= 100 - 8/2 = 96.0$

第二个月观察人月数 $= 90 - 9/2 = 95.5$

……

可见,同表 8-33-8、表 8-33-9 相比,表 8-33-12 的观察人月数下降了,这是因为除避孕失败以外的其他原因停用对象均当做失访处理,每个失访对象只贡献了半个月的观察时间。

表 8-33-12　去因单寿命表中育龄妇女口服避孕药各停用原因、失访情况

观察起始月 x	开始使用人数 L_x	避孕失败人数 D_x	失访人数 W_x	观察人月数 N_x	月别失败率 $_1d_x$	月别续用率 $_1p_x$	累积续用率 $_xp_0$
0	100	2	8	96.0	0.020 8	0.979 2	0.979 2
1	90	1	9	95.5	0.010 5	0.989 5	0.968 9
2	80	3	11	94.5	0.031 7	0.968 3	0.938 2
3	66	2	6	97.0	0.020 6	0.979 4	0.918 8
4	58	1	8	96.0	0.010 4	0.989 6	0.909 2
5	49	0	6	97.0	0	1	0.909 2

月别避孕失败的粗停用率计算可用失败人数除以各期观察人月数获得,即 $_1d_x = D_x/N_x$,月别续用率 = 1 - 月别停用率,例如:

第 1 个月避孕失败粗停用率 $= 2/96.0 = 0.020 8$,续用率 $= 1 - 0.020 8 = 0.979 2$

第 2 个月避孕失败粗停用率 $= 1/95.0 = 0.010 5$,续用率 $= 1 - 0.010 5 = 0.989 5$

累积续用率的计算和单终止寿命表法一样,即将 n 个月别续用率连乘,即 $_np_0 = \prod p_i = p_0 \cdot p_1 \cdots p_{n-1}$。例如,

第 2 个月累积续用率 $= 0.979 2 * 0.989 5 = 0.968 9$

第 3 个月累积续用率 $= 0.979 2 * 0.989 5 * 0.968 3 = 0.938 2$

以此类推可获得表 x 中所列结果。

● 净停用率和粗停用率的应用

对于初学者,往往不知道何时该用 multiple-decrement 计算避孕使用净停用率何时该用 single-decrement 方法计算其粗停用率。由于特定原因(如避孕失败)的净停用率与其他停用原因存在竞争作用,两者必然会相互影响。即其他原因净停用率高,可能导致避孕失败净停用率低,反之亦然。粗停用率则不然,其计算是假定只存在一种停用原因(如避孕失败),其他原因停用均当做截尾数据(如失访),这是一种理论上的率(因为实际使用对象多半会同时出现因避孕失败以外的原因而停用)。因此,粗停用率不受其他原因停用的影响。

在一些与政策相关的资料分析中，人们主要关注的是某个区域人口中避孕药具停用的模式，或比较不同亚人群避孕药具停用模式，这时适合使用净停用率进行比较。如果研究者主要关心的是特定原因（如避孕失败）所致的停用，则用粗停用率比较好，其最大的优点在于可以用于不同人群或同一人群不同时间因避孕失败或其他原因停用的比较。

（11）统计分析软件：统计软件非常多，目前临床研究常用并且比较权威的统计软件有 SAS（statistics analysis system）、SPSS（statistical package for the social science）、STATA（statistics/data analysis）和 Splus 等。STATA 灵巧方便，价格也能为个人用户所承受。SPSS 的菜单式操作，使用简便，而且介绍 SPSS 的书籍比较多，目前已经成为国内非统计专业人员统计的首选软件。SAS 是主要针对专业统计用户设计的软件，在数据处理和统计分析领域，被誉为国际上的标准软件系统。

（车　焱）

参考文献

［1］陈峰主编.现代医学统计方法与 Stata 应用.第二版.北京：中国统计出版社，2006

［2］国家食品药品监督管理局.药品注册管理办法. http://www. sda. gov. cn/WS01/CL0053/24529. html，2012. 6. 3

［3］国家食品药品监督管理局.药物临床试验质量管理规范. http://www. sda. gov. cn/WS01/CL0053/24473. html. 2012. 6. 3

［4］姜庆五主编.流行病学.北京：科学出版社，2003

［5］Muir Gray，唐金陵.循证医学·循证医疗卫生决策. 北京：北京大学医学出版社，2004

［6］杨珉，李晓松主编.医学和公共卫生研究常用多水平统计模型.北京：北京大学医学出版社，2007. 104～122

［7］曾光主编.现代流行病学方法与应用.北京：北京医科大学中国协和医科大学联合出版社，1994

［8］张文彤主编.SPSS 统计分析高级教程.北京：高等教育出版社，2006

［9］赵耐青主编.卫生统计学.北京：高等教育出版社，2003

［10］Cristin-Maitre S，Serfaty D，Chabbert-Buffet N，et al. Comparison of a 24 - day and a 21 - day pill regimen for the novel combined oral contraceptive，nomegestrol acetate and 17β - estradiol（NOMAC/E₂）：a double-blind randomized study. Hum Reprod，2011,26(6)1338～1347

［11］Dinger J，Assmann A，Möhner S，et al. Risk of venous thromboembolism and the use of dienogest- and drospirenone-containing oral contraceptives：results from a German case-control study. J Fam Plann Reprod Health Care，2010,36：123～129

［12］Dinger J，Heinemann L，Kühl-Habich D. The safety of a drospirenone-containing oral contraceptive：final results from the European Active Surveillance Study on oral contraceptives based on 142,475 women-years of observation. Contraception，2007,75：344～354

［13］Duijkers I，Klipping C，Grob P，et al. Effects of monophasic combined oral contraceptive containing nomegestrol acetate（NOMAC）and 17β - oestradiol（E₂）on ovarian function in comparison to a monophasic combined oral contraceptive containing drospirenone（DRSP）and ethinylestradiol（EE）. Eur Soc Contracep Reprod Health，2010,15：314～325

［14］Evidence-Based Medicine Working Group. Evidence-based medicine. A new approach to teaching the practice of medicine. JAMA，1992,268(17)：2420～2425

［15］Glasier AF，Cameron ST，Fine PM，et al. Ulipristal acetate versus levonorgestrel for emergency contraception：a randomised non-inferiority trial and meta-analysis，Lancet，2010,375：555～562

［16］GRADE Working Group. GRADE：an emerging consensus on rating quality of evidence and strength of recommendations. BMJ，2008,336：924

［17］GRADE Working Group. Grading quality of evidence and strength of recommendations. BMJ，2004,328：1490

［18］http://library. downstate. edu/EBM2/2100. htm

［19］Jick SS，Hernandez RK. Risk of non-fatal venous thromboembolism in women using oral contraceptives containing drospirenone compared with women using oral contraceptives containing levonorgestrel：case-control study using United States claims data. BMJ，2011,342：d2151

［20］Lidegaard Ø，Løkkegaard E，Svendsen AL，et al. Hormonal contraception and risk of venous thromboembolism：national follow-up study. BMJ，

2009,339:b2890

[21] Parkin L, Sharples K, Hernandez RK, et al. Risk of venous thromboembolism in users of oral contraceptives containing drospirenone or levonorgestrel: nested case-control study based on UK General Practice Research Database. BMJ, 2011,342:d2139

[22] Rasbash J, Steele F, Browne W, et al. A User's Guide to MLwiN. Bristol: University of Nottingham, 2004

[23] Seeger J, Loughlin J, Eng P, et al. Risk of thromboembolism in women taking ethinylestradiol/drospirenone and other oral contraceptives. Obstet Gynecol, 2007,110:587~593

[24] The CONSORT group. CONSORT Statement. http://www.consort-statement.org/consort-statement/. 2012.9.27

[25] Van Hylckama Vlieg A, Helmerhorst FM, Vandenbroucke JP, et al. The venous thrombotic risk of oral contraceptives, effects of oestrogen dose and progestagen type: results of the MEGA case-control study. BMJ, 2009,339:b2921

[26] Wilcox A, Dunson D, Weingerg C, et al. Likelihood of conception with a single act of intercourse: providing benchmark rates for assessment of post-coital contraceptives. Contraception, 2001,63:211~215

[27] World Health Organization (WHO), Department of Reproductive Health. Medical eligibility criteria for contraceptive use. Fourth ed. 2009. http://www.who.int/reproductivehealth/publications/family_planning/9789241563888/en/index.ht

附录一　避孕方法的效果汇总表

每 100 个妇女使用一年的妊娠率和第一年末续用率（Trussell，美国）

避孕方法	使用第一年非意愿妊娠妇女的百分率（%）		第一年末续用妇女的百分率（%）
	常规使用	坚持和正确使用	
不使用避孕方法	85	85	—
杀精剂	29	18	42
体外射精法	27	4	43
易受孕期知晓法	25	—	51
标准日法		5	
两日法		4	
排卵法		3	
阴道海绵			
经产妇	32	20	46
未产妇	16	9	57
阴道隔膜	16	6	57
避孕套			
女用（Reality）	21	5	49
男用	15	2	53
复方片和迷你片	8	0.3	68
复方激素贴剂（Evra）	8	0.3	68
复方激素阴道环（NuvaRing）	6	0.3	68
DMPA（狄波普维拉）	3	0.3	56
复方避孕针（Lunelle）	3	0.05	56
IUD			
ParaGard（T 铜）	0.8	0.6	78
曼月乐（LNG IUS）	0.2	0.2	81
皮下埋植	0.05	0.05	84
女性绝育术	0.5	0.5	100
男性绝育术	0.15	0.10	100

注：① 引自：世界卫生组织生殖健康与研究部编. 国家人口与计划生育委员会科学技术研究所译. 避孕方法选用的医学标准. 第 3 版. 北京：中国人口出版社，2006。
　　② 避孕方法效果的评定标准如下：
　　　0～0.9　非常有效
　　　1～9　有效
　　　10～25　中度有效
　　　25～32　效果较差

附录二　WHO 避孕方法选用的医学标准汇总表

情况	复方口服避孕药(COC)	每月一次避孕针(CIC)	复方避孕贴片和复方阴道环(P/R)	单纯孕激素口服避孕药(POP)	单纯孕激素避孕针(DMPA NET-EN)	皮下埋植避孕(LNG/ETG 埋植物)	带铜宫内节育器(Cu-IUD)	左炔诺孕酮宫内节育器(LNG-IUD)
I=开始　C=继续　BF=哺乳　NA=不适用								

个体特征和生育史

情况	复方口服避孕药(COC)	每月一次避孕针(CIC)	复方避孕贴片和复方阴道环(P/R)	单纯孕激素口服避孕药(POP)	单纯孕激素避孕针(DMPA NET-EN)	皮下埋植避孕(LNG/ETG 埋植物)	带铜宫内节育器(Cu-IUD)	左炔诺孕酮宫内节育器(LNG-IUD)
妊娠	不适用*	不适用*	不适用*	不适用*	不适用*	不适用*	4*	4*
年龄	初潮至40岁前=1 ≥40岁=2	初潮至40岁前=1 ≥40岁=2		初潮至18岁前=1 18~45=1 ≥45岁=1	初潮至18岁前=2 18~45=1 ≥45岁=2	初潮至18岁前=1 18~45=1 ≥45岁=1	初潮至20岁前=2 ≥20岁=1	初潮至20岁前=2 ≥20岁=1
产次 a)未产妇 b)经产妇	1 1	1 1	1 1	1 1	1 1	1 1	2 1	2 1
母乳喂养 a)产后<6周 b)产后6周至6个月前(以母乳喂养为主) c)产后≥6个月	4 3 2	4 3 2	4 3 2	3* 1 1	3* 1 1	3* 1 1		
产后 (未哺乳妇女) 1)<21天 (1)无其他VTE风险 (2)有其他VTE风险 2)≥21天至≤42天 (1)无其他VTE风险 (2)有其他VTE风险 3)>42天	3 3/4* 2* 2/3* 1	3 3/4* 2* 2/3* 1	3 3/4* 2* 2/3* 1	1 1 1	1 1 1	1 1 1		

续 表

情况	复方口服避孕药(COC)	每月一次避孕针(CIC)	复方避孕贴片和复方阴道环(P/R)	单纯孕激素口服避孕药(POP)	单纯孕激素避孕针(DMPA NET-EN)	皮下埋植避孕(LNG/ETG埋植物)	带铜宫内节育器(Cu-IUD)	左炔诺孕酮宫内节育器(LNG-IUD)
	I=开始　C=继续　BF=哺乳　NA=不适用							
产后 (哺乳和不哺乳的妇女,包括剖宫产术后) a) 48 小时内(包括在胎盘娩出后即刻放置) b) 48 小时至 4 周内 c) 4 周后 d) 产褥期脓毒血症							1 3 1 4	1=哺乳 3=不哺乳 3 1 4
流产后 a) 早孕期 b) 中孕期 c) 感染性流产后即刻	1* 1 1	1* 1 1	1* 1 1	1* 1 1	1* 1 1	1*	1* 2 4	1* 2 4
宫外孕史	1	1	1	2	1	1	1	1
盆腔手术史 (参见产后部分,包括剖宫产)	1	1	1	1	1	1	1	1
吸烟 a) 年龄<35 岁 b) 年龄≥35 岁 (i) 吸烟<15 支/天 (ii) 吸烟≥15 支/天	2 3 4	2 2 3	2 3 4	1 1 1	1 1 1	1 1 1	1 1 1	1 1 1
肥胖 a) 体质指数(BMI)≥30 kg/m² b) 初潮至 18 岁前,且 BMI ≥30 kg/m²	2 2	2 2	2 2	1 1	1 DMPA=2 NET-ET=1*	1 1	1 1	1 1
无法测量血压心血管疾病	不适用*	不适用*	不适用*	不适用*	不适用*	不适用*	不适用*	不适用*
存在多种动脉心血管疾病的危险因素 (如年龄大、吸烟、糖尿病和高血压)	3/4*	3/4*	3/4*	2*	3*	2*	1	2

续　表

情况	复方口服避孕药(COC)	每月一次避孕针(CIC)	复方避孕贴片和复方阴道环(P/R)	单纯孕激素口服避孕药(POP)	单纯孕激素避孕针(DMPA NET-EN)	皮下埋植避孕(LNG/ETG 埋植物)	带铜宫内节育器(Cu-IUD)	左炔诺孕酮宫内节育器(LNG-IUD)
		I=开始　C=继续　BF=哺乳　NA=不适用						
高血压								
a) 有高血压病史，无法测量血压(包括妊娠期高血压)	3*	3*	3*	2*	2*	2*	1	2
b) 血压控制满意，能够测量血压	3*	3*	3*	1*	2*	1*	1	1
c) 血压增高(正规测量)								
(i) 收缩压140~159 mmHg或舒张压90~99 mmHg	3	3	3	1	2	1	1	1
(ii) 收缩压≥160 mmHg或舒张压≥100 mmHg	4	4	4	2	3	2	1	2
d) 血管病变	4	4	4	2	3	2	1	2
妊娠期间血压升高史(目前能够测量血压且血压正常)	2	2	2	1	1	1	1	1
深静脉血栓(DVT)/肺栓塞(PE)								
a) DVT/PE病史	4	4	4	2	2	2	1	2
b) 急性DVT/PE	4	4	4	3	3	3	1	3
c) DVT/PE且正在接受抗凝治疗	4	4	4	2	2	2	1	2
d) DVT/PE家族史(一级亲属)	2	2	2	1	1	1	1	1
e) 经历大手术								
(i) 长期不能活动	4	4	4	2	2	2	1	2
(ii) 无长期不能活动	2	2	2	1	1	1	1	1
f) 小手术而无长期不能活动的问题	1	1	1	1	1	1	1	1
已知与凝血相关的突变(如V因子雷登；凝血栓素突变；蛋白S、蛋白C和抗血栓素缺乏)	4*	4*	4*	2*	2*	2*	1*	2*

续 表

情况	复方口服避孕药(COC)	每月一次避孕针(CIC)	复方避孕贴片和复方阴道环(P/R)	单纯孕激素口服避孕药(POP)	单纯孕激素避孕针(DMPA NET-EN)	皮下埋植避孕(LNG/ETG埋植物)	带铜宫内节育器(Cu-IUD)	左炔诺孕酮宫内节育器(LNG-IUD)
I=开始　C=继续　BF=哺乳　NA=不适用								
表浅静脉栓塞								
a) 静脉曲张	1	1	1	1	1	1	1	1
b) 浅表血栓性静脉炎	2	2	2	1	1	1	1	1
现患或曾患缺血性心脏病	4	4	4	I=2 C=3	3	I=2 C=3	1	I=2 C=3
脑卒中（脑血管意外史）	4	4	4	I=2 C=3	3	I=2 C=3	1	2
已知高血脂	2/3*	2/3*	2/3*	2*	2*	2*	1*	2*
心脏瓣膜病								
a) 无并发症	2	2	2	1	1	1	1	1
b) 有并发症（肺动脉高血压、房颤、亚急性细菌性心内膜炎病史,抗凝治疗）	4	4	4	1	1		2*	2*
风湿性疾病								
系统性红斑狼疮								
a) 抗磷脂抗体阳性（或不知）	4	4	4	3	I=3 C=3	3	I=1 C=1	3
b) 严重的血小板减少症	2	2	2	2	I=3 C=2	2	I=3* C=2*	2*
c) 免疫抑制治疗	2	2	2	2	I=2 C=2	2	I=2 C=1	2
d) 无上述各项	2	2	2	2	I=2 C=2	2	I=1 C=1	2
神经系统疾病								
头痛								
a) 非偏头痛（轻或重度）	I=1* C=2*	I=1* C=2*	I=1* C=2*	I=1* C=1*	I=1* C=1*	I=1* C=1*	1*	I=1* C=1*
b) 偏头痛								
(i) 没有局灶性神经症状								
年龄<35 岁	I=2* C=3*	I=2* C=3*	I=2* C=3*	I=1* C=2*	I=2* C=2*	I=2* C=2*	1*	I=2* C=2*
年龄≥35 岁	I=3* C=4*	I=3* C=4*	I=3* C=4*	I=1* C=2*	I=2* C=2*	I=2* C=2*	1*	I=2* C=2*
(ii) 有局灶性神经症状（任何年龄）	I=4* C=4*	I=4* C=4*	I=4* C=4*	I=2* C=3*	I=2* C=3*	I=2* C=3*	1*	I=2* C=3*
癫痫	1*	1*	1*	1*	1*	1*	1	1
如果正在进行药物治疗,参见药物相互作用章节								
抑郁性疾病								
抑郁症	1*	1*	1*	1*	1*	1*	1*	1*

续　表

情况	复方口服避孕药(COC)	每月一次避孕针(CIC)	复方避孕贴片和复方阴道环(P/R)	单纯孕激素口服避孕药(POP)	单纯孕激素避孕针(DMPA NET-EN)	皮下埋植避孕(LNG/ETG埋植物)	带铜宫内节育器(Cu-IUD)		左炔诺孕酮宫内节育器(LNG-IUD)	
I=开始　C=继续　BF=哺乳　NA=不适用										
生殖道感染和异常										
阴道出血模式									I	C
a) 不规则,但无大量出血	1	1	1	2	2	2	1		1	1
b) 不规则,大量或长期出血(包括规则或不规则出血)	1*	1*	1*	2*	2*	2*	2*		1*	2*
不明原因的阴道出血(可疑有严重的病情)确诊之前							I	C	I	C
	2*	2*	2*	2*	3*	3*	4*	2*	4*	2*
子宫内膜异位症	1	1	1	1	1	1	2		1	
良性卵巢肿瘤(包括囊肿)	1	1	1	1	1	1	1		1	
严重痛经	1	1	1	1	1	1	2		1	
妊娠滋养细胞疾病										
a) β-HCG下降或无法检测	1	1	1	1	1	1	3		3	
b) β-HCG持续上升或恶性妊娠滋养细胞疾病	1	1	1	1	1	1	4		4	
宫颈外翻	1	1	1	1	1	1	1		1	
宫颈上皮内瘤变(CIN)	2	2	2	1	2	2	1		2	
宫颈癌(等待治疗)	2	2	2	1	2	2	I	C	I	C
							4	2	4	2
乳腺疾病										
a) 不能确诊的包块	2*	2*	2*	2*	2*	2*	1		2	
b) 良性乳腺疾病	1	1	1	1	1	1	1		1	
c) 有乳腺癌家族史	1	1	1	1	1	1	1		1	
d) 乳腺癌										
(i) 现在患病	4	4	4	4	4	4	1		4	
(ii) 既往患病且5年内无复发迹象	3	3	3	3	3	3	1		3	
子宫内膜癌	2	2	2	1	2	2	I	C	I	C
							4	2	4	2

续 表

情况	复方口服避孕药(COC)	每月一次避孕针(CIC)	复方避孕贴片和复方阴道环(P/R)	单纯孕激素口服避孕药(POP)	单纯孕激素避孕针(DMPA NET-EN)	皮下埋植避孕(LNG/ETG埋植物)	带铜宫内节育器(Cu-IUD)		左炔诺孕酮宫内节育器(LNG-IUD)	
I=开始　C=继续　BF=哺乳　NA=不适用										
卵巢癌	2	2	2	1	2	2	I	C	I	C
							3	2	3	2
子宫肌瘤										
a)无宫腔变形	1	1	1	1	1	1	1		1	
b)无宫腔变形	1	1	1	1	1	1	4		4	
解剖异常										
a)改变宫腔形态							4		4	
b)未改变宫腔形态							2		2	
盆腔炎性疾病(PID)							I	C	I	C
a)曾患PID(假设现在没有STI的危险因素)										
(i)患病后曾妊娠	1	1	1	1	1	1	1	1	1	1
(ii)患病后未曾妊娠	1	1	1	1	1	1	2	2	2	2
b)现患PID	1	1	1	1	1	1	4	2*	4	2*
STI							I	C	I	C
a)现患化脓性宫颈炎或衣原体感染或淋病	1	1	1	1	1	1	4	2*	4	2*
b)其他STI(除外HIV感染和肝炎)	1	1	1	1	1	1	2	2	2	2
c)阴道炎(包括滴虫性阴道炎和细菌性阴道病)	1	1	1	1	1	1	2	2	2	2
d)STI危险性增加	1	1	1	1	1	1	2/3*	2	2/3*	2
HIV/ADIS										
HIV感染高度危险	1	1	1	1	1	1	I	C	I	C
							2	2	2	2
HIV阳性	1	1	1	1	1	1	2	2	2	2
AIDS	1*	1*	1*	1*	1*	1*	3	2*	3	2*
正在进行ARV治疗且临床情况良好	如果正在进行药物治疗,参见药物相互作用章节						2	2	2	2
其他感染										
血吸虫病										
a)无并发症	1	1	1	1	1	1	1		1	
b)肝脏纤维化	1	1	1	1	1	1	1		1	

续　表

情况	复方口服避孕药(COC)	每月一次避孕针(CIC)	复方避孕贴片和复方阴道环(P/R)	单纯孕激素口服避孕药(POP)	单纯孕激素避孕针(DMPA NET-EN)	皮下埋植避孕(LNG/ETG埋植物)	带铜宫内节育器(Cu-IUD)		左炔诺孕酮宫内节育器(LNG-IUD)	
			I=开始　C=继续　BF=哺乳　NA=不适用							
结核病							I	C	I	C
a) 非盆腔性	1*	1*	1*	1*	1*	1*	1	1	1	1
b) 盆腔性	1*	1*	1*	1*	1*	1*	4	3	4	3
			如果正在进行药物治疗,参见药物相互作用章节							
疟疾	1	1	1	1	1	1	1		1	
内分泌情况										
糖尿病										
a) 妊娠期糖尿病史	1	1	1	1	1	1	1		1	
b) 无血管病变										
(i) 非胰岛素依赖	2	2	2	2	2	2	1		2	
(ii) 胰岛素依赖	2	2	2	2	2	2	1		2	
c) 肾脏/视网膜/神经病变	3/4*	3/4*	3/4*	2	3	2	1		2	
d) 其他的血管疾病或糖尿病>20年	3/4*	3/4*	3/4*	2	3	2	1		2	
甲状腺疾病										
a) 单纯甲状腺肿	1	1	1	1	1	1	1		1	
b) 甲状腺功能亢进	1	1	1	1	1	1	1		1	
c) 甲状腺功能减退	1	1	1	1	1	1	1		1	
胃肠道情况										
胆囊疾病										
a) 有症状										
(i) 已行胆囊切除术	2	2	2	2	2	2	1		2	
(ii) 经药物治疗的	3	2	3	2	2	2	1		2	
(iii) 现在正患病	3	2	3	2	2	2	1		2	
b) 无症状	2	2	2	2	2	2	1		2	
胆汁郁积症史										
a) 与妊娠有关	2	2	2	1	1	1	1		1	
b) 与过去使用COC有关	3	2	3	2	2	2	1		2	
病毒性肝炎	I	C	I	C	I	C				
a) 急性或发作期	3/4*	2	3	2	3/4*	2	1		1		1	1
b) 携带者	1	1	1	1	1	1	1		1	
c) 慢性期	1	1	1	1	1	1	1		1	

续　表

情况	复方口服避孕药(COC)	每月一次避孕针(CIC)	复方避孕贴片和复方阴道环(P/R)	单纯孕激素口服避孕药(POP)	单纯孕激素避孕针(DMPA NET-EN)	皮下埋植避孕(LNG/ETG 埋植物)	带铜宫内节育器(Cu-IUD)	左炔诺孕酮宫内节育器(LNG-IUD)
			I=开始　C=继续　BF=哺乳　NA=不适用					
肝硬化								
a) 轻度(代偿性)	1	1	1	1	1	1	1	1
b) 重度(失代偿性)	4	3	4	3	3	3	1	3
肝脏肿瘤								
a) 良性								
(i) 局灶性结节性增生	2	2	2	2	2	2	1	2
(ii) 肝细胞腺瘤	4	3	4	3	3	3	1	3
b) 恶性(肝细胞癌)	4	3/4	4	3	3	3	1	3
贫血								
地中海贫血	1	1	1	1	1	1	2	1
镰状细胞疾病	2	2	2	1	1	1	2	1
缺铁性贫血	1	1	1	1	1	1	2	1
药物相互作用								
抗反转录病毒治疗(见附件)							I　　　C	I　　　C
a) 核苷酸反转录酶抑制剂(NRTI)	1	1	1	1	DMPA=1 NET-EN=1	1	2/3*　2*	2/3*　2*
b) 非核苷酸反转录酶抑制剂(NNRTI)	2*	2*	2*	2*	DMPA=1 NET-EN=2*	2*	2/3*　2*	2/3*　2*
c) Ritonavir激活的蛋白酶抑制剂	3*	3*	3*	3*	DMPA=1 NET-EN=2*	2*	2/3*　2*	2/3*　2*
抗惊厥治疗								
a) 某些抗惊厥药(苯妥英、卡马西平、巴比妥酸盐、扑痫酮、托吡酯、奥卡西平)	3*	2*	3*	3*	DMPA=1 NET-EN=2*	2*	1	1
b) 拉莫三嗪	3*	3	3	1	1	1	1	1
抗病原生物治疗								
a) 广谱抗生素	1	1	1	1	1	1	1	1
b) 抗真菌药	1	1	1	1	1	1	1	1
c) 抗寄生虫药	1	1	1	1	1	1	1	1
d) 利福平和利福布汀治疗	3*	2*	3*	3*	DMPA=1 NET-EN=2*	2*	1	1

*:对每种避孕方法,将不同的适用情况的使用分为四级。

注:①使用此种避孕方法没有任何限制;②此种避孕方法的益处常常超过理论上或被证实的风险;③理论上或已证实的风险大于避孕方法的益处;④使用此种避孕方法存在不可接受的健康风险。与我国的常规中的适应证和禁忌证相对应,其中的 1 级相当于适应证,2 级相当于慎用,3、4 级分别相当于相对禁忌证和绝对禁忌证。

图书在版编目(CIP)数据

现代计划生育学/程利南,车焱主编. —上海:复旦大学出版社,2014.2(2017.7 重印)
ISBN 978-7-309-10145-4

Ⅰ. 现… Ⅱ.①程…②车… Ⅲ. 计划生育 Ⅳ. R169

中国版本图书馆 CIP 数据核字(2013)第 250134 号

现代计划生育学
程利南 车 焱 主编
责任编辑/王晓萍

复旦大学出版社有限公司出版发行
上海市国权路 579 号 邮编:200433
网址:fupnet@ fudanpress.com http://www.fudanpress.com
门市零售:86-21-65642857 团体订购:86-21-65118853
外埠邮购:86-21-65109143 出版部电话:86-21-65642845
当纳利(上海)信息技术有限公司

开本 787×1092 1/16 印张 36.75 字数 870 千
2017 年 7 月第 1 版第 2 次印刷

ISBN 978-7-309-10145-4/R·1352
定价:130.00 元